Mimoun Azizi
Repetitorium Neurologie

Mimoun Azizi

Repetitorium Neurologie

Re Di Roma-Verlag

Bibliografische Information der Deutschen Nationalbibliothek:
Die Deutsche Nationalbibliothek verzeichnet diese Publikation in der Deutschen Nationalbibliografie; detaillierte bibliografische Daten sind im Internet über http://dnb.ddb.de abrufbar.

ISBN 978-3-96103-228-0

www.rediroma-verlag.de
29,95 Euro (D)

Inhaltsverzeichnis

1 Hirnnerven

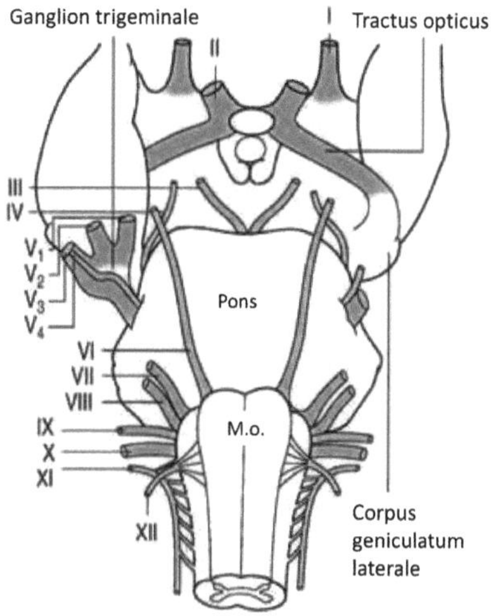

I	N. olfactorius
II	N. opticus
III	N. oculomotorius
IV	N. trochlearis
V	N. trigeminalis
V1	N. ophthalmicus
V2	N. maxillaris
V3	N. mandibularis
V4	Radix motoria
VI	N. abducens
VII	N. facialis
VIII	N. vestibulocochlearis
IX	N. glossopharyngeus
X	N. vagus
XI	N. accessorius
XII	N. hypoglossus
M.o.	Medulla oblongata

Abbildung 1.1: Hirnnerven, modifiziert nach stuedeli.net

1.1 N. olfactorius (I)

Sensorisch.

1.1.1 Verlauf

- Obere Nasenmuschel (Riechschleimhaut),
- Sinuszellen (primäre) bilden Axone,
- Filae olfactoriae,
- durch die Siebbeinzellen (Os ethmoidale) gelangen sie zur
- Schädelbasis,
- sie durchbrechen das Siebbein in der Lamina cribrosa und gelangen zum
- Bulbus olfactorius (1. Hirnnervenkern des I. Hirnnerven), über den
- Tractus olfactorius (2. Neuron) gelanden die Fasern zur
- primären Riechrinde im Corpus amygdaloideum und Gyrus parahippocampalis,
- Riechrinde: Tuberculum Olfactorium (oberhalb des Chiasma opticum).

1.1.2 Untersuchung

- Den aromatisierten Geruchsstoff dicht unter eine Nasenöffnung halten und die andere Nasenöffnung schließen, die Augen hierbei schließen.
- Aromatisierte Geruchsstoffe reizen nur den N. olfactorius.
- Bei fehlender Geruchswahrnehmung: Wiederholung mit z.B. Ammoniak, Eisessig (wird auch vom N. trigeminus wahrgenommen).

1.1.3 Anosmie

Ursachen der einseitigen Anosmie:

- Krankheiten oder abnorme Verhältnisse in der oberen Nasenmuschel.
- Schädigung der Filae olfactoriae, des Bulbus oder Tractus olfactorius.
  Ursachen: traumatisch (vordere Schädelgrube), Medikamente, Virusinfekte (Grippe), frontobasaler Hirntumor.

1.2 N. opticus (II)

Sensorisch.

1.2.1 Verlauf

- Beginn in der Retina, hier setzt er sich aus den Fortsätzen der großen retinalen Ganglienzellen zusammen. Diese liegen in der Papilla nervi optici besonders dicht und bilden dort den Blinden Fleck. Nach dem Verlassen des Blinden Flecks ist der N. opticus von Oligodendrozyten und von den Hirnhäuten umgeben.
- Er kreutzt im Chiasma opticum
- und läuft durch den Canalis opticus in die
- vordere Schädelgrube, begleitet von der A. ophtalmica,
- oberhalb der Hypophyse vereinigt er sich mit dem kontralateralen N. opticus im Chiasma opticum,
- von hier aus läuft er als Tractus opticus lateral des Pedunculus cerebri,
- um von dort zur Sehrinde (Area 17) zu gelangen.

1.2.2 Läsionsorte und ihre Ausfälle

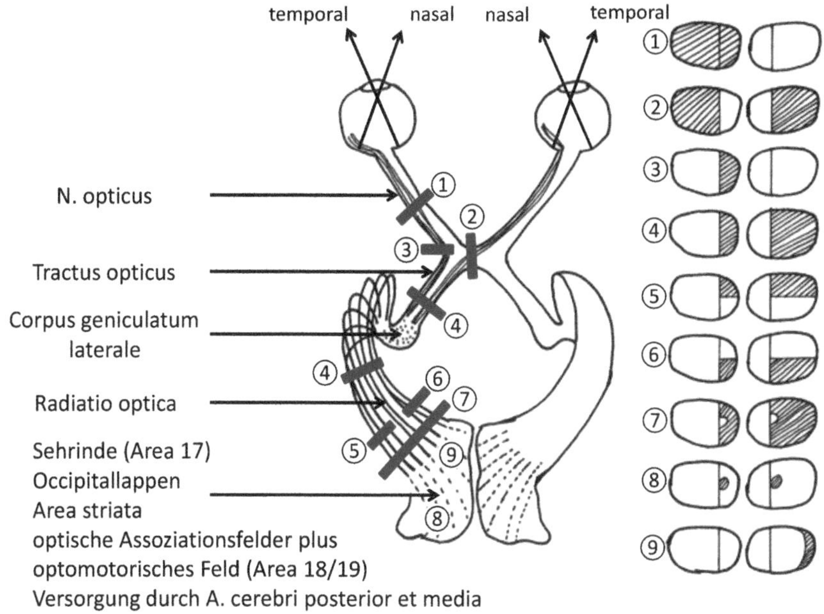

Abbildung 1.2: Läsionsorte und ihre Ausfälle[1]

1. Völliger Ausfall des linken Auges bei Unterbrechung des Nervus opticus links.
2. Bitemporale Hemianopsie bei Unterbrechung der kreuzenden Sehbahnanteile im Chiasma opticum.
3. Nasale Hemianopsie des linken Auges bei Unterbrechung der nicht-kreuzenden Nervenbahn im linken Auge.
4. Homonyme rechtsseitige Hemianopsie bei Unterbrechung des Tractus opticus links.
5. Obere, rechtsseitige Quadrantenhemianopsie.
6. Untere, rechtsseitige Quadrantenhemianopsie.
7. Vollständige homonyme rechtsseitige Hemianopsie (eventuell mit Aussparung des Zentrums, da die Macula lutea in der Sehrinde doppelseitig repräsentiert ist).
8. Homonyme Hemianopsie im Makulabereich (Läsion des Okzipitalpols).
9. Segmentale, temporale Hemianopsie des rechten Auges (die äußere Peripherie des Gesichtsfeldes ist nur in einer Sehbahn betroffen).

[1] Modifiziert nach: Roche Lexikon Medizin, Urban Fischer, 2003, 5. Auflage

1.2.3 Ursachen für Ausfälle

Bitemporale Schädigung:

- Hypophysentumor,
- Hirndruck am Boden des 3. Ventrikels.

Binasale Schädigung:

- supraselläre Tumore, die den N. opticus gegen die Karotiden drängen.

Homonyme Ausfälle: (nach Chiasma)

- Gefäßinsulte,
- Blutungen,
- Hirntumore.

Ursachen für eine Stauungspapille:

- intrakranielle Tumore,
- Sinusvenenthrombose,
- Pseudotumor cerebri,
- Hydrocephalus.

Ursachen für eine Optikusneuritis:

- einseitig: Multiple sklerose,
- doppelseitig: Meningoencephalitis.

Ursachen für eine Optikusatrophie: einseitig:

- Tumor,
- Aneurysma,
- Glaukom,
- Schädelbasisbruch,

doppelseitig:

- Diabetes mellitus,
- hereditäre Ataxien,
- Vitamin B12-Resorptionsstörung.

1.2.4 Blutversorgung

- Sehbahn: Äste der A. ophtalmica (Retina und Sehnerv),
- Tractus opticus (proximal): A. choroidea anterior aus der A. carotis interna,
- Tractus opticus (mittlerer Teil): Äste der A. cerebri media, danach durch Äste der A. cerebri posterior (zum Corpus geniculatum laterale),
- Sehrinde: A. cerebri posterior.

1.2.5 Untersuchung

- Visus,
- Gesichtsfeldprüfung: Fingerperimetrie, Perimetrie,
- Spiegelung des Augenhintergrundes: Zustand der Optikuspapille,
  - Stauungspapille?
  - Optikusatrophie?

1.3 N. oculomotorius (III)

Somatomotorisch, Ncl. Edinger-Westphal: viszeromotorisch.
Er versorgt:

- Mm. levator palpebrae superiores,
  - aus unpaarer Zellgruppe innerviert,
  - bei Schädigung: bilaterale Ptose,
- M. rectus superior (sympathisch),
- M. rectus inferior (sympathisch),
- M. rectus medicalis (sympathisch),
- M. obliquus inferior (sympathisch),
- über Edinger-Westphal-Kerne, rostral der Colliculi superiores (parasympathisch):
  - M. ciliaris: lässt die Linse erschlaffen,
  - M. sphincter papillae.

1.4 N. trochlearis (IV)

Somatomotorisch.

1.4.1 Kern

- In der Mittelelhaube, kaudal vom Okulomotoriuskern,
- unter dem Colliculus inferior,
- der Nerv verlässt den Hirnstamm dorsal und kreuzt als einziger Nerv dorsal des Aquäduktes auf die Gegenseite,
- er zieht um den Hirnschenkel nach ventral zur Schädelbasis und
- verläuft in der Wand des Sinus cavernosus durch die Fissura orbitalis superior.

1.4.2 Versorgung

M. obliquus superior.

1.4.3 Läsionen

Proximale Läsion: führt zu einer kontralateralen Trochlearislähmung.
Läsion nach der Kreuzung oder peripher: führt zu einer ipsilateralen Trochlearislähmung.

1.5 N. trigeminus (V)

Sensibel, somatomotorisch.

Aufteilung:

V_1: N. ophthalmicus,
V_2: N. maxillaris,
V_3: N. mandibularis.

1.5.1 Versorgung

Sensibel:

- Haut des Gesichts,
- Augen,
- Schleimhaut der Nase,
- Mund, Gaumen, Nebenhöhlen,
- Dura mater des Gehirns.

Ort: sensible Kerne in der Pons.

Schmerz, Temperatur:
Nucleus tractus spinalis Nn. trigemini (Pons/ Medulla oblongata/ obere Zervikalsegmente).

Zentrale sensible Versorgung des Gesichts:
Läsionen:

- kortikal/ subkortikal mit Gefühlsstörung im Gesicht,
- absteigende Kernsäule: nur periorale sensible Beeinträchtigung.

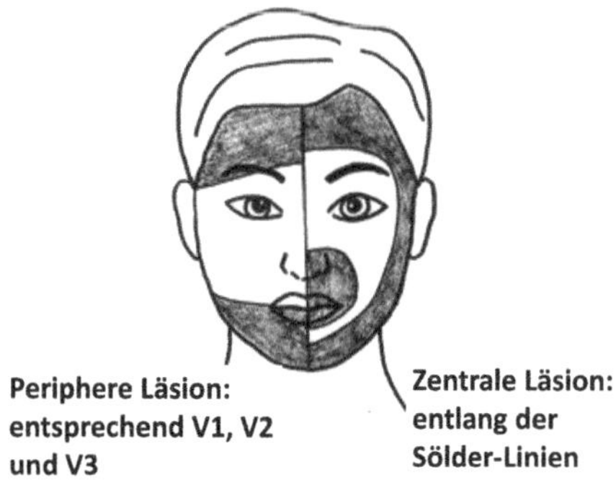

Abbildung 1.3: Sensible Ausfallserscheinungen bei Trigeminusläsionen

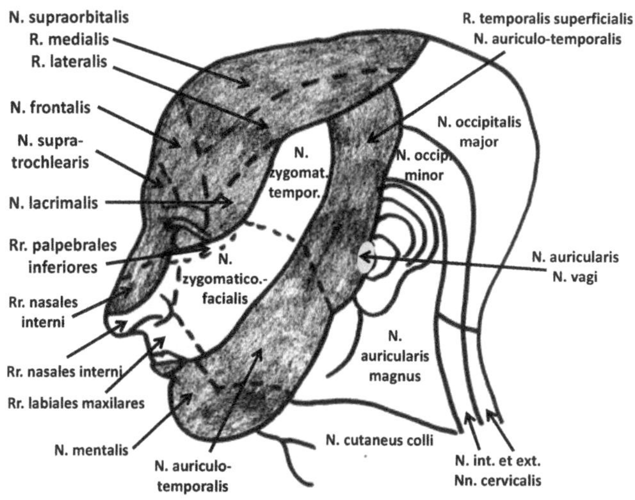

Abbildung 1.4: Periphere sensible Versorgung des Kopfes

Motorische Innervation 3. Ast:
Kaumuskulatur: M. masseter und M. temporalis (Kieferschluß), Mm. pterygoideus (Kieferöffnung).

Masseterreflex:

- einziger kranialer monosynaptischer Reflex,
- das Reflexzentrum erstreckt sich von der Brücke bis ins Mittelhirn,
- bei Steigerung oder Masseterklonus: doppelseitige supranukleäre Läsion der kortikopontinen Fasern zum motorischen Trigeminuskern,
- bei beidseitiger peripherer Läsion ist der Reflex erloschen.

Kornealreflex:

- Die Berührung der Kornea mit einem feinen Wattetupfer führt zum Kornealreflex (Kontraktion des M. orbicularis oculi).
- Bei Abschwächung oder Ausfall:
  - Unterbrechung im afferenten Schenkel: die Läsion befindet sich im 1. Trigeminusast oder im spinalen Trigeminuskern,
  - bei Unterbrechung im efferenten Schenkel des Reflexbogens: besteht eine Läsion des N. facialis und eine Lähmung des M. orbicularis oculi,
  - bei einer hemisphärischen Läsion: der kontralaterale Kornealreflex ist abgeschwächt aber nicht ausgefallen,
  - bei Koma: beidseitiger Ausfall des Kornealreflexes.

Geschmacksempfindung: N. V, N. VII, N. IV.

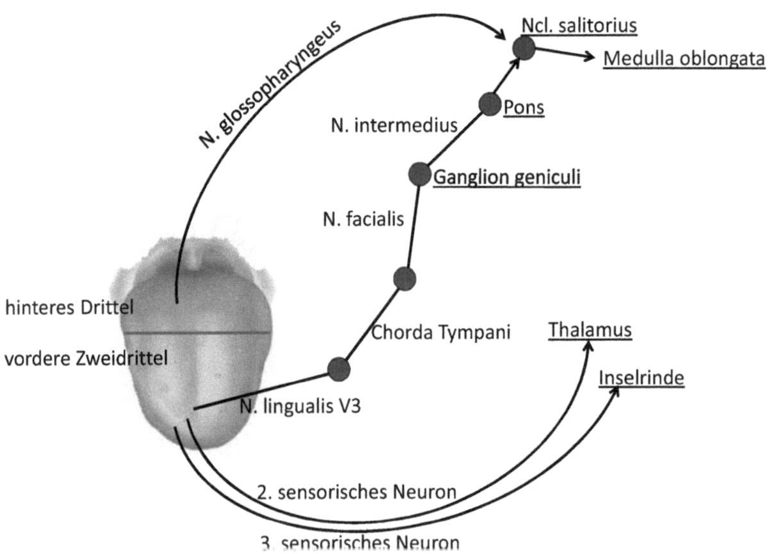

Abbildung 1.5: Geschmacksempfindung der Zunge

1.6 N. abducenz (VI)

Somatomotorisch.

1.6.1 Kern

Liegt in der Brücke, unter dem Boden des IV. Ventrikels.

1.6.2 Versorgung und Bewegung

- M. rectus lateralis,
- 6 äußere Augenmuskeln:
  - 2 Seitwärtswender (M. rectus medialis et lateralis),
  - 2 Heber (M. rectus superior, M. obliquus inferior),
  - 2 Senker (M. rectus inferior, M. obliquus superior),
- die Mm. rectus superior et inferior haben gleichzeitig eine adduzierende, einwärtswendende Wirkung,
- in Auswärtsstellung sind sie reine Heber und Senker,
- Lidspalten: Erweiterung einer Lidspalte,
  - Exophtalmus,
  - Parese des M. orbicularis oculi (N. facialis).

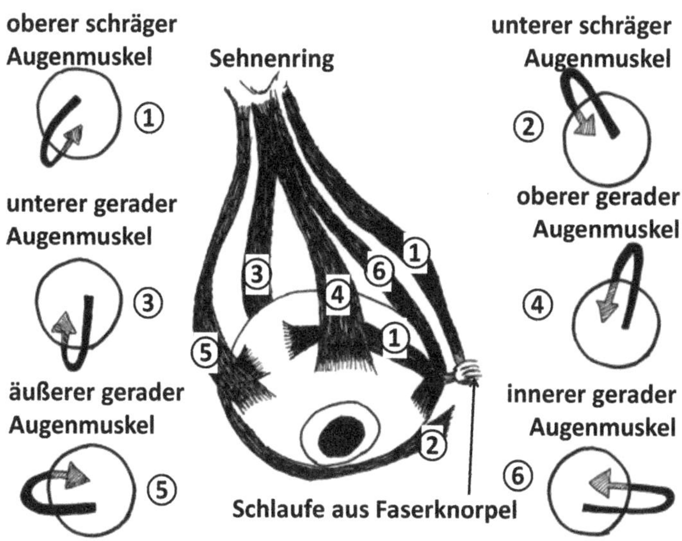

Abbildung 1.6: Augenmuskeln und ihre Bewegung des Augapfels

1.6.3 Läsionen

Ptose:

- Lähmung des M. levator palpebrae superior (N. oculomotorius).
- M. tarsalis-Lähmung (sympatisch: beim Horner-Syndrom).

Bulbusstellung: konjugierte Blickwendung (déviation conjuguée).

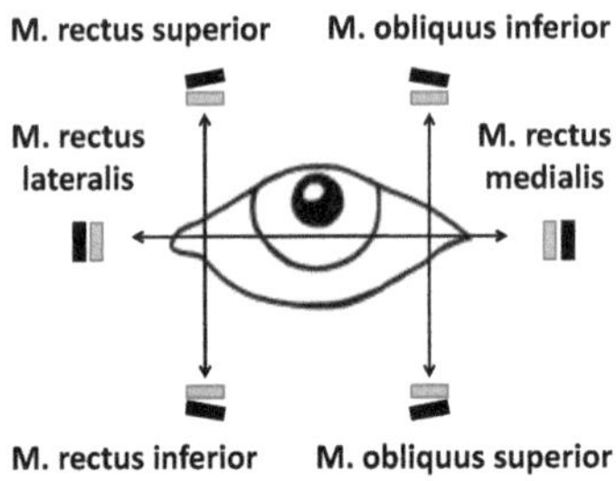

Abbildung 1.7: Stand der Doppelbilder bei Lähmung des entsprechenden Augenmuskels (schwarzer Balken: Bild des paretischen Auges)

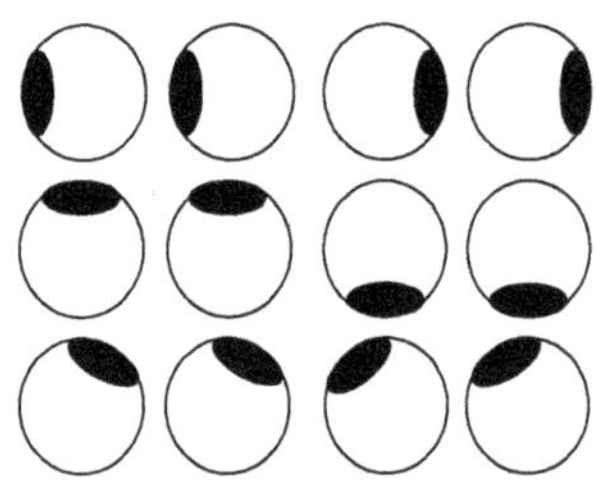

Abbildung 1.8: normaler Pupillenstand

Abweichung aus der Parallelstellung:

- Strabismus divergens,
- Strabismus convergens.

Syndrom der Orbitaspitze:

- Paresen N. III, IV, VI,
- Sensibilitätsstörungen N. V1,
- Pupillenstörung, Optikusatrophie,
- Ursachen: Infekt, Tumor.

Fissura-orbitalis superior-Syndrom:

- Paresen N. III, IV, VI, V1,
- Exophtalmus,
- Ursachen: Meningeome.

Sinus-Cavernosus-Syndrom:

- Paresen des N. III, IV, VI, V1,
- Exopthalmus,
- Ursachen: Thrombose, Fistel.

Tolosa-Hunt-Syndrom:

- schmerzhafte Parese aller Augenmuskeln und N. V1,
- Ursache: granulomatöse Entzündung des Sinus cavernosus-Syndrom.

Wernicke-Encephalopathie:

- supranukleäre Okulomotoriusstörung,
- Ataxie,
- psychische Auffälligkeiten.

Gradengo-Syndrom:

- Parese: N. VI, VII, V1,
- Ursachen: Mastoid- oder Felsenbeinerkrankung.

Moebius-Syndrom:

- doppelseitig: Abduzens-Fazialisparese, Zungenatrophie.

Bulbusbewegungen:

- Folgebewegungen: in Blickrichtungen,
- Blickeinstellbewegungen: unbewegter Kopf,
- Untersuchung: Der Patient blickt gerade aus, der Untersucher hält beide Zeigefinger neben das Gesicht des Patienten, so dass er die Finger beim Geradeaus-Gucken gerade noch sehen kann. Der Patient wird aufgefordert, mit den Augen die Finger abwechselnd zu fixieren. Dabei verändert der Untersucher den Fingerabstand.

Äußere und innere Okulomotoriuslähmung:

- Ptosis,
- Bulbus nach außen und etwas nach unten,
- die Pupille ist mydriatisch, lichtstarr (die Akkomodation der Linse ist aufgehoben).

Lähmung des N. trochlearis:

- der betroffene Bulbus steht etwas höher als der Gesunde,
- der Patient dreht den Kopf zur gesunden Seite,
- schräg stehende Doppelbilder, beim Blick nach unten nehmen sie zu.

Lähmung des N. abduzens:

- das Auge ist nach Innen abgewichen,
- horizontal nebeneinander stehende, gerade Doppelbilder, Zunahme beim Blick zur betroffenen Seite.

1.6.4 Blickmotorik/ Nystagmus/ Pupillenfunktion

Augenmuskellähmungen:
Funktionsstörung der entsprechenden peripheren Nerven oder ihrer Kerne im Hirnstamm.

Blickparesen plus INO (internukleäre Ophtalmoplegie):
Supranukleare Bewegungsstörungen der Bulbi.

Blickmotorik:

- Folgebewegungen: konjugierte Folgebewegung mit Fixierung des Objektes,
- Sakkaden:
  - schnelle, konjugierte Augenbewegungen, Blicksprünge,
  - die Sakkade kann nicht unterbrochen werden,
- Konvergenzbewegungen: beide Bulbi bewegen sich langsam aufeinander zu.

1.6.5 Optokinetische Reflexie

Definition:
Langsame Augenfolgebewegungen und Rückstellsakkaden zur Stabilisierung der visuellen Informationen bei sich bewegenden Objekten.

Auslöser: optische und akustische Reize.

Optokinetischer Nystagmus:

- rhythmische Abfolge von gleitenden Augenfolgebewegungen und Rückstellsakkaden,
- horizontal und vertikal auslösbar,
- die Augenfolgebewegungen werden durch die sich bewegenden Sehobjekte ausgelöst,
- die Sakkade erfolgt, wenn das Sehobjekt droht das Gesichtsfeld zu verlassen,
- sie kann willkürlich unterdrückt werden z.B. dadurch, dass nicht mehr fixiert wird.

Vestibulo-okulärer Reflex (VOR):

- Verknüpfung von Afferenzen aus dem Vestibularorgan über die Stellung und die Bewegung des Kopfes im Raum mit dem okulomotorischen System im Hirnstamm.
- VOR ermöglicht die kompensatorische Augenbewegung in Gegenrichtung einer Kopfbewegung, um das Fixationsobjekt halten zu können.
- Störung des VOR: Behinderung der Abstimmung von Augen- und Kopfbewegungen.
- Folge: Schwindel, Doppelbilder, Standunsicherheit.
- Prüfung: Passive schnelle Kopfdrehungen, bei den auf der gestörten VOR-Seite mehrere Einstellsakkaden benötigt werden, um die Fixation zu ermöglichen.
- Ursache:
  - Läsionen im Kleinhirn oder im Vestibularapparat, im Verlauf des N. VIII.
  - Medikamente, Intoxikationen.

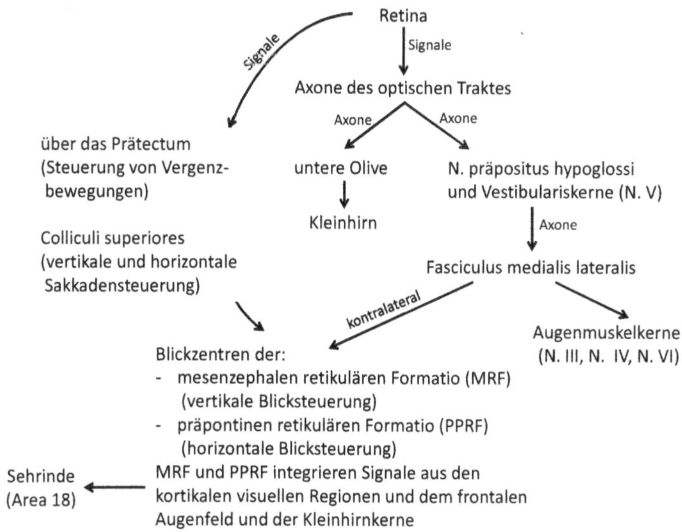

Abbildung 1.9: Schema der blickmotorischen Zentren des Hirnstamms und der Augenmuskelkerne

1.6.6 Syndrome gestörter Blickmotorik

INO (internukleare Ophthalmoplegie):

- es handelt sich um die häufigste supranukleäre Blickstörung,
- ein- oder doppelseitig,
- Läsion des Fasciculus longitudinalis medialis (MLF),
- das betroffene Auge ist nicht adduzierbar, das andere Auge schon,
- hinzu kommt ein dissoziierter Nystagmus auf dem abduzierten Auge,
- die Konvergenz beider Bulbi ist erhalten, beim Geradeausblick fehlt die Divergenz, da keine Okulomotoriuslähmungen vorhanden ist,
- sie tritt häufig auf bei: Multipler Sklerose, Hirnstamminfarkten, Wernickeenzephalopathie.

Weitere Augenbewegungsstörungen:

- Sakkaden stellen die Fovea willkürlich auf die Sehobjekte ein,
- diskontinuierlich mit einer Latenz von 200 ms,
- das Ausmaß der Sakkaden ist abhängig vom Bild auf der Retina, den Augenmuskelrezeptoren und von der Kleinhirnrinde,
- frontales Augenfeld (Area 6-9): rasche Augenbewegungen.

Zerebelläre Läsionen: führen zur Blickdysmetrie.

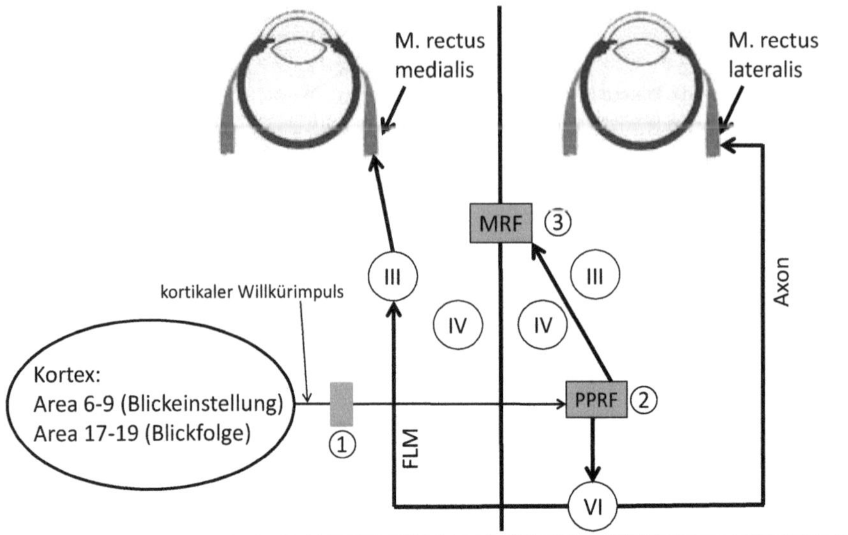

III = Kern von N. III
IV = Kern von N. IV
VI = Kern von N. VI

MRF = Mesenzephale retikulare Formatio
PPRF = Präpontine retikulare Formatio
FLM = Fasciculus longitudinalis medialis
Kreuzung im Mittelhirn

Abbildung 1.10: Supranukleare und nukleare Strukturen über die Steuerung willkürlicher Blickbewegungen über die paramediane pontine Formatio reticularis (PPRF)
Grau: Läsion, 1: Blick zum Herd, Blickparese zur Gegenseite, 2: PPRF oder Abducenskern: ipsilaterale Blickparese, 3: INO, Adduktionshemmung entspricht der Seite der Läsion

Folgebewegungen:

- werden durch bewegte Sehobjekte ausgelöst,
- kontinuierlich mit einer Latenz von 125 ms.

Sakkadierte Folgebewegungen:

Störung der langsamen Folgebewegungen, die durch kurze interponierte Aufholsakkaden ausgeglichen werden.

Sakkadenstörung:

- Ausfall der automatisierten schnellen Zielbewegungen,
- Folge: Einstellung der Augen auf ein neues Objekt durch langsame Folgebewegungen und Kopfbewegungen.

Drehende Bewegungen:

- bei Nystagmus retractorius,
- bei Ausgleichbewegung der Obliquus-superior-Parese.

Horizontale Blickbewegungen: werden von der PPRF in der Brückenhaube generiert.

Vertikale Blickbewegungen: werden vom rostralen (mesenzephalen) Anteil der paramedianen pontinen Formatio reticularis (PPRF) und von Kernen der mesenzephalen Formatio reticularis (MRF) generiert.

Rotationsbewegungen der Bulbi: werden vom rostralen (mesenzephalen) Anteil der paramedianen pontinen Formatio reticularis (PPRF) generiert.

Paravisuelle Felder (Area 18/19):

- sie geben optomotorische Bahnen in die Radiatio optica und von dort aus ins Tectum und zum Hirnstamm ab,
- bei einer Läsion kommt es zum Ausfall der visuellen Folgebewegungen zur Gegenseite und damit auch des optokinetischen Nystagmus.

1.6.7 Okulomotorische Syndrome

	Läsionsort	Symptome
Shew Deviation	- peripher: Otolithen, N. VIII - zentral: kaudaler Hirnstamm	kontralaterales Auge oberhalb, ipsilaterales Auge unterhalb der Horizontale
Schaukelnystagmus	dienenzephal-mesenenzephal	Innenrotation beider Augen bei Konvergenz und Retraktion
Obliquus-superior-Myoklonien	Kerngebiet und proximaler Teil des N. trochlearis	Myoklonien
vestibulärer Nystagmus	Labyrinth, Vestibulariskern	rotatorische Komponente

1.6.8 Horizontale Blickparesen

Läsionsort:

- Area 6-9,
- frontopontine Bahnen,
- innere Kapsel,
- optomotorische Bahn aus dem Okzipitallappen,
- PPRF.

Pontine Läsion:

- Blicklähmung zur Seite des Herdes,
- beide Bulbi und der Kopf bewegen sich vom Herd weg,
- geringe Tendenz zur Rückbildung,
- häufig begleitende Augenmuskel- und Pupillenstörungen,
- pyramidale und zerebelläre Symptome,
- Lähmungen nach beiden Seiten sprechen immer für einen Brückenherd.

Subkortikale und kortikale Läsion:

- Blicklähmung zur Gegenseite,
- beide Bulbi und der Kopf neigen sich zum Herd (ipsilateral),
- bei Kaltspülung: der Bulbus bewegt sich in Richtung der Blicklähmung, weil die PPRF intakt ist.

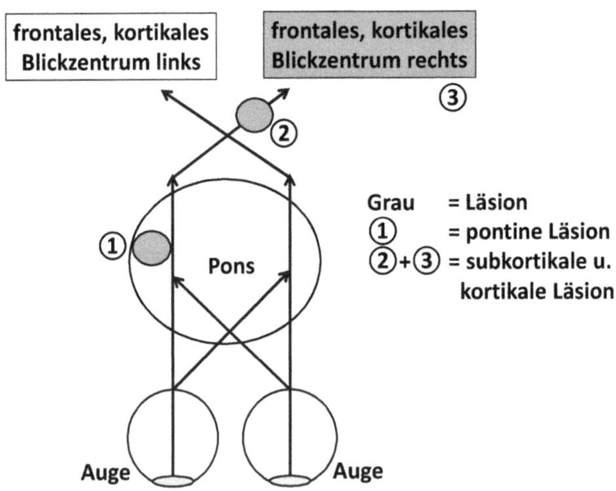

Abbildung 1.11: Horizontale Blickparesen

Prätektalsyndrom:

- klonische Konvergenzspasmen,
- Nystagmus retractorius,
- vertikale Blickparese und Aufhebung des vertikalen optokinetischen Nystagmus,
- weite, anisokore, schlecht reagible Pupillen,
- Ursache: Mittelhirntumor, Hydrocephalus, Hirnstamminfarkt.

Eineinhalbsyndrom:

- konjugierte horizontale Blickparese in eine Richtung (PPRF-Läsion)
- und Adduktionslähmung eines Auges beim Blick in die andere horizontale Richtung (MLF-Läsion).

1.6.9 Vertikale Blickparesen

- Betreffen hauptsächlich die Hebung,
- seltener allein die Senkung (Steele-Richardson-Syndrom),
- tritt selten kombiniert auf,
- Ursache: bilaterale Läsion in der Mittelhirnhaube (Tectum mesencephali),
- in der Mittelhirnhaube gibt es 2 Zentren,
- die Aufwärtsbewegung liegt kaudal,
- sie betrifft spontane und Führungsbewegungen,
- bei einer Objektfixierung ist eine Hebung möglich, ebenso wie beim Augenschluss.

Konvergenzparese:

- Ursache: Mittelhirnläsion mit Schädigung der unpaaren Medialkerne des N. III,
- häufig bei Morbus Parkinson.

Parinaud-Syndrom:

- vertikale Blickparese und Konvergenzlähmung,
- Ursache: Kompression der Vierhügelplatte.

1.6.10 Nystagmus

Definition:
Unwillkürliche, rhythmische Hin- und Herbewegung der Bulbi, charakterisiert durch 3 Kriterien:

1. langsame und rasche Phase,
2. horizontale, vertikale und rotierende Schlagrichtung, die nach der raschen Phase bezeichnet wird,
3. Schlagrichtung in Bezug auf Primärposition des Auges (rechts, links, oben, unten, schräg).

In der raschen Phase erfolgt die Rückkehr in die Ausgangsstellung.

Untersuchung:

- Frenzel-Brille im abgedunkelten Zimmer,
- Beobachtung des Spontannystagmus beim Blick in die Ferne/Nähe,
- Palpation der Bulbi,
- Beobachtung des Blickrichtungsnystagmus während spontaner Blickbewegung oder Folgebewegung in die Hauptrichtungen,
- Beobachtung auf Lagerungsnystagmus.

Provokationsverfahren:

- kalorisch,
- Drehstuhl.

Physiologischer Nystagmus:

1. Optokinetischer Nystagmus:
   pathologisch: bei Abschwächung oder gar beim Fehlen!
   Ursache: Schädigung der optomotorischen Fasern (Area 18/19),
2. Willkürnystagmus: kann nur von wenigen bewusst hervorgerufen werden (Pendelnystagmus).

Pathologischer Nystagmus:

1. angeboren: nicht normal, beruht aber nicht unbedingt auf Krankheitsprozess,
2. erworben:
   - peripher:
     - Labyrinth, N. vestibularis Kerngebiet,
     - Schwindel ↑ ↑ ↑,
   - zentral:
     - Pons, Formatio reticularis, Mittelhirnkerne,
     - Schwindel ↑.

1.6.11 Unterteilung des Nystagmus

a. Angeborener, kongenitaler Fixationsnystagmus:
   - kontinuierliche Bewegungsunruhe der Augen,
   - auf beiden Seiten synchron,
   - kann verschiedene Schlagformen und Schlagrichtungen haben.
   - Ursache:
     - Störung des Fixationsmechanismus,
     - Verstärkung bei Fixation, alle anderen Nystagmusformen werden bei Fixation gehemmt.

b. Vestibulärer, richtungsbestimmter Nystagmus:
   - schlägt immer nach derselben Seite,
   - Schlagrichtung ist gemischt, vorwiegend horizontal mit vertikaler oder rotatorischer Komponente.
   - Ursache: einseitige Funktionsstörung im Labyrinth, im N. oder Nucleus verstibularis.

c. Blickrichtungsnystagmus:
   - tritt erst beim Abweichen des Auges von der Mittellinie auf,
   - die rasche Phase schlägt stets in die jeweilige Blickrichtung,
   - er ist nicht immer pathologisch,
   - er tritt manchmal als Endstellnystagmus auf (erschöpflich),
   - wenn er unerschöpflich ist, ist er seitendifferent. Dies spricht für eine Läsion der Formatio reticularis des Hirnstamms.

- Ursachen:
  - Multiple Sklerose,
  - Intoxikationen,
  - Tumor in der hinteren Schädelgrube.

d. Dissoziierter Nystagmus:

- Siehe INO.
- Läsion: MFL.

e. Blickparetischer Nystagmus:

- bei inkompletter Blickparese,
- beim Versuch den Bulbus in Richtung der Lähmung zu führen Rückschlag zur Mittellinie.

f. Rotierender Spontannystagmus:

- Läsion der Medulla oblongata (bei Syriengobulbie und beim Wallenberg-Syndrom).

g. Fixationspendelnystagmus:

- unregelmäßig,
- in alle Richtungen,
- oft dissoziiert.
- Ursache:
  - Multiple Sklerose,
  - Hirnstammtumore,
  - Läsionsort: prätectal.

h. Nystagmus retractorius:

- ruckartige Rückwärtsbewegungen beider Bulbi in der Orbita.

i. Vertikale Nystagmusformen:

- Down-Beat:
  - schnelle Komponente nach unten,
  - Oszillopsie,
  - Läsionsort: Medulla oblongata, Kleinhirn (Arnold-Chiari-Syndrom).
- Up-Beat:
  - schnelle Komponente nach oben,
  - Läsion der Brückenhaube.
- Therapie: Rivotril, Lioresal.

j. Schaukelnystagmus:

- ein Auge schlägt nach oben, das andere abwärts.
- Ursache: Läsion im Mesencephalon und/oder Diencephalon.

Differentialdiagnose:

okuläre Hyperkinesien:

- Blickdysmetrie,
- Blickmyoklonien:
    - spontane, meist in Salven auftretende rasche Hin- und Herbewegung der Bulbi in alle Blickrichtungen,
    - Läsion: pontines Blickzentrum.

1.6.12 Pupillenmotorik und Akkommodation

Eine Anisokorie ist nicht immer pathologisch.

Untersuchung:

- Direkte Lichtreaktion (prompt und ausgiebig):
    - M. sphincter pupillae,
    - M. ciliaris.
- Konsensuelle Lichtreaktion bei Belichtung der gegenseitigen Pupille.
- Verengung der beiden Pupillen bei Konvergenzbewegung und Akkumodation (von 1 m auf 10 cm).

Einseitige Mydriasis:

- Lähmung der parasympathischen Innervation des M. spincter pupillae (N. III),
- Reizung der sympatischen Fasern für den M. dilatator pupillae,
- Einklemmung bei hemispärischer Raumforderung,
- krankhafte Veränderung im Ganglion ciliare.

Miosis:

- Sympatikuslähmung (Horner-Syndrom),
- Pilocarpin-Therapie des Glaukom,
- Drogen (Opiate, Heroin),
- Iritis,
- Robertson-Phänomen bei Lues.

Entrundung:

- krankhafte Veränderung an der Iris,
- rostrale Mittelhirnläsion.

1.6.13 Störung des Pupillenreflexes

Amourotische Pupillenstarre:

- der N. opticus ist geschädigt,
- keine direkte oder konsensuelle Lichtreaktion bei Belichtung des betreffenden Auges,
- konsensuelle Reaktion bei Belichtung des gesunden Auges,
- die Konvergenzreaktion bleibt erhalten,
- bilaterale Läsion: Blindheit.

Absolute Pupillenstarre:

- die parasympatische Efferenz zu einem Auge ist gestört,
- die ipsilaterale Pupille reagiert weder direkt noch indirekt auf Lichteinfall oder bei Konvergenz,
- die konsensuellen Reflexe auf dem anderen Auge sind erhalten.
- Ursachen:
  - traumatische Schädigung des Auges,
  - innere oder gemischte N. III-Läsion,
  - Mittelhirnläsion,
  - beidseits:
    - toxisch,
    - durch Parasympatikuslähmung,
    - durch Sympathikuslähmung (Kokain, Weckamine).

Reflektorische Pupillenstarre:

- die direkte und konsensuelle Lichtreaktion ist auf beiden Augen erloschen,
- die Konvergenzreaktion ist intakt,
- die Pupillen sind anisokor und entrundet.
- Ursache: Unterbrechung des pupillomotorischen Reflexbogens zwischen der prätektalen Region und dem Edinger-Westphal-Kern.

Robertson-Pupille:

- reflektorische Pupillenstarre und Miosis.
- Ursache: Neurolues.

Pupillenstörung bei erhöhtem Hirndruck:

- Erweiterung der ipisilateralen Pupille (Mydriasis).
- Ursache: Zug und Dehnung des N. III über dem Klivus.

Pupillotomie:

- beginnt einseitig,
- reagiert träge „tonisch“,
- die Akkomodation ist erschwert,

- Differentialdiagnose: absolute Pupillenstarre,
- bei Pupillotomie:
    - unter Carbachol: Miosis,
    - unter Atropin: Mydriasis.

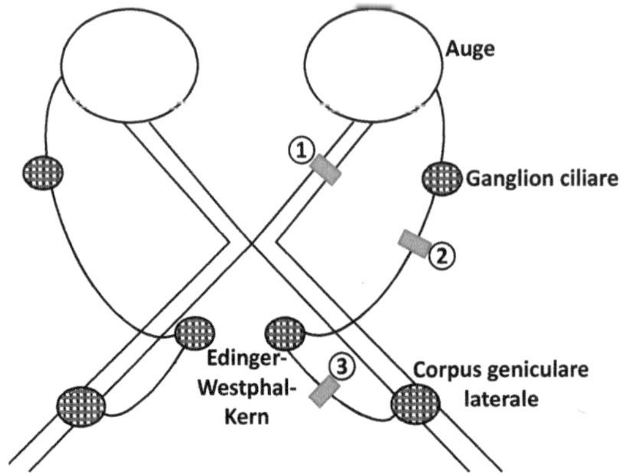

Abbildung 1.12: Pupillotomie
Hellgrau: Läsion, 1: amaurotische Pupillenstarre, 2: absolute Pupillenstarre, 3: reflektorische Pupillenstarre

1.6.14 Pupillenstörung bei Bewusstseinsstörung

- Bilaterale dienzephale Läsion: Miosis mit erhaltener Lichtreaktion. Ursache: relative Minderung des Sympathikus.
- Einklemmung bei globalem Hirnödem: bilaterale weite, areaktive Pupillen. Ursache: bilaterale N. III-Läsion.
- Einseitige Einklemmung: Mydriasis ipsilateral. Ursache: ipsilaterale Dehnung des N. III.
- Primäre mesenzephale Läsion: bilaterale weite areaktive Pupillen. Ursache: bilaterale N. III-Läsion.
- Primäre pontine Schädigung: bilaterale enge, reaktive Pupillen. Ursache: Läsion des zentralen Sympathikus.
- Hirntod: mittelweite, areaktive Pupillen.

1.6.15 Horner-Syndrom

Symptome:

- Miosis,
- Ptosis,
- die Pupillenreaktion ist erhalten.
- Kein Enophtalmus!

Einteilung:

1. Zentrales Horner-Syndrom:
   - Schädigung der zentralen sympathischen Bahnen.
   - Ausgehend vom Hypothalamus über das Mittelhirn zur Formatio reticulares. Von hier zur Medulla oblongata, dann zum Seitenhorn (intermedio lateralis). Dann zu C8-Th2 (Centrum ciliospinale).
   - Es besteht immer eine gleichseitige Schweißstörung an Kopf, Hals und oberem Rumpf.
2. Präganglionäres Horner-Syndrom:
   - Läsion zwischen Centrum ciliospinale und Ganglion cervicale superius des Grenzstranges.
   - Wurzelläsion C8-Th2 proximal vom Ganglion stellatum des Grenzstranges.
   - Dies führt zum Horner-Syndrom ohne Anhidrose.
   - Ursache: sudorisekretorische Fasern verlassen das Rückenmarks erst ab Th3.
3. Postganglionäres Horner-Syndrom:
   - Läsion des Ganglion cervicale superius oder der postganglionären sympathischen Fasern.
   - Ipsilaterale Schweißstörung im Gesicht und am Hals.

Diagnostik:

- Differenzierung zwischen physiologischer Anisokorie und Horner-Syndrom durch Kokain.
- Physiologisch: Anisokorie reagiert nicht auf Kokain.
- Bestimmung der Lokalisation der Läsion: es wird nicht mit Kokain sondern mit Tyramin- oder Hydroxyamphetamin-Augentropfen getestet.
- Bei postganglionärer Läsion: keine Reaktion.

1.7 N. facialis (VII)

Somatomotorisch, sensorisch, viszerosensibel.

1.7.1 Versorgung

- Alle mimischen Muskeln und das Platysma,
- M. stapedius,
- M. stylohyoideus,
- M. digastricus.

1.7.2 Verlauf

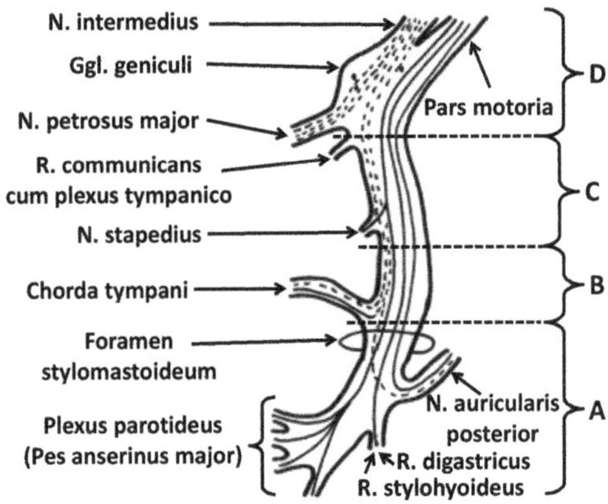

Abbildung 1.13: Verlauf und Symptome bei verschieden lokalisierten Schädigungen
A: Lähmung der Gesichtsmuskeln, B: zusätzlich Störung der Geschmacksempfindung und der Speicheldrüsensekretion, C: zusätzliche Hörstörungen, D: zusätzliches Erlöschen der Tränensekretion

Sensibler Anteil N. intermedius:

- Schmerzreize: medial, lateral, dorsal der Ohrmuschel,
  - plus ein Teil des Meatus acusticus internus,
  - plus ein Teil der Fossa tympani,
  - alle drei enden im Trigeminuskern,
  - Geschmackswahrnehmung aus den vorderen 2/3 der Zunge.
- Präganglionär: vor dem Ggl. geniculi, viszerale Fasern
  - efferent im N. intermedius zur Gl. submandibularis,
  - von dort zur Gl. sublingualis,
  - viszerale efferente Fasern über das Ggl. sphenopalatinum,
  - Gl. lacrimalis.

1.7.3 Periphere Fazialislähmung

- Lähmung des M. orbicularis oculi,
- das Auge kann nicht verschlossen werden,
- Bell-Phänomen (Pupille plus Iris hinter dem paretischen Oberlid),
- M. stapedius-Läsion: Hyperakusis,
- alle vom VII. Hirnnerven versorgten Muskeln und die Stirnmuskeln sind betroffen.

Lokalisation:

- Tränensekretion (N. petrosis superficialis):
  - Störung/ Läsion proximal vom Ggl. geniculi.
  - Untersuchung: Schirmer-Test: Befeuchtung nach 5 Minuten und 10 Minuten beurteilen.
- Hyperakusis: Läsion proximal vom Abgang des N. stapedius:
  - Intrakranieller Verlauf.
  - Proximaler Abschnitt des Canalis facialis.

Geschmackstörung:

- vordere 2/3 der Zunge,
- Läsion: Mitschädigung afferenter, gustatorischer Fasern im Fazialiskanal,
- diese verlassen den N. lingualis,
- sie verlaufen über die Chorda tympani zum Fazialisstamm und begleiten ihn bis zum Ggl. geniculi.

Störung der Speichelsekretion:
Schädigung des N. intermedius zwischen sensiblem Ggl. geniculi und Abgang der Chorda tympani.

Ursachen:

- idiopathisch,
- Meningitis,
- Polio,
- Herpes,
- Mastoiditis, Otitis media, Cholesteatom,
- Entzündung, Tumore im Kleinhirnbrückenwinkel,
- Glomustumor, Hirnstammtumor,
- Parotistumoren,
- doppelseitig: bei Borrelien, bei Polyneuropathie,
- traumatisch: 20% Längs-, 50% Querfraktur des Felsenbeines.

Diagnostik:

Blinkreflex:

N. facialis NLG:

- Antwort des M. orbicularis oculi oder des M. oris,
- Messung der Reizschwelle bis zur Antwort,
- Latenzzeit bei überschwelliger Reizung,
- Auswertung der Amplitude,
- nur unilateral vorhandene R1 (frühe Reflexantwort) erscheint mit einer Latenz von 8-12 ms (ist bei Wiederholung konstant),
- R2 bilateral: kompletter Ausfall, Blinkreflexausfall, bei Wiederholung inkonstant,
- Auswertung: minimale Latenz und maximale Amplitude von mindestens 5 Reflexantworten.

EMG:

- der Stapediusreflex ist trotz Geräusche nicht auslösbar,
- der Läsionsort ist proximal vom Abgang des N. stapedius.

CT-Schädel(!):

- Ausschluss Blutungen, Frakturen, Tumore.

1.7.4 Zentrale Fazialisparese

Symptome:

- die Stirn kann immer gerunzelt werden, nicht so kräftig wie auf der gesunden Seite.
- Ursache: Zentralfasern laufen gekreuzt und ungekreuzt.
- Häufig begleitet von zentralen Bewegungsstörungen von Arm und Hand.

Therapie:

- Kortison 5 Tage à 100 mg.
- Facialis-Übungen (mimische Übungen).

Prognose:

- 75% der idiopathischen zentralen Fazialisparesen heilen spontan, 75% der traumatischen ebenfalls,
- bei 20% erfolgt eine Defektheilung,
- bei 5% bleibt die Parese komplett erhalten.

Operative Therapie:

- Anastomose zwischen N. hypoglossus und dem peripheren Fazialisstumpf,
- intrakraniell (Kleinhirnbrückenwinkel): Autoplastik mit Material aus dem N. saphenus.

Defektheilung:

- Dauerkontraktion, Krokodilstränen.
- Fehlregulation, abnorme Anschlüsse zwischen proxialen und distalen Neuriten.
- Beim Essen: Speichelsekretion und Tränenfluss auf der gelähmten Seite.
- Ursache: Anastomosen zwischen N. intermedius und N. petrosus superficialis major.
- Therapie: Botox.

1.7.5 Melkersson-Rosenthal-Syndrom

Symptome:

- einseitige Lippen-Gesichtsschwellung,
  Ursache: Schwellung des Nerven im Canalis falloppii (häufig auch Geschmacksstörung),
- periphere Fazialislähmung,
- Faltenzunge.

Verlauf:
in Schüben oder permanent.

Therapie:
Kortison 20-40 mg/Tag.

1.7.6 Spasmus hemifacialis (Bewegungsunruhe)

- Stets einseitig, ausschließlich vom N. VII innervierte Muskeln,
- tonisch-phasische Zuckungen bis hin zur Parese, Beginn meist des M. orbicularis oculi,
- Ursachen: abnorme Erregungsproduktion durch lokalen Druck im Canalis falloppii, im Kleinhirnbrückenwinkel oder nach Fazialisparese.

Diagnostik:

- cMRT, Spiral-CT,
- Blinkreflex: Ableitung nicht nur über M. orbicularis oculi, sondern ipsilateral über jeden Muskel.

Therapie:

- Botox,
- vaskuläre Dekompression des N. facialis im Kleinhirnbrückenwinkel (Druck durch die A. vertebralis),
- Operation nach Janetta.

Differentialdiagnose:

- psychogener Gesichts-Tic,
- hemifaziale Myokymie (irreguläre Faszikulationen),
- halbseitiger Kopftetanus.

1.8 N. statoakustikus (VIII, N. vestibulocochlearis)

Sensorisch.

1.8.1 Versorgung

- Sensorische Impulse aus dem Corti-Organ der Schnecke (N. cochlearis).
- Afferenzen aus den Sinneszellen der Bogengänge, des Utriculus und Sacculus (N. vestibularis).

1.8.2 Diagnostik

Rinne-Versuch:

- Knochenleitung (Stimmgabel auf Mastoid) vs. Luftleitung (Stimmleitung vor dem äußeren Ohr).
- Normal: die Luftleitung ist 30 Sekunden länger als die Knochenleitung zu hören (Rinne positiv).
- Verkürzung der Luftleitung: Schallleitungsstörung entspricht Mittelohrschwerhörigkeit.

Weber-Versuch:

- Stimmgabel auf den Scheitel aufsetzen.
- Gesund: auf beiden Ohren wird gleich gehört.
- Lateralisierung zur schlecht hörenden Seite: Schallleitungsschwerhörigkeit.
- Lateralisierung zur gesunden Seite: Schallempfindungsschwerhörigkeit (Innenohrschwerhörigkeit).
- Ursachen: Trommelfelldefekte, Otitis media, Zoster, Schädelhirntrauma.

1.9 N. glossopharyngeus (IX)

Somatomotorisch, somatosensibel, sensorisch.

1.9.1 Versorgung

- Oberer Teil des Pharynx,
- Mittelohr,
- Geschmacksempfindung hinteres 1/3 der Zunge.

1.9.2 Diagnostik

- Mit Tupfern überprüft man die Berührungsempfindung am Gaumen und Rachen: reflektorische Hebung des Gaumensegels und Auslösung des Würgereflex.

1.10 N. vagus (X)

Somatomotorisch, viszeromotorisch, somatosensibel, sensorisch.

1.10.1 Versorgung

Motorisch:
Gaumensegel, Kehlkopfmuskeln, Atem- und obere Speisewege.

Sensibel:
äußerer Gehörgang, Larynx, Trachea, Speiseröhre, Magen sowie autonom das Herz und bestimmte Gefäße.

1.10.2 Diagnostik

- Das Gaumensegel hängt einseitig oder doppelseitig und hebt sich nicht beim Würgereflex.
- Die hintere Rachenwand wird zur gesunden Seite gezogen (Kulissenphänomen).
- Gaumensegellähmung: nasale Sprache, Husten ist erschwert.
- Glotisparese: Heiserkeit, Dyspnoe.
- Einseitige Lähmung des N. recurrens: einseitige Stimmbandlähmung, Heiserkeit.

1.11 N. accessorius (XI)

Somatomotorisch.

1.11.1 Versorgung

M. sternocleidomastoideus, M. trapezius (Trapeziusversorgung auch über C3-C4).

1.11.2 Diagnostik

- Untersuchung der Kopfdrehung gegen Widerstand (M. sternokleidomastoideus).
- Emporhebung der Schulter gegen Widerstand (M. trapezius).

1.12 N. hypoglossus (XII)

Somatomotorisch.

1.12.1 Versorgung

- Zungenmuskeln,
- N. X, N. XI und N. XII haben bilaterale kortikale Inervationen: Kompensation der zentralen Lähmung (tritt z.B. bei Apoplex auf),
- beidseitige zentrale Zungenlähmung bei Pseudobulbärparalyse, Folge: Dysarthrie, Dysphagie.

1.12.2 Diagnostik

Peripher:

- Atrophie der Zunge,
- Paresen,
- Faszikulation (faszikuläre Zuckungen bei peripherer Lähmung und auch Schädigung des Hypoglossuskerns).

Doppelseitige Lähmung:

- die Zunge kann nicht mehr bewegt werden.

Einseitige Lähmung:

- die Zunge bewegt sich im Mund zur gesunden Seite,
- beim Rausstrecken bewegt sie sich zur kranken Seite.

Klinik:

- die Patienten beißen sich auf die Zunge,
- sie verlieren Speichel aus dem Mund.

Ursache:

- Druck oder Zugläsion nach Thrombendarteriektomie der A. carotis interna.
- Doppelseitig:
    - supranukleare Parese auch der anderen kaudalen motorischen Hirnnerven,
    - pseudobulbäre Paralyse.

2 Hirnregionen und ihre Funktionsbereiche

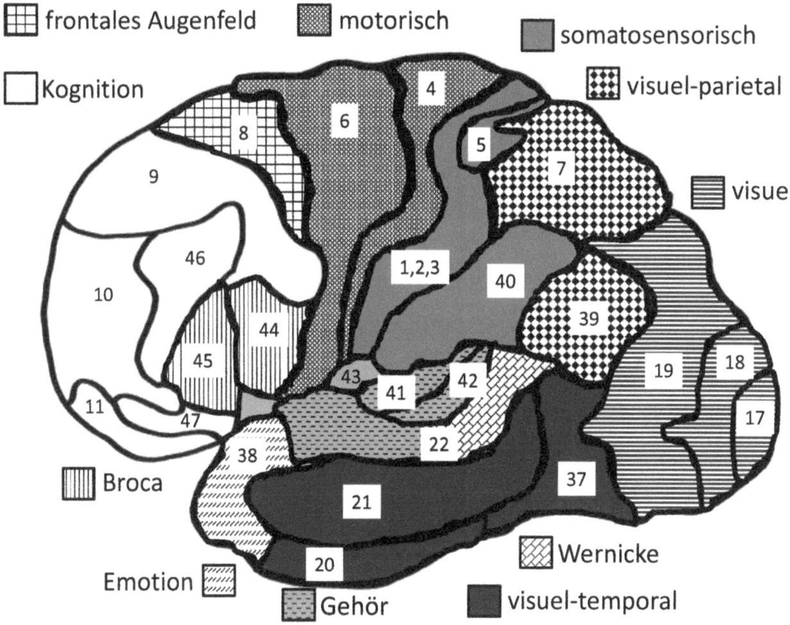

Abbildung 2.1: Hirnregionen und ihre Funktionsbereiche

- Area 4: Gyrus praecentralis (motorisches Primärgebiet) Riesenpyramidenzellen,
- Area 6: prämotorischer Kortex,
- Area 8: frontales Augenfeld, bei Reizung konjugierte horizontale Augenbewegungen, bei beidseitige Läsion: Verlust der willkürlichen Augenbewegungen,
- Area 44/45: Broca-Sprachzentrum (frontal),
- Area 9-11 und 46/47: präfrontaler Isocortex, bei beidseitiger Läsion: Persönlichkeitsveränderungen,
- Area 1, 2, 3: Gyrus postcentralis, primärer somatosensorischer Kortex:
    - Area 1 und 2 erhalten keine Betzzellen,
    - die kontralaterale Seite ist somatotopisch gegliedert,
    - Afferenzen aus den Hinterstrangbahnen,
    - Assoziationsbahnen aus der Area 4,

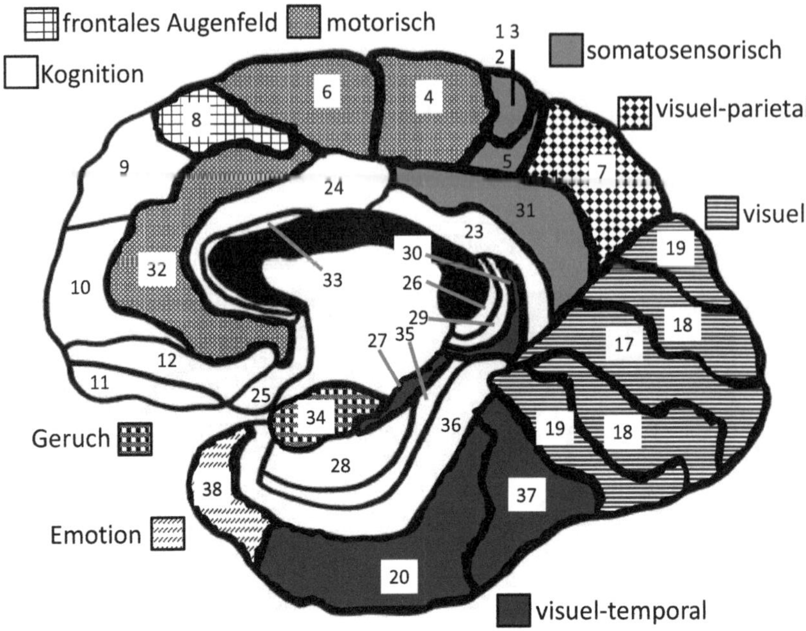

Abbildung 2.2: Hirnregionen und ihre Funktionsbereiche

- Area 5 und 7: bei Läsion: das Erkennen von Gegenständen mit geschlossenen Augen ist nicht möglich (Astereognosie),
- Area 17: primärer visueller Kortex (Area striata), das kontralaterale Gesichtsfeld wird hier repräsentiert,
- Area 18: sekundäre und tertiäre Sehrinde, das gesamte kontralaterale Gesichtsfeld wird hier repräsentiert, bei Läsion: visuelle Agnosie (gesehene Gegenstände können nicht mit einer Bedeutung belegt werden),
- Area 19: sekundäre und tertiäre Sehrinde, visueller Assoziationskortex,
- Area 41: die Radiatio acustica endet hier, primäre Hörrinde, bei Läsion: Seelentaubheit, bewusstes Hören ist nicht möglich,
- Area 42: sekundäre Hörrinde: weniger Körnerzellen, mehr Pyramidenzellen,
- Area 22/43: bei Läsion: Wernicke-Aphasie.

3 Schädelbasissyndrom

3.1 Syndrom der Olfaktoriusrinne

Symptome:
Ist die Olfaktoriusrinne einseitig geschädigt, dann zeigt sich eine doppelseitige Anosmie sowie eine primäre Optikusatrophie und eine Erblindung.

Ursache: frontobasales Meningeom der Olfaktoriusrinne.

3.2 Keilbeinflügelsyndrom (Os phenoidale)

Symptome:

- einseitiger Kopfschmerz temporal oder in der Augenhöhle,
- Exophthalmus,
- Lähmung der Hirnnerven die durch die Fissura orbitalis superior laufen (N. III, N. IV, N. V1, N. VII).

Ursache: Keilbeinflügelmeningeom.

3.3 Foster-Kennedy-Syndrom

Symptome:

- ipsilaterale Opticusatrophie,
- kontralaterale Stauungspapille.

3.4 Syndrom der Orbitaspitze

Primäre Optikusatrophie, Lähmung der Hirnnerven III, IV, VI, V1.
V2 verlässt die Schädelbasis durch das Foramen rotundum zur Fossa pterygopalatina.
V3 verlässt die Schädelbasis durch das Foramen ovale zur Fossa infratemporalis.
Daher bleiben V2 und V3 unbeeinträchtigt, da sie nicht durch die Orbitaspitze laufen.

Ursache: Tumore.

3.5 Syndrom des Sinus Cavernosus

N. III, N. IV, N. VI, N. V1 sind lädiert.

Ursache:

- Meningeom,
- Aneurysmen.

3.6 Syndrom der Felsenbeinspitze (Petrosus) (Gradenigo-Syndrom)

Symptome: einseitige Lähmung von N. V, N. VI, N. VII.

Ursache:

- durchbrochene Eiterung vom Mittelohr (Otitis media),
- seltener Metastasen.

3.7 Kleinhirnbrückenwinkel-Syndrom

Symptome:

- N. VIII, N. V,
- einseitige periphere Fazialislähmung,
- Spasmus facialis,
- Abduzensparese,
- Blickrichtungsnystagmus,
- ipsilaterale Kleinhirnataxie.

Ursachen: Neurinome häufiger als Meningeome des N. vestibularis.

3.8 Syndrom des Foramen jugulare

N. IX, N. X, N. XI und die V. jugularis inerna laufen durch das Foramen jugulare.

Symptome:

- N. IX, N. X, N. XI-Lähmung,
- V. jugularis-Symptome.

Ursache:

- Glomustumoren,
- Schädelbasismetastasen.

3.9 Syndrom der Kondylen und des zervikookzipitalen Übergangs

Symptome: Ausfälle der Hirnnerven IX, X, XI, XII, oft bilateral.

Ursache:
Metastasen und Fehlbildungen des okzipitozervikalen Übergangs. In diesem Zusammenhang sollte eine Mitbeteiligung der A. vertebralis abgeklärt werden.

3.10 Halbbasissyndrom (Garcin-Syndrom)

Symptome:
einseitige Lähmung des motorischen und sensiblen N. trigeminus (V) und einseitiger Ausfall der Hirnnerven VI, VII, VIII, IX, X, XI und XII.

Ursache:
destruierende Knochenprozesse der Schädelbasis (Epipharynxtumor).

4 Spezielle Syndrome einzelner Hirnlappen

4.1 Syndrom des Frontallappens

Symptome:

- kontralaterale Lähmung mit Spastik,
- gesteigerte Eigenreflexe,
- umschriebene Läsion des Gyrus praecentralis (Fallhand, Fußhebeschwäche),
- isolierte Läsion des Gyrus praecentralis (schlaffe Lähmung),
- kontralaterale Hypokinesie, Apraxie ohne Rigor und Tremor,
- motorische Aphasie,
- Agraphie,
- primitive Reflexe sind gesteigert, weil die Hemmung durch den Frontallappen fehlt,
- beinbetonte kontralaterale Ataxie (frontopontocerebelläre Läsion),
- Persönlichkeitsstörung:
    - Apathie,
    - Enthemmung,
    - Distanzminderung,
- Miktionsstörung (Pollakisurie oder plötzliche Blasen- und Stuhlentleerung),
- Riechstörung.

4.2 Parietallappensyndrom

Der Parietallappen reicht vom Gyrus postcentralis bis zum Sulcus parietooccipitalis.
Symptome:

- kontralaterale Hypästhesie (Schmerz, Berührung, Temperatur, Vibration) und leichte Hemiparese,
- homonyme Quadrantenanopsie nach kontralateral,
- Neuropsychologie:
    - sprachdominante Hemisphäre (Aphasie, Alexie),
    - rechts-links Verwechslung, Alexie, Agraphie,
    - taktile Agnosie,
    - Apraxie beidseits,
    - die rechte Hemisphäre betreffend:
        - räumlich-visuelle Wahrnehmungsstörung,
        - Neglect,
        - Anosognosie.

4.3 Okzipitallappensyndrom

Okzipitallappen: primär visueller Kortex 17, primär visueller Assoziationskortex 18/19.

Symptome:

- homonyme Hemianopsie kontralateral,
- bei einer bilaterale Läsion: kortikale Blindheit,
- visuelle Objektagnosie,
- Alexie,
- Farbagnosie,
- optische Halluzinationen (je komplexer desto näher liegt die Schädigung am Temporallappen).

4.4 Temporallappensyndrom

Symptome:

- Quadranten oder Sektoranopsie nach kontralateral,
- Verhaltensstörung,
- olfaktorische, auditive, visuelle Halluzinationen.

Linkstemporal:

- siehe oben,
- Aphasie,
- Wortagnosie,
- Amnesie,

Rechstemporal:

- siehe oben,
- Raumsinnstörung,
- Agnosie für visuelles, nonverbales Material.

Bitemporal:

- siehe oben,
- Taubheit (kortikal),
- Apathie,
- Lern-Gedächnisstörung,
- Amnesie,
- Korsakow-Syndrom.

5 Reflexe

5.1 Eigenreflexe

- Auslöser: Dehnung des Muskels, dies führt zur Aktivierung der Muskelspindeln, der Reizerfolg ist eine Kontraktion desselben Muskels.
- Der Reflexbogen ist monosynaptisch.
- Sie ermüden bei wiederholter Prüfung nicht.
- Diagnostik im Seitenvergleich.

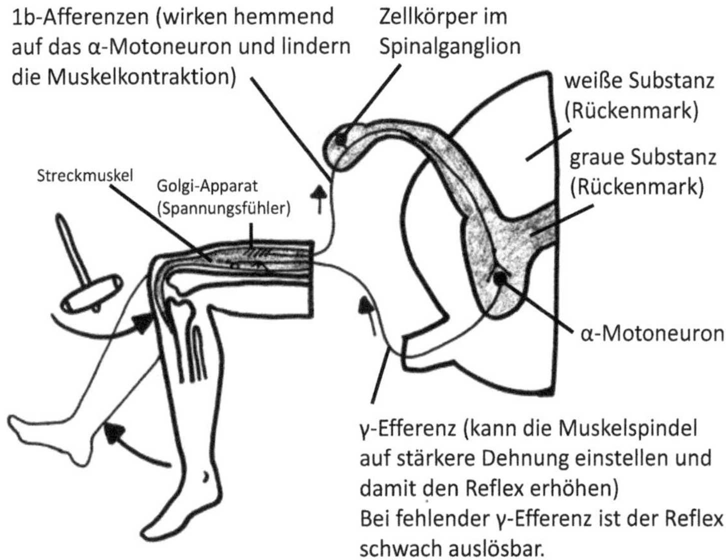

Abbildung 5.1: Reflexbogen des Eigenreflexes

Reflexsteigerung (Eigenreflexe):

- pathologisch bei Seitendifferenz,
- spinale Reflexe mit Masseterreflex vergleichen.

Klonus: Folge von Eigenreflexen

- erschöpflicher Klonus: ist pathologisch bei Seitendifferenz,
- unerschöpflicher Klonus: ist pathologisch.

Untersuchung der Eigenreflexe

Armeigenreflexe:

- Bicepssehnenreflex: afferent und efferent über den N. musculocutaneus, wird auf Höhe des Segmentes C5/C6 verschaltet.
- Brachioradialisreflex: über den N. radialis, wird im Segment C6 verschaltet.
- Trizepssehnenreflex: Afferenz und Efferenz über den N. radialis, wird im Segment C7 verschaltet.
- Pronatorreflex: N. medianus, wird im Segment C6/C7 verschaltet, ist bei proximaler Schädigung von C6/C7 oder Wurzelschädigung erloschen.
- Fingerflexorenreflex (Trömner): 2.-5. Finger werden durch Untersucher gereizt, gelegentliche Beugung des Daumens, pathologisch nur bei Asymmetrie.

Beineigenreflexe:

- Patellarsehnenreflex: N. femoralis, Verschaltung im Segment L4, Kontraktion des M. quadriceps femoris.
- M. biceps femoris: Schlag lateral am Knie, Kniebeugung, N. ischiadicus, Verschaltung in L5.
- Adduktorenreflex: Innenseite des Knies (Sehnen der Adduktorengruppe), N. obturatorius, Verschaltung in L4/L5, gekreuzte Reflexantwort, beidseitige Anspannung der Adduktoren nach einseitiger Reflexauslösung (Pyramidenbahnschädigung).
- Achillessehnenreflex: N. tibialis, Verschaltung in S1, ein unerschöpflicher Klonus ist pathologisch.
- Tibialis-Posterior-Reflex: Schlag hinter malleolus medialis, N. peroneus profundus, Verschaltung in L5, hier bleibt der Tibialis-posterior-Reflex (Hüftabduktoren) intakt.

5.2 Fremdreflexe

	Lokalisation
Bicepssehnenreflex	C5-C6
Radius-Periost-Reflex	C5-C6
Trizepssehnenreflex	C6-C7
Pronatorreflex	C6/C7
oberer Bauchhautreflex	Th8-Th9
unterer Bauchhautreflex	Th11-Th12
Cremasterreflex	L1-L2
Patellarsehnenreflex	L2-L4
Achillissehnenreflex	L5-S2
Fußsohlenreflex	S1-S2
Analreflex	S5

Fremdreflexe:

- Stimulation taktiler Rezeptoren in der Haut, Erfolgsorgan: Muskel,
- der Reflexbogen ist polysynaptisch,
- die Lebhaftigkeit der Reflexe entspricht der Stärke des Reizes,
- bei Wiederholung: Ermüdbarkeit durch Habituation.

Untersuchung der Fremdreflexe

Obere Extremität: Mayer-Grundgelenkreflex:

- Druck auf Grundphalanx des 4. und 5. Fingers bis zur maximalen Beugung,
- Adduktion des Daumens,
- Pathologie: nur bei Asymmetrie (Pyramidenbahnschädigung).

Bauchhautreflex:

- beidseits in 3 Etagen: Th9/ Th10/ Th11,
- lateral zur Mittellinie,
- Fehlen oder Erschöpfung (bei Pyramidenbahnschädigung oder bei Multipler Sklerose).

Cremasterreflex:

- Kontraktion des M. cremaster: Reflex über L1-L2,
- Efferenz über Ramus genitalis aus dem N. genitofemoralis (zieht mit Samenstrang durch den Leistenkanal).

Analreflex: Kontraktion des Schließmuskels.

Untere Extremität:

- Babinski: pathologisch:
    - tonische Dorsalbewegung der großen Zehe (entscheidend!),
    - sie muss solange anhalten wie der Reflex dauert.
- Chaddock:
    - Bestreichen des äußeren (lateralen) Fußrückens,
    - pathologisch: Dorsalextension der Großzehe und Spreizung der übrigen Zehen.
- Oppenheimer:
    - kräftiges Herabstreichen an der Schienbeinvorderkante mit Daumen und Zeigefinger,
    - pathologisch: Dorsalextension der Großzehe und Spreizung der Zehen II bis V.
- Gordon:
    - Druck auf die Wadenmuskulatur,
    - pathologisch: Dorsalextension der Großzehe.

6 Lähmungen

6.1 Periphere Lähmungen

Symptome:

- Muskelatrophien,
- faszikuläre Zuckungen,
- Ausfall der Reflexe.

Halteversuche:

- Armhalteversuch: zentral:
    - Pronation,
    - Beugung (Ellenbogen),
    - Senkung des Arms.
- Beinhalteversuch:
    - Absinken des Beines.

Untersuchung rascher Folgebewegungen:
(Einschränkung: Dysdiadochokinese)
Bewegungsunruhe: Faszikulationen:

- kurze, phasische Kontraktionen in wechselnden Muskelfaserbündeln,
- Ursache: Degeneration des peripheren motorischen Neurons,
- pathologisch wenn zusätzlich noch eine Atrophie, eine Areflexie und Paresen hinzukommen.

Motorische Einheit:
peripher motorisches Neuron mit angeschlossenen Muskelfasern.

Ursache der peripheren Lähmung:

- Läsion im peripheren motorischen Neuron oder im Muskel selbst.
- Das periphere motorische Neuron hat seine Nervenzelle im Vorderhorn des Rückenmarks (α-Motoneuron).
- Das Neurit läuft über die Vorderwurzel zu dem Spinalnerv und von dort zum Plexus und zum peripheren Nerv und zum zugehörigen Muskel, den es über die motorische Endplatte innerviert.

Symptome der peripheren Lähmung:

- schlaffe Lähmung,
- Hypotonie,
- Parese, Plegie,
- Atrophie,
- die Eigenreflexe sind abgeschwächt bis erloschen,
- die Feinmotorik wird parallel gestört.

Lokalisation der peripheren Lähmung:

- anhand der Paresen,
- der fehlenden sensiblen Symptome,
- Motoneurone/ Vorderhornzellen/ Vorderwurzeln sind rein motorisch.

Kombinierte Lähmungen mehrerer Nerven:

- Polyneuritischer Typ: geht über das Versorgungsgebiet eines einzelnen Nerven hinaus.
- Polyneuroradikulitischer Typ: auch Wurzeln am Rumpf sind betroffen.

6.2 Zentrale Lähmungen

- Tractus corticospinalis,
- Tractus corticopontinus,
- kortikobulbäre Bahnen (projizieren auf die Kerne der motorischen Hirnnerven),
- nur 50% der efferenten Neurone aus dem motorischen Kortex enden im Rückenmark.

Viele Axone steuern direkt durch Kollateralen supraspinale Strukturen an wie:

- Corpus striatum,
- Thalamus,
- Nucleus ruber,
- Brückenkerne,
- Formatio reticularis des Hirnstamms,
- Medulla oblongata,
- Kerne des N. trigeminus.

Pyramidenbahnen:

- schließt Efferenzen vom primären motorischen Kortex (Area 4), prämotorischen Kortex (Area 6) und sensible und Assoziationsareale ein,
- Präsentation im Motokortex (Gyrus praecentralis) nicht nach Größe, sondern nach Funktion,
- Korticospinale Bahnen projizieren auf motorische Vorderhornzellen, diese ziehen zur distalen Muskulatur,
- Rubro-spinale, vestibulo-spinale und retikulo-spinale Bahnen ziehen zu den Vorderhornzellen und von dort zur Rumpf-Gürtelmuskulatur,
- die Rückmeldung erfolgt über den Thalamus (thalamokortikale Bahnen).

Symptome:

- Beeinträchtigung bzw. Verlust der Feinmotorik,
- spastische Paresen,
- keine neurogene Muskelatrophie,
- die Reflexe sind bis zum Klonus gesteigert,
- physiologische Fremdreflexe sind abgeschwächt,
- pathologische Fremdreflexe sind auslösbar.

Lokalisation der zentralen Lähmung:

- Hemisphärenläsion: distal betonte Paresen,
- Hirnstammläsion: proximal betonte Paresen.

Kortikale Monoparesen:

- Entsprechend der somatotropischen Repräsentation im Gyrus praecentralis führen kortikale Läsionen zu Monoparesen.
- Ist der Herd nur auf Area 4 beschränkt: schlaffe Paresen!
- Die Differenzierung zu einer peripheren Parese ist schwierig.
- Sind zusätzlich präzentrale Felder betroffen treten spastische Paresen auf (betroffen sind Area 4 plus präzentrale Felder).

Kapsuläre Hemiparese:

- Die Pyramidenbahn läuft in der Capsula interna (hier laufen ebenfalls der Tractus corticospinales, der Tractus corticopontinus und kortikobulbäre Bahnen).
- Versorgung durch Aa. lenticulostriatae (aus A. cerebri media).
- Bei einer Läsion der absteigenden motorischen Bahnen in der Capsula interna: Syndrom der spastischen Hemiplegie (bei Läsion der sensiblen Bahnen besteht auch eine kontralaterale Hemihypästhesie).

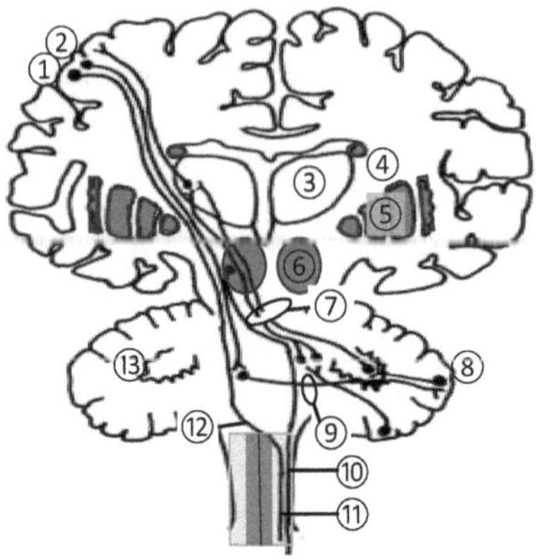

Abbildung 6.1: Verlauf der Pyramidenbahn

Hirnstammläsionen:

- Läsion der korticospinalen Bahnen im Bereich der Pons (hier liegen beide Pyramidenbahnen eng beieinander), im Bereich des Brückenfuß.
- Versorgung über Äste der A. basilaris.
- Meistens bilaterale Läsion.
- Zentrale Tetraparese und Pupillenstörung und vertikale (Mittelhirn) oder horizontale (Pons) Blickparesen und Augenmuskellähmungen und zentraler Nystagmus und Vigilanzstörung und Ataxie.
- Brückenfuß: können auch rein motorische Läsionen sein (Hemi-Paraparese).
- Hirnstamm nur halbseitig:
    - gekreuzte Symptomatik,
    - ipsilateral: Hirnnervenausfälle (zum Herd hin) plus Hemiataxie,
    - kontralateral: Hemiparese.
- Tetraparese bei hoher Halsmarkläsion:
    - über Segment C5 kommt es zu einer zentralen Lähmung aller 4 Extremitäten und querschnittsförmigen Sensibilitätsstörungen,
    - keine Hirnnervenlähmungen.
- Brustmarkläsionen: unterhalb des Ursprungs des Plexus brachialis
    - zentrale Paraparese plus
    - querschnittsförmige Sensibilitätsstörung plus
    - Blasen- und Mastdarmstörung.

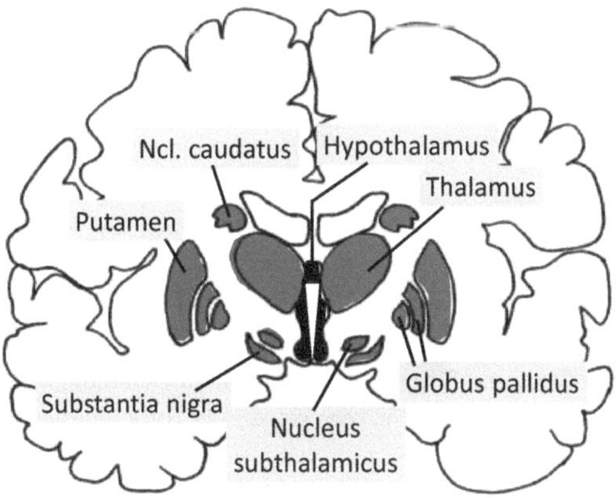

Abbildung 6.2: Basalganglien, Corpus striatum: Ncl. caudatus und Putamen, Ncl. lentiformis: Putamen und Globus pallidus

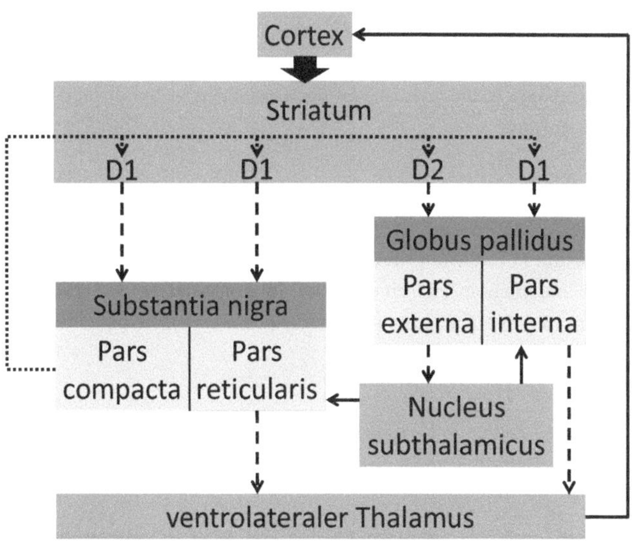

Abbildung 6.3: Vernetzung der Kerne im Basalgangliensystem
schwarze Pfeile: glutamaterg, gestrichelte Pfeile: GABAerg, gepunktete Pfeile: dopaminerg

7 Choreatisches Syndrom

Choreatische Bewegungsstörung:

- Unwillkürliche, plötzliche, rasche, unregelmäßige und nicht vorhersehbare Bewegungen der Extremitäten, des Gesichts, des Halses und des Rumpfes.
- Können in Ruhe und auch während willkürlicher Bewegungen auftreten.
- Starke seelische Erregung führt zu „choreatischem Bewegungssturm".
- Im Schlaf oder während einer Narkose setzen die Hypokinesien aus.

7.1 Chorea Huntington

- Prävalenz: 2-10/100.000,
- autosomal dominant erblich (in jeder Generation sind 50% betroffen),
- Gen auf Chromosom 4 führt zu Vermehrung eines CAG-trippel-Repeats (kodiert das Huntington-Protein),
- das Erkrankungsalter liegt zwischen 30-50 Jahren,
- ein Beginn in der Jugendzeit/ Kindheit ist selten,
- Männer und Frauen sind gleich häufig betroffen,
- eine genetische Beratung ist sinnvoll,
- klinisch, pathologisch, biochemisch ist das Choreatische-Syndrom das Gegenbild zum Parkinson-Syndrom.

Pathologie:

- Hirnatrophie,
- Corpus striatum (Caudatum und Putamen) schrumpft,
- halbseitige Chorea entspricht einer Läsion im kontralateralen Striatum,
- das Pallidum und der Nucleus subthalamicus sind weniger betroffen,
- Atrophie der frontalen Rinde.

Folge:
Ein Ausfall der kleinen Zellen im Corpus striatum führt zu einer Verminderung GABAerger Projektionen auf das Pallidum und auf die Substantia nigra.

Symptomatik:

- Reizbarkeit,
- Enthemmung,
- Aggressionen,
- Verwahrlosung,
- Psychosen,
- Demenz,
- Bewegungsstörungen: gröber, dyston,
- Grimassieren der mimischen Muskulatur,
- wenn kaudale Hirnnerven betroffen sind: Dysarthrie, Dysphagie, Koordinationsstörung der Kau- und Schluckbewegungen,
- Hyperkinesien an den Extremitäten dehnen sich auf die Gegenseite aus,
- eine geordnete Motorik ist kaum noch möglich,
- Hyperkinesien beim Gehen und verminderter Muskeltonus,
- okulomotorische Störungen z.B. vertikale Blickparese nach oben.

Verlauf:

- chronisch progredient,
- Zwischenschübe sind möglich,
- keine Remissionen,
- die durchschnittliche Krankheitsdauer beträgt 12-15 Jahre,
- das 60. Lebensjahr wird kaum erreicht,
- Endstadium: Übergang in athetotische Bewegungen,
- Rigidität/ Akinese,
- bei Jugendlichen: Rigor, epileptische Anfälle.

Diagnostik:

- CT/MRT:
  - Atrophie des Nucleus caudatus und des Putamens,
  - Hirnatrophie.
- PET:
  - einige Jahre zuvor: Stoffwechselminderung im Nucleus caudatus und im Putamen,
  - molekular-genetische Diagnosesicherung.
- SEP: ist früh pathologisch.

Therapie:
Eine kausale Therapie ist nicht bekannt, daher wird symptomatisch therapiert.

- Glutamat-Antagonisten,
- Tetmodis (Tetrabenazin):
  - Dosierung:
    - initial: 12,5 mg/Tag (0-0-1),
    - alle 3-4 Tage Aufdosierung um jeweils 12,5 mg,
    - Höchstdosis: 200 mg/Tag.
  - Nebenwirkungen:
    - Depressionen,
    - Suizidalität,
    - Induktion eines Parkinsonsyndroms.
- Nitoman (Tetrabenazin):
  - Dosierung: 3 x 25 mg,
  - langsam aufdosieren bis maximal 200 mg/Tag.
- Riluzol (Rilutek):
  - Dosierung: 200 mg/Tag,
  - Nebenwirkungen: Transaminasenerhöhung.
- Neuroleptika (Datenlage unzureichend),
- Tiaprid bei Hyperkinesien:
  - blockiert D2-Dopaminrezeptoren,
  - Dosierung: 2-3 x 200 mg/Tag.

7.2 Chorea minor

- Manifestation des rheumatischen Fiebers im Kindes- und Jugendalters.
- Die Krankheitsdauer beträgt wenige Wochen.

Ätiologie:

- Rheumatisches Fieber entwickelt sich nach Infektionen mit β-hämolysierenden Streptokokken der Gruppe A, dies führt zu einer Bildung von
- Antikörpern, die mit Antigenen in den Basalganglien reagieren, Folge:
- Endarteritis und Zellschwund.
- Das Corpus striatum ist mehr betroffen als das Kleinhirn.

Symptome:

- Fieber,
- Hyperkinesien bis zum choreatischen Bewegungssturm,
- konjugierte Augenbewegungen sind gestört,
- ausgeprägte Hypotonie,
- Chamäleonzunge.

Diagnostik:

- CT/MRT: unauffällig,
- EEG: bis zu 80% unspezifisch verändert,
- Liquor: normal,
- EMG: abrupte hyperkinetische Aktivität auch in scheinbar entspannten Muskeln,
- Serum: Titeranstieg spezifischer Antikörper gegen hämolysierende Streptokokken.

Therapie:

- Bettruhe,
- Penicillin über mehrere Jahre prophylaktisch geben,
- Dämpfung durch Sedativa,
- Neuroleptika,
- Valproat (GABA-Erhöhung).

Prognose:

- heilt klinisch in 90% der Fälle folgenlos aus,
- in 10% bleiben Reststörungen,
- Disponiert zur Schwangerschaftschorea.

Differentialdiagnose: psychogene Genese.

7.3 Schwangerschaftschorea

Ätiologie:

- entwickelt sich wenige Wochen nach einer Infektion mit β- hämolysierenden Streptokokken der Gruppe A,
- ursächlich für die Chorea sind Antikörper, die in den Basalganlien mit mit körpereigenen Antigenen reagieren,
- hierdurch bedingt kommt es zu perivaskulären Infiltrationen, Endarteriitis und Zellschwund, welche sich hauptsächlich in den Basalganlien, aber auch im Bereich der Großhirnrinde und im Kleinhirn entwickeln.

Symptome:

- im 3.-5. Schwangerschaftsmonat,
- tritt auch unter der Einnahme von Ovulationshemmern auf,
- gleicht der Chorea minor,
- kann auch als Hemichorea auftreten,
- eine Fehlgeburt ist möglich,
- nach der Geburt: rückläufig.

Therapie:
Bettruhe und Abgeschiedenheit von der Außenwelt sind die ersten Vorbedingungen für eine erfolgreiche Behandlung.

- Penicillin:
  - 2 x 400.000 IE i.m. oder 3 x 1 Mio IE/Tag p.o. über 10 Tage,
  - sowie Penicillin-Prophylaxe über 5 Jahre (1 x 1,2 Mio. IE/Monat p.o.).
- zusätzliche Gabe von Kortikoiden (Prednison 5-30 mg/Tag über 4-6 Wochen),
- zusätzliche Gabe von Salizylaten,
- symptomatische Therapie mit Tranquilizern:
  - Valproat 15-20 mg/kg KG (Valoprat, das den hemmenden Transmitter GABA aktiviert, ist mit Erfolg verabreicht worden),
  - Clonazepam,
  - Neuroleptika,
  - Haloperidol (Haldol),
  - Tetrabenazin.

Prognose:

- Die Krankheit heilt klinisch folgenlos aus,
- für das spätere Leben ist die Prognose günstig.

7.4 Ballismus

Der Ballismus ist eine seltene Erkrankung, die mit Hyperkinesien einhergeht.

Ursache:
Infarkte, Blutungen im Nucleus subthalamicus oder im Bereich seiner Verbindungen mit dem Pallidum.

Pathophyiologie:

- Läsion im Nucleus subthalamicus und/oder im Bereich der Verbindung zwischen Nucleus subthalamicus und Pallidum.
- Der Ballismus tritt nur bei akuter Läsion auf, da es zu einer Enthemmung prämotorischer Rindenfelder kommt.

Symptome:

- meist halbseitig (die Läsion ist dann kontralateral),
- weitausfahrende, plötzlich einsetzende unwillkürliche Bewegungen.

Therapie:

- Valproat,
- Neuroleptika,
- Reserpin,
- Tiaprid,
- in Einzelfällen MDMA (3,4-Methylendioxy-N-methylamphetamin).

Bei Therapieresistenz:

- Thalamusstimulation,
- Thalamotomie,
- Pallidotomie.

Prognose:
eine Remission und lebenslange Persistenz sind möglich!

7.5 Dystonien

Auch choreatiforme und athetotische Bewegungsstörungen werden als Dystonie bezeichnet. Ihre Klassifikation erfolgt nach Topologie und der zugrunde liegenden Ursache.

Topologie:

- fokal,
- segmental,
- multifokal,
- generalisiert,
- Hemidystonie.

Ursache:

- primär,
- sekundär.

Pathophysiologie:

- Mutation im DYT-1-Gen,
- Desinhibition des Globus pallidus internus.

Hypothese:

- Dystonie als fehlerhafte Ausweitung sensomotorischer Repräsentation als Folge von Übertraining (Schreibkrampf, Golfer-, Musiker-Dystonie).
- Dies führt zu Bewegungen von Muskelgruppen, die normalerweise bei dieser Bewegung nicht beteiligt sind.

Therapie der Dystonien:

- fokale Dystonien (Blepherospasmus, zervikale Dystonie):
    - Botox A oder B,
    - selektive periphere Denervierung,
- generalisierte Dystonien mit Beginn im Kindes- oder Jugendalter: Versuch mit L-Dopa, L-Dopa-Agonisten,
- idiopatisch generalisiert: Anticholinergikum Trihexyphenidyl,
- Tiaprid,
- Ultima ratio: intrathekale Baclophengabe, Tiefenhirnstimmulation.

7.5.1 Fokale und segmentale Dystonien

- Fokale Dystonien sind am häufigsten,
- der Beginn der Erkrankung liegt im mittleren Erwachsenenalter,
- eine Tendenz zur Generalisierung ist nicht ausgeprägt,
- Formen: kraniozervikale Dystonien, fokale Dystonien der mimischen Muskulatur oder Beschäftigungsdystonien.

7.5.2 Torticollis spasmodicus (zervikale Dystonie)

„Schiefhals".

- Segmentale Dystonie:
    - tonisch,
    - phasisch,
- Beginn zwischen dem 30.-50. Lebensjahr,
- beide Geschlechter sind gleich häufig betroffen.

Läsion:

- Corpus striatum,
- Substantia nigra,
- Nucleus dentatus,
- Medulla oblongata.

Symptome:
tonische, ruckartige Neigungen des Kopfes.

Verlauf:

- chorisch progredient,
- eine Remission ist selten.

Ursachen:

- genetisch (DYT1-12),
- M. Wilson,
- M. Fahr,
- Strukturläsion der Basalganglien.

Therapie:

- lokale Injektion von Botox:
    - Nebenwirkungen: Hypotonus, Dysphagie,
    - der Effekt tritt nach 1-2 Wochen ein und hält ungefähr 16 Wochen an,
- tiefe Hirnstimulation.

7.5.3 Blepherospasmus

Bilaterale, symmetrische, meist tonische, klonische Kontraktionen des M. orbicularis oculi.

Untersuchung:
EMG des M. orbicularis oculi/ Blinkreflexe. Die R2-Reflexkomponente ist verlängert.

7.5.4 Beschäftigungsdystonien

Fokale Dystonien (schreiben, musizieren, Handdystonie beim Golfer).

Ursache:

- genetische Prädisposition,
- Repetition der selben Aufgabe.

Therapie: Botox-Injektion.

7.5.5 Generalisierte Dystonien

Unterteilung in idiopathische Form und symptomatische Form.

Idiopathische Form:

- Beginn im Jugendalter,
- Beginn in den ersten Lebensjahren (hereditär),
- autosomal dominant,
- die Lebensdauer ist verkürzt (Endstadium 50. Lebensjahr),
- bizarre Stellung, Skoliosen, hypertrophierte Muskulatur.

Therapie:

- Botox-Injektion,
- L-Dopa,
- Rivotril,
- Tiaprid,
- Dopaminagonisten,
- Tiefenhirnstimulation: Implantation von Stimulationselektroden in den posteriolateralen Globus pallidum (Therapie der 1. Wahl beim Versagen der medikamentösen Therapien).

Symptomatische Form:
Ursachen:

- Icterus neonatorum,
- Enzephalitis,
- bei hepatolentikulärer Degeneration.

Therapie:

- symptomatisch,
- beim Versagen der symptomatischen Therapie kann die Therapie der idiopathischen Form angewandt werden.

7.5.6 Meige-Syndrom

Definition: dystone Hyperkinese.

Symptome:
Beginn mit Blepherospasmus, dann breitet sich die Hyperkinesie zu symmetrischen, dystonen Kontraktionen der mimischen Muskulatur, der Zunge, der Schlund- und der Phonationsmuskulatur aus.

Ursache: unklar.

Diagnostik: EMG: die R2-Reflexkomponente ist verlängert.

Therapie:

- Botox-Injektion,
- Benzodiazepine,
- Lioresal,
- Rivotril.

Differentialdiagnose:

- psychogener Gesichtstic (bilateral),
- Spasmodicus hemifacialis (unilateral),
- Neuroleptikanebenwirkungen mit Torsionsdystonie.

7.5.7 Juvenile Dystonien

- Dopasensitive Dystonie,
- selten,
- keine Geschlechtertrennung.

Symptome:

- Setzen im ersten Lebensjahr ein,
- Beginn: dystone Flexions- und Einwärtsstellung der Füße,
- Fixierung der Fußstellung!
- Parkisnon-Syndrom ist möglich.

Diagnostik:

- die Symptomatik ist nach Anstrengungen stärker,
- Ansprechen auf niedrige L-Dopa-Dosen.

Therapie:

- L-Dopa,
- L-Dopa-Agonisten.

7.5.8 Halbseitige durch Bewegung ausgelöste dystone Verkrampfungen

- In der Kindheit und im Jugendalter,
- autosomal dominante/ autosomal rezessive Vererbung.

Therapie:

Antiepileptika (Carbamazepin, Valproat).

7.5.9 Athéthose

- Unwillkürliche, langsame, träge, „wurmförmige“ Hyperkinesien, vor allem in den distalen Extremitätenabschnitten (Hände, Füße).
- Tritt einseitig (Hemiathétose) oder doppelseitig (Athéthose double) mit einer spastischen Lähmung und choreatischen oder torsionsdystonischen Bewegungsstörungen kombiniert auf.

Hemiathéthose:

- frühes Kindesalter,
- Ursache: perinatale Hirnschädigung oder Infektionskrankheit mit zerebraler Beteiligung,
- die Lebenserwartung ist nicht vermindert.

Athéthose double:

- Ursache: Hypoxie, Kernikterus (perinatale Hirnschädigung),
- die Symptome setzen im 1. Lebensjahr ein,
- Verzögerung der motorischen Entwicklung,
- epileptische Anfälle,
- die Lebenserwartung ist verkürzt,
- die Intelligenz ist leicht gemindert,
- Therapie: Bobath-Methode.

7.5.10 Musikerdystonie

Betrifft die Handmuskulatur und tritt bei Musikern auf (bei Pianisten und bei Geigern).

Therapie:

- Botulinumtoxin-Injektion,
- Retraining,
- medikamentöse Therapie: L-Dopa, Anticholinergika, Baclofen, Benzodiazepine, Reserpin, Neuroleptika,
- ventro-orale Thalamotomie:
    - nach Operation deutliche Besserung,
    - nach 5. Jahren Reintegration ins Berufsleben,
    - Risiko: Risiken einer Operation.

8 Tremor

Definition:
Rhythmische, unwillkürliche Bewegung eines Körperteils.

Einteilung:

- Haltetremor,
- Ruhetremor,
- Zielbewegungstremor.

Frequenz:

- niederfrequent: 2-4 Hz,
- mittelfrequent: 4-7 Hz,
- hochfrequent: > 7 Hz.

Amplitude:

- grobschlägig (Aktivierung antagonistischer Muskeln),
- feinschlägig.

Diagnostik:
EMG: Frequenz und Vorliegen des Antagonistentremors.

Therapieprinzipien:

- Beta-Blocker bei allen Frequenzen,
- L-Dopa oder L-Dopa-Agonisten bei M. Parkinson,
- Anticholinergika: bei Parkinson-Tremor. Cave: Nebenwirkungen.
- Botox-Injektion,
- stereotaktische Stimulation der Thalamuskerne.

Einteilung:
Verstärkter physiologischer Tremor (8-12 Hz):

- feinschlägig,
- emotionale Verstärkung,
- stimuliert über β-adrenerges System.

8.1 Essentieller Tremor

- Häufigste Tremorform,
- 50% familiär (autosomal dominant),
- vor dem 20. Lebensjahr (häufig), zweiter Gipfel um das 60. Lebensjahr,
- die Lebenserwartung ist nicht verkürzt.

Symptome:

- in Ruhe kein Tremor,
- kombiniertes Halte- und Intentionszittern (6-12 Hz) beider Hände und des Kopfes,
- beim Schreiben und beim Essen verstärkt,
- führt zu sozialer Diskriminierung,
- der Verlauf ist häufig progredient.

Therapie:

- Dociton (Blockade der β-adrenergen-Rezeptoren),
- früher: Alkohol,
- Neurontin,
- Primidon,
- Botox-Injektion bei Tremor des Halses und der Nackenmuskulatur,
- Tiefenhirnstimulation.

8.2 Orthostatischer Tremor

- Nur beim Stehen besteht ein Tremor der Beine mit einer Frequenz von 13-18 Hz,
- synchron.

Therapie:

- Neurontin,
- Clonazepam,
- Mylepsinum.

8.3 Dystoner Tremor

- Tritt nur in Verbindung mit einer im gleichen Körperabschnitt bestehenden Dystonie auf,
- irreguläre Amplitude, variable Frequenz unter 7 Hz,
- Halte- und Ruhetremor.

Therapie:

- Botox-Injektion,
- Clonazepam.

8.4 Zerebelläre Tremorformen

- Zieltremor,
- in Ruhe nicht vorhanden,
- 5 Hz, grobschlägig,
- bei Kleinhirnerkrankungen (Multiple Sklerose, Multisystematrophie, Ischämien, Tumore).

Therapie:

- Dociton,
- Carbamazepin,
- Clonazepam,
- Physiostigmin,
- Tiefenhirnstimulation.

8.5 Holmes-Tremor

- Läsion im Bereich des Nucleus ruber,
- 3-5 Hz, grobschlägig,
- häufig Ruhe- und Haltetremor.

Therapie:

- Dopaminergika,
- Clonazepam,
- Tiefenhirnstimulation,
- Thalamotomie (selten).

8.6 Medikamenteninduzierter Tremor

- Häufig verstärkter physiologischer Tremor bei Antidepressiva,
- Parkinsontremor bei Neuroleptika,
- zerebellärer Tremor bei Lithium.

Diagnostik:

- Anamnese,
- Labor (Medikamentenspiegel).

Therapie: symptomatisch.

8.7 Tremor bei peripherer Neuropathie

- Bei der demyelinisierender Polyneuropathie,
- bei der HMSN Typ I (hereditär motorisch-sensorische Neuropathie Typ I).

8.8 Psychogener Tremor

- Plötzlich einsetzender Halte- und Bewegungstremor von wechselnder Stärke,
- sistiert bei Ablenkungsmanövern,
- plötzlicher Beginn, plötzliche Remission,
- Kombination verschiedener Tremorcharakteristika,
- sistiert bei Ablenkung,
- Veränderung des Tremors bei kontralateralen Willkürbewegungen.

Therapie:

- Antidepressiva,
- Verhaltenstherapie.

8.9 Alkoholbedingte Tremorformen

- Asterixis (Myoklonus),
- verstärkter physiologischer Tremor.

Diagnostik:

- Anamnese,
- Labor.

Therapie: symptomatisch.

9 Myoklonien

- Plötzlich auftretende unwillkürliche, kurzdauernde Muskelkontraktionen (meist < 100-200 ms, manchmal des gesamten Körpers mit und ohne Bewegung, fließender Übergang zu Faszikulationen, Tremor und Epilepsie).
- Positiver Myoklonus mit oder als kurze Inhibition tonischer Muskelaktivität (negativer Myoklonus, Asterixis).

Einteilung nach Entstehungsort:

- kortikal,
- retikulär,
- spinal.

Einteilung nach der Topographie:

- fokal,
- multifokal,
- generalisiert.

Einteilung nach Rekrutierungsmuster:

- kraniokaudal,
- retikulospinal,
- intraspinal.

EMG-Muster:

- Antagonistenverhalten,
- negativer Myoklonus,
- Entladungsdauer.

Provokationsmechanismen:

- spontan,
- aktionsinduziert,
- reflektorisch.

Dauer:
intermittierend oder über Stunden oder Wochen andauernd.

Unterscheidung von Dystonien:
kurze Dauer, häufig nur einzelne Gelenke betreffende Bewegung.

Ursache:
Läsionen des Guillain-Mollaret Dreieck: Faserverbindungen zwischen Nucleus ruber, unterer Olive (ipsilateral) und dem kontralateralen Nucleus dentatus und zurück zum kontralateralen Nucleus ruber werden geschädigt. Dies führt zum Aktionsmyoklonus und Reflexmyoklonus. Dies wiederum führt zum Transmittermangel (Glycin, GABA, Serotonin) aber auch zum Serotoninüberschuss.

Myoklonusformen:

- Gaumensegelmyoklonie:
  - rhythmisch,
  - Frequenz 2-5 Hz,
  - Läsion im unteren Hirnstamm,
  - Therapie: Clonazepam, Valproat.
- spinale Myoklonien:
  - Therapie: Clonazepam, Valproat, intrathekale Baclofenpumpe.
- symptomatische Myoklonien:
  - postsynkopal,
  - posthypoxisch,
  - bei metabolischen Enzephalopathien,
  - Creuzfeld-Jacob-Krankheit,
  - Drogen,
  - M. Huntington, M. Parkinson, Multisystematrophie, Dystonien.

Primäre Myoklonien:

- nicht symptomatisch,
- familiäre Myoklonien,
- Startle disease,
- Reflexmyoklonien,
- Stiff-man-Syndrom,
- Stiff-man-person-Syndrom.

Therapieprinzipien: Reihenfolge:

1. GABAerge: Valproat und/oder Benzodiazepine,
   - Clonazepam 2-3 x 0,5 mg/Tag bis zu 20 mg,
   - Dormicum,
2. Valproat-Monotherapie,
3. Valproat plus Diazepam,
4. Neuroleptika,
5. Baclofen.

Epileptische Myoklonien: juvenile myoklonische Epilepsie, Janz-Syndrom

- Manifestation: 2. Lebensjahrzehnt,
- erbliche Faktoren spielen eine Rolle,
- die Myoklonien erfassen häufig den Schultergürtel und die Arme,
- Anfallsauslöser: Schlafmangel,
- Differentialdiagnosen: Einschlafzuckungen, progrediente Myoklonusepilepsien.

Diagnostik:
EEG: generalisierte epilepsietypische Potentiale in Form von generalisierten Poly-Spikes und Poly-Spikes and Waves mit einem hohen Anteil an schnellen Spikes und/oder Poly-Spikes.

Therapie der Wahl:
Valproat oder Lamotrigen. Bei jungen Frauen sollte aufgrund der Teratogenität kein Valproat gegeben werden. Alternativ kann Levetiracetam gegeben werden.

Nicht gegeben werden dürfen Carbamazepin, Oxcarbamazepin, Phenytoin, da diese selbst Anfälle provozieren können.

10 Restless-legs-Syndrom

Idiopathisch:

- genetische Disposition 40-80% (autosomal dominant),
- in frühen Jahren ist der Verlauf schleichend,
- nach dem 50. Lebensjahr schneller progredient.

Symptome:

- unangenehmer Bewegungsdrang,
- quälende Dys- und Parästhesien der Beine, seltener der Arme,
- ausschließlich in Ruhesituationen, nachts,
- Beschwerden einseitig, zweiseitig, alternierend,
- Linderung durch Aktivität,
- Folge:
    - Einschlaf-/ Durchschlafstörungen,
    - Tagesmüdigkeit,
    - Verringerung der Tiefschlafphase, Störung der REM-Phasen,
    - periodische Beinbewegungen im Schlaf.

Diagnostik:

- Anamnese,
- polysomnographische Untersuchung (Schlaflabor),
- Labor: Blutbild, Eisen, Ferritin, TSH, Nierenretentionswerte,
- L-Dopa-Test (in 90% der Fälle positiv).

Therapie:
Bei leichter bis mittelgradiger Ausprägung: L-Dopa plus Decarboxylasehemmer.

Bei mittelgradiger bis schwerer Ausprägung und/oder bei Versagen der Levodopa-Therapie:

- Dopaminagonisten (in Deutschland zugelassen z.B. Ropinirol, Pramipexol, Rotigotinpflaster),
- L-Dopa und Benserasid (Standard- oder Retardform (Restex oder Restex ret.)),
- L-Dopa und Decarboxylasehemmer 100/25 mg oder 200/50 mg eine Stunde vor dem Schlafengehen,
- bei Dialyse: schnell anflutende, lösliche Tablette (Madopar LT) eine halbe Stunde vor Dialysebeginn,
- Alternativ (Off-label): Oxycodon 40 mg, Naloxon 20 mg (langsam aufdosieren).

11 Tics

Definition:
Einfache oder komplexe, plötzlich auftretende, kurzdauernde, unwillkürliche Bewegungen, die für kurze Zeit unterdrückt werden können.

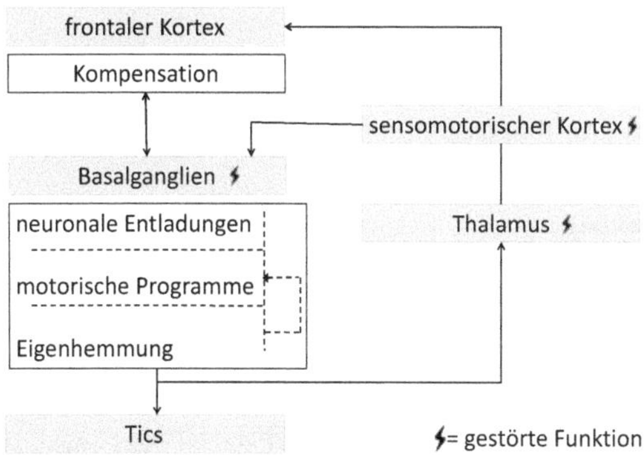

Abbildung 11.1: Allgemeines Modell der Pathogenese der Tic-Störungen[1]

Ätiologie:

- Idiopathisch:
  - eine Läsion im Bereich kortiko-striataler-thalamisch-kortikaler Verbindungen ist anzunehmen,
  - SPECT: Dopamin-Transport-Bindung im Caudatum und im Putamen.
- Symptomatisch:
  - medikamentös,
  - postenzephalitisch,
  - posttraumatisch.

Symptome:

- Naserümpfen, Blinzeln, Schulterzucken (einfache Tics),
- Beteiligung mehrerer Muskelgruppen (komplexe Tics),
- Lautäußerungen (vokale Tics).

[1] Rothenberger 1991, Leckmann 2006

Therapie:

- Tiaprid,
- Sulpirid (Kinder 5-10 mg/kg/KG), Erwachsene 3 x 100 mg bis 3 x 200 mg/Tag,
- Risperdal,
- Aripiprazol,
- medikamentöse Therapie bei chronischen Tics, die länger als 1 Jahr bestehen:
  - Clonidin,
  - Zyprexa,
  - Seroquel,
  - Haldol,
- Verhaltenstherapie:
  - Habit-Reversal-Training (Training zur Reaktionsumkehr),
  - Exposure with Response Prevention Training (Expositionsbehandlung mit Reaktionsverhinderung),
- Tiefenhirnstimulation:
  - Voraussetzungen: erwachsene Patienten, Versagen der medikamentösen Therapie, stark vom Tourette-Syndrom Betroffene bzw. stark unter den Tics Leidende, ausreichende Mitbehandlung der Begleiterkrankungen (Depressionen, Zwang etc.), ausreichendes stabiles Umfeld,
  - Zielpunkte: bithalamisch, Globus pallidus internus,
  - erheblich seltener: Nucleus accumbens, Capsula interna,
- Neurofeetback in Erprobung (SAM „Self Regulation and Attention Management“ Selbstregulation und Aufmerksamkeitssteuerung),
- Canabismedikamente (Sativex enthält THC und Cannabichromen im Verhältnis 1:1, zugelassen bei therapieresistenter Spastik bei der Multiplen Sklerose, für die Tourettebehandlung momentan nicht zugelassen, off-label),
- Botulinumtoxin-Injektionsbehandlung.

11.1 Gilles-de-la-Tourette-Syndrom

Es handelt sich hierbei um extrapyramidale Hyperkinesien. In der ICD-10 wird es unter „Verhaltens- und emotionale Störungen mit Beginn in der Kindheit und Jugend“ gruppiert. In DSM-V klassifiziert man es unter den „Störungen der Entwicklung des Nervensystems“.
Symptome:

- Leitsymptom: multiple motorische und vokale Tics,
- Beginn in der Kindheit,
- begleitet von Zwangssyndromen und Aufmerksamkeit Hyperaktivitätssyndromen,
- in 10% kombiniert mit Restless-legs-Syndrom.

Therapie: siehe Tics.

12 Kleinhirnfunktion und Bewegungskoordination

Koordination von: Feinmotorik, Zielmotorik, Rumpfmotorik.

Einteilung:

a. Archicerebellum (Vestibulocerebellum):
   - Lokalisation: Lobulus flocculonodularis,
   - Funktion: Regulation der Motorik des Rumpfes.

b. Paläocerebellum (Spinocerebellum):
   - Lokalisation: Oberwurm und vorderer Teil der Kleinhirnhemisphären,
   - Funktion: proximale Extremitätenmuskulatur.

c. Neocerebellum (Pontocerebellum):
   - Lokalisation: Cerebellum, Pons, Cortex,
   - Funktion: schnelle zielmotorische Bewegung der Hände und Augen.

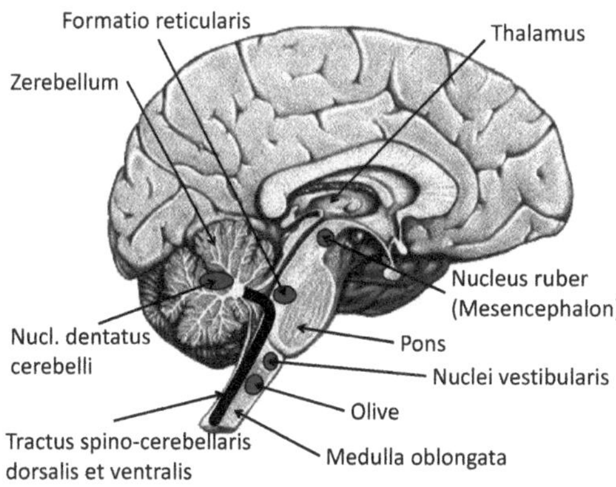

Abbildung 12.1: Kleinhirnfunktion

Weitere Verbindungen des Cerebellum mit anderen Abschnitten des ZNS:
- Vom Corpus restiforme verlaufen Verbindungen von der Medulla oblongata und zur Medulla oblongata.
- Im Brachium pontis verlaufen Bahnen aus den Brückenkernen.
- Vom Brachium conjunctivum verlaufen gekreuzte Verbindungen zum Nucleus ruber und zum Thalamus.

Untersuchung zur Überprüfung von Zielsicherheit, Flüssigkeit und Zieltremor:

- Finger-Nase-Versuch,
- Finger-Finger-Versuch,
- Knie-Hacke-Versuch.

Feinmotorik:
Diadochokinese (rasch aufeinander folgende Bewegungen).

- Barany-Zeigeversuch: Finger (Betroffener) - Finger (Fremder)
    - bei offenen und bei geschlossenen Augen,
    - bei vestibulärer/ zerebellärer Funktionsstörung weicht der Arm zur kranken Seite ab,
- Imitationsversuch (bei geschlossenen Augen): Störung auch bei Lageempfindungen,
- Sitzstabilität (bei geschlossenen Augen): bei Schwankungen in eine Richtung spricht dies für eine Rumpfataxie,
- Rebound-Rückstoß: die reflektorische Verschiebung von Heber auf Senker ist deutlich beeinträchtigt bis ausgefallen,
- Romberg-Versuch:
    - Überprüfung der Standsicherheit,
    - Unterscheidung zwischen spinaler und zerebellärer Ataxie,
        - Spinale Ataxie:
            - Ausfall der Tiefensensibilität,
            - Ersatz durch optische Kontrolle, jedoch bei geschlossenen Augen, da es zum Wegfall der optischen Kontrolle kommt, verstärkt sich die Ataxie,
        - Zerebelläre Ataxie:
            - zentrale Störung der Koordination der Motorik,
            - ist bereits in Ruhe vorhanden,
            - sensible Afferenzen sind intakt, daher keine Verbesserung durch die Optik,
- Unterberger-Tretversuch:
    - bei geschlossenen Augen ungefähr 1 Minute auf der Stelle treten,
    - bei vestibulärer, zerebellärer Störung Neigung zur kranken Seite (Ergebnis verwertbar bei 3 maliger Reproduktion),

12.1 Begriffsdefinitionen

Dysmetrie:

- Zielbewegungen mit falschem Ausmaß,
- überschießend,
- Hypermetrie (über das Ziel hinaus).

Zieltremor:
Aktionstremor (nicht Intentionstremor).

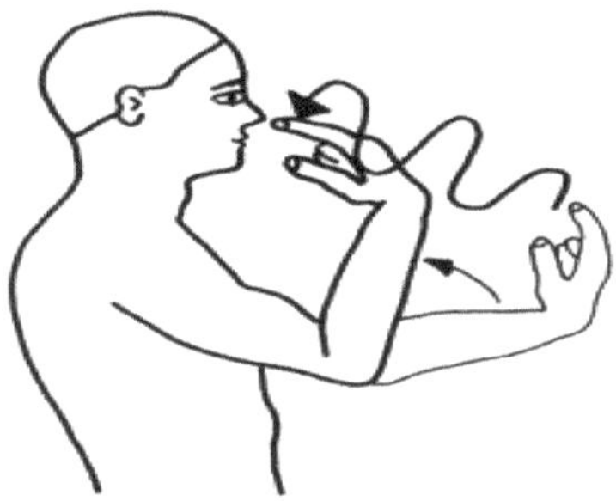

Abbildung 12.2: Aktionstremor

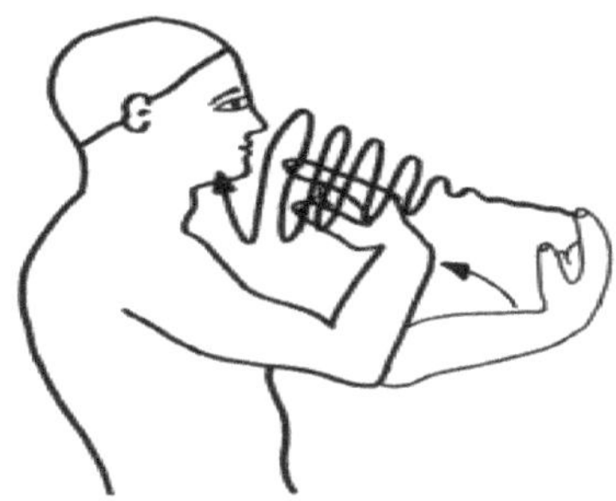

Abbildung 12.3: Intentionstremor

Intentionstremor:

- Tremor bei einer zielgerichteten Bewegung,
- mit zunehmender Annäherung an das Ziel verstärkt sich der Tremor,
- das Ziel wird häufig verfehlt.

Skandierende Sprache:

- nicht flüssig,
- stockend ablaufend.

Verwaschene Sprache:
wenn der Tremor die Atem- und Kehlkopfmuskulatur erfasst.

Dysdiadochokinese:

- Erschwerung der Feinmotorik (zerebelläre Koordinationsstörung),
- Differentialdiagnose: extrapyramidale Hypo- und Akinese.

Reduzierter Muskeltonus:

- ipsilaterale Kleinhirnhypotonie führt zu ausfahrenden Bewegungen,
- Paresen gehören nicht zum zerebellären Syndrom.

Okulomotorische Symptome:

- Nystagmus,
- sakkadierte Blickfolgen,
- fehlende Unterdrückung des VOR (vestibulo-okulärer Reflex).

Charcot-Trias:

- Nystagmus,
- Intentionstremor,
- skandierende Sprache.

12.2 Syndrome mit Koordinationsstörung (zerebelläre Syndrome)

Funktion des Kleinhirns:

- Steuerung und Korrektur der stützmotorischen Anteile von Haltung und Bewegung,
- Kurskorrektur langsamer, zielmotorischer Bewegungen und ihrer Koordination mit der Stützmotorik,
- schnelle Zielmotorik,
- Stabilisierung der Blickmotorik auf ein Blickziel (vestibulo-okulärer Reflex).

Diagnostik:

- Anamnese,
- klinischer Befund,
- cMRT,
- biochemische und molekulargenetische Testung.

Symptome der Funktionsstörung des Kleinhirns:

- zerebelläre Ataxie,
- Rumpfataxie,
- grobe Standataxie.

12.2.1 Zerebelläre Ataxie

Symptome:

- Ansteigen des ausgestreckten Armes beim Armhalteversuch,
- fehlender Rebound,
- Lateralisation beim Barany-Zeigeversuch,
- Makrographie,
- Zeigeataxie,
- Gangataxie.

Therapie:

- Acetazolamid,
- 4-Aminopyridin,
- Carbamazepin,
- Physiotherapie.

12.2.2 Rumpfataxie

Der Patient ist nicht im Stande gerade Sitzen zu bleiben.

12.2.3 Grobe Standataxie

Bei der groben Standataxie wird der Romberg-Versuch angewendet. Hierbei berühren sich die Füße parallel:

1. Schädigung des Paläocerebellums:
    - Schwankung: Gang-Standataxie mit vorwärts-rückwärts-Bewegungen,
    - eine Stabilisierung des Rumpfes ist bei geöffneten Augen möglich,
    - die Patienten fallen nicht um.
2. Schädigung des Archicerebellum:
    - Schwankung: Gang-, Stand- und Rumpfataxie in beliebiger Richtung,
    - beim Gehen taumelt der Patient zu einer Seite ab (Gangataxie),
    - Seiltänzergang ist nicht möglich,
    - breitbeiniger Gang,
    - keine Extremitätenataxie,
    - Blickfolge ist sakkadiert,
    - der vestibulo-okuläre Reflex wird durch Fixation nicht unterdrückt.
3. Neocerebellum:
    - die Extremitäten und Augenbewegungen sind dysmetrisch und vor allem hypermetrisch,
    - die Blickbewegungen sind pathologisch sakkadiert,
    - Blickrichtungsnystagmus in allen Richtungen,
    - Dysarthrophonie und Dysdiadochokinese,
    - Aktionstremor ist seitwärts gerichtet.

12.3 Spinozerebelläre Ataxien

Autosomal dominante (AD) Ataxien werden in spinozerebelläre Ataxien (SCA) mit persistierender, progressiver Symptomatik und in episodische Ataxien (EA) mit intermittierender Symptomatik unterteilt.

Prävalenz der spinozerebellären Ataxien: 3:100.000.

Genorte:

- es wurden 25 Genorte beschrieben,
- bei 12 Genorten hiervon konnte das ursächliche Gen identifiziert werden,
- die häufigste Formen im mitteleuropäischen Raum:
    - SCA1, SCA2, SCA3 und SCA6,
    - SCA3 ist als häufigste Variante für etwa ein Drittel der AD-Ataxien verantwortlich.

Pathogenese:

- „CAG-triplet repeat"-Expansionen in den jeweiligen Genen.
- Vorliegen eines „toxic gain of" sowie Vermittlung durch die CAG-kodierten längeren Polyglutaminabschnitte.
- Akkumulation von Proteinaggregaten durch eine abnorme Faltung der jeweiligen Proteine.
- Je länger diese Abschnitte sind, desto früher setzt die Krankheit ein und desto schwerer ist der klinische Verlauf.
- In der Familienanamnese ist ein autosomal dominanter Erbgang (d.h. Betroffene in mehreren Generationen) wegweisend, jedoch kein Ausschlusskriterium.

Hereditäre Ataxien, ausgewählt nach klinischer Relevanz:

Spinozerebelläre Ataxien:

Bezeichnung	Gen/Mutation	Symptome, MRT
SCA3 (Machado-Joseph-Erkrankung)	taxin-3, CAG-Repeats	Ataxie, Dysarthrie, Nystagmus, Zungenfaszikulationen, Dystonie, Parkinsonismus, Spastizität, Restless-Legs-Syndrom, path. Temperatursinn u.a. MRT: olivopontozerebelläre Atrophie
SCA6	CACNA1A, (P/Q Kalziumkanal), CAG-Repeats	rein zerebelläre Ataxie, Nystagmus, milde PNP u.a.; insgesamt späteres Erkrankungsalter und milderer Verlauf MRT: zerebelläre Atrophie
SCA7 A	taxin-7, CAG-Repeats	Ataxie, Dysarthrie, Pyramidenbahnzeichen, Retinadegeneration mit Pigmentablagerung u.a. MRT: olivopontozerebelläre Atrophie
SCA17	TBP-Gen, CAG-Repeats	Ataxie, Dysarthrie etc., psychotische Symptome MRT: zerebelläre Atrophie und/oder kortikale Atrophie

Weitere spinozerebelläre Ataxien:

SCA4, 5, 8, 10-16, 18, 19, 21, 22, 25, FGF14, DRPLA.

Autosomal rezessive Ataxien:

Bezeichnung	Gen/Mutation	Symptome
Friedreich-Ataxie (FRDA)	FDRA-Gen, intronische GAA-Repeats	Ataxie, Hyporeflexie, Verlust der Hinterstrangqualitäten, Pyramidenbahnzeichen, Skoliose, Friedreich-Fuß, Kardiomyopathie, Diabetes mellitus
Ataxie mit isoliertem Vitamin-E-Mangel	TTPA-Gen	Kopftremor, Retinopathie
A-Betalipoproteinämie	MTP-Gen	Ataxie, PNP, Retinopathie, Akanthozytose, Fettmalabsorption, β-Lipoproteinmangel
Ataxia telangiectasia	ATB-Gen	Teleangiektasien, Immunschwäche, Neigung zu Neoplasien, chromosomale Instabilität, erhöhtes α-Fetoprotein
Refsum-Erkrankung	PAHX-Gen oder PEX7-Gen	Mangel an Phytanoyl-CoA-Hydroxylase, zerebelläre Ataxie, Retinitis pigmentosa, PNP

Weitere seltene autosomal rezessive Ataxien:

- Cayman-Ataxie,
- autosomal-rezessive Ataxie mit okulomotorischer Apraxie Typ 1 und Typ 2,
- spinozerebelläre Ataxie mit axonaler Neuropathie,
- zerebrotendinöse Xanthomatose u.a.

Episodische Ataxien:

Bezeichnung	Gen/Mutation	Symptome
EA1 (episodische Ataxie, Typ 1)	KCNA1-Gen (Kaliumkanal-Gen)	Episodische Ataxien als „startle response", intermittierend Myokymien
EA2 (episodische Ataxie, Typ 2)	CACN1A (Kalziumkanal-Gen)	Ataxie nach Belastung, Migräne

Autosomal dominante Ataxien:

Bezeichnung	Gen/Mutation	Symptome, MRT
SCA1 A	taxin-1, CAG-Repeats	Ataxie, Dysarthrie, extrapyramidale Symptome, Spastizität, Ophthalmoplegie, langsame Sakkaden und pathologischer VOR, Nystagmus, axonale PNP, kognitive Beeinträchtigung u.a. MRT: olivopontozerebelläre Atrophie
SCA2 A	taxin-2, CAG-Repeats	Ataxie, Dysarthrie, langsame Sakkaden, Hyporeflexie, Tremor (Titubation), Demenz, Parkinsonismus u.a. MRT: olivopontozerebelläre Atrophie und eventuell spinale und kortikale Atrophie

Diagnostik:

- klinische Untersuchung,
- cMRT (zur Klärung des Typs der Atrophie),
- Labor (Ausschluss Vitaminmangel, Ausschluss Paraneoplasie),
- Nervenleitgeschwindigkeitsmessung (zur Frage der Involvierung des peripheren Nervensystems),
- Familienanamnese,
- molekulargenetische Untersuchung (SCA1, SCA2, SCA3, SCA6, eventuell auch SCA7 und SCA17),
- Ausschluss einer Alkoholerkrankung.

Therapie:

- Aufklärung des Patienten und der Angehörigen,
- symptomatische Therapie,
- Krankengymnastik, Ergotherapie,
- neuropsychologisches Training.

13 Sensibilität

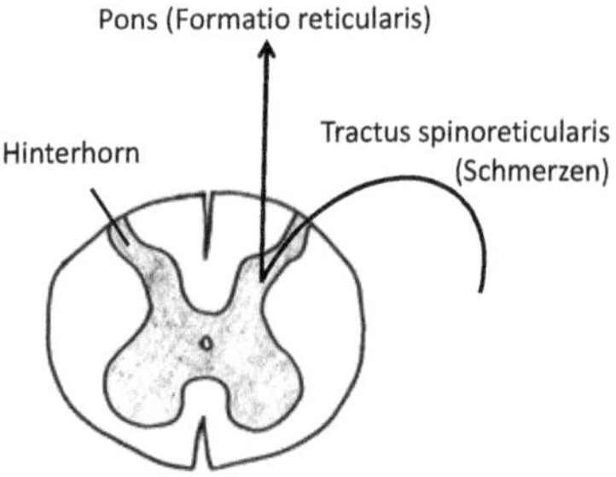

Abbildung 13.1: Tractus spinoreticularis

Rezeptoren:

- in der Haut,
- in den Muskeln,
- in den Sehnen,
- in den Gelenken.

1. Kurze Hinterwurzelfasern:
   Reflexkollateralen (Reflexbogen mono- oder polysynaptisch schließen an die motorischen Vorderhornzellen),
2. Lange Hinterwurzelfasern:
   steigen ohne synaptische Umschaltung im gleichseitigen Hinterstrang (Tractus spinobulbaris) zu den sensiblen Hinterstrangkernen in der Medulla oblongata auf,
3. Tractus spinothalamis lateralis:
   dieser wird zum Tractus spinothalamicus anterior.

Untersuchung:

- Berührungsempfindung mit Watte,
- Lokalisationsvermögen: Ort der Reizung angeben,
- Unterscheidung von spitz und stumpf und Schmerzempfindung,
- Temperaturempfindung,
- erkennen gefühlter Bewegungen,
- erkennen auf die Hand geschriebener Zahlen,
- die Untersuchung der Vibrationsempfindung ist durch Läsion oberhalb des Thalamus nicht beeinflusst,
- Diskriminierung simultaner Berührungsreize,
- bei beidseitiger Reizung werden (simultan) nur auf der gesunden Seite Reize wahrgenommen,
- Tasterkennen (Stereognosie).

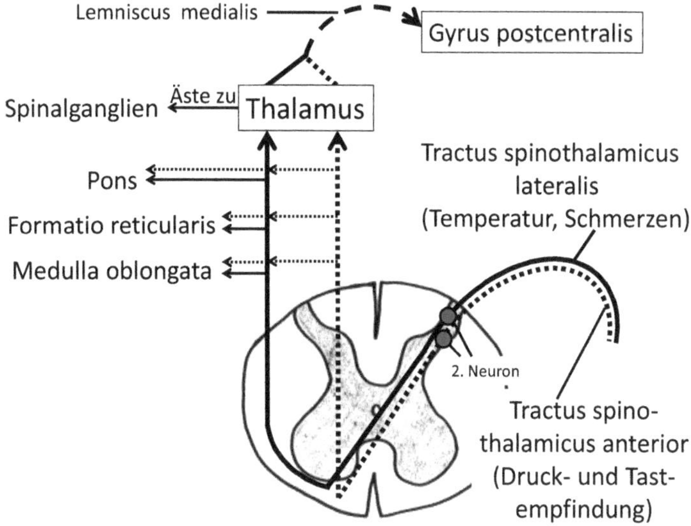

Abbildung 13.2: Tractus spinothalamicus

Untersuchung auf Nervendehnungszeichen:

- Lasègue (Wurzelreizung lumbosakral, Meningitis) Bewegung wird reflektorisch gehemmt (L5/S1),
- Umgekehrter Lasègue:
  - Bauchlage, Kniebeugung, Hüftstreckung: Schmerzen bei L3/L4,
  - der Patient hebt die Hüfte auf der betroffenen Seite hoch,
- Kernig-Versuch: jetzt Streckung im Kniegelenk (wie Lasègue),
- Brudzinski: Kopf nach vorn beugen, Patient beugt Beine nach vorn, um lumbosakrale Wurzeln zu entlasten,
- Lhermitte-Zeichen:
  - Neigung des Kopfes nach vorn führt zu kribbelnden Missempfindungen in beiden Schultern und dem Rücken,
  - bei chronischer Entzündung der Rückenmarkshäute und bei raumfordernden extramedullären Prozessen (zervikal).

13.1 Spinozerebellare Bahnen

Eine isolierte Schädigung kommt praktisch nicht vor.

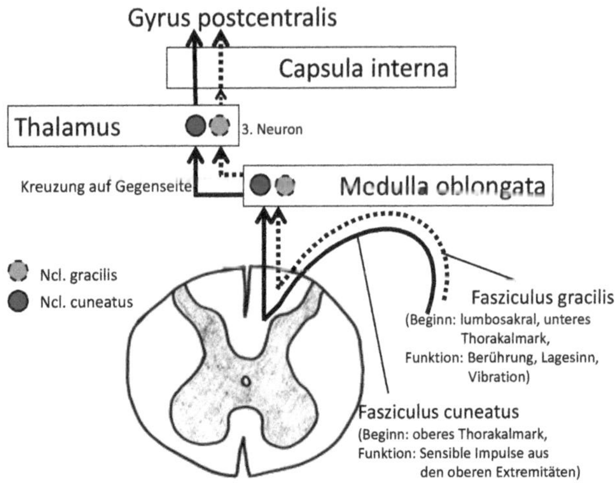

Abbildung 13.3: Faszikulus gracilis et cuneatus

13.2 Hinterstrangläsionen

- Ipsilaterale Parästhesien,
- Berührungsempfindung?
- Vibrationsempfindung?
- Lagesinn?
- das Tasterkennen ist gestört,
- sensible Ataxie,
- die Feinmotorik ist gestört,
- das Schmerz- und Temperaturempfinden ist intakt.

13.3 Störung der spinothalamischen Bahnen

- Kontralateral dissoziierte Sensibilitätsstörungen,
- Temperatur- und Schmerzempfinden?
- die Berührungsempfindung ist kaum gestört.

13.4 Hirnstamm

- Rein sensible Hirnstammsymptome sind äußerst selten, weil Hirnnervenkerne und motorische Projektionsbahnen fast immer zu den kombinierten gekreuzten Syndromen führen.
- Allerdings kommt auch im Hirnstamm eine dissoziierte Sensibilitätsstörung vor, die durch die Kreuzung der Hinterstrangbahnen in der Medulla oblongata bedingt ist.

13.5 Mittelhirn und Thalamus

Im Mittelhirn und Thalamus ist die Sensibilität kontralateral repräsentiert.

13.6 Sensible Projektionsfelder der Hirnrinde

- Lagesinnstörung,
- intakte Vibrationsstörung,
- Störung der zeitlichen Diskrimination, manchmal Allästhesie,
- die Feinmotorik ist erheblich beeinträchtigt (Dysdiadochokinese),
- keine Schmerzen.

13.7 Thalamussyndrome

Ursache:

- Thrombose der A. thalamostriata oder der A. thalamogeniculata,
- Thalamusblutungen.

Symptome (kontralateral):

- passagere Hemiparese mit Hypotonie mit geringen Reflexstörungen,
- zentrale Fazialisparese betrifft nur willkürliche, nicht emotional-mimische Bewegungen,
- Herabsetzung der Empfindung:
  - Tiefensensibilität: zeitliche, räumliche Diskriminierung,
  - sofern die Berührungsempfindung gestört ist, bleibt das Gesicht ausgespart, weil Trigeminusafferenzen eine eigene thalamische Repräsentation haben.
- Hyperpathie,
- unwillkürliche Bewegungsunruhe, ähnelt Choreoathetose und Ataxie (Störung des Lagesinns),
- Thalamushand: Finger im Grundgelenk gestreckt und in den Interphalangealgelenken überstreckt, Bewegungsunruhe,
- homonyme Hemianopsie.

13.8 Sensible Reizsymptome

Begriffsdefinitionen:

- Anästhesie: Ausfall aller sensiblen Afferenzen, der Patient empfindet nichts,
- Thermanästhesie: Ausfall der Temperaturempfindung,
- Analgesie: Ausfall der Schmerzempfindung,
- Pallanästhesie: Ausfall der Vibrationsempfindung,
- Hypästhesie: sensible Wahrnehmung für alle Empfindungsqualitäten im Vergleich abgeschwächt,
- Thermhypästhesie: Abschwächung der Temperaturempfindung,
- Hypalgesie: Abschwächung der Schmerzempfindung,
- Pallhypästhesie: Abschwächung der Vibrationsempfindung,
- dissoziierte Sensibilitätsstörung: isolierter Ausfall der Schmerz- und Temperaturempfindung bei erhaltener Berührungsempfindung.

Qualitative Veränderung der sensiblen Wahrnehmung:

- Dysästhesie: die sensible Wahrnehmung ist unangenehm verändert,
- Parasthesien: unangenehmer, störender sensibler Eindruck, spontan oder bei sanften Berührungen auftretend (Kribbeln, Kälte), Übererregbarkeit peripherer Nerven oder zentripetaler Bahnen (Hinterstränge),
- Hyperpathie (Allodynie): Berührungsreize werden als unangenehm und schmerzhaft empfunden,
- Hyperalgesie: gesteigerte Schmerzempfindung.

Psychogene Sensibilitätsstörungen:

- häufig Begrenzung, die der Ärmel oder Hosen entspricht,
- oft in der Mittellinie scharf begrenzt,
- Fehlen vasomotorischer und trophischer Störungen,
- psychogene Analgesie selbst bei stärksten Schmerzreizen, häufig bei dissoziativen Störungen.

Untersuchungstechnik:

- Zahlen auf dem Rücken lesen, falls vorher beim Romberg-Tretversuch Schwankungen vorhanden waren.
- Wenn beim Zahlenschreiben auf dem Rücken stets eine höhere Zahl angegeben wird, ist die Empfindung gut erhalten.

Neuralgie:

- Schmerzen lassen sich einem Nerven, Nervenplexus oder einer Wurzel zuordnen,
- es kann auch eine Hyperästhesie, eine Thermhyperästhesie oder eine Hyperalgesie bestehen,
- attackenförmig, hell-ziehend-brennend.

Hyperpathie:

- Schmerzen bei leichten sensiblen Reizen,
- nach Aussetzen des Reizes nimmt der Schmerz zu,
- Ursachen: Läsion peripherer Nerven, Hinterstrangläsionen, Thalamusläsionen.

Kausalgie:

- Ursache: unvollständige periphere Nervenschädigung,
- meist im Versorgungsgebiet des N. medianus und/oder des N. tibialis und trophische Veränderung durch Mitbeteiligung von vegetativen Fasern,
- dumpf-brennender, kaum erträglicher Schmerz,
- auch in Ruhe,
- verbunden mit Hyperpathie, Dysästhesie.

Stumpfschmerzen und Phantomschmerzen:

- im Amputationsstumpf haben einige Patienten kausalgieähnliche, andere Patienten neuralgieähnliche Schmerzen,
- Ursache: Übererregbarkeit der sensomotorischen Repräsentation der Körperglieder.

Sensible Ausfallsymptome:

1. Oberflächensensibilität (Störung exterozeptiver Empfindung):
    - Anästhesie,
    - Hypästesie,
    - Thermhypästhesie,
    - Thermanästhesie,
    - Hypalgesie, Analgesie.
2. Tiefensensibilität (Störung der propriozeptiven Rezeptoren):
    - spinale Ataxie (Richtung, Lagesinn),
    - zerebelläre Ataxie,
    - pathologischer Rombergversuch.
3. Komplexe Sensibilitätsstörungen:
    - Störungen im Erkennen der auf der Haut geschriebenen Zahlen,
    - Störung der Diskriminierung und im Erkennen doppelt simultaner taktiler Stimuli,
    - nicht der Tiefen- oder Oberflächensensibilität einzuordnen, daher spricht man von einer komplexen Sensibilitätsstörung.

14 Vegetative Funktionen

Das vegetative Nervensystem setzt sich aus dem Sympathikus und aus dem Parasympathikus zusammen. Es innerviert die glatte Muskulatur, das Herz und die endokrinen Organe. Es unterliegt keiner bewussten Steuerung.

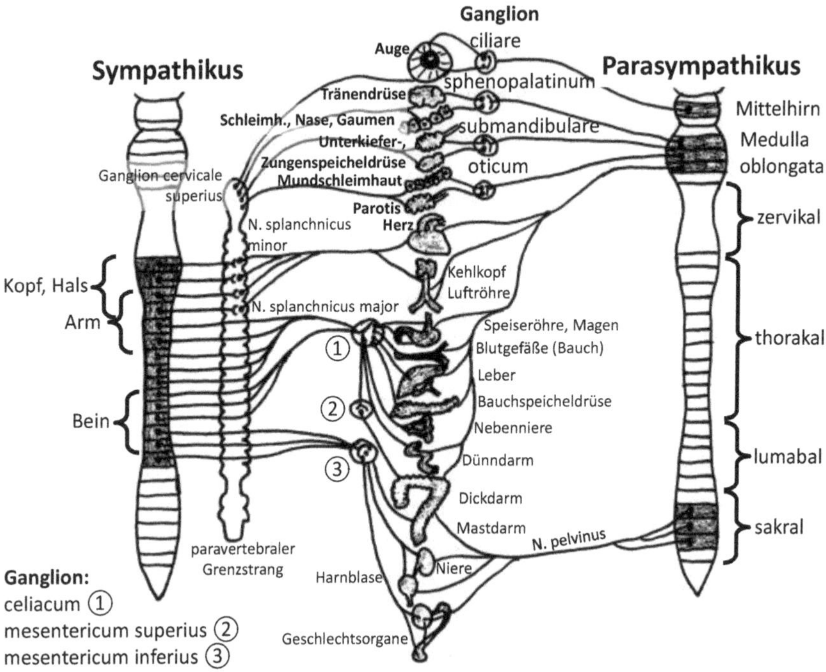

Abbildung 14.1: Sympathikus und Parasympathikus

Gemeinsamkeiten des Sympathikus und des Parasympathikus:

- das 1. Neuron liegt zentral (z.B. zentrale Sympathikusbahnen),
- es gibt ein 2. präganglionäres Neuron und
- ein 3. postganglionäres Neuron,
- der Übergang vom präganglionären auf das postganglionäre Neuron ist in beiden Systemen cholinerg,
- die Übertragung vom postganglionären Neuron auf die Effektoren ist
  - im Sympathikus adrenerg und
  - im Parasympathikus cholinerg.

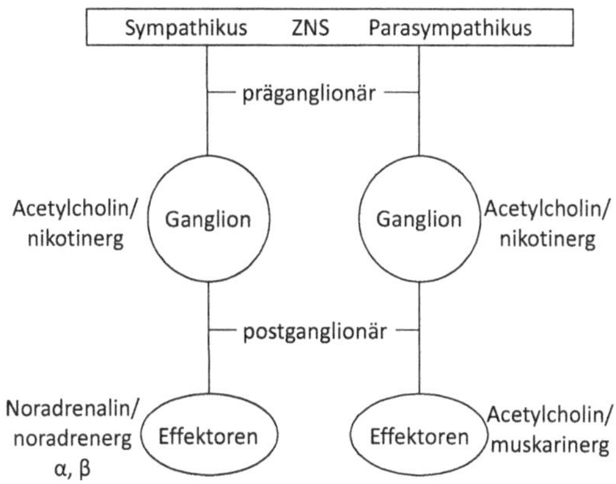

Abbildung 14.2: Prä- und postganglionäre Übertragung des Sympathikus und des Parasympathikus

14.1 Lokalisation

Sympathikus:

- im Brust- und oberen Lendenmark liegen die Zellen des präganglionären Neurons,
- sie verlassen das Rückenmark mit den Vorderzellen und
- erreichen über Rami communicans albi die postganglionären Neuronen im paravertebralen Grenzstrang,
- dieser befindet sich beidseits neben der Wirbelsäule und
- erstreckt sich von der Schädelbasis bis nach lumosakral.

Parasympathikus:

- die Zellkörper liegen im Hirnstamm (Vaguskerngebiet) und im Sakralmark,
- die präganglionären parasympathischen Fasern verlassen den Hirnstamm und das Sakralmark und ziehen zu den Erfolgsorganen,
- die präganglionäre parasympathische Versorgung erfolgt über den N. vagus,
- die parasympathischen Fasern, die zu den Beckenorganen ziehen, stammen aus dem Sakralmark,
- die Umschaltung auf postsynaptische Fasern liegt in der Nähe oder in den Erfolgsorganen selbst (intramurale Ganglien).

14.2 Funktion

Sympathikus:

- Herz:
    - Frequenzanstieg,
    - Erhöhung der Kontraktionskraft,
- Pupille: Mydriasis,
- Harnblase: aktiviert den Sphinkter: für die Funktion ist die Synergie zwischen Sympathikus und Parasympathikus erforderlich,
- Gefäße:
    - α-1: Vasokonstriktion,
    - β-2: Vasodilatation.

Parasympathikus:

- Herz:
    - Frequenzabnahme,
    - Abnahme der Kontraktionskraft,
- Pupille: Myosis,
- Harnblase: aktiviert Detrusor (für die Funktion ist die Synergie zwischen Sympathikus und Parasympathikus erforderlich),
- Gefäße: keine Kontrolle an peripheren Gefäßen.

Vegetative Diagnostik:

- Stuhl- und Harninkontinenz,
- Erektions- und Ejakulationsstörung,
- Störung des Schwitzens:
    - Hyperhidrose,
    - Hypohidrose,
    - Anhidrose.

Testung bzw. Überprüfung der Thermoregulation:

1. Ninhydrintest (Hände, Füße, Gesicht):
   - dient dem Nachweis einer verminderten Schweißsekretion,
   - Ninhydrin macht die Aminosäuren des Schweißsekrets sichtbar,
   - Hände, Füße oder Stirn auf Papier drücken,
   - Papier mit 1% Ninhydrin wird in Aceton getränkt,
   - Lösung vorher mit Eisessig-Tropfen versetzen,
   - Papierbogen 2-3 Minuten lang bei 110°C im Heißluftsterilisator erwärmen,
   - eine fehlende bzw. verminderte Schweißsekretion kann nun anhand der violetten Färbung gesehen werden.
2. Pharmakologisch:
   - Bei V.a. Grenzstrangläsion oder weiter distal liegenden peripheren Nervenläsionen,
   - s.c.-Injektion von 0,01 g Pilocarpin (Analogon von Acetylcholin) (1 ml einer 1%igen Pilocarpinlösung),
   - greift direkt an postganglionäre Fasern zu den Schweißdrüsen an,
   - Pilocarpin führt zu vermehrtem Schwitzen.

Piloarrektion:

- Das Aufrichten der Haare („Gänsehaut") wird über den Sympathikus gesteuert,
- in Gebieten mit gestörter Sympathikusinnervation fehlt dies oder es ist abgeschwächt,
- Überprüfung durch Bestreichen der Haut.

14.3 Störung der Schweißsekretion und der Piloarreaktion

Anatomie der Schweißsekretion:

- die Wurzeln liegen tiefer als L2 oder höher als Th3,
- sie haben keine sympathischen Fasern.

Cholinerge Funktion, obwohl über das sympathische Nervensystem vermittelt

- ziehen retikuläre Bahnen vom limbisches System (Hypothalamus) zum Rückenmark.
- Sie kreuzen in Höhe des Subthalamus.
- Im Rückenmark befristet sich die spinale vegetative Repräsentation in den Seitenhörnern der Segmente C8-L2, wo die zentrale sympathische Bahn synaptisch umgeschaltet wird (für Innervation der Schweißdrüsen des ganzen Körpers und des Gesichtes verlassen sympathische Fasern das Rückenmark als Rami communicantes albi mit somatischen Vorderhornzellen in Höhe der Segmente Th3-L2).
- Sie werden im Grenzstrang auf das periphere Neuron (sympathisches Neuron) umgeschaltet und
- erreichen als Rami communicans griseus den peripheren Nerven.
- Sie folgen dem Nerven.

- Jede sympathische Wurzel versorgt mehrere Segmente.
- Der Grenzstrang dient als Verteiler.
- Für das Gesicht: Segment C8-Th2 über Grenzstrang.
- Über das Carotisgeflecht geht es zu den peripheren Trigeminusästen.
- In der Körperperipherie laufen sie mit somatischen Fasern.

14.4 Temperaturregulation

Die Temperaturregulation

- wird hypothalamisch gesteuert. Es gibt einen Soll-Wert, der unter bestimmten Umständen verstellt werden kann.
- Gesteuert wird die Temperatur afferent über Impulse:
    - Diese führen zur Weitstellung der Gefäße in der Peripherie,
    - zur Stimulation oder Hemmung von Schweißdrüsensekretion, motorische Impulse, Zittern.
    - Schüttelfrost dient der Temperaturerhöhung (keine Komplikation des Fiebers).

Arten des Schwitzens:

- Thermoregulatorisches Schwitzen:
    - wird durch eine Erhöhung der Körper- und Bluttemperatur ausgelöst und vom Zwischenhirn und sympathischen Nervenzellen gesteuert,
    - die Handflächen und die Fußsohlen bleiben dabei meist trocken.
- Emotional ausgelöstes Schwitzen:
    - an Handflächen und Fußsohlen,
    - Auslöser: zentral-sympathisch.
- Pharmakologisch ausgelöstes Schwitzen:
    - durch s.c.-Injektion von Pilocarpin.

Störung der Schweißsekretion:

- Eine Läsion des zentralen sympathischen Systems führt zum Ausfall des thermoregulatorischen Schwitzens, während das pharmakologisch ausgelöste Schwitzen erhalten bleibt.
- Eine Läsion des peripheren sympathischen Systems lässt alle Formen der Schweißsekretion (thermoregulatorisch, pharmakologisch) erlöschen.

Zentrale Schweißsekretionsstörung:

- Durch eine Läsion der zentralen sympathischen Bahn vom Zwischenhirn bis zum Rückenmark, wenn sie einseitig sind.
- Eine halbseitige, ipsilaterale Beeinträchtigung des thermoregulatorischen Schwitzens des ganzen Körpers besteht z.B. beim Wallenberg-Syndrom.

Querschnittslähmungen des Rückenmarks:

- Läsion oberhalb von L2: Anhidrose der abhängigen Körperpartien,
- pharmakologisch ausgelöstes Schwitzen bleibt in der Körperperipherie erhalten,
- oberhalb der Läsion besteht häufig eine spontane Hyperhidrose,
- Läsion oberhalb von Th3: das thermoregulatorische Schwitzen hört am ganzen Körper auf.

Periphere Läsion: Schädigung einzelner Spinalwurzeln:

- wegen großer Überlappung kommt es zu keiner Schweißsekretionsstörung,
- die Fasern verlassen das Rückenmark erst ab Th3, also unterhalb des Abgangs der pupillomotorischen Fasern (C8-Th2): Horner-Syndrom durch präganglionäre Läsion oft ohne Schweißsekretion,
- Anhidrose ohne Horner-Syndrom: Läsion unterhalb des Ganglion Stellatum,
- bei einer Läsion der Wurzeln C4-C8 kommt es zu keiner Schweißsekretionsstörung, weil sie keine efferenten sympathischen Fasern führen,
- Läsion unterhalb von L3: keine Anhidrose.

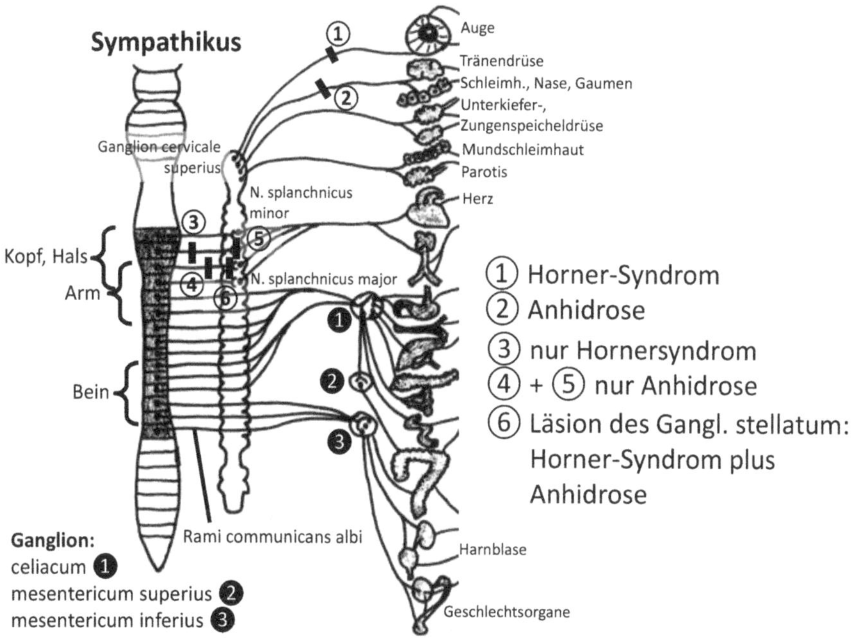

Abbildung 14.3: Läsionen des Sympathikus

Grenzstrangläsion:

- Schweißstörungen in den großen Körperregionen,
- in Höhe des Ganglion cervicale superior: Anhidrose von Gesicht, Hals plus postganglionäres Horner-Syndrom !!!
- Läsion des Ganglion stellatum (inferior): Anhidrose bis zum Versorgungsgebiet des somatischen Segments Th2 mit präganglionärem, peripherem Horner-Syndrom,
- Grenzstrangläsion unterhalb des Ganglion stellatum: nur Anhidrose,
- Grenzstrangläsion zwischen Th2-Th7: Anhidrose im Gesicht, des Halses, der Arme, der Achselhöhle.

Eine Läsion des Plexus brachialis und/oder peripherer Nerven oder des Plexus lumbosacralis führt zu motorischen und sensiblen Ausfällen. Hinzu kann eine komplette, dass heißt thermoregulatorische und pharmakologische Anhidrose in den betroffenen Versorgungsgebieten kommen.
Beim Geschmacksschwitzen besteht die Läsion im Verlauf des N. auriculotemporalis oder im Grenzstrang.

14.5 Störung der Herz-Kreislaufregulation und der Atmung

- Herzfrequenz und Blutdruck werden zentral in der Formatio reticularis der Medulla oblongata und peripher in den Gefäßen (Gefäßwiderstand) reguliert.
- Sympathisch und parasympathische Bahnen aus dem Hirnstamm und Kerngebiet des N. vagus sind für die Herztätigkeit zuständig.
- Übergeordnete Instanz: Hypothalamus.

Atemregulation: pontine respiratorische Zentren werden durch übergeordnete kortikale, vegetative und limbische Zentren kontrolliert.

14.6 Blasenfunktionsstörungen

Die Innervation der Harnblase erfolgt zentral und peripher.
Ursache:

- Rückenmarkskrankheiten,
- Demenz,
- M. Parkinson,
- Hydrocephalus communicans,
- Polyneuropathie.

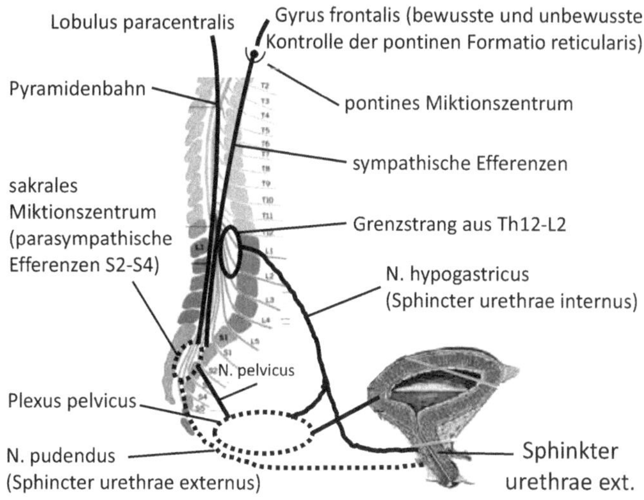

Abbildung 14.4: Blasenfunktionsstörung, gestrichelte Linien: parasympathisch

Einteilung der neurogenen Blasenfunktionsstörungen:

- Detrusorhyperaktivität,
- Detrusor-Sphinkter-Dysynergie,
- hypokontraktiler Detrusor,
- hypoaktiver Sphinkter.

Diagnostik: (nach den Leitlinien der DGN)

- Anamnese,
- neurologische und urologische Untersuchung, ggf. gynäkologische Untersuchung,
- Trink- und Miktionstagebuch über mindestens 48 Stunden,
- Urinsediment (Mittelstrahl- oder besser Katheterurin, wenn Bakterien und Nitrit positiv testgerechte Antibiose),
- Restharnmessung,
- Harnstrahlmessung,
- Urethrozystoskopie,
- (Video-)Urodynamik mit Beckenboden-EMG,
- Nierensonographie,
- Kreatinin, Harnstoff, 24-Stunden-Kreatinin-Clearance,
- Lasix- oder Belastungs-Isotopennephrogramm,
- Nadelelektromyographie des M. sphincter ani externus: Abklärung einer Läsion im Verlauf des N. pudendus, des Plexus pelvicus, der Wurzeln S 2?S 4 bzw. der Motoneurone im sakralen Miktionszentrum,
- transanale motorische Neurographie des N. pudendus: Abklärung einer distalen Läsion des N. pudendus, z. B. bei einem pathologischen EMG des M. sphincter ani

externus,
- Magnetstimulation des N. pudendus: Abklärung einer N. pudendus-Läsion über die gesamte Nervenlänge möglich,
- somatosensorisch evozierte Potenziale des N. pudendus: Abklärung einer Läsion der Afferenzen des N. pudendus,
- evozierte Potenziale nach Stimulation am vesikourethralen Übergang,
- Bulbus-cavemosus-Reflex: Abklärung einer Läsion im Verlauf des N. pudendus, Cauda equina, Conus medullaris (Reflexbogen),
- penile sympathische Hautantwort (einzige Untersuchung vegetativer Nervenfasern).

Differenzialdiagnosen: psychiatrische und psychosomatische Erkrankungen.

Therapie:
Detrusorhyperaktivität:

- Blasentraining,
- Antimuskarinikum (Anticholinergikum),
- chronische Sakralwurzelstimulation,
- intravesikale Botulinumtoxin-Injektion,
- Blasenaugmentation.

Detrusor-Sphinkter-Dyssynergie:

- Einmalkatheterismus,
- antimuskarinerge (anticholinerge) Therapie,
- intravesikale Botulinumtoxin-Injektion,
- sakrale Vorderwurzelstimulation,
- Sphinkterotomie,
- Blasenaugmentation.

Hypokontraktiler Detrusor:

- Einmalkatheterismus,
- vorübergehende suprapubische Harndauerableitung,
- Cholinergikum,
- Alphablocker,
- chronische Sakralwurzelstimulation.

Hypoaktiver Sphinkter:

- Beckenbodentraining,
- Biofeedbacktraining,
- Duloxetin,
- transurethrale Unterspritzung des Sphinkters mit „Bulking agents“.

Eine Nykturie kann laut Leitlinien in Abhängigkeit von der Ursache mit Desmopressin oder einem Antimuskarinikum (Anticholinergikum) behandelt werden.

14.6.1 Schockblase

- Nach Querschnittslähmungen Paralyse aller glatter und quergestreifter Muskulatur.
- Dies führt zu einer Wandlähmung der Blase (Schockblase):
    - Der Reflexbogen für die Reaktion der Harnblasenwand auf Dehnungsreize ist unterbrochen.
    - Mit zunehmender Füllung erfolgt eine Dehnung der Wandmuskulatur.
    - Wenn der Blasendruck größer ist als der Harnröhrenverschlußdruck kommt es zur Inkontinenz (Überlaufblase).
- Aus der schlaffen Blase des Akutstadiums können 2 Formen von Blasenfunktionsstörungen entstehen:
    1. hyperaktive (Detrusorhyperreflexie),
    2. hypoaktive (Detrusorhyporeflexie).

Weitere Entwicklungen:

a. normoaktive Blase,
b. der Heilungsprozess kann in jeder Phase stehen bleiben,
c. Blasenstarre (Detrusorakontraktilität).

Wenn die Blase voll ist erfolgt die Schaltung des spinobulbospinalen Reflexes (unter Kontrolle des Großhirns):

- Über absteigende spinale Bahnen kommt es zur
- Erschlaffung der Beckenbodenmuskulatur.
- Dadurch kommt es zur koordinierten Entleerung:
    - die Detrusoraktivität steigt,
    - Blockierung des sympathischen Systems.

Willkürliche Schließung:

- der Befehl läuft über den Lobulus paracentralis,
- von hieraus gehen Impulse zur Pyramidenbahn,
- dann zum Nucleus pudendus und zum N. pudendus,
- von hieraus zum Sphinkter urethrae externus.

Probleme:

- Detrusor-Sphinkter-Dyssenergie,
- Ursache: Schädigung der auf- und absteigenden Bahnen unterhalb des pontinen und oberhalb des sakralen Miktionszentrums,
- die Detrusoraktivität und die Sphinkter externus-Aktivität nehmen gleichzeitig zu,
- der Restharn steigt,
- daraus resultieren Harnwegsinfekte und Nierenparenchymschäden.

14.6.2 Autonome Blase

Eine autonome Blasenstörung tritt durch die Läsion im oder unterhalb des sakralen Miktionszentrum (tiefe Cauda-Konusläsion) auf.

Folgen:

- schlaffe Blasenlähmung (Detrusorarreflexie),
- intakt gebliebene Ganglienzellen führen zu einer schwachen Detrusorkontraktion bei einer autonomen Blase,
- der Restharn nimmt zu,
- EMG: Denervierung der quergestreiften Sphinkter- und Beckenbodenmuskulatur.

14.6.3 Frontale Blasenstörung

Die Hemmung des Miktionsreflexes wird beeinflusst. Folge: Pollakisurie und Dranginkontinenz.

Therapien:

- Katheter (Therapie der Wahl),
- Pharmaka mit anticholinerger Wirkung (Hemmung des Detrusors),
- Dridase (bei Detrusorhyperreflexie),
- Pharmaka mit cholinerger Wirkung Carbachol (Doryl) führt zu Detrusorhyporeflexie,
- Pharmaka mit hemmender Wirkung auf die α-Rezeptoren.

14.7 Sexualfunktionsstörungen

- Zusammenspiel zwischen zentral limbischen, spinalen und peripheren Vorgängen.
- Hypersexualität bei: M. Pick, bilateraler Temporallappenläsionen, Parkinsonsyndrom.

Limbisches System:

Area	Funktion
Hippocampus mit Fornix	Gedächtnis, Verhalten, Motivation, Bewusstsein
Gyrus cinguli	psychomotorischer Antrieb
Gyrus parahippocampalis	Gedächtnis
Corpus amygdaloideum	Affektverhalten, vegetative sexuelle Funktion
Copora mamillaria	Gedächtnis, Affektverhalten, sexuelle Funktion
Teile des Riechhirns	Wahrnehmung und Verarbeitung von Gerüchen
Gyrus dentatus	Anlage neuer Erinnerungen, Regulierung von Stressreaktionen
Thalamusanteile	Erkennung der emotionalen Valenz von Mimik, sexuelle Erregung und Verhalten, Sucht-Verlangen, Teil des Belohnungssystems

14.8 Erektionsstörungen

Definition:
Fortwährende Unfähigkeit eine penile Erektion, die für einen befriedigenden Geschlechtsverkehr ausreicht, zu erreichen oder aufrecht zu erhalten. Diese Störung sollte für mindestens 6 Monate bestehen.

Einteilung:

- psychisch,
- somatisch.

Psychisch:
die Erektion funktioniert nachts. Die Diagnose wird seltener gestellt als früher.

Somatisch:

- Lumbalerkrankungen (Konus- und Kauda-Syndrom),
- beim Mann: erektile Impotenz, Verlust der Ejakulationsfähigkeit,
- bei diabetischer Polyneuropathie: Folge der Vaskulopathie,
- nach Querschnittslähmungen: können Erektion, Ejakulation, Ovulation und Menstruation reflektorisch ablaufen.

Diagnostik:

- Anamnese, Fremdanamnese,
- Basislabor,
- die Gabe eines Phosphodiesterase-5-Hemmers wird häufig vor der Diagnostik verabreicht,
- erster Ansprechspartner ist der Urologe,
- das EMG des M. sphincter ani externus kann als Screening-Methode bei der Frage nach einer neurogenen erektilen Dysfunktion eingesetzt werden,
- die Neurografie sowie die SSEP des N. pudendus und die penile sympathische Hautantwort werden nur bei gezielten Fragestellungen oder auffälligen Befunden eingesetzt,
- psychiatrische Anamnese und Diagnostik,
- Gefäßdiagnostik,
- ggf. bildgebende Verfahren.

Therapie:

- Phosphodiesterase-5-Hemmer: Avanafil 50-200 mg, Vardenafil 10-20 mg Schmelztablette, Tadalafil 10-20 mg, Sildenafil 25-100 mg, CAVE: zuvor kardiologische Abklärung!
- Yohimbin (α-2-Antagonist) 15-30 mg,
- Apomorphin 3 mg,
- lokale Hilfsmittel (Vakuumtherapie, lokale Elektrotherapie),
- Operation: Penisprothesenimplantation.

Bedeutung der erektilen Dysfunktion in der Neurologie:
Die Aufgabe des Neurologen ist die Differenzierung und Diagnosestellung einer neurogenen bzw. einer psychogenen Ursachen einer erektilen Dysfunktion. Die erektile Dysfunktion tritt bei vielen neurologischen Erkrankungen als Früh- oder Spätsyndrom auf. Sie kann aber auch bei vielen Medikamenten im Rahmen einer neurologischen Therapie als eine unerwünschte Wirkung auftreten.

15 Rückenmarkssyndrome

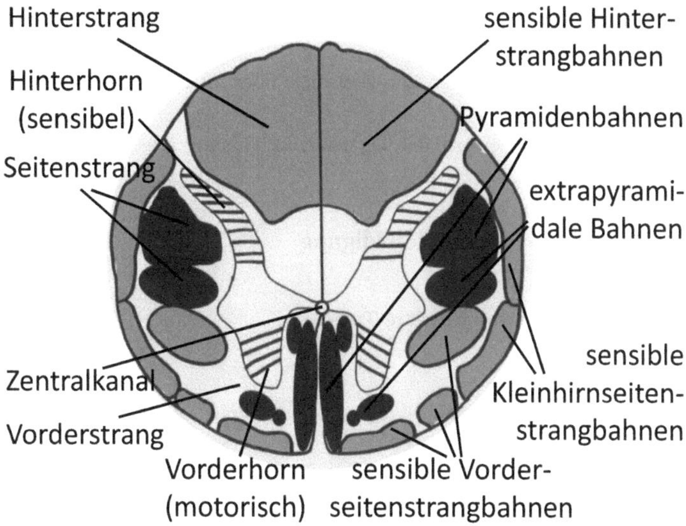

Abbildung 15.1: Rückenmarksquerschnitt (schwarz: motorisch, grau: sensibel)

15.1 Querschnittslähmungen

- Alle Strukturen des Rückenmarks sind auf einer Höhe geschädigt.
- Bei einer kompletten Querschnittslähmung ist die zentrale Steuerung aller Funktionen des Rückenmarks unterhalb der Läsion aufgehoben.
- Bei einem inkompletten Querschnitt ist die zentrale Steuerung der Funktionen des Rückenmarks unterhalb der Läsion teilweise erhalten.
    - Doppelseitige zentrale Lähmung mit Sensibilitätsstörungen für alle Qualitäten und vegetative Störungen (Harn- und Stuhlverhalt).
    - Ist das obere Brustmark betroffen, sind zentrale parasympathische Fasern ebenfalls betroffen, dies führt zu:
        - paralytischer Ileus,
        - Hautbezirke unterhalb der Läsion: Anhidrose,
        - kurz oberhalb der Läsion: hyperalgetische Zone.

Plötzlicher Querschnitt:

- spinaler Schock,
- schlaffe komplette Parese,
- Areflexie,
- die Parese wird allmählich spastisch,
- bei längerem Bestehen einer Querschnittslähmung bilden sich spinale Automatismen:
    - Beine: Streck-Beugesynergismen,
    - Arme: Beugesynergismen.

Ein sich langsam entwickelnder Querschnitt: führt zu einer spastischen Lähmung.

Im Folgenden werden die Formen der Querschnittslähmung des Rückenmarks topographisch geordnet aufgezählt.

15.1.1 Zentrale Rückenmarksschädigung

Ursache:
häufig Syringomyelie und intramedulläre Tumore.

Symptome:
Je nach Höhe der Läsion, wenn beide Vorderhörner betroffen sind:

- periphere Lähmung,
- dissoziierte Sensibilitätsstörung,
- Berührung und Tiefensensibilität sind besser erhalten.

Das Seitenhorn ist regelmäßig geschädigt, dies führt zu trophischen Störungen.

15.1.2 Hinterstrangläsion

- Störung von Lagesinn,
- Störung des Vibrationsempfindens,
- Störung des Berührungsempfindens,
- Astereognosie,
- die 2-Punkte-Diskrimination ist gestört.

15.2 Höhenlokalisation der Rückenmarkschädigung

- Ist bei vollständiger Querschnittslähmung leicht diagnostizierbar,
- vergleichende Untersuchung der Reflexe auf beiden Seiten,
- extramedullär: zuerst sind die tieferen Segmente betroffen (Beine vor Armen),
- intramedullär (zentral): die höheren Segmente sind zuerst betroffen.

Oberhalb von C4:

- Die Arme sind bis zur proximalen Schultermuskulatur gelähmt,
- der Beugetonus überwiegt (wie bei jeder zentralen Lähmung),
- Parese der Atemmuskulatur.

Bei Segment C4:

- Phrenikuslähmung mit Hochstand und paradoxer passiver Atembeweglichkeit des Zwerchfells,
- bei doppelseitiger Phrenikusparese: schwere Ateminsuffizienz mit Aktivierung der auxilliären Atemmuskeln (lebensgefährlich).

Schädigung des Vorderhorns oder der Vorderhornwurzeln:

- periphere Lähmung,
- mittleres Halsmark: Schultergürtel und proximale Atemmuskeln sind betroffen,
- unteres Halsmark: kleine Handmuskeln sind betroffen.

Unterhalb von C4: betrifft die Armmuskulatur segmentabhängig.

Höhe von C6:
Fingerbeuger, Fingerstrecker und Streckung im Ellbogengelenk ist gelähmt, hingegen werden die Schultermuskulatur, der M. biceps und der M. brachioradialis innerviert.

Unterhalb von C7:
Handgelenk und Fingerstrecker sind gelähmt, Beuger und Ellbogenstreckung sind nicht betroffen.

Halsmarkläsion: Tetraparese.

Brustmarkläsion:

- zentrale Paraparese der Beine,
- oberes Brustmark: Thoraxlähmung,
- mittleres Brustmark: Rückenlähmungen,
- unteres Brustmark: Bauchmuskellähmung,
- Iliopsoas: der Patient kann sich nicht aus dem Liegen aufrichten,
- Läsion Th7-Th12: die Bauchhautreflexe sind in oberen Etagen noch auslösbar.

Schädigung des Rückenmarks unterhalb von LWK1: periphere Lähmung.

15.2.1 Kaudasyndrom

Der Läsionsort liegt unterhalb von L1/L2.

Symptome:

- periphere Lähmung beider Beine, die asymmetrisch sein kann,
- „reithosenartige" Gefühlsstörung für alle Qualitäten in den Lumbal- und Sakralsegmenten mit Schmerzen in diesem Bereich,
- Unmöglichkeit der spontanen Blasen- und Mastdarmentleerung,
- Impotentia coeundi.

Ursache:

- medialer Bandscheibenvorfall,
- Tumor (intramedullär).

15.2.2 Konussyndrom

- Läsionsort L1,
- tritt sehr selten auf,
- Stuhl- und Harninkontinenz,
- der Analreflex fehlt immer,
- Lähmungen: eventuell Gluteusparese, Sphinkter anus externus-Parese,
- der Bulbocavernosus-Reflex ist abgeschwächt bis nicht mehr auslösbar,
- die Sensibilität ist perianal beeinträchtigt (S3-S5).

15.3 Querschnittssyndrom

15.3.1 Spinaler Schock

- Akutes passageres Querschnittssyndrom mit Ausfall sowohl der willkürlichen als auch der reflektorischen Motorik, der Sensibilität und der autonomen Funktionen unterhalb der Läsion.
- der Muskeltonus ist schlaff (schlaffe Paraparese oder Tetraplegie mit Areflexie).

15.3.2 Komplettes Querschnittssyndrom

- Läsion des gesamten Rückenmarksquerschnitts mit spastischer Plegie, Hyperreflexie, pathologischen Reflexen, Sensibilitätsverlust und autonomer Reflextätigkeit,
- Detrusor-Sphinkter-Dyssenergie.

15.3.3 Inkomplettes Querschnittssyndrom

Von einem inkompletten Querschnittssyndrom spricht man, wenn nicht der gesamte Myelonquerschnitt von der Läsion betroffen ist, so dass die Funktion einzelner spinaler Bahnen erhalten bleibt.

Brown-Séquard-Syndrom:

- halbseitige Rückenmarkslähmung,
- homolaterale spastische Parese und ipsilaterale Störung der Tiefensensibilität bei kontralateralem Ausfall der Schmerz- und Temperaturempfindung (dissoziierte Sensibilitätsstörung) plus vasokonstriktorische Fasern im Seitenstrang, Hyperreflexie, positiver Babinski, Pallhypästhesie, gestörte Lageempfindung und kontralaterale Schmerz- und Temperaturempfindung,
- Blase und Darm sind nicht gelähmt,
- Ätiopathogenese: Fasern der Pyramidenbahnen und des Hinterstranges verlaufen bis auf Höhe der Medulla oblongata homolateral, während der Tractus spinothalamicus auf Segmentebene kreuzt.

Arteria spinalis anterior-Syndrom:

- Ventrales Rückenmarksyndrom mit Paraparese und bilateraler dissoziierter Empfindungsstörung bei Läsion der Vorderhörner, der Pyramidenbahnen und spinothalamischen Afferenzen,
- auf der Höhe: schlaffe Lähmung wie bei Brown-Séquard-Syndrom,
- unterhalb der Läsion: spastische Paraparese mit beidseits positivem Babinski und beidseits dissoziierter Empfindungsstörung (Schmerz, Temperatur),
- erhaltene Berührungsempfindung.
- Ursache:
  - Vorderhörner, Vorder-Seitenstränge der Pyramidenbahn, spinothalamische Bahnen und vordere Kommissur sind betroffen,
  - Ischämie im Versorgungsgebiet der A. spinalis anterior und bei ventral extramedullären Tumoren und epidural spinalem Abszess.

Zentromedulläres Syndrom:

- Zentrales Rückenmarkssyndrom mit segmentaler dissoziierter Sensibilitätsstörung infolge einer Läsion der auf Segmentebene kreuzenden Fasern für die Schmerz- und Temperaturempfindung beidseits und segmentale schlaffe Paresen sowie unterhalb der Läsion spastische Parese (Arme > Beine).
- Ätiopathogenese:
  - Ein Prozess im Bereich des Zentralkanals beeinträchtigt die in der vorderen Kommissur auf Segmenthöhe kreuzende Fasern für Schmerz und Temperatur.
  - Bei horizontaler symmetrischer Ausdehnung kommt es dazu, dass Vorderhörner, sympathische Seitenhörner und die Pyramidenseitenstränge betroffen sind (topische Anordnung der Bahnen: Arm innen, Bein außen).

- Ursache:
    - Syringomyelie mit zystischer Erweiterung des Spinalkanals,
    - intramedulläre Tumore/ Blutungen.

Therapie:

- Blutdruckabfall, Herzinsuffizienz: Blutdruckhebung und Digitalisierung,
- Ischämie: Thrombozytenaggretationshemmer,
- Aortenaneurysma oder Aortendissektion: Operation.

CAVE:
ist die A. radicularis magna betroffen besteht meist ein kompletter Querschnitt.

15.4 Spinale Blutversorgung

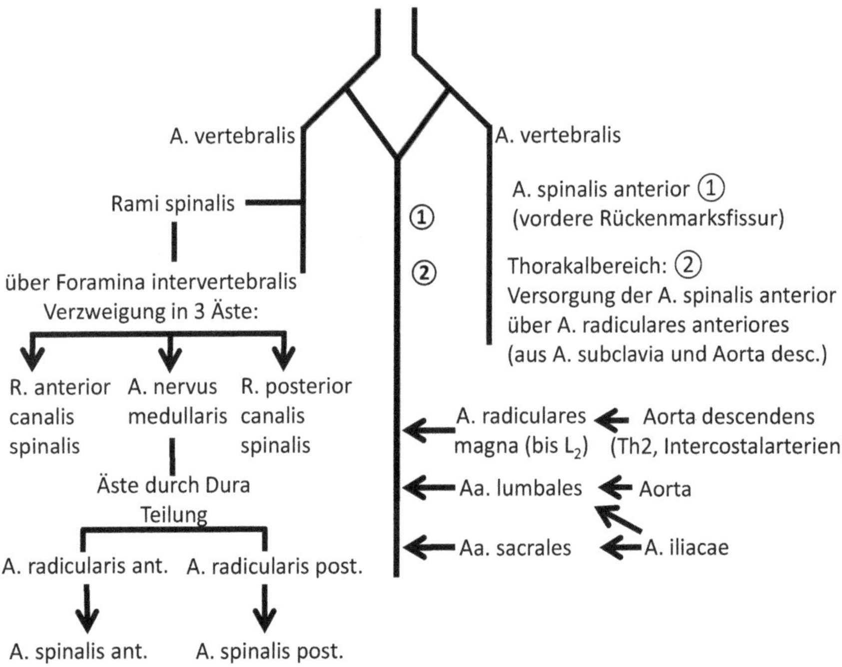

Abbildung 15.2: Spinale Blutversorgung

15.4.1 Aa. spinales posteriores

Ischämien im Versorgungsgebiet der Aa. spinales posteriores führen zu ischämischen Nekrosen im dorsalen Teil des Hinterhorns, in den Hintersträngen sowie dem dorsalen Teil des Pyramidenseitenstrangs.

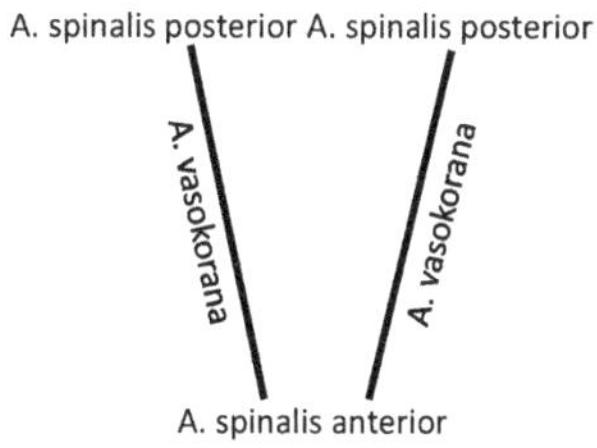

Abbildung 15.3: Verbindung zwischen der A. spinales anterior und der A. spinales posterior

15.4.2 Sulkokommissuralsyndrom (A. sulcocommisuralis)

- Wie A. spinals anterior-Syndrom, meist halbseitig,
- die Paresen sind nicht komplett,
- periphere Lähmungen,
- Brown-Séquard-Syndrom.

15.4.3 Radicularis magna-Syndrom

- Maximalvariante des A. spinalis anterior-Syndroms,
- betrifft auch Territorium der posterioren Spinalarterien (Thrombose der A. vasokorana),
- komplette Querschnittsläsion.

15.4.4 Claudicatio spinalis

Mechanisch bedingte, belastungsabhängige Durchblutungsstörung der Cauda equina, keine spinale Durchblutungsstörung.

Symptome:

- periphere Schwäche der Beine,
- nach langem Stehen, Gehen, Joggen verspürt man Kribbeln, Brennen, Krämpfe in den Beinen,
- nach dem Hinsetzen: Verminderung der Lendenlordose führt zur Verbesserung.

Diagnostik:
MRT: Nachweis einer Spinalkanalstenose.

Therapie:
Konservativ:

- Schmerztherapie,
- Krankengymnastik,
  Hydro- und Balneotherapie.

Operativ:

- Dekompression durch Laminotomien unterschiedlicher Ausdehnung und Lokalisation (z.B. Hemilaminektomie, Laminektomie, Unterschneidung der Wirbelbögen).
- Falls nötig werden zusätzliche instrumentelle stabilisierende Verfahren bei bestehender oder zu erwartender Instabilität notwendig.

15.4.5 Spinale Blutung (Hämatomyelie)

Eine spinale Blutung ist selten.

Ursache:

- Angiome der intraspinalen Gefäße,
- Traumen,
- intraspinale Tumoren.

Symptome:

- siehe A. spinalis anterior-Syndrom,
- eine komplette Querschnittslähmung ist möglich.

Diagnostik:

- MRT,
- spinale Angiographie (spinale Subarachnoidalblutung, epidurale Blutung).

Prognose: ungünstig.
Therapie: konservativ.

16 Störung des Bewusstseins

Einteilung:

- Bewusstseinseintrübung,
- Bewusstlosigkeit.

16.1 Bewusstseinseintrübung

Somnolenz:

- schläfrig,
- durch Ruf oder Berührung erfolgt die Öffnung der Augen,
- einfache Aufforderungen können befolgt werden,
- Angaben zur Vorgeschichte können gemacht werden,
- danach schläft der Patient wieder ein bis ein erneuter Reiz kommt,
- der Blinzelreflex ist erhalten.

Sopor:

- der Patient ist durch erheblich schmerzhafte Reize weckbar,
- er dämmert danach sofort wieder ein,
- es ist ein immer neues, höheres Reizniveau erforderlich, um den Patienten zu wecken.

16.2 Bewusstlosigkeit

Koma:

- der Patient ist nicht erweckbar, die Augen sind meist geschlossen,
- Reaktion auf Schmerzreize, Schutzreflexe, Tonus und Spontanatmung definieren die Komatiefe.

Einteilung:

- leichtes Koma,
- tiefes Koma.

Leichtes Koma:

Koma I:

- auf Schmerzreize erfolgt eine gezielte Abwehrbewegungen in den nichtparetischen Extremitäten,
- keine Pupillenstörung,
- die Bulbi sind konjugiert,
- der okulozephale Reflex ist deutlich positiv.

Koma II:

- auf Schmerzreize erfolgen konstant ungezielte Abwehrbewegungen,
- eine Anisokorie ist möglich,
- die Lichtreaktion ist erhalten.

Tiefes Koma:

Koma III:

- auf Schmerzreize erfolgen inkonstante, ungezielte Bewegungen, eventuell Streck- und Beugesynergismen,
- der Muskeltonus ist erhöht,
- der okulozephale Reflex ist pathologisch,
- der vestibulookuläre Reflex ist pathologisch,
- die Lichtreaktion kann erhalten sein.

Koma IV:

- keine Schmerzreaktion,
- spontanes Strecken der Extremitäten,
- die Pupillen sind weit, reaktionslos,
- die okulozephalen Reflexe fallen nach kraniokaudal aus,
- die Spontanatmung ist erhalten, das Atemmuster ist aber immer pathologisch.

Mit Hilfe der Glasgow-Koma-Scale (GCS) werden folgende Fähigkeiten überprüft und beurteilt:

- Öffnung der Augen,
- sprachliche Reaktion,
- motorische Reaktion.

Insgesamt können zwischen 3-15 Punkte erreicht werden.

Auswertung:

13-15 Punkte: leichtes Schädel-Hirn-Trauma,
9-12 Punkte: mittleres Schädel-Hirn-Trauma,
3-8 Punkte: schweres Schädel-Hirn-Trauma.

Glasgow-Koma-Scale:

Prüfung	Reaktion	Punkte
Augen öffnen	spontan	4
	auf Aufforderung	3
	auf Schmerzreiz	2
	nicht	1
Sprache	orientiert, klar	5
	verwirrt	4
	einzelne Wörter	3
	einzelne Laute	2
	keine	1
Bewegung	nach Aufforderung	6
	gezielte Abwehrbewegung	5
	ungezielte Abwehrbewegung	4
	Beugebewegungen	3
	Streckbewegungen	2
	keine	1

16.3 Störung der Bewusstheit

- Der Patient ist nicht bewusstlos,
- sein Bewusstsein ist verändert,
- es bestehen Wahrnehmungsstörungen, Reizverarbeitungsstörungen und Orientierungsstörungen.

Verwirrtheit:

- akute, subakute, chronisch progrediente Denkstörung und Bewusstheitsstörung,
- der Patient ist wach bzw. leicht erweckbar,
- es zeigt sich ein inadäquates Verhalten bei verschiedenen Gelegenheiten,
- Umgebung/ Personen werden verkannt,
- Orientierung zu Ort, Zeit und Person können gestört sein.

Delir:

- ängstliche psychomotorische Unruhe,
- Übererregbarkeit, Desorientiertheit, Halluzinationen, Suggestibilität.

16.4 Anatomische Zusammengehörigkeit

Mittelhirn:

- Es grenzt kaudal an die Pons und
- kranial an das Zwischenhirn,
- es wird vom Aquädukt durchzogen.

Es gliedert sich in 3 Schichten:

1. Pedunculus cerebri:
   hier laufen kortikospinale, kortikonukleäre und kortikopontine Stränge.
2. Tegmentum:
   - Substantia nigra,
   - Nucleus ruber,
   - Formatio reticularis,
   - Hirnnervenkerne:
     - Nucleus nervi trochlearis,
     - Hirnnerven III:
       - Nuclei nervi oculomotorii,
       - Nucleus Edinger-Westphal.
3. Tectum mit Vierhügelplatte (Colliculi inferiores et superiores).

Zwischenhirn:
Es wird kaudal vom Mesencephalon und ventral vom Großhirn begrenzt.
Zusammensetzung:

- Epithalamus (Epiphyse und Habenulae),
- Thalamus (grenzt an den 3. Ventrikel),
- Subthalamus (Nucleus subthalamicus und Pallidum),
- Hypothalamus (am Boden des 3. Ventrikels, läuft nach unten mit dem Hypophysenstiel).

Hirnstamm: Zusammensetzung:

- Medulla oblongata,
- Pons,
- Mesencephalon.

Rhombencephalon: Zusammensetzung:

- Medulla oblongata,
- Pons,
- Cerebellum.

Metencephalon: Zusammensetzung:

- Pons,
- Cerebellum.

16.5 Akutes Mittelhirnsyndrom

Symptome:

- der Patient ist komatös,
- Streckstellung der Beine und der Arme,
- Opisthotonus des Rumpfes,
- der Muskeltonus ist erhöht,
- die Pupillen sind mittelweit bis weit,
- die Lichtreaktion ist vermindert,
- der Kornealreflex ist schwach auslösbar,
- die Bulbi stehen divergent,
- es bestehen keine spontanen Bulbusbewegungen mehr,
- das vegetative System reagiert übermäßig: Maschinenatmung, Tachykardie, Hypertonus, Hyperhidrosis.

16.6 Akutes Bulbärhirnsyndrom

Symptome:

- tiefe Bewusstlosigkeit,
- keine spontan-reaktive Motorik,
- der Muskeltonus ist schlaff,
- keine Dezerebrationshaltung,
- weite, reaktionslose Pupillen,
- fehlender Kornealreflex und okulozephaler Reflex,
- Bulbi-Divergenz, die Bulbi bewegen sich nicht mehr spontan,
- Atemstillstand,
- Bradykardie, Hypotonie,
- die Temperatur ist normal bis leicht erhöht.

Die Symptome kommen bei jeder Hirnstammschädigung vor. Sie sind selten rückläufig und gehen meistens in das Syndrom des dissoziierten Hirntodes über.

16.7 Bulbärparalyse

Systematrophie der motorischen Hirnnervenkerne in der Medulla oblongata.

Symptome:

- bulbäre Sprachstörung,
- Schluckstörung,
- Atrophie und Faszikulation der Zungenmuskulatur.

16.8 Pseudobulbärparalyse

Schädigung der kortikonukleären Bahnen mit der Folge einer spastischen Paraparese der Mund- und Schlundmuskulatur.

Symptome:

- dysarthrische Sprechstörungen,
- Schluckstörung,
- Atrophie und Faszikulation der Zungenmuskulatur fehlt, weil das periphere motorische Neuron intakt ist.

16.9 Zwischenhirnsyndrom

Symptome:

- somnolent bis soporös,
- Beuge-Streck-Synergismen (initial),
- später verharren die Patienten in dieser Position („Dekortikationshaltung"),
- Miosis,
- der okulozephale Reflex ist enthemmt (Puppenkopf-Phänomen),
- der vestibulookuläre Reflex ist erhalten,
- der Muskeltonus ist erhöht,
- Meningismus,
- Eigenreflexe sind gesteigert,
- Fremdreflexe sind positiv.

16.10 Ursachen der akuten Bewusstlosigkeit

- Als anatomisches Substrat für die verschiedenen Formen der Bewusstheitsstörung gilt das limbische System. Dieses besteht aus folgenden Strukturen:
  - Hippocampus mit Fornix: Gedächtnis, Verhalten, Orientierung, Motivation,
  - Gyrus cinguli: vegetative Modulation, psychomotorischer Antrieb,
  - Gyrus parahippocampalis: Gedächtnis,
  - Corpus amygdaloideum: Affektverhalten,
  - Corpora mamillaria: Gedächtnis, Affektverhalten, Beeinflussung von Sexualfunktion.
- Jede Bewusstseinsstörung ist durch eine funktionelle oder morphologische Läsion des aufsteigenden, aktivierenden Teils der mesenzephalen Formatio reticularis des Hirnstamms oder der Thalami assoziiert.

Man unterteilt in:

1. Primäre Bewusstlosigkeit:
   Läsion von Hirnstamm und Zwischenhirn.
2. Sekundäre Bewusstlosigkeit:
   - hemisphärische, supratentorielle Läsion (Nervenzellausfall kraniokaudal),
   - hypoxisch bedingt,
   - metabolisch, toxisch bedingt.

16.11 Zentrale Atemstörungen

Normaler Atemrhythmus:
(schematische Darstellung)

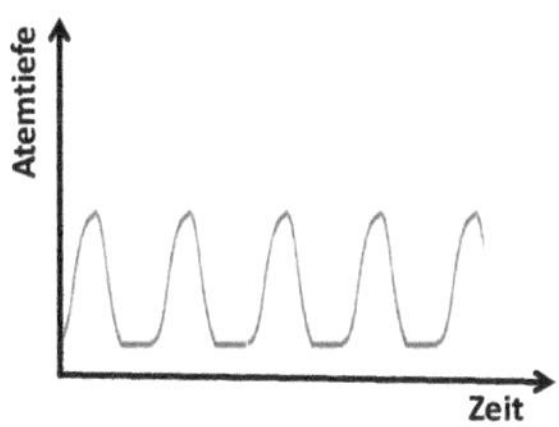

Kussmaul-Atmung:
(schematische Atmung)

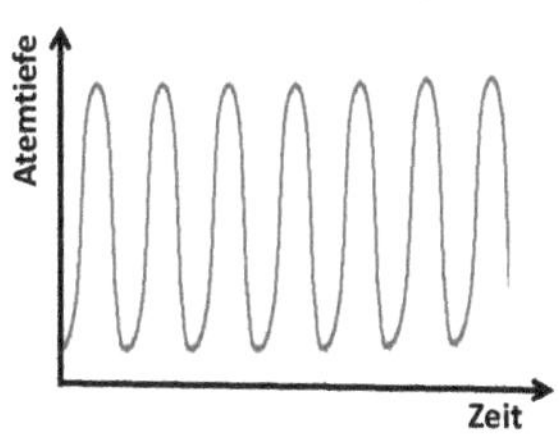

Ursachen: Azidose

- diabetisches Koma,
- metabolische Azidose.

Biot-Atmung:
(schematische Darstellung)

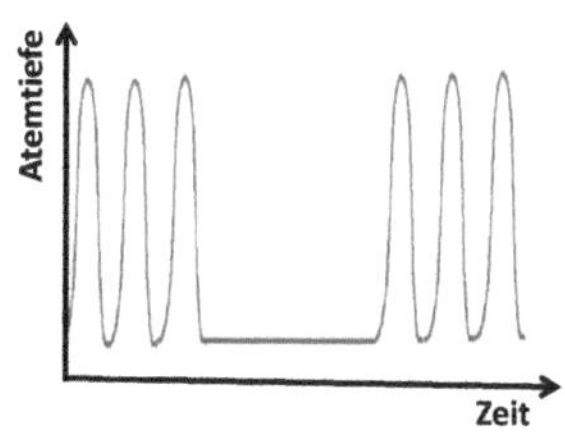

Ursachen: Schädigung der medulla oblongata durch

- gesteigerten Hirndruck,
- Meningoenzephalitis,
- Hirnkontusion.

Cheyne-Stokes-Atmung:
(schematische Atmung)

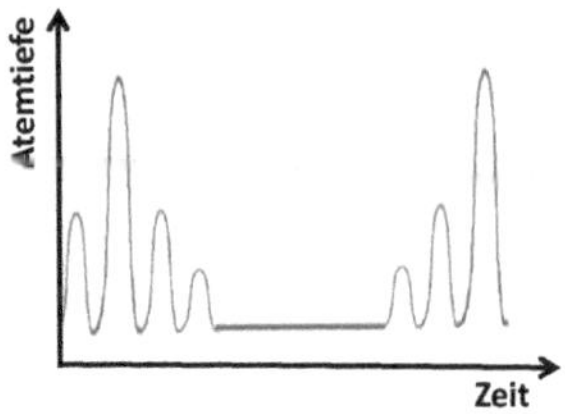

Ursachen:

- Minderperfusion z.B. bei einem Apoplex, bei Vergiftungen,
- supratentorielle Läsion,
- metabolische Schädigung des Hirnstammes.

Schnappatmung:
(schematische Atmung)

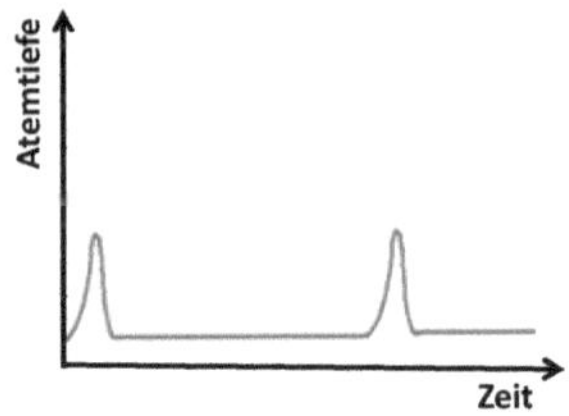

Ursachen:

- alle Ursachen, die zu einem Atemstillstand führen können,
- sie tritt zudem kurz vor dem Tod auf.

Ataktische Atmung: die Atembewegungen und der Atemrhythmus sind ataktisch.
Ursachen: Intoxikation, infratentorielle Läsion.

Maschinenatmung: regelmäßige tiefe Hyperventilation.
Ursache: Entkopplung des medullären Atemzentrums von den diencephalen Reglern bei: transtentorieller Einklemmung, primärer mesencephaler Läsion.

16.12 Vegetative Regulationsstörungen im Koma

Temperatur:

- Ursachen: thalamusnahe Läsionen, Ventrikeltamponade, transtentorielle Einklemmung, Hydrocephalus communicans,
- Folge: zentrale Hyperthermie, Tachykardie, Blutdruckanstieg,
- Folgen: Zunahme der Komatiefe
  - die Temperatur sinkt,
  - der Blutdruck fällt,
  - Bradykardie.

Infratentorielle Läsion:
Symptome:

- akuter Komabeginn mit fokalen Hirnstammfunktionsstörungen,
- bilaterale Ausfälle,
- primäre Hirnnervenkernläsionen,
- Strecksynergismen, bilaterale Myoklonien.

Supratentorielle Läsion:
Symptome:

- Beginn mit halbseitigen neurologischen Ausfällen,
- akuter Komabeginn,
- kraniokaudale Veränderung der Funktionsstörung,
- fokale oder sekundär generalisierte Anfälle.

Metabolisches Koma:
Symptome:

- Verwirrtheit/ Verlangsamung,
- langsame Entwicklung des Komas,
- häufig bilaterale motorische Reiz- und Ausfallerscheinungen,
- keine Hirnnervensymptome.

Koma nach Kreislaufversagen oder Hypoxie:
Symptome:

- akuter Beginn: symmetrische, meist schlaffe motorische Störungen,
- kraniokaudale Verschlechterung,
- Zuordnung der Syndrome zu definierten Hirnstammebenen.

Psychogene Bewusstseinsstörung:
Symptome:

- Augen und Mund sind oft aktiv geschlossen,
- Wiederstand beim Öffnen der Augen,
- der okulozephale Reflex ist unterdrückt,
- der vestibulookuläre Reflex ist erhalten,
- keine pathologischen Reflexe,
- die Atmung pendelt zwischen Hyperventilation und Apnoe,
- Vortäuschen eines Meningismus,
- Schmerzreaktionen können unterdrückt werden.

16.13 Dezerebrationssyndrom

Definition: Abkopplung des Hirnstamms vom gesamten Hirnmantel.

Ursache:
Ausgedehnte bilaterale Schädigung im Marklager oder Läsion im Hirnstamm durch:

- Schädelhirntrauma,
- Blutung,
- Hypoxie,
- Leukodystrophie.
- Enzephalitis,
- Intoxikation,
- Thrombose der A. basilaris,

Symptome:

- Tetraparese ohne zentrale faziale Parese,
- beide Arme sind entweder in Beugehaltung fixiert oder innenrotiert und gestreckt,
- die Beine sind immer in Streckhaltung,
- die Reflexe sind durch Tonuserhöhung kaum auslösbar,
- der Babinski-Reflex ist positiv,
- Verstärkung der Beugung/ Streckung durch Reize,
- Verstärkung eines Trismus,
- Miosis/ Mydriasis,
- aufgehobene Lichtreaktion der Pupillen,
- Divergenz-Konvergenzstellung der Bulbi,
- konjugierte und unkoordinierte horizontale-vertikale Pendelbewegung der Augen,
- Störung des Wachbewusstseins fehlt selten, dies führt zu
    - einem tiefen Koma mit geschlossenen Augen oder zu
    - einem apallischen Syndrom (vegetatives Syndrom).

16.14 Persistierender vegetativer Zustand

- Bei irreparablen Schäden kann das Mittelhirnsyndrom in eine chronische Dezerebration, das apallische Syndrom, übergehen. Dies kann Wochen bis Monate und sogar über Jahre bestehen bleiben.
- Die Patienten scheinen wach, sie sind jedoch nicht fähig mit der Umwelt Kontakt aufzunehmen.
- Die vegetativen Funktionen sind erhalten, kognitive Möglichkeiten sind verloren gegangen.

Neuropathologie:
Normale Kortexstrukturen, Blutungen, bilaterale Marklagerschädigung des Hypothalamus und der Basalganglien.

Symptomatik:

- Bewusstlosigkeit,
- danach werden die Patienten wieder wach,
- ein Schlaf-Wach-Rhythmus stellt sich ein,
- Blick ins Leere,
- die Extremitäten sind in generalisierter Beugestellung, Kontrakturen,
- der Muskeltonus ist erhöht,
- der Babinski-Reflex ist positiv,
- Atmung und Kreislauf sind ungestört,
- Dysphagie, daher benötigen die Patienten eine PEG.

Diagnostik:

- EEG: unspezifisch,
- rCBF-Messung: Minderung der Hirndurchblutung,
- cCT/ cMRT: nach Hypoxie ist die Rinden-Markgrenze aufgehoben,
- cCT/ cMRT: die Stammganglien sind hypodens.

Prognose: sehr schlecht.

16.15 Andere Hirnstammsyndrome ohne Verlust der Wachheit

16.15.1 Locked-in-Syndrom

- Ausgedehnte supranukleäre Schädigung der Pyramidenbahn und extrapyramidalen Bahnen,
- Tetraparese/ Tetraplegie plus Parese aller motorischen Hirnnerven,
- die Patienten müssen beatmet werden,
- das Bewusstsein ist erhalten,
- der Patient ist wach, er nimmt seine Umgebung wahr,
- die Kommunikation erfolgt über vertikale Augenbewegungen und Lidschluss.

Ursachen:
Hirnstammerkrankungen wie:

- Basilaristhrombose,
- Hirnstammblutung,
- Hirnstammkontusionen,
- manchmal Erkrankung der peripheren Nerven wie Guillain-Barré-Syndrom mit vollständiger Beteiligung der Hirnnerven,
- die Formatio retikularis ist intakt.

Diagnostik: SEP/ AEP sind normal.
Prognose: sehr schlecht, keiner überlebt.

16.15.2 Akinetischer Mutismus

- Keine spontane Motorik,
- keine verbale Äußerung,
- die Patienten wirken wach,
- der Schlaf-Wach-Rhythmus ist intakt.

Ursachen:

- dienzephale raumfordernde Läsionen in Höhe des 3. Ventrikels,
- bilaterale subkortikale hemisphärische Läsion,
- ausgedehnte Demyelinisierung,
- Hydrocephalus communicans,
- der vegetative Zustand ist intakt bei geringer Schädigung der Pyramidenbahn.

16.16 Untersuchung des bewusstlosen Patienten

- Anamnese,
- körperliche Inspektion,
- okulozephaler Reflex:
  - Wird er urch Fixierung aufgehoben?
  - Ist er konjugiert/ diskonjugiert?
  - Fehlt er?
- Bulbusstellung spontan:
  - Konjugiert, mittelständig?
  - Ist er ohne Fixation divergierend?
  - Schwimmende Bewegungen?
- Schutzreflexe (Sind sie vorhanden?, Sind sie einseitig?, Sind sie fehlend?):
  - Korneal-Blickreflex?
  - Würgereflex?
  - Trigeminusreflex?
- Atmung,
- Sprachäußerungen,
- Verletzungen,
- Intoxikation (Riechen, Drogenanamnese),

Divergenz oder Pendelbewegung:

- bei Hirnstammschädigung kommt es zu konjugierten Abweichungen der Bulbi zum Herd (frontaler Herd),
- konjugierte Abweichung der Bulbi vom Herd weg: die Pons ist betroffen,
- spontane Vertikalbewegungen (ocular bobbing): ungünstiges Zeichen.

Pupillenreflex:

- Läsion im Subthalamus: ipsilaterale Miosis,
- subtotale Mittelhirnschädigung: ipsilaterale starke Mydriasis,
- schwere Mittelhirnschädigung: mäßige Mydriasis,
- Tectum (Brückenhaube): Umleitung der sympathischen Bahnen: bilaterale Miosis,
- Läsion des N. oculomotorius: Anisokorie,
- Hirnstammläsion: fehlender Kornealreflex.

Im Koma können die Eigenreflexe fehlen, der Muskeltonus ist herabgesetzt.

Diagnostik:

- cCT,
- cMRT,
- MRA,
- Doppler-Duplex- Sonographie,
- EEG,
- Lumbalpunktion.

16.17 Dissoziierter Hirntod

Vollständiger, irreversibler Funktionsausfall des Gehirns.
Voraussetzungen:

- Koma,
- lichtstarre, weite Pupillen,
- Fehlen des Kornealreflexes,
- Fehlen von Reaktion auf Schmerzreize im Versorgungsgebiet des N. trigeminus,
- Fehlen des pharyngealen Trachealreflexes,
- Fehlen des vestibulookulären Reflexes,
- Ausfall der Spontanatmung.

Diese Punkte müssen von 2 unabhängigen, erfahrenen Untersuchern bestätigt werden. Die Symptome müssen beim Erwachsenen länger als 12 Stunden bestehen, dann spricht man von einem Hirntod. Bei einer sekundären Hirnschädigung (z.B. nach Herzstillstand) kann man erst nach 72 Stunden von einem Hirntod sprechen.

EEG:

- über 30 Minuten muss ein artefaktfreies EEG aufgezeichnet werden,
- Nulllinie: auch bei Erfrierungen kann eine Nulllinie bestehen.

Angiographie:

- nur durchführen, wenn sie gleichzeitig der Diagnostik dient,
- sicherste Methode (heute nicht mehr von Bedeutung).

SEP: offiziell anerkannt

- kortikaler Verlust, spinal sind sie erhalten,
- FAEP-Ausfall II-V bei primärer supratentorieller Läsion.

Doppler/ Hirndruckmessung:
ist zur Hirntoddiagnostik nicht zugelassen.

17 Neuropsychologische Syndrome

Grade der geistigen Behinderung (nach ICD-10):

a. Leichte geistige Behinderung auch leichte Intelligenzmindorung, früher Debilität (F70):
Der Intelligenzquotient liegt zwischen 50 und 69. Die Betroffenen haben Schwierigkeiten in der Schule und erreichen als Erwachsene ein Intelligenzalter von 9 bis unter 12 Jahren. Viele Erwachsene können arbeiten und gute soziale Beziehungen pflegen.

b. Mittelgradige geistige Behinderung auch mittelgradige Intelligenzminderung, früher Imbezillität (F71):
Der Intelligenzquotient liegt zwischen 35 und 49. Dies entspricht beim Erwachsenen einem Intelligenzalter von 6 bis unter 9 Jahren. Es kommt zu deutlichen Entwicklungsverzögerungen in der Kindheit. Die meisten können aber ein gewisses Maß an Unabhängigkeit erreichen und eine ausreichende Kommunikationsfähigkeit und Ausbildung erwerben. Erwachsene brauchen in unterschiedlichem Ausmaß Unterstützung im täglichen Leben und bei der Arbeit.

c. Schwere geistige Behinderung auch schwere Intelligenzminderung, früher Imbezillität (F72):
Der Intelligenzquotient liegt zwischen 20 und 34. Dies entspricht beim Erwachsenen einem Intelligenzalter von 3 bis unter 6 Jahren. Da die Betroffenen nicht lesen und schreiben lernen und keine allgemeinbildende Schule besuchen können, besuchen sie eine Förderschule, wo sie lebenspraktische Bildung erhalten. Eine andauernde Unterstützung ist nötig.

d. Schwerste geistige Behinderung auch schwerste Intelligenzminderung, früher Idiotie (F73):
Der Intelligenzquotient liegt unter 20. Dies entspricht beim Erwachsenen einem Intelligenzalter von unter 3 Jahren. Die eigene Versorgung, Kontinenz, Kommunikation und Beweglichkeit sind hochgradig beeinträchtigt.

17.1 Aphasien

Aphasien:
Störung im kommunikativen Gebrauch der Sprache.

Dysarthrophonie:
Sprechstörung (Störung der Artikulationsmotorik und der Stimmgebung und Sprechatmung).

Einteilung:
Kortikale, pseudobulbäre und bulbäre Dysarthrophonie, die auf zentrale Bewegungsstörung oder periphere Lähmung der Sprechmuskulatur beruht.
Zerebelläre Koordinationsstörung der Sprechbewegung führen zu einem skandierenden oder verwaschenen Sprechen.

Artikulationsstörungen:
bei Krankheiten der Basalganglien.

Broca-Aphasie:
(Gyrus frontalis inferior Area 44 (plus Area 47, 46 und 9))

- Sprachanstrengung,
- Agrammatismus/ Telegrammstil,
- gutes Sprachverständnis,
- Spontansprache ist kaum möglich,
- Paraphasien (Meksel statt Messer),
- ist meist mit einer Sprechstörung verbunden,
- Schreiben, Lesen und Sprechen sind beeinträchtigt,
- das Lesesinnverständnis ist gut erhalten.

Transkortikale Aphasie: intaktes Nachsprechen

- transkortikal-motorisch: die Sprachproduktion ist herabgesetzt,
- transkortikal-sensorisch: das Sprachverständnis ist herabgesetzt,
- die Läsion ist nahe der Broca- oder nahe der Wernickeregion.

Globale Aphasie:

- alle expressiven und rezeptiven sprachlichen Funktionen sind schwer beeinträchtigt,
- die Spontansprache ist kaum möglich,
- Sprachautomatismen („tatata“),
- das Sprachverständnis ist sehr schwer gestört,
- Störung von Sprachproduktion, Sprachverständnis, Sprachanstrengungen, Paraphasien, Stereotypen,
- manchmal ist gar keine Sprachäußerung oder Kommunikation möglich.

Wernicke-Aphasie: (Area 22 Gyrus temporalis superior plus Area 40 Gyrus angularis plus Area 39 Gyrus temporalis medius)

- guter Sprachfluss,
- überschießende Sprachproduktion,
- Paraphasien,
- Neologismen,
- das Sprachverständnis ist stark gestört,
- die Spontansprache ist gut, gute Melodie,
- bei zu vielen Paraphasien/ Neologismen spricht man von einer Jargon-Aphasie,
- Nachsprechen, Lesen, Schreiben sind durch Paraphasien, Paradexien und Paragraphien entstellt,
- mündliches und schriftliches Rechnen sind schwer gestört,
- ein Störungsbewusstsein fehlt häufig.

Leitungsaphasie: Das Nachsprechen ist gestört (Läsion im Gyrus supramarginalis, im Ursprung des Fasciculus arcuatus).

Amnestische Aphasie:

- Wortfindungsstörungen,
- guter Sprachfluß,
- das Sprachverständnis ist gering gestört,
- die Spontansprache ist gut, besitzt aber einen geringen Informationsgehalt,
- die Schriftsprache ist ähnlich beeinträchtigt.

Lokalisation:

- erwachsener Rechtshänder: Läsion links fronto-temporo-parietal-Region,
- die Sprachdominanz ist angeboren, wird aber erst in den ersten Lebensjahren manifest,
- bei 5-6% Bevorzugung der linken Hand (Sprachdominanz ist bei 50% von diesen Menschen rechtsseitig, bei vielen ist das Sprachzentrum mehr bilateral repräsentiert).

Kinder und Vorschulkinder:

- gut rückbildungsfähig, die andere Hemisphäre kann die Aufgabe übernehmen,
- Kinder haben eher eine globale Aphasie mit Sprachlosigkeit und beeinträchtigtem Sprachverständnis,
- eine Differenzierung wie oben beschrieben ist nicht möglich,
- Vorschulalter: hier kommen nur Broca- oder Wernicke-Aphasie vor,
- jenseits der Pubertät: eine amnestische Aphasie ist möglich.

Aphasie bei Polyglotten:

- mehrsprachige Patienten: sind in jeder Sprache gleich betroffen,
- bei einigen sind die früher erlernten Sprachen weniger beeinträchtigt.

Kommunikationsskala nach Goodglass und Kaplan zur Feststellung des Schweregrades bei Aphasie:

Es können zwischen 0 und 5 Punkten vergeben werden. Je niedriger der Punktewert, desto schlechter.

0 Es ist keine verständliche Sprachäußerung und kein Sprachverständnis möglich.
1 Fragmentarische Äußerungen zwingen den Zuhörer den Sinn des gesagten zu erschließen, zu erfragen oder zu erraten. Daher kann nur ein begrenzter Teil an Informationen ausgetauscht werden. Der Zuhörer übernimmt den größten Teil der Kommunikation.
2 Vertraute Themen können, mit Hilfe des Gesprächspartners, besprochen werden. Der jeweilige Gedanken kann jedoch häufig nicht verstanden werden. Beide Gesprächspartner tragen den gleichen Teil zur Kommunikation bei.
3 Eine Unterhaltung über alle Alltagsprobleme ist ohne oder mit nur geringer Unterstützung möglich. Nicht alle Themen können aufgrund von erschwerter Beeinträchtigung des Sprechens oder des Verstehens adäquat besprochen werden.
4 Es liegt keine schwere inhaltliche oder formale Beeinträchtigung des Sprechens vor. Die Sprachproduktion verläuft nicht flüssig oder ist deutlich vermindert, ebenso wie das Sprachverständnis.
5 Es liegen nur sehr leichte Schwierigkeiten beim Sprechen vor, die jedoch kaum wahrgenommen werden. Es kann sein, dass der Patient nur subjektive Schwierigkeiten hat, die der Gesprächspartner nicht bemerkt.

Wada-Test:

- zur Lokalisation des Sprachzentrums,
- Gabe von Na-Amytal (125 mg) in die A. carotis der sprachdominanten Hemisphäre, dadurch entsteht ein vorübergehender Verlust des expressiven Sprachvermögens.

Lokalisation der Sprachregion:

- Broca-Aphasie: Herde im frontalen Anteil der Sprachregion (A. praecentralis),
- Wernicke-Aphasie: Versorgungsgebiet der A. praecentralis,
- amnestische Aphasie: temporoparietale Läsion,
- globale Aphasie: Funktionsstörung im gesamten Gebiet der A. cerebri media.

17.2 Apraxien

- Störung in der sequentiellen Anordnung von Einzelbewegungen zu Bewegungsfolgen oder von Bewegung zu Handlungsfolgen,
- Störung der motorischen Exekutive.

Man unterscheidet hierbei hauptsächlich 2 Formen:

1. ideomotorische Apraxien,
2. ideatorische Apraxien.

17.2.1 Ideomotorische Apraxien

- Funktionsstörung der sprachdominanten Hemisphäre, die linke Hemisphäre ist auch hinsichtlich des Handelns dominant,
- Parapraxien: Entstellung im Ablauf von Bewegungselementen,
- sie treten nur bei gezielter Prüfung auf,
- Prüfung: verbale Aufforderung und imitatorisch (um Sprachverständnisstörung auszuschließen),
- bukkofaziale Apraxie: es sind vor allem Gesichtsmuskeln betroffen.

Untersuchung:

- Ausdrucksbewegungen (drohen, winken etc.),
- Gebrauch von imaginären Objekten (kämmen, Zähneputzen),
- bedeutungslose Bewegung.

Symptomatik: bei Gliedmaßenapraxie (Arme, Hände)

- Auslassung bzw. fragmenthafte Ausführung,
- Substitution (komplette aber falsche motorische Reaktion),
- Überschussbewegungen,
- Perservation.

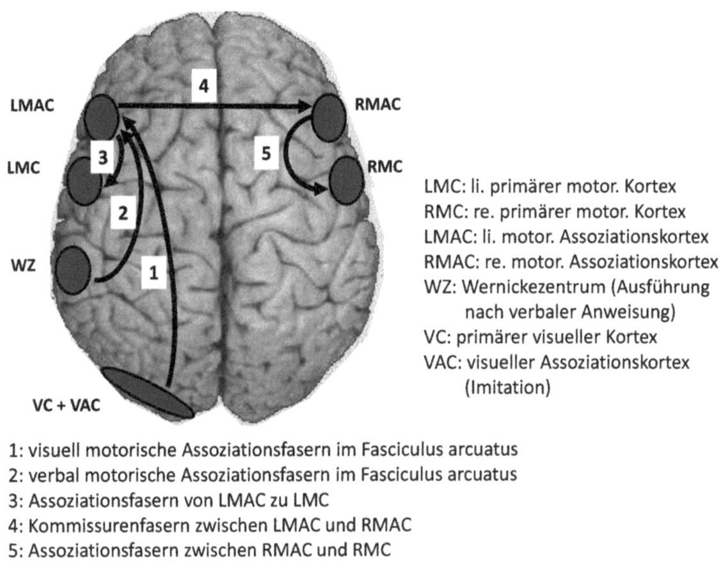

Abbildung 17.1: Skizze zum Verständnis der ideomotorischen Apraxien

17.2.2 Ideatorische Apraxien

- Konzeptuelle Störung des Objektgebrauchs,
- nicht nur die Ebene der motorischen Ausführung ist betroffen, Patienten machen auch Fehler Bilder in die richtige Reihenfolge zu bringen.

Ursache:
Läsion in der temporoparietalen Region der sprachdominanten Hemisphäre.

Symptome:

- gewohnte Handlungsfolgen wie Kaffee kochen sind nicht möglich,
- der Patient weiß, was er tun soll, kann sich aber nicht korrigieren und eine Imitation ist nicht möglich,
- dies zeigt sich im spontanen Verhalten,
- alle Patienten sind aphasisch.

Lokalisation:

- Läsion der sprachdominanten Hemisphäre, der Wernicke-Region,
- des parietalen Fasciculus arcuatus,
- des motorischen Assoziationskortex,
- der Kommissurenfasern, die den linken mit dem rechten motorischen Assoziationskortex verbindet.

Gesichtsapraxie:
Läsion des motorischen Assoziationskortex der Gesichtsmuskulatur oder der dorthin führenden Assoziationsfasern.

Für das Verständnis der ideomotorischen Apraxie von Bedeutung:

17.3 Seltene Apraxieformen

Bilaterale Apraxie:
Läsion im linken MAC (motorischer Assoziationskortex).

Sympathische Dyspraxie:
Linksseitige Hämisphärenläsion, die sich nach oberhalb der inneren Kapsel erstreckt, liegt eine zentrale rechte Hemiparese und sympathische Dyspraxie der linken Hand vor (weil Kommissurenfasern zum rechten motorischen Assoziationskortex im Anfang des Verlaufes unterbrochen sind).

Linksseitige ideomotorische Apraxie:
Eine Läsion der Kommissurenfasern alleine im vorderen Drittel des Balkens hat eine linksseitige ideomotorische Apraxie zur Folge.

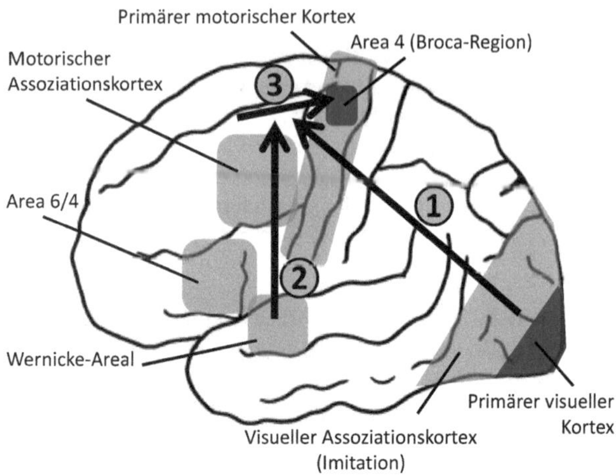

Abbildung 17.2: Skizze zum Verständnis der ideomotorischen Apraxien.
Die Pfeile stellen die Bahnen da: 1: Fasciculus arcuatus, 2: Verbindungsfasern zwischen dem Wernicke-Areal und dem motorischen Assoziationskortex, 3: Verbindungsfasern zwischen dem motorischen Assoziationskortex und dem motorischen Kortex.

17.4 Räumlich perzeptive/ konstruktive Störungen

Konstruktive und räumliche Störungen treten vorwiegend bei parietalen Läsionen der nicht dominanten Hemisphäre auf. Dies führt zu:

- konstruktiver Apraxie,
- räumlichen Orientierungsstörungen.

17.4.1 Konstruktive Apraxie

- Störung der gestaltenden Handlungen, die unter visueller Kontrolle ausgeführt werden,
- keine Paresen, keine Apraxie.

Symptomatik:
Konstruktiv-apraktisch: Versagen beim Zusammenfügen von Elementen zu einem räumlichen Gebilde. Die führt zu:

- Problemen beim Ankleiden,
- Problemen beim Schreiben (Buchstaben zusammenzufügen).

Untersuchung:
Mit Klötzen soll eine Pyramide gebaut werden (visueller Orientierungstest).

17.4.2 Räumliche Orientierungsstörungen

Probleme beim Einschätzen der Vertikalen und der Horizontalen, wenn sie einen Raum unterteilen.

Symptomatik:

- die Patienten verlaufen sich,
- sie haben Probleme beim Ankleiden,
- sie können den Verlauf einer ihnen bekannten Straße nicht beschreiben,
- sie können Entfernungen nicht abschätzen,
- lesen und schreiben sind erschwert.

Lokalisation:

- Läsion der inferior-parietalen Region (Gyrus supramarginalis, Gyrus angularis, superiore Temporalwindung),
- die Herde sind häufiger rechts als links.

17.5 Neglect

- Halbseitige Vernachlässigung,
- beim supramodalen Neglect werden folgende Reize vernachlässigt:
    - motorische Reize,
    - sensible Reize,
    - akustische Reize,
    - visuelle Reize.

Ursache: Störung der Aufmerksamkeit mit Relaisstation im rechten Parietallappen.

Untersuchung:
Doppelte Stimulation: der Reiz links wird durch einen Reiz in der rechten Körperhälfte gelöscht (Extinktion).

Lokalisation:
Lobulus parietalis inferior rechts, Putamen, Nucleus caudatus, Thalamus rechts, Frontalhirn rechts, frontales Augenfeld rechts.

Motorischer Neglect:
Extremitäten einer Hälfte werden nur auf Aufforderung bewegt, nicht spontan.

Sensibler Neglect:
Bei bilateraler Stimulation wird (meist) linksseitiges nicht wahrgenommen, obwohl Einzelprüfungen links wahrgenommen werden.

Visueller Neglect:

- visuelle Vernachlässigung,
- die linke Blatthälfte ist leer,
- der Teller links ist voll,
- keine Reaktion auf visuelle Stimuli.

Der motorische, sensible und visuelle Neglect wird wahrgenommen, wenn man gezielt darauf aufmerksam macht.

Supramodaler Neglect: Summe aller oben genannter Neglecte.

17.6 Weitere Störungen

17.6.1 Alexie

Symptome:

- einhergehend mit Farbbenennungsstörung und Hemianopsie nach rechts,
- leichte Aphasie,
- die Patienten können schreiben, das Geschriebene jedoch nicht lesen,
- sie können auch nicht abschreiben.

Ursache:
Infarkt der A. cerebri posterior links. Die linke Sehregion ist lädiert (homonyme Hemianopsie nach rechts).

17.6.2 Anosognosie

Nichterkennen eines krankhaften Zustands wie z.B. einer offensichtlichen Halbseitenlähmung, einer kortikalen Blindheit, einer Hemianopsie oder einer Taubheit.

Ursache: Läsion rechtshemisphärisch, meist im Rahmen eines Schlaganfalls.

17.6.3 Agnosie

Störung im Benennen, nicht im Erkennen.

Ursache: Unterbrechung der Assoziationsfasern oder Kommissurenfasern.

17.6.4 Astereognosie

Ein Gegenstand kann durch betasten nicht erkannt werden.

Prosopagnosie:

- Selbst Angehörige können visuell nicht erkannt werden,
- Wiedererkennung durch die Stimme oder z.B. einen Schnurbart.

18 Gedächtnisstörungen und Syndrome von Amnesie

Informationsverarbeitung:

- Speicherung,
- Abruf von Informationen.

Gedächtnis:

- Ultrakurzzeitgedächtnis,
- Kurzzeitgedächtnis (Arbeitsgedächtnis),
- Langzeitgedächtnis:
    - deklarativer Anteil:
        - episodisches Gedächtnis,
        - semantisches Gedächtnis,
    - nondeklarativer Anteil.

Amnesie:
Unfähigkeit auf Gedächtnisinhalte zurückzugreifen und neue Gedächtnisinhalte zu speichern.

Lokalisation:

- das Arbeitsgedächtnis ist in Anteilen des Frontal- und des Parietallappen lokalisiert,
- das Langzeitgedächtnis setzt sich aus dem limbischen System, der Papez-Schleife, dem medialen Temporallappen und dem Frontallappen (Abruf) zusammen.

Anterograde Amnesie:

- häufigste Form der Gedächtnisstörung,
- neue Inhalte zu speichern ist nicht möglich,
- der Abruf ist gestört,
- das Langzeitgedächtnis ist ebenfalls betroffen,
- das Arbeitszeitgedächtnis ist eingeschränkt.

Retrograde Amnesie:

- Informationen vor der Schädigung können nicht abgerufen werden (dies kann Sekunden bis Wochen dauern),
- gewisse „Gedächtnislücken“ bleiben auf Dauer bestehen,
- sie kommt häufig mit einer anterograden Amnesie vor,
- sie korreliert nicht mit der Schwere des Hirntraumas.

Globale Amnesie:

- Kombination aus retrograder und anterograder Amnesie,
- das prozedurale Gedächtnis ist erhalten:
    - der Patient findet sich auf der Straße nicht zurecht,
    - er könnte aber rein theoretisch einen LKW fahren,
- die Gedächtnis-Lernstörung ist irreversibel.

18.1 Störung der Aufmerksamkeit

- die Konzentration ist reduziert,
- die Reaktionsbereitschaft ist reduziert (Alertness wird unterteilt:
    - tonisch: Wachheit,
    - phasisch: kurzzeitige Aufmerksamkeitssteigerung),
- gerichtete Aufmerksamkeit (Konzentration),
- geteilte Aufmerksamkeit,
- Daueraufmerksamkeit.

Lokalisation:

- Alertness: rechtshemisphärisch,
- selektive Aufmerksamkeit: eher linkshemisphärische Areale.

Für beide gilt, dass Anteile der Formatio reticularis, des Thalamus und der frontalen und parietalen Areale betroffen sind.

18.2 Störung der Planung und Kontrolle von Handlungen und Planung

Symptomatik:

- dysexekutives Syndrom (Frontalhirnschädigung),
- Störung der Impulskontrolle (Apathie, Aggressionen),
- Imitation Behavior (imitiert den Partner),
- Utilization Behavior (hantiert mit Gegenständen).

Ursache:
fehlende Hemmung von motorischem Verhalten durch frontale Areale.

18.3 Demenzsyndrom

Demenz:

- Einbußen an kognitiven Funktionen die dazu führen, dass der Betroffene den Anforderungen des täglichen Lebens nicht mehr gewachsen ist,
- eine Bewusstseinsstörung liegt nicht vor,
- 1% der 60-64-Jährigen, 30-40% der 84-Jährigen.

18.3.1 Diagnostische Kriterien und Elemente

- Gedächtnis: s.o.,
- Sprache: Aphasien häufig im fortgeschrittenen Stadion,
- Aufmerksamkeits- und Konzentrationsstörungen,
- Störung der Planung und Kontrolle von Handlungen und Verhalten,
- psychomotorische Funktion:
    - Persönlichkeitsveränderungen (Kritiklosigkeit, Distanzlosigkeit, Affektlabilität),
    - Agnosie, Alexie, Agraphie, Apraxie, gestörte Raumverarbeitung.

18.3.2 Kortikale und subkortikale Demenz

Kortikale Demenz:
Kortikale Areale oder Assoziations-Kommissurenbahnen zwischen diesen Arealen sind betroffen.

Symptome:

- Aphasie,
- räumliche Orientierungsstörung,
- kognitive Leistungsstörung,
- Aufmerksamkeitsstörung,
- Einschränkung des Arbeitsgedächtnisses.

Subkortikale Demenz:
Symptome:

- Verlangsamung gedanklicher Abläufe,
- Apathie, Depression,
- Reizbarkeit.

Ursachen:

- M. Parkinson,
- Chorea Huntington,
- M. Wilson,
- subkortikale arteriosklerotische Enzephalopathie (SAE),
- progressive supranukleäre Lähmung.

18.3.3 Neurologische Zeichen bei einer Demenz

- Sie sind häufig, nicht obligat,
- Primitivreflexe z.B. Saug-Greifreflex,
- Rigor, Tremor, Ataxie,
- Spastik, zentrale Lähmungen,
- Dysarthrie.

Kortikale vs. subkortikale Demenz:

1. Kortikale Demenz:
   - motorische Ausfälle fehlen oder treten später auf,
   - Enthemmung,
   - die Sprache ist stärker gestört,
   - die Raumwahrnehmung ist gestört.
2. Subkortikale Demenz:
   - stärkere motorische Ausfälle,
   - Apathie/ Depression,
   - Abrufstörung.
3. Gemischte Form.

18.3.4 Differentialdiagnosen

- Debilität (intellektuelle Fähigkeiten konnten nie entwickelt werden),
- Delirium (akute Verwirrtheitszustände, Aufmerksamkeitsstörung, sprunghafte Gedanken, Halluzinationen, Illusionen, gestörter Schlaf-Wach-Rhythmus).

18.3.5 Diagnostik

- Anamnese,
- neuropsychologische Testungen.

Demenztests:
Alzheimer Disease Assessment Scale (ADAS):

- Diagnostik, Schweregradeinschätzung und Verlaufskontrolle von einer Demenz,
- insgesamt 21 Items, mit denen Defizite kognitiver Leistungen sowie Symptome bzw. Verhaltensauffälligkeiten im nicht-kognitiven Bereich beurteilt werden,
- alle über 10 liegenden Werte sprechen für eine kognitive Beeinträchtigung,
- Dauer: 45 Minuten.

The Consortium to Establish a Registry for Alzheimers Disease (CERAD):

- Früherkennung und Beschreibung typischer kognitiver Symptome bei der Alzheimererkrankung,
- 5 Untertests inklusive MMSE,
- Dauer: 35-40 Minuten,
- Auswertung: die Leistung wird in 11 Variablen zusammengefasst. Sind das Gedächtnis und eine weitere Funktion unterdurchschnittlich ausgeprägt, gelten die neuropsychologischen Kriterien eines Demenzsyndroms.

The Cambridge Examination for Mental Disorders of the Elderly (CAMDEX):

- differenzierte Diagnostik verschiedener Demenzformen, eine Schweregradeinschätzung sowie eine Abgrenzung zur Depression können beurteilt werden,
- kritischer Grenzwert, der auf eine dementielle Entwicklung schließen lässt, liegt bei 79/80,
- Dauer: 90 Minuten,
- Nachteile:
    - eine deutschsprachige Übersetzung liegt vor, jedoch keine Validierung für den deutschsprachigen Raum,
    - Dauer,
    - es wird ein gewisser Grad an Konzentrationsvermögen gefordert sowie ein hoher Grad an Motivation seitens des Patienten. Beides kann bereits bei mittelschwerer Ausprägung nicht mehr gegeben sein.

DemTect (Demenz-Detektions-Test):

- Demenzscreeningverfahren bestehend aus 5 demenzsensitiven Subtests,
- leichte kognitive Einbußen werden erfasst,
- alterssensitive Auswertung (Alter $>$ und $<$ 60 Jahren),
- Auswertung: $\leq$ 8 Punkte: Demenzverdacht, 9-12 Punkte: leichte kognitive Beeinträchtigung, 13-18 Punkte: altersgerechte Leistung,
- Dauer: 8-10 Minuten.

Mini-Mental-State-Examination (MMSE):

- kognitiver Screeningtest für ältere Menschen,
- die Diagnose einer Demenz sollte durch Hinzuziehen weiterer neuropsychologischer Tests erhärtet werden,
- altersabhängiger Test,
- der Test umfasst mit 30 Punkten die kognitive Leistungsfähigkeit und ermöglicht die Einschätzung des Schweregrades der kognitiven Beeinträchtigung,
- bei Werten unter 23 Punkten besteht ein starker Demenzverdacht,
- Dauer: 5-10 Minuten.

Strukturiertes Interview für die Diagnose einer Demenz vom Alzheimer Typ, der Multiinfarkt- (oder vaskulären) Demenz und Demenzen anderer Ätiologie (SIDAM):

- besteht sowohl aus einem strukturierten Interview als auch aus einem Teil, in dem die kognitive Leistungsfähigkeit erfasst wird,
- erfasst und beschreibt die Gruppe der leichten kognitiven Beeinträchtigungen,
- der Aufbau orientiert sich an den Diagnosekriterien der Demenz,
- insgesamt können 55 Punkte erreicht werden, 0-33 Punkte weisen auf eine Demenz hin, 34-51 Punkte zeigen den Verdacht auf eine leichte kognitive Beeinträchtigung,
- Dauer: 45 Minuten.

Syndrom-Kurztest (SKT):

- Test zur Erfassung kognitiver Leistungsstörungen, der sich zur Schweregradbestimmung und zur Verlaufsbeobachtung eignet,
- er ist nicht zur Früherkennung einer Demenz geeignet,
- ausgewertet wird altersspezifisch und nach entsprechendem Intelligenzniveau,
- Dauer: 10-15 Minuten.

Test zur Früherkennung von Demenzen mit Depressionsabgrenzung (TFDD):

- Früherkennungsinstrument und Depressionsscreening,
- unter 35 Punkten besteht der Verdacht auf eine Demenz, im Depressionsteil weisen mehr als 8 Punkte auf das Vorliegen einer Depression hin,
- Dauer: 5-10 Minuten.

Uhrentest:

- kognitives Screeningverfahren,
- auch gut zur Verlaufsbeurteilung einzusetzen,
- der Test wird gut toleriert, ist leicht durchführbar und wird nur wenig durch Sprache, Alter, Kultur und Bildung beeinflusst,
- als Screeningtest ist er in Kombination mit dem MMSE und einer Wortflüssigkeitsaufgabe zu empfehlen,
- Bewertung in 6 verschiedenen Scores (1: Uhr ist perfekt, 6: keine Uhr gezeichnet),
- es können keine Schlussfolgerungen hinsichtlich der Lokalisation einer Störung gemacht werden, es ergeben sich keine differentialdiagnostischen Hinweise,
- Dauer: 2-5 Minuten.

18.3.6 Ursachen von Demenz

Degenerative Erkrankungen des Nervensystems:

- M. Alzheimer,
- M. Pick,
- Frontallappendegeneration,
- M. Parkinson,
- progressive supranukleäre Lähmung,
- Heredoataxien,
- Lewy-Body-Krankheit,
- kortikobasale Krankheit.

Zerebrovaskuläre Erkrankungen:

- Multiinfarktsyndrom,
- subkortikale arteriosklerotische Enzephalopathie (SAE).

Infektiöse Demenzen:

- HIV-, AIDS-Demenz,
- Prionenerkrankungen (Creuzfeld-Jakob-Krankheit),
- Lues (progressive Paralyse),
- Hirnabszeß.

Stoffwechselstörungen:

- M. Wilson,
- Leukodystrophien.

Neoplasien:

- primäre Hirntumore,
- Metastasen,
- paraneoplastische Enzephalopathien.

Epilepsien:

- Status epilepticus,
- progressive Myoklonusepilepsie.

Entmarkung:

- Multiple Sklerose.

Allgemeine Ursachen:

- Vitamin B12-Mangel,
- Wernicke-Enzephalopathie,
- Hypoglykämien,
- Elektrolytentgleisungen,
- Intoxikationen.

Psychiatrische Affektionen:

- Depressionen,
- Schizophrenie,
- Hysterie.

Hydrocephalus:

- obstruktiver Hydrozephalus,
- aresorptiver Hydrozephalus.

Traumata.

18.3.7 Epidemiologie

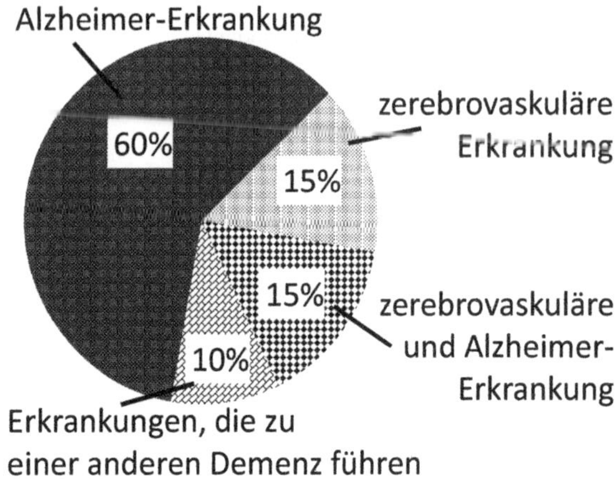

Abbildung 18.1: Häufigkeitsverteilung der Demenzursachen[1]

Alzheimer-Erkrankung:

- der Verlauf ist schleichend und gekennzeichnet durch einen fortgesetzten kognitiven Abbau,
- andere substanzinduzierte, systemische oder ZNS-Erkrankungen sind ausgeschlossen.

Zerebrovaskuläre Erkrankung:

- neurologische Fokalsymptome, die Bildgebung oder Laborbefunde deuten auf eine zerebrovaskuläre Erkrankung hin.

Zerebrovaskuläre und Alzheimererkrankungen:

- bei Mischformen sind im klinischen Befund sowohl zerebrovaskuläre als auch neurodegenerative Symptome nachweisbar.

Erkrankungen, die zu einer anderen Demenz führen:

- frontotemporale Demenz,
- Lewy-Body,
- M. Parkinson,
- Schädel-Hirn-Trauma,
- Chorea Huntington,
- HIV,
- Creutzfeldt-Jakob-Krankheit,
- Korsakow-Syndrom,
- andere.

[1] DEGAM-Leitlinie Nr. 12, Demenz, 2008

18.3.8 Allgemeine Therapie

Therapieziele (nach Reinbold/ Assion):

- Erhalt/ Verbesserung der alltagsrelevanten Fähigkeiten, Selbstversorgung,
- Verringerung der Pflegebedürftigkeit,
- Erhalt der Lebensqualität,
- Verzögerung der Heimeinweisung,
- Stabilisierung/ Verbesserung kognitiver Fähigkeiten (vor allem Erhalt der Sprachfähigkeit).

Gesamtbehandlungskonzept (nach Reinbold/ Assion):

- Anleitung/ Beratung pflegender Angehöriger und des Patienten,
- Behandlung mit Antidementiva (insbesondere kognitive Störungen),
- falls erforderlich Behandlung mit Neuroleptika, Antidepressiva, Hypnotika (nichtkognitive Störungen),
- Nichtmedikamentöse Therapie: geistige, körperliche, psychosoziale Aktivierung, menschliche Zuwendung, Ergo-, Musik-, Tanz-, Kunsttherapie etc.,
- Allgemeinmedizinische/ fachärztliche Basistherapie:
    - Behandlung von Begleiterkrankungen/ Gebrechen,
    - Behandlung von Risikofaktoren (Hypertonie, Adipositas, Diabetes, Hyperlipidämie, Hyperhomocysteinämie),
    - kausale Therapie spezifischer zerebraler Erkrankungen.

Therapie von nicht-kognitiven Störungen (psychischen und Verhaltenssymptomen):
Kennzeichnend bei Demenzerkrankungen sind neben kognitiven Störungen Veränderungen des Erlebens und des Verhaltens. Diese nicht-kognitiven Störungen umfassen folgende Symptome:

- Depression (vor allem im frühen Stadium),
- Angst,
- Aphatie (vor allem im mittleren Stadium),
- Halluziantionen (vor allem im mittleren Stadium),
- Wahn (vor allem im mittleren Stadium),
- Unruhe (vor allem im mittleren Stadium),
- aggressives Verhalten (vor allem im mittleren Stadium),
- Unruhe (vor allem im späten Stadium),
- Störungen des Schlaf-Wach-Rhythmus (vor allem im späten Stadium).

Stufentherapie:

- primär sollten die Begleitsymptome durch eine nicht-medikamentöse Lösung gelöst werden oder positiv beeinflusst werden,
- Antidementiva (siehe Alzheimer-Demenz),
- Psychopharmaka (Antidepressive, Antipsychotika). Hierbei gilt:
    - sorgfältige Auswahl geeigneter Psychopharmaka (nicht anticholinerg, nicht EPS-induziert, antriebsneutral, nicht kardiotoxisch, nicht diabetogen),
    - möglichst geringe Dosierung,
    - möglichst kurzer Zeitraum,
    - sorgfältige Überwachung der Therapie,
    - auf Arzneimittelinteraktionen achten,
    - für Patienten mit Parkinson-Demenz und Lewy-Körperchen-Demenz sind klassische und viele moderne Antipsychotika kontraindiziiert. Zu empfehlen sind hier: Clozapin ungefähr 25 mg oder Quetiapin unter 100 mg,
    - bei Lewy-Körperchen-Demenz kann bei Auftreten von Verhaltenssymptomen unter Umständen auch Rivastigmin gegeben werden.

Anwendung von Antipsychotika (Neuroleptika):

- diese erhöhen das Risiko der Mortalität und für zerebrovaskuläre Ereignisse bei Demenzpatienten,
- es können extrapyramidale sowie orthostatische Nebenwirkungen auftreten (Gefahr von Stürzen).

Melperon (Eunerpan 25-50 mg/Tag):

- schwachpotentes Neuroleptikum,
- Indikation:
    - Schlafstörungen,
    - Dämpfung von psychomotorischer Unruhe und Erregungszuständen,
    - Verwirrtheitszustände mit Aggressivität,
    - Wahn,
    - Halluzinationen.

Pipamperon (Dipiperon 40-120 mg/Tag):

- schwachpotentes Neuroleptikum,
- Indikation:
    - Schlafstörungen,
    - Dämpfung von psychomotorischer Unruhe und Erregungszuständen.

Risperidon (Risperdal 0,5-1 mg/Tag):

- potenteres Neuroleptikum,
- als einziges zugelassen bis zu einer Dauer von 6 Wochen bei aggressiven Patienten mit mäßiger bis schwerer Alzheimer-Demenz, die auf nicht-medikamentöse Methoden nicht ansprechen und wenn das Risiko für Eigen- oder Fremdgefährdung besteht,
- Indikation:
    - Agitation,
    - Aggressivität,
    - schwere psychomotorische Unruhe,
    - psychotische Symptome (Wahn, Halluzinationen),
    - Delir.

Alternativen:

- Olanzapin (Zyprexa),
- Quetiapin (Seroquel),
- Aripiprazol (Abilify) (Agitation, Aggressivität unter Demenz, psychotische Symptome),
- Haloperidol (nur dann, wenn die Aggressionen nicht mit Risperidon beherrscht werden können (!!), nur in geringer Dosierung),
- Carbamazepin (ungefähr 300-400 mg bei Therapieversagen bei Agitation und aggressivem Verhalten, Off-label-Behandlung).

Anwendung von Antidepressiva:

- grundsätzlich ist eine antidepressive medikamentöse Therapie bei Patienten mit Demenz und Depression wirksam und empfehlenswert,
- gut behandelt werden können auch Angstsymptome,
- trizyklische Antidepressiva sollten wegen ihrer anticholinergen Wirkung, die zudem noch die kognitiven Fähigkeiten bei diesen Patienten verschlechtern, nicht eingesetzt werden,
- die antidepressive Wirkung tritt nach ungefähr 4-6 Wochen ein.

Geeignete Antidepressiva:

- Citalopram,
- Sertralin,
- Escitalopram,
- Mianserin,
- Mirtazapin,
- Moclobemid.

Speziell Citalopram hilft bei dieser Patientengruppe auch sehr gut bei agitiertem Verhalten (Off-label-Behandlung).

Anwendung von Benzodiazepinen:
Indikationen:

- akute und ausgeprägte Angst- und Erregungszustände,
- hartnäckige Schlafstörungen.

Generell sollten Benzodiazepine bei dieser Patientengruppe nicht angewendet werden. Gründe:

- negativer Einfluss auf die kognitive Leistung,
- erhöhte Sturzgefahr,
- mögliche paradoxe Wirkungen (Erregung, Verwirrtheit),
- Abhängigkeitspotential.

Falls der Einsatz unumgänglich ist, sollten Präparate mit kurzer Halbwertszeit genommen werden:

- Oxazepam,
- Lorazepam (bei Panik 0,5 mg).

18.4 Morbus Alzheimer (senile Demenz vom Alzheimer-Typ)

- Einteilung:
    - Alzheimer-Krankheit mit frühem Beginn (vor dem 65. Lebensjahr),
    - Alzheimer-Krankheit mit spätem Beginn (nach dem 65. Lebensjahr),
- Frauen > Männer,
- bei Patienten mit Trisomie 21 (Down-Syndrom): Beginn der Erkrankung häufig ab dem 30. Lebensjahr,
- 5-10% sind familiär bedingt (Mutation auf Chromosom 21 q) autosomal-dominant.

Pathologische Anatomie:

- allgemeine Hirnatrophie besonders temporoparietal,
- histologisch: Alzheimer-Fibrillen, senile Plaques, Amyloidangiopathie,
- Serum: Aβ-Amyloid ist erhöht,
- Liquor: Tau-Protein, Phospho-Tau sind erhöht,
- Degeneration des Nucleus basalis Meynert (Acetylcholin ist vermindert).

Diagnostik:

- Anamnese,
- SPECT/ PET (temporoparietale Verminderung der Gehirndurchblutung),
- cCT/ cMRT: Gehirnatrophie,
- Serum: Aβ-Amyloid ist erhöht,
- Liquor: Tau-Protein, Phospho-Tau sind erhöht,
- keine Schübe, keine fokal betonte neurologische Störungen.

Klinik:

- Kopfschmerzen, Schwindel, Unruhe, Schlaflosigkeit, Angst, Erregungszustände,
- Leistungsschwäche, Depressionen,
- Aphasie, Apraxie, Raumsinn-, Raumverarbeitungsstörungen,
- Verlust des abstrakten Denkens, Verwirrtheit, Desorientiertheit,
- Neurologie:
    - Pyramidenbahnzeichen, extrapyramidale Symptome,
    - primitive Reflexe,
    - multifaktorieller Myoklonus,
    - generalisierte Anfälle,
    - Pflegebedürftigkeit.

18.4.1 Therapie

- Acetylcholinesterasehemmer,
- Memantin,
- Ginko biloba,
- Antidepressiva ohne anticholinerge Effekte,
- Neuroleptika können Symptome verstärken,
- bei Unruhe Benzodiazepine.

Pharmakotherapie:
Acetylcholinesterasehemmer:

- Zulassung für die symptomatische Behandlung der leichten bis mittelschweren Alzheimer-Demenz,
- Wirksamkeit auf Kognition, Alltagsfunktionen und den klinischen Gesamteindruck,
- Pflasterapplikationen haben sich bewährt, um einen gleichmäßigen Wirkstoffspiegel zu garantieren,
- möglichst frühzeitige Verordnung, um einen positiven Einfluss auf den Krankheitsverlauf zu nehmen,
- die Auswahl eines Cholinesterasehemmers richtet sich nach den Neben- und Wechselwirkungen,
- es sollte die höchstmögliche verträgliche Dosis gegeben werden,
- die Therapie der schweren Alzheimer-Demenz mit Acetylcholinesterasehemmern ist eine Off-label-Behandlung!

Donepezil:
Verabreichungsformen:

- Aricept 5 mg/ 10 mg Filmtabletten,
- Aricept Evess 5 mg/ 10 mg Schmelztabletten.

Einnahmefrequenz: Einmalgabe am Abend.

Dosierung:
Dosistitration

Startdosis mg/Tag	Zieldosis mg/Tag	1.-4. Woche mg/Tag	ab 5. Woche (wenn erforderlich) mg/Tag
(2,5)-5	10	(2,5)-5	10 mg/Tag = MD/Tag [1] [2]

MD: Maximaldosis
1: Vor einer Dosiserhöhung auf 10 mg klinische Beurteilung der Behandlung.
2: Erhöhung nur auf 10 mg/Tag, wenn vorher bereits 5 mg/Tag gegeben wurden!

Einschränkungen:
Bei eingeschränkter Leberfunktion Dosisanpassung und mögliche Arzneimittelinteraktionen aus den Angaben in der Fachinformation entnehmen.

Nebenwirkungen:

- Diarrhoe,
- Übelkeit, Erbrechen, Magen-Darm-Beschwerden,
- Kopfschmerzen,
- Appetitlosigkeit,
- Muskelkrämpfe,
- Müdigkeit,
- Schmerzen,
- Synkope, Schwindel,
- Schlaflosigkeit,
- Halluzinationen, Erregungszustände, aggressives Verhalten (nach Dosisreduktion oder Absetzen reversibel),
- Erkältung,
- Harninkontinenz,
- Ausschlag, Juckreiz,
- Unfallverletzung.

Galantamin:
Verabreichungsformen:

- Reminyl Hartkapseln, retardiert 8 mg, 16 mg, 24 mg,
- Reminyl Lösung 1 ml = 4 mg.

Einschränkungen:

- je nach Schweregrad einer eingeschränkten Leber- bzw. Nierenfunktion muss eine Dosisanpassung erfolgen, bzw. es darf dann keine Anwendung erfolgen,
- mögliche Arzneimittelinteraktionen beachten (siehe Angaben in der Fachinformation).

Dosierung:
Reminyl Hartkapseln retardiert:
Einmalgabe am Morgen während des Frühstücks.
Dosistitration

Startdosis mg/Tag	Zieldosis mg/Tag	1.-4. Woche mg/Tag	5.-8. Woche mg/Tag	ab 9. Woche[1] mg/Tag
8	16-24	8	16 ED	24 mg/Tag = MD/Tag [2] [3]

Reminyl Lösung:
Einnahme morgens und abends mit dem Essen.
Dosistitration

Startdosis mg/Tag	Zieldosis mg/Tag	1.-4. Woche mg/Tag	5.-8. Woche mg/Tag	ab 9. Woche[1] mg/Tag
8 (2 x 4)	16-24 (2 x 8, 2 x 12)	8 (2 x 4)	16 ED (2 x 8)	24 mg/Tag = MD/Tag [4]

ED: Erhaltungsdosis
MD: Maximaldosis
1: wenn möglich und erforderlich
2: Vor einer Dosiserhöhung auf 24 mg Überprüfung der Behandlung hinsichtlich Wirksamkeit/ Verträglichkeit.
3: Wenn bei 24 mg kein weiterer Nutzen erkennbar ist oder Unverträglichkeiten auftreten, muss auf 16 mg/Tag reduziert werden!
4: Nur wenn therapeutisch nützlich bzw. gut verträglich, sonst bei 2 x 8 mg/Tag bleiben!

Nebenwirkungen:

- Übelkeit, Erbrechen,
- abdominelle Schmerzen, Diarrhoe, Dyspepsie,
- Appetitminderung, Gewichtsabnahme,
- Asthenie, Erschöpfung,
- Fieber,
- Kopfschmerzen,
- Unwohlsein,
- Synkope, Schwindel,
- Somnolenz,
- Tremor,
- Verwirrtheit,
- Depression,
- Schlaflosigkeit,
- Rhinitis,
- Harnwegsinfektionen,
- Hypertonie,
- Sturz, Verletzungen.

Rivastigmin:
Verabreichungsformen:

- Exelon Hartkapseln 1,5 mg, 3 mg, 4,5 mg, 6 mg,
- Exelon Lösung 1 ml = 2 mg,
- Exelon transdermales Pflaster 4,6 mg/24h, 9,5 mg/24h, 13,3 mg/24h.

Dosierung:

Exelon Hartkapseln bzw. Exelon Lösung:

Einnahme morgens und abends mit dem Essen.

Dosistitration

Startdosis mg/Tag	Zieldosis mg/Tag	1.-2. Wo. mg/Tag	3.-4. Wo. mg/Tag	5.-6. Wo. mg/Tag	ab der 7. Wo. mg/Tag
2 x 1,5	2 x 3-6 ED	2 x 1,5	2 x 3	2 x 4,5	2 x 6 = MD/Tag[1] [2] [3]

ED: Erhaltungsdosis

MD: Maximaldosis

1: Von Anfang an und während der Dosistitration ist stets die Verträglichkeit und Wirksamkeit zu überprüfen.

2: Die Patienten sollten die individuelle höchste, noch gut verträgliche Dosis erhalten.

3: Wenn die Behandlung länger als einige Tage unterbrochen wurde, sollte sie mit der Startdosis wieder begonnen werden.

Exelon transdermales Pflaster:
Einmal täglich auf saubere, trockene, unbehaarte, intakte, gesunde Haut im oberen oder unteren Rückenbereich, auf den Oberarm oder auf den Brustkorb aufkleben (jeweils zur gleichen Zeit).

Dosistitration

mg/24 h	Startdosis mg/24 h	Zieldosis mg/24 h	1.-4. Wo. mg/24 h	ab der 5. Wo. mg/24 h	
4,6 9,5	4,6	9,5	mind. 4 Wo. 4,6	9,5 ED	1 2 3
13,3		bzw. 13,3			

ED: Erhaltungsdosis
1: Erhöhung auf die Dosis 9,5 mg/24 h erst, wenn die Startdosis 4 Wochen lang gut vertragen wurde.
2: Wenn Dosis von 9,5 mg/24 h gut vertragen wird, aber unter dieser Dosierung eine deutliche kognitive Verschlechterung und/oder ein funktioneller Rückgang auftreten, kann der Arzt nach einer vorhergehenden Behandlungsdauer von mindestens 6 Monaten die Dosis auf 13,3 mg/24 h erhöhen.
3: Umstellung von Hartkapseln oder Lösung auf transdermales Pflaster gemäß den Angaben in der Fachinformation.

Nebenwirkungen:
Rivastigmin oral:

- Übelkeit, Erbrechen, Durchfall,
- Appetitlosigkeit,
- Schwindel,
- Bauchschmerzen, Dyspepsie,
- Gewichtsverlust,
- Müdigkeit, Asthenie, Unwohlsein,
- Kopfschmerzen,
- Somnolenz,
- Tremor,
- Agitiertheit, Verwirrtheit,
- vermehrtes Schwitzen.

Rivastigmin Pflaster:

- Übelkeit, Erbrechen, Durchfall,
- Appetitlosigkeit, Gewichtsverlust,
- Synkope,
- Bauchschmerzen, Dyspepsie,
- Kopfschmerzen,
- Angst, Depression, Delir,
- Harnwegsinfektion, Fieber,
- Hautausschlag,
- Hautreaktion an der Applikationsstelle (z.B. Erythem, Pruritus, Ödem, Dermatitis).

NMDA-Antagonist (Memantin):

- spannungsabhängiger, nichtkompetitiver NMDA-Rezeptorantagonist,
- zur Behandlung der moderaten bis schweren Alzheimer-Demenz zugelassen, nicht jedoch für die leichte Alzheimer-Demenz,
- signifikanter Effekt auf kognitive Fähigkeiten, Aktivitäten des täglichen Lebens, auf psychische- und Verhaltenssymptome sowie auf den klinischen Gesamteindruck,
- die Behandlung wird empfohlen,
- die Kombinationstherapie von Memantin und Donepezil bzw. Rivastigmin ist der Monotherapie mit Donepezil bzw. Rivastigmin bei der mittelschweren und schweren Demenz überlegen.

Verabreichungsformen:

- Axura/ Ebixa Filmtabletten 5 mg, 10 mg, 15 mg, 20 mg,
- Axura/ Ebixa Tropfen/ Lösung 10 mg/g, 1 Tropfen = 0,5 mg Memantin-HCL.

Dosierung:

- einmal täglich zur gleichen Zeit, mit oder ohne Nahrungsaufnahme,
- maximal 20 mg/Tag.

Axura/ Ebixa Filmtabletten, Tropfen/ Lösung:

Dosistitration

Startdosis mg/Tag	Zieldosis mg/Tag	1. Wo. mg/Tag	2. Wo. mg/Tag	3. Wo. mg/Tag	4. Wo. mg/Tag
5	20	5	10	15	20 = MD [1] [2]

MD: Maximaldosis

1: empfohlene Erhaltungsdosis

2: Bei Patienten > 65 Jahre sollte zur Fortsetzung der Therapie in der Regel 20 mg/Tag eingesetzt werden.

Nebenwirkungen:

- Schläfrigkeit,
- Schwindel,
- erhöhter Blutdruck,
- Dyspnoe,
- Verstopfung,
- Kopfschmerzen.

Ginko biloba:
Es gibt keine überzeugende Evidenz für die Wirksamkeit, daher werden sie in der S3-Leitlinie von 2009 nicht empfohlen. Nur sehr wenige Präparate sind zugelassen (z.B. EGb 761 in Tebonin Konzentrat 240 mg).

Pharmakologische Wirkung:

- hypoxieprotektive Eigenschaften,
- Förderung der Durchblutung (vor allem im Bereich der Mikrozirkulation),
- Verbesserung der Fließeigenschaften des Blutes,
- antioxidative Effekte,
- mitochondrienstabilisierende und mitochondrienprotektive Wirkung, dadurch antiapoptotischer Effekt,
- Erhöhung der Dopaminkonzentration im präfrontalen Kortex.

Indikation für EGb 761:
Symptomatische Behandlung von hirnorganisch bedingten geistigen Leistungseinbußen im Rahmen eines therapeutischen Gesamtkonzeptes bei dementiellen Syndromen mit folgender Leitsymptomatik:

- Gedächtnisstörungen,
- Konzentrationsstörungen,
- depressive Verstimmung.

Zielgruppe:
Patienten mit dementiellen Syndromen bei primär degenerativer Demenz, vaskulärer Demenz, und Mischformen aus beiden.

Wirkung:

- Effekte auf kognitive Leistungsfähigkeit,
- Alltagsaktivitäten,
- soziale Kompetenz,
- Belastungsminderung durch neuropsychiatrische Symptome (z.B. Unruhe, Angstzustände, Apathie).

Dosierung:
240 mg/Tag.

Nebenwirkungen:

- leichte Magen-Darm-Beschwerden,
- Kopfschmerzen,
- Schwindel,
Blutungen einzelner Organe insbesondere in der Kombination mit gerinnungshemmenden Medikamenten wie z.B. Phenprocoumon, ASS oder nicht-steroidale Antirheumatika.

Nahrungsergänzungsmittel:
CerefolinNAC:

- Zusammensetzung: 2 mg Vitamin B12, 5,6 mg L-Methyl-Folate, 600 mg N-Acetylcystein,
- Ziel: Normalisierung des Homocysteinspiegels,
- nur bei leicht betroffene Patienten.

Axona:

- liefert Ketonkörper als alternative Energiequelle für Neuronen,
- wird vollständig hepatisch verstoffwechselt zu Keton-Beta-Hydroxybutyrat (BHB),
- BHB überwindet die Blut-Hirn-Schranke,
- BHB wird im ZNS zu Acetyl-Coenzym-A metabolisiert,
- über den Zitronensäurezyklus wird ATP gebildet,
- Nebenwirkungen: Übelkeit, Durchfall, Blähungen, Verdauungsstörungen,
- Dosierung: 1 x täglich 1 Beutel oral.

Souvenaid:

- Trinkflüssigkeit 125 ml 1 x/Tag,
- enthält Stoffe zur Unterstützung der Synapsenbildung,
- Nebenwirkungen: Übelkeit, Durchfall, Blähungen, Verdauungsstörungen.

Achtung:
Eine Empfehlung für diese Mittel kann momentan nicht ausgesprochen werden.

Mögliche Substanzen für die Zukunft

Die oben beschriebenen Substanzen greifen relativ am Ende der pathophysiologischen Kaskade bei der Alzheimerdemenz ein. Sie versuchen den Verlust der Neuronen auszugleichen, indem sie versuchen, cholinerg auszugleichen bzw. die glutamatergen Neurotransmissionen zu Regulieren. Mit dieser Therapie soll versucht werden, die kognitiven Funktionen und die Bewältigung der Allgemeintätigkeiten zu verbessern sowie eine Verzögerung des Krankheitsverlaufes herbei zuführen.
Die aktuell in der Forschung stehenden Substanzen haben einen anderen Ansatz. Sie sollen hauptsächlich die Noxen wie Beta-Amyloid-Plaques und Neurofibrillen, die den neurodegenerativen Prozess auslösen, reduzieren bzw. abbauen und sogar deren Entstehen verhindern.

Folgende Tabelle soll einen Überblick geben:

Wirkprinzip	Substanz	Effekt
aktive Immunisierung	ACC-001 (Amyloid-β-Fragment) CAD-106 (Immunodrug)	Bildung von Antikörpern gegen Amyloid-β (A-β) führt zu einem Abbau/ einer Entfernung der A-β-Plaques
passive Immunisierung Immunglobulin	Solanezumab Gantenerumab (monoklonale Antikörper) Gammaguard	Antikörper gegen A-β führen zu einem Abbau/ Entfernung der A-β-Plaques
β-Sekretase-Inhibition	MK-8931 (β-Sekretase-Inhibitor)	Hemmung der Bildung von A-β-Peptiden
A-β-Aggregationshemmung	TTP 488	Verhinderung der Aggregation der β-Amyloide zu Plaques
Protease-aktivierung	Aktivator der Protease Neprilysin	Erhöhung des Abbaus von monomerem A-Beta, Verhinderung der Aggregation zu A-β
„Tau-Inhibition“	Leuko-Methylthioniumchlorid (Methylenblau-Derivat/ Tau-Hemmer)	Auflösung von Tau-Oligomeren/ Tau-Fibrillen

18.5 M. Pick

- Männer zwischen 40-60 Jahren,
- sporadische oder autosomal dominante Vererbung,
- Folge: Systematrophie,
- asymptomatische frontale, temporale oder frontotemporale Atrophie.

Mikroskopisch:

- Schwund der Neurone,
- argentophile Pick-Körperchen in den Ganglienzellen.

Klinik:

- Persönlichkeitsveränderung,
- Enthemmung,
- Apathie,
- Fresssucht,
- Gedächtnisstörungen,
- amnestische Aphasie,
- Echolalie bis zum völligen Sprachverlust,
- keine sensiblen oder Raumsinnstörungen,
- Pyramidenbahnzeichen sind häufig,
- Hand-, Mundgreifreflexe sind die Regel,
- sind die mediobasalen Temporallappen atroph, kann ein zwanghaftes In-den-Mund-Stecken wie beim Klüver-Bucy-Syndrom auftreten,
- schwere Demenz mit extrapyramidaler Akinese.

Diagnostik:

- Biopsie/ Autopsie,
- neuroradiologisch: frontal betonte Hirnatrophie.

Differentialdiagnosen:

- frontoorbitale Tumore,
- Schmetterlingsgliome,
- frontale Insulte.

Therapie:

- symptomatische Pflege,
- sedierende Psychopharmaka,
- affektive Ausgeglichenheit z.B. durch Antidepressiva: Trazodon, SSRI (Citalopram, Escitalopram, Sertralin),
- bei ausgeprägter Unruhe und Aggressivität: moderne Antipsychotika (z.B. Risperidon, Quetiapin) oder Stimmungsstabilisierer in niedriger Dosis (z.B. Valproat, Carbamazepin),
- Ermöglichung der Teilhabe am Leben.

18.6 Fokale kortikale Atrophien

Frontallappendegeneration, darunter wird auch der M. Pick subsumiert.

Klinik:

- Persönlichkeitsstörung,
- abnormes Sozialverhalten,
- Sprach-, Sprechstörungen,
- Mutismus,
- extrapyramidale Störungen (Akinesie, Rigor).

18.7 Lewy-Body-Krankheit

- Lewy-Körperchen entsprechen PAS-positiven Einschlüssen, die beim idiopathischen Parkinson-Syndrom typischerweise in der Substantia nigra auffindbar sind,
- bei einigen Demenzpatienten finden sich Lewy-Körperchen in kortikalen Neuronen, was als Lewy-Body-Krankheit bezeichnet wird.

Pathologie:
ausgeprägtes cholinerges Defizit.

Klinik:

- Parkinson-Syndrom mit Intensionstremor und Rigor bestehen durchaus als Leitsymptom,
- Demenz,
- es besteht eine Korrelation zwischen der Ausprägung der Demenz und der Dichte der Lewy-Körperchen,
- sie können kombiniert mit Alzheimer-Fibrillen und Plaque auftreten (Lewy-Body-Typ des M. Alzheimer).

Therapieempfehlung:

- unter Rivastigmin zeigten sich Verbesserungen auf Verhaltenssymptome (Off-label-Behandlung),
- psychotische Symptome (Wahn, Halluzinationen) sind mit Antipsychotika zu behandeln. Hierbei muss auf eine Neuroleptika-Überempfindlichkeit geachtet werden, diese kann zur Entwicklung eines malignen neuroleptischen Syndroms führen.
- Antipsychotika ohne anticholinerge und ohne oder wenig extrapyramidal-motorische Nebenwirkungen sind zu bevorzugen (in geringer Dosierung z.B. Quetiapin, Clozapin).

18.8 Vaskulär bedingte Demenz

Häufigste Form nach M. Alzheimer.

Ursachen:

- Folge mehrerer subkortikaler Infarkte bei Mikroangiopathie oder mehrerer kortiko-subkortikaler Infarkte bei Makroangiopathie oder M. embolicus,
- nach einem Thalamusinfarkt oder einem Gyrus-angularis-Infarkt kann direkt eine Demenz entstehen.

Verlauf:

- Beginnen akut,
- episodische Verschlechterung,
- die Symptome können sich vorübergehend verbessern.

Klassifikation der vaskulär bedingten Demenz nach ätiopathogenetischen Aspekten:

- Multiinfarktsyndrom (mehrere territoriale Infarkte: Summationstheorie),
- strategische Infarkte (Thalamus, Basalganglien, frontales Marklager),
- multiple lakunäre Infarkte,
- Binswanger-Erkrankung: diffuse Marklagerveränderungen,
- Mischung obiger Formen,
- einzelne oder multiple intrazerebrale Hämatome,
- subkortikale familiäre Demenz:
  - HERNS: hereditäre Endotheliopathie mit Retinopathie, Nephropathie und Schlaganfall,
  - CADASIL (cerebral autosomal dominante Arteriopathie mit subkortikalen Infarkten und Leukenzephalopathie),
  - Mixed Dementia (vaskuläre Demenz plus Alzheimerdemenz).

Diagnostik:

- cCT,
- cMRT,
- DWI,
- Perfusion,
- MR-Angio,
- Liquoruntersuchung.

Risikofaktoren für die vaskuläre Demenz:
Alle Risikofaktoren für zerebrovaskuläre Erkrankungen.

Therapie:

- Wichtig ist die Behandlung der vaskulären Risikofaktoren sowie der Prävention einer zerebralen Ischämie:
    - Diabetes mellitus,
    - arterielle Hypertonie,
    - Herzrhythmusstörungen,
    - Adipositas.
- Donepezil, Galantamin, Rivastigmin und Memantin zeigten Effekte auf die kognitive Leistungsfähigkeit, Donepezil 10 mg/Tag zeigte zudem eine Wirksamkeit auf die Alltagsfunktionen. Die Effektstärken waren jedoch geringer als bei der Alzheimer-Demenz.
- Die Behandlung mit diesen Medikamenten kann daher in Betracht gezogen werden (Off-label-Behandlung).

CADASIL-Symptome:

- Migräne mit Aura,
- lakunäre Infarkte, TIA,
- subkortikale Demenz,
- Gangstörung,
- Harninkontinenz,
- psychische Auffälligkeiten,
- andere neurologische Ausfälle (Epilepsie),
- Hirnnervenausfälle, spinale Symptome, Muskelbeteiligung.

CADASIL-Therapie:

- symptomatisch,
- eventuell Gabe von Thrombozytenaggregationshemmern.

18.9 Gemischte Demenz

- Gleichzeitiges Vorliegen einer Alzheimer-Demenz und einer vaskulären Demenz,
- Krankheitsverlauf mit Alzheimer-Pathologie und einer zusätzlichen vaskulären Schädigung.

Therapie: siehe Alzheimer-Demenz.

18.10 Demenz bei M. Parkinson

Ursache:
deutliches cholinerges Defizit.

Therapie:
Rivastigmin (oral) ist bei leichter bis mittelschwerer Demenz zugelassen.

Effekt:

- Verbesserung kognitiver Fähigkeiten,
- Verbesserung der Durchführung von Alltagstätigkeiten.

18.11 Andere nicht-vaskuläre Leukenzephalopathien

Ursachen:

1. Vaskuläre Ursachen:
    - M. Binswanger,
    - Kollagenosen,
    - CADASIL.
2. Infektiöse Ursachen:
    - HIV-Demenz,
    - progressive multifokale Leukenzephalopathie,
    - Syphilis,
    - Post-parainfektiöse Leukenzephalopathien,
    - Herpes Zoster und Herpes Simplex.
3. Bestrahlung.
4. Leukodystrophie: metachromatische Adrenoleukodystrophie.

Therapie:

- NMDA-Antagonisten:
    - Memantine: schwacher NMDA-Antagonist (hemmt Freisetzung von Glutamat),
    - moderate Wirkung,
- Cholinesterasehemmer: Donepezil (Verbesserung kognitiver Funktionen).

Prognose:
eine Demenz ist lebensverkürzend!

19 Hydrozephalus

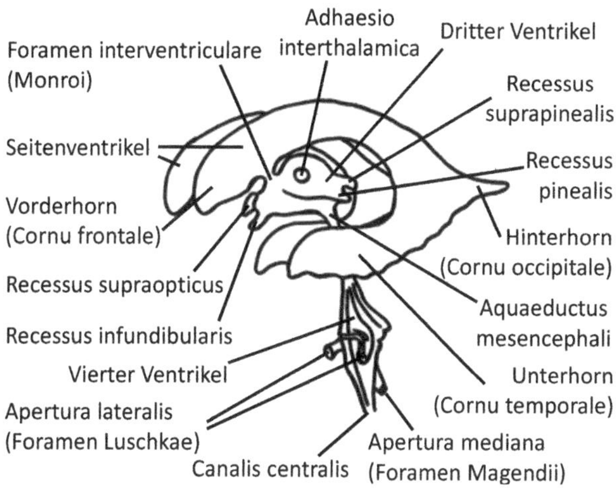

Abbildung 19.1: Ventrikelsystem (innere Liquorräume)

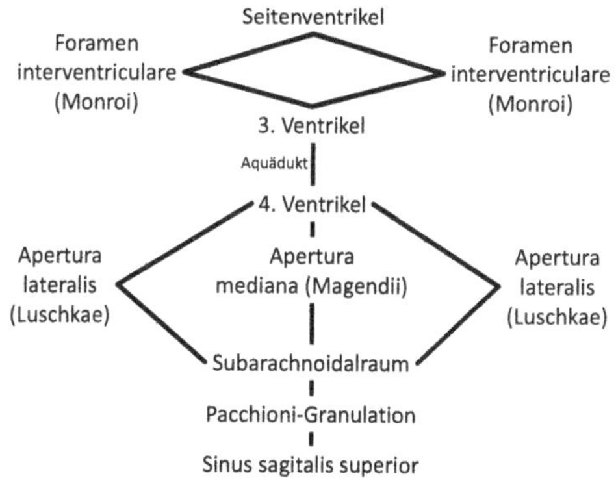

Abbildung 19.2: Ventrikelsystem schematische Darstellung (innere Liquorräume)

19.1 Normaldruckhydrozephalus

Ein Normaldruckhydrozephalus besteht bei 2% der über 65-Jährigen.
Symptomatisch zeigt er sich nach einer subarachnoidalen Blutung, nach einem Traumata und bei Meningitiden.

Einteilung:

- primärer idiopathischer Normaldruckhydrozephalus: nach der 6. Lebensdekade,
- sekundärer Normaldruckhydrozephalus: in jedem Lebensalter.

Pathophysiologie:

- nicht ausreichende Resorption des Liquors (Erweiterung des Ventrikelsystems),
- Diffusion von Liquor durch die Ventrikelwände (Liquordiapedese) mit periventrikulärem Ödem,
- intraventrikulärer Druckanstieg: langsame Kompression der oft ischämisch vorgeschädigten Substanz, dadurch wird der Kortex gegen die Karlotte gedrückt,
- dies führt zur Schädigung subkortikaler Bahnen und zum Ausfall von Kortexfunktionen (Blasenzentrum, Gangsteuerung),
- eine andere Hypothese besagt, dass durch eine primäre Affektion des periventrikulären und des tiefen Marklagers durch eine funktionelle Minderperfusion ein Normaldruckhydrozephalus verursacht wird,
- im MRT zeigt sich eine Läsion des tiefen als auch des periventrikulären Marklagers.

Symptome:

- Subkortikale Demenz:
    - Antriebsminderung,
    - Verlangsamung,
    - Gedächtnis-, Aufmerksamkeitsstörungen.
- Inkontinenz (frontales Blasenzentrum ist betroffen),
- Gangstörung:
    - kleinschrittig,
    - schlürfend,
    - Gleichgewichtsstörung,
    - bis hin zur spastischen Paraparese.

Diagnostik:
cCT, cMRT:

- Aufweitung der Seitenventrikel,
- periventrikuläre Hypodensitäten,
- mikroangiopathische Veränderung.

Therapie:

- Entlastungspunktion (> 30 ml Liquor),
- ventrikulo-peritonealer Shunt,
- ventrikulo-atrialer Shunt.

19.2 Einteilung des Hydrozephalus

1. Hydrocephalus externus (Erweiterung des Subarachnoidalraumes),
2. Hydrocephalus internus (Erweiterung des Ventrikelsystems),
3. Hydrocephalus communicans (Hydrocephalus externus et internus bei erhaltener Verbindung zwischen inneren und äußeren Liquorräumen).

Ursachen:

- Verminderung der Liquorresorption (Hydrocephalus aresoptivus),
- Störung der Liquorpassage z.B. durch Aquäduktstenose (Hydrocephalus occlusus),
- vermehrte Liquorproduktion (Hydrocephalus hypersecretorius),
- Hydrocephalus e vacuo: primäre Hirnatrophie mit kompensatorischer Erweiterung der Liquorräume.

Symptome:

- vorübergehende Aphasie,
- Pseudobulbärparalyse (pathologisches Lachen, Weinen),
- extrapyramidal motorische Störung,
- andere neurologische Zeichen,
- das Lernvermögen ist stärker gestört als das Altgedächtnis.

Siehe auch Kapitel 43.2.1.

20 Liquordiagnostik

Die Liquorgewinnung erfolgt durch eine Lumpalpunktion des Subarachnoidalraumes. Durchführung:

- die Punktionsnadel wird zwischen den Dornfortsätzen des 3. und 4. oder 4. und 5. Lendenwirbelkörper eingeführt,
- benutzt wird eine atraumatische Nadel,
- vorher cCT: Gefahr der Einklemmung im Tentoriumschlitz oder im Hinterhauptsloch bei erhöhtem Hirndruck,
- Liquordruckmessung: bis 20 mmHg normal, bis 25 mmHg grenzwertig, über 25 mmHg pathologisch, die Messung erfolgt im Liegen, der Körper muss entspannt sein:
  - die Nadel wird 30° kranial durch das Ligamentum interspinale und das Ligamentum flavum geführt,
  - Quedenstedt-Versuch: Druck auf die Jugularisvenen beidseits,
  - Liquor steigt im Steigrohr an,
  - Liquor überträgt sich ungehindert auf den Spinalkanal.

20.1 Postpunktionelles Liquorsyndrom

Die Symptome können mit einer Latenz von 1-2 Tagen auftreten.
Symptome:

- Kopfschmerzen,
- Übelkeit,
- Ohrensausen,
- Ohnmachtsneigung.

Die Symptome können über Tage anhalten, sie sind immer reversibel.

Therapie:

- Analgetika,
- Antiemetika,
- Bettruhe, flache Lagerung,
- Flüssigkeitssubstitution,
- Koffein,
- Theophyllin,
- ggf. invasiv: epiduraler Blutpatch.

20.2 Zellzahl/ Zellgehalt

Normale Werte:

- $\geq$ 70% Lymphozyten, $\leq$ 30% Monozyten,
- Kalium: 100-160 mmol/l,
- pH-Wert: 7,31-7,34,
- Glucose: 2,2-3,9 mmol/l,
- Lactat: 1-2 mmol/l,
- Protein: 0,2-0,5 g/l.

Pathologisch:

- Zellzahl mehr als 1-4/μl pathologisch (12/3 Zellzahl): neutrophile, eosinophile oder Plasmazellen sind pathologisch,
- bis 30/μl plus Granulozyten plus Makrophagen können ein unspezifisches Reizsyndrom darstellen,
- bei einer Zellzahl über 800/μl trübe, ab etwa 3.000/μl werden segmentkernige Zellen eitrig,
- Eosinophilie: Pilz-, Wurm-, Protozoeninfektion.

Akut entzündlich:

- Granulozyten $\uparrow$,
- Lymphozyten $\downarrow$,
- Monozyten $\downarrow$.

Subakut:

- Granulozyten nehmen wieder ab,
- Monozyten/ Makrophagen $\uparrow$.

Regenerationsphase: Eosinophiele $\uparrow$.
Chronisch: lymphozytäres Zellbild (Lymphozyten, Plasmazellen).

20.3 Xanthochromie

- Beimischung von Blutfarbstoff nach Zerfall von Erythrozyten im Liquor oder starke Eiweißvermehrung,
- bei Bilirubinwerten über 15 mg/dl,
- bei zu hohem Eiweißgehalt gerinnt der Liquor in der Nacht oder im Reagenzglas.

Dreigläserprobe:
Artifiziell: der Blutanteil nimmt kontinuierlich ab. Bei einer primären Blutung bleibt der Blutanteil in den 3 Röhrchen immer gleich.

20.4 Eiweißgehalt

- Normal: 0,2-0,5 g/l,
- bei intakter Blut-Hirn-Schranke passieren nur niedermolekulare Proteine,
- eine Verletzung der Blut-Hirn-Schranke führt zur Passage größerer Moleküle (Albumin passiert in größeren Mengen),
- der Vergleich der Albuminkonzentration im Serum und der im Liquor kann als Maß der Schrankenfunktion gewertet werden,
- CAVE: wenn große Moleküle wie Immunglobuline im Liquor nachgewiesen werden, die Blut-Hirn-Schranke aber intakt ist und die Albuminkonzentration im Liquor nicht erhöht ist:
    - liegt keine Schrankenstörung vor,
    - die pathologischen Moleküle werden innerhalb der Blut-Hirn-Schranke gebildet, es liegt ein Immunprozess innerhalb des Nervensystems vor.

20.5 Liquorzucker

- Bestimmung wenige Stunden nach der Punktion,
- bei bakteriellen Infektionen sinkt er ab, da er von vielen Erregern verbraucht wird,
- im Gegenzug ist der Laktatwert erhöht und bleibt auch unter Behandlung, wenn sich der Liquorzucker schon normalisiert hat, noch erhöht.

20.6 Oligoklonale Banden

- Durch isoelektrische Fokussierung werden oligoklonale Banden von IgG nachgewiesen.
- Dies erfolgt auf modifiziertem Agarosegel. Über eine Immunfixation mit Peroxidase-markiertem Anti-IgG werden die oligoklonalen Banden visualisiert.

Vorkommen:

- Multiple Sklerose,
- Lues,
- AIDS,
- chronische Meningitis,
- Enzephalitis,
- Borreliose.

20.7 Immunglobuline

- Bestimmung aller drei Immunglobulinklassen (IgA, IgG, IgM) im Serum und im Liquor,
- die Konzentration im Liquor ist abhängig von:
    - der Konzentration im Serum bzw. der Anstieg im Serum (Anstieg im Liquor),
    - der Permeabilität der Blut-Hirn-Schranke,
    - der lokalen Immunglobulinproduktion im Zentralnervensystem.

Eine lokale (autochtone) IgG-Vermehrung im Liquor als Folge einer eigenständigen Produktion im ZNS, wird durch den Liquor-Serum-Quotienten für IgG bezogen auf den Liquor-Serum-Quotienten für Albumin nachgewiesen (bei $> 0{,}7$: autochtone Produktion).

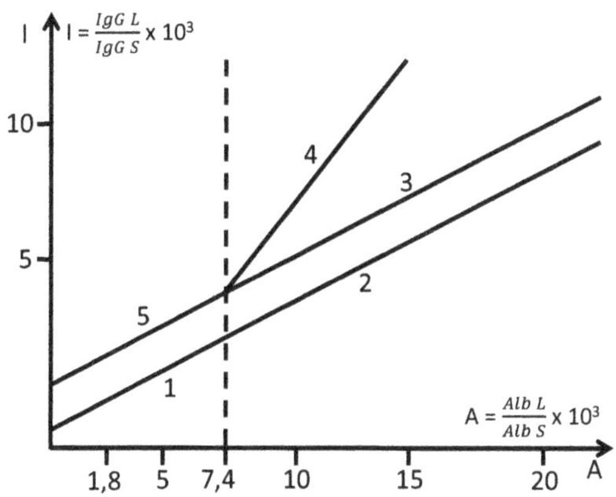

Abbildung 20.1: Reiber-Schema

I = Konzentrationsquotient für IgG.

A = Konzentrationsquotient für Albumin.

1 = Normbereich.

2 = Blut-Liquor-Schrankenstörung mit erhaltener Filterfunktion für große Serumproteine (z.B. bei Tumoren, nach Insulten).

3 = Schrankenstörung mit gesteigerter Durchlässigkeit für große Serumproteine in den Liquor.

4 = Schrankenstörung mit erhaltender Filterfunktion für große Serumproteine mit zusätzlicher autochtoner IgG-Produktion.

5 = isolierte autochtone IgG-Produktion ohne Schrankendefekt (z.B. bei der Multiplen Sklerose).

20.8 Mikrobiologische und molekularbiologische Untersuchungen

- Der Nachweis von Bakterien gelingt durch Färbung, Kultur,
- Untersuchung auf Antikörper gegen Viren mittels Elisa,
- PCR (z.B. tuberkulöse Meningitis, Herpesenzephalitis, Zytomegalie etc.),
- der HIV-Infektionsnachweis ist im Liquor per PCR nicht von diagnostischer Bedeutung, weil fast jede HIV-Infektion HIV-Genom im Liquor nachweisen lässt, ohne dass gleichzeitig schon eine Infektion des ZNS erfolgt ist.

20.9 Immunzytologische Untersuchung

Liquorzellbild:

- Plasma,
- eosinophile Zellen,
- Tumorzellen.

Weitere Untersuchungen:

- CEA (Carcinoembryonale Antigen),
- β-2-Mikroglobulin,
- Entzündungsmarker (ACE (Angiotensin Converting Enzyme) bei M. Boeck),
- neuronenspezifische Enolase (NSE), β-Amyloid 1-42 (A-β 42), Tau-Protein, Phospho-Tau und 14-3-3-Protein, als Marker des neuronalen Untergangs.

21 Elektromyographie (EMG)

21.1 Untersuchung der elektrischen Aktivitäten in der Muskulatur

Indikation:

- Differenzierung von neurogener und myogener Muskelatrophie,
- Differenzierung zwischen neurogener Parese, Inaktivitätsatrophie, mechanischer Behinderung, psychogener Lähmung, schmerzreflektorischer Ruhigstellung,
- Suche nach Generalisierung von neurogenen Veränderungen, dass heißt Beteiligung von klinisch unauffälligen Muskelgruppen,
- Beurteilung vom Ausmaß und Reinnervierung nach neurogener Läsion.

Methodik:

- Die Bioelektrik des Muskels wird gemessen.
- Der Muskel besteht aus motorischen Einheiten. Dies sind Muskelfasern, die von einem motorischen Nerven und seinem Axon innerviert werden. Wenn dieser motorische Nerv (Vorderhornzelle im Rückenmark) gereizt wird, wandert ein Nervenaktionspotential zu der motorischen Endplatte und wird dort auf den Muskel mittels des Botenstoffes Acetylcholin übertragen. Dadurch kommt es zu einer Permeabilitätsänderung der Na^+/K^+-Kanäle mit einer Depolarisation der Membran aller Muskelfasern, die von dem entsprechenden Axon innerviert werden. Die motorische Einheit kontrahiert sich. Die ausbreitende Depolarisation verursacht eine messbare Potentialschwankung (Potential einer motorischen Einheit (PmE)).
- Akustische Kontrolle über einen eingebauten Lautsprecher.

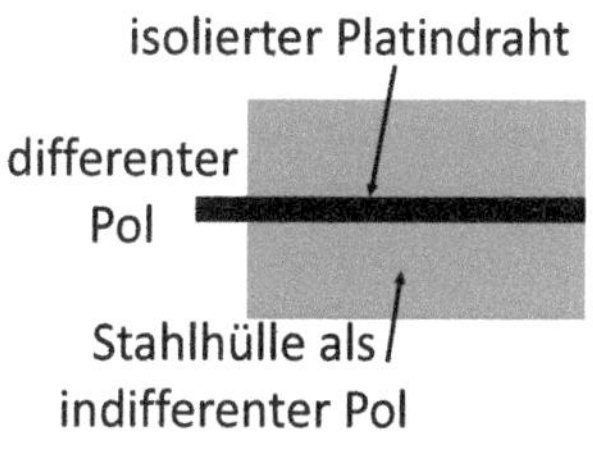

Abbildung 21.1: Untersuchung mit konzentrischen Nadelelektroden

Ableitung von Potentialschwankungen, die durch die Aktivierung einer oder mehrerer motorischer Einheiten erzeugt werden. Potentialschwankungen, die man über die konzentrische Nadelelektrode ableitet, werden verstärkt und am Bildschirm sichtbar gemacht.

21.2 Orientierende EMG-Untersuchung

Beurteilung nach folgenden Kriterien:

- Ruheaktivität (elektrische Stille oder pathologische Spontanaktivität), maximale Willküraktivität (dicht oder gelichtet, bis zu Einzeloszillationen),
- eindrucksmäßige Beschreibung der PmE bei geringer Willküraktivität.

Es müssen 3-5 Nadellagen pro Muskel (2-3 Einstiche mit anschließender Verschiebung der Nadel nach dem Einstich) abgeleitet werden.

21.3 Exakte Nadelmyographie

Es müssen pro Muskel mindestens 20 sicher reproduzierte und durch exakten Beginn und exaktes Ende definierte Potentiale gespeichert und nach den Kriterien Phasenzahl, Amplitude und Potentialdauer analysiert werden.

21.3.1 Normales EMG

- Völlige Entspannung: keine Potentialschwankungen, da keine Depolarisationen erfolgen.
- Beim Einstechen der Nadel kommt es zu 2-3 kurzen Entladungen, der so genannten Verletzungsaktivität (Einstichaktivität). Die Potentiale motorischer Einheiten haben 2-4 Phasen, sie werden mit einer normalen Entladungsfrequenz (2-4/s) rekrutiert. Zuerst erscheinen kleine Potentiale, bei zunehmender Kraftentwicklung treten mehr und größere Potentiale hinzu. Dies führt, bei maximaler Innervation, zu einem dichten Interferenzmuster. Endplattenrauschen ist, wie die normale Einstichaktivität, eine nicht pathologische Spontanaktivität. Sie verschwindet bei Änderung der Nadellage.

21.3.2 Pathologische Spontanaktivität

Fibrillation und positive scharfe Wellen:

- beide Wellen haben einen positiven Abgang,
- beide sind klein (etwa 100 μV) und kurz (etwa 5 ms).

Die pathologische Spontanaktivität tritt bei beiden Wellen bei Denervierung 2-3 Wochen nach Durchtrennung des Nervs auf und nimmt über Monate zu, um dann über Jahre hinweg abzunehmen. Bei Myopathien ist die Spontanaktivität seltener als bei Neuropathien und meist geringer ausgeprägt.

Myopathie:
Das Potential ist polyphasisch, die Amplitude niedrig, die Dauer verkürzt, niedrigamplitudiges Interferenzmuster.

Neurogene Muskelatrophie:
Spontanaktivität, die Potentiale sind polyphasisch, die Amplituden sind erhöht und verlängert, Interferenzmuster: hohe Amplitude, gelichtet.

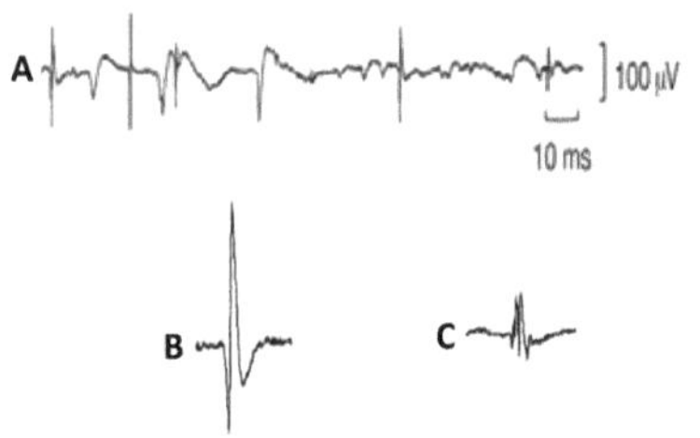

Abbildung 21.2: Aktivitätsableitung mittels EMG

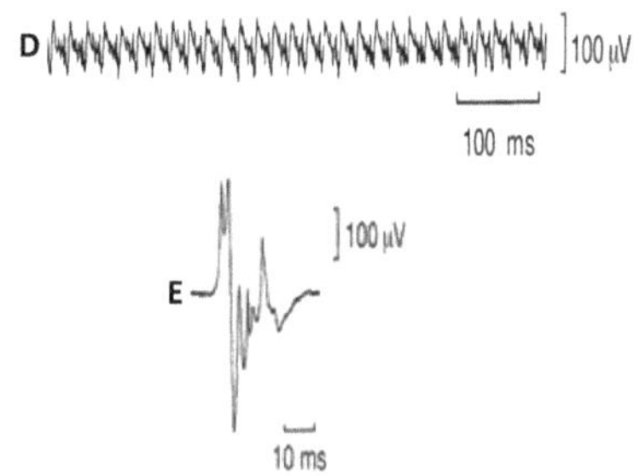

Abbildung 21.3: Aktivitätsableitung mittels EMG

A: Spontane Fibrillationspotenziale und positive scharfe Wellen.
B: Normale triphasische Aktivität einer motorischen Einheit.
C: Kleines, kurz dauerndes, polyphasisches Aktionspotenzial einer motorischen Einheit, wie es bei myopathischen Erkrankungen abgeleitet werden kann.
D: Komplexe repetitive Entladungen in einem teilweise denervierten Muskel in Ruhe.
E: Lang dauerndes polyphasisches Aktionspotenzial einer motorischen Einheit, wie es bei Neuropathien auftritt.

Myotone Entladungen:
In Entspannung:

- myotone Entladungsserien, meist Fibrillationspotentiale,
- klingen wie ein aufheulendes Motorrad (einzige Spontanaktivität, die spezifisch für eine bestimmte Erkrankungsklasse (Myotonien) ist),
- davon sind abzugrenzen:
    - pseudomyotone Entladungsserien (frequenzstabile, gleichbleibende Amplitude, können aus komplexen Wellen zusammengesetzt sein),
    - sind länger als myotone Entladungen und enden abrupt,
    - sie sind nicht spezifisch,
    - sie treten vor allem bei chronisch neurogenen Schäden auf.

Faszikulationen:

- chronische Denervierung,
- hochamplitudige PmE, die irregulär auftreten und klinisch als ein Zucken einzelner Muskelfasern mit dem Auge sichtbar sind,
- sie finden sich auch beim Gesunden.

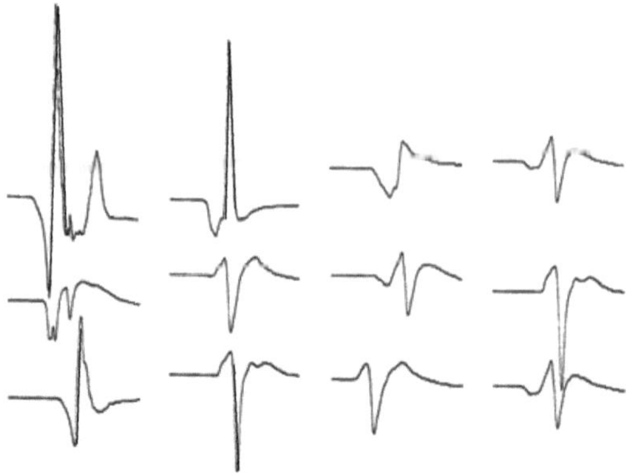

Abbildung 21.4: 12 aufeinanderfolgende Faszikulationen

Pathologische Potentiale motorischer Einheiten:

- Beurteilung bei leichter Willkürinnervation,
- Beurteilung der Potentialdauer, Anzahl der Phasen, Amplitudengröße,
- normale PmE haben 2-4 Phasen, typische mittlere Potentialdauer,
- Polyphasie (mehr als 5 Phasen) bzw. vier Durchgänge,
- einige wenige polyphasische Potentiale kommen auch beim Gesunden vor,
- Ableitung von 20 verschiedenen PmE, diese sind mit alterskorrelierten Normwerten zu vergleichen,
- nicht alle Muskelfasern sind betroffen, also müssen Muskeln an vielen Stellen sondiert werden,
- bei Vorderhornläsion werden die dazu gehörenden Muskelfasern nicht innerviert, können aber von anderen Vorderhornzellen mitinnerviert werden (Sprouting).

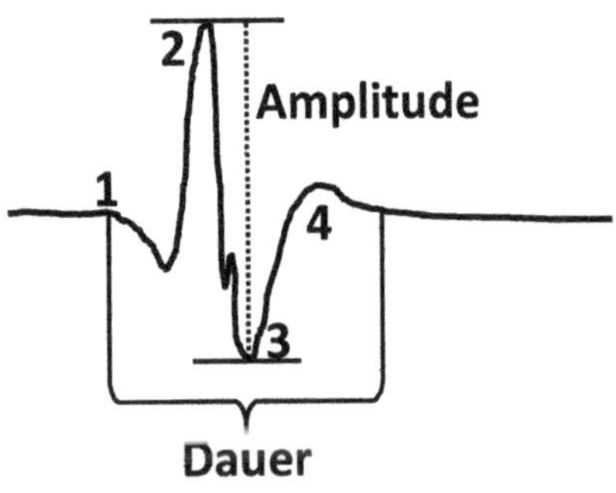

Abbildung 21.5: Ausmessung eines Muskelaktionspotentials (MAP)

Die Amplitudenmessung erfolgt vom höchsten negativen bis zum tiefsten positiven Gipfel. Die Potentialdauer reicht vom Beginn bis zum Ende der Ablenkung von der Grundlinie. Die Phasenzahl entspricht der Zahl der Durchgänge durch die Grundlinie plus 1. In diesem Beispiel sind es 4 Phasen. Knotungen, die die Grundlinie nicht erreichen, werden nicht als Phasen gerechnet. Als polyphasisch zählt eine MAP mit mindestens 5 Phasen (4 Nullliniendurchgängen).

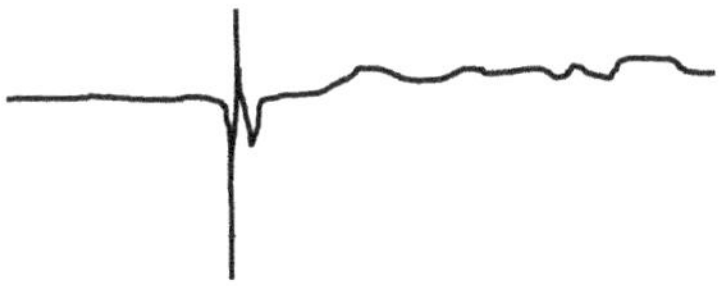

Abbildung 21.6: Frühe Reinnervationsphase

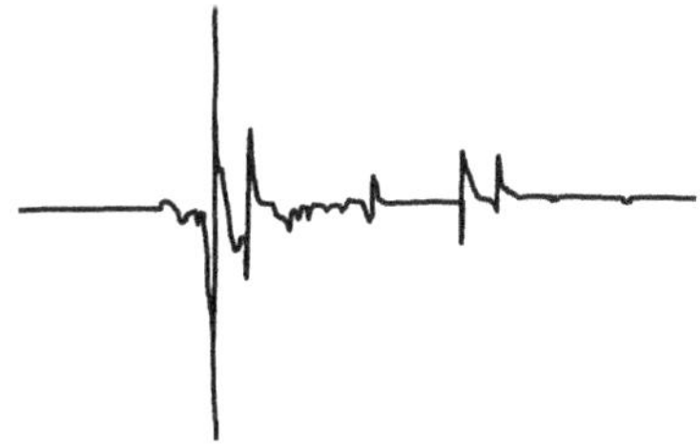

Abbildung 21.7: Nach Zunahme reinnervierter Muskelfasern

Reinnervation:

- Bei zahlreichen peripheren Nervenläsionen (z.B. durch Traumata) kann es zur teilweisen oder vollständigen Unterbrechung der im Nerven verlaufenden Axone kommen. Dabei kann es zu einer spontanen Reinnervation kommen oder es erfolgt eine Reinnervation nach einer vorangegangenen Wiedervereinigung der Nervenenden.
- Erreicht ein Axon den Muskel, dann erfolgt die Ausbildung neuer Synapsen an einzelnen benachbarten Muskelfasern.
- In der frühen Reinnervationsphase sind an ein Axon nur einzelne Muskelfasern angeschlossen (Abbildung 21.6).
- Bei Zunahme reinnervierter Muskelfasern entstehen komplexe, hochpolyphasische und stark verlängerte Muskelaktionspotentiale (Abbildung 21.7).

Neurogene Läsion:

- es gehen ganze motorische Einheiten zugrunde,
- Lichtung des Aktivitätsmusters,
- denervierte Muskelfasern reagieren überempfindlich auf Acetylcholin und zeigen spontane Entladungen (Fibrillation, positive scharfe Wellen),
- Sprouting: die Amplitude der verbleibenden motorischen Einheiten ist deutlich erhöht,
- die Potentialdauer ist verlängert,
- Polyphasie.

Myopathische Läsion:

- diffuser Untergang der Muskelfasern,
- Territorien und Zahl der zu einer PmE gehörenden Muskelfaser werden kleiner,
- Amplitude niedrig, kürzer,
- Polyphasie,
- das maximale Aktivitätsmuster bleibt dicht (mit wenig Kraft),
- Fibrillationspotentiale können auftreten.

21.4 Pathologische Aktivitätsmuster bei maximaler Willküraktivität

Gesund:
dichtes Interferenzmuster.

Periphere Nervenkrankheit:

- der Ausfall einzelner motorischer Einheiten führt zu Lücken im Aktivitätsmuster (gelichtetes Aktivitätsmuster),
- diese Lichtung kann bis auf nur noch ganz wenige erhaltene, hochamplitudige PmE fortschreiten,
- bei einer kompletten Nervenläsion ist keine Willküraktivität mehr möglich,
- die Lichtung des Aktivitätsmusters ist sofort nach der Schädigung zu finden.

Muskelkrankheit:

- vorzeitige Rekrutierung (Aktivierung erhaltener motorischer Einheiten) bei geringer Kraft,
- das Muster wird früh dicht,
- die Amplitude ist niedrig.

Willison-Analyse:

- Verhältnis Amplitude/ Umkehrpunkt pro Umkehrpunkt/ Zeit,
- erfasst bei kräftiger Innervation die Größe der PmE im Verhältnis zur Dichtigkeit der Interferenzmuster,
- niedrige Werte: Myopathien, hohe Werte: neurogene Schädigung.

22 Elektroneurographie

Definition:

- Messung der maximalen motorischen und sensiblen Nervenleitgeschwindigkeit (NLG),
- in m/s mit EMG-Gerät,
- die NLGs sind für verschiedene sensible/ motorische Nerven sehr unterschiedlich und altersabhängig. Die Beurteilung erfolgt mit Hilfe von Normalwerttabellen,
- Temperaturempfindlich (1-2 m/s pro °C),
- eine Demyelinisierung führt zu Latenzverzögerung,
- bei einer axonalen Schädigung kommt es zur Amplitudenabnahme.

Methoden:
Motorische Nervenleitgeschwindigkeit:

- der Nerv wird an mehreren Stellen supramaximal stimuliert, die motorische Antwort wird in einem distalen Muskel mit Oberflächenelektroden abgeleitet,
- die Differenz der Latenzzeit wird in Relation zur Entfernung zwischen den Reizstellen gesetzt,
- distale motorische Latenz.

22.1 Stimulationselektromyographie

- Überprüfung der Funktion der motorischen Endplatte,
- bei Störung der Übertragungsfunktion der motorischen Endplatte erfolgt eine Modifikation der motorischen NLG-Bestimmung,
- Frequenzbelastung der motorischen Endplatte (motorische Nervenfrequenz (3-20 Hz) supramaximal gereizt), die Amplitude des Aktionspotentials wird fortlaufend registriert,
- man findet bei der Myasthenie oder beim Lambert Eaten-Syndrom typische Veränderungen in den Amplituden der Muskelantworten.

22.1.1 Sensibel-orthodrome Nervenleitgeschwindigkeit

- Aufwendiger, bessere Aussagekraft,
- gereizt wird z.B. über einem sensiblen Nerven eines Fingers: die Ableitung erfolgt in der Regel mit unipolaren Nadelelektroden,
- Einsatz bei PNP und Engpasssyndromen.

22.1.2 Sensibel-antidrome Nervenleitgeschwindigkeit

Man reizt einen Nerven und leitet distal von Fingern oder Zehen mit Ringelelektroden das sensible Potential der Digitalnerven ab.

22.2 Reflexuntersuchungen

22.2.1 Blinkreflex (Orbicularis-oculi-Reflex)

Indikation:

- periphere Faszialisparese,
- Hirnstammläsion.

Funktionsprüfung:

- Afferenz über dem N. trigeminus,
- motorische Efferenzen über dem N. facialis.
- Strukturen im Mittelhirn (frühe Komponente (R1, monosynaptisch R1 Antwort) und der kaudalen Pons (tonischen späten Komponente (R2 und R2´, polysynaptisch).

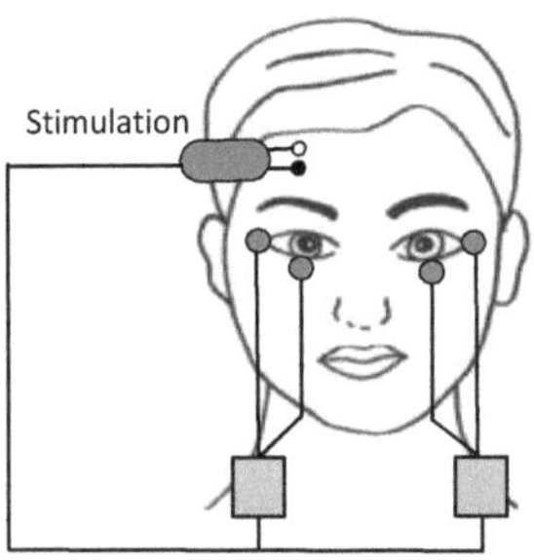

Abbildung 22.1: Blink-Reflex

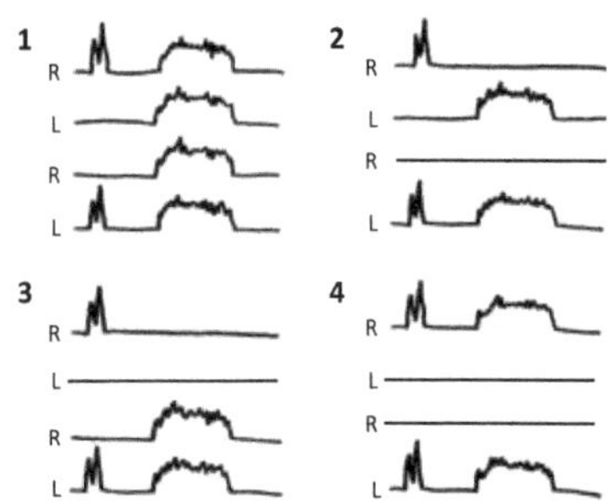

1: normal, 2: efferente Störung, 3: afferente Störung, 4: gekreuzte Störung.

Prinzip:
Ableitung im Zweikanalbetrieb mit Oberflächenelektroden von beiden Mm. orbicularis oculi, die elektrische Reizung erfolgt am Foramen supraorbitale.

Antwort:

- ipsilateral, synchronisierte, frühe Reflexkomponente (R1) (8-12 ms), die oligosynaptisch ist
- und eine bilaterale, desynchronisierte, späte, polysynaptische Komponente (R2, R2´). R2´ wird durch kreuzende Bahnen vermittelt (siehe Abbildung 22.2).

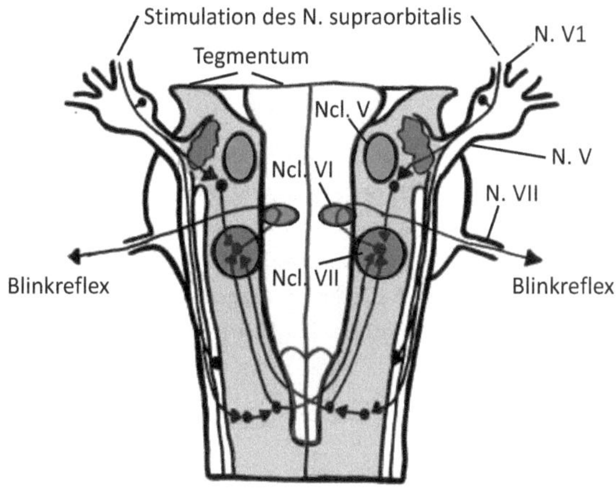

Abbildung 22.2: Blink-Reflex

Anwendung: Diagnostik von Läsionen des N. facialis, bei Hirnstammläsionen, im Koma, bei der Diagnostik der Multiplen Sklerose.

Beurteilung:
Die R1 Antwort ist mit einer Latenz um 10 ms konstant. Die Varianz der R2 Antworten ist erheblich größer.
Pathologisch:
Latenzverlängerung oder Ausfall bei

- Läsionen des N. V und N. VII,
- mesezephal und pontin,
- verlängerte tonische R2 Antwort bei Blepharospasmus.

22.2.2 Masseterreflex und Kieferöffnungsreflex

Indikation: Frage nach peripherer oder zentraler Trigeminusläsion.

Prinzip:

- wird mit einer Nadel oder mit Oberflächenelektroden abgeleitet,
- die Reflexänderung erfolgt so wie bei der klinischen Untersuchung.

Kieferöffnungsreflex:

- Schutzreflex,
- Reizung nach sensibler Stimulation des Lippenrots bei gleichzeitiger Ableitung der Muskelaktivität der willkürlich aktivierten Masseteren,
- Reflexantwort: sistieren der Aktivität in den Muskeln (führt zur Kieferöffnung),
- Kieferöffnungsreflex: Hirnstammläsion, bei Tetanus ist der Reflex aufgehoben.

22.2.3 H-Reflex und F-Welle

H-Reflex:

Der H-Reflex (Hoffmann) ist ein elektrisch ausgelöster Eigenreflex:

- Die Afferenz läuft orthodrom über die Ia-Afferenzen über Hinterwurzeln zum Rückenmark, die Efferenz über die Vorderwurzeln und motorische Fasern zum Muskel.
- Bei Erwachsenen ohne Verspannung an der Wadenmuskulatur auszulösen (entspricht dem klinisch geprüften Achillessehnenreflex).
- Er wird durch relativ geringe Reizstärken ausgelöst, die zu schwach sind, um über direkte, efferente Reizung der motorischen Fasern schon eine Muskelantwort auszulösen.

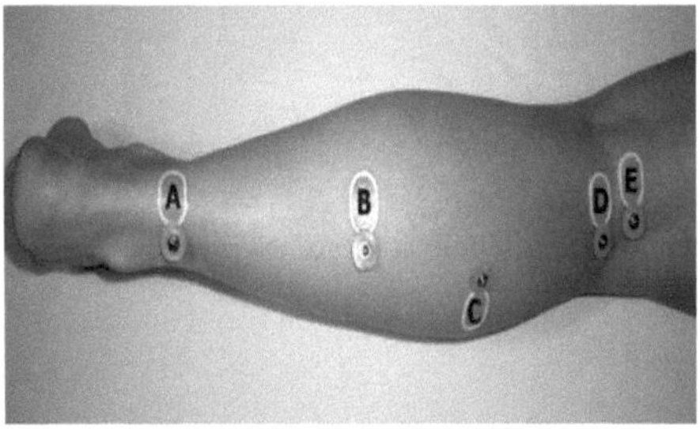

Ableitung des H-Reflexes über dem M. soleus des rechten Beins:
A = distale Ableitung,
B = proximale Ableitung,
C = Erdung,
D = Stimulation (Anode),
E = Stimulation (Kathode).

Abbildung 22.3: H-Reflex

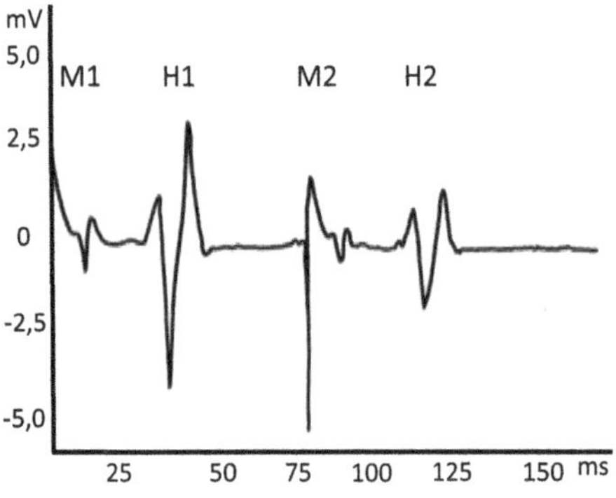

Darstellung eines Doppelreizes mit dem Interstimulusintervall von 80 ms. Zunächst werden die M-Welle (M1) und der H-Reflex (H1) auf den 1. Stimulus registriert. Danach folgt computergesteuert der 2. Reiz, dem wiederum eine M-Welle (M2) und ein H-Reflex (H2) folgen.

Abbildung 22.4: H Reflex

F-Welle:

- Anwendung: Erfassung von proximalen Leitungsstörungen,
- eine überschwellige Reizung ist erforderlich,
- es wird eine antidrome Leitung der motorischen Fasern über die Vorderwurzeln zum Rückenmark ausgelöst,
- es kommt zu einem Ping-Pong-Effekt an der motorischen Vorderhornzelle,
- dort erfolgt eine efferenten Entladung,
- die Latenz der F-Welle ist im Vergleich zum H-Reflex geringfügig länger,
- die F-Welle lässt sich konstant von verschiedenen Bein-, Hand- und Arm-Muskeln ableiten,
- es wird die motorische Nervenleitgeschwindigkeit gemessen,
- die Untersuchung verläuft wie bei einem normalen NLG, jedoch liegt die Reizkathode proximal der Anode,
- die Reizstärken werden um 20% höher gewählt,
- 10 Messwerte werden erfasst, davon wird die langsamste ausgewertet,
- aus der Latenzzeit kann die F-Wellen-Geschwindigkeit berechnet werden:

$$\text{F-Wellen-Geschwindigkeit (m/s)} = \frac{\text{Distanz minus Reizort minus C7-Dornfortsatz (mm)}}{\text{F-Leitungszeit (ms)}}$$

$$\text{F-Latenzzeit} = \frac{(\text{F-Latenz (ms) minus M-Latenz (ms)})^{-1}}{2}$$

Anwendung:

- Entzündliche proximale Nervenläsionen, bei denen der H-Reflex ausfällt und die F-Welle rarefiziert und zeitlich dispers wird.
- Bei Nervenwurzelschäden wenig aussagekräftig, da die meisten F-Wellen über mehrere Wurzeln vermittelt werden.

22.2.4 Long-Loop-Reflex

- Reizungen sensibler, gemischter Nerven am Arm, diese führen zu einer in den Handmuskeln registrierbaren transkortikal verschalteten Reflexantwort.
- Bei vollständiger Entspannung ist die Reflexantwort nicht zu erhalten.
- Der Reflex ist verändert bei Läsion der sensiblen Afferenz, des motorischen Kortex und der Pyramidenbahn.
- Veränderung bei der Multiplen Sklerose.
- Bei extrapyramidalen Störungen (z.B. Chorea) fällt der Reflex aus.

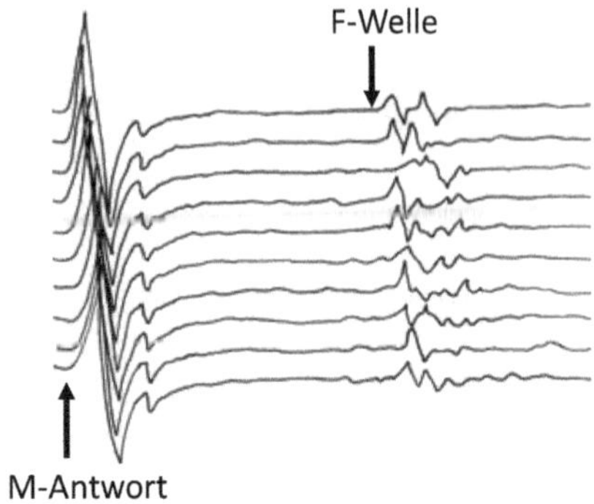

F-Wellenregistrierung nach Stimulation des N. tibialis am Innenknöchel. Beachte die multiplen A-Wellen beim GBS. Beim MFS sind keine F-Wellen und auch keine A-Wellen.

Abbildung 22.5: Normale F-Welle

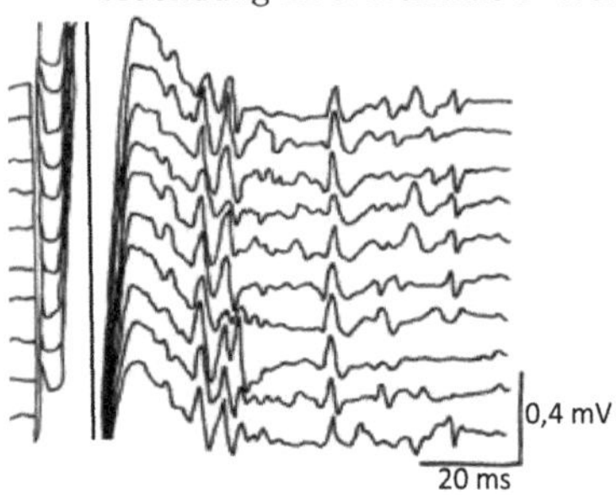

Abbildung 22.6: Guillain-Barré-Syndrom (GBS)

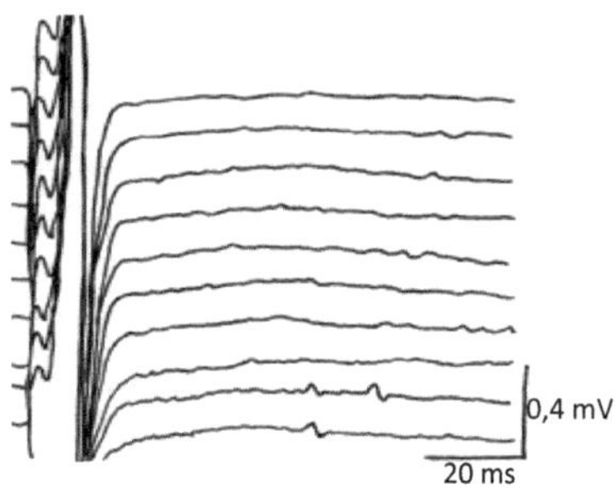

Abbildung 22.7: Miller-Fisher-Syndrom (MFS)

22.2.5 Bulbocavernosusreflex und Analreflex

Elektrische Stimulation des N. pudendus am Penisschaft. Ein Reflex wird beim EMG (Nadelelektroden) im M. bulbocavernosus beidseits registriert.

Frühe Komponente:

- Latenz als Maß für eine intakte Leitung im spinalen Reflexbogen.
- Pathologische Veränderung können bei peripheren, spinalen, zentralen Läsionen gefunden werden.
- Anwendung: somatisch verursachte erektile Dysfunktionen sind von psychogen verursachten Störungen zu trennen.

Späte Komponente:

- Überschwellige elektrische Stimulation der pudendus-versorgten Region.
- Reflektorische Anspannung des M. sphinkter ani externus.
- Anwendung: Analyse der Sphinkterfunktionsstörungen.

22.2.6 Urodynamographie

EMG vom Beckenboden und Blasenmuskulatur und verschiedene Aspekte der Harnentleerung.

22.2.7 Galvanischer Hautreflex

- Eine erhöhte Schweißsekretion führt zu einer Erniedrigung des Widerstandes,
- dies kann für den Nachweis peripherer Nervenläsionen herangezogen werden.

22.3 Transkranielle Magnetstimulation

Die transkranielle Magnetstimulation ist eine schmerzlose Messung der Leitfähigkeit des Tractus corticospinalis im peripheren Nerven sowie in bestimmten motorischen Hirnnerven.

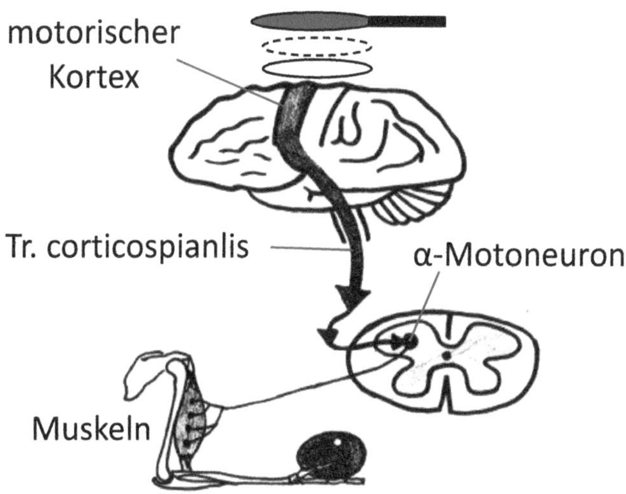

Abbildung 22.8: Transkranielle Magnetstimulation

Methodik:

- Eine zirkuläre Stimulatorspule wird über dem Stimulationsort auf dem Kopf platziert.
- Messung in der Pyramidenbahn für Arm/ Hand über dem Vertex.
- Messung in der Pyramidenbahn für Beine/ Füße einige Zentimeter darunter.
- Durch einen ultrakurzen Stromstoß von über 15.000 Ampere wird ein zur Spule senkrecht stehendes Magnetfeld von bis zu 3 Tesla erzeugt.
- Dieses induziert einen Stromfluss im Gewebe, der entgegengesetzt zur Flussrichtung des Stroms in der Spule ausgerichtet ist.
- Man kann durch Positionierung der Spule über der Wirbelsäule die motorischen Nervenwurzeln erregen und damit die periphere Leitzeit bestimmen.
- Gemessen werden Latenz und Amplituden von EMG-Antwortpotentialen in Arm- und Beinmuskeln (Vergleich mit Normwerten).
- Zentrale motorische Leitzeit = Gesamtleitzeit minus peripherer Leitzeit.

Anwendung:

- Die repetitive Magnetstimulation wird überwiegend therapeutisch eingesetzt.
- Multiple Sklerose: die zentrale motorische Leitzeit ist verzögert, die Amplitude ist erniedrigt.
- ALS: frühzeitige Sichtbarkeit der Pyramidenbahnschädigung.
- Psychogene Lähmung: die Latenz ist unauffällig, die Amplitude ist unauffällig.
- Bei peripheren Nervenläsionen: gut für unzugängliche Orte für Elektroneurographie wie z.B. Plexus brachiales, N. ischiadicus.

Kontraindikation:

- magnetisierbare Gegenstände im Körper,
- elektrische Implantate, Schmerzpumpen,
- Instabilität der Wirbelsäule,
- Epilepsie,
- Hirntumore, hier können Epilepsien ausgelöst werden,
- Schwangerschaft,
- Aneurysmaclips,
- defekte Spulen.

23 Evozierte Potentiale

- Veränderung der EEG-Kurve, die als Reaktion auf wiederholte sensible und sensorische Reize entstehen, werden durch elektronische Mittlung (averaging) aus dem zufällig verteilten EEG-Grundsignal herausgehoben.
- Die Ableitung erfolgt mit Oberflächenelektroden von der Kopfhaut, wobei die differente Elektrode über dem jeweiligen Projektionsgebiet angebracht wird:
    - VEP: okzipital,
    - SEP: kontralateral-parietal,
- nach visueller Stimulation (VEP),
- nach somatosensibler Stimulation peripherer Nerven (SEP),
- nach frühen Potentialveränderungen nach akustischer Stimulation (AEP).

23.1 Sensibel evozierte Potentiale (SEP)

- Zur Funktionsprüfung des somatosensiblen Systems.
- Es werden Leitungsblöcke oder Leitungsverzögerung peripherer/ zentraler neuronaler Strukturen gemessen.
- Zur Diagnostik klinisch stummer Funktionsstörungen.
- Eine topographische Zuordnung des Läsionssitzes ist möglich.
- Spinale und die frühen kortikalen Potentiale sind sehr stabil gegenüber Medikamenteneinflüssen und Veränderungen der Bewusstseinslage, daher haben die SEPs eine große Bedeutung zur intensivmedizinischen und intraoperativen Überwachung.
- Funktionsprüfung des lemniskalen sensiblen Systems, welches spinal/ zerebral somatotopisch gegliedert ist.
- Bei der Stimulation werden vornehmlich dicke, myelinisierte Spinalganglienzellafferenzen der Gruppe I/II (Haut/ Muskel-Gelenkrezeptoren) erregt.
- Periphere Fortsätze der Spinalganglienzellen gelangen als erstes sensibles Neuron über die Hinterhörner ins Rückenmark.
- Sie ziehen ipsilateral als Rückenmarkshinterstrang weiter (siehe Fasziculus cuneatus et gracilis).
- Vollständige Leitungsblockaden können auch am Ort der demyelinisierenden Läsion mit dem Effekt einer Amplitudenabnahme der nach der Läsionsstelle abgeleiteten evozierten Potentiale entstehen.
- Axonerkrankung: im Vordergrund stehen Amplitudenminderungen durch den Ausfall von Axongruppen.

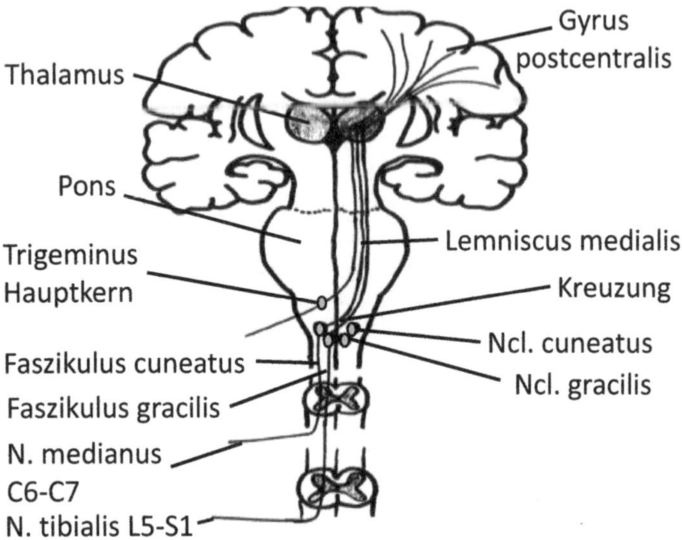

Abbildung 23.1: Leitungsbahnen und Strukturen des ZNS, die für die Generierung der SEP wichtig sind

Entmarkung:

- deutliche Leitungsverzögerung,
- Potentialverlust durch Leitungsblock,
- Potentialaufsplitterung,
- Amplitudenabnahme.

Axonerkrankungen:

- Amplitudenabnahme,
- Potentialaufsplitterung,
- geringe/ fehlende Leitungsverzögerung.

Untersuchung:

- ruhiger Raum,
- Temperatur über 22°C (wegen Kältezittern),
- Sedierung mit Lorazepam oder Diazepam, wenn nötig,
- Schmerzpatienten analgesieren,
- Augen schließen, Mund leicht öffnen.

23.1.1 Filtereinstellung

	Hochpassfilter (untere Grenzfrequenz)	Tiefpassfilter (obere Grenzfrequenz)
spinaler SEP	30-50 Hz	3.000 Hz
kortikaler SEP	2-5 Hz	3.000 Hz

23.1.2 Elektrische Nervenstimulation

- Sensible Nerven:
    - Reizstärke: dreifacher sensibler Schwellenwert,
    - sensible Schwelle: Reizstärke bei der der Stromimpuls erstmals wahrgenommen wird.
- Motorisch/ motorisch-sensible Nerven:
    - Reizstärke bei 3-4 mA über der motorischen Schwelle,
    - es ist eine kräftige Zuckung der von dem Nerven versorgten Muskel wahrzunehmen,
    - bei bewusstlosen Patienten: zweifache motorische Stärke.
- Normalerweise werden die Nerven einzeln stimuliert (die SEP-Wellen beider Seiten werden miteinander verglichen).
- Auf jeder Seite erfolgen 512 artefaktreiche Durchgänge, wobei jedes Potential auf seine Reproduzierbarkeit überprüft werden muss.
- Nur reproduzierbare Wellen eignen sich zur Auswertung.

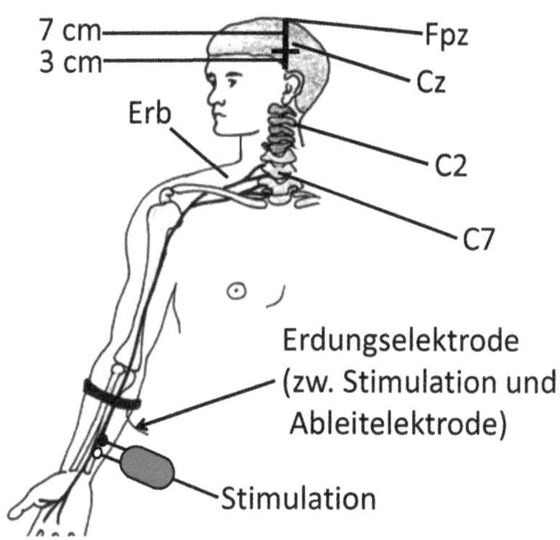

Abbildung 23.2: Elektrische Nervenstimulation des N. medianus

23.1.3 Kortikale Ableitposition

- Entsprechend dem internationalen 10-20 System: Skalp-Position 2 cm hinter den Markierungen des 10-20 Systems (über dem Gyrus postcentralis).
- Bei Armnervenstimulation wird jeweils über der kontralateralen Hemisphäre abgeleitet.
- Die Fußrepräsentation liegt am Interhemisphärenspalt, bei Beinnervenstimulation eine einzige Ableitposition für beide Seiten.
- Referenzelektrode (indifferente Elektrode): Fpz (Stirnelektrode).
- Bei spinaler Potentialdarstellung können die zervikalen Ableitorte ebenfalls gegen die Referenz bei Fpz gemessen werden.
- Darstellung von Erb-Potential: Fpz als Referenz.
- Registrierung lumbaler Wellen: Bezugselektrode am Beckenkamm.

23.1.4 Ableitorte der spinalen und kortikalen SEP

	kortikale Ableitung	spinale Ableitung	Analysezeit (ms)
N. medianus	C3 bzw. C4	HWK 2 und HWK 7	100
N. tibialis	Cz	LWK 1/ LWK 2	100-200
N. trigeminus	C5 bzw. C6		50

23.1.5 SEP-Stimulationsorte

N. medianus:

- Handgelenksbeugeseite, zwischen den Sehnen des M. palmaris longus und des M. flexor carpi radialis,
- rein sensible Medianusstimulation: Ringelektroden im Bereich der Finger I-III.

N. ulnaris: Handgelenksbeugeseite, radial der Sehne des M. flexor carpi ulnaris.
N. muskulocutaneus: Beugeseite, Ellenbogen, lateral der Bizepssehne.
N. tibialis: Sprunggelenk, unterhalb der Malleolus medialis.
N. peroneus communis: am Fibulaköpfchen.
N. peroneus superficialis:
Sprunggelenkstreckseite, in Höhe des Retinaculum extensorum.
N. suralis: Sprunggelenk, unterhalb des Malleolus lateralis.
N. trigeminus: alternierende Reizung von Ober- und Unterlippe.

Die am häufigsten verwendeten Reizorte:
N. medianus, N. tibialis.

23.1.6 Dermatomreizung

- Kutane Afferenzen werden zur Funktionsprüfung mit herangezogen.
- Stimuliert seitenvergleichend, das Potential auf der gesunden Seite dient als Maßstab.
- Bei Stimulation der Dermatome auf der Dorsalseite des Ober- und Unterarms kommen P15 und N20 nicht zur Darstellung.

Nachteil:
Bei verspannten Patienten sind die Potentiale schwer zu beurteilen. Hier kann man sich mit der Stimulation von Hautnerven oder von gemischten Nerven behelfen.

23.1.6.1 SEP-Hautnervenstimulationsorte

Dermatom	Reizort
C5	N. cutaneous antebrachii lateralis (2 cm distal der Ellenbeuge lateral)
C6	Ringelektrode am Daumen
C7	Ringelektrode am Endglied des Mittelfingers (Vermeidung einer Mitstimulation des N. radialis)
C8	Ringelektrode am Kleinfinger
L4	N. saphenus an der Vorderkante der Tibia
L5	N. peroneus superficialis am Retinaculum extensorum
S1	N. suralis oder N. tibialis
S2	N. pudendus

23.1.6.2 Beurteilung von SEP

- Auslenkung nach oben: Negativität,
- Auslegung nach unten: Positivität,
- SEP-Verlust,
- Absolutlatenzen und deren Seitendifferenzen,
- Zwischengipfelzeiten und deren Seitendifferenzen,
- Gipfelamplituden mit Seitendifferenzen (Peak-to-Peak): Amplituden sind schwer zu beurteilen, daher Seitenvergleich. Pathologisch bei einer Differenz von mehr als 50%.
- Potentialkonfiguration und Potentialausprägung.

23.1.7 Ableitung von SEP nach Armnervenstimulation

- Grundsätzlich können SEP nach Nervenstamm oder Dermatomstimulation aller sensiblen oder gemischten Nerven der oberen Extremität abgeleitet werden,
- wegen guter Reproduzierbarkeit: am meisten N. medianus,
- Routineableitung:
  - Zweikanalregistrierung mit spinalem und kortikalen Potentialgriff,
  - kombinierte periphere und zentrale Läsion, Wurzelläsion: Vierkanalregistrierung (über Erb, Dornfortsatz: C2, C3, C7).

23.1.8 SEP beeinflussende Faktoren

- Körpergröße: Latenz und Länge der Gliedmaßen (kortikale Latenzen im Verhältnis zu spinalen Ableitepositionen),
- Alter:
    - es besteht eine Korrelation,
    - die Medianus-Latenz korreliert mit steigendem Lebensalter,
    - die spinokortikale Überleitungszeit (N13-N20) steigt mit dem Lebensalter,
    - das Erwachsenenalter ist erst mit 14 Jahren erreicht,
    - P40-Latenz/N75-Latenz korrelieren mit dem Alter,
- Geschlecht: ist nicht zu berücksichtigen (bei Frauen kürzere Latenzen bei Reizung des N. medianus),
- Temperatur: periphere NLGs sind stark temperaturabhängig (seitengleiche Erwärmung der Extremitäten auf 34°C),
- pharmakologische Einflüsse: umstritten, nachdem die Medikation psusiert wurde, kann die Untersuchung wiederholt werden.

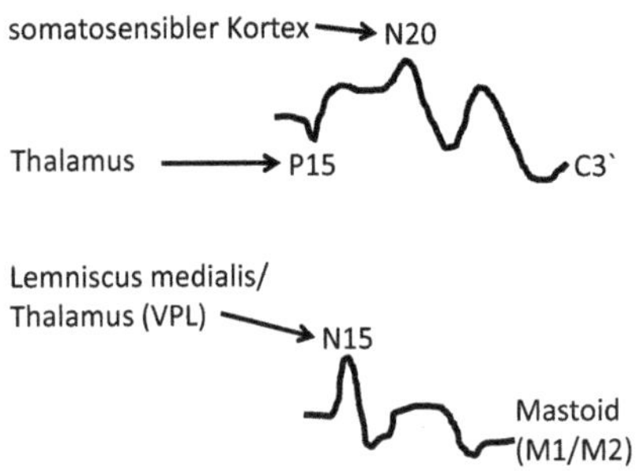

Abbildung 23.3: Sensibel evozierte Potentiale

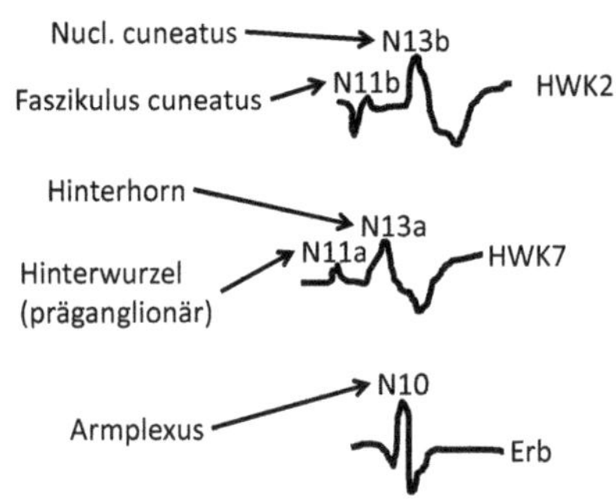

Abbildung 23.4: Sensibel evozierte Potentiale

23.1.9 Erb-Potential

- Handgelenksstimulation des N. medianus: Erb-Punkt (2 cm oberhalb der Schlüsselbeinmitte ein triphasisches Potential mit initial positiver Auslenkung),
- Entstehungsort: Plexus brachialis (siehe Abbildung 23.4),
- periphere NLG =

$$\frac{\text{Stimulation minus Ableitort (mm)}}{\text{Latenz der positiven Vorkomponente (ms)}}$$

- Amplitudenminderung = axonale Schädigung (Rechts-Linksvergleich: pathologisch ist eine Seitendifferenz von > 50%),

- Lokalisation der Läsion proximal oder distal des Spinalganglions:
  Amplitudenquotient =

$$\frac{\text{Erb-Amplitude}}{\text{Zervikalamplitude (C7)}}$$

  - N13a $<$ 1,1: Schädigung proximal des Spinalganglions (infraganglionär),
  - N13a $>$ 8,8: Schädigung distal des Spinalganglions (supraganglionäre Schädigung).

23.1.10 Zervikale SEP-Gipfel

- Eine gleichzeitige Registrierung über den Dornfortsätzen von C7 und C2 führt zu einer identischen Potentialform und annähernd gleicher Latenz (s.o.),
- Läsionen zwischen spinaler Eintrittspforte und Medulla oblongata führen zu:
  - einer Demyelinisierung (Verlängerung der Interpeak-Latenz N13a-N13b (Norm 0,17))
  - oder zu einer axonalen Schädigung (N13b-Amplitudenquotient: N13b/N13 = $<$ 0,72).

23.1.11 Medianus-SEP-Amplituden

Erb	N13a	N13b	N20
3,5-4 μV	1,6-2,6 μV	1,6-2,8 μV	2-2,3 μV

23.1.11.1 Interpeaklatenzen

Erb-N13a: 4-8 μV.
N13a-N20: maximale Seitendifferenz 5-7 μV.

23.1.12 Thalamische und kortikale Gipfel

Ableitung über C3‘ oder C4‘ gegen frontomediane Referenzelektroden (siehe Abbildung 23.3 oben).

Spinokortikale Überleitungszeit:

- N13a-N20: Normbereich (6-7 ms),
- außerhalb des Normbereiches und bei unauffälliger Latenz von 13a: Leitungsverzögerung der afferenten zervikokortikalen Bahnen,
- axonaler Schaden der spinokortikalen Afferenzen: N20 Gipfel ist erniedrigt. Der Amplitudenquotient N20/N13a liegt unter 0,65.

Latenz: maximale Seitendifferenz nach Medianusstimulation (in ms).

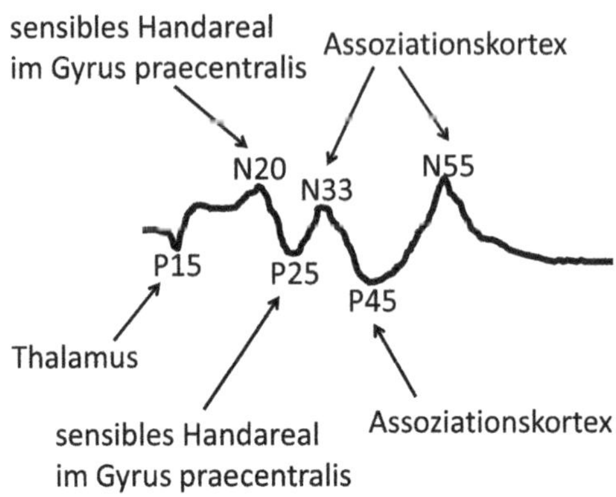

Abbildung 23.5: Thalamische und kortikale Gipfel

	ms		ms
Erb	1	N20	1,2
N13a	2	P25	4,7
N13b	1	N33	6,7

23.1.13 SEP nach Beinnervenstimulation

- Am Häufigsten N. tibialis,
- Routine: 2-Kanalregistrierung (lumbalspinaler Abgriff über LWK 1 und Cz‘),
- spezielle Fragen: zusätzlich Kniekehle, Glutealfalte, LWK 5, HWK 2, (C 2).

23.1.14 Spinale SEP-Gipfel

Potential über LWK 5:
die Bezugselektrode liegt am Beckenkamm.

- Impulswelle über der Cauda equina,
- Abhängig von der Beinlänge,
- A-Antwort (21,4 ms): reflektorische Aktivität von Vorderhornneuronen (ähnlich dem H-Reflex verschwindet auch er bei hoher Reizstärke), kein diagnostischer Wert,
- immer im Seitenvergleich,
- ein beidseitiges Fehlen erlaubt nur dann eine Aussage, wenn eine Klinik vorliegt.

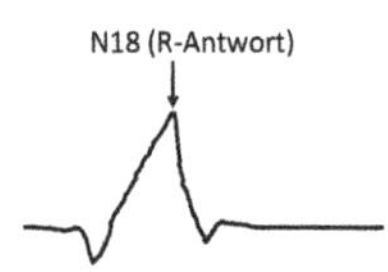

Abbildung 23.6: Potential über LWK 5

Potential über LWK 1:
(Dornfortsatz)

- Die postsynaptische Aktivität von Hinterhornneuronen im Lumbosakralmark wird gemessen,
- die Amplitude ist nur bei einer Seitendifferenz > 50% pathologisch,
- zur Bestimmung der spinokortikalen Überleitungszeit (Latenz): N22-P40,
- fehlende N22-Welle: Versuch mit H-Reflex vom N. tibialis (um den Funktionszustand der peripher-afferenten Strecke zu überprüfen),
- Bezugselektrode: Beckenkamm.

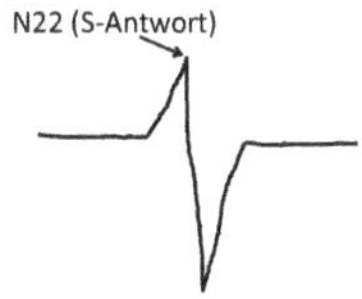

Abbildung 23.7: Potential über LWK 1

Potential über dem oberen Halsmark (C2):

- HWK 2 gegen eine frontomediane Referenz,
- Entstehung im Nucleus gracilis (Medulla oblongata),
- ein nur einseitiges Fehlen der Amplitude ist pathologisch,
- Berechnung der lumbozervikalen und der zervikokortikalen Überleitungszeit: Abgrenzung der infrazervikalen von einer suprazervikalen Leitungsstörung,
- Latenz 34,3 ms: maximale Seitendifferenz 1,9 ms,
- Interpeak N22-N30 = maximal 10,3 ms,
- N30-P40 = höchstens 12,9 ms,
- eine Registrierung ist nicht zu empfehlen!

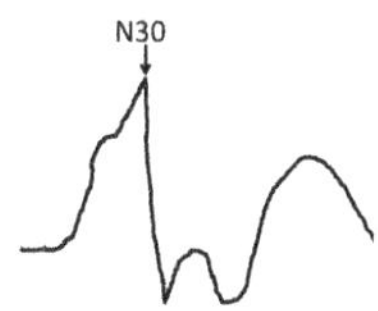

Abbildung 23.8: Potential über C2

23.1.15 Skalp-SEP

- Nach Tibialisreizung ist sie W-förmig,
- Ableitung über Cz‘ gegen eine frontomediane Referenzelektrode (Fpz),
- wenn Cz‘ gegen Referenzelektrode (Hand),
- P40 hat die größte Bedeutung, weil der Gipfel in einen eng umschriebenen Kortexareal entsteht,
- N50, P60, N75, eingeschränkte Aussagekraft, ein Ausprägungsdefizit oder gar das Fehlen von N50 gilt als sicher pathologisch.

Auswertung:

- Absolutlatenz von P40,
- spinokortikale Überleitungszeit N22-P40 (Latenz 17 ms, maximale Seitendifferenz 3,5 ms), bei kleinen Läsionen ist die spinokortikale Überleitungszeit verlängert oder es besteht eine Seitendifferenz als Hinweis auf einen pathologischen Befund.

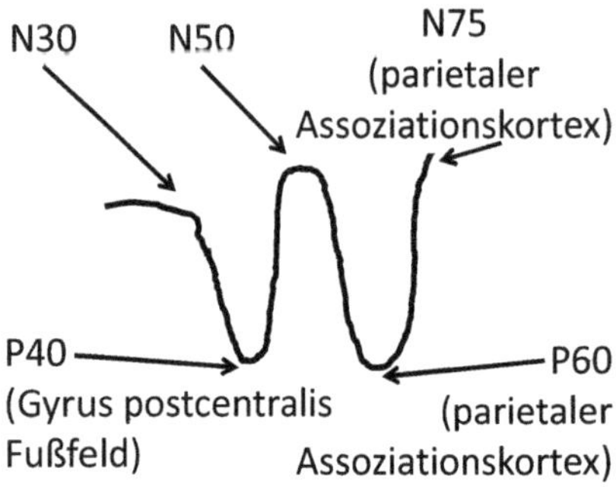

Abbildung 23.9: Skalp-SEP nach Tibialisreizung

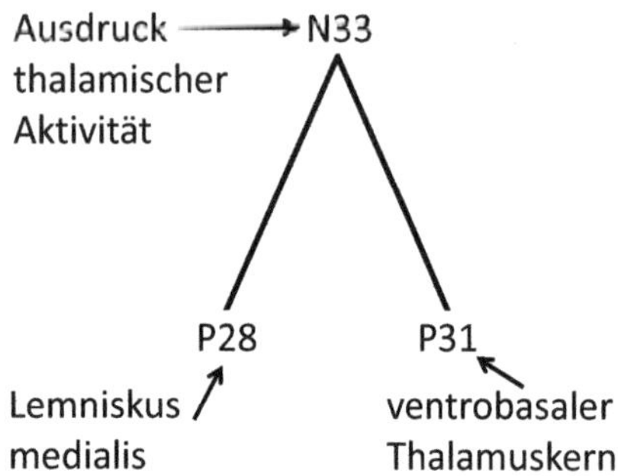

Abbildung 23.10: Ableitung Cz' gegen Hand als Referenzelektrode

Amplituden:

N22	N33/P40
0,6-2 μV	1,5-3 μV

Seitendifferenzen: maximale Latenz M. tibialis (in ms):

	ms		ms
N22	1,2	N50	4,3
P40	2	P60	4,2
N33	2,7	N75	5,3

23.1.16 SEP nach Dermatomreizung

- Bei zervikalen oder lumbalen Wurzelläsionen können SEP nach Reizung des betroffenen Dermatoms helfen, radikuläre Schäden zu objektivieren,
- ein unauffälliges Dermatom-SEP schließt eine Wurzelirritation nicht aus,
- exakte spiegelbildliche Platzierung der Reizelektroden auf beiden Körperseiten,
- Reizstärke beidseits genau der 3-fachen sensiblen Stärke entsprechend.

Reizelektrode frontopolar:

	N1 (ms)	P1 (ms)
C4	13	20
C7	22	30
S1	42	49

Seitendifferenz:
N1 nicht mehr als 3 ms (N1 = Zervikaldermatome).
P1 nicht mehr als 5,5 ms (P1 = lumbosakrale Dermatome).

23.1.17 Das Trigeminus-SEP

Stimulation an Ober- oder Unterlippe,
Ableitung über C5 oder C6 kontralateral.

- Referenzelektrode Fz,
- verwertbar im Seitenvergleich (P19),
- das Trigeminus-SEP stellt für sich alleine betrachtet keine spezifische Hirnstammfunktionsstörung da, weil Potentialgeneratoren der Gipfel N13 bis P36 im thalamischen und kortikalen Hirnregionen liegen.

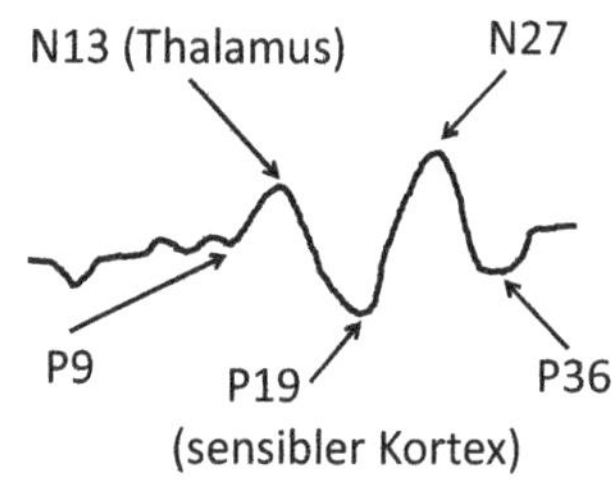

Abbildung 23.11: Trigeminus-SEP

23.1.18 N. pudendus-SEP

- Zur Abklärung von Blasen-, Mastdarm und Potenzstörungen,
- Reizelektroden:
    - Mann: Ringelektroden um die Peniswurzel,
    - Frau: Plättchenelektroden neben der Klitoris (Anode) und Kathode zwischen großen und kleinen Schamlippen.

Ableitung:

- LWK 1 gegen Beckenkamm-Referenz,
- Cz‘ gegen frontopolare Bezugselektrode,
- bilateral reizen,
- eine Seitenlokalisation von Schädigungen ist nicht möglich.

23.1.19 Klinische Anwendung der SEP

- Keine krankheitsspezifischen SEP-Befunde, können krankheitstypisch sein,
- in den meisten Fällen bei zentralnervösen Erkrankungen, aber auch bei einigen peripher-neurologischen Störungen.

Periphere Nervenerkrankungen:

- zur Untersuchung von Plexo- und Radikulopathien,
- zur Schwerpunktlokalisation von Krankheitsprozessen (z.B. Guillain-Barré-Syndrom),
- zur Beurteilung von Nervenstrukturen (z.B. Plexus, Wurzelbereich), die der konventionellen peripheren Neuro- und Myographie nicht zugänglich sind,
- zur Untersuchung geschädigter sensibler Nervenfasern.

Plexus-Wurzelaffektionen:

1. Distale Läsion, peripher des Spinalganglions. Degenerieren die peripheren Fortsätze der Spinalganglienzelle, dass heißt nur die peripher leitenden sensiblen Fasern sind in Zahl und/oder Funktion beeinträchtigt. Die zentralen Fortsätze der Spinalganglienzelle hingegen bleiben intakt („infraganglionärer Schädigungstyp“).
2. Liegt die Läsion dagegen im Wurzelbereich, dass heißt proximal des Spinalganglions, bleiben die peripheren Fasern, was Zahl und Funktion anbelangt, unbeeinträchtigt, nur der zentrale Fortsatz nimmt Schäden („supraganglionärer Schädigungstyp“).

Für beide gilt:
Es können nun beiden Läsionstypen charakteristische SEP-Befunde zugeordnet werden:

1. Läsionen distal des Spinalganglions infraganglionär (z.B. Plexusschaden):
   - Amplitudenminderung oder
   - ausgefallenes sensibles Nervenaktionspotential oder
   - ausgefallener SEP-Plexusanteil,
   - die Latenz kann normal oder verlängert sein,
2. Läsionen proximal des Spinalganglions (supraganglionär) (z.B. Wurzelschäden durch Bandscheibenvorfall):
   - sowohl die periphere sensible Leitgeschwindigkeit als auch das SEP vom Nervenplexus sind regelrecht, die spinalen SEP-Antworten sind verkleinert oder verschwunden, Latenzen sind verlängert,
   - die Plexus-Nackenüberleitungszeit ist verlängert.

Plexusschäden: pathologische Plexus-SEP bei (eventuell) normalem spinalen SEP.
Wurzelschäden: unauffälliger Plexus-SEP bei pathologischem spinalen SEP.

Bei Objektivierung einer Armplexuslähmung mit SEP, Vorsicht bei routinemäßigen Standartstimulationen des N. medianus:

- oberer Armplexusschaden: Ramus superficialis N. radialis oder N. medianus sensibel (Daumenringelektrode) stimulieren,
- untere Armplexusläsion: Reizung des N. ulnaris oder die sensible Kleinfingerstimulation.

23.1.20 Periphere Nervenkompressionssyndrome

Thoracic-outlet-Syndrom:

- bei fehlenden Denervationszeichen,
- Läsion des unteren Armplexus: Stimulation des N. ulnaris,
- Latenz und Amplitude des Plexuspotentials (Erb) und/oder Nackenpotentials N13a sowie Interpeaklatenz Plexus-N13a.

Meralgia paraesthetica:

- Reizung: N. cutaneus femoris lateralis,
- Ableitung: Cz' gegen eine frontomediale Referenz,
- Normalwerte: P1 31,8 m/s, Seitendifferenz 0,8 m/s,
- Amplitudenunterschiede treten eher auf als Latenzverzögerungen,
- zum Ausschluss einer lumbalen Plexusirritation: N. saphenus unterhalb des Knies reizen, der bei einer Meralgie unauffällig ist.

Polyneuropathien:

- Ein SEP ist dann sinnvoll, wenn auch proximale Abschnitte betroffen sind,
- durch bilokuläre Ableitung der sensiblen Potentiale am peripheren Nerven kann eine direkte Bestimmung der Nervenleitgeschwindigkeit erfolgen,
- ein SEP ist indiziert bei einem Verdacht auf den Befall zentralnervöser Strukturen (zentrale Überleitungszeit simultane Ableitung spinal und kortikal).

Rückenmarkserkrankungen:

- SEP-Untersuchungen sind bei myelopathischen Prozessen zur örtlichem Festlegung des Krankheitsprozesses und zur Differenzierung zwischen demyelinisierenden und vorwiegend axonalen Schäden sehr wertvoll.
- Eine Pathologie ist nur zu erwarten, wenn es im Krankheitsverlauf zu einer Hinterstrangbeteiligung kommt!
- Eine rein dissoziative Sensibilitätsstörung wird nicht aufgedeckt.

Demyelinisierende und axonale Erkrankung:
Demyelinisierende Erkrankungen:

- Leitungsverzögerung ohne objektivierbare Sensibilitätsstörung,
- die Amplitude ist oft normal,
- Potentialausfall durch Leitungsblock.

Axonale Erkrankungen:

- einseitige Amplitudenerniedrigung,
- Amplitudenerniedrigung der rostral des Läsionsortes abgeleiteten SEP bei bilateralen Gefühlsstörungen,
- Potentialdeformierung,
- selten Latenzverzögerung,
- Potentialausfall bei massiver Axondegeneration.

Schadenslokalisation:
Zervikalmark:

- Erfasst der Prozess den Funiculus cuneatus, werden SEP nach Armnervenstimulation abgeleitet,
  legt die klinische Untersuchung eine Läsion zwischen C1 und C7 nahe, sollte ein Medianus-SEP durchgeführt werden,
- legt die klinische Untersuchung eine Läsion zwischen C8 und Th1 nahe, sollte eine Ulnarisstimulation durchgeführt werden.

Schädigung des Segments:

- C7 unter Einschluss der Hinterwurzeleintrittszone: N11a und N13a sind verändert (Amplitudenreduktion),
- ist die Hinterwurzeleintrittszone nicht verändert, sind nur aufsteigende Bahnen getroffen: N11a bleibt unauffällig, N13a ist verändert (die Amplitude ist früher betroffen als die Latenz),
- C7 ausgespart: Potential über HWK 7 unauffällig, bei HWK 2 stellen sich N11b und N13b erniedrigt, deformiert und/oder latenzverzögert da,
- klinische Auffälligkeiten, die eher den Funiculus gracilis zuzuordnen sind, N. tibialis stimuliert: P40 erniedrigt, deformiert und/oder Latenzverzögert, Amplitudenquotient P40/N22 nimmt einen Wert unter 0,85 an, Interpeaklatenz N22-P40 verlängert.

Thorakalmark:

- Armnerven-SEP zeigen Normalbfund,
- nach Tibialisstimulation:
  - primäre kortikale Antwortpotential und/oder N30 (Nacken) amplitudenreduziert,
  - Amplitudenquotient P40/N22 unter 0,85,
  - die Interpeaklatenz zwischen N22-P40 bzw. N22-N30 ist verlängert.

Lumbalmark:

- nach Tibialistimulation: siehe Befunde bei Thorakalmarkläsion,
- Läsionsstelle unterhalb des Segments L5: N22 ist verkleinert oder ausgefallen,
- Tibialis-SEP bei
  - bei zervikalem/ thorakalem Läsionssitz besonders sensitiv (94%),
  - lumbal weniger sensitiv (16%),
  - sind Hinterstränge betroffen, Trefferquote unabhängig von der Lokalisation 100%.

SEP bei verschiedenen Rückenmarkserkrankungen:
Funikuläre Myelose:
Markscheidentyp: nach Tibialis-/ Medianusstimulation: Nacken-Skalp-SEP und ableitende Interpeaklatenzen sind verzögert.

Tabes dorsales:
Markscheidentyp in Kombination mit vaskulärentzündlichem Prozess der lumbalen Hinterwurzeln:
Tibialisstimulation: verzögerte zervikale und kortikale SEP-Antworten und/oder verlängerte spinokortikale Überleitungszeit N22-P40 nachweisen.

Vaskuläre Myelopathie:
Axonaler Typ: bei isoliertem A. spinalis-anterior-Syndrom: SEP der Armnerven/ Beinnerven sind regelrecht, weil die Hinterstränge nicht betroffen sind.

Zervikale Myelopathie:
Axonaler Typ: Tibialis-SEP komplette Symptome, da Hinterstrangbahnen betroffen sind.

Syringomyelie:
Axonaler Typ: wenn der Funiculus cuneatus oder gracilis betroffen sind, sind die spinalen und kortikalen SEP verändert.

Rückenmarkstraumen:
Axonaler Typ: rostral der Läsion fehlen die SEP.
Thorakaler Querschnitt: N22 ist erhalten, zervikale/ kortikale Wellen sind ausgefallen.

Spinale Tumoren:
Axonaler Typ:

- typische axonale SEP-Befunde (Läsion),
- nach operativer Entfernung ist eine Restitutio ad integrum möglich.

Myelitis transversa:

- diesseits der Läsion abgeleitete SEP sind unauffällig,
- jenseitige SEP-Gipfel: deformiert, Amplitude erniedrigt, Latenz verlängert.

HIV-Infektion:

- Stimulation des N. tibialis,
- Latenz verlängert, Amplitude erhöht.

Multiple Sklerose (MS):

- Markscheidendegeneration,
- die Impulsleitung in den Plaques ist verzögert oder aber unterbrochen,
- kombiniert mit VEP, AEP und MEP,
- auch zum Aufdecken klinisch stummer Herde geeignet,
- SEP besonders im Frühstadium der Erkrankung,
- Abgrenzung gegenüber vorwiegend axonaler Schädigung (z.B. zervikale Myelopathie),
- Verlaufsbeobachtung: Verbesserung unter Therapie, SEP: minimale Verbesserung!

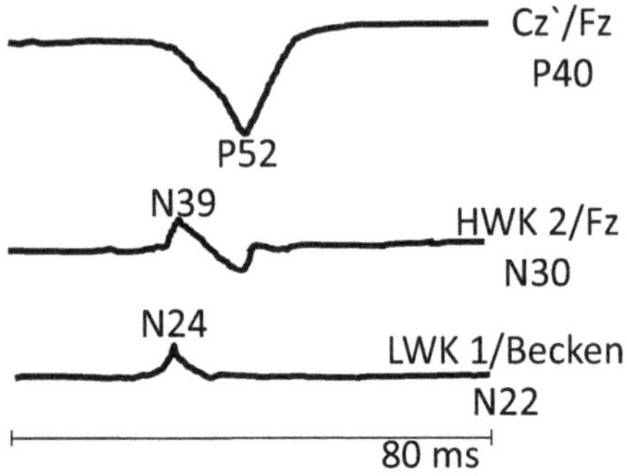

Abbildung 23.12: 3-Kanal Tibialis-SEP. Deutliche Verlängerung der Überleitungszeit N22-N30, im Sinne einer spinalen Leitungsverzögerung.

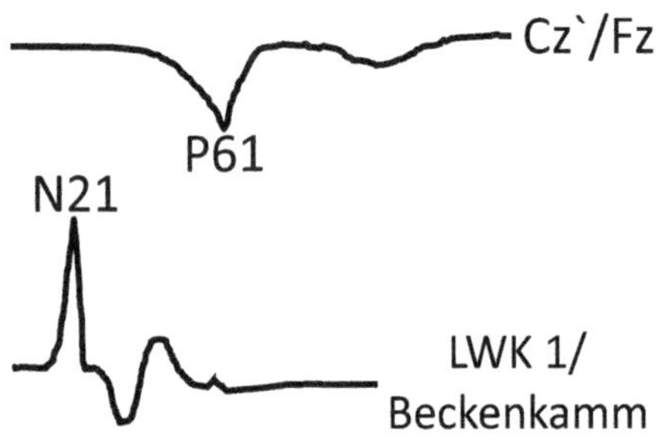

Abbildung 23.13: Die spinokortikale Überleitungszeit ist verlängert (N22-P40, Norm: 17 ms), im Sinne einer kortikalen Leitungsstörung. N22 ist mit 21 ms im Normbereich.

Einsatzmöglichkeiten der SEP bei der MS-Diagnostik:

- Beweis einer spinalen Affektion bei isolierter supraspinaler Symptomatik,
- Läsionsdiagnose ohne vorhandene klinische Symptomatik,
- Polytopienachweis,
- Abgrenzung von axonalen Erkrankungen,
- Verlaufsbeobachtung.

Diagnosekriterien bei der MS:

- ausgeprägte Latenzverzögerung der kortikalen, spinalen Gipfel bei noch erhaltener Potentialkonfiguration,
- deutlich verlängerte spinokortikale Überleitungszeit,
- pathologisch verlängerte Seitendifferenzen der absoluten Gipfelzeiten,
- Amplitudenreduktion,
- Potentialdeformierung,
- Potentialausfall durch Leitungsblock.

Kombinierte Medianus-Tibialisreizung:

- die Sensitivität ist bei möglicher MS erhöht: 66,7%,
- bei wahrscheinlicher MS: 88%,
- bei sicherer MS: 95,5%,
- periphere SEP sind immer erhalten:
    - bei N. medianus: Erb-Gipfel regelrecht,
    - bei N. tibialis: Ischiadikuspotential in der Glutealfalte und das Potential der Cauda equina bei LWK 5 sind normal.

Neuroborreliose:

- Demyelinisierend,
- Befall des zentralen und peripheren Nervensystems,
- SEP-Latenz verzögert, Amplitude erniedrigt, Potentialdeformierung sowohl im peripheren als auch im zentralen Nervensystem,
- die Ableitung eines 4-Kanal-SEP ist notwendig,
- eindrucksvolle SEP-Verbesserung unter antibiotischer Therapie ist möglich.

Zerebrale Erkrankungen:
Nur bei einer isolierten Läsion rostral der Hinterstrangkerne sind die kortikalen SEP verändert, spinale SEP-Anteile weisen einen Normalbefund auf.
Hirnstammprozesse:

- Deformation, Amplitudenreduktionen der kortikalen SEP,
- sind Hinterstrangkerne betroffen: Veränderung über HWK 2 (N30 und Tibialis-/ N13b nach Medianusreizung),
- Skalp-Potentiale können pathologisch sein oder durch nachgeschaltete Synapsen normal sein,
- ein unauffälliger spinaler/ kortikaler SEP-Befund schließt eine Hirnstammläsion nicht aus.

Locked-in-Syndrom:

- die Sensibilität ist intakt, SEP ist intakt,
- ventrale Anteile des Tegmentum, SEP-Veränderungen sind möglich.

Wallenberg-Syndrom: Medianus-Tibialis-SEP sollten durchgeführt werden. P19 verzögert, amplitudengemindert oder fehlend.

Thalamusläsion:

- eine Deformierung oder ein Ausfall der nachfolgenden kortikalen Reizantwort ist typisch,
- Medianusreizung: P15-Peak ist betroffen.

Großhirnläsion:

- vielfältigste Veränderungen bei Läsionen des Tractus thalamocorticalis oder unterschiedlich große kortikale Areale,
- ist der Gyrus postcentralis betroffen: N20 bzw. P40 verändert,
- erreicht die Erregung den Gyrus postcentralis wegen Störung des Tractus thalamocorticalis nicht, so können die kortikale Primärantwort aber auch nachfolgende Gipfel der assoziativen Kortexfelder völlig fehlen,
- auf die somatotopische Gliederung des primär sensiblen Kortex achten, umschriebene Irritation des Armfeldes: pathologische Medianus-SEP, unauffälliges Tibialis-SEP.

Systemerkrankungen:
Friedreich-Ataxie (spinale Heredoataxie):
Sowohl der periphere als auch der zentrale Fortsatz der Spinalganglienzelle ist axonal degeneriert.
Das SEP ist charakteristisch:

- Medianus-SEP:
  - Erbamplitude erniedrigt, Latenzverzögerung,
  - Zervikale-SEP: geringe Amplitudenreduktion, N20 verkleinert,
  - spinale Überleitungszeit N13a-N20 ist verlängert.
- Tibialis-SEP:
  - niedrige Amplitude in der Kniekehle und Glutealfalte,
  - über LWK 1: N22 ist verkleinert,
  - P40 ist erniedrigt.

Chorea huntington:
Untergang des zweiten und dritten sensiblen Neurons.
Medianus-SEP:

- die Amplitude der Gipfel P22/N33 sowie N20/P25 ist erniedrigt,
- die N20-Latenz ist verzögert, zentrale Überleitungszeit N13a-N20 ist mäßig verzögert. Nachfolgende Wellen: normale Latenz und normale Amplitude

Tibialis-SEP:

- Amplitude der Gipfel N33/P40 ist erniedrigt,
- spätere SEP-Komponenten sind unauffällig.

Morbus Parkinson:

- wenn keine zusätzlichen peripheren oder zentralen Affektionen vorliegen sind die SEPs unverändert,
- progressive supranukleäre Lähmung: pathologisches SEP (Hirnstammdemyelinisierung),
- Differenzierung zwischen symptomatischem und idiopathischem Parkinson-Syndrom.

Hereditäre spastische Paraplegie:

- Armnerven häufig normal, SEP nach Tibialisstimulation pathologisch verändert,
- axonal betroffen (hauptsächlich): kortikale SEP-Antworten sind amplitudengemindert.

Amyothrophe Lateralsklerose:

- häufig unauffällige SEP,
- pathologische SEP ohne klinische Sensibilitätsstörung,
- spinokortikale Überleitungszeit: manchmal verzögert.

Epilepsie:

- auffälligste SEP bei Myoklonus-Epilepsie,
- Giant-SEP: Reizung des N. medianus, Amplituden von P25 und N33 sind erhöht,
- übrige SEP-Anteile sind unauffällig.

Intraoperatives Monitoring:

- bei vertebralen, spinalen, cerebralen Operationen,
- SEP bei:
  - Rückenmarkschirurgie,
  - intra-, extrakranielle Gefäßchirurgie,
  - spinaler und zerebraler interventioneller Neuroradiologie,
  - spinaler und zerebraler Tumorchirurgie,
- spinale und frühe kortikale SEP können durch Medikamente beeinflusst werden, aber durch Körpertemperatur, PO_2, pCO_2, Blutdruck beeinflusst werden,
- Medikamente: Enflurane: Latenzverlängerung, Amplitude erhöht bei fast allen zerebralen SEP-Gipfeln,
- Reizung:
  - bilaterale Beinnervenstimulation,
  - „in-situ-SEP“, wegen niedriger Reizung,
- Medianus-SEP bei Carotis-OP: irreversibler SEP-Verlust oder Amplitudenreduktion sprechen für ein wahrscheinliches postoperatives neurologisches Defizit,

- Aneurysma:
    - A. cerebri media: Medianusstimulation,
    - A. communicans anterior: kombinierte Arm-/ Beinnervenstimulation,
- Vergleichsbefunde: mit präoperativ registrierten Befunden!
- Aortale Operation: Beinnervenstimulation.

Koma und Intensivüberwachung:

- Besondere Bedeutung bei Schädelhirntrauma,
- sicherste Parameter eines Hirntodes: bilateraler kortikaler SEP-Verlust der Welle N20,
- beim bilateralen kortikalen SEP-Verlust sterben nach dem Schädelhirntrauma im weiteren Verlauf 95%, beim hypoxischen Hirnschaden 100%,
- Amplitudenquotient N13b/N20 (HWK 2-C3‘ bzw. C4‘) verlässlicher prognostischer Parameter für spätere klinische Restitution,
- Anwendung: nur wenn klinische Untersuchung durch Medikamenteneinfluss nicht möglich ist,
- beim apallischen Syndrom (Verlust der kortikalen Komponente) besteht keine Korrelation zwischen SEP-Befund und späterer Klinik,
- Verschluss der A. basilaris: N20 Amplitudenminderung nach Medianusreizung,
- ist die A. vertebralis auch betroffen: N13a ist auch verändert,
- SEP wurde in die Hirntoddiagnostik aufgenommen,
- Verlust von N13b als Hirntodkriterium,
- isolierter bilateraler Ausfall der kortikalen SEP ist nicht als Irreversibilitätsnachweis geeignet.

23.2 Frühakustisch evozierte Potentiale (FAEP)

- Diagnostisch wichtig: Welle I-V der FAEP und Welle P300 als ereigniskorreliertes Potential,
- in jedem Lebensalter diagnostisch verwertbar,
- erlauben Rückschlüsse auf das Hörvermögen und auf die Lokalisation einer Schädigung in peripherer und zentraler Hörbahn,
- bei Hörstörungen sind es die sehr frühen Anteile 1-8 ms (I-V), die betroffen sind,
- bei der Lokalisationsdiagnostik sind die frühen Wellen betroffen,
- bei psychophysiologischen Fragestellungen sind die späten Potentiale ab 100 ms, hier insbesondere P300, wichtig,

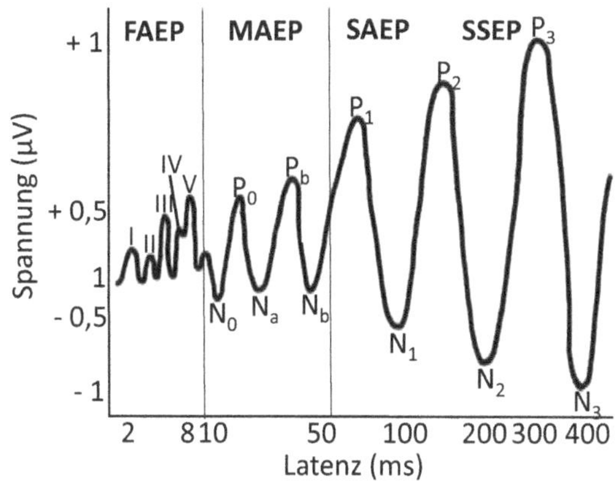

Abbildung 23.14: Frühakustisch evozierte Potentiale

- die Aktionspotentiale des Hirnnerven weisen ein Schwellenverhalten auf,
- an Fasern des Hörnerven erfolgt die Umwandlung von chemischer in elektrische Energie, Resultat: eine mehr oder weniger dichte Folge von Aktionspotentialen, die sich nach Klickreizung zu einem Summenaktionspotential addieren, Summenaktionspotential kann als erste Welle in den FAEP dargestellt werden,
- die saltatorische Erregungsleitung sorgt dafür, dass die Aktionspotentiale zentralnervösen Strukturen vermittelt werden, in welchem die frühen, mittleren und späten akustisch evozierten Potentiale entstehen.

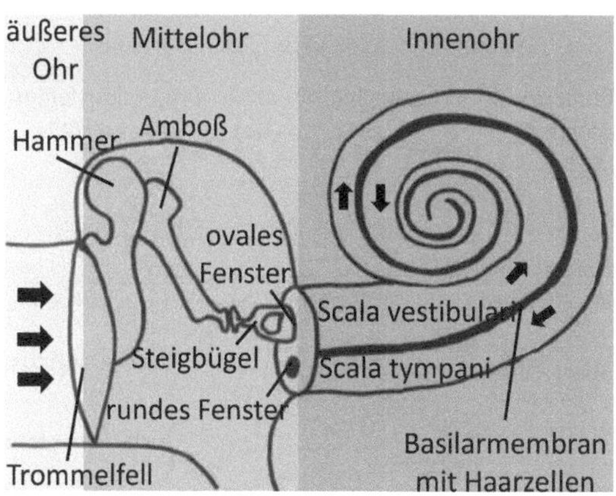

Abbildung 23.15: Aufbau von Mittelohr und Innenohr

23.2.1 Verlauf der Hörbahn

- Der distale Teil des Hörnerven steht mit den Haarzellen in Verbindung,
- zentralverlaufende Fasern vereinigen sich nach dem Durchtritt durch die Knochenlamelle im inneren Gehörgang zum N. acusticus (N. cochlearis),
- er verläuft gemeinsam mit dem N. vestibularis durch den Meatus acusticus internus und den Kleinhirnbrückenwinkel,
- der N. vestibulocochlearis tritt im Bereich der dorsolateralen Medulla oblongata in den Hirnstamm ein,
- hier wird er, im Kerngebiet des Nucleus cochlearis dorsalis und ventralis, auf zentrale Neurone umgeschaltet.
- Aus dem Cochleariskern entspringen drei Afferenzen:

1. Stria acustica dorsalis: zieht zur Gegenseite, schließt sich dem Lemniscus lateralis an. Die Fasern enden über dem Lemniscus lateralis im Colliculus inferior.
2. Cochleariskerne: enden in den Olivenkernen beidseits.
3. Der größte Teil der Cochleariskerne zieht ipsilateral und kontralateral zur oberen Olive.

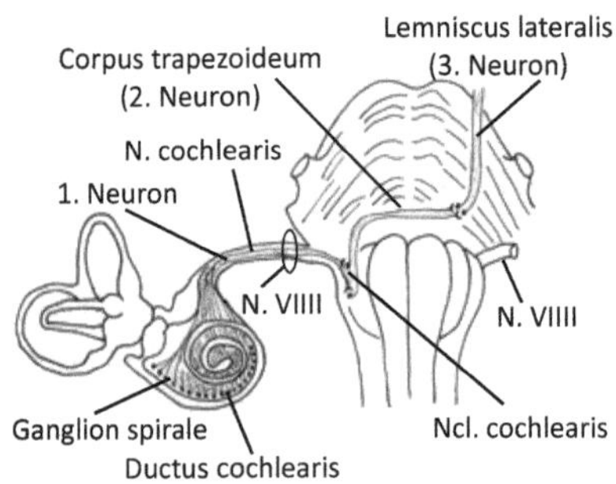

Abbildung 23.16: Verlauf der Hörbahn

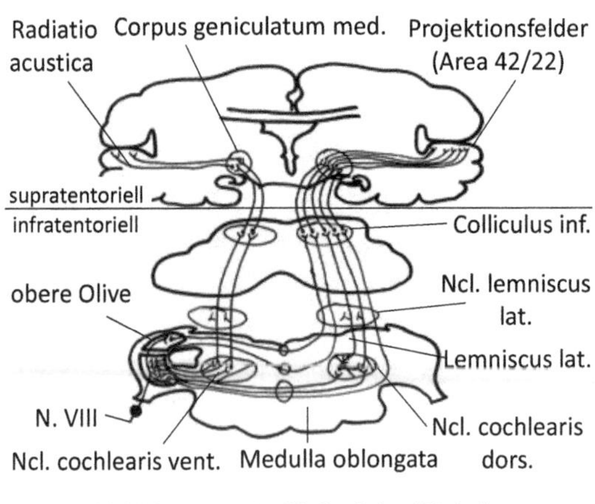

Abbildung 23.17: Verlauf der Hörbahn

Zuordnung der FAEP:

- Welle I: N. acusticus (Audiologie),
- Welle II: Nucleus cochlearis (Medulla oblongata) (Hörnerv), Kleinhirnbrückenwinkel,
- Welle III: obere Olive (Pons) (Hirnstammdiagnostik),
- Welle IV: Nucleus lemniscus lateralis (Pons) (Hirnstammdiagnostik),
- Welle V: Colliculus inferior (Mesencephalon) (Hirnstammdiagnostik).

23.2.2 Methodisches Vorgehen (FAEP)

- Liegender Patient, entspannt,
- Potentialabgriff mit Oberflächenelektroden am Vertex und am zur Reizseite gelegenen Mastoid,
- andere Möglichkeit: Stirn und Ohrläppchen,
- Bezugspunkt: kontralaterales Mastoid bzw. Ohrläppchen,
- Verstärkung (ungefähr 100.000 mal), wird das Biosignal durch Hoch- und Tiefpassfilter in einem Bereich zwischen 100 und 3.000 Hz eingegrenzt,
- der Klick wird meist phasengetrennt angeboten (Sog-Druckreiz) (Klickreize: elektrische Rechteckreize),
- 1.000 bis 1.500 Reize reichen für gut reproduzierbare Wellen,
- die Reizfolgefrequenz liegt optimal zwischen 10-20/s,
- bei guter Reproduzierbarkeit genügen meist zwei Ableitungen,
- die Beschallung erfolgt immer monaural auf der Seite, auf der auch abgeleitet wird, das kontralaterale Ohr wird mit weißem Rauschen vertäubt,
- bei audiologischen Fragestellungen wird man überschwellig mit 80 db beginnen, dann die Hörschwelle aufsuchen,
- bei neurologischen Fragestellungen genügt meist ein überschwelliger Reiz zwischen 80-90 db,
- das kontralaterale Rauschen sollte 50 db nicht überschreiten.

23.2.3 Normale FAEP

- Nur nach oben gerichtete sogenannte „vertexpositive" Wellen werden ausgewertet,
- die Amplitudenauswertung erfolgt „peak to peak",
- CAVE: bei den Wellen IV und V entsteht gelegentlich ein „IV-V-Komplex".

Latenz und Amplituden:

z.B. bei	I	II	III	IV	V
70 db	1,6 ms	2,7 ms	3,8 ms	5 ms	5,7 ms
70 db	0,22 μV	0,18 μV	0,25 μV	0,28 μV	0,30 μV

Interpeaklatenz:

- I-V: 4,10 m/s,
- I-IV: 3,58 m/s,
- I-„IV-V": 3,80 m/s.

23.2.4 FAEP bei Kindern

FAEP bei Neugeborenen:

- Klicks,
- bei Unruhe Tranquilizer: dies hat keine Auswirkung auf die FAEP.

FAEP bei Kindern:

- in den ersten 3. Jahren: latenzverzögert, amplitudengemindert,
- ab dem 3. Lebensjahr: Werte wie Erwachsene!
- MAEP/ SAEP sind bei Kindern unbedeutend.

23.2.5 Faktoren, die die FAEP verändern

- Latenzverlängerung bei Hypothermie,
- Alter: bei Älteren ist eine Hörstörung zu berücksichtigen (beeinträchtigt Reproduzierbarkeit),
- keine Geschlechtsunterschiede,
- keine Veränderung durch Pharmaka,
- auch Psychopharmaka (Neuroleptika/ Antidepressiva) haben keinen Einfluss auf FAEP,
- bei Alkoholintoxikation: Latenzzunahme III-V, Amplitude kaum verändert,
- bei chronischem Alkoholabusus: Latenzverlängerung,
- beste Ableitpunkte: Vertex gegen reizseitiges Mastoid,
- gute Qualität der Kopfhörer (Eigenfreuqenz um 3.000 Hz), Frequenzspektrum 500-7.000 Hz,
- Verwendung von Klick-Reizen (rechteckförmige elektrische Reize) Dauer 150-200 μs.
- Bei neurologischen Fragen: überschwelliger akustischer Reiz, der eine gute Reproduzierbarkeit der Wellen I-V gewährleistet. Diese Reizintensität liegt zwischen 70-80 db. Eventuell kann auch die Reizrate verändert werden (Reizfrequenz).
- Empfohlenen Repetitionsrate: 10-20/s, bei höheren Repetitionsraten (Reizfolge) treten Verzögerungen auf. Diese erschweren die Interpretation der Kurven. Ableitung monaural: Wellen lassen sich ipsi- und kontralateral abgreifen. Sie entstehen hauptsächlich in der reizbezogenen Hirnstammhälfte.
- Sogreize (bessere Wellen, klare Latenz, höhere Amplitude) und Druckreize anwenden, beide Methoden anwenden.

23.2.6 Wellenidentifikation

- I und I-II: periphere Leitzeit,
- I-V: cochleomesencephale Leitzeit,
- II-V: zentrale Leitzeit,
- Early wave I (0,8-1,2 ms): keine klinische Relevanz,
- II: Krankheitsbilder am Hörnerv, schlechte Reproduzierbarkeit,
- V: isolierte Mittelhirnschädigung, während IV unverändert bleibt,
- V: eignet sich auch zur Schwellenbestimmung,

- VI/ VII: keine befriedigende elektroklinische Korrelation,
- periphere Hörstörungen: Welle I ist beeinträchtigt oder nicht ableitbar,
- bei Darstellung nur von Welle I: Schädigung am Hörnerv bzw. im unteren Anteil des Hirnstammes,
- Wellenveränderung ab III: Funktionsstörung in der unteren Brücke,
- Wellenveränderung ab IV: Läsion in der oberen Brücke,
- Wellenveränderung V: Läsion pontomesencephaler Übergangsbereich,
- lassen sich keine Wellen ableiten: topodiagnostischer Ansatz entfällt.

Wellen sind nicht krankheitsspezifisch!

23.2.7 Klinische Anwendung der FAEP

- Äußeres und Mittelohr: Schallleitungsschwerhörigkeit: der Schalldruck auf das Innenohr nimmt ab, dies führt zu Latenzverzögerung und Amplitudenminderung, durch Erhöhung der Reizintensität normalisieren sich die Werte,
- Innenohr: Innenohrschwerhörigkeit: Amplitudenminderung und Latenzverzögerung bei zu geringen Reizstärken, Normalisierung bei Lautheitszunahme!
- Hochtonhörverlust: Verlust ab 3.000 Hz, Latenzverzögerung und Amplitudenminderung in Welle I, normale Latenz der Welle V, Verkürzung der I-V Leitzeit,
- Latenzverzögerung Welle I: Ausfall cochleär-basaler Anteile der Basilarmembran,
- verkürzte Leitzeit I-V: Differenzierung zwischen cochleärer und retrocochleärer Schädigung,
- verlängerte Leitzeit I-V: vor allem beim Akustikusneurinom.

23.2.8 Pontonaler Hörverlust

- Alle Komponenten der FAEP sind betroffen, Latenzverzögerung und Amplitudenminderung,
- die I-V-Leitzeit ist meist normal.

23.2.9 Tieftonschwerhörigkeit

- 2.000-4.000 Hz,
- meist normale FAEP,

23.2.10 Morbus Menière

- Normale I-V-Leitzeit,
- wegen Recruitments bei überschwelliger Stimulation normale Wellen I-V.

23.2.11 Hochgradiger Hörverlust

- Verwertbare Wellen I-V lassen sich nicht ableiten,
- z.B. durch intrameatale Akustikusneurinome ist gelegentlich Welle I nachweisbar.

23.2.12 Hörsturz

- Welle I-V sind vom Ausmaß der Hörstörung abhängig,
- leicht bis mittelgradig: reduzierte Welle I, bei normaler I-V-Leitzeit.

23.2.13 Erkrankungen des Hörnerven (N. acusticus)

- Tumore im Kleinhirnbrückenwinkel, hier Akustikusneurinom,
- Welle I entsteht distal vom Tumorwachstum,
- Welle I, danach Abbruch der Kette (Kleinhirnbrückenwinkel),
- es kann auch Welle I betroffen sein (Latenz erhöht, Amplitude erniedrigt),
- bei einem kompletten Ausfall ist eine topographische Aussage kaum möglich,
- kontralateral: wenn Hirndruckanstieg, Welle V mit deutlicher Latenzzunahme und Amplitudenminderung,
- wenn Welle I erkennbar war: eine Differenzierung zwischen chochleären und retrochochleären Hörstörungen ist möglich.

23.2.14 Hirnstammerkrankungen

- Zuordnung möglich, weil Welle II-V recht genau umrissenen Hirnstammstrukturen zugeordnet werden können,
- Gefäßprozesse:
    - im vertebrobasilären Bereich (Wallenberg-Syndrom),
    - Wellenveränderung ab Welle II,
    - gute Korrelation zur Klinik,
    - Verschluss der A. basilaris: die Wellen III-V sind betroffen,
    - Verlaufskontrollen sind möglich.

23.2.15 Hirnstammtumore

- Hirnstammtumore finden sich vorwiegend im Kindesalter,
- die Wellen II-V erlauben eine zuverlässige Diagnostik,
- eine Veränderung der Wellen II-V korreliert mit entsprechenden neurologischen Ausfällen,
- Wellenveränderung bei erhaltener Welle I.

23.2.16 Ereigniskorrelierte Potentiale

- Endogene Potentiale lassen sich durch Stimulusparadigmen auslösen und unterliegen psychologischen Faktoren,
- P300 ist von allen klinisch das bedeutendste Potential,
- N400: gibt Prozess der selektiven Aufmerksamkeit durch Amplitudenzunahme wieder (z.B. Tonserien in zufälliger Folge am rechten-linken Ohr, Proband soll auf Töne am rechten Ohr achten, N400 Amplitude steigt (z.B. 7 Wortsätze)).

23.2.17 Multiple Sklerose

- Diagnostisch sehr hilfreich,
- Hörnerv/ Cochlea (peripher): Welle I: Latenzerhöhung, Amplitudenabnahme, häufig ohne Klinik oder vor der Klinik!
- Läsion mit Befall ab Welle II: Welle II Hörminderung und pathologische Befunde in der Audiologie,
- normale I/V, Fehlen von II, III, IV: kaudaler pontiner Hirnstammprozess (Störung zwischen Cochleariskern und oberer Olive), die direkte Verbindung zwischen Cochleariskern und Colliculi inferiores ist intakt,
- Läsion mit Befall der Wellen III und IV: Ort: Pons/ Mittelhirn (pontomesenzephale Schädigung), I/II normal: ungestörter cochlearer Output,
- Läsion mit Befall der Welle V: Mittelhirnantwort, I-IV sind normal.

Stumme Herde lassen sich erfassen!

23.2.18 Entzündungen

- Beeinträchtigung der Welle I (Befall der Cochlea/ des Hörnerven),
- es können auch alle Wellen betroffen sein,
- periphere Fazialisparese, Hypakusis, Labyrinthausfall: Ausfall Welle I oder Latenzverzögerung,
- Normalisierungstendenz der nachfolgenden Wellen spricht für eine cochleare Beteiligung ohne Hirnstammaffektionen,
- Welle V: pontomesenzephale Läsion,
- Candida-Meningitis: Welle I darstellbar, der Rest ist ausgefallen,
- Entzündung am Hörnerv: Veränderung der Welle II,
- sowohl bei viralen als auch bei bakteriellen Meningitiden/ Enzephalitiden können stumme Hörstörungen aufgedeckt werden und topisch exakt zugeordnet werden.

23.2.19 Seltene neurologische Krankheitsbilder

FAEP-Befunde sind unspezifisch:

- Friedreich-Ataxie: amplitudenreduzierte Wellen bei normaler Latenz von I oder völlig ausgefallene Wellen bei normaler Latenz von I,
- olivopontozerebelläre Atrophie: Welle I leicht veränderte, stark verzögerte Latenz der Welle II, Welle III, IV, V sind kaum darstellbar,
- Dystrophia myotonica: Verzögerung der Wellen IV und V.

23.2.20 P300

- Stimulus erfordert eine Mitarbeit von Seiten des Patienten,
- bei guter Durchführung entsteht mit 15-30 μV eine große Amplitude.

Indikation:

- gibt Störung der Informationsverarbeitung zuverlässig wieder (Psychosen, Demenz),
- Differenzierung zwischen Pseudodemenz und Demenz,
- Differenzierung zwischen Depression und Demenz,
- indirekter Nachweis der Bioverfügbarkeit von Anticholinergika und Cholinergika.

Methode:

- dem Patienten werden binaurale Töne unterschiedlicher Frequenz mit einem Kopfhörer angeboten,
- tiefe Töne (z.B. 1.000 Hz) werden häufig (zu 80%), hohe Töne (z.B. 2.000 Hz) werden nur gelegentlich (zu ungefähr 20%) ausgelöst,
- achtet der Patient nur auf seltene hohe Töne und zählt sie innerlich mit (Tonereignis kann auch per Tastendruck bestätigt werden), dann entsteht eine hochamplitudige Welle bei ungefähr 300 ms,
- Abgriff der P300-Welle im Vertexbereich oder Pz,
- Ohr-Mastoidelektroden beidseits können dabei zusammengeschaltet werden, weil P300 weniger von Reizqualitäten als von psychologischen Faktoren abhängt,
- Lautstärke 70 db.

Klinische Anwendung der P300:

- P300 entsteht im Hippocampus,
- Ursachen:
    - Hippokampale Läsion (Nucleus amygdala),
    - Demenz,
    - Schizophrenie,
    - Depression,
    - Alkoholabhängigkeit,
    - Oligophrenie,
    - Persönlichkeitsstörungen,
- Pathologie: Amplitudenerniedrigung, Latenzverzögerungen,
- Schizophrenie: an Abgriffstellen Fz, C7, C7‘, Pz erfolgt eine Amplitudenreduktion bei weitgehend normaler Latenz,
- Demenz: P300-Latenzverlängerung (dient hier als Differenzierung z.B. bei Pseudodemenz/ Demenz),
- Depression: P300 weitgehend normal (dient hier als Differenzierung z.B. bei Pseudodemenz/ Demenz).

P300 in der Psychopharmakotherapie:

- Verändert sich nach Gabe von Psychopharmaka und Antidementiva:
    - Cholinergika: P300 Amplitudenzunahme,
    - Anticholinergika: P300 Amplitudenabnahme,
- indirekter Nachweis der Bioverfügbarkeit.

23.2.21 FAEP und Koma

- Überprüfung der Hirnstammstrukturen bei komatösen Patienten,
- FAEP eingeschränkt, weil sie nur die Intaktheit der afferenten Hörbahnstrukturen überprüft,
- über andere Hirnstammareale können die FAEP keine Aussage machen,
- FAEP können normal sein, obwohl ein ausgedehnter Hirnstamminfarkt mit Vigilanzminderung besteht,
- Läsion oberhalb des Mittelhirns: normale FAEP,
- Intoxikationen mit Koma: gering verlängerte Latenz,
- posttraumatisches Koma: Verlust der Wellen V, IV und III bis zum Eintritt des Hirntodes,
- bilateral fehlende Welle V: ein Überleben ist selten,
- FAEP beidseits fehlend: (vorausgesetzt keine Störung der Hörleistung und Ausschluss einer frischen bilateralen Felsenbeinfraktur) bilaterales Fehlen: bereits eingetroffener Hirntod, bald eintretender Hirntod,
- keine Korrelation zum Grad der späteren Behinderung.

23.2.22 FAEP bei der Hirntoddiagnostik

- Bei primär supratentorieller/ sekundäre Hirnschädigung,
- allmähliches Erlöschen der FAEP oder Nachweis einer Welle I als Marker für die Funktionstüchtigkeit des peripheren schallleitenden und schallaufnehmenden Apparates,
- sofortiger völliger Ausfall der FAEP kann auch durch eine vorbestehende Hörschädigung verursacht werden,
- primäre infratentorielle Hirnschädigung: bilateraler FAEP-Ausfall auch durch selektive läsionsbedingte Schädigung der Hörbahn im Hirnstammbereich, jedoch keine Aussage über globale Hirnstammschädigung,
- primäre supratentorielle Schädigung mit rostral nach kaudal fortschreitendem Hirnstammausfall,
- schrittweise bilaterales Erlöschen der Wellen III-V,
- nach eingetretenem Hirntod auch Verlust der Wellen I-II,

- primäre supratentorielle Schädigung mit Irreversibilität:
    1. progredienter, konsekutiver Verlust aller FAEP-Wellen,
    2. progredienter, konsekutiver Verlust der Wellen III, IV, V mit Erhalten bleiben der Wellen I oder I und II ein- oder beidseitig,
    3. isoliertes Erhalten sein der Wellen I oder I und II ein- oder beidseitig,
- primärer bilateraler Ausfall aller FAEP-Wellen schon bei der Erstuntersuchung ist nicht als Irreversibilitätsnachweis geeignet,
- Kombination von FAEP und SEP ist auch bei intraoperativem Einsatz möglich, weil FAEP nur die Hörbahn darstellt,
- FAEP-Einsatz bei Operationen im Bereich der hinteren Schädelgrube: intraoperative Veränderungen:
    - die Latenz ist deutlich verlängert (einzelne Wellen, Latenzzeiten I-V oder III-V sind verlängert),
    - die Amplitude ist verringert.

23.3 Visuell evozierte Potentiale (VEP)

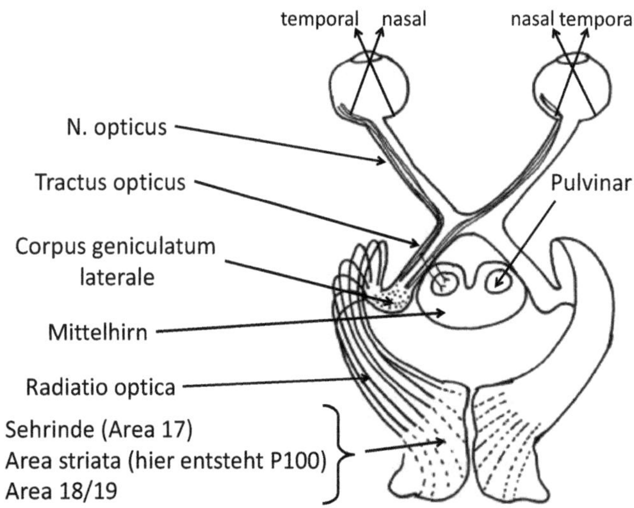

Abbildung 23.18: Sehbahn

- Fovea centralis:
    - nur Zapfen,
    - Ort der besten visuellen Auflösung,
    - Ort der höchsten Farberkennung,
    - Ort der stärksten Kontrastempfindlichkeit,

- Stäbchen: Wahrnehmung von Bewegungseffekten,
- Methode: Schachbrettmuster,
- keine genaue topographische Zuordnung,
- P100: entsteht in der Area 18/19 und 17,
- P über 130 ms: Entstehung nur in Area 18/19,
- keine VEP-Potentiale aus dem Corpus geniculatum laterale,
- positive Potentialveränderungen durch hemmende, negative Potentialveränderungen durch erregende kortikale Vorgänge,
- transiente VEP (haben in der Praxis die größte Bedeutung) wiederholte Reizdarbietung desselben Stimulus mit einer Frequenz zwischen 0,5 und 2 Hz,
- Steady-state-VEP: kontinuierliche Darbietung eines sinusförmigen Reizes (Lichtquelle).

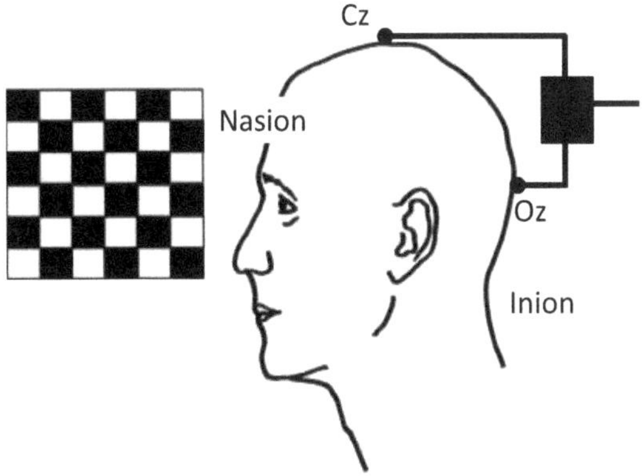

Abbildung 23.19: VEP

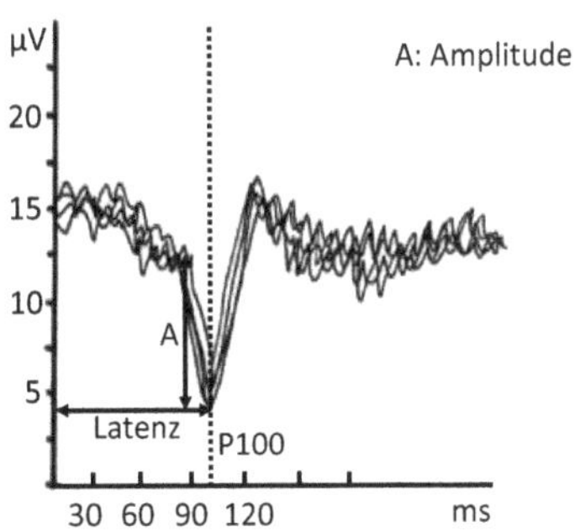

Abbildung 23.20: VEP Normalbefund

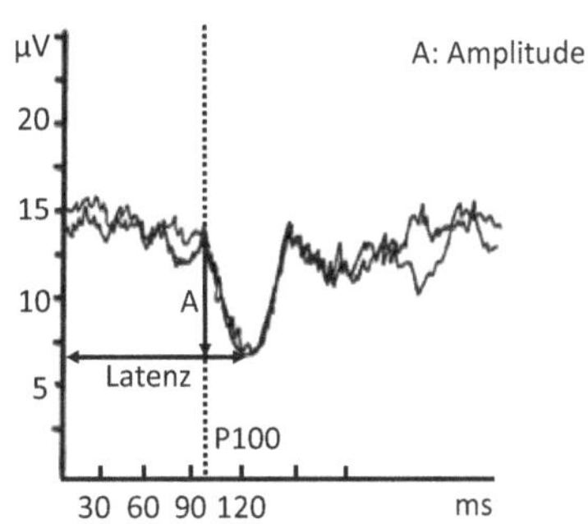

Abbildung 23.21: VEP bei Retrobulbärneuritis

23.3.1 Pathophysiologie

Erregungsweiterleitung im visuellen System durch Dysfunktion der Myelinscheiden oder durch axonale Störung:

- Myelinscheidenläsion: Latenzverzögerung der VEP,
- asynchrone Impulsweiterleitung: Formveränderung der registrierten VEP-Potentiale,
- ist der gesamte Nerv betroffen: partieller Leitungsblock, Amplitudendepression aller nachfolgenden Potentiale.

23.3.2 Veränderung der VEP

- Krankheiten des retroperitonealen optischen Systems,
- primäre ophthalmologische Störung (Refraktionsanomalie):
    - Amplitudenminderung,
    - gelegentlich: Latenzverzögerung,
- Miosis: Amplitudenabnahme, Latenzverzögerung,
- Mydriasis: Latenzverkürzung.

Pharmakologische Veränderungen sind bei der Befundinterpretation immer zu berücksichtigen.

Erkrankungen:

- N. opticus: Beeinträchtigung der Form und Amplitude des VEP,
- Chiasma opticum, Tractus opticus: Latenzverzögerung, Amplitudenminderung, Formveränderung der VEP (nur beim Tractus opticus),
- Läsion zwischen Corpus geniculatum laterale und Sehrinde: uncharakteristische VEP-Resultate (Amplituden- und Formbeeinträchtigung).

23.3.3 Reizdarbietung

Reize, die sich durch Änderung der Helligkeit oder des Kontrastes auszeichnen.
Folgende Reizeinheiten:

- Straboskopeinzelblitze (Steady-state-VEP und transiente VEP): 2 Blitze/sec, Abstand zum Patient 20-30 cm (Indikation: Kinder, unruhige Pateinten),
- Flickerlicht-Licht (Steady-state-VEP): Blitzbrille lässt auch seitengetrennte Reizung beider Augen zu, werden bei bewusstlosem Patienten oder während einer Narkose eingesetzt,
- Blitzbrille (transientes und steady-state-VEP),
- Schachbrett- oder Streifenmuster (Bildschirm): Schachbrettumkehrreizung: aus schwarz wird weiß und umgekehrt.

23.3.4 Einflussgrößen des verwendeten Reizes

- Reizkonfiguration: beachte, dass die Leitgeschwindigkeit der fovealen Afferenzen geringer ist als die der parafovealen Afferenzen,
- Gesamtfeldgröße: korreliert mit Amplitude (das Gesamtfeld soll nicht klein sein),
- Lage des Fixationspunktes: Mitte des Bildschirmes,
- Leuchtdichte:
    - die mittlere Leuchtdichte beeinflusst die Amplitude und die Latenz,
    - die Leuchtdichte möglichst hoch einstellen,
    - der Kontrast sollte mehr als 80-90% betragen (sonst Amplitudenerniedrigung, Latenzverlängerung).

Methode:

- Differente Elektrode über Oz‘, indiffernte bei Fz, Altenative: Mastoid zum Fz,
- Erdung bei Fpz oder um den Arm,
- Verstärker:
    - untere Grenze 0,3-0,5 Hz, die obere Grenze liegt bei 100 Hz (Verminderung von beiden: Amplitudenminderung, Latenzverlängerung),
    - Analysezeit: 300-500 ms,
    - der Patient sitzt 1 Meter vom Bildschirm entfernt.

23.3.5 Halbfeldstimulation

- Nur bei größeren Gesichtsfelddefekten (Kompression des Chiasma opticum),
- variiert auch bei Gesunden, besser Gesichtsfeldbestimmung beim Augenarzt.

Methode:

- Halbfeld-VEP: okzipitale Elektrodenkette von O1 über Oz zu O2,
- die nasale und die temporale Retinahälfte werden für jedes Auge getrennt, unter Abdeckung der entsprechenden Hälfte des Schachbrettreizfeldes, gereizt. Für jedes Auge 2 VEPs.

23.3.6 VEP bei Kindern

Auch bei Säuglingen und Kleinkindern:

- Blitz oder Schachbrett,
- Beurteilung der Sehtüchtigkeit,
- bereits ab der 38. Schwangerschaftswoche möglich.

23.3.7 Auswertung und Normalbefunde

- Bei Gesunden ohne Fehlsichtigkeit lässt sich immer ein VEP ableiten,
- ein Fehlen von VEPs beim Gesunden ist immer pathologisch.

Normales VEP:

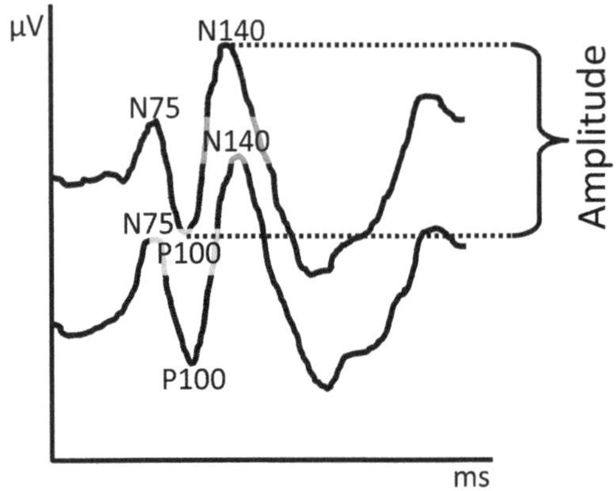

Abbildung 23.22: Normales VEP, Amplitude: Peak-to-Peak (P100-N140), zwischen 3-20 μV.

Sie entstammen dem visuellen Assoziationskortex (Area 18/19).

Auswertung:

- P100,
- Amplituden „Peak-to-Peak“ (N75-P100 als auch P100-N140),
- VEP-Verlust,
- Absolutlatenz,
- Seitendifferenz der Amplitude ($>$ 50%),
- Potentialkonfiguration,
- Amplitude P100-N140 weniger als 3 oder mehr als 20 μV ist sicher krankhaft,
- Latenzveränderung von P100 ist signifikant,
- P100 = 100 ms $\pm$ 7 (bei Blitz-VEP bis 120 ms nicht-pathologisch),
- N75-P100: Amplitude 7-19 μV.

23.3.8 Faktoren, die die VEPs beim Gesunden beeinflussen

- Alter: P100
  - die Latenz ist ab 55 Jahren um 2 ms verlängert,
  - die Latenz ist ab 60 Jahren um 3 ms verlängert,
  - die Amplituden sind ab 60 Jahren (leicht) erhöht,
- Geschlecht:
  - Frau: Latenzverkürzung (3 ms),
  - Hormonell bedingt?
  - während der Schwangerschaft: Latenzverkürzung um 6 ms,
  - postmenopausal: gleich wie bei Männern,
- Pupillenweite:
  - Miosis: Latenzverzögerung (bis zu 12 ms), Amplitudenerniedrigung,
  - Mydriasis: Latenzverkürzung (bis zu 10 ms), Amplitudenerniedrigung,
- Visus/ Refraktion: Amplitudenerniedrigung, Latenzverlängerung,
- Augenbewegungstörung/ Nystagmus: Amplitudenerniedrigung, Latenzverlängerung,
- Pharmaka:
  - Diazepam, Narkotika: Amplitudenerniedrigung, Latenzverlängerung,
  - Enfluran: Amplitudenerhöhung,
  - Antikonvulsiva: Latenzverlängerung,
  - Valproat: keine Auswirkung,
  - Tuberkulostatikaüberwachung: Ethambutol (VEP zur Überwachung), Sehnervschädigung.

23.3.9 Klinische Anwendung

- Multiple Sklerose/ Leukodysthrophie,
- Sarkoidose, Tuberkulose, Neurolues, Neuroborreliose,
- Arteriitis temporalis,
- Raumforderungen,
- Morbus Parkinson,
- Chorea Huntington,
- funikuläre Myelose,
- zervikale Myelopathie,
- psychogene Sehstörungen,
- Retrobulbärneuritis,
- ophthalmologische Krankheiten (Refraktionsdefizite, Amblyopie, Pupillenveränderungen).

Wichtige Indikationen:

- demyelinisierende Erkrankungen,
- Schachbrettmuster!

Akute Retrobulbärneuritis:

- Ipsilaterale Amplitudenminderung des N75-P100-N140-Komplexes,
- bis VEP-Verlust,
- P100-Verzögerung,
- Potentialverplumpung, Potentialaufsplitterung,
- Seitendifferenzen der P100,
- in 5% unauffälliges VEP,
- die Amplitude korreliert mit dem Visus (nicht die Latenz),
- isolierter VEP-Komponentenverlust (N75, P100).

Abgelaufene Retrobulbärneuritis mit Regeneration:

- anhaltende Latenzverzögerung,
- die Amplituden erholen sich rasch,
- Formveränderungen können persistieren,
- 30% Normalisierung nach 2 Jahren.

Neurolues:

- Latenzverzögerung,
- auch ohne Klinik (daher als Frühdiagnostik geeignet).

Multiple Sklerose:

- Latenzveränderung aller oder einzelner Komponenten,
- Potentialverplumpung, Potentialaufsplitterung, Komponentenverlust,
- pathologische P100-Seitendifferenz,
- keine oder nur geringe Amplitudenverminderung,
- Veränderungen bei wahrscheinlicher MS: 65-75%,
- nicht zur Therapieüberwachung geeignet.

Neuroborreliose: Stadium II: Latenzverzögerung.

HIV-Infektion: die Latenzverzögerung ist abhängig von der Anzahl der T-Helferzellen.

Guillan-Barré-Syndrom: Polyneuritis cranialis: Latenzverzögerung.

Arteriitis temporalis:

- Amplitudenminderung bis Potenzialverlust,
- geringe Latenzverzögerung.

Chorea Huntington:

- Amplitudenerniedrigung,
- die Latenz ist gering verlängert.

Morbus Parkinson: P100: Amplitudenminderung, Latenzverlängerung.

HMSN I: Latenzverlängerung auf beiden Augen.

HMSN II: fehlende oder geringe Latenzverzögerung.

Friedreich-Ataxie: Amplitudenminderung, Latenzverzögerung, die Form ist erhalten.

Hereditäre hepatische Optikusatrophie: Amplitudenminderung, Latenzverzögerung.

Morbus Wilson: die Latenz ist leicht verlängert.

Kompression des N. opticus oder des Chiasma opticum:

- Amplitude stark erniedrigt, Latenz verlängert,
- bei Chiasma optikum: bilateral.

Alkohol:

- P100-Latenzverzögerung,
- Amplitudenminderung,
- abnorme Potentialkonfigurationen.

Vaskuläre Erkrankungen: die Amplitude ist sehr stark erniedrigt, die Latenz ist verlängert.

Media-Posteriorinfarkt:

- Variabel bis normal bei Mediainfarkt,
- Sehbahnaffektion: einseitige Amplitudenverminderung.

Kortikale Blindheit: VEP normal bis pathologisch.

Hepatische Enzephalopathie:

- bei Leberzirrhose normal,
- bei zerebraler Beteiligung: unterschiedlich.

Vitamin B12-Mangel (funikuläre Myelose): P100-Latenzverzögerung (nach B12-Substitution Normalisierung).

Epilepsie:

- Amplitudenerhöhung,
- nicht geeignet bei der Differentialdiagnose der Epilepsie.

Pseudotumor cerebri: die P100-Latenz ist verlängert.

Morbus Alzheimer: keine Bedeutung.

Psychogene Visusminderung oder Blindheit:

- pathologische VEP (sprechen für eine Pathologie),
- unauffällige VEP (sprechen nicht gegen eine Pathologie).

VEP bei intraoperativer Überwachung und intensivmedizinischem Einsatz:
Koma:

- Latenzverzögerung,
- Formveränderung,
- Amplitudenerniedrigung,
- bilateraler Verlust: die Prognose ist schlecht,
- VEP bilateral normal: gute Prognose.

Hirntoddiagnostik: Blitz-VEP-Registrierung: kein Hirntod.

VEP bei Augenkrankheiten: immer bei VEP-Untersuchung zu berücksichtigen.

Erkrankung der Netzhaut: Elektroretinographie Mittel der Wahl, nicht VEP, wenn dann Amplitude erniedrigt.

Stauungspapille: Latenzverzögerung, Amplitudenminderung.

Glaukom: die P100-Latenz ist verlängert.

Ambliopie: Amplitudenerniedrigung, die Latenz ist leicht verlängert.

23.4 Magnetoelektrisch evozierte Potenziale (MEP)

- Transkranielle Reizung des Gyrus praecentralis,
- Einzelreize mit Spannung bis zu 2.000 Volt,
- eine Erregung des motorischen Kortex führt zu selektiven kontralateralen Extremitätenmuskelkontraktionen,
- transkranielle elektrisch evozierte Potentiale können prinzipiell von allen peripheren Muskeln abgeleitet werden,
- sehr schmerzhaft, die Beschreibung beschränkt sich auf die nahezu schmerzfreien magnetoelektrischen Stimulationen,
- MEP-Methode: erzeugt intrazerebrale Entladungen der kortikalen Pyramidenzellen, auch periphere Nerven, Spinalwurzeln und Hirnnerven können gereizt werden,
- beschränkt sich auf motorische Nerven, eine Reizung sensibler Nervenfasern ist auch möglich, der H-Reflex ist auch auslösbar,
- Ableitung: von peripherer Muskulatur mit üblichen Neurographieoberflächenelektroden oder mit EMG-Nadeln,
- Indikation vorwiegend (transkranielle Magnetstimulation) zur Diagnostik und Verlaufsbeobachtung von zentralen motorischen Erkrankungen.

23.4.1 Anatomie

Das zentralmotorische System gliedert sich von proximal nach distal in folgende Strukturen:

- Motokortex mit prämotorischen und supplementär-motorischen Rindenfeldern,
- Hirnstamm mit Formatio reticularis,
- Rückenmark.

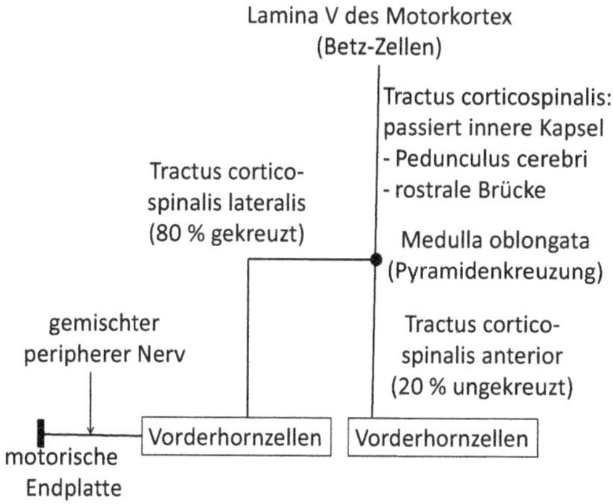

Abbildung 23.23: Tractus corticospinalis

23.4.2 Physikalische Grundlagen der MEP

- Zwei elektrisch leitende Spulen (S1/S2) werden parallel zueinander ausgerichtet,
- dabei wird S1 von elektrischem Strom durchflossen, so wird S1 von einem statischen magnetischen Feld umgeben.

- Dadurch erfolgt eine Änderung:
    - S1 wird gegen S2 bewegt,
    - der Stromfluss in S1 ändert sich,
    - in S2 wird ein entgegengesetzter fließender Strom induziert (Lenz-Regel),

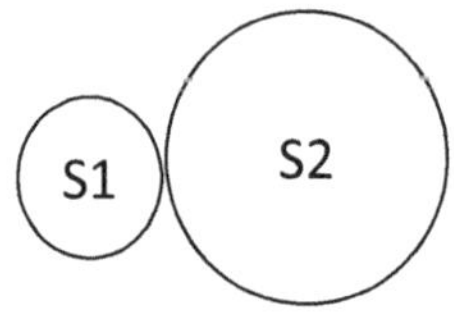

Abbildung 23.24: Spule

- Stromabfall in S1: dann fliest Strom in S2 umgekehrt zu seiner ursprünglichen Richtung,
- Kortexreizung repräsentiert das Hirngewebe (die Spule 2 und die Stimulationsspule S1),
- durch induzierte Ströme kommt es zur Erregung neuronaler Strukturen,
- dies führt zu einem Reizimpuls in S1 (Reizspule),
- durch Induktion eines Stroms intrazerebral (S2) wird das Nervengewebe erregt.

Spinal: Erregung in den Foramina intervertebralia:

- Magnetfelder werden durch Schädelstrukturen (Haare, Haut, Knochen) nicht wesentlich abgeschwächt,
- geringe Induktionsströme (unterhalb der Schmerzgrenze),
- am leichtesten lassen sich kortikale motorische Repräsentationsareale der Handmuskeln reizen,
- die Reizschwellen der Motokortexareale der proximalen Arm- und Beinmuskulatur liegen deutlich höher.

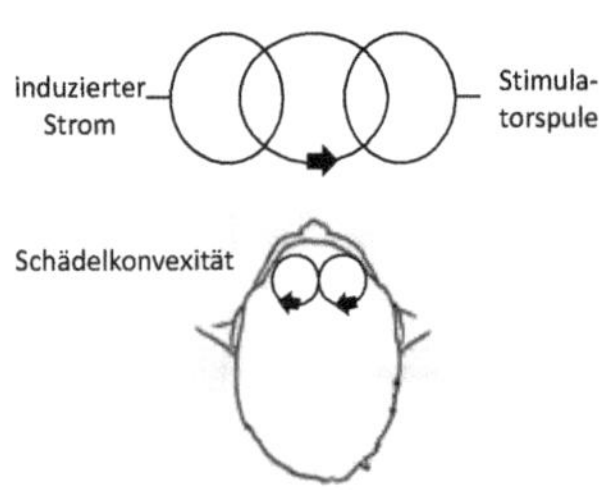

Abbildung 23.25: Doppelspule

- Die Stimulatorspule erzeugt ein Magnetfeld, das Magnetfeld erzeugt Reizstöße im Hirngewebe, induzierte Hirnströme fließen im umgekehrte Richtung zum Induktionsstrom,
- die Stromlinien laufen parallel zur Reizspule,
- die Flussrichtung des Stroms in der Spule entscheidet darüber, welche Hirnhälfte vorzugsweise stimuliert wird,
- im Uhrzeigersinn werden linksseitige Kortexstrukturen erregt,
- zur Reizung der kontralateralen Hirnhälfte muss die Spule umgedreht werden,
- die Stimulatorspule muss der Schädeloberfläche direkt aufliegen,
- wenn die Reizstärke am Magnetstimulator steigt:
    - steigt die Amplitude, die Latenz fällt,
    - die Fläche des peripheren Muskelaktionspotentials wird größer,
    - peripher registrierte Muskelsummenpotentiale (MSP) sind variabel.

Sicherheit für Patienten und Untersucher:

- Reizfolge in 3 Sekunden Abstand,
- die Reizparameter haben keinen Einfluss auf die Gedächtnisleistung,
- Vorsicht: es können Hörschaden auftreten (daher Ohrstöpsel tragen).

23.4.3 Kontraindikationen

- Kopfschmerzen,
- Wirbeldislokation bei bestimmten instabilen Wirbelfrakturen,
- ein Anfallsleiden ist eine relative Kontraindikation, ausgenommen: prächirurgische Epilepsiediagnostik, Achtung: durch die Untersuchung können Krampfanfälle ausgelöst werden,
- Myokardinfarkt,
- Herzschrittmacher,
- Herzrhythmusstörungen,
- Metallclips,
- metallische Zahnfüllungen sind irrelevant.

23.4.4 Methodik

- Die nach transkranieller magnetoelektrischer Reizung von der peripheren Muskulatur registrierbaren Potentiale beinhalten sowohl die Leitung über zentral deszendierende Bahnen als auch im peripheren Nerven,
- Messung der peripheren Überleitungszeit,
- keine Temperatureffekte auf cmL,
- Maß für die Impulsübertragungszeit im zentralen Nervensystem: zentralmotorische Übertragungszeit = Gesamtleitzeit-periphere Übertragungszeit.

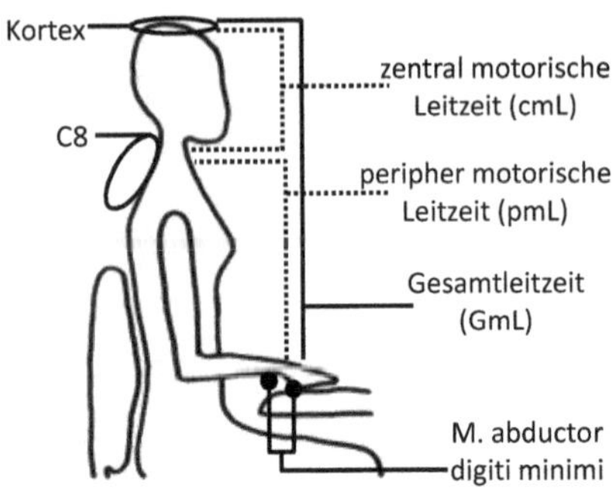

Abbildung 23.26: MEP des M. abductor digiti minimi

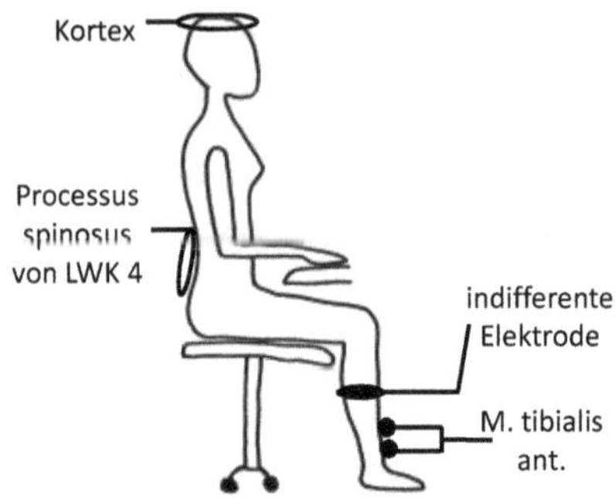

Abbildung 23.27: MEP des M. tibialis anterior

23.4.5 Ableitorte, Erdung, Verstärkereinstellung, Filter- und Zeitbasis

- MEP aller peripheren Muskeln können registriert werden,
- Potentialregistrierung durch Oberflächenelektroden: Ansatzsehne (indifferente Elektrode), Endplattenregion (differente Elektrode),
- Elektrode zwischen Reiz- und Ableitort
- Filtereinstellung von 20-2.000 Hz ist für alle Potentialarten ausreichend,
- Gesamtanalysezeit = Muskeln obere Extremität 100 ms/ Muskeln untere Extremität 200 ms.

23.4.6 Reizstärke

- Vorgegebene Reizstärke in 5%-Schritten erhöhen, bis keine Latenz- und Amplitudenveränderung auftritt. Dies ist nur bei distalen Extremitäten möglich, weil für die proximale Muskulatur keine Amplitudensättigung unter o.g. Reizbedingungen erreicht werden (siehe Abbildung 23.26 und 27).
- 5 Muskelantworten registrieren,
- vermeiden von überhöhter Reizstärke,
- Stimulation der Nervenwurzeln:
    - eine Vorinnervation ändert nichts,
    - Schwelle in Ruhe bestimmen, dann mit 1,3 facher Schwellenreizstärke reizen,
    - eine zu hohe Reizstärke birgt die Gefahr des Überspringens!
    - 5 Antworten aufnehmen.

23.4.7 Potentialmessung

Von 5 ausgelösten Potentialen werden immer die Latenz des schnellsten und die Amplitude des größten Potentials ausgemessen. Hierbei kann entweder die Amplitude Base-to-Peak oder die Amplitude Peak-to-Peak gemessen werden.

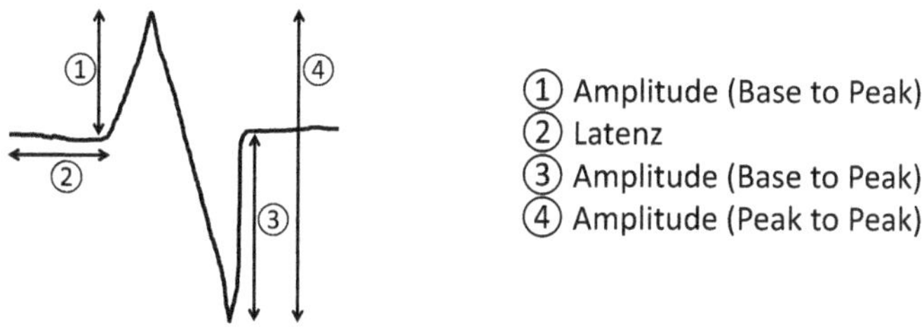

Abbildung 23.28: Darstellung eines Potentials

23.4.8 Kortikale Stimulationen

- Zirkuläre Reizspule flach auf der Kalotte,
- die linksseitigen Kortexareale werden stimuliert, Ableitung von Muskeln der rechten Extremität, der Strom muss in der Spule im Uhrzeigersinn fließen (wird kortikal im Uhrzeigersinn stimuliert, erfolgt die Reizung der linken Hemisphäre und die Innervation der rechten Körperhälfte),
- Spule umdrehen, um das rechtsseitige Areal zu stimulieren oder Verwendung eines Gerätes mit biphasischem Reizverlauf,
- kortikale Repräsentationsgebiete der Handmuskeln: das Zentrum der Spule muss über dem Vertex liegen,
- kortikale Repräsentationsgebiete der Beinmuskelareale: das Zentrum der Spule muss über Fz liegen.

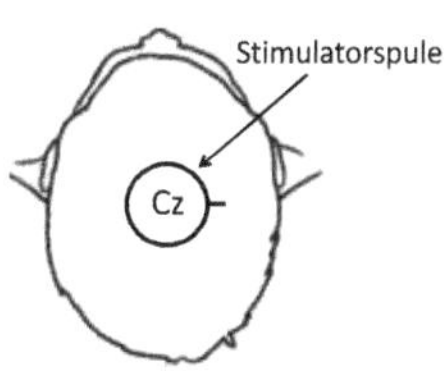

Abbildung 23.29: Armstimulation

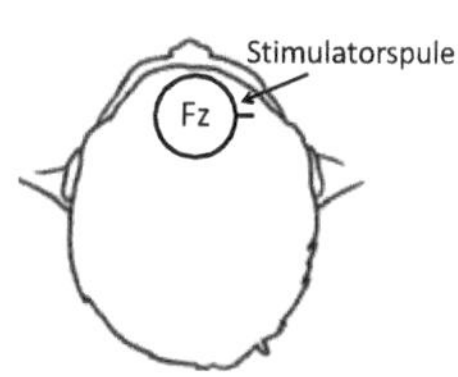

Abbildung 23.30: Beinstimulation

23.4.9 Spinale Wurzelstimulation

Reizung der spinalen Nervenwurzeln, der Spinalnerv wird in Höhe des entsprechenden Foramen intervertebrale gereizt, Latenzen können kürzer als eine halbe F-Wellen-Laufzeit sein.

23.4.10 Reizung der Zervikalwurzeln

Man verwendet eine zirkuläre Reizspule. Der Stromfluss in der Spule muss zum Rückenmark hin gerichtet sein. Liegt das Zentrum der Spulen in Höhe der Dornfortsätze der oberen Thorakalwirbel, muss die Spule gedreht werden, da in diesem Falle die oberen, horizontal verlaufenden Spulenanteile die Spinalnervenreizung bewirken.

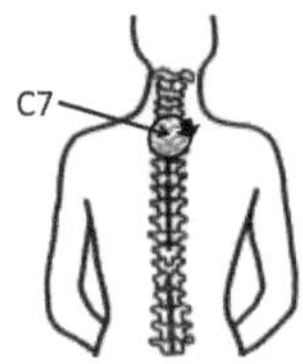

Abbildung 23.31: Spinale Wurzelreizung

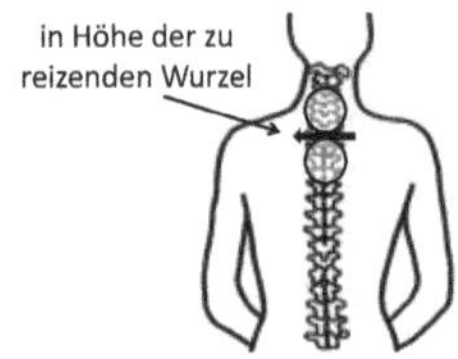

Abbildung 23.32: Spinale Wurzelreizung, Zwillingsspule

Abbildung 23.31: Reizelektrodenplatzierung und Stromrichtung in der Spule (monopolarer Reiz) bei magnetischer zervikaler Wurzelreizung für die Erregung der Handmuskeln der rechten Seite. Die zirkuläre Reizspule muss die Vertebra prominens (C 7) umschließen. Das untere, für die Reizung relevantere Segment, soll kräftig angedrückt werden, damit die dort den Spinalkanal verlassenden, quer verlaufenden Wurzeln C 8 gereizt werden.
Abbildung 23.32: Reizelektrodenplatzierung und Stromrichtung in der Spule (monopolarer Reiz) bei magnetischer zervikaler Wurzelreizung für die Erregung der Handmuskeln der rechten Seite bei Verwendung einer achtförmigen Doppelspule (Zwillingsspule). Das Kontaktsegment muss unterhalb der Vertebra prominens (C 7) kräftig angedrückt werden.

23.4.11 Reizung der Lumbalwurzeln

- Die motorischen Nervenwurzelanteile der Cauda equina werden ähnlich wie die Zervikalwurzeln in Höhe des Foramen intervertebrale gereizt,
- lumbale Nervenwurzeln lassen sich immer zuverlässig magnetoelektrisch reizen,
- bei Erkrankungen des peripheren Nervensystems ist NLG besser, sonst die F-Wellen bestimmen.

23.4.12 Hirnnervenstimulation

Insbesondere bei N. facialis-Läsion:
topographische Lokalisation von Läsionen einseitig zentral bedingter Gesichtslähmung, weil transkranielle magnetoelektrische Reizung die zentralen kortikalen Repräsentationsgebiete des N. facialis stimuliert und weil die Stimulation des N. fascialis auch im peripheren Verlauf möglich ist.

Ableitung:

- M. masseter (N. trigeminus),
- M. sternocleidomastoideus (N. accesorius),
- M. genioglossus (N. hypoglossus).

Eine Vorinnervation wird vorgenommen.

N. fascialis:

- Reizort zentral: 4-5 cm kontralateral zu Cz (über Sulcus centralis),
- Reizort peripher: (Canalis facialis) 6-7 cm lateral von Cz, Ableitung ipsilateral, die periphere Vorinnervation erübrigt sich,
- Reizung an Position A (kontralateral zu Cz): Potential über Tractus cortikospinalis kontralateral (Latenzverlängerung),
- Reizung an Position B (ipsilateral zu Cz): Potential ipsilateral (Reizung des N. facialis im Meatus acusticus internus).

23.4.13 Stimulation peripherer Nerven

Vorteil:

- auch anatomische versteckte Nervenfasern können gemessen werden,
- Reizspule braucht keinen direkten Hautkontakt, geeignet bei Gips, Infektionen etc.

Nachteil:

- keine genaue Zuordnung des Reizpunktes,
- im Uhrzeigersinn: Reizspule liegt weiter distal am peripheren Nerven.

Methode:
Die Spule wird flach über den Verlauf des Nerven gelegt. Zur Berechnung der Nervenleitung Reizorte markieren, Distanz zwischen Stimulationsorten messen. Insgesamt sind die Messungen ungenau.

23.4.14 F-Wellen-Ableitung

- Spinale Wurzelreizung zur Errechnung der zentralmotorischen Überleitungszeit oder Bestimmung der F-Wellen-Latenzen (F-Wellen = Entladung motorischer Vorderhornzellen durch antidrome Reizleitung nach Stimulation peripherer motorischer Nerven).
- Die F-Welle kann regelrecht orthodrom in die Peripherie geleitet werden und kann vom Zielmuskel registriert werden.

F-Wellen:
Bei proximalen peripheren Neuropathien oder Erkrankungen der spinalen Motoneurone nicht immer evozierbar.

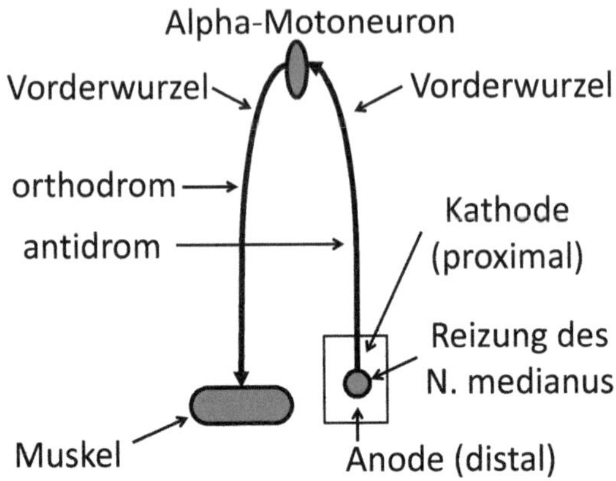

Abbildung 23.33: Antiorthodrom

Methodik der F-Wellen-Ableitung:

- Kathode proximal (siehe Abbildung 23.33),
- Anode distal (siehe Abbildung 23.33),
- Ableitung: Oberflächenelektroden wie bei MEP von peripheren Zielmuskeln,
- insgesamt 10 F-Wellen registriert,
- die Welle mit der kürzesten Latenz ausmessen (wird zur Berechnung der cmL herangezogen),
- um die Gesamtlaufzeit vom Zielmuskel bis zum Rückenmark und zurück zu berechnen, muss die distale motorische Latenz vermessen werden,
- Stimulation: Reizkathode distal positionieren,
- distalmotorische Latenz (dmL) und F-Wellen-Latenz geht die Leitungszeit der gesamten peripheren motorischen Strecke (pmL) 2 mal in die Gesamtlatenz ein,
- einfache periphere motorische Leitungszeit (von Rückenmark zum Zielmuskel).

$$pmL = \frac{\text{(F Wellen Latenz + dmL)- 1 ms}}{2}$$

(-1 ms) aufgrund der Umschlagszeit am α-Motoneuron.

Latenzen der F-Welle:

- N. peroneus (M. extensor digiti brevis): 61 ms,
- N. tibialis (M. flexor hallucis longus): 63 ms,
- N. medianus (M. abductor pollicis brevis): 31 ms (für alle Größen),
- N. ulnaris (M. abductor digiti minimi): 31 ms (für alle Größen).

23.4.15 Berechnung der zentralmotorischen Latenz

- Bestimmung der Gesamtlatenz nach transkranieller Reizung,
- Bestimmung der Dauer der peripheren motorischen Leitung:
    - durch magnetoelektrische Nervenwurzelstimulation oder
    - mit dem Registrieren der F-Wellen-Latenzen.

23.4.16 Berechnung der zentralmotorischen Latenz nach spinaler Nervenwurzelstimulation

CMCT (ms) = Gesamtlatenz - pmL

$$CMCT(ms) = cmL - \frac{\text{(F Wellen Latenz + pmL)- 1 ms}}{2}$$

CMCT (central motor conduction time): nach F-Wellen-Reizung kürzer als nach magnetoelektrischer Wurzelstimulation.

23.4.17 Normalbefunde

Beurteilung:

- Potentialverlust,
- Gesamtlatenz, pmL und cmL,
- Seitendifferenzen der cmL, der pmL und CMCT,
- Amplituden: Seitendifferenzen der Amplituden,
- Potentialkonfiguration,
- Potentialdauer (hängt vom Grad der Vorinnervation ab).

23.4.18 Beeinflussungsmöglichkeiten beim Gesunden

- Korrelation zwischen cmL und Körpergröße,
- Korrelation bei CMCT unwesentlich,
- Alter: Zunahme der cmL und CMCT mit steigendem Alter (Amplitude erniedrigt, Latenz erhöht),
- Geschlechtsunterschiede:
    - Geschlechtsunterschiede betreffend cmL,
    - die Anfangslatenzen sind bei Frauen kürzer.

Triple-Stimulation-Technik:
Im Ablauf der Untersuchung werden 3 Stimuli abgegeben. Zuerst der transkranielle Stimulus, anschließend ein supramaximaler distaler Stimulus des den Zielmuskel versorgenden Nervs (N. ulnaris), zuletzt ein proximaler supramaximaler Stimulus der Muskelefferenz (Erb-Punkt). Durch Kollisionsphänomene der entstehenden Aktionspotenziale werden die Entladungen der spinalen Motoneurone synchronisiert.

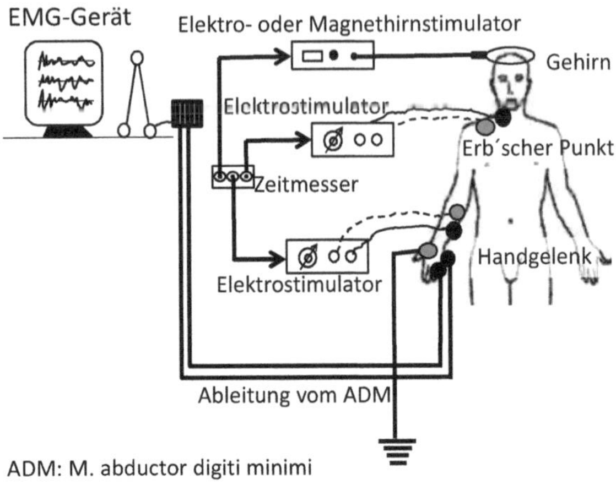

Abbildung 23.34: Triple-Stimulation-Technik

23.4.19 Normwerte

- Jeder Muskel, jede Muskelgruppe hat eigene Normwerte,
- es gilt dabei auf die Seitendifferenz (Amplitude) zu achten.

Beispiele:

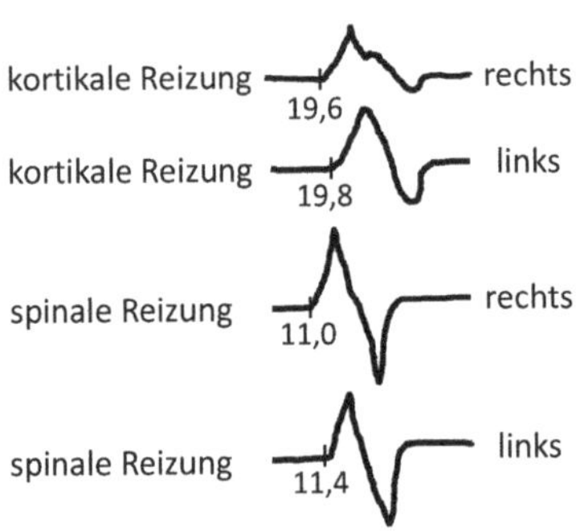

Abbildung 23.35: 40 Jährige: Registrierung der Potentiale vom M. abductor digiti minimi, Normwerte C8

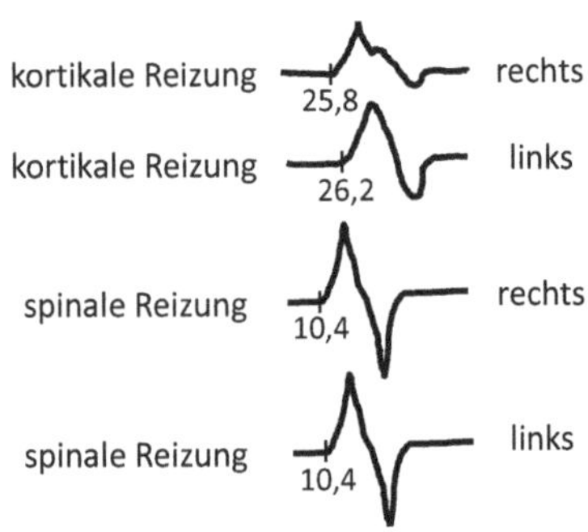

Abbildung 23.36: 40 Jährige: Registrierung der Potentiale vom M. tibialis anterior, Normwerte L4

23.4.20 Klinischer Einsatz

Multiple Sklerose:

- Objektivierung der zentralmotorischen Läsion,
- mit VEP, AEP, SEP Nachweis polytoper zentraler Markscheidenschädigung,
- Verlangsamung der Erregungsleitung an den demyelinisierenden Plaques- oder Erregungsblockaden,
- CMCT verlängert, bei regelrechter peripherer motorischer Laufzeit,
- die Amplitude ist relativ reduziert.

Empfehlung: Die Ableitung grundsätzlich an den Beinmuskeln durchführen!

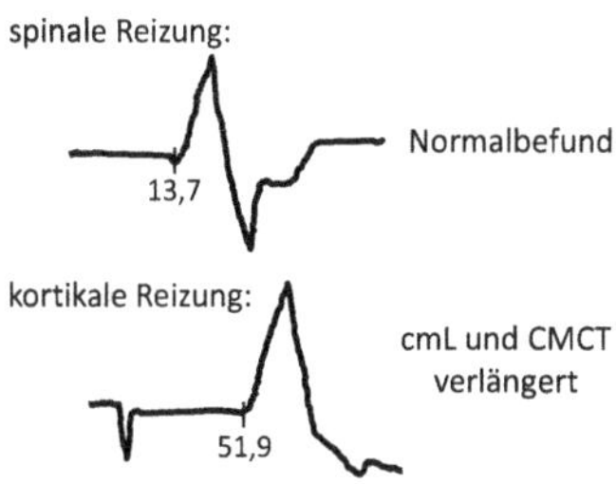

Abbildung 23.37: Registrierung der Potentiale vom M. abductor digiti minimi

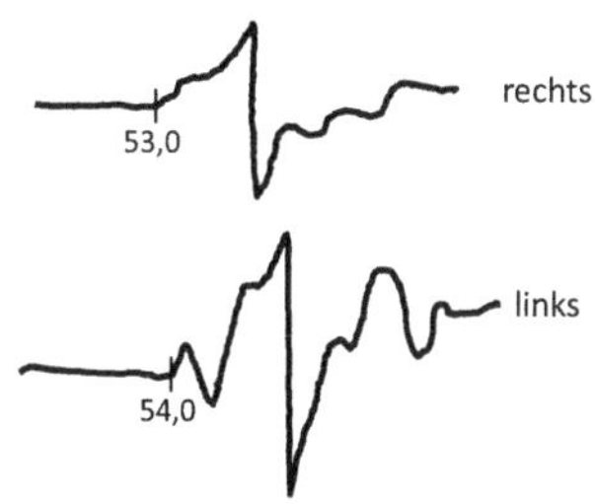

Abbildung 23.38: Registrierung der Potentiale vom M. tibialis anterior, cmL ist beidseits verlängert, die Potentiale sind aufgesplittert und desynchronisiert

Fazit:

- CMCT-Verlängerung,
- Amplitudendepression,
- Potentialausfall.

Amyotrophe Lateralsklerose:

- primäre axonale Erkrankung,
- Ausfall der Vorderhornzellen,
- Sklerose des Tractus corticospinalis,
- F-Wellen nicht auslösbar bei spinaler Wurzelreizung.

Auswertung:

- erniedrigung der Amplitude,
- Potentialausfall,
- mäßige Verlängerung der Gesamtlatenz (im Vergleich zur Multiplen Sklerose),
- geringe Verlängerung der CMCT.

Hereditäre spastische Spinalparalyse:
Degeneration zentralmotorischer Bahnen:

- Gyrus praecentralis,
- Tractus corticospinalis/ Tractus reticulospinalis,
  Vorderhornzellen sind nicht betroffen.

Auswertung:

- mäßige Verlängerung der CMCT,
- beinbetonte Amplitudendepression,
- Potentialausfall.

HMSN I/ HMSN II:
I = demyelinisierend, CMCT ist erhöht.
II = axonal, die Amplitude ist erniedrigt.

Hereditäre Ataxien: z.B. Friedreich-Ataxie:

- beinbetonte mittelmäßige Verlängerung der CMCT,
- beinbetonte Amplitudendepression in späteren Krankheitsphasen,
- beinbetonter Potentialausfall in späteren Krankheitsphasen.

Locked-in-Syndrom:

- paralytisch, wach,
- vertikale Blickbewegung, weil Läsion des Brückenfußes,
- MEP beim Locked-in-Syndrom lassen sich selten ableiten, wenn dann ist die Prognose etwas besser.

Schlaganfall:

- Die Lokalisation ist weniger relevant, das Ausmaß der Schädigung ist entscheidend,
- die Auslösung eines epileptischen Anfalls ist möglich,
- wichtig in der prognostischen Aussage,
- nicht als Ausmaß für die akute Schädigung.

Morbus Parkinson:

- cmL und CMCT sind meist normal,
- die Amplituden sind erhöht,
- die kortikale Reizschwelle ist erniedrigt,
- „silent period“ ist verkürzt.

Chorea Huntington:

- Schrumpfung des Corpus striatum,
- Atrophie der Basalganglien und frontal betonte Rindenatrophie,
- geringe Verlängerung der cmL und CMCT.

Morbus Wilson:

- CMCT-Latenz erhöht, Amplitude erniedrigt,
- manchmal fehlende Potentiale,
- Funktionsstörung der Basalganglien,
- bei Therapie: Normalisierung.

Dystonien:

- idiopathische Dystonien: Normalbefund,
- idiopathisch fokal: cmL und CMCT-Latenz deutliche Verkürzung, Amplitudenerhöhung,
- symptomatische Dystonien: cmL und CMCT-Latenz verlängert, Amplitude erniedrigt.

Spinale Tumore:

- CMCT verlängert,
- Amplitude erniedrigt,
- Potentialausfall.

Zervikale Myelopathie:
Registrierung von Myotomen, die von Vorderwurzelfasern versorgt werden, die distal der lokalisierten Kompressionsstelle aus dem Rückenmark austreten.

Auswertung:

- Verlängerung der cmL und der CMCT,
- Amplitudendepression,
- Befunde immer im Seitenvergleich erheben.

Syringomyelie:

- CMCT erhöht,
- Amplitude erniedrigt.

Spinale Ischämie: keine Daten.

Funikuläre Myelose:

- SEP: Hinterstränge,
- CMCT und cmL verlängert.

Empfehlung: SEP.

Diabetes mellitus: cmL/ CMCT-Latenz ist verlängert.

Psychogene Lähmung:
Trotz hochgradiger Parese:

- normale Latenzen der MEP,
- Amplitudenerhöhung.

Radikulopathien:

- Kompressionssyndrom der Wurzeln L5/S1:
    - ipisilateral ist die Latenz verlängert,
    - Amplitudenminderung,
- reine sensible Wurzelreizsyndrom oder sensible radikuläre Ausfälle: cmL/CMCT/pmL unauffällig, bei unauffälliger Bildgebung,
- bei lateralem Bandscheibenvorfall oder intraforaminaler Einengung: sensible und/ oder motorische Ausfälle, cmL/pmL verlängert, CMCT normal.

Plexusläsion:
Obere Plexusläsion:

- Stimulation in Höhe des Erb-Punktes,
- Plexuslatenzzeit = Latenzzeit (nach paravertebraler Reizung) minus Latenzzeit (nach Plexusreizung).

Unterer Armplexus:
Stimulation in Höhe von Erb oder Stimulation der medialen Oberarmnerven in der Axilla.

Plexus sacralis:

- N. ischiadicus (Höhe der Glutealfalte): Vergleich mit Zeit nach paravertebraler Stimulation,
- fraktionierte Magnetstimulation.

Plexus lumbosacralis:

- Reizung kortikal, paravertebral, im Bereich der Glutealfalte,
- Ableitung vom M. gastrocnemicus.

Plexusläsion:

- Markscheidenschädigung: Latenzverlängerung,
- axonale Läsionen: Amplitudenminderung.

Trigeminusneuralgie: MEPs sind ungeeignet.

Epilepsiediagnostik: Aktivierung epileptischer Herde (prächirurgisch).

MEP bei Hirntod: unsicher, da eine geringe Durchblutung Potentiale erzeugt.

Guillain-Barré-Syndrom:

- cmL verlängert,
- proximaler Leitungsblock,
- Potentialaufsplitterung,
- Amplitudendifferenzen,
- Potentialausfall,
- CMCT mit F-Wellen-Technik normal,
- CMCT nach spinaler magnetischer Wurzelreizung oft verlangsamt.

Idiopathische Fazialisparese:

- bei Schädigung des N. VII (peripher): periphere Fazialiserregbarkeit verschwindet sofort,
- bei einer Schädigung im Hirnstammverlauf kann noch ein normales Potential vorhanden sein,
- besser wäre: EMG, motorische Überleitungszeit, Blinkreflex.

MEP bei intra- und postoperativer Überwachung:

- bei zerebralen Operationen sind die MEP den SEP überlegen (spinalen Operation: gut als Prognose für postoperative motorische Komplikationen),
- Registrierung intraoperativ von Thenarmuskulatur, M. tibialis anterior, direkt vom Rückenmark und von der Cauda equina,
- wenn Amplitudendifferenzen die 50% Marke dem Referenzwert unter Narkosen nicht überschreiten, so waren auch keine postoperativen Defizite zu erwarten,
- schweres Indiz: bei Potentialverlust.

23.4.21 Medikamentenwirkung auf MEP

Zentralwirksame Pharmaka:

- Amplitudenminderung bis zum Potentialausfall,
- die Latenzen ist unauffällig.

23.4.22 Repetitive transkranielle Magnetstimulation

- Lokalisation der Sprachregion,
- Behandlung von Depressionen,
- kann epileptische Anfälle auslösen.

Kontraindikation:

- Schrittmacher,
- Cochleaimplantate.

24 Elektroenzephalographie (EEG)

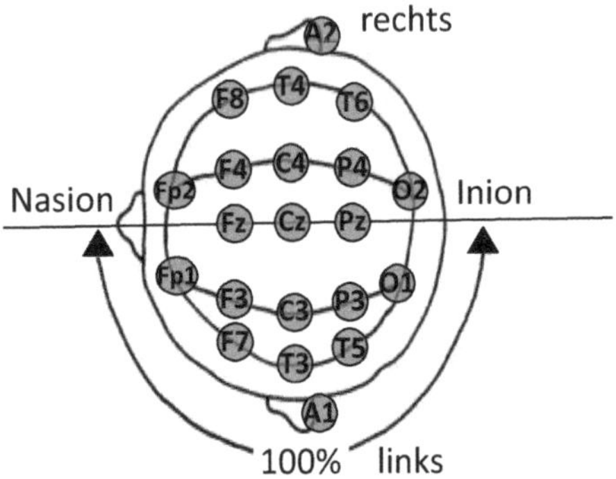

Abbildung 24.1: Elektrodenposition

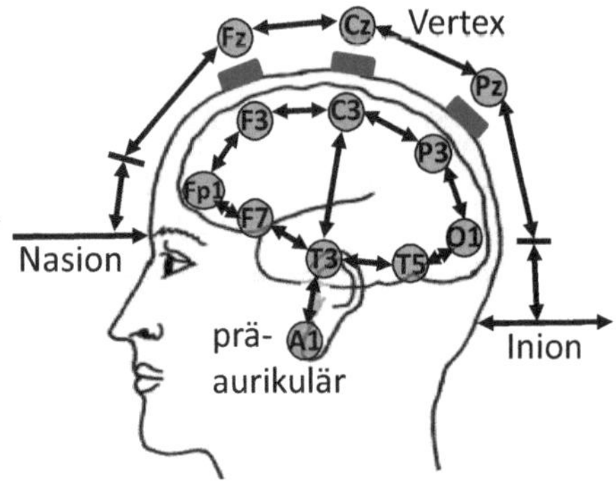

Abbildung 24.2: Elektrodenposition

- Beim EEG werden Makropotentiale erfasst, die die Aktivität großer Neuronenverbände reflektieren,
- es handelt sich vermutlich um Summationspotentiale postsynaptischer Potentiale,
- Potentialschwankungen werden mit 16 oder mehr Elektroden an standardisierten Stellen von der Kopfhaut abgeleitet und über ein Verstärkersystem registriert,
- durch geeignete Wahl standardisierter Ableitungskombinationen lässt sich die bioelektrische Tätigkeit umschriebener Hirnregionen erfassen,
- durch die EEG-Ableitung werden verschiedene Änderungen im Gehirn erfasst, die zu elektrischen Potentialschwankungen führen,
- durch das EEG kann man auf den augenblicklichen Funktionszustand schließen,
- durch das EEG kann man jedoch nicht auf eine bestimmte Erkrankung schließen!!

Provokationsverfahren:

- Hyperventilation,
- Fotostimulation,
- Schlafentzugs-EEG.

Untersuchungstechniken:

- Standard-EEG,
- Langzeit-EEG,
- Video-EEG,
- Schlaflabor.

Schlaf-EEG:

- Verlangsamung bis Delta-Wellen,
- rasche horizontale/ vertikale Augenbewegungen, Frequenz 5-10/sec (REM = paradoxer Schlaf), während der REM-Phase nehmen die Träume zu,
- Dauer: 30 Minuten,
- der REM-Schlaf macht 20% des Schlafes aus.

Wellen:

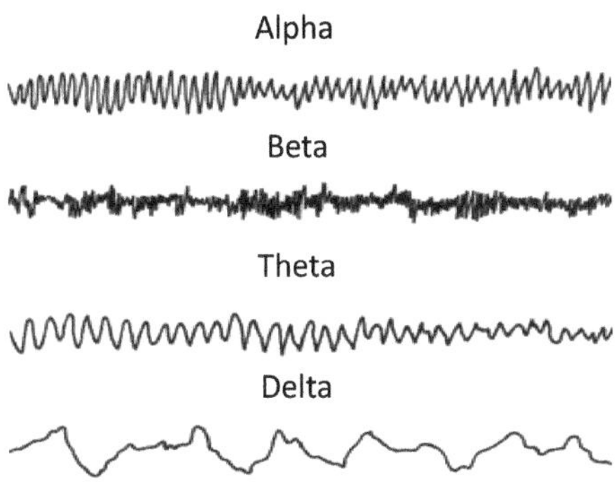

Abbildung 24.3: EEG-Wellen

- Alpha-Welle: 7-14 Hz (geschlossene Augen), okzipital betont,
- Beta-Welle: 15-30 Hz (offene Augen), frontal betont,
- Theta-Welle: 3,5-7,5 Hz,
- Delta-Welle: 0,5-3,5 Hz.

Alpha-Wellen entstehen bei geschlossenen Augen. Werden die Augen geöffnet, kommen Sinnesreize oder geistige Tätigkeiten während der EEG-Ableitung hinzu, dann erfolgt eine Alpha-Blockade. Das EEG zeigt dann eine Beta-Aktivität.

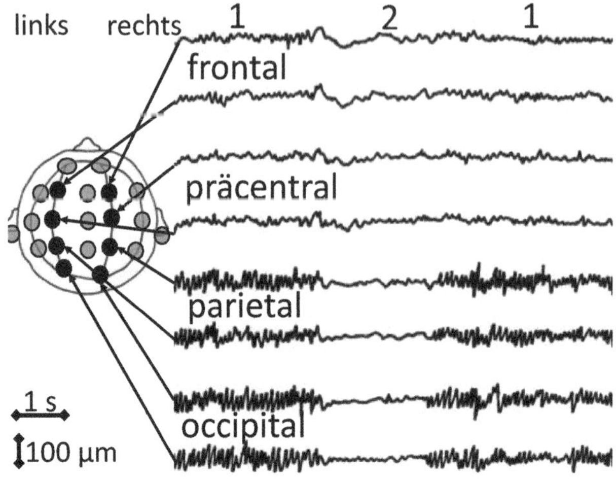

Abbildung 24.4: Ableitungen bei geöffneten (1) und bei geschlossenen (2) Augen

Normvarianten:

- Beta-EEG,
- Delta-EEG.

Der Alpha-Rhythmus setzt erst allmählich nach dem 3. Lebensjahr ein. Das EEG reift erst jenseits der Pubertät zu dem Kurvenbild, das typisch ist.

Pathologisches EEG:

Folgendes kann in einem EEG auftreten:

- Herdbefunde,
- Allgemeinveränderungen,
- Krampfpotentiale (generalisiert, herdförmig).

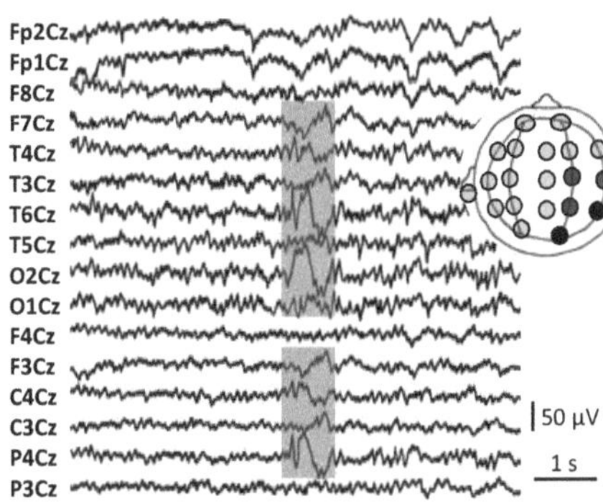

Abbildung 24.5: Feldverteilung eines Herdbefundes

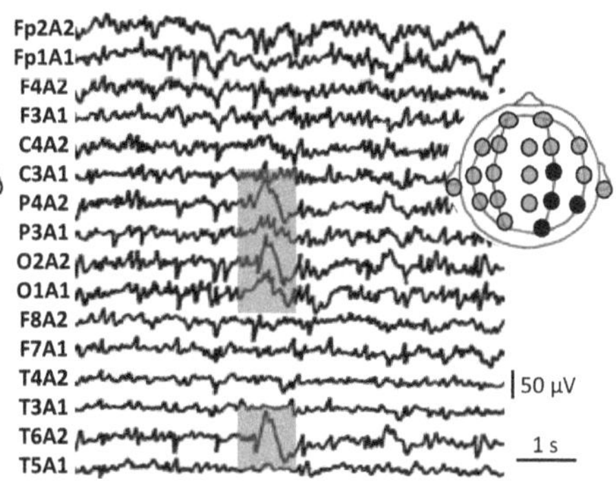

Abbildung 24.6: Feldverteilung eines Herdbefundes

Je ausgeprägter der Herd in der Untersuchung erscheint, desto dunkler wird der Grauton im 10-20 System abgebildet.

Herdbefunde: Verlangsamung des Alpha-Rhythmus bis zu fokalen Theta-Wellen möglich. Je langsamer die Frequenz, desto ausgeprägter der Herdbefund.

Allgemeinveränderungen:

- Diffuse Verlangsamung und Unregelmäßigkeit des Kurvenbildes,
- eine Bewusstseinstrübung ist möglich.

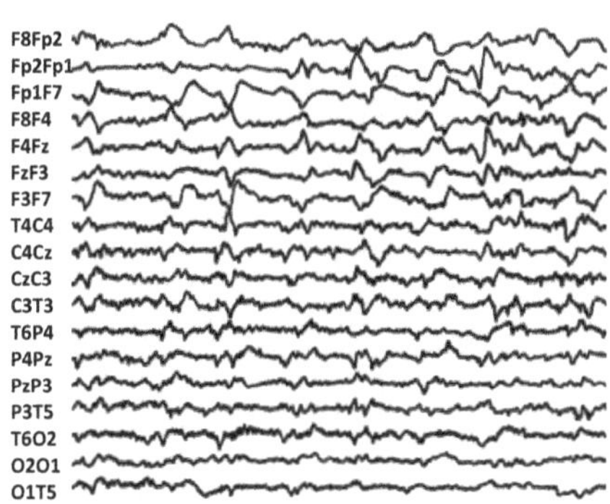

Abbildung 24.7: Mittelschwere diffuser Verlangsamung (z.B. unter Narkose)

Epilepsietypische Potentiale:

- generalisierte Anfälle zeigen „spitze Welle"-Komplexe (spikes and waves, SW),
- diese treten an allen Ableitungen auf und sind von ähnlicher Amplitude wie sharp waves, jedoch mit deutlich höherer Frequenz,
- sie sind in der Regel (hochgradig) synchron ablaufend.

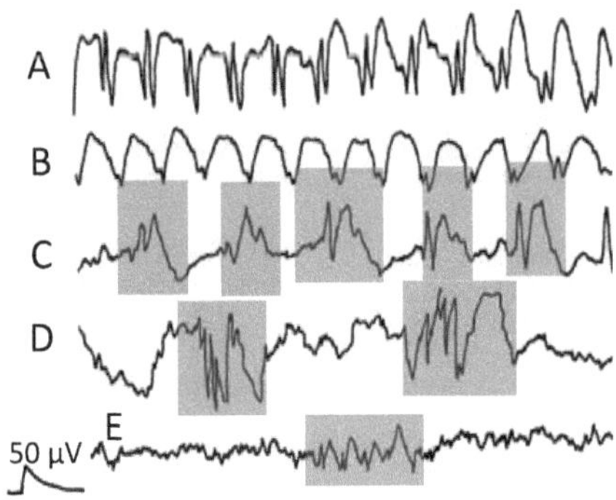

Abbildung 24.8: Verschiedene SW-Komplexe, A, B: 3/s SW-Komplex, C: SW-Varianten, D: Polyspike wave-Komplexe, E: Miniatur-SW-Komplexe

Abbildung 24.9 zeigt das EEG eines 40-Jährigen Patienten während eines generalisierten Krampfanfalls. Gruppen hoher, langsamer Wellen mit 2-3/s treten weit ausgebreitet und beidseits synchron auf. Bezugsableitung jeweils zu A1 bzw. A2.

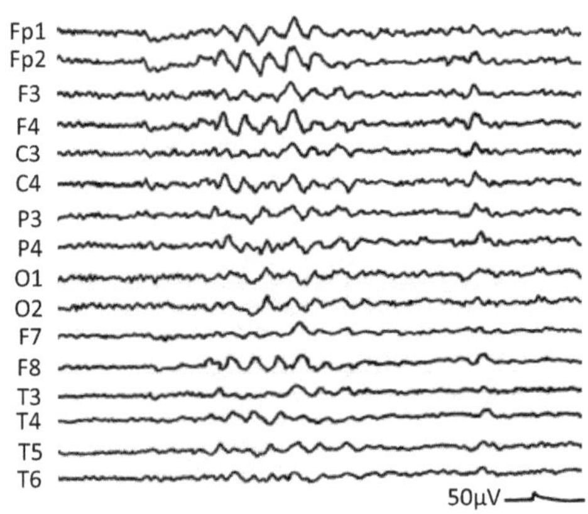

Abbildung 24.9: Generalisierter Krampfanfall

25 Neuroradiologische Untersuchungen

25.1 Computertomographie (CT)

- Röntgenstrahlen werden beim Durchdringen von Gewebe abgeschwächt,
- der Grad der Abschwächung hängt von der Dichte des Gewebes ab,
- geschwächte Röntgenstrahlen werden mit speziellen Detektoren gemessen, dadurch kommt es zu einem Aufbau eines Bildes, der Rechner ordnet die Messwerte in eine Bildmatrix,
- im Schichtverfahren werden die interessierenden anatomischen Abschnitte des jeweiligen Organs in variabel wählbarer Schichtdicke (meist zwischen 1 mm und max. 10 mm) untersucht und abgebildet.

Man unterscheidet:

- Nativ-CT,
- Spiral-CT,
- CT-Angiographie,
- Perfusions-CT
- Myelo-CT: nach intrathekaler Gabe von Kontrastmittel (Beziehung von Bandscheiben und Rückenmark und Nervenwurzeln gut erkennen), Nervenwurzel: Kontrastmittelaussparung.

Nativ-CT:

- Standardmethode der zerebralen Bildgebung beim akuten Schlaganfall (minimale zerebrale Bildgebung),
- Ausschluss einer intrakraniellen Blutung.

Spiral-CT:

- die Röntgenröhre dreht sich spiralförmig und kontinuierlich um den Patienten,
- größere Körperabschnitte können fortlaufend dargestellt werden,
- dreidimensionale Darstellung.

CT-Angiographie:

- Darstellung intra-/ extrakranieller Gefäße,
- Erweiterung des Spiral-CT,
- Kontrastmittelgabe (100-150 ml jodhaltiges Kontrastmittel),
- dreidimensionale Darstellung der Gefäße,
- Darstellung der Aneurysmen, Größe des Aneurysmahalses.

Perfusions-CT:

- Hirnperfusionsmessungen mittels CT erlauben die quantitative Bestimmung des zerebralen Blutflusses, Blutvolumens und der mittleren Transitzeit des Kontrastmittels durch das Gehirn.
  In der Schlaganfallbildgebung dienen die Perfusionswerte dazu, irreversibel geschädigtes Hirngewebe (den sogenannten Infarktkern) von ischämischem Gewebe, das durch eine Reperfusionstherapie noch gerettet werden kann (der Penumbra), zu unterscheiden.
- Das Perfusions-CT kann darüber hinaus auch in der Tumorbildgebung, in der Vasospasmusüberwachung nach SAB und in der Bildgebung nach SHT eingesetzt werden.
- Die Strahlendosis kann erheblich sein. Durch Verwendung der Shuttle-Technik, eine geringere Röhrenspannung und eine optimierte Datenakquisitionszeit kann sie jedoch vermindert werden. Trotzdem ist eine Nutzen-Risiko-Abwägung in jedem Einzelfall dringend erforderlich.
- Die Darstellung der Kollateralen mittels Kontrastmittelfüllung in Arealen distal des Gefäßverschlusses kann möglicherweise noch vitales Risikogewebe vom Infarktkern abgrenzen.
- Messung der Gewebsperfusion nach Gabe eines Kontrastmittelbolus. Nach der intravenösen Bolusgabe steigt mit dem Anstrom des Kontrastmittels die Röntgendichte des Hirngewebes vorübergehend an. Die Messung der Intensität und des zeitlichen Verlaufes der Dichtewerte im Hirngewebe erlaubt die Berechnung der verschiedenen Parameter der Perfusion wie zerebralem Blutfluss und zerebralem Blutvolumen.

Indikationen:

- akuter Schlaganfall (wenn eine Hirnblutung mit Nativ-CT ausgeschlossen wurde und eine Lysetherapie indiziert ist),
- bei unklarer Klinik zum Nachweis bzw. Ausschluss eines Infarktes.

Kontraindikationen:

- schwere Jodallergie,
- manifeste Hyperthyreose.

25.2 Magnetresonanztomographie (MRT)

- In jedem Körpergewebe befinden sich anteilsmäßige Wasserstoffatome,
- deren Protonen enthalten eine Ladung und drehen sich um die eigene Achse (Spin), diese erzeugen ein kleines Magnetfeld,
- bringt man die Kerne in ein künstlich äußerlich erzeugtes Magnetfeld, dann gelangen sie in ein höheres geladenes Energieniveau,
- beim Ausschalten des Anregungsimpulses kommt es zum einen zur Energieabgabe und zum Abfall in den ursprünglichen Energiezustand (T2-Gewichtung),
- nun erfolgt die Ausrichtung ihres Magnetfeldes (T1-Gewichtung),
- abgegebene Energie wird als MRT-Signal mittels einer Radioantenne bzw. Spule gemessen,
- zur Lokalisation der einzelnen MRT-Signale dienen Gradienten, dass heißt Magnetfelder, die sich dem Hauptmagnetfeld überlagern,
- die Spinalintensität bzw. die abgebildeten Graustufen variieren in Abhängigkeit von den physikalischen und chemischen Besonderheiten der Gewebe,
- letztere beeinflussen die Zeit, die die Wasserstoffatome für die Rückkehr in die Ausgangslage benötigen (T1- bzw. T2-Relaxationszeit).

MR-Angiographie:
Damit bei der Spin-Echo-Technik ein Signal entsteht, muss das Blut an analoger Stelle von zwei aufeinander folgenden Radiowellen-Impulsen angeregt werden. Bewegt sich das Blut rasch durch die Bildebenen, wird die Blutsäule bei Eintreffen des zweiten Impulses bereits komplett abgeflossen sein und es entsteht kein Signal, das Gefäß erscheint dunkel. Bei langsamer Fließgeschwindigkeit treffen beide Impulse das Blut und das Gefäß erscheint hell. Wenn Gradientenecho-Sequenzen verwendet werden, erscheint fließendes Blut immer hell, das stationäre immer dunkel. Durch Projektionslogarithmen können die Gefäßabschnitte zu einem Gefäßbaum (MR-Angiogramm) rekonstruiert werden. Mittels Time-of-flight-MR-Angiographie kann z.B. nicht invasiv ein Carotisverschluß dargestellt werden.

Kontrastmittelverstärkte MR-Angiographie:
Das Signal entsteht nicht aufgrund des Blutflusses, sondern durch das in der Blutsäule enthaltene Kontrastmittel.

Perfusions-MRT:

- der Kontrastmittelfluss durch die Organe kann mit raschen Bildsequenzen erfasst werden, daraus resultieren Hinweise auf die Organperfusion,
- das Perfusions-MRT beruht auf einen Signalverlust den Kontrastmittel wie Gadolinium auf Gradienten-Echo-Bildern erzeugen.

Diffusions-MRT:
Das Diffusions-MRT dient dem Nachweis akuter Ischämie, weil Protonen im ischämisch geschädigten Gewebe stark verminderte Diffusionsbewegungen während der ersten Stunde und Tage aufweisen. Dieser Effekt wird durch einprogrammierte Diffusionsgradientenpulse verstärkt. Eine geringe Diffusionsbewegung führt zu geringem Signalverlust (hyperdens).

Funktions-MRT:
Bildliche Darstellung der regionalen Blutflussveränderungen, welche durch vermehrte oder verminderte Neuronenaktivität erzeugt wird. Dies dient zum Beispiel dem Nachweis des Sprachzentrums beim Sprechen!

Single photon emission computed tomography (SPECT):

- Technetium-99m-Verbindung,
- gibt einen Rückschluss auf den regionalen Blutfluss des Gehirns,
- Indikation: Nachweis von Minderperfusion (Infarkte, Alzheimer).

Positronen Emissions Tomographie (PET):

- kurzlebige Positronen emittieren Radionukleotide 11-C, 14-O oder 18-F,
- tomographische Bilder
    - des zerebralen Blutflusses,
    - des Blutvolumens,
    - des Sauerstoffverbrauches,
    - des Glukoseverbrauchs.

Mismatch:
Beträgt die Diffusion im Verhältnis zur Perfusion weniger als 2/3 muss eine Lyse durchgeführt werden.

25.3 Digitale Subtraktionsangiographie (DAS)

- Die zerebrale Angiographie ist eine Röntgendarstellung des zerebralen Gefäßsystems nach selektiver, intraarterieller Injektion eines jodhaltigen Kontrastmittels.
- Beginnend mit der Implikation wird jeweils eine Serie von digitalen Röntgenbildern aufgenommen, die nacheinander den Durchfluss des Kontrastmittels zeigen.
- Eine venöse DSA wird heute nicht mehr durchgeführt!
- Bei der intraarteriellen DSA wird mit Hilfe des Computers ein Vorbild von dem Füllungsbild einer angiographischen Aufnahme subtrahiert. Es erfolgt eine Digitalisierung und eine Analyse auf dem Monitor.
- Durchführung: der Katheter wird durch die A. femoralis über die Aorta, den Aortenbogen zu den hirnversorgenden Arterien geführt.
- Karotisangiographie: in der venösen Phase zeigen sich oberflächliche und tiefe Hirnnerven und Sinus.

- Gefäßdarstellung über dem Tentorium cerebelli: Großhirnhemisphären, Stammganglien, Mittelhirn.
- Vertebralisangiographie: Arteriogramm: Darstellung beider Aa. vertrebrales, die drei Paare der Zerebellararterien, die unpaare A. basilaris und Aa. cerebri posteriores. In der venösen Phase: Sinus sagittalis superior, die inneren Hirnvenen sowie Sinus rectus und Sinus transversus (Kleinhirn, Medulla oblongata, Pons, basale Okzipitallappen).
- Befunde:
  - Stenosen, Verschlüsse, Abbrüche, fehlende Darstellung von Arterien,
  - Verlagerung von Gefäßen (Tumor?),
  - Gefäßmissbildungen.

Therapeutisch-interventionelle Koaxialkatheter:

- Makro- mit Mikrokatheter,
- Behandlungsmöglichkeiten:
  - lokale Fibrinolyse bei akuter Thrombose der A. basilaris oder Embolie der A. cerebri media,
  - Verschluss arteriovenöser Fisteln, Angiome,
  - endovaskuläre Ausschaltung zerebraler Aneurysmen,
  - präoperative Embolisation von Tumoren,
  - lokale Chemotherapie.

Spinale Angiographie:

- Über A. femoralis, Interkostal-Lumbalarterien,
- Gabe von Kontrastmittel per Hand unter DSA-Technik,
- Darstellung der A. spinalis anterior und A. spinales posterolaterales.

Indikation:

- spinale Gefäßmissbildungen (Angiome und AV-Fisteln),
- Angiomembolisation,
- präoperative Tumorembolisation.

Risiko: A. spinalis-anterior-Ischämie.

Myelographie:

- Höhe und Ausdehnung von spinalen Prozessen können exakt bestimmt werden,
- zusätzlich Liquorentnahme.

Methodik:

- lumbale intrathekale Applikation eines Kontrastmittels (6-12 ml einer Lösung, die 170-300 mg/dl enthält),
- Passage des Kontrastmittels wird mit Bildwandler verfolgt, bei Hindernissen gezielte Röntgenaufnahme,
- eine Kombination mit CT ist möglich (Myelo-CT).

Indikation:

- primäre/ sekundäre Spinalkanalstenose,
- Arachnopathie,
- Wurzelabriß.

25.4 Extraarterielle Dopplersonographie

- Beruht auf dem Prinzip des „Dopplereffektes", der Frequenzverschiebung, die bei einer Relativbewegung zwischen dem Sender und dem Empfänger einer Schallquelle bzw. eines Schallreflektors auftritt,
- mit korpuskulären Bestandteilen als Reflektor kann mit Hilfe des Ultraschalls die Geschwindigkeit des fließenden Blutes gemessen werden,
- die Frequenzverschiebung zwischen gesendeten und empfangenem Ultraschall ist linear proportional zur Blutflussgeschwindigkeit,
- für extrakranielle Dopplersonographie: Continuous-wave-Doppler von einem Kristall wird kontinuierlich eine Ultraschallwelle erzeugt und von einem zweiten Kristall registriert,
- Nachteil: Signale verschiedener Gefäße können sich überlagern, weil keine Tiefendifferenzierung möglich ist,
- Dopplerfrequenzverschiebung = Dopplershift, wird als akustisches Signal wiedergegeben und graphisch als Frequenzspektrum angezeigt,
- Erkennung von Stenosen der Halsgefäße ab größer 40%,
- Nachweis von Kollateralkreisläufen oder Reduktion diastolischer Spektralanteile im proximalen Gefäßabschnitt.

Klinische Anwendung:

- Erkennen pathologischer Strömungsgeschwindigkeiten und Richtungen in den periorbitalen Arterien und Karotiden und Aa. vertebrales und Aa. subclaviae,
- Aa. supraophtalmicae,
- Aa. temporales superficiales, Aa. occipitales.

Stenosen:

- Strömungsbeschleunigung,
- poststenotische Turbulenzen.

Transkranielle Dopplersonographie (TCD):

- Pulsed-wave Doppler,
- ein Kristall sendet einen kurzen Ultraschallimpuls aus, um nach einer definierten Pause das Echo zu registrieren,
- es ist möglich, die Untersuchungstiefe festzulegen,
- durch Verwendung niedriger Ultraschallfrequenzen (1,5-2 MHz) und höhere Schallenergie, Überwindung der Schallabsorption an der Schädelkalotte.

Voraussetzung hierfür ist ein geeignetes Schallfenster:

- temporal: A. cerebri media, A. cerebri anterior/ posterior,
- nuchal: das Foramen magnum zur Beurteilung der distalen Vertebralisabschnitte und der A. basilaris.

Anwendung:

- intrakranielle Gefäßstenosen,
- Vasospasmen bei Subarachnoidalblutung,
- Bestimmung des Kreislaufstillstandes,
- Detektion von Emboliesignalen in der Langzeitableitung.

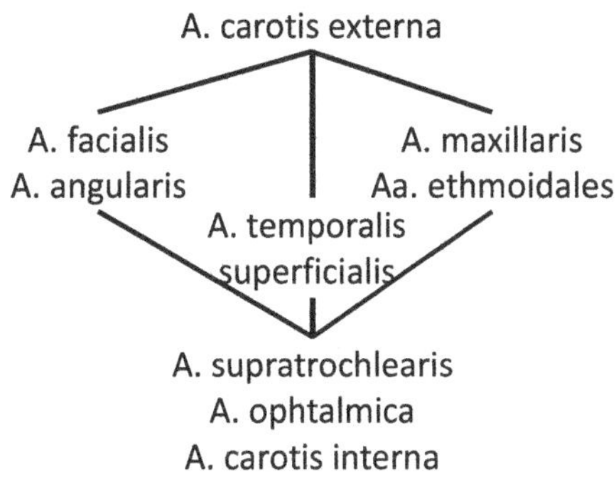

Abbildung 25.1: Dopplersonographisch wichtige Kollateralverbindungen zwischen der A. carotis externa und interna

25.5 Extrakranielle Duplexsonographie

- Kombination einer zweidimensionalen sonographischen Echtzeitdarstellung (sogenannter B-Mode) mit einem Dopplerteil in einer Geräteschallkopfeinheit,
- bei der farbkodierten Duplexsonographie, die heute den gebräuchlichen Standard darstellt, wird das Dopplersignal farbig kodiert in das schwarz-weiße Bild eingeblendet,
- bei normaler arterieller Gefäßwand: das Gefäßlumen stellt sich als von zwei hellen Reflektionen begrenzte echoarme Region da,
- alle extrakraniellen Gefäße können untersucht werden, Vorteil: schnelle und bessere Differenzierung der Gefäße,
- Beurteilung der Intima-Media-Dicke: Marker der subklinischen Arteriosklerose ($>$ 0,9 mm = pathologisch),
- Differenzierung bzw. Ausprägung von Plaque,
- winkelkorrigierte Flussgeschwindigkeitsmessung.

25.6 Intrakranielle Duplexsonographie

- Transtemporale Beschallung zur Beurteilung des Mittelhirns und diencephal des III. Ventrikels,
- Lokalisation intrakranieller Stenosen mit höherer Zuverlässigkeit,
- Diagnose von Gefäßverschlüssen ist valider, ebenso die Bestimmung von Kollateralkreisläufen,
- CAVE: nuchale Schallfenster zur Beurteilung der Aa. vertebrales und der A. basilaris gelingt mit geringer Zuverlässigkeit als mit der konventionellen TCD (Doppler).

Ulltraschallkontrastmittel:

- bei schlechten Schallbedingungen, sowohl bei extra- als auch bei intrakraniellen Untersuchungen,
- Kontrastmittel aus kleinen Gasbläschen,
- um 1.000 mal höhere Rückstreuung des Ultraschalls,
- nicht lungengängige Kontrastmittel bei Verdacht auf Rechts-Links-Shunt, normalerweise Vernichtung der Bläschen in der Lunge.

Ultraschallsonden:

- extrakraniell 4 MHz-Sonde,
- supratrochlear 8-10 MHz-Sonde,
- intrakraniell 2 MHz-Sonde.

25.6.1 Abgangsstenose der ACI

Zur Berechnung des Stenosegrades gibt es zwei unterschiedliche Definitionen. Zum einen die des European Carotid Surgery Trial (ECST) und des North American Symptomatik Carotid Endarterectomy Trial (NASCET). Die ECST-Definition bezieht sich bei der Angabe zum Stenosegrad auf die Relation zum ursprünglichen Lumen. Die NASCET-Definition bezieht sich auf die Relation zum distalen Lumen der A. carotis interna (siehe Abbildung 25.2). Heute verwendet man den NASCET-Stenosegrad.

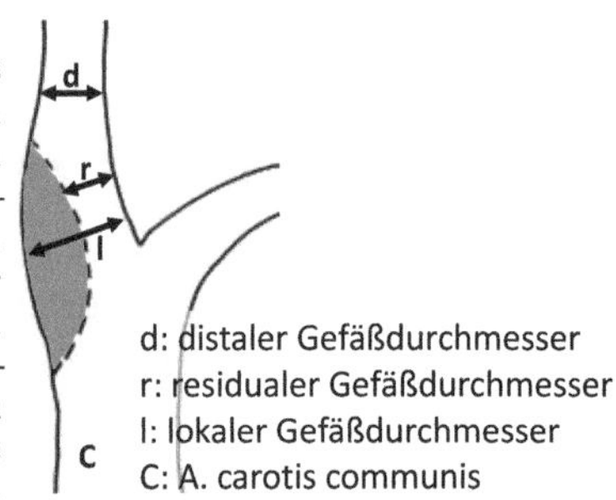

Abbildung 25.2: Stenosegraddefinitionen nach ECST und nach NASCET

Ultraschallkriterien zur Einteilung der Stenosegrade der A. carotis interna (NASCET-Definition)[1]:

	Stenosegrad (%)	10	20-40	50	60	70	80	90	100
Hauptkriterien	1. B-Bild	+++	+						
	2. Farb-Doppler-Bild	+	+++	+	+	+	+	+	+++
	3. Systolische Spitzengeschwindigkeit im Stenosemaximum (cm/s)			200	250	300	350 - 400	100 - 500	
	4. Systolische Spitzengeschwindigkeit poststenotisch (cm/s)					> 50	< 50	< 30	
	5. Kollateralen und Vorstufen (Periorbitalarterien/ACA)					(+)	++	+++	+++
Nebenkriterien	6. Diastolische Strömungsverlangsamung prästenotisch (ACC)					(+)	++	+++	+++
	7. Strömungsstörungen poststenotisch			+	+	++	+++	(+)	
	8. Enddiastolische Strömungsgeschwindigkeit im Stenosemaximum (cm/s)			bis 100	bis 100	über 100	über 100		
	9. Konfetti-Zeichen				(+)	++	+++		
	10. Stenoseindex ACI/ACC			≥2	≥2	≥4	≥4		

[1] Arning C et al. Ultraschallkriterien zur Graduierung von Stenosen der A. carotis interna - Revision der DEGUM-Kriterien und Transfer in NASCET-Stenosierungsgrade, Ultraschall in Med 2010; 31(3): 251-257

Stenosekriterien[2]**:**

A. Hauptkriterien (siehe Tabelle, Nr. 1-5):

1. Darstellung des Stenosebefundes im B-Bild: Nicht stenosierende Plaques (bis 10% nach NASCET) werden im B-Bild dargestellt, eine prozentuale Graduierung nach NASCET ist nicht sinnvoll. Für Verlaufskontrollen sollte die Dokumentation der maximalen Dicke und Länge einer Plaque jeweils in der Schnittebene erfolgen, welche die Plaque in ihrer größten Ausdehnung darstellt, wenn möglich auch im Querschnitt.
2. Darstellung des Stenosebefundes im Farb-Doppler-Bild: geringgradige Stenosen (20 bis 40% nach NASCET) werden im Farb-Doppler-Bild durch die lokale Strömungsbeschleunigung mit dem bei geeigneter Geräteeinstellung hier auftretenden Alias-Effekt erkennbar und von nicht stenosierenden Plaques differenziert. Dazu müssen der Schallwinkel durch Farbfensterkippung und die Pulsrepetitionsfrequenz (PRF) im Farb-Doppler-Bild sorgfältig eingestellt werden: Wünschenswert ist ein Schallwinkel, der 60° nicht überschreiten sollte. Die genauere Messung der lokalen Strömungsbeschleunigung erfolgt durch das Dopplerfrequenzspektrum. Für die Unterscheidung zwischen Stenose und vollständigem Gefäßverschluss ist wiederum das Farb-Doppler-Bild (mit niedrig eingestellter PRF) das entscheidende Kriterium.
3. Messung der systolischen Spitzengeschwindigkeit im Stenosemaximum: Das Stenosemaximum wird im Farb-Doppler-Bild bei geeigneter Einstellung der PRF (s.o.) durch den Alias-Effekt erkennbar; mit der anschließend hier durchgeführten lokalen Ableitung des Doppler-Signals wird nach sorgfältiger Einstellung der Winkelkorrektur (Winkel zwischen Schallstrahl und Gefäß möglichst gering, maximal 60°) die systolische Spitzengeschwindigkeit mittels pw-Doppler gemessen. Die Winkelkorrektur sollte wegen der häufig irregulären Morphologie genau auf die Richtung der Jetströmung in oder unmittelbar kranial der Stenose eingestellt werden; um die Jetströmung und ihre Richtung im Farb-Doppler-Bild genau abzubilden, ist eine sorgfältige Einstellung der PRF und des Farb-Doppler-Winkels (beam steering) notwendig. Wenn die Stenose bei einem Schallauslöschungsartefakt nicht direkt abgebildet werden kann, erfolgt die Doppler-Ableitung in der Jetströmung unmittelbar poststenotisch.
4. Messung der poststenotischen Strömungsgeschwindigkeit: Hierzu wird die systolische Maximalgeschwindigkeit möglichst weit kranial, jedenfalls außerhalb der Zone mit Jet-Strömung und poststenotischen Strömungsstörungen, gemessen, ggf. unter Zuhilfenahme eines Konvexschallkopfes. Bei einem Stenosegrad bis etwa 70% (NASCET) liegt die maximale Geschwindigkeit in der Regel über 50 cm/s und ist im Seitenvergleich bei nicht stenosierter Gegenseite nicht vermindert. Bei einem Stenosegrad von 80% (NASCET) liegt sie unter 50 cm/s und bei einem Stenosegrad von 90% (NASCET) unter 30 cm/s. Bei weit kranial lokalisierten Stenosen steht dieses Kriterium evtl. nicht zur Verfügung.
5. Nachweis von Kollateralen: Das Vorliegen einer Kollateralströmung über die A. communicans anterior oder posterior oder die A. ophthalmica beweist eine sehr hochgra-

[2] Arning C et al. Ultraschallkriterien zur Graduierung von Stenosen der A. carotis interna - Revision der DEGUM-Kriterien und Transfer in NASCET-Stenosierungsgrade, Ultraschall in Med 2010; 31(3): 251-257

dige Strömungsbehinderung der vorgeschalteten A. carotis. Das Fehlen dieses Kriteriums ist aber mit Vorsicht zu bewerten: eine fehlende Anterior-Kollaterale kann auf eine nicht angelegte Kollateralverbindung zurückzuführen sein. Das Fehlen der Ophthalmika-Kollaterale kann darauf beruhen, dass dieser Umgehungskreislauf bei hervorragender intrakranieller Kollateralisierung nicht benötigt wird. Deshalb ist eine Beurteilung der Kollateralversorgung sicherer, wenn nicht nur extrakraniell, sondern auch intrakraniell untersucht wird. Für die Befunderhebung mit Doppler- und Duplexsonographie sind nicht nur Kollateralen in ihrer vollen Ausprägung, sondern auch Vorstufen zu beachten, z.B. eine im Seitenvergleich fehlende Strömung („Nullströmung") oder einseitige Strömungsverlangsamung in den Periorbitalarterien.

B. Zusatzkriterien (siehe Tabelle, Nr. 6-10):

6. Diastolische Strömungsverlangsamung der A. carotis communis: Bei hochgradiger, hämodynamisch relevanter Stenose (Stenosegrad ab etwa 70% nach NASCET) nimmt das Strömungsvolumen ab; dies führt zur Abnahme der Strömungsgeschwindigkeit, wenn der Gefäßquerschnitt konstant bleibt. Die Strömungsverlangsamung wird durch seitenvergleichende Untersuchung der A. carotis communis festgestellt, wobei sich infolge des erhöhten peripheren Strömungswiderstandes auch das Systole-Diastole-Verhältnis der Strompulskurve verändert: die Pulsatilität nimmt zu. Im Frühstadium ist allein die diastolische Minderung der Strömungsgeschwindigkeit (erhöhte Pulsatilität) erkennbar, während die systolische Strömungsgeschwindigkeit noch seitengleich bleibt.
7. Strömungsstörungen: Wir unterscheiden Turbulenzen, die bei Überschreiten der sog. Reynolds-Zahl durch Übergang von laminarer in turbulente Strömung entstehen, und Ablösungsphänomene bei Gefäßgabelungen oder bei plötzlicher Erweiterung des Gefäßquerschnitts z.B. poststenotisch. Da die hierdurch bedingten Strömungsstörungen auch von der Oberflächenbeschaffenheit der Stenose abhängen, besteht keine enge Korrelation mit dem Stenosegrad. Ausgeprägte Strömungsstörungen sind v.a. als ergänzendes Stenosekriterium von Bedeutung, wenn die Messung der Strömungsgeschwindigkeit im Stenosemaximum nicht möglich ist. Ablösungsphänomene können auch physiologischerweise vorkommen und haben für die Stenosediagnostik nur Bedeutung zusammen mit anderen Stenosekriterien. Sie können erwartet werden bei Stenosen ab etwa 50% (NASCET) und sind bei hochgradigen Stenosen besonders ausgeprägt („Schritte im Kies").
8. Enddiastolische Strömungsgeschwindigkeit im Stenosemaximum: In einigen Fällen lässt sich die systolische Spitzengeschwindigkeit nicht ausreichend präzis messen, z.B. wenn die Spitze der Dopplerkurve abgeschnitten ist. Hier kann die enddiastolische maximale Strömungsgeschwindigkeit als Zusatzkriterium Verwendung finden. Bei Stenosen ab 70% (NASCET) sind enddiastolische Strömungsgeschwindigkeiten >100 cm/s zu erwarten. Dieses Kriterium hat bei verfügbarem Messwert für die systolische Spitzengeschwindigkeit keine Bedeutung.
9. Perivaskuläre Gewebsvibrationen (Konfetti-Zeichen): Das Konfetti-Zeichen entsteht durch Vibration perivaskulärer Weichteile bei Auftreffen einer stark beschleunigten

Jet-Strömung. Der Befund kommt unmittelbar distal von hochgradigen Stenosen ab etwa 70% (NASCET) sowie bei AV-Fisteln als perivaskuläres Farbmosaik vor. Das Konfetti-Zeichen ist von artefiziellen Farbsignalen (infolge falscher Geräteeinstellung bei zu hoch eingestellter Farbgain) dadurch zu unterscheiden, dass es nicht im gesamten Farbbild, sondern perivaskulär an einem umschriebenen Gefäßabschnitt auftritt.

10. Stenoseindex ACI/ACC: Von verschiedenen verfügbaren Indizes wird dieser Stenoseindex als Quotient von maximaler systolischer Strömungsgeschwindigkeit der A. carotis interna und A. carotis communis international am häufigsten verwendet. Der Stenoseindex ist wertvoll bei der Erkennung zusätzlicher und komplexer Pathologien wie primär engen Gefäßen, Tandemstenosen und einer Hyperperfusion der A. carotis interna. Bei der Graduierung einer Eingefäß-Stenose ist der Stenoseindex weitgehend redundant zur systolischen Spitzengeschwindigkeit, aber mit einem höheren Messfehler behaftet.

25.6.2 A. vertebralis

- Verlauf durch Foramina transversaria des 6.-1. Halswirbels,
- Abgang aus der A. subclavia V1,
- Verlauf (intratransversal) V2, Zugang von vorn,
- Atlasschlinge V3,
- Untersuchungstiefe:
  - A. vertebralis 60-70 mm,
  - A. basilaris 80-110 mm.

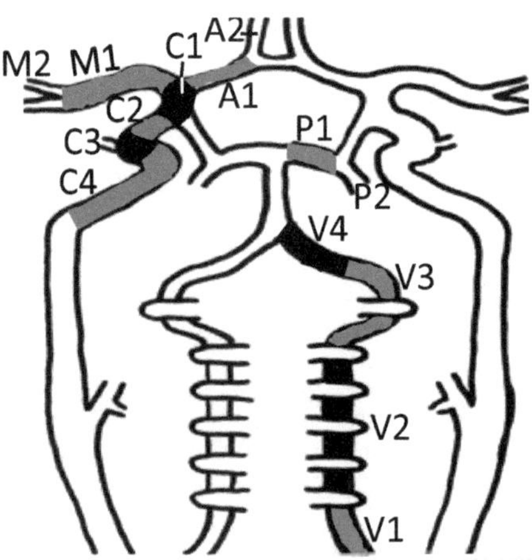

Abbildung 25.3: Segmenteinteilung der intrkraniellen Hirnarterien nach Widder und Görtler

25.6.3 Intrazerebrale Arterien

	Tiefe (mm)	Strömungs-richtung	Kompression der ACC	
			ipsilateral	kontralateral
A. cerebri media	35-55	zur Sonde hin	Strömungs-abnahme bis zum Nullfluss	kein Effekt
A. carotis interna	60-85	zur Sonde hin	Strömungs-abnahme bis zum Nullfluss	Strömungs-zunahme
A. cerebri anterior	70-75	von der Sonde weg	meist Strö-mungsumkehr, Nullfluss ist möglich	Strömungs-zunahme
A. cerebri posterior	65-75	meist zur Sonde hin	kein rele-vanter Effekt	kein Effekt

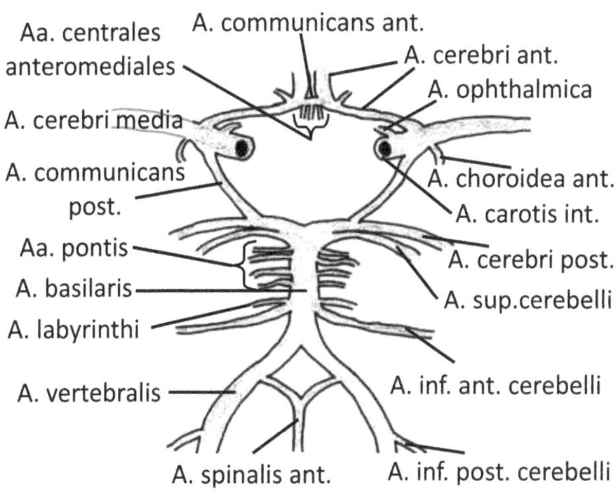

Abbildung 25.4: Zerebraler Blutzufluss

26 Schlaganfall

- Syndrom, dass durch ein plötzlich einsetzendes, fokales zentralnervöses Defizit gekennzeichnet ist,
- Insult: beschreibt Syndrom (Klinik),
- ischämischer Insult: Ursache ist bekannt (ischämisch),
- Infarkt: rein morphologisch durch Bildgebung,
- 3. häufigste Todesursache,
- führende Ursache dauernder Invalidität, teuerste Krankheitsgruppe, 700.000 leiden am Schlaganfall,
- 15-20% sterben innerhalb der ersten 4 Stunden.

26.1 Einteilung

1. Ischämisch,
2. hämorrhagisch,
3. nicht-vaskulär.

26.1.1 Ischämischer Insult

- 80-85% aller Schlaganfallsyndrome,
- heterogene Ätiopathogenese.

26.1.1.1 Zeitlicher Verlauf der Insultsymptome

- TIA: die Defizite sind bis 24 Stunden reversibel,
- Completed stroke (vollendeter Insult): länger als 24 Stunden,
- nicht mehr zeitgemäß sind folgende Begriffe, da die Defizite bereits nach 1 Stunde erhalten bleiben:
    - RIND: reversibles ischämisches neurologisches Defizit,
    - PRIND: prolongiertes reversibles ischämisches neurologisches Defizit.

26.1.1.2 Schwere der Insultsymptomatik

Maligner Hirninfarkt: großer, lebensbedrohlicher, mit Raumforderung und Hirnkompression einhergehender Hirninfarkt.

26.1.1.3 Neues TIA-Konzept

- TIA: Symptomdauer von meist unter 1 Stunde, weil zwischen TIA und einer in der Entstehung befindlicher vollendeter Insult initial nicht unterschieden werden kann,
- Symptome länger als 60 Minuten: 90% Wahrscheinlichkeit, dass sie persistieren.

26.1.1.4 Einteilung der ischämischen Insulte anhand klinischer Befunde

1. Kortikale Reizsymptome,
2. subkortikale (lakunäre) Syndrome.

Kortikale Reizsymptome:

- Deviation konjugée: vom Herd weg,
- fokale epileptische Anfälle.

Kortikale Ausfallsymptome:

- Diviation conjugée (zum Herd hin),
- homonyme Hemianopsie und Quadrantenanopsie,
- kortikale Blindheit,
- Aphasie, Alexie, Apraxie, Akalkulie, Neglect,
- akinetischer Mutismus (bei bilateralen Frontallappeninfarkten).

Subkortikale (lakunäre) Syndrome:

- rein motorische Hemiparese,
- rein sensible Hemiparese,
- Dysarthrie, Bradydiadochokinese,
- Ataxie,
- sensomotorische Hemiparese ohne neuropsychologische Defizite.

26.1.1.5 Infarktareale und ihre Genese

- Territorialinfarkt: meist embolisch bedingt,
- Grenzzoneninfarkt/ Endstrominfarkt: hämodynamisch bedingt,
- lakunäre Infarkte: mikroangiopathisch bedingt.

26.1.1.6 Ischämische Insulte und ihre Ursachen

Arterielle Makroangiopathie (1/3):

- arteriosklerotische Gefäßkrankheiten,
- Gefäßdissektionen,
- Vaskulitiden,
- andere Vaskulopathien (z.B. Moya-Moya).

Arterielle Mikroangiopathie (2/3):

- CADASIL (Cerebral Autosomal Dominant Arteriopathy with Subcortical Infarcts and Leukoencephalopathy),
- HERNS (hereditäre Endotheliopathie mit Retinopathie, Nephropathie und Schlaganfall),
- SUSACs-Syndrom (entzündliche Mikroangiopathie von Gehirn, Retina, Cochlea),
- Morbus Fabry.

Kardiogene Embolie (30-35%):

- Rhythmusstörungen (Vorhofflimmern),
- Klappenerkrankungen,
- Kontraktionsstörungen,
- akuter Myokardinfarkt,
- intrakavitäre Thromben,
- Foramen ovale,
- atriales Septumaneurysma,
- Myxom.

Andere Ischämieursachen:

- Sinusthrombose mit venösem Stauungsinfarkt,
- Thrombophilien,
- Hyperviskosität,
- migränöser Infarkt,
- Mitochondriopathie (MELAS),
- Gefäßkompression durch Tumor,
- Iatrogen:
  - Katheter,
  - zerebrale Angiographie,
  - Karotisstenting.

Dissektion:
20% bei unter 30-Jährigen (insgesamt nur 2% aller Schlaganfälle).
Diagnostik:

- Ultraschall,
- CTA, MRA,
- Angiographie (nur vor Eingriffen, selten!).

Therapie:

- Antikoagulation,
- bei Verschluss Thrombozytenaggregationshemmer.

Risikofaktoren:

- Marfan-Syndrom,
- Ehlers-Danlos-Syndrom.

Hirnvenen- und Sinusvenenthrombose:

- betreffen hauptsächlich die starren Hirnsinus, weniger die tiefen oder kortikalen Hirnvenen,
- kann ischämisch, hämorrhagisch oder ischämisch-hämorrhagisch sein.

Ursache:
Thrombotischer Sinus- oder Venenverschluß durch prothrombische Faktoren (Virchow-Trias).

Diagnostik:

- Insultsymptomatik durch Stauungsblutung oder venösem Stauungsinfarkt,
- Insultzeichen plus Kopfschmerzen,
- MRA, CTA.

26.1.2 Hämorrhagische Insulte

- Machen 10-15% aller ischämischen Insulte aus,
- davon sind 50% Subarachnoidalblutungen.

Intrazerebrales Hämatom:
Ursachen:

1. Spontan:
    - hypertensiv,
    - Gefäßmalperforation,
    - Amyloidangiopathie,
    - Vaskulitis,
    - Tumoreinblutung,
    - Stauungsblutung infolge einer Thrombose (streng lobäre Lokalisation).
2. Traumatisch.

Symptome:
Ähnlich wie bei Ischämien, daher Bildmorphologie zur Differentialdiagnose.

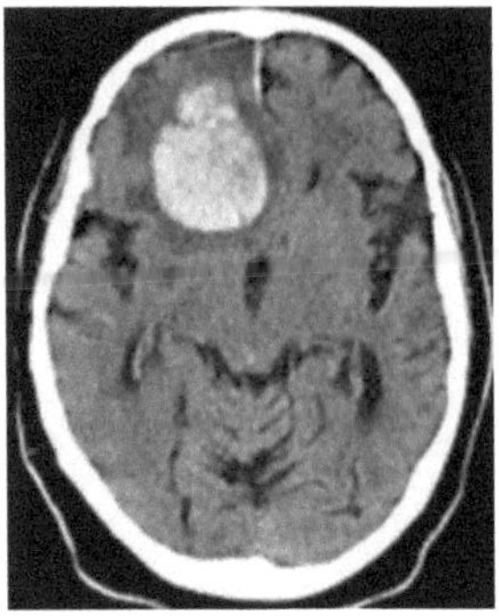

Abbildung 26.1: Raumfordernde frontale Blutung

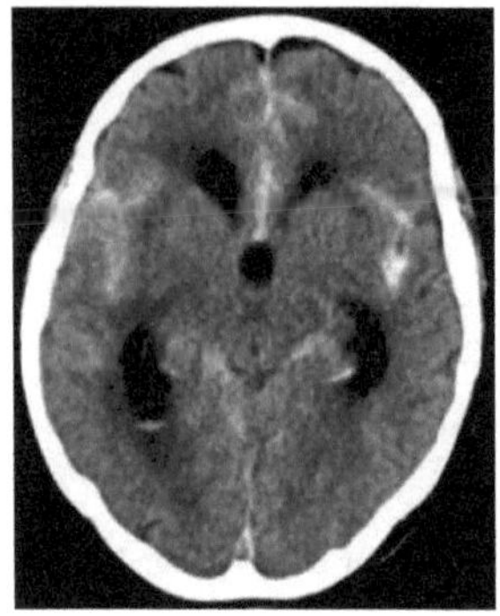

Abbildung 26.2: Subarachnoidalblutung

Subarachnoidalblutung:
Ursachen:

1. Spontan:
    - arterielles Aneurysma,
    - Gefäßmalformation,
    - hämorrhagische Diathese,
    - durale arteriovenöse Fisteln,
    - kortikale Venenthrombosen (vor allem sogenannte Brückenvenen),
    - intradurale Dissektion.
2. Traumatisch.

Symptome:

- Kopfschmerzen,
- Meningismus,
- fokalneurologische Defizite bis hin zum Koma,
- Meningismus kann in den ersten 3-4 Stunden fehlen,
- Lichtscheue,
- Übelkeit/ Erbrechen,
- Netzhautblutungen,
- Hirnnervenausfälle (Druck auf den N. oculomotorius bei Aneurysmen der A. communicans posterior).

Diagnostik:

- cCT (90-95%),
- Lumbalpunktion (3-Gläser-Probe).

Sekundäre Blutung:
Auf dem Boden eines ischämischen Infarktes, Hirntumors, Metastasen, Hirnthrombose.

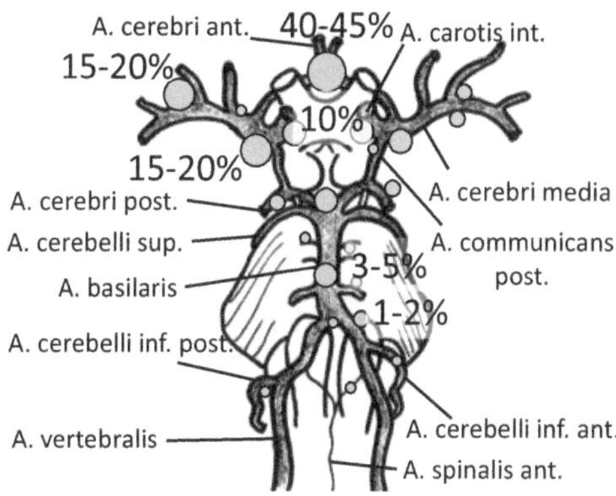

Abbildung 26.3: Häufigste Aneurysmalokalisation

Subdurales Hämatom:

Ursachen:

- spontan,
- chronischer Alkoholismus,
- Mikrotraumen,
- traumatisch,
- Gerinnungsstörungen.

Diagnose:

- zerebrale Bildgebung,
- keine charakteristischen klinischen Symptome.

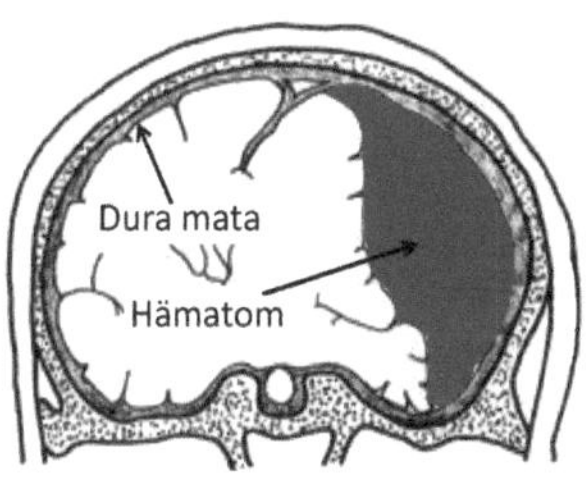

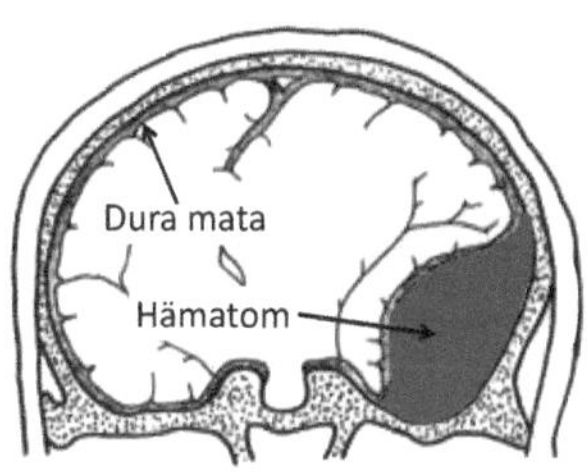

Abbildung 26.4: Subdurales Hämatom Abbildung 26.5: Epidurales Hämatom

Epidurales Hämatom:

- traumatisch,
- Verletzung der A. meningea media bei Schädelkarlottenfraktur,
- typisch: symptomarmes oder freies Intervall.

26.1.3 Nichtvaskuläre Insultsymptome

- Familiäre hemiplegische Migräne (genetisch bedingt),
- Hypoglykämie, Hyperglykämie,
- Hyponatriämie,
- Todd'sche Paresen (Epilepsie),
- Multiple sklerose-Herde,
- ADEM (akute disseminierte Enzephalomyolitis),
- Hirnabszess,
- Herpes simplex-Enzephalitis,
- Tumore/ Metastasen.

26.2 Präklinische Phase

- i.v.-Zugang im nichtparetischen Arm,
- 30°-Oberkörperhochlagerung,
- Blutdruck: $\leq$ 220 mmHg (systolisch), $\leq$ 120 mmHg (diastolisch) belassen,
- RR $>$ 220 mmHg (systolisch): Ebrantil,
- RR $>$ 120 mmHg (diastolisch): Ebrantil,
- RR $\leq$ 100 mmHg: Flüssigkeitssubstitution,
- Hypoglykämie $<$ 80 mg/dl: Glukose 40% à 20 ml,
- Hypoxie: O_2-Gabe (SpO_2 über 95%),
- Exsikkose: Flüssigkeitssubstitution.

26.3 Bildgebung beim akuten Schlaganfall

- Ischämie: cCT oder cMRT (Diffusion-Perfusionsgewichtet, in der akuten Phase dem CT überlegen),
- Blutung: cCT oder cMRT,
- nach Thrombolyse: cCT.

PET/ SPECT:
spielen in der Schlaganfalldiagnostik keine große Rolle, da sie dem CT und dem MRT deutlich unterlegen sind.

26.3.1 CT

Frühzeichen eines ischämischen Infarktes:

- innerhalb der ersten 6 Stunden ist das CT in 40-60% unauffällig,
- das hyperdense Arterienzeichen (relevant, wenn unilateral-hyperdens spricht dies für einen Verschluss, ein Thrombus erscheint hyperdens),
- die Dichteminderung des Linsenkerns,
- die verstrichenen äußeren Liquorräume,
- umschriebene Hypodensitäten.

Dichteminderung der Basalganglien:

- frühes Zeichen eines Infarktes im Versorgungsgebiet der lentikulostriatären Arterien,
- fehlende Kollateralisierung: lentikulostriäres Versorgungsgebiet wie Teil der Penumbra, bei Hypodensität im CT spricht dies für einen Infarkt.

Drittel-Regel:

- wenn mehr als 1/3 des kortikalen Mediaterritoriums infarziert ist, dann führt die Thrombolyse zu einem erhöhten Blutungsrisiko,
- daher Kontraindikation für eine systemische Thrombolyse.

CT-Angiographie (CTA):

- gute Darstellung des Circulus Willisii,
- wenig perfundierte Areale demarkieren sich,
- Perfusionsberechnung (des zerebralen Blutvolumens und des zerebralen Blutflusses) jedoch nur unter optimalen Untersuchungsbedingungen.

26.3.2 MRT

Diffusionsgewichtetes-MRT:

- sensitiver als das CT bei der Ischämie,
- misst Brown´sche Molekularbewegung im Extrazellularraum,
- Frühphase der Ischämie: intrazelluläres Ödem mit Schwellung der Zellen und damit Verkleinerung des Extrazellulärraumes,
- Diffusionsbewegungen nehmen im Extrazellulärraum ab,
- das Signal auf Diffusionsbildern steigt an,
- ein hohes Signal auf DWI-Bildern spricht für infarzierte Areale.

Perfusions-MRT:

- Gabe eines paramagnetischen Kontrastmittels (Gadolinium),
- während der Passage des Kontrastmittels durch die Hirnkapillaren wird eine T2-gewichtete Gradientenechosequenz gefahren, durchblutetes Parenchym erscheint dunkel, das nicht durchblutete Parenchym erscheint hell (hyperdens).

Klassische MR-Verfahren, wenn das Diffusions-MRT keine eindeutige Aussagen macht:

- Spinechotechnik,
- T2-gewichtet,
- Protonen-gewichtet,
- T1-gewichtet.

MR-Angio:

1. Time of Flight:
   - benötigt kein Kontrastmittel,
   - schnelle, zuverlässige Darstellung der supraaortalen und der intrakraniellen Gefäße,
   - rasche, schnelle Darstellung des arteriellen Flusses. Basiert darauf, dass in einem bestimmten Gewebsvolumen, das von einem Gefäß durchkreuzt wird, ständig frische, ungesättigte Protonen einströmen, deren Signal zur Bildgebung verwendet wird,
   - Problem: bei langsamen Flussgeschwindigkeiten oder turbulenten Stenosen entstehen zahlreiche Artefaktmöglichkeiten.
2. Kontrastangehobene Angiographie:
   - benötigt Kontrastmittel,
   - schnelle, zuverlässige Darstellung der supraaortalen und der intrakraniellen Gefäße,
   - rasche, schnelle Darstellung des arteriellen Flusses. Basiert darauf, dass in einem bestimmten Gewebsvolumen, das von einem Gefäß durchkreuzt wird, ständig frische, ungesättigte Protonen einströmen, deren Signal zur Bildgebung verwendet wird.
3. Phasenkontrastangiographie:
   - benötigt kein Kontrastmittel,
   - beruhen auf Phasendifferenz bewegter und stationärer Protonen,
   - gut geeignet um langsame Flüsse darzustellen und auch quantitative Flussgeschwindigkeitsmessungen durchzuführen.

Mismatch-Theorie:
Patient mit Diffusions- kleiner Perfusionsdefizit profitieren von der Lyse am meisten.

Flair-Sequenz:
Fettunterdrückende T1-gewichtete Sequenzen bei der Diagnostik der Dissektion. Dient dem Nachweis von Wandhämatomen.

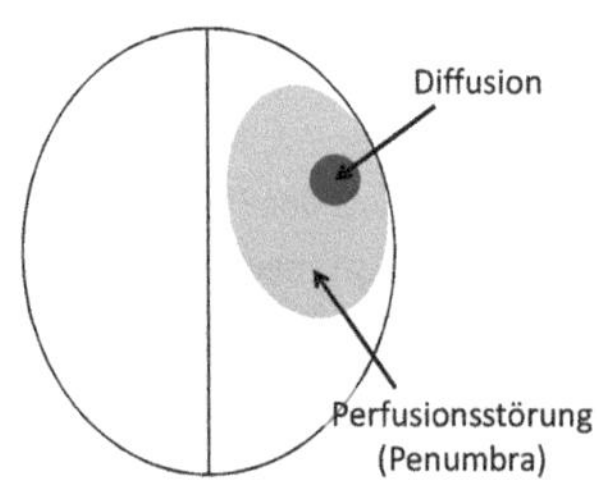

Abbildung 26.6: Mismatch

26.4 Spezifische Diagnostik beim ischämischen Insult

Zeitfenster:

- vorderer Kreislauf: Zeitfenster 4,5 Stunden für die intravenöse Lyse, bei ausgeweiteter Diagnostik bis zu 6 Stunden,
- intraarterielle Lyse: Zeitfenster 6 Stunden,
- vertebrobasilärer Kreislauf: kein klar definiertes Zeitfenster, jedoch intraarterielle Lyse bei Patienten mit einer Bewusstlosigkeit länger als 6 Stunden und einer Infarzierung des Hirnstammes (in der Regel nicht sinnvoll).

26.5 Ischämischer Insult im vorderen Kreislauf

Intravenöse Lyse:

- 0-4,5 Stunden:
    - NINDS-Kriterien: Blutungsausschluss im Nativ-CT (wichtigste Untersuchung!),
    - falls ohne Zeitverzögerung: CT-Angio oder MR-Angio und/oder extratranskranielle farbcodierte Duplexsonographie.
- 4,5-6 Stunden Zeitfenster:
  DWI-MRT und PWI-MRT und MR-Angiographie. Differenzierung von bereits geschädigten Arealen von kritisch minderperfundiertem Gewebe (Penumbra). Je größer die Penumbra, desto größer sind die Chancen mit der i.v.-Lyse eine neurologische Funktionsverbesserung zu erreichen.

Gefäßbefund und Lyseindikation:

- je weiter distal der Gefäßverschluss liegt, desto größer ist die Wahrscheinlichkeit einer Rekanalisation und einer möglichst geringen Behinderung:
    - z.B. Carotis-Verschluss (Carotis-T-Verschluss): Thrombolyseversuch ist gerechtfertigt,
    - proximale Verschlüsse und Stenosen sind keine Kontraindikation,
- sekundäre Embolien bei proximalen Verschlüssen sprechen gut auf Lyse an,
- Astverschlüsse der A. cerebri media können bei CTA, MRA, Duplex übersehen werden. Im CT-/MR-Perfusion sind sie gut nachweisbar und sollten lysiert werden.

Management im Einzelfall:

- intravenöse Lysen im 4,5-6 Stunden-Fenster sind nicht erlaubt,
- ein individueller Heilversuch ist Gegenstand der Patientenaufklärung.

Intraarterielle Lyse:

- im vorderen Kreislauf bei proximalen Verschlüssen der A. cerebri media ist eine Lyse innerhalb eines Zeitfensters von 6 Stunden wirksam,
- häufig in Kombination mit anderen gerinnungsaktiven Substanzen (GPIIa/ IIIb), 6 24 Stunden Zeitfenster: I.v.-Lyse außerhalb des 6 Stunden Zeitfensters im vorderen Kreislauf nicht anwenden.

Nativ-CT:

- Blutung?/ Ischämie?
- Maligner Mediainfarkt?

MRT:
T2 gewichtet: Blutungsausschluss.

Ultraschall (Farbdoppler):

- Arteriosklerose (Intima-Media-Dicke),
- extra-, intrakranielle Gefäßstenosen,
- Verlaufskontrollen bei Gefäßdissektion.

TC-Doppler:

- Mikroemboliesignale in der A. cerebri media,
- Embolien aus hochgradigen Stenosen der A. carotis interna, A. cerebri media unter der Gabe von Thrombozytenaggregationshemmern sistieren schneller als bei PTT-wirksamer Antikoagulation,
- Nachweis eines offenen Foramen ovale.

Weitere Untersuchungen im Verlauf:

- TTE/ TEE: zum Nachweis einer kardialen Emboliequelle, eines offenen Foramen ovale,
- Langzeit-Blutdruckmessung,
- EKG, Langzeit-EKG,
- ggf. Schluckdiagnostik.

TEE:

- bei jungen Patienten,
- bei Verdacht auf kardioembolische Genese,
- zum Ausschluss von Vorhofthromben,
- zum Ausschluss eines persistierenden Foramen ovales.

26.6 Symptomzuordnung nach Gefäßgebieten

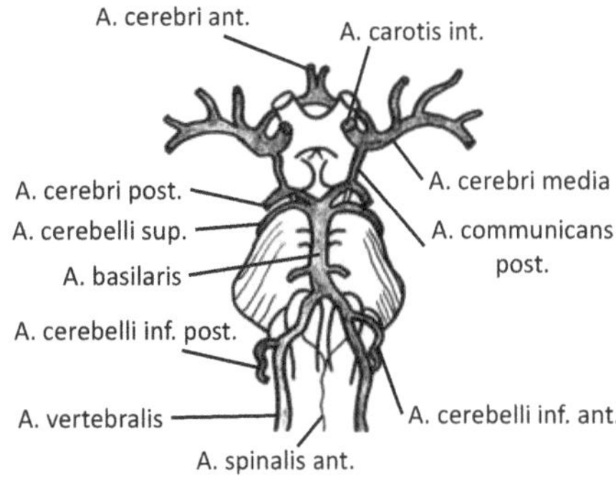

Abbildung 26.7: Blutversorgung des Gehirns

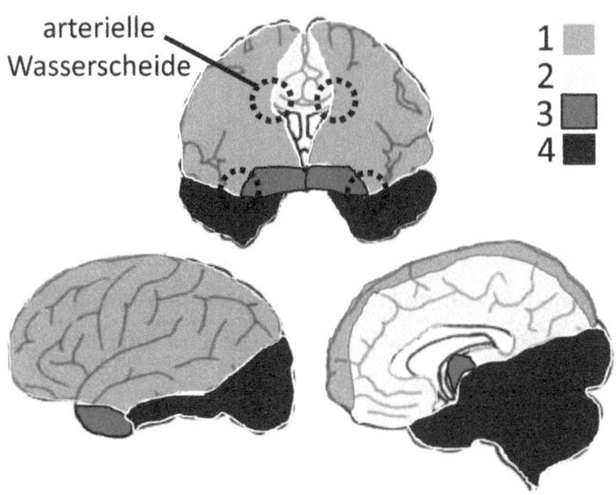

Abbildung 26.8: Strombahnen
1: A. cerebri media, 2: A. cerebri anterior, 3: A. choroidea, 4: A. cerebri posterior

Vordere Strombahn:

A. carotis interna und ihre Äste:

- A. ophtalmica,
- A. choroidea anterior,
- A. cerebri media,
- A. cerebri anterior, A. communicans anterior, kontralaterale A. cerebri anterior,
- Verbindung mit der hinteren Strombahn über die A. communicns posterior.

Hintere Strombahn:

- Aa. vertebrales,
- A. basilaris,
- Aa. cerebri posteriores.

26.7 Territoriale Syndrome der vorderen Strombahn

- Infarkte im vorderen Stromgebiet machen 75% aller Hirninfarkte aus,
- die A. cerebri media ist am meisten betroffen,
- selten isolierte A. cerebri anterior-Infarkte oder A. choroidea anterior-Infarkte.

A. carotis interna:

- kontralaterale Hemiparese und Hemihypästhesie,
- dominante Hemisphäre: Aphasie,
- ipsilaterale Amourosis fugax bei arterioarterieller Embolie in der A. ophtalmica,
- ipsilaterales Horner-Syndrom bei Dissektion.

A. carotis interna (distal, Carotis-T):

- Blick-Kopfwendung nach ipsilateral,
- Hemiparese kontralateral,
- Hemianästhesie, Hemianopsie, Aphasie, Apraxie, Neglect,
- bei raumfordernden Infarkten: Vigilanzstörungen.

A. cerebri media:

- versorgt 2/3 einer Großhirnhemisphäre,
- kontralateral, brachiofasziale und distal betonte Hemiparese und Hemihypästhesie, Hemianopsie,
- ist die Capsula interna betroffen: durchgehende Hemiparese,
- mit Beteiligung der Sehstrahlung: kontralaterale Gesichtsfelddefekte,
- Aphasie, Apraxie (linkshemisphärisch), Neglect, manchmal „Alien-Hand“ (rechtshemisphärisch),
- ausgedehnter Infarkt: Kopf-Blickwendung nach ipsilateral,
- maligner Mediainfarkt: Vigilanzminderung.

Kompletter Mediainfarkt:

- links: globale Aphasie,
- vordere Mediaäste: Broca-Aphasie,
- hintere Mediaäste (A. temporalis posterior): Wernicke-Aphasie,
- Läsion des links frontal gelegenen motorischen Assoziationskortex: Apraxie.

Mediateilinfarkt:

- Strombahnhindernis in M2 oder distale, perforierende Arterien aus dem Hauptstamm bleiben durchgängig,
- Basalganglien und innere Kapsel sind nicht betroffen,
- bei Hauptstammverschluss und guter Kollateralisierung über leptomeningeale Äste: isolierte Basalganglieninfarkte (A. lentikulostriatae),
- Infarkt im präcentralen Kortex: zentrale Fallhand,
- temporoparietaler Infarkt: sensorische Aphasie.

Maligner Mediainfarkt:

- Infarzierung des gesamten ACM-Territoriums,
- Ödem: Hirndruckanstieg, Hirnstammkompression,
- Symptome:
    - Hemiplegie,
    - Augen-/ Kopfdeviation,
    - nach 2-4 Tagen: unilaterale Pupillenstörung,
    - progrediente Vigilanzminderung,
    - Koma,
    - transtentorielle Einklemmung,
    - Hirndruckwerte über 30 mmHg führen meist zum Tode,
    - ungefähr 80% der Patienten versterben,
- Therapie: Dekompressionskraniektomie
    - Ventrikelkompression, Mittellinienverlagerung: dann Hemikraniektomie.

A. cerebri anterior:

- isolierte Infarkte der A. cerebri anterior: bei ungefähr 3% der Infarkte,
- häufig kombinierte ACA/ ACM-Infarkte,
- kontralaterale Beinparese oder beinbetonte Hemiparese und Hemihypästhesie,
- selten sensible Defizite,
- Blasenstörung,
- transkallosale Diskonnektionssyndrome,
- Antriebsstörung, bis hin zum akinetischen Mutismus,
- transkortikale motorische Aphasie,
- Balkenbeteiligung: Störung von Informationsaustausch von der dominanten zur nicht dominanten Hemisphäre,
- Verschluss der A. recurrens Heubner: geht von der A. cerebri anterior ab, versorgt die innere Kapsel und die vorderen Anteile der Basalganglien, kontralateral brachiofaszial betonte Hemiparese.

A. choroidea anterior:

- aus der A. carotis interna,
- versorgt hintere Anteile der inneren Kapsel,
- versorgt Teile der Basalganglien,
- versorgt den medialen Temporallappen,
- versorgt das Corpus geniculatum laterale/ Mittelhirn,
- „lakunäre Syndrome?“,
- kontralaterale Hemiparese und Hemihypästhesie,
- neuropsychologische Störungen (Aphasie, Neglect, räumliche Orientierungsstörung),
- Gesichtsfelddefekte, Hemiataxie, extrapyramidale Bewegungsstörung.

Grenzzoneninfarkt:

- zwischen A. cerebri media und A. cerebri anterior,
- Symptome:
    - kontralaterale Hemiparese und Hemihypästhesie,
    - Aphasie (reduzierte Spontansprache, fehlerfreies Nachsprechen).

Karotisdissektion:

- einseitige Halsschmerzen,
- ipsilaterales Hornersyndrom,
- bei Intimaeinriss löst sich die Intima von der Media, es kommt zur Bildung eines falschen Lumens und eines Aneurysmas, die sekundär thrombosieren, das Gefäß verschließen oder zu arterio-arteriellen Embolien führen.

Karotis-T-Verschluss:

- an der Stelle der Aufzweigung in die A. cerebri anterior und die A. cerebri media,
- ausgedehnte hemisphärische Infarkte,
- eine Kollateralisierung über den Circulus Willisii ist nicht mehr möglich,
- bei komplettem ACA/ ACM-Infarkt:
    - Blick-Kopfwendung nach ipsilateral,
    - kontralaterale Hemiplegie, Hemianästhesie, Hemianopsie,
- sprachdominate Hemisphäre:
    - globale Aphasie,
    - Apraxie,
- rechtshemisphärisch: Neglect.

26.8 Territoriale Syndrome der hinteren Strombahn

Vertebrobasiläres Stromgebiet:

- Kleinhirn,
- Hirnstamm,
- über A. cerebri posterior: Okzipitallappen,
- Teile des Thalamus,
- Teile des Parietal-, Temporallappens.

Hirnstamminfarkt:

- ipsilaterale Hirnnervenfunktionsstörung,
- kontralaterale Hemiparese,
- beidseitige Hirnstamminfarkte (Dezerebration, Dekortikation),
- Reihenfolge der Läsion der rostrokaudalen Anordnung der Hirnnervenkerne im Hirnstamm,
- Höhe der Läsion im Hirnstamm.

Kleinhirninfarkt:

- Stand-, Gang- und Extremitätenataxie,
- Dysarthrie,
- Hirnnervenausfälle.

Bewusstseinsstörung:

- können beim Hirnstamm- und Kleinhirninfarkt den klinischen Befund maskieren,
- Läsion der aufsteigenden Fasern der Formatio reticularis zum Thalamus oder raumfordernder Kleinhirninfarkt: Kompression des IV.-Ventrikels.

A. vertebralis/ A. cerebelli posterior inferior (PICA):

- die A. vertebralis entspringt aus der A. subclavia, zieht durch das Foramina transversaria der Halswirbelsäule zur Schädelbasis, in Höhe der Pons vereinen sich die beiden Äste zur A. basilaris,
- vorher gehen folgende Äste ab:
  - A. spinalis anterior, versorgt auch Teile der kaudalen Medulla oblongata,
  - PICA: Kleinhirn (basal),
  - Wallenberg-Arterie (versorgt die dorsolaterale Medulla oblongata).

Infarkt der medialen Medulla oblongata:

- bilaterale Versorgung durch A. spinalis anterior (Infarkt selten),
- ipsilaterale Hypoglossusparese, kontralaterale sensomotorische Hemiparese.

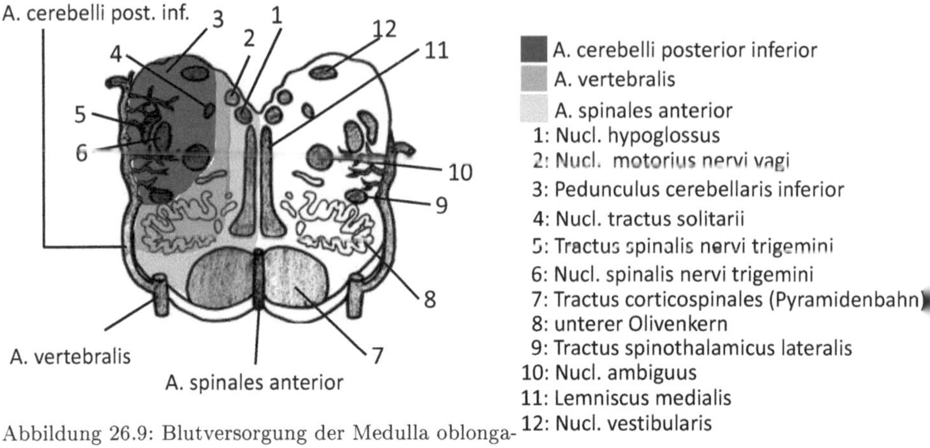

Abbildung 26.9: Blutversorgung der Medulla oblongata

Infarkt der dorsolateralen Medulla oblongata (Wallenberg-Syndrom):

- keine Paresen der Extremitäten,
- Schwindel,
- ipsilaterales Horner-Syndrom (zentral absteigende Sympathikusbahn),
- kontralaterale, beinbetonte, dissoziierte Sensibilitätsstörungen,
- ipsilaterale Gaumensegelparese/ Heiserkeit (Folge einer Schädigung von Teilen des Nucleus ambiguus),
- Nystagmus,
- Singultus,
- ipsilaterale zerebelläre Ataxie (Schädigung des Tractus spinocerebellaris anterior),
- Schädigung von Teilen des Nucleus nervi trigemini (ipsilaterale Hypästhesie für alle Modalitäten im Gesicht).

Infarkt der A. cerebelli anterior inferior:

- anteriomedialer Teil des Kleinhirns und der lateralen inferioren Pons,
- Läsion: Abasie, Ataxie, Astasie,
- Beteiligung der Hirnnerven V-VIII ist möglich (Faszialisparese, Hypakusis),
- Beteiligung pontiner Zentren (Nystagmus, Schwindel, Übelkeit, selten Blickparesen).

Infarkte der A. cerebelli superior:

- versorgt die rostrale Hälfte der Kleinhirnhemisphären und den Kleinhirnwurm, sowie die superiore Pons und das untere Mesencephalon.
- Symptome:
  - Kleinhirn: Abasie, Astasie, Ataxie, Dysarthrie,
  - choreatiforme Bewegungsstörungen durch Schädigung des N. dentatus,
  - Doppelbilder, Nystagmus, internukleäre Ophtalmoplegie (INO), horizontale Blickparesen.

Infarkte der A. basilaris:

- Basilaristhrombosen meist im unteren Drittel der Arterie,
- embolische Basilarisverschlüsse betreffen häufig die Bifurkationsstelle.

Top of the basilar-Syndrom:

- Verschluss der Basilarisspitze am ehesten embolisch,
- pontomesencephaler Infarkt: Schädigung von Kleinhirn, Thalamus, Teilen des Temporal- sowie des Okzipitallappens.
- Symptome:
  - Bewusstseinsstörungen,
  - Gedächtnisstörungen,
  - vertikale Blickparese,
  - Nystagmus,
  - Verwirrtheitszustände,
  - psychomotorische Unruhe.

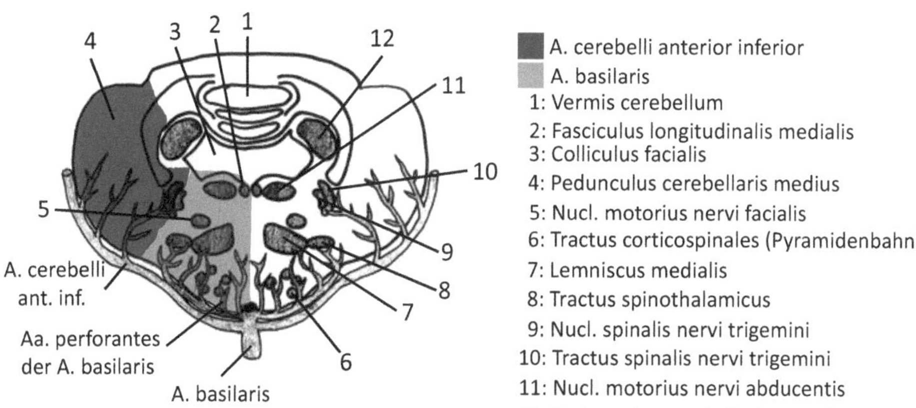

Abbildung 26.10: Versorgungsbereich der A. basilaris

Basilarishauptstammverschluss:

- ausgedehnte Hirnstamm-, Kleinhirninfarkte,
- bei Beteiligung der ACP: Infarkte im Okzipital- und Temporallappen sowie im Thalamus kommen hinzu.
  Symptome:
  - Vigilanzminderung bis hin zum Koma,
  - Hirnnervenausfälle,
  - Tetraparese, Tetrahypästhesie,
  - Pyramidenbahnzeichen,
  - Ataxie, Gesichtsfelddefekte,
  - bilaterale Ponsinfarkte: Locked-in-Syndrom (Tetraplegie, Hirnnervenausfälle, ungestörte Vigilanz).
- Vorboten:
  - Hirnstamm-TIA,
  - fluktuierender Schwindel,
  - Übelkeit, Kopfschmerzen,
  - Dysarthrie, Doppelbilder,
  - Dropp-Attacks.

Verschluss kleiner paramedianer Basilarisäste:

- Hirnstamminfarkte,
- MLF-Schädigung bei Ponsinfarkt: INO.

Infarkt der A. cerebri posterior:

- versorgt Okzipitallappen und den unteren und medialen Temporallappen, Teile des hinteren Parietallappens, Großteil des Thalamus und Teile des Mittelhirns.
- Symptome:
  - kontralaterale Gesichtsfelddefekte in absteigender Häufigkeit sind dies Hemianopsie, obere mit untere Quadrantenanopsie,
  - bei Beteiligung des Thalamus: kontralaterale Sensibilitätsstörungen,
  - leichte kontralaterale Paresen,
  - Kopfschmerzen können vorkommen,
  - neuropsychologische Ausfälle: Gedächtnisstörungen, Aphasie, Dyslexie, Dyskalkulie, räumliche Orientierungsstörung,
  - sind beide ACP betroffen z.B. bei Basilariskopfembolie: kortikale Blindheit (Unfähigkeit Gesehenes als Ganzes wahrzunehmen! = Balint-Syndrom),
  - bilaterale Thalamusausfälle: Vigilanzminderung, Antriebs- und Gedächtnisstörungen.

26.9 Basismaßnahmen nach einem Schlaganfall

- Intensivstation (postischämisches Ödem führt zu Anstieg des Hirndruckes und zur Vigilanzminderung),
- Hemikraniektomiebehandlung bei großen, raumfordernden Mediainfarkten: Reduktion der Mortalität,
- raumfordernde Infarkte in der hinteren Schädelgrube führen zu Liquorzirkulationsstörungen, lokalen Kompressionen des Hirnstammes, Kleinhirninfarkten mit konsekutivem Liquorstau,
- Therapie:
  - externe Kleinhirndrainage,
  - lokale Hirnstammkompression, subokzipitale Trepanation.

Basismaßnahmen:

- Oxygenierung ($SaO_2 > 95\%$),
- bei Ateminsuffizient: Intubation
  - Atemfrequenz > 35/Minute,
  - $pO_2 < 50$ mmHg,
  - $pCO_2 > 55$ mmHg,
  - Verlust der Schutzreflexe,
  - Aspiration von Rachensekret,
  - Trepanation,
  - raumfordernde Mediainfarkte,
- Hypothermie: < 36,5°C (milde Hypothermie), besseres Outcome,
- antipyretische Therapie: Paracetamol prophylaktisch,
- Herzrhythmusstörungen: Myokardischämie und Herzrhythmusstörungen stellen mögliche Komplikationen nach einem Schlaganfall dar (ST-Streckensenkung, QT-Verlängerung, invertierte T-Wellen, prominente U-Wellen). Behandlung nach internistischen Leitlinien!

26.10 Thrombolyse

Ziel: Beseitigung eines Thrombus oder Embolus.

- Rekombinanter Gewebsplasminogenaktivator (rt-PA) für thrombolytische Therapie akuter zerebraler Ischämien im 4,5-Stunden-Fenster,
- bei ausgewählten Patienten bis zu 6 Stunden,
- intraarterielle Therapie mit Pro-Urokinase,
  nach 4,5 Stunden: ein Gefäßverschluss sollte nachgewiesen werden.

Pro-Urokinase:
Nebenwirkungen:

- intrazerebrale Blutung,
- Blutdruck-Abfall,
- Anaphylaxie.

Streptokinase ist bei Patienten mit akutem Schlaganfall kontraindiziert!!

rt-PA: 0,9 mg/kg KG (10% hiervon als Bolus, den Rest mittels Perfusor über 1 Stunde applizieren).

26.10.1 Intravenöse Thrombolyse

- 0,9 mg/kg KG rt-PA innerhalb von 4,5 bis 6 Stunden,
- signifikanter klinischer Benefit für die Patienten,
- der therapeutische Nutzen jenseits des 4,5 Stunden Zeitfensters ist kleiner,
- das Risiko für eine intrazerebrale Blutung ist erhöht, beeinflusst aber nicht die Gesamtmortalität,
- Alterseinschränkung und ASS-Dauermedikation sind keine Kontraindikation,
- Lysen zwischen 4,5-6 Stunden zeigen im Verlauf eine deutlich bessere Lebensqualität,
- Lebensqualitätsbesserung nach Lyse:
    - innerhalb von 3 Stunden: 85%,
    - 3-4,5 Stunden: 13,7%,
    - 4,5-6 Stunden: 1%,
- kein erhöhtes Risiko für intrazerebrale Blutung im Zeitfenster zwischen 4,5-6 Stunden im Vergleich zur Lyse bis zu 4,5 Stunden,
- Alter, erhöhte Blutzuckerwerte, ASS-Vormedikation und ein INR von $\leq 1,7$ sind keine Kontraindikationen,
- die Blutdruckwerte vor und während der Thrombolyse sollte systolisch um 140 mmHg liegen.

Wichtig: Patienten mit lakunären Hirninfarkten scheinen von der Thrombolyse zu profitieren.

Aufklärungsbogen 1 vor Thrombolyse **Patienten-Etikett**

Voraussetzungen:	Ja	Nein
Ereignisbeginn <3h / bei CMRT_Missmatch ggf.>3h (bis 4,5h individueller Heilversuch/analog Alter>80Jahre!)	☐	☐
Beginn (Datum/Uhrzeit):_________		
CCT(c_MRT: (ggfs. Nichtzutreffendes streichen)	☐	☐
Labor liegt vor:	☐	☐
Blutgruppenbestimmung erfolgt:	☐	☐
Ausschlusskriterien/Ceckliste:		
Intracranielle Blutung	☐	☐
Ausgedehnte Ischämie im CCT (>1/3 Mediastromgebiet)	☐	☐
Hypertonus über 190/110mmHg therapieresistent	☐	☐
Schwerste neurologische Symptomatik mit Bewusstseinstrübung	☐	☐
Geringe neurologische Ausfälle	☐	☐
Thrombopenie unter 100.000/ml	☐	☐
Marcumar/Heparin in den letzten 48h mit INR>1,7 bzw PTT>40sec	☐	☐
Xarelto / Pradaxa / Eliquis -Einnahme	☐	☐
Z.n. Hirninfarkt in den vergangenen 3 Monaten	☐	☐
Z.n. Schädelhirntrauma in den vergangenen 3 Monaten(>Grad II)	☐	☐
Schwerer operativer Eingriff in den vorangegangenen 6 Wochen	☐	☐
Anamnestisch Hirnblutung, SAB, Angiom	☐	☐
Anfallsleiden mit häufigen Anfällen	☐	☐
Hirntumor	☐	☐
Infektiöse Endokarditis	☐	☐
Bekannte Kolitis, Ösophagusvarizen oder Aortenaneurysma	☐	☐
Gravidität bis 4 Wochen postpartal	☐	☐
Patient erfüllt alle Voraussetzungen:	☐	☐

Vorgehen:

Gesamtdosis rtPA: 0,9mg/kg KG (maximal 90mg) intravenös über separate periphere Verweilkanüle, Bolus 10% der Gesamtdosis über 10 sec., danach Rest über 60 min unter Monitoring

Körpergewicht:_______(kg)
Gesamtdosis:_______(mg), Bolus:________(mg), Laufrate:_______(mg) über 1h/Perfusor
Beginn der systemischen Lyse (Datum/Uhrzeit):_______________

____

Datum / Unterschrift Art/Ärztin

Wake up Stroke:

- bei 5-10% der akuten Schlaganfallpatienten ist das Zeitfenster nicht zu bestimmen, da sie mit den Symptomen aufwachen,
- hier kann laut Leitlinien keine intravenöse Lysetherapie erfolgen,
- Studien zeigen, dass eine intravenöse Lysetherapie beim Wake-up-Schlaganfall ausreichend sicher ist, unter Berücksichtigung der üblichen Ausschluss-/ Sicherheitskriterien (z.B. fehlendes Infarktzeichen im cCT),
- ggf. Nachweis eines Mismatches,
- Fazit: Trotz dieser Studien erlauben die Leitlinien hier keine intravenöse Lysetherapie.

Voraussetzungen für die Thrombolyse:

- vor der Durchführung: cCT,
- Zeitfenster $\leq$ 4,5 Stunden.

Kontraindikationen:

- Gerinnungsstörung,
- Operation,
- Traumen,
- Antikoagulation,
- Tumore,
- nicht zu behandelnde Hypertonie mit Werten $>$ 180 mmHg systolisch,
- schwere Bewusstseinsstörungen,
- Ablehnung durch den Patienten oder durch seinen gesetzlichen Betreuer.

Kontraindikation, die sich mittels CT zeigen:

- intrazerebrale Blutung,
- Hypodensität von mehr als 1/3 des ACM-Territoriums.

Im Verlauf:

- Überwachung,
- cCT, CTA, Perfusions-CT,
- cMRT/ MRA, DWI-Perfusions-MRT,
- notfalls: intraarterielle Thrombolyse (rt-PA).

Thrombolyse unter den neuen oralen Antikoagulantien (NOAC):

- hierzu liegen keine ausreichenden Daten vor,
- Bed-side-tests existieren nicht,
- um Plasmaspiegel der NOAC zu bestimmen benötigt man Zeit,
- für Dabigatran existiert der Hemoclot-Test, liegt er unter 50 ng/ml kann systemisch lysiert werden,
- für Rivaroxaban und Apixaban kann der Faktor Xa-Aktivität und der Faktor Xa-Spiegel bestimmt werden, es existieren aber keine Empfehlungen über den Grenzwert, ab wann systemisch lysiert werden darf,
- alle NAOC beeinflussen aPTT, PT und INR, jedoch kann die Wirksamkeit dieser Substanzen durch Bestimmung von PTT, INR und Quick nicht mit ausreichender Sicherheit bestimmt werden,
- tierexperimentelle Untersuchungen zeigen, dass das Blutungsrisiko unter Dabigatran und Rivaroxaban niedriger ist als z.B. unter Wafarin. Trotzdem stellen diese Medikamente eine Kontraindikation zur Lyse da!

Statine und Thrombolyse:
Statine stellen keine Kontraindikation für eine intravenöse Thrombolyse da.

Thrombolyse trotz subakutem Infarkt?

- Gelegentlich kommt es vor, dass Schlaganfälle im CT übersehen werden,
- der erkennbare subakute Schlaganfall bis einschließlich 3 Monate stellt eine klare Kontraindikation da,
- wird trotzdem lysiert, ist das Blutungsrisiko dennoch gering.

Fazit:
Von einer intravenösen Thrombolyse bei erkennbarem Schlaganfall im CT oder innerhalb von 3 Monaten nach einem Schlaganfall ist dennoch abzuraten!

26.10.2 Intraarterielle Lyse

- Lokale Applikation,
- Vorteil: höhere Konzentration des Thrombolytikums am Ort des Geschehens,
- große Effektivität,
- selektive zerebrale Angiographie.
    - Einbringen eines Mikrokatheters und Applikation des Thrombolytikums im Bereich des Thrombus,
    - Benutzte Substanzen:
        - in niedriger Dosis als bei i.v.-Thrombolyse,
        - Urokinase, rt-PA, Pro-Urokinase,
- Nachteil: Verzögerung durch notwendige Angiographie,
- höhere ICB-Rate korreliert mit initialer Infarktschwere,
- Rekanalisation (66%) höher als bei intravenöser (55%) Lyse.

26.10.3 Kombinierte intravenöse und intraarterielle Thrombolyse

- 0,6 mg/kg KG rt-PA (10% Bolus),
- kontinuierliche Infusion bis maximal 60 mg,
- der Rest der Dosis bis 90 mg wird intraarteriell gegeben,
- deutlich höhere Rekanalisationsrate (nur in Studien).

Vertebrobasiläre Ischämie:

- Letalität 60-70%,
- erfolgreiche Rekanalisation von 25-45% (innerhalb von 6 Stunden).

Eine unbehandelte Basilaristhrombose hat eine Letalität von 90-100%!

- Ein optimales Zeitfenster für eine Thrombolyse im hinteren Kreislauf ist nicht bekannt,
- i.v.-Lyse mit rt-PA innerhalb von 4,5 Stunden ist sicher: signifikanter Nutzen für den Patienten,
- der Effekt ist signifikant, aber kleiner (Zeitfenster 4,5-6 Stunden),
- erhöhte Rate an intrakraniellen Blutungen,
- die intraarterielle Thrombolyse mit Pro-Urokinase ist innerhalb von 6 Stunden sicher, effektiv, der Behinderungsgrad wird reduziert.

Fazit:

- „Time is brain"!
- Die „Door to Needle Time" kann erheblich reduziert werden durch:
    - telefonische Vorankündigung des Patienten,
    - schneller Patiententransfer von der Rettungstrage auf den CT-Tisch,
    - rt-PA-Gabe auf dem CT-Tisch direkt nach der Bildgebung,
    - qualifizierte Zentren.

26.10.4 Akute PTA/ Stenting in der Notfallsituation (mechanische Thrombektomie)

Indikation:

- nach lokaler Fibrinolyse mit Teilresektion bei Basilarisverschluss,
- klinische Symptomatik einer ACI-Stenose, welche hämodynamisch und nicht embolisch ist.

Voraussetzung:

- CT-Angio,
- zuvor volle systemische Lyse.

Basilaristhrombose:

- unbehandelt beträgt die Mortalität mehr als 90%, eine Fibrinolyse mindert die Mortalität auf 50-60%,
- Embolien an der Balsilarisspitze sind gut rekanalisierbar,
- PTA/ Stent: Reduktion der Mortalität von 74% auf 50%,
- Thrombozytenaggregation: i.v.-Gabe von GP IIb/IIIa-Inhibitor.

Prognose:

- 57% haben ein gute Outcome,
- Blutungsrate 1%,
- Vasospasmus 20%,
- Dissektion 3%,
- Luftembolie 1%,
- der Behandlungseffekt ist nicht sehr überwältigend,
- Rekanalisation heißt noch nicht Perfusion.

Fazit:

- Stentretrievern zeigen eine sehr hohe Rekanalisationsrate bei strenger Patientenselektion und in großen Zentren,
- auch hier gilt: „Time is brain“,
- die Entscheidung zur mechanischen Thrombektomie sollte aufgrund des Gefäßverschlusses getroffen werden.

26.11 Operative und medikamentöse Behandlungsmöglichkeiten

26.11.1 Operative Maßnahmen (gleichwertig)

- Offene Thrombendarteriektomie (TEA) mit oder ohne Patch (Routine),
- Eversionsendarteriektomie (Rezidiv im Langzeitverlauf kleiner als bei der TEA) (Routine),
- Venen- oder Kunststoffinterposition (Rezidiv- oder Karotisaneurysma).

Risiken: Embolien.

26.11.2 Extra-, intrakranielle arterielle Bypasschirurgie

Hämodynamisch bedingte ischämische Insulte:

- Auftreten eines ischämischen Schlaganfalls:
    - embolische Ereignisse in 60% (kardioembolisch/ autochton arterioarteriell),
    - Verschluss lantikulostriatärer Gefäße (lakunär) in ungefähr 30% der Fälle,
    - hämodynamisch in ungefähr 10% der Fälle, profitiert am meisten durch Verbesserung der regionalen Durchblutung,
- Minderung des CBF (Messung durch SPECT/ PET),
- Patienten mit symptomatischer Okklusion der ACI: Schlaganfallrisiko beträgt 7%/Jahr.

Indikation:

- bis 70 Jahre (biologisches Alter beachten), Patienten über 70 Jahre haben eine erhöhte Komplikationsrate (Schlaganfälle, Herzinfarkte, Tod),
- rezidivierende TIAs,
- CT/MRT: normal oder Grenzzoneninfarkt,
- kein neurologisches Defizit,
- CTA/MRA (Nachweis einer Stenose),
- Messung des CBF, dieser muss vermindert sein,
- stenooklutische Erkrankungen müssen angiographisch bestätigt sein.

Kontraindikation:

- bereits manifeste neurologische Defizite,
- Territorialinfarkt,
- akute embolische Ischämie,
- Karotisstenosen zwischen 50-69% nach NASCET-Kriterien sollten halbjährlich kontrolliert werden, bei $> 70\%$ sollte Operation der Carotisstenose diskutiert werden,
- für Ischämie nach Vasospasmus nicht geeignet.

Operationszeitpunkt:

- 4 Wochen nach letzter erwiesener ischämischer Episode bzw. nach Ausschluss frischer Ischämie (DWI-MRT),
- hauptsächlich Karotisstromgebiet, selten vertebrobasiläres Stromgebiet.

Moyamoya:
Verschlüsse der distal intrakraniell gelegenen Abschnitte der A. carotis interna, proximale Abschnitte der A. cerebri anterior und/oder der A. cerebri media. Es bilden sich pathologische Kollateralkreisläufe.
Therapie: Revaskularisierungsoperation.

Operative Technik:

- A. temporalis superior/ A. cerebri media-Bypass-Anlage,
- Anastomose eines Astes der A. temporalis superficialis mit dem kortikalen Ast der A. cerebri media,
- 5 Tage Heparin (nicht PTT gesteuert),
- Thrombozytenaggregationshemmer (lebenslang).

Fazit:

- Es ist unklar, ob eine Stentversorgung einer Carotis-OP überlegen ist.
- Patienten mit Carotisstenosen und mikroangiopathischen Veränderungen profitieren von der Carotis-OP im Vergleich zur Stentimplantation.
- Postinfarkte nach Stentimplantation scheinen mikroembolischer Genese zu sein.

26.11.3 Interventionelle Therapie (PTA = percutane transluminale Angioplastie)

Voraussetzungen:

- mindestens 70% Stenose einer hirnversorgenden Arterie mit einer ipsilateralen klinischen Symptomatik,
- hochgradig, aber asymptomatisch: zurückhaltend behandeln (unter bestimmten Bedingungen: Mehrgefäßkrankheit, Erschöpfung der zerebralen Reservekapazität).

Präinterventionelle Diagnostik:
cCT/cMRT:

- stumme Infarkte,
- andere Läsionen,
- Nachweis einer Läsion: symptomatisch.

Digitale Subtraktionsangiographie (DSA): Goldstandard!

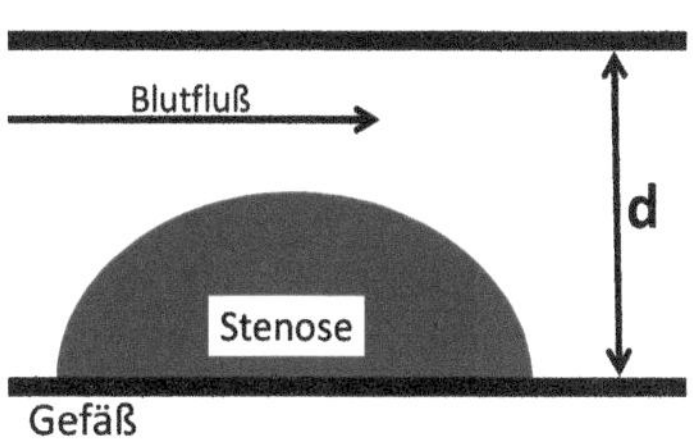

Abbildung 26.11: Digitale Subtraktionsangiographie, der nicht betroffene Gefäßdurchmesser (d) distal der Stenose gilt als Maßstab für die Stenose.

Doppler-Duplex und farbkodierte Duplexsonographie:

- hat die DSA abgelöst,
- Ergänzung:
  - MRT, als native Time of Flight,
  - MRA mit Kontrastmittel.

Eine Kombination aus MRA (Kontrastmittel) plus Duplex (ist Mittel der Wahl)!

Ballon-Stenting: (Durchführung)
Punktion der A. femoralis, der Führungskatheter wird proximal der Stenose navigiert, der Ballon mit dem Stent wird über die Stenose platziert und freigesetzt, der Ballon wird manuell mit einer Pumpe entfaltet (Druck zwischen 7-12 bar), der Stent entfaltet sich.

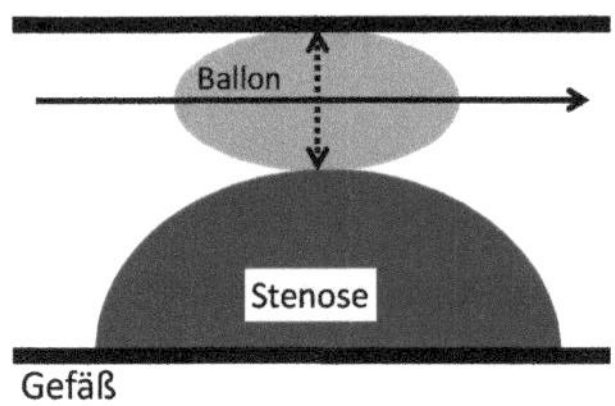

Abbildung 26.12: Ballon-Stenting

Alternative:
Selbstexpandierende Stents. Sie benötigen allerdings Hilfe in Form einer Ballondilatation.

Antikoagulopathien:
Um vor dem Eingriff die Oberfläche der Stenose vor frischen thrombotischen Aggregaten zu bewahren und nach dem Eingriff eine Stentthrombose zu verhindern.

Extrakranielle Stenosen:
Cave: Bradykardie bis Asystolie unter Katheterbehandlung.

Intrakranielle Stenosen:
Unter den Bedingungen einer Intubationsnarkose.

Vorbehandlung:
ASS 100 mg plus Iscover 75 mg plus niedermolekulares Heparin 2 x 0,5 mg/kg KG.

Nachbehandlung:
Niedermolekulares Heparin für 3 Tage, Kombination mit ASS und Iscover für 4 Wochen und anschließende Dauertherapie mit einem Thrombozytenaggregationshemmer.

Risiken:
Embolien, Perfusionsblutung, Nachblutung an der Punktionsstelle.

Eine Angioplastie ist nicht Mittel der Wahl, nur bei Versagen oder nicht Durchführung der Operation.

Spezielle Indikation:
Extrakranielle A. carotis interna:

- eine Operation bei einer symptomatischen > 70% Stenose hat einen besseren Effekt als die alleinige Gabe von ASS,
- eine Operation bei einer symptomatischen > 50% Stenose zeigt einen Benefit.

Carotis-Thrombendarteriektomie (CEA) vor PTA!

Außer bei:

- Inoperabilität,
- Rezidivstenosen nach Operation,
- zusätzliche intrakranielle Stenose (weil mehr Stenosen in einer Sitzung behandelt werden können),
- Erfolgsrate bei PTA > 98%!

Kontraindikationen:

- frei flottierender Thrombus auf der Oberfläche der Stenose (zunächst Antikoagulation, dann PTA),
- Kontraindikation gegen Angiographie im Allgemeinen.

Indikation bei asymptomatischer Stenose:

- Verschluss der kontralateralen ACI,
- rasche Progression der Stenose.

Risiko der PTA:

- Embolien führen zu zytotoxischem intrazellulärem Ödem,
- Perfusionskomplikation (vasogenes Ödem, interzellulär nach Ledierung der Blut-Hirn-Schranke),
- die Behandlung von 2 Gefäßterritorien in einer Sitzung ist obsolet,
- sehrwohl können mehrerer Stenosen in der gleichen Gefäßachse während einer Sitzung behandelt werden,
- TIA,
- Minor-Stroke,
- Major-Stroke.

Nachsorge: Duplex, weil in der MRT die Stents nicht sichtbar sind.

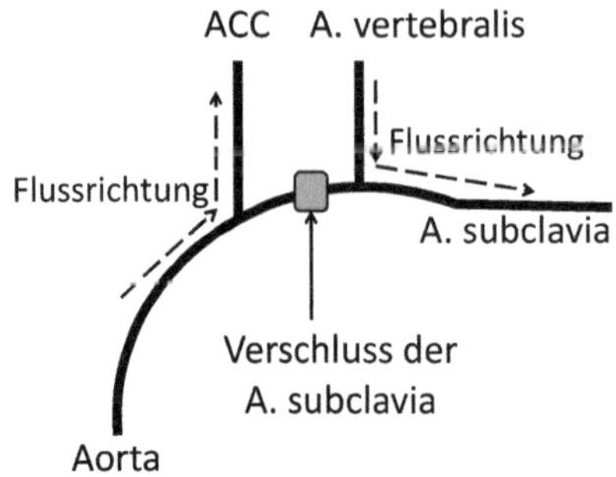

Abbildung 26.13: Subclavian-Steel-Syndrome

Truncus brachiocephalicus und A. subclavia:

- Subclavia-steel-syndrom (Schmerzen im Arm, Hirnstammsymptomatik),
- Therapie: endovaskuläre Behandlung besser als operative, aber nur bei angiographischem Nachweis eines Verschlusses oder einer hochgradigen Stenose.

Hochgradige Abgangsstenosen:

- hämodynamische Stenosen,
- embolische Stenosen,
- andere Vertebralishypoplasien (mit nicht ausreichender Kollateralisierung).

Mittel der Wahl: endovaskuläre Therapie.

Intrakranielle Gefäße:

- 50% Stenosen der intrakraniellen Gefäße (nicht zu unterschätzende Ursache zerebraler Ischämien),
- Therapie:
  - ASS 100 mg versus Warfarin (Blutung 16%), ASS ist besser, weil weniger Blutungen,
  - ASS plus Iscover,
- die Rezidivrate ist hoch.

Klinisch:

Asymtomaptisch:

- keine PTA,
- ASS plus Plavix.

Symptomatisch: 1. Woche: ASS plus Plavix/ Clexane.

Diagnostik:
Sonographische Abschätzung des Stenosegrades wenn keine PTA durchgeführt wurde, bei einem Rezidiv erneute PTA durchführen.

Behandlungsstrategie:

- Medikamentös, bei Versagen PTA.
- Hochgradige asymptomatische Stenose: keine Behandlungsindikation.
- Behandlung nur bei eingeschränkter zerebraler Reservekapazität.

Technik: Mikrokatheter mit Ballon und eventuell Stent.

26.12 Blutdrucktherapie beim akuten Schlaganfall

- Behandlung bei Hypertonie $>$ 220/120 mmHg oder bei Hypotonie $<$ 90 mmHg,
- 80% aller Schlaganfallpatienten zeigen erhöhte Blutdruckwerte,
- ein Abfall im Verlauf ist abhängig davon, ob vorher eine arterielle Hypertonie bestand oder nicht,
- schlechte Prognose: Blutdruck (systolisch) $>$ 160 mmHg oder $<$ 120 mmHg,
- erhöhte Blutdruckwerte in der Akutphase schützen vor „stroke in progression“.

Ursachen für eine Blutdruck-Erhöhung:

- bereits bestehende arterielle Hypertonie,
- Absetzen bisher eingenommener Antihypertensiva,
- Sympatikusaktivierung,
- Aktivierung des Renin-Angiotensin-Systems,
- ein intrakranieller Druckanstieg führt zu erhöhtem Blutdruck,
- Stress.

Ursachen für eine Hypotonie:

- Herzinsuffizienz,
- Sepsis,
- Exsikkose,
- Elektrolytstörungen,
- große, raumfordernde Infarkte.

26.12.1 Therapie der arteriellen Hypotonie

- Kristalloide Lösungen (NaCl, Ringer, Ringer-Lactat),
- Blutdruck systolisch $<$ 100 mmHg: Katecholamine (Adrenalin, Dobutamin, Dopamin), führt zur Blutdruck-Anhebung, die Herzfrequenz steigt, das Herzminutenvolumen steigt.

26.12.2 Therapie der arteriellen Hypertonie

- Antihypertensiva fortsetzen wenn der Blutdruck weiterhin > 200 mmHg liegt,
- häufig spontaner Abfall in den ersten 24-48 Stunden,
- Zielwerte: kein rasches Absenken, vorsichtige Blutdruck-Senkung schadet nicht der Hirndurchblutung.

Therapie vor Lyse:

- Blutdruck < 185/110 mmHg (sonst Ebrantil-Gabe),
- besser: 160/100 mmHg.

Therapie bei intrakranieller Blutung:

- aggressives Vorgehen (diastolisch < 100 mmHg),
- Blutdruck unter 200 mmHg systolisch, >110 mmHg diastolisch bedarf keiner Therapie,
- bei wiederholten Messungen: > 200 mmHg systolisch oder > 110-120 mmHg diastolisch: Urapidil (12,5 mg i.v.) oder Clonidin (0,075 mg s.c.),
- Nitro, Verapamil vermeiden, weil sie den zerebralen Blutfluss senken und den intrazerebralen Druck erhöhen.

Therapie bei Subarachnoidalblutung:

- ein erhöhter Blutdruck birgt das Risiko einer Rezidivblutung mit sich,
- Angiospasmen treten häufiger auf (insbesondere zwischen dem 3.-4. Tag),
- Gefahr einer Ischämie bei Hypotonie. Hier muss der Blutdruck durch Dopamin/ Dobutamin angehoben werden, eventuell auf Werte über 240 mmHg (Intensivüberwachung),
- Urapidil ist Mittel der Wahl, da es leicht blutdrucksenkend wirkt und keine CBF-mindernde Effekte hat. Zudem ist es leicht hirndrucksenkend,
- Nifedipin, Propranolol, Nitro: CBF-Reduktion, daher nicht verwenden,
- Diuretika: nur bei Überwässerung einsetzen,
- Blutdruck-Senkung am 1. Tag: nicht mehr als 15%,
- Blutdruck-Senkung: wenn Stunden nach dem Schlaganfall der Blutdruck steigt.

26.12.3 Blutdruckbehandlung innerhalb der ersten 24-48 Stunden

Behandlung der Ursache des Blutdruckanstieges, wenn:

- Blutdruck (systolisch) $\geq$ 200 mmHg,
- Blutdruck (diastolisch) $\geq$ 120 mmHg.

Behandlung der Ursache der Blutdruck-Steigung:

- Sedierung, Analgesie: z.B. Lorazepam 1 mg s.l., Ibuprofen 400-800 mg,
- Blasenkatheter bei Harnverhalt,
- Ebrantil: zuerst Bolus 10-50 mg i.v., Perfusor bis 2 mg/Minute, dann 5-15 mg/Stunde,
- Captopril: 6,25-12,5 mg p.o. (sublingual), anschließend 3 x 12,5-25 mg p.o.,
- Clonidin: 0,075-0,3 mg i.v. oder s.c., Perfusor: 0,1 mg/Stunde,
- Metoprolol: 5-10 mg i.v., anschließend 50-200 mg p.o.,
- Furosemid: 20 mg i.v.

Therapieresistente hypertensive Krise:
Nitropussid-Na: Titration beginnend mit 0,2 μg/kg KG/Minute in 3-5 Stunden-Abstand steigern bis maximal 10 μg/kg KG/Minute.

26.12.4 Weitere Therapieziele und Behandlungsmöglichkeiten

Blutzucker:
Hyperglykämie führt zu vermehrter Laktatbildung, der pH-Wert sinkt, es bilden sich neurotoxische Substanzen.
Ziel-BZ: 120-150 mg/dl, besser 100-120 mg/dl.

Indikation für einen zentralen Venenkatheter (ZVK):

- ZVD-Messung, zentral 4-12 cm H_2O,
- parenterale Ernährung,
- Zufuhr von gewebetoxischen Substanzen,
- Dialyse,
- Schleuse für intrakardiale Schrittmacher,
- schlechte periphere Venenverhältnisse.

Lokalisation eines ZVK:

- V. juguaris externa, V. jugularis interna (besser wegen Kopftieflagerung),
- später: V. cephalica, V. basilica,
- V. subclavia bei Hirndruckpatienten,
- V. femoralis,
- einen beidseitigen Jugulariskatheter wegen des erhöhten Thromboserisikos vermeiden.

26.13 Maligner Mediainfarkt

Ursache:

- Verschluss des proximalen Anteils der A. cerebri media oder der distalen A. carotis interna, der sogenannte Karotis-T-Verschluß , der auch häufig die Aa. cerebri anterior und posterior mitbetrifft, was schließlich zum panhemisphärischen Infarkt führt,
- der Gefäßverschluß entsteht in den meisten Fällen embolisch oder durch eine Dissektion der A. carotis interna, gefolgt von einer supraokklusionellen Embolie,
- zusätzlich ist eine unzureichende leptomeningeale Kollateralisierung des Verschlusses bei der Entwicklung des raumfordernden Infarktes von Bedeutung.

Symptome:

- Hirnödem, führt zu einer lokalen Raumforderung mit Mittellinienverlagerung und Kompression der basalen Zisternen, gefolgt von Hirnstammdysfunktion und schließlich der Herniation,
- intrakranielle Druckwerte steigen an,
- dies führt zu Hirnstammkompressionen,
- Hemiplegie, Augen-Kopfdeviation, progressive Bewusstseinsstörung,
- Strecksynergismen und Atemstörungen,
- 2.-4. Tag: unilaterale Pupillenstörung, Hirndruckwerte über 30 mmHg, meist tödlich,
- ungefähr 80% versterben,
- 5-10% aller Schlaganfallpatienten erleiden einen solchen lebensbedrohlichen, kompletten Mediainfarkt.

Therapie:

- Monitoring,
- Blutdruck: systolisch um 180 mmHg, diastolisch um 110 mmHg,
- Blutzuckerwerte normalisieren,
- Körpertemperaturanstieg vermeiden,
- bei Hirndruckanstieg: Mannitol 0,5-1 g/kg KG,
- Schleifendiuretika,
- Pufferlösung: Trishydroxymethyl-Aminomethan (THAM)
    - initial: 1 mmol/kg KG über zehn Minuten,
    - die weitere Infusionsgabe erfolgt pH-gesteuert (Ziel ist ein pH-Wert von 7,5-7,55), beginnend mit 0,25 mmol/kg KG/Stunde,
- Steroide sind kontraindiziert,
- moderate Hypothermiebehandlung,
- Hemikraniektomie:
    - reduziert die Sterberate um 50%,
    - verbessert die Lebensqualität, reduziert die Behinderung um 22%,
    - auch bei über 60-Jährigen, hier ist eine altersabhängige Verschlechterung der Prognose zu berücksichtigen.

26.14 Erhöhter intrakranieller Druck

ICP = intrazerebraler Druck
MAP = mittlerer arterieller Blutdruck
CPP = zerebraler Perfusionsdruck
CPP = MAP - ICP
Intrakranielles Volumen: 1.500-1.700 ml

- Nervengewebe: 85%,
- Liquor: 5-15%,
- Blut: 5%.

Messmethoden:

- Bezugsniveau für die Hirndruckmessung sollte das Foramen Monroi sein,
- Normwert im Liegen 10 ±5 mmHg, Erhöhung bei Bauchpresse, Husten, Erbrechen,
- intraparenchymatöse ICP-Messung,
- infratentoriell durch externe Ventrikeldrainage (ICP-Messung).

Therapien:

1. Hirnödemtherapie konservativ.
2. Hypothermiebehandlung.
3. Trepanation.

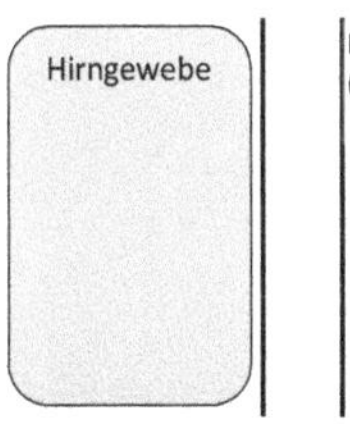

Abbildung 26.14: Normalzustand

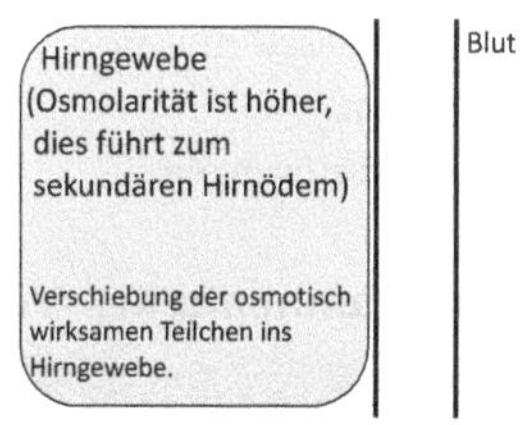

Abbildung 26.15: Rebound-Effekt

Konservative Hirnödemtherapie:

- Oberkörperhochlagerung 20-30° führt zum ICP-Abfall, aber auch zum CPP-Abfall, daher zunächst horizontale Lagerung versuchen,
- Osmotherapie: Glycerol, Mannitol, Sorbitol führen zu einem Aufbau eines osmotischen Gradienten an der Blut-Hirn-Schranke und damit zu einer Reduktion des extrazellulären zerebralen Wassergehaltes,
- Mannitol 20%:
  - 70-100 ml alle 4-6 Stunden,
  - die Wirkung hält 2-4 Stunden an,
  - wird nicht metabolisiert,
  - wird über die Nieren ausgeschieden,

- Glycerol 10%: 4 x 125 ml, Nebenwirkungen:
  - Elektrolytverschiebung, Niereninsuffizienz,
  - Rebound-Effekt.
- hypertone Kochsalzlösung (7,5-10%),
- Hyperventilation: Alkalose wird erzeugt, dies führt zur Vasokonstriktion und zur Reduktion des zerebralen Blutflusses, pCO_2 wird auf 35 mmHg gesenkt, dadurch wird der ICP um 25% gesenkt, Gefahr: Ischämie,
- Barbiturate: Thiopenthal, Nebenwirkungen: Kardiodepression, erhöhte Infektionsrate,
- Tris-Puffer: 3 mmol/Stunde,
- Steroide: Behandlung von perifokalem Hirnödem bei Tumoren, jedoch nicht bei ischämischem Hirnödemen.

26.15 Hypothermiebehandlung

- Kann das Hirnödem verringern,
- ICP-senkende Effekte,
- Zieltemperatur 33°C, Dauer 2-3 Tage,
- kritisch ist die Wiederaufwärmung, daher 0,1°C pro Stunde.

Nebenwirkungen:

- Herzrhythmusstörungen,
- Infektionen,
- Gerinnungsstörungen.

26.16 Hirnstamminfarkt/ Verschluss der A. basilaris

Symptome:

- Nausea,
- Erbrechen,
- Schwindel,
- Bewusstseinstrübung,
- Sehstörungen (z.B. Doppelbilder),
- Schluckstörungen,
- Sprechstörungen (z.B. Dysarthrie),
- periphere Lähmungen,
- zentrale Atemstörung,
- Ataxie,
- Nystagmus,
- Locked-in-Syndrom (in schweren Fällen),
- CAVE: Stroke-Chamäleon: Basilarisspitzensyndrom kann als psychogene Symptomatik missinterpretiert werden.

Diagnostik:

- CT-Angio-Nachweis des Verschlusses der A. basilaris,
- alternativ MR-Angio,
- DWI, T2 gewichtet zur Einschätzung der Hirnstammschädigung,
- T2 zum Ausschluss einer Hirnblutung.

Therapie:

- Intubation,
- Tracheotomie (bei Beeinträchtigung der Schutzreflexe),
- Schluckstörungen (PEG-Anlage),
- systemische Thrombolyse (IVT): Standard,
- intraarterielle kathetergestützte Thrombolyse (IAT),
- mechanische Embolektomie.

Intraarterielle Lyse:

- rt-PA 90 mg/Tag fraktioniert,
- bei arthereosklerotischer Stenose vertebrobasiläre PTA und Stent in derselben Sitzung.

Nachbehandlung:

- ASS 100 mg/Tag,
- bei PTA/ Stent zusätzlich Iscover 75 mg/Tag,
- Kontroll-CT nach 24 Stunden,
- MRT.

Prognose:

- unbehandelt bis zu 95% Sterblichkeitsrate,
- Rekanalisierung: je früher, desto besseres Outcome,
- zeitkritische Prognose bei der Rekanalisierung:
  - 3-9 Stunden: 60-90% Rekanalisierung,
  - nach 9 Stunden: Verschlechterung der Prognose um weitere 50%,
- Rekanalisierung in ausgewählten Zentren,
- mechanische Embolektomie in ausgewählten Zentren auch bei schlechter Prognose vertretbar.

26.17 Dekompressionstherapie beim akuten ischämischen Schlaganfall

Postischämisches Hirnödem nach supra- und infratentoriellen ischämischen Schlaganfällen (Hirndruckkrisen, letale Herniation).

Kraniotomie:

- bei großen Mediainfarkten und erhöhten ICP-Werten,
- Entfernung eines Teils des Schädelknochens,
- Entlastung leptomeningealer Kreisläufe, dadurch verbesserter zerebraler Blutfluss,
- Überlebensrate 75%,
- je früher die OP, desto besser die Prognose bezüglich der Mortalität, der Behinderungsgrad wird nicht verbessert,
- maligner Mediainfarkt: wenn mehr als 2/3 des Mediaterritoriums diffusionsgestört sind,
- Größe der Trepanation: minimaler Durchmesser 12 cm,
- Knochensegment nach 6-12 Wochen wieder einsetzen.

Komplikationen:

- Blutungen, Ischämien,
- typische Narkoserisiken,
- Alter: Patienten über 60 Jahren, kein akzeptables neurofunktionelles Outcome, keine Indikation für Hemikraniektomie.

Infarktlokalisation und Outcome haben keine Korrelation zueinander.

26.18 Kleinhirninfarkt

Bei starker Ödembildung:
Kompression des Hirnstammes und des IV. Ventrikels, dies führt zu Liquorzirkulationsstörungen, Vagusparese, Bewusstseinsstörung, Herzrhythmusstörungen, Aspirationsgefahr (Dysphagie) und Strecksynergismen.

Therapie:

- Intubation,
- Osmotherapie,
- cCT, Trepanation oder Ventrikeldrainage.

26.19 Komplikationen nach akutem Schlaganfall

Neuropsychologische Folgen:

- Depressionen (Fluctin, Notrilen) plus SSRI,
- Angst,
- Verwirrtheit, Demenz.

Infektionen (Harnwege, Lunge):

- Pneumonie: Ampicillin 3 x 2 g, Erythromycin 2 x 1 g i.v.,
- atypische Pneumonie: Erythromycin 2 x 1 g i.v.,
- bei vorbestehender COPD: Amoxicillin/ Clavulansäure 3 x 2,2 g oder Cefotiam 2 x 2 g,
- Aspirationspneumonie: Amoxicillin/ Clavulansäure 3 x 2,2 g; Metronidazol oder Cefotiam/ Metronidazol oder Imipenem 3-4 x 500 mg.

Immobilisationskomplikationen:

- Stürze,
- Dekubitus,
- Lungenembolie,
- tiefe Beinvenenthrombose (niedermolekulares Heparin, später Antikoagulation bis zu 6 Monaten).

Schmerzen.

Neurologische Komplikationen:

- erneuter Schlaganfall,
- Epilepsie (tonisch-klonisch, fokal),
- zytotoxisches Hirnödem mit Herniation, führt in 80% zum Hirntod, Ödembildungsentwicklung erreicht nach 2-5 Tagen ihr Maximum, klingt danach ab,
- sekundäre Blutung (bis zu 50%), gelegentlich Subarachnoidalblutung,
- Dysphagie bei:
    - Hirnstamminfarkt,
    - bilateral hemisphärischer Läsion,
    - unilateralen supratentoriellen Ischämien (bukkofasziale Apraxien).

Herzinfarkt: in 2-3%.

26.20 Sekundärprophylaxe

25-30% aller Schlaganfälle sind Rezidivschlaganfälle:

- sie führen häufiger zu Behinderung,
- sie haben eine erhöhte Mortalität,
- sie sind teurer in der Behandlung,
- die Behandlung mit Clopidogrel, Aspirin, Aspirin plus Clopidogrel oder Aspirin plus Dipyridamol reduzieren das Frührezidiv innerhalb der erste 3 Monate um 12-44%,
- eine absolute Reduktion von 7-22%,
- die orale Antikoagulation reduziert das Risiko eines Schlaganfalles um 61%, absolut um 8%,
- die neuen oralen Antikoagulantien um 14%, absolut um 0,8%,
- Blutdrucksenkung reduziert das Schlaganfallrisiko um 22%, absolut um 1,3%,
- Statine senken das Schlaganfallrisiko um 12%, absolut um 1,4%,
- ASS muss bei keinem Eingriff abgesetzt werden (individuelle Beratung des Patienten).

26.20.1 Risikofaktoren

Arterielle Hypertonie:

- Die arterielle Hypertonie erhöht das Risiko eines Schlaganfalles um das 4-5-fache,
- eine Behandlung senkt das Schlaganfallrisiko um ungefähr 5,5%,
- der Blutdruck sollte zwischen 120/70 mmHg und 140/90 mmHg liegen, die untere Grenze von 120 mmHg sollte nicht unterschritten werden,
- European Stroke Initiative: Blutdruck-Therapie bei Hochrisikopatienten auch im Normbereich,
- unsichere Datenlage.

Medikamente der 1. Wahl:

- Thiazid-Diuretika,
- Kalziumantagonisten,
- ACE-Hemmer,
- AT-I-Blocker.

Medikamente der 2. Wahl: Beta-Blocker.

Kombinationsbehandlung:

- Kombination aus den Medikamenten der 1. Wahl,
- eine Kombination von ACE-Hemmern und Angiotensin-I-Blockern wird nicht empfohlen.

Bei Therapieresistenz: Aldosteronantagonisten, Beta-Blocker.
Auch ohne manifeste Hypotonie profitieren die Patienten von Antithrombin III.

Angiotensin II führt zudem zu einem Aldosteronproduktionsanstieg (Na-Resorption nimmt zu, K-Ausscheidung nimmt zu): Hemmung durch Spironalocton.

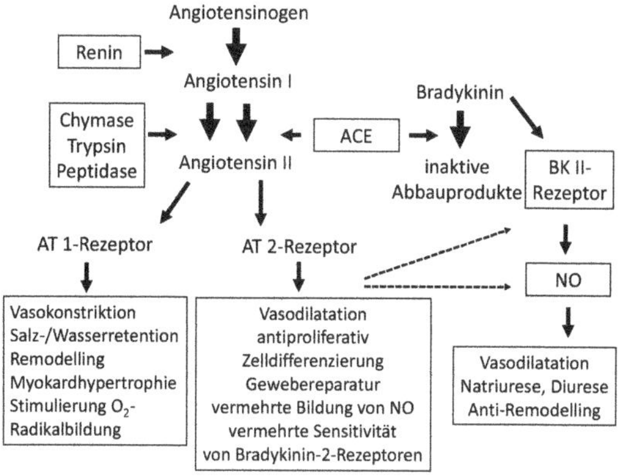

Abbildung 26.16: Renin-Angiotensin-System-Kaskade[1]

Hypercholesterinämie:

- bei 40% aller Schlaganfallpatienten nachweisbar,
- eher aus kardiovaskulärer Sicht: Statine,
- erhöht das Risiko um das 1-4-fache,
- Ziel-LDL: < 100 mg/dl und HDL > 40 mg/dl.

Nikotin:

- das Risiko ist um das 2-4-fache erhöht,
- nach Nikotinabstinenz kann das Risiko um 4,3% gesenkt werden.

Hormontherapie:
Östrogene und Progesteron erhöhen das Schlaganfallrisiko.

Diabetes mellitus:

- Diabetes mellitus erhöht das Risiko eines Schlaganfalles um das 2-3-fache,
- 20% aller Schlaganfallpatienten haben Diabetes mellitus,
- Risikofaktor:
    - mikro-/ makroangiopathisch,
    - in Kombination mit mehreren Risikofaktoren noch ausgeprägter,
- Einstellung: Reduktion des Schlaganfallrisikos um 33%,
- Zielwerte: Nüchtern-Blutzucker < 110 mg/dl.

Alkoholabusus: erhöht das Risiko um das 1-4-fache.

[1] Auer J. Journal für Kardiologie. 2007; 14: 35-37

Übergewicht/ mangelnde Bewegung:

- Gewichtsreduktion bei übergewichtigen Patienten mit Vorhofflimmern,
- senkt die Gefahr zur Entstehung eines Diabetes mellitus und beeinflusst einen bestehenden Diabetes mellitus positiv,
  Reduktion von Hypertonie.

Hyperhomozysteinämie:

- Mikroangiopathisch (SAE),
- ab 100 μmol/l: Reduktion durch Gabe von Folsäure und Vitamin B6/ B12 (nicht mit Reduktion des Schlaganfalls assoziiert).

Herpes zoster-Infektion:
erhöht das kardio-vaskuläre Risiko erheblich.

Intrakranielle Stenosen:

- Eine medikamentöse Behandlung ist einer Stentimplantation vorzuziehen,
- unter einer Stentbehandlung kommt es zu häufigeren Schlaganfällen und Blutungen,
- eine medikamentös aggressive Behandlung ist Standard (Thrombozytenaggregationshemmer, Reduzierung der Risikofaktoren, Life-style-Modifikation).

Koronare Herzkrankheit (KHK):

- die KHK stellt ein hohes Risiko für einen Schlaganfall da (2-4-fach höheres Risiko),
- sie sollte intensiv behandelt werden.

Herz:

- Thromben in den Vorhöfe, Herzohren,
- Vorhofflimmern erhöht das Risiko um das 6-10-fache,
- Aortenveränderungen,
- Vorhofohrverschluss: keine evidenzbasierte Daten.

Mechanische Herzklappen, Patienten mit Z.n. Herzinfarkt, Herzklappenveränderung, Dissektionen und Sinus-Venen-Thrombose:
Hier nicht die neuen Antikoagulatien anwenden.

Offenes Foramen ovale:

- Schirmverschluss zeigt keinen Vorteil gegenüber einer oralen Antikoagulation,
- Off label: Erstbehandlung mit ASS, bei nachgewiesenen Thromben mit Vitamin-K-Antagonisten, beim Zweitereignis: Schirmchenverschluss.

Vaskulitiden:
Hirnanfallhäufigkeit:

- Panarteriitis nodosa (20%),
- Churg-Strauss-Syndrom (10%),
- Arteriitis temporalis (10%),
- Takayasu-Arteriitis (20%),
- Wegner Granulomatose (10%),
- Morbus Behçet (10%),
- systemischer Lupus erythomatodes (30%).

Diagnostik:

- cANCA, pANCA (M. Wegner bzw. PAN),
- Kollagenosen: ANA, Rheumafaktoren.

Thrombophilien:
Koagulopathien: seltene Ursache eines Schlaganfalls (bis 8%).
Primäre Thrombophilie:

- reduzierte Synthese von Protein C, Protein S, Antithrombin III,
- vermehrte Synthese prokoagulatorischer Faktoren (Faktor VIII).

Sekundäre Thrombophilien:

- bei Infekten/ hämatologischen Erkrankungen (Sichelzellanämie, Thrombozytosen), Einnahme oraler Kontrazeptiva, Schwangerschaft,
- APC-Resistenz (Messung der aPTT vor und nach Protein-C-Zusatz. Bildung des Quotienten (aPTT vor/ aPTT nach):

  $>$ 2: normal,
  $<$ 2: heterozygot,
  $<$ 1: homozygote Faktor V-Leiden Mutation.

Antiphospholipid-Antikörper-Syndrom:

- erworbene Thrombophilie, bei dem zirkulierende Immunglobuline gerinnungsaktive Phospholipide hemmen und so die aPTT verlängern,
- bei 30% aller thrombotischen Ereignisse werden bei Gesunden Anticardiolipin-Ak oder Lupus-Antikoagulanz gefunden, keine Therapie erforderlich,
- bei Kranken: Antikoagulation (lebenslang).

Morbus Fabry:

Symptome:

- Polyneuropathie,
- vegetative Störungen,
- TIAs, zerebrale Ischämien unklarer Genese (gilt für Patienten < 55 Jahren ohne bekannte Risikofaktoren),
- Herzrhythmusstörungen,
- Niereninsuffizienz,
- Angiokeratome,
- Cornea verticillata.

Diagnostik:

Messung der Enzymaktivität mittels Bluttest (kann zu Fabry-Zentrum geschickt werden z.B. Münster, Würzburg, Berlin).

Therapie:

Fabrazyme (Agalsidase beta) 1 mg/kg KG.

Lärm:

Fluglärm scheint zu erhöhten Schlaganfallraten zu führen.

Vitamin D und Sonnenlicht:

scheinen eine protektive Wirkung zu haben.

Mediterane Ernährung:

reduziert die kardio-vaskulären Risiken um 30%.

Sport, Bewegung:

reduziert das Schlaganfallrisiko erheblich.

26.20.2 Frühe Sekundärprävention

Das Risiko eines Reinfarktes ist in den ersten 3 Tagen nach einer TIA und innerhalb der ersten 7 Tage nach einem Insult erhöht.

Heparin:

- erhöhte Blutungsrate in der Akutphase,
- auch bei niedermolekularem fraktionierten Heparin,
- 1,93% Blutung.

Arrhythmiepatienten:

- kein günstiger Effekt der Antikoagulation mit Heparin,
- später Sekundärprophylaxe bei kardialen Embolien hochsignifikant (Marcumar) (Risikoreduktion um 70%),
- in den ersten Tagen Thrombozytenfunktionshemmer (ASS und Clopidogrel in der Akutphase unklar),
- GPIIb/IIIa-Antagonisten (Tirofiban) sind in der Akutphase durchaus geeignet,
- Clopidogrel: Wirkung erst nach 3 Tagen, am Anfang Kombination mit ASS,
- kardiale Emboliequelle (Vorhofflimmern): in der Frühphase Gabe von ASS, nach 3-10 Tagen Umstellung auf Marcumar.

1. Thrombozytenfunktionshemmer sind Mittel der Wahl (ASS): 100 mg bei Ausschluss einer Blutung, Erstgabe innerhalb der ersten 48 Stunden nach dem Ereignis.
2. Für Heparin gibt es keine evidenzbasierte Indikation (Einzelfällen vorenthalten), Indiziert bei: Emboliequelle, Thrombosenachweis, rezidivierende TIA, Dissektionen der A. carotis interna oder der A. vertebralis, Sinusvenenthrombose.
3. Eine niedrig dosierte Thromboseprophylaxe sollte nur bei immobilisierten Patienten durchgeführt werden.

Kontraindikation für den Einsatz von Heparin:
Absolut:

- intrazerebrale Blutung,
- akute Blutungsquelle,
- HIT Typ II.

Relativ:

- großer, frischer Hirninfarkt,
- der Blutdruck ist nicht senkbar,
- zerebrale Mikroangiopathie.

Methode:

- 1.000 IE Heparin/Stunde i.v.-Perfusor,
- keine Bolusgabe (erhöhtes Blutungsrisiko),
- PTT gesteuert (2-fach), 7-14 Tage, danach Marcumar oder ASS.

Heparininduzierte Thrombozytopenie (HIT):
Typ I: Interaktion zwischen Heparin und Thrombozyten.
Typ II (Heparin-Antikörper):

- Thrombozytenabfall unter 50.000-100.000/μl,
- kein Ansprechen auf Heparin,
- thromboembolische Komplikation trotz Heparingabe (HIT-Diagnostik hauptsächlich klinisch!!!).

Therapie:

- Heparin absetzen,
- Thrombozyten steigen innerhalb von 10 Tagen,
- Umstellung auf Hirudin (Kontrolle über PTT),
- keine Thrombozytensubstitution,
- Umstellung auf Marcumar nach frühestens 8 Tagen.

MRT statt CT:

- klinisch stumme DWI-Läsionen werden hier häufiger gefunden, dadurch nehmen die TIAs ab, die Schlaganfälle aber zu,
- das ist wichtig weil DWI-Läsionen haben ein erhöhtes Rezidivrisiko,
- dies erfordert eine adäquate Sekundärprophylaxe.

26.20.3 Medikamentöse Sekundärprävention des ischämischen Insultes

Nach dem ersten Schlaganfall:

- Überleben ungefähr 80-85% die ersten drei Monate,
- 8-15% erleiden im zweiten Jahr einen zweiten Schlaganfall.

26.20.3.1 Thrombozytenfunktionshemmer

Thrombozytenfunktionshemmer tragen wesentlich zur Vermeidung von Schlaganfällen bei.

ASS:

- Risikoreduktion um 23-31%,
- empfohlene Dosis: 100 mg/Tag,
- schwerwiegende oder tödliche Blutungen nehmen ab 150 mg zu,
- bei einem Rezidiv unter ASS sollte eine Eskalationstherapie erfolgen aus ASS plus retardiertem Dipyridamol oder man stellt auf Clopidogrel um,
- die Kombination aus ASS plus Dipyridamol (Aggrenox) ist nicht evidenzbasiert kann aber alternativ gegeben werden,
- die Kombination von ASS mit Clopidogrel sollte nicht längerfristig eingesetzt werden außer bei Patienten mit Koronarsyndrom oder Stentimplantation,
- die Sekundärprophylaxe mit ASS sollte innerhalb der ersten 48 Stunden nach dem klinischen Verdacht eines ischämischen Schlaganfalls oder einer TIA und nach dem Ausschluss einer Hirnblutung erfolgen,
- bei Patienten mit Dysphagie kann die Gabe über eine PEG oder i.v. erfolgen,
- bei Patienten mit gastrointestinalen Beschwerden ist die Gabe eines Protonenpumpenhemmers zu empfehlen,
- ASS ist gegenüber Clopidogrel nicht überlegen,
- ASS soll solange gegeben werden, solange es keine Indikation für eine Antikoagulation gibt, die Therapie soll kontinuierlich erfolgen, sofern keine Kontraindikationen auftreten,

- ASS senkt das Risiko einer Subarachnoidalblutung,
  Nebenwirkungen:
    - Übelkeit, Dyspepsie (dosisabhängig),
    - Blutungen, Ulzerationen (nicht dosisabhängig).

Clopidogrel:

- senkt das Risiko in Kombination mit ASS um 8,7% bezüglich eines Reinfarktes,
- Nebenwirkungen: Neutropenie.

Dipyridamol:

- Indikation wie ASS,
- als Monotherapie: 16% Reduktion (ASS 18%),
- als Kombinationstherapie: 37% Reduktion (25 mg ASS plus 200 mg Dipyridamol 2 x täglich (Aggrenox)),
- Nebenwirkungen:
    - Kopfschmerzen,
    - Blutungskomplikationen.

GP IIb/IIIa-Antagonisten:

- sehr gut beim Koronarsyndrom (i.v.),
- nicht geeignet in der Sekundärprävention.

26.20.3.2 Antikoagulation

Vorhofflimmern:

- Reduktion um 70% gegenüber 18% bei ASS,
- INR 3-4: höhere Blutungsrate,
- INR um 2: Blutungsrate ähnlich wie bei ASS,
- Blutungskomplikationen 2%,
- symptomatische intrakranielle Stenosen: Antikoagulation besser als ASS.

Melagatran:

- direkter Thrombinantagonist,
- 36 mg/Tag,
- bei Vorhofflimmern genauso wirksam wie Warfarin.

26.20.3.3 Statine

- Sollen bei Patienten mit TIA bzw. Schlaganfall gegeben werden,
- bei Patienten mit Hirnblutungen erst nach genauer Abwägung zwischen Risiko und Nutzen,
- Indikation:
  - primäres LDL-Cholesterin > 190 mg/dl,
  - Typ I und Typ II-Diabetes mit Cholesterin-LDL > 70 mg/dl,
- es sollte ein LDL-Cholesterinwert von unter 100 mg/dl angestrebt werden,
- bei Patienten, die bereits Statine nehmen und darunter einen Schlaganfall erleiden, soll die Therapie mit Statinen fortgeführt werden,
- kritische Gruppen: Patienten > 75 Jahre, Patienten mit Hämodialyse, Patienten mit NYHA II-IV,
- höhere Dosen führen zu einer Reduktion der Schlaganfallschwere,
- sind auch bei Carotisstenosen sinnvoll, können eine Operation verhindern.

26.20.4 Vorhofflimmern

- Das Alter ist keine Kontraindikation für eine Antikoagulation,
- die Sturzgefahr ist an sich keine Kontraindikation für eine Antikoagulation,
- Patienten mit Demenz stellen keine Kontraindikation da, solange die Medikamenteneinnahme gewährleistet ist,
- Dabigatran, Rivaroxaban und Apixaban sind den Vitamin-K-Antagonisten nicht unterlegen,
- bei nichtvalvulärem Vorhofflimmern sind die neuen Antikoagulantien dem Vitamin-K-Antagonisten überlegen, weil es hierunter zu weniger intrakraniellen Blutungen kommt,
- bei nichtvalvulärem Vorhofflimmern sollte eine orale Antikoagulation erfolgen,
- eine Kombination aus Thrombozytenaggretationshemmern und oralen Antikoagulantien erhöht das Risiko einer Blutung um den Faktor 1,5, ohne dass die Rate der Reduktion von Durchblutungsstörungen verändert wird,
- die neuen Antikoagulantien reduzieren das Risiko intrakranieller Blutungen um 50%, daraus kann aber nicht die Schlussfolgerung gezogen werden, dass sie Patienten mit erhöhtem Blutungsrisiko gegeben werden sollten,
- wichtig ist ein Vorhofflimmern-Detecting, hier gilt, je länger man sucht, desto mehr Vorhofflimmern findet man (bei 3 Tagen LZ-EKG 4% mehr, bei 30 Tagen 15% mehr).

26.20.4.1 Klassische Antikoagulantien

- Vitamin K-Antagonisten (Marcumar),
- Enoxaparin-Natrium (Clexane),
- Fondaparinux-Natrium (Arixtra),
- Danaparoid-Natrium (Orgaran).

26.20.4.2 Neue Antikoagulantien

Gerinnungsuntersuchungen:

- Keine Routinemessungen erforderlich!
- Messung aussagefähiger als „Talspiegel“ (12 Stunden nach Pradaxa und 24 Stunden nach Xarelto-Gabe),
- Messung präoperativ nur in Ausnahmefällen und vor einer Notfall-Operation,
- Messung bei akuten Blutungen, vor Notfall-Herzkatheter und im Vorfeld einer eventuellen Schlaganfall-Lyse.

Vorteile und Nachteile der Neuen Antikoagulantien:

Vorteile	Nachteile
keine Wirkspiegelkontrolle nötig	keine Wirkspiegelkontrolle möglich!
für Patient und Arzt bequemer	fehlender Kontrollzugriff für den Arzt
„one size fits all“	kein Antidot
weniger Hirnblutungen als unter Vollantikoagulation	Kosten!
Neu-Einstellung und perioperatives Management leichter	ungewohnte Abhängigkeit von Nieren- und Leberfunktion
keine Diät-Interaktionen	Interaktion mit anderen Medikamenten (Multaq!)
	Einnahme-Compliance ist entscheidend

Gründe für die Umstellung von Marcumar auf eines dieser neuen Antikoagulantien:

- ungenügende INR-Einstellung (weniger als 60% der INR-Werte liegen im therapeutischen Fenster 2,0-3,0),
- nach Komplikationen unter Marcumar (selten),
- Marcumarunverträglichkeit.

Welche Patienten sollten nicht umgestellt werden:

- multimorbider Patient, mit signifikanter Einschränkung der Nierenfunktion, zahlreiche Medikamenteneinnahme,
- Vorsicht bei dynamischer Verschlechterung der Nierenfunktion, gerade bei dieser Patientengruppe auch schon bei banalen Infekten!
- Pradaxa/Xarelto-Patienten sollten nach Fieberanstieg eine Kontrolle der Nierenfunktion haben (generell: 2 x jährliche Kontrolle).

Dabigatran (Pradaxa):
Zulassung: Prävention von Schlaganfall/systemischer Embolie bei nicht valvulärem Vorhofflimmern und den Risikofaktoren:

- vorausgegangener Schlaganfall / TIA,
- systemische Embolie,
- EF $< 40\%$, Herzinsuffizienz NYHA II und höher,
- Alter $>$ 75 Jahre,
- Alter $>$ 65 Jahre und einer der folgenden Diagnosen: Diabetes mellitus, KHK, arterielle Hypertonie.

Dosierung:
Standard: 150 mg (1-0-1),
Dosisreduktion auf 110 mg (1-0-1):

- immer für Patienten über 80 Jahre,
- Patienten mit Verapamileinnahme,
- individuell (auf Kombinationen achten!):
  - Patienten $>$ 75 Jahre,
  - Kreatinin-Clearance 30-50 ml/Minute,
  - Frauen,
  - Patienten $<$ 50 kg,
  - gleichzeitige Einnahme von: Amiodaron, Chinidin, Clarithromycin,
  - Kombination mit Thrombozytenaggregationshemmern,
  - erhöhtes Blutungsrisiko z.B. gastrointestinal,
  - Gastritis, Oesophagitis, Reflux.

Kontraindikationen:

- Kreatinin-Clearance $<$ 30 ml/Minute,
- schwere Lebererkrankungen (Child B/C), Leberwerte um das doppelte erhöht,
- P-Glykoproteinhemmer (Ketoconazol, Ciclosporin, Itraconazol, Tacrolimus, Dronedaron). Vorsicht bei Verapamil (2 x 110 mg), Amiodaron, Chinidin, Clarithromycin,
- P-Glykoproteininduktoren (Rifampicin, Johanniskraut, Carbamazepin, Phenytoin),
- HIV 1-Proteasehemmer,
- erhöhtes Blutungsrisiko mit Serotonin(-Norepinephrin)-Reuptake-Hemmern.

Perioperatives Vorgehen:[2]

Nierenfunktion (CrCl ml/Minute)	geschätzte HWZ (Stunden)	Absetzen von Dabigatram vor einem elektiven Eingriff	
		hohes Blutungsrisiko oder größerer Eingriff	Standartrisiko
$\geq$ 80	ca. 13	2 Tage vorher	24 Stunden vorher
$\geq$ 50-79	ca. 15	3 Tage vorher	2 Tage vorher
$\geq$ 30-49	ca. 18	4 Tage vorher	3 Tage vorher
< 30[1]	ca. 27	> 5 Tage vorher	5 Tage vorher

1: eine Kreatininclearance unter 30 ml/Minute stellt eine Kontraindikation für Dabigatranetexilat dar.

Postoperative Dosierung:

- Pradaxa Start am ersten postoperativen Tag,
- Pradaxa nicht mit niedermolekularen Heparinen kombinieren,
- nur wenn Pradaxa weiter pausiert werden muss, niedermolekulare Heparine in therapeutischer Dosierung geben,
- Beginn mit Pradaxa zum Zeitpunkt der nächsten geplanten Gabe von niedermolekularem Heparin.

Gerinnungsuntersuchungen:

- Quick/ INR sind nicht sinnvoll,
- Thrombinzeit (TZ): sehr sensitiv, Normalwert schließt eine noch vorhandene Pradaxawirkung eher aus,
- aPTT:
  - Talspiegel > 2 x Norm: Kumulation/ erhöhtes Blutungsrisiko,
  - Talspiegel < 1,5 x Norm: keine Kumulation,
  - Talspiegel im Normbereich: keine bedeutsame Gerinnungswirkung mehr vorhanden,
- Hemoclot: Gerinnungstest zur quantitativen Bestimmung von direkten Thrombin-Inhibitoren wie Hirudin, Argatroban und Dabigatran im Citratplasma. Die Methode basiert auf der Hemmung einer definierten, konstanten Menge an Thrombin durch direkte Thrombin-Inhibitoren, Wirkspiegelbestimmung: im Klinikum innerhalb von 24 Stunden möglich.

[2] Spannagl M. Therapie mit Dabigatran. Hämostaseologie; 2012; 4: 294-305

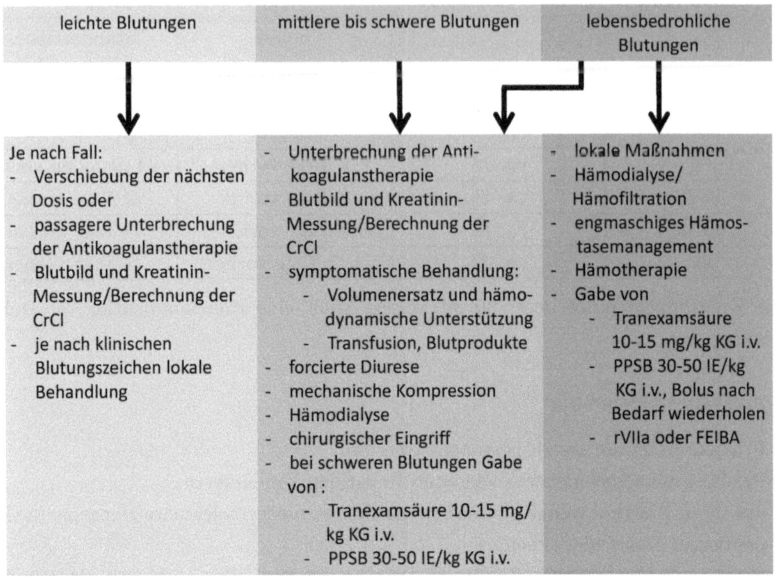

Abbildung 26.17: Vorgehen bei einer akuten Blutung unter Einnahme von Dabigatran[2]

Zulassung:

- Prophylaxe von Schlaganfällen/ systemischen Embolien beim nicht valvulären Vorhofflimmern und einem/mehreren Risikofaktoren:
    - Herzinsuffizienz, Hypertonie,
    - Alter über 75 Jahre,
    - Diabetes mellitus,
    - Schlaganfall/ TIA in der Anamnese.
- Behandlung von tiefen Venenthrombosen, Prophylaxe von rezidivierenden Venenthrombosen und Lungenembolien nach akuter Thrombose.

Dosierung:

- Vorhofflimmern: 20 mg 1-0-0 (15 mg 1-0-0, wenn Kreatinin-Clearance 15-50 ml/Minute),
- akute Venenthrombose:
    - 15 mg 1-0-1 für 3 Wochen, danach 20 mg 1-0-0,
    - zur Prophylaxe 20 mg 1-0-0,
    - bei einer Kreatinin-Clearance von 15-50 ml/Minute:
        - 15 mg 1-0-1 für 3 Wochen, danach 15 mg 1-0-0,
        - Prophylaxe 15 mg 1-0-0.

Kontraindikationen:

- Kreatinin-Clearance < 15 ml/Minute,
- schwere Lebererkrankungen (Child B und C),
- keine Kombination mit: Ketoconazol, Itraconazol, Voriconazol, Posaconazol, HIV 1-Protease-Hemmer, Dronedaron,
- CAVE: verminderte Wirkspiegel bei: Rifampicin, Phenytoin, Carbamazepin, Phenobarbital, Johanniskraut,
- eine Kombination mit folgenden Medikamenten ist möglich, ab einer Kreatinin-Clearance von 15-50 ml/Minute ist aber Vorsicht geboten: Clarithromycin, Erythromycin, Fluconazol.

Perioperatives Management:

- Xarelto 24 Stunden vor der Operation absetzen bei:
  - normaler Leber- und Nierenfunktion,
  - normalem Blutungsrisiko,
- Xarelto 48 Stunden vor der Operation absetzen bei:
  - Kreatinin-Clearance < 60 ml/Minute (!),
  - Alter > 65 Jahre,
  - mittelschwer eingeschränkte Leberfunktion,
  - hohes operatives Blutungsrisiko,
  - bei einer Kombination vieler Faktoren 48-72 Stunden vorher absetzen,
- Xarelto Start am 1. postoperativen Tag,
- Epiduralkatheter erst 24 Stunden nach Absetzen von Xarelto entfernen,
- falls Xarelto weiter pausiert werden muss, ggf. niedermolekulares Heparin in therapeutischer Dosierung anordnen,
- Xarelto nicht mit niedermolekularem Heparin kombinieren! Xarelto zum Zeitpunkt der nächsten geplanten Gabe vom niedermolekularen Heparin starten (und umgekehrt niedermolekulares Heparin zum Zeitpunkt der nächsten Xarelto-Gabe).

Gerinnungsuntersuchungen:

- aPTT: nur mäßige Reaktion, zur Bestimmung der Xareltowirkung nicht geeignet,
- Prothrombinzeit (PTZ, wie auch bei Quick/INR-Messung):
  - reagiert empfindlich,
  - korreliert linear, aber flache Kurve,
  - keine gute Voraussage von Blutungen,
  - bei Normalwert keine bedeutsame Xareltowirkung mehr anzunehmen,
- Anti-FXa-Assay: Wirkspiegelmessung, z.B. Talspiegel, bei Fehlen einer Anti-Xa-Wirkung ist eine Xareltowirkung ausgeschlossen.

Vorgehen bei einer akuten Blutung:
Für Xarelto gibt es keine Dialysemöglichkeit, sonst ist das Vorgehen identisch wie bei Dabigatran!

Apixaban (Eliquis):
Indikation:
Nicht-valvuläres Vorhofflimmern und einem oder mehreren Risikofaktoren, wie

- Schlaganfall, TIA,
- Alter $\geq$ 75 Jahren,
- Hypertonie,
- Diabetes mellitus,
- symptomatische Herzinsuffizienz (NYHA Klasse $\geq$ II).

Dosierung: 2 x 2,5 mg/Tag.

Nebenwirkungen: Blutungen.

Kontraindikation:

- Überempfindlichkeit gegenüber dem Wirkstoff,
- Kreatininclearence $<$ 15 ml/Minute,
- hepatische Koagulopathie,
- Magen/Darmulcerationen.

26.21 Operative Therapie zur Sekundärprävention des Schlaganfalls

Behandlung der Karotisstenose:

- Behandlung/ Reduktion der Arteriosklerose durch Medikation und Modifikation von Risikofaktoren (Aufhalten der Progression der Arteriosklerose),
- PTA mit Stent.

Karotisstenosen:

- über 70%: symptomatisch, Operation!
- 50-69%: keine Operation (nicht signifikant),
- subtotale Stenose: eher ungünstig hinsichtlich einer Operation,
- Karotisstenosen 50%-69%: eine Operation hat keinen Nutzen.

27 Andere Schlaganfallursachen

27.1 Zerebrale Venen- und durale Sinusthrombosen

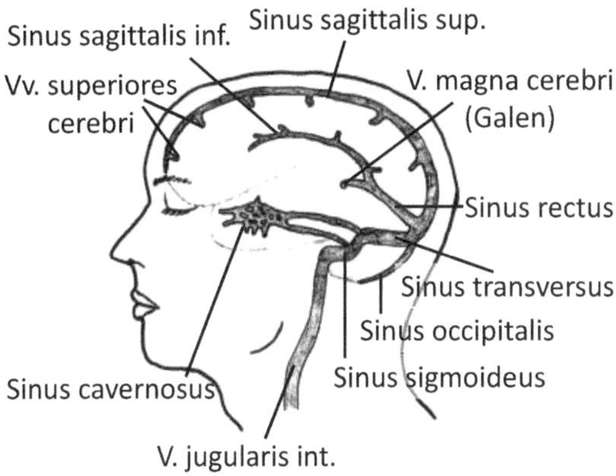

Abbildung 27.1: Sinusvenen

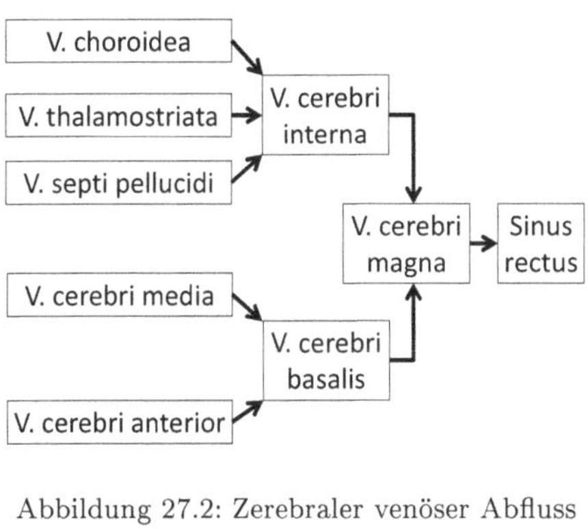

Abbildung 27.2: Zerebraler venöser Abfluss

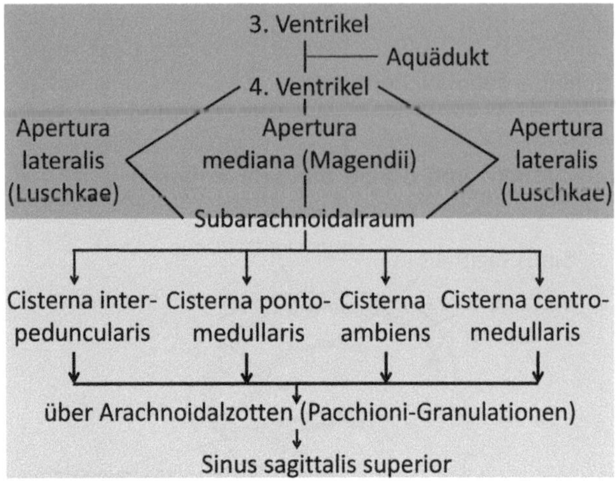

Abbildung 27.3: Ventrikelsystem
dunkelgrau: äußerer Liquorraum, hellgrau: innerer Liquorraum

27.1.1 Sinusvenenthrombose

Epidemiologie:

- die Häufigkeit ist unklar,
- Frauen > Männer,
- Männer: alle Altersgruppen, Frauen: zwischen dem 20-35. Lebensjahr.

Ätiologie:

- Protein C/S Mangel,
- Infektionsfolge (Sinusitis, Otitis, Meningitis),
- M. Behçet,
- Lupus erythematodes,
- Sarkoidose,
- orale Kontrazeptiva,
- APC-Resistenz,
- Antithrombin-III-Defizit,
- HIT II,
- Thrombozytämie,
- Steroidtherapie,
- Polycythämia vera,
- Antiphospholipid-Antikörper-Syndrom,
- Schädelhirntrauma.

Klinik:

- Kopfschmerzen, im Liegen ausgeprägter,
- Stauungspapille,
- Krampfanfälle,
- Para- oder Hemiparese,
- Sehstörung (durch erhöhten Hirndruck),
- Abduzenzparesen (durch erhöhten Hirndruck),
- Vigilanzminderung/ neuropsychologische Defizite,
- Thrombose des Sinus cavernosus: Störung der Hirnnerven III, IV, V1, VI,
- Thrombose des Sinus petrosus inferior: Störung der Hirnnerven VI, IX, X, XI,
- Thrombose des Sinus petrosus superior: Störung des Hirnnerven VI.

Diagnostik:

- cCT,
- cCT mit Kontrastmittel (Deltazeichen),
- CTA (Spiraltechnik), jodhaltiges Kontrastmittel,
- cMRT: Thrombus: T1 isotens, T2 hypotens (perakut in T2 hyperintens),
- Lumbalpunktion zum Ausschluss einer SAB oder Meningitis kann problemlos durchgeführt werden, hat keine Nachteile, wenn später eine Sinusvenenthrombose diagnostiziert wird,
- DSA: beim Versagen von CTA und MRT.

Therapie:

- Limitierung der Thrombuspropagation oder Thrombusauflösung:
    - Antikoagulation: PTT-gesteuerte Heparingabe (PTT 2-fach), danach Marcumar (6 Monate), danach Thrombozytenaggregationshemmer,
    - AT-III-Substitution, wenn unter 25%,
    - schwere Verlaufsform: Lyse mit rt-PA, individueller Heilversuch,
    - orale Antikoagulation während der Schwangerschaft kontraindiziert (teratogen), daher niedermolekulare Heparine,
    - stattgehabte Sinusvenenthrombose: keine Kontraindikation für eine erneute Schwangerschaft,
- Behandlung der zugrunde liegenden Gerinnungsstörung,
- Behandlung von Krampfanfällen,
- Behandlung des Hirndruckes,
- Dekompression durch Hemikraniektomie:
    - senkt die Sterblichkeit um 20%,
    - Besserung auch nach mehr als 6 Monaten,
- Rekanalisierung (Thrombektomie plus lokale Thrombolyse mit 100.000-1,5 Millionen Urokinase),
- eine Liquordrainage ist von Vorteil.

Septische Sinusthrombose:

- operative Sanierung,
- Antibiose (Cephalosporin plus Aminoglykosid plus Flucloxacillin),
- Antikoagulation.

Hirndruck:

- Oberkörperhochlagerung,
- kontrollierte Hyperventilation,
- Osmotherapie mit Mannitol,
- dekompressive Kraniektomie.

Krampfanfälle:

- Phenytoinaufsättigung (750 mg i.v. über 30 Minuten, nach 8 Stunden 250 mg i.v. über 30 Minuten),
- alternativ Valproat: 2.400 mg i.v.,
- alternativ Levetiracetam 30-60 mg/kg i.v., maximal 500 mg/Minute, ggf. nach 10 Minuten wiederholen,
- alternativ Phenobarbital 20 mg/kg i.v. (maximal 100 mg/Minute, höhere Gesamtdosen sind unter Intensivmonitoring, nach Intubation und unter Beatmungsbereitschaft möglich. Es besteht ein Interaktionsrisiko und eine mögliche Intoxikation bei zusätzlicher Verwendung von Valproat). Angestrebter Wirkspiegel: 30-50 μg/ml.

Kopfschmerzen: Paracetamol.

Prognose:

- Akutmortalität 4%,
- 82% erholen sich komplett,
- 1% bleibt pflegebedürftig,
- 20% Krampfanfälle.

Sinusvenenthrombose:
Septische Sinusvenenthrombose: eitriger Prozess.
Aseptische Sinusvenenthrombose:

- Schwangerschaft,
- Wochenbett.

27.1.2 Weitere Sinus-Venen-Thrombosen

Sinus-Sagittalis-superior-Thrombose:

- Kopfschmerzen,
- Epilepsie,
- neurologische Herdsymptome,
- Bewusstseinsstörung.

Sinus-transversus-Symptome:

- retrograd nach V. jugularis externa Thrombose,
- Symptome: siehe oben.

Sinus cavernosus-Thrombose:

- häufig aseptisch,
- betroffen sind die Hirnnerven: III, IV, V1, VI.

Thrombose der inneren Hirnvenen:

V. cerebri magna, mündet in Sinus rectus,

V. cerebri basales:

- Kopfschmerzen, Apathie, Kompression des Aquäduktes,
- Thrombose kann sich in den Sinus rectus confluens und transversi erstrecken.

Therapie:
Septisch:

- Claforan 3 x 2 g,
- Stapenor 4 x 2 g,
- Heparin.

Aseptisch:

- Heparin 24.000 IE über 24 Stunden (akut), 3-6 Monate Antikoagulation oral!
- Hirnödemtherapie,
- ggf. Thrombolyse,
- ggf. Operation.

27.2 Pseudotumor cerebri

Definition:
Intrakranielle Druckerhöhung, der kein Hydrocephalus und keine intrakranielle Raumforderung zugrunde liegt.

Epidemiologie:

- bei übergewichtigen Frauen,
- jüngeres, mittleres Lebensalter oder Schwangerschaft.

Symptome:

- Kopfschmerzen,
- Brechreiz,
- Schwindel,
- verschwommenes Sehen,
- doppelseitige Stauungspapille,
- Abduzenzlähmung,
- Optikusschädigung, bis zur Blindheit.

Diagnostik:

- CT/ MRT,
- erweiterte Optikusscheiden,
- leere Sella,
- Ausschluss einer Sinusvenenthrombose.

Liquordruck: $>$ 300 mm H_2O.

Ursache:

- venöse Abflussstörung,
- endokrinologische Ursachen.

Therapie:

- wiederholte Lumbalpunktionen (zur Entlastung),
- Furosemid,
- Diamox,
- Heparin s.c.,
- in Ausnahmefällen Kortikoide,
- zuletzt: lumboperitonealer Shunt.

27.3 Dissektion hirnversorgender Arterien

Epidemiologie:

- ungefähr 1.000-2.000 Dissektionen erfolgen täglich allein in Deutschland,
- unter 45 Jahren ist sie mit 10-20% die zweithäufigste Ursache für Hirninfarkt,
- Männer > Frauen.

Ursache:

- familiäres Auftreten, familiäre Dissektionen,
- hereditäre Bindegewebserkrankungen,
- traumatisch (Halswirbelfrakturen, Strangulation oder Erhängen),
- Chiropraxie.

Iatrogene Ursachen:

- Angiographie,
- Angioplastie,
- Kopfüberstreckung bei Intubation.

Unsichere Risikofaktoren:

- Migräne,
- Homozystinurie,
- orale Kontrazeption,
- chronische Infektionen.

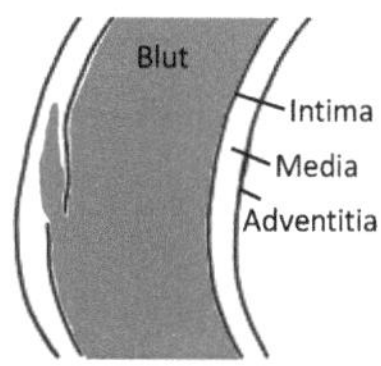

Abbildung 27.4: Dissektion

Lokalisation:

- Eingefäßdissektion (80%):
    - 2/3 ACI distal der Bifurkation,
    - 1/3 A. vertebralis (V3-Segment) in der Atlasschlinge,
    - selten ACC,
- Mehrfachdissektionen (15-20%).

Pathophysiologie: Arterielle Dissektion, Gefäßwandhämatom

- Einriss in der Tunica intima, komprimiert das Gefäßlumen,
- Ruptur eines Vasa vasorum, Blutung in Tunica muscularis oder Tunica adventitia, es entsteht ein Pseudoaneurysma.

Beides führt zu Embolien (arterioareriell) und zu Hirnischämie.

Komplikationen:

- Embolien,
- Infarkte,
- Rezidiv (1%).

Klinik:

- einseitige Nackenschmerzen, Kopf, Hals (stechend, reißend):
    - ACI einseitig: frontal, retroorbital,
    - A. vertebralis: Nacken, Hinterkopf,
- pulsatiler Tinnitus,
- Horner-Syndrom:
    - zentral bei A. vertebralis,
    - peripher bei ACI-Dissektion,
- Doppelbilder, Schluck-Sprechstörungen,
- Hirnnervenausfälle III.-XII. bei ACI-Dissektion,
- Hirninfarkt 40-90% (vertebralis, Hirnstamminfarkt), ACI: Amourosis fugax.

Prognose: gut.

Diagnostik:

- Doppler-Duplexsonographie: 90% werden erfasst,
- MRT: T1 gewichtet, Flair-sequenz,
- MRA: Ausdehnung feststellbar,
- CTA.

Differenzialdiagnosen:

- intraluminäre Thrombose versus Gefäßwandhämatom,
- emboligener/ artherothrombotischer Gefäßverschluss.

Therapie:

- Thrombolyse (i.v.),
- Antikoagulation (Heparin):
    - führt zur Prävention arterioarterieller Embolien,
    - später Marcumar (6 Monate) bis zur Normalisierung der Hämodynamik, danach Thrombozytenaggregationshemmer,
    - Kontraindikation: raumfordernde Mediainfarkte.

Rezidivprophylaxe: regelmäßige Dopplerkontrollen.

27.4 Schlaganfall bei Arteritiden und Infektionen

Angiitis:

- selten,
- intrazerebrale Blutungen sind häufiger als Ischämien,
- Enzephalopathie,
- Kopfschmerzen,
- Anfälle,
- Hemi-, Para-, Tetraparesen.

Diagnostik: kein typischer MRT-Befund wie bei Vaskulitis.

Differentialdiagnostik:

- Leukenzephalopathien,
- Multiple Sklerose,
- multiple Hirninfarkte,
- kardiogenetische Embolie,
- Infarkte bei erregerbedingten Erkrankungen.

DSA:
multilokale Gefäßeinschnürungen und Gefäßeinengungen der mittleren und kleinen intrazerebralen Gefäße.

Labor: CRP/ BSG müssen nicht erhöht sein.

Liquor:

- lymphomonozytäre Pleozytose,
- gelegentlich Eiweißerhöhung.

Hirnbiopsie: histologischer Nachweis der Vaskulitis im ZNS erforderlich (Leptomeningeale und Parenchymbiopsie).

Therapie: Kortikoide 100 mg/Tag und Cyclophosphamid 200 mg/Tag über 1 Jahr.

27.5 Schlaganfall bei Vaskulitiden

Häufig bei:

- Panarteriitis nodosa,
- Churg-Strauss-Syndrom,
- Wegener-Granulomatose.

Symptome:

- multiple Hirninfarkte oder intrazerebrale Blutungen mit Hirnnervensymptomen,
- epileptische Anfälle,
- Kopfschmerzen,
- Enzephalopathie.

Diagnostik:

- BSG,
- CRP,
- Anämie,
- Leukopenie,
- Thrombozytose,
- Retentionswerte,
- pANCA (erhöht bei Churg-Strauss und Panarteriitis nodosa),
- cANCA (erhöht bei Wegener-Granulomatose).

Bildgebung:

- MRT: multilokuläre Veränderungen,
- DSA: multiple Stenosierung und Gefäßabbrüche.

Biopsie: Nerven- und Muskelgewebe extrazerebral.

27.5.1 Großgefäßvaskulitis

- Die Aorta und ihre großen Äste können betroffen sein,
- Arterien jeder Größe können betroffen sein.

27.5.1.1 Riesenzellarteriitis

- Granulomatöse Arteriitis,
- die Aorta und ihre Gefäße sind Betroffen, insbesondere A. carotis und A. vertebralis,
- die A. temporalis ist häufig betroffen,
- oft mit Polymyalgia rheumatica assoziiert.

27.5.1.2 Takayasu-Arteriitis

- Granulomatöse Arteriitis,
- die Aorta und ihre Gefäße sind Betroffen,
- Manifestation bei Patienten unter 50 Jahren.

27.5.2 Vaskulitis mittelgroßer Gefäße

Entzündliche Aneurysmen und Stenosen sind häufig.

27.5.2.1 Panarteriitis nodosa

- Nekrotisierende Entzündung kleiner und mittelgroßer Arterien mit nekrotisierender Glomerulonephritis und Vaskulitis der Arteriolen, Kapillaren und Venolen,
- pANCA assoziiert.

Symptome:

- Fieber,
- Arthralgien,
- Purpura.

Verlauf:

- in 70% assoziiert mit Hepatitis B,
- Beteiligung des peripheren Nervensystems,
- Mononeuritis multiplex,
- Kopfschmerzen,
- Retinopathie,
- Enzephalopathie,
- in 15% Schlaganfall.

Therapie:

- Kombination von Steroiden mit (100 mg oder mit 1.000 mg beginnen), Cyclophosphamid (200 mg oder mit 400 mg beginnen), über 3 Monate,
- Plasmapheresen.

27.5.3 Kawasaki-Erkrankung

- Mit mukocutanem Lymphknotensyndrom assoziierte mittelgroße und kleine Arterien betreffende Arteriitis,
- die Koronararterien sind häufig betroffen,
- die Aorta kann betroffen sein,
- bei Säuglingen und Kleinkindern.

27.5.4 Kleingefäßvaskulitis

- Kleine intraparenchymale Arterien, Arteriolen, Kapillaren und Venolen,
- mittelgroße Arterien können betroffen sein.

27.5.4.1 ANCA-assoziierte Vaskulitis

- Kleine Arteriolen, Kapillaren und Venolen sind betroffen,
- nekrotisierende Vaskulitis,
- mit MPO-ANCA oder PR3-ANCA assoziiert,
- nicht alle Patienten sind ANCA-positiv.

27.5.4.2 Wegener-Granulomatose (Granulomatose mit Polyangiitis)

- Autoimmun,
- Befall der Lunge (entzündlich granulomatös),
- spezifische zirkulierende Antikörper (cANCA),
- Männer 2:1 Frauen,
- nekrotisierende Granulome des Respirationstraktes und Glomerulonephritis,
- befällt kleine und mittlere Arterien als auch Venen,
- fibrinoide Nekrose der Gefäßwand und des umgebenden Stromas.

Diagnostik:
ACR-Klassifikationskriterien:

- Nephritisches Urinsediment: $>$ 5 Erythrozyten/Gesichtsfeld, Erythrozyten-Zylinder,
- Rö-Thorax: Rundherde, Kavernen, Inflitrate,
- orale Ulzerationen, nasaler Ausfluss,
- Biopsie: granulomatöse Läsionen.

$>$ 2 Kriterien müssen erfüllt sein (eventuell gilt auch das Zusatzkriterium: Hämoptyse)

weitere Diagnostik:

- Labor: CRP, BSG, Kreatinin, Harnstoff $\uparrow$,
- cANCA, pANCA,
- 24-Stunden-Sammelurin auf Kreatinin-Clearance, Eiweißausscheidung (ggf. Nierenbiopsie, diese ist aber nicht Wegener spezifisch)
- HNO-Konsil, bei makroskopisch auffälliger Schleimhaut Biopsie,
- ggf. Dermatologie-Konsil mit Hautbiopsie.

Symptome:

- Kopfschmerzen,
- Sinusitiden,
- periphere Neuropathie.

Therapie:

- Cotrimoxazol,
- Kombination aus Prednisolon und Cyclophosphamid, notfalls Kortisonstoßtherapie.

Verlauf:

- Mononeuropathia multiplex,
- multiple Hirnnervenausfälle,
- Befall der Orbita,
- selten: aseptische Meningitis,
- Hydrozephalus.

27.5.4.3 Mikroskopische Polyangiitis

- Kleine Arteriolen, Kapillaren und Venolen sind betroffen,
- nekrotisierende Vaskulitis,
- geht mit einer nekrotisierenden Glomerulonephritis einher,
- häufig pulmonale Kapillaritis,
- keine granulomatöse Entzündung.

27.5.4.4 Churg-Strauss-Syndrom (eosinophile Granulomatose mit Polyangiitis)

- Nekrotisierende Vaskulitis kleiner bis mittelgroßer Gefäße auch Venen,
- häufig den Respirationstrakt betreffend,
- assoziiert mit allergischem Asthma,
- pANCA bei 60% nachweisbar.

Symptome:

- Mononeuritis multiplex,
- Fazialisparese,
- Hypakusis,
- Enzephalopathie,
- Hirninfarkte,
- intrazerebrale Blutung.

Therapie:

- Kombination von Steroiden mit (100 mg oder mit 1.000 mg beginnen) Cyclophosphamid (200 mg oder mit 400 mg beginnen), über 3 Monate,
- Plasmapharesen.

27.5.5 Immunkomplexvaskulitis

- Kleine Gefäße betreffende Vaskulitis,
- Ablagerung von Immunglobulinen und/oder Immunkomplementen,
- häufig mit Glomerulonephritis.

27.5.5.1 Anti-GBM-Erkrankung

- Glomeruläre Kapillaren,
- pulmonale Kapillaren,
- Ablagerung von Antibasalmembranautoantikörper an der Basalmembran,
- alveoläre Hämorraghie,
- Glomerulonephritis.

27.5.5.2 Kryoglobulinämische Vaskulitis

- Ablagerung von Kryoglobulinen in kleinen Gefäßen,
- Kryoglobuline sind im Serum nachweisbar,
- Haut, Glomerula und periphere Nerven sind betroffen.

27.5.5.3 IGA-Vaskulitis (Schönlein-Henoch-Vaskulitis)

- IgA-1-Ablagerung in kleinen Gefäßen,
- geht häufig mit Arthritis einher,
- häufig Glomerulonephritis.

27.5.5.4 Hypokomplementämische Urtikaria-Vaskulitis

- Mit Urtikaria und hypokomplementämisch einhergehender Vaskulitis kleiner Gefäße,
- C1q-Antikörper assoziiert,
- Glomerulonephritis, Arthritis, COPD, okkuläre Entzündungen.

27.5.6 Vaskulitis variabler Gefäßgrößen

Jedes Gefäß kann betroffen sein, unabhängig von der Größe.

27.5.6.1 Morbus Behçet

Chronisch rezidivierende Vaskulitis kleiner Gefäße (Arterien und Venen). Hierunter bilden sich arterielle Aneurysmen.

Epidemiologie:

- Männer > Frauen,
- 20-40 Jahre.

Diagnostik:

- Klinik,
- spezifische Laborwerte gibt es nicht, eine Histologie ist nicht notwendig,
- Liquor: Zellzahl steigt auf 1.500/3, olegoklonale Banden sind erhöht,
- MRT: bei Neuro-Behçet multilokale Läsionen im Bereich der Basalganglien, Sinusvenenthrombose.

Symptome:

- Augen: Iridozyklitis,
- Schleimhaut: Stomatitis aphtosa (oral, genital),
- das ZNS ist zu 30% betroffen,
- Thrombophlebitis,
- Polyarthritis,
- Colitis ulcerosa,
- Meningoenzephalitis mit Befall von 2 Hirnnerven,
- zerebelläre Symptome und Pyramidenzeichen,
- mesenzephale und Hirnstammsymptome,
- Sinusvenenthrombose,
- Kopfschmerzen.

Therapie:

- Kortikosteroide plus Azathioprin bei Sinusvenenthrombose plus Heparin, danach Marcumar (INR 2-3),
- Dauer der Therapie: 3-6 Monate, eventuell Dauergabe von Kortison 5 mg.

27.5.6.2 Cogan-Syndrom

- Entzündlich, okkuläre Läsion mit Keratitis, Uveitis, Episkleritis,
- Innenohrentzündung mit Hörverlust und vestibulärer Dysfunktion,
- können einhergehen mit Mitralklappenentzündung, Aortitis, Aortenaneurysma, Arteriitis kleiner und mittlerer Gefäße.

27.5.7 Vaskulitis einzelner Organe

- Vaskulitis von Arterien und Venen jeder Größe in einem einzigen Organ,
- der betroffene Gefäßtyp und das Organ ist namensgebend,
- kann in einem oder mehreren Organen auftreten,
- kann zu einer systemischen Vaskulitis werden.

27.5.8 Mit einer systemischen Erkrankung assoziierte Vaskulitis

Beispiele: rheumatoide Vaskulitis, Lupus-Vaskulitis.

27.5.9 Mit einer wahrscheinlichen Ätiologie assoziierte Vaskulitis

Beispiel: Hepatitis C-assoziierte kryoglobulinämische Vaskulitis.

27.5.10 Therapie der ANCA-assoziierten Vaskulitiden

- Cyclophosphamid,
- Azathioprin,
- Rituximab.

27.6 Schlaganfall bei Kollagenerkrankungen

Diagnostik:

- ANA (90% bei SLE, 50% bei den anderen),
- Sicca-Syndrom (SSA/SSB-Autoantiköper suchen),
- rheumatoide Arthritis: positive Rheumaserologie.

Liquordiagnostik:

- lymphomonozytäre Pleozytose,
- SLE/ Sjögren-Syndrom: oligoklonale Banden positiv.

Zerebrale Bildgebung:

- MRT mit Kontrastmittel,
- DWI: unterschiedliche alte multilokale Veränderungen im Bereich der Rinden-Mark-Grenze,
- Differentialdiagnose: Multiple Sklerose.

Biopsien:

- Haut/ Nieren (SLE),
- Speicheldrüsen (Sjögren-Syndrom).

Therapie:

- Kortikosteroide (hochdosiert) plus Azathioprin,
- Ischämie bei sekundärem Antiphospholipidsyndrom, orale Antikoagulation (INR 2-3).

27.6.1 Systemischer Lupus Erythematodes (SLE)

Häufigste Autoimmunerkrankung.

- Schlaganfall durch:
    - sekundäre Vaskulitiden,
    - kardiogene Embolie (Endokarditis),
- sekundäres Antiphospholipidsyndrom.

Ursache:

- gestörte T- und B-Zell-Immunität mit Bildung neuer Antikörper gegen Zellkernbestandteile (ANA),
- thrombotische Vasopathie,
- direkte Antikörpereffekte.

Verlauf: chronisch progredient in Schüben.

Symptome:

- Haut-/ Schleimhautveränderungen (Schmetterlingserythem),
- Arthritiden/ Serositiden,
- Karditis,
- Nieren-, Leber-, Lungenbeteiligung,
- Enzephalopathie,
- epileptische Anfälle, extrapyramidale Störungen,
- Psychosen,
- Ischämien bei Antiphospholopidsyndrom.

Diagnostik:

- ANA (95%),
- spezifische Doppelstrang DNA-Ak (80%),
- JO-1-Ak bei Polymyositis.

Therapie: Steroide plus Cyclophosphamid.

27.6.2 Sjögren-Syndrom

Schlaganfall durch

- sekundäre Vaskulitiden,
- kardiogene Embolie (Endokarditis).

Symptome:

- Sicca-Symptomatik,
- Frauen > Männer,
- sensible Polyneuropathie,
- orthostatische Dysregulation,
- Pseudoathetose, Gangataxie, Dysästhesien,
- Ischämien plus Hirnnervenbeteiligung,
- MRT: Läsionsmuster.

Diagnostik:

- Schirmer-Test,
- Feinnadelbiopsie aus Speicheldrüsen,
- Anti-Ro-Autoantikörper (SSA positiv in 97%),
- Anti-La-Autoantikörper (SSB in 78% der Fälle positiv).

27.6.3 Rheumatoide Arthritis

Schlaganfall durch

- sekundäre Vaskulitiden,
- kardiogene Embolie (Endokarditis).

27.6.4 Mischkollagenosen

Definition:

- Gleichzeitiges oder sequentielles Auftreten von Hauptsymptomen mindestens zweier „klassischer Kollagenosen“, ohne dass die Klassifikationskriterien einer klassischen Kollagenose erfüllt sind
- plus Nachweis eines spezifischen Autoantikörpers (außer Lupus-spezifische Antikörper wie Anti-dsDNS oder Anti-Sm),
- MCTD (Mixed Connective Tissue Disease): klinisches Bild einer Mischkollagenose mit hohem U1-RNP-Antikörper Titer.

Symptome:

- Hautveränderungen (Raynaud-Phänomen, Akrozyanose, Teleangiektasien, Erytheme, Exantheme),
- bei MCTD findet man häufig diffuse Hand- und Fingerschwellungen,
- Arthralgien, Myalgien, Arthritis, Myositis,
- eine Beteiligung innerer Organe ist möglich.

27.6.5 Sklerodermie

Progressive systemische Sklerodermie (PSS).

Definition:

- Autoimmunerkrankung,
- gehört zu der Gruppe der entzündlich-rheumatischen Erkrankungen.

Epidemiologie:

- Frauen 5:1 Männer,
- Gipfel: 56.-70. Lebensjahr.

Ätiologie: unklar (Umweltfaktoren? Virusinfektion? Medikamente? Genetische Prädisposition?).

Sklerodermieformen:

- PSS Typ I, II, III,
- Sharp Syndrom,
- Mischung aus PSS und Polymyositis,
- Mischung aus Sjögren-Syndrom und PSS,
- generalisierte Morphea,
- zirkumskripte Sklerodermie (lineare, bandförmige).

Diagnosekriterien:
Majorkriterium:
Sklerodermieartige Hautveränderungen proximal der Fingergrundgelenke.
Minorkriterien:

- Sklerodaktylie,
- grübchenförmige Narben oder Substanzverlust der distalen Finger und/oder Zehenweichteile,
- bilaterale basale Lungenfibrose.

Die Diagnose gilt als gesichert, wenn das Major-Kriterium oder zwei Punkte des Minorkriteriums erfüllt sind.
Symptome:

- Sklerosierung der Dermis,
- Dermatosklerose der Gesichtshaut,
- farbliche, tricolore Veränderung der peripheren Akren,
- blasse, weiße Haut,
- gestörtes Nagelwachstum,
- Verkleinerung der Mundöffnung (Mikrostomie),
- Verlust der Mimik,
- alle myokardialen Strukturen können betroffen sein,
- Dysphagie, Sodbrennen, Reizhusten,
- Übelkeit, Erbrechen, Diarrhöe,
- Obstipation, Meteorismus, fäkale Inkontinenz,
- Niereninsuffizienz,
- Arthritiden.

Diagnostik:

- Nagelbett-Kapillarmikroskopie,
- Gefäß- und Blutveränderungen (Autoantikörper),
- periphere Gelenkbeschwerden,
- Lungenfunktionstest,
- TTE,
- laborchemisch:
    - NT-pro-BNP (Screening-Parameter),
    - CL-70-Antikörper,
    - ANA,
    - Langzeitkontrolle der glomerulären Filtrationsrate (GFR) und des
    - Serum-Kreatinins.

Therapie:

- manuelle Lymphdrainage,
- Bewegungstherapien,
- Dehnungen von betroffenen Muskeln und Sehnen,
- Kräftigungen atrophierter Muskeln,
- mimische Übungen etc.,
- Atemtherapien,
- Marnitz-Therapie,
- Wundversorgung und Hautpflege,
- Patientenberatung,
- Verhaltenstherapie.

Medikamentöse Therapie:

- Kalziumantagonisten vom Dyhidropyridin-Typ,
- Iloprost,
- Cyclophosphamid,
- Azathioprin,
- Prednisolon.

27.7 Schlaganfall bei Riesenzell-Arteriitis

Granulomatöse systemische Vaskulitiden der Aorta und ihre großen Äste (Arteriitis cranialis und Takayasu-Arteriitis).

Vaskulitisauslöser:

- CMV, VZV, HIV, HSV,
- Hepatitis B, Hepatitis C-Virus,
- Mykobakterium tuberculosis,
- Spirochäten (Treponema pallidum, Borrelia Burgdorferi),
- Pilze: Aspergillus etc.,
- Protozoen: Malaria, Toxoplasma gondii.

27.7.1 Arteriitis cranialis (temporalis)

Vorkommen: Alter $>$ 50 Jahre.

Diagnostik:

- BSG, CRP $\uparrow$,
- Doppler/ Duplex der A. ophtalmica,
- Biopsie der A. temporalis (vor Einleitung der Therapie).

Symptome:

- Kopfschmerzen (diffus oder temporal/ occipital),
- Druckdolenz der Temporalarterie,
- Claudicatio der Kaumuskulatur oder der Zunge,
- Polymyalgia rheumatica,
- vegetative Symptomatik,
- Visusverlust,
- TIA,
- meningeale Beteiligung mit Hirnnervenausfällen,
- thorakales Aortenaneurysma.

Therapie: Steroidtherapie.

27.7.2 Takayasu-Arteriitis

- Granulomatöse Riesenzell-Arteriitis der Aorta und ihrer großen Äste,
- Erkrankungsalter meist < 50 Jahren,
- Frauen > Männer,
- zerebrale Durchblutungsstörung, Karotisstenosen/ Subclavian-Steel-Syndrom.

Therapie:

- immunsuppressive Therapie mittels Kortikosteroiden und Methotrexat,
- Thrombozytenaggregationshemmer: ASS 100 mg/Tag,
- im entzündungsfreien Intervall: ggf. interventionelle Therapie (PTA und Stentimplantation) oder eine Bypass-Operation zur Gefäßrekonstruktion.

27.8 Thrombophilien

- Bei venösen Thrombosen ist die Bedeutung von Thrombophilien gut untersucht,
- venöse Thrombosen: Faktor VIIIc,
- Hyperhomocysteinämie:
  - unklar, ob unabhängiger Risikofaktor,
  - Arteriosklerose,
- Erkrankungsindikatoren:
  - erhöhtes Fibrinogen,
  - C-reaktives Protein,
  - D-Dimere-Erhöhung.

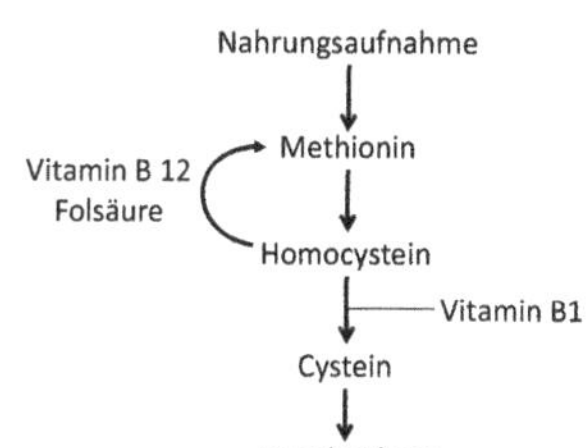

Abbildung 27.5: Stoffwechselvorgang des Homocysteins

Unterteilung:

- genetisch determinierte (primäre),
- erworbene sekundäre Thrombophilien.

27.8.1 Genetisch determinierte Thrombophilien

27.8.1.1 APC-Resistenz

Protein C hemmt die Blutgerinnung durch Inaktivierung der Faktoren Va und VIIIa.
Ursachen:

- Faktor-V-Leiden-Mutation oder Faktor-V-Mangel (häufigste Ursache),
- hoher Faktor VIIIc-Spiegel,
- Prothrombin-Mutation (Mutation: Hyperprothrombinämie).

27.8.1.2 Inhibitormangel

- Antithrombin,
- Protein C,
- Protein S.

Thromboserisiko:

- erhöhtes Thromboserisiko, wenn die Antithrombin-Aktivität zwischen 40-70% liegt (normal 80-120%),
- normale Protein S-Werte: 60-120%, Thromboseneigung < 60%,
- normale Protein C-Werte: 70-150%, unter 60% pathologisch.

Ursachen:

- Hepathopathie,
- Verbrauchskoagulopathie,
- Vitamin K-Mangel,
- Niereninsuffizienz.

Therapien der genetisch determinierten Thrombophilien:

- APC-Resistenz: lebenslange Antikoagulation,
- Prothrombin-Mutation: 6-12 Monate Antikoagulation,
- APC-Resistenz und Prothrombin-Mutation : lebenslange Antikoagulation,
- Protein C / Protein S-Mangel: 6-12 Monate Antikoagulation,
- Antithrombin-Mangel: lebenslange Antikoagulation.

Die Kombination zweier unterschiedlicher Thrombophilien ist mit einem erhöhten Thromboserisiko assoziiert!

27.8.2 Erworbene Thrombophilien

27.8.2.1 Anti-Phospholipid-Antikörper-Syndrom

Untergruppen der Antiphospholipid-Ak:

- Lupus-Antikoagulanz-Ak,
- Anticardiolipin-Ak.

Der Nachweis der Antikörper allein ist nicht behandlungsbedürftig.
Verursacht:

- Aborte,
- venöse Thrombosen,
- Thrombozytopenie.

Therapie: Antikoagulation mit Warfarin (INR 2-2,9) so lange bis Antikörper nicht mehr nachweisbar sind.

27.8.2.2 Thrombotisch-thrombozytopenische Purpura

Mangel an Enzym, das von Willebrand-Faktor Multimere in kleine Teile zerlegt.
Ursache: Autoantikörper gegen das Enzym.

Therapie: Thrombozytenaggregationshemmer.

27.9 Offenes Foramen ovale

- Persistenz einer fötalen Verbindung zwischen den beiden Vorhöfen des Herzens (Rechts-Links-Shunt),
- permanenter Rechts-Links-Druckgradient bei:
    - schwerer Lungenerkrankung,
    - verminderter rechtsventrikulärer Compliance,
- paradoxe Embolie,
- Neigung zu Vorhofflimmern,
- es besteht bei bis zu 4% aller arteriellen Embolien der oberen/ unteren Extremitäten,
- es gibt keinen Geschlechterunterschied.

Diagnostik:

- TTE,
- Rechtsherzkatheter mit Katheterpassage des Defektes,
- trankranielle Dopplersonographie,
- arterielle Embolie ohne Vorliegen einer linkskardialen Erkrankung,
- Rechts-Links-Shunt-Nachweis,
- Vorliegen einer venösen Thrombose oder Lungenembolie.

Therapie:

- medikamentös: Antikoagulation oder Thrombozytenaggregationshemmer,
- chirurgischer PFO-Verschluss (sehr selten),
- perkutaner PFO-Verschluss bei offenem Foramen ovale und Vorhofseptumaneurysma, Doppelschirmsystem:
    - Zugang über V. femoralis, ASS 6 Monate plus Iscover 75 mg über 4 Wochen, TEE: ist das offene Foramen ovale verschlossen, kann ASS abgesetzt werden.
    - Nebenwirkungen: Herzrhythmusstörungen, Lungenembolien, Hämatome an Punktionsstelle.

27.10 Behandlung kardialer Emboliequellen

2/3 aller Hirnanfälle erfolgen durch Thromboembolien.

Ursprungsort:

- arterioarterielle Embolien: gehen von arteriosklerostischen Plaques der hirnversorgenden Gefäße aus,
- kardiogene Embolie: 75% aller Hirninfarkte, die durch Thrombembolien verursacht werden, sind kardialer Genese.

Kardiale Emboliequellen:

- Thromben,
- Herzklappen,
- Gerinnsel,
- kardiale Tumore (Myxom),
- Vorhofflimmern,
- Myokardinfarkt,
- Herzklappenersatz,
- Herzklappenfehler,
- Aortenklappe,
- Aortenaneurysma,
- offenes Foramen ovale.

Diagnostik:

- EKG/ LZ-EKG:
    - Vorhofflimmern,
    - Herzinfarkte,
- TTE,
- MRT: Aortenbogen (zur Klärung primärer/ sekundärer Tumore),
- Thrombophiliediagnostik.

Therapie bei kardialen Emboliequellen:
Antikoagulation bei stattgehabter Embolie, nicht prophylaktisch:

- Ventrikelthrombus bei akutem Myokardinfarkt,
- dilatative Kardiomyopathie.

Prophylaktische Antikoagulation: EF $< 20\%$.

Antikoagulation: hyperthrophe Kardiomyopathie.

Kardioversion plus Antikoagulation vor und nach Kardioversion: bei Vorhofflimmern, Vorhofflattern.
Antikoagulation (INR 2,5), alternativ 300 mg ASS oder 2 x 36 mg Ximelagatran: bei Vorhofflattern.

Herzklappenerkrankungen:
Endokarditis: hohes Embolierisiko (Mitralklappe > Aortenklappe).

Therapie: Antibiose.

Künstliche Herzklappe: mechanische Herzklappe: lebenslange Antikoagulation.

Kardiale Tumore: Myxom im linken Vorhof: operative Entfernung.

Aortale Atherome:
Aorteriosklerotische Veränderungen: erhöhtes Risiko für eine Embolie.

Therapie:

- ASS plus Clopidogrel plus Cholesterinsynthesehemmer,
- bei mobilem Anteil: Antikoagulationstherapie.

28 Neuronale Dysphagie

Bei neurogenen Dysphagien ist die orale und/oder pharyngeale (selten die ösophageale) Phase betroffen.

Definition:

- Penetration: Eintritt von Material (Speichel/ Flüssigkeit/ Nahrung/ Refluat/ Kontrastmittel) in den Aditus laryngis, allenfalls bis zum Niveau der Stimmbänder,
- Aspiration: Eintritt von Material unter die Glottisebene,
- prä-, intra- bzw. postdeglutitiv: vor, während bzw. nach Triggerung des Schluckreflexes,
- verzögerter Schluckreflex: Verlängerung der Zeit zwischen Ankunft des Kontrastmittelboluskopfes im Bereich der Gaumenbögen und Beginn der anterior-superioren hypolaryngealen Exkursion (altersabhängige Normwerte!),
- stumme Aspiration (silent aspiration): Aspiration ohne Husten (meist verursacht durch gestörte laryngeale Sensibilität),
- krikopharyngeale Dysfunktion (CPD): Öffnungsstörung des oberen Ösophagussphinkters (oÖS) aufgrund unzureichender muskulärer Relaxation.

Ursachen:

- Schlaganfälle,
- Hirntumore, Tumore im Pharynxbereich,
- neurodegenerative Erkrankungen,
- entzündliche Erkrankungen,
- psychogene Erkrankungen,
- medikamentös bedingt.

Diagnostik:

- Anamnese, Fremdanamnese,
- klinische Schluckuntersuchung durch Logopäden („Daniels-Test"),
- Videofluoroskopie (Videofluoroscopic Swallowing Study, VFSS),
- Videoendoskopie des Schluckens (Flexible Endoscopic Evaluation of Swallowing, FEES).

Therapie:

- Schlucktherapie,
- Amantadin 100 mg/Tag,
- bei schwerem symptomatischen Singultus: Kombination aus Domperidon, Baclofen und einem Protonenpumpenhemmer, alternativ Gabapentin oder Promethazin,
- bei Reflux: Protonenpumpenhemmer,
- bei ausgeprägter Sialorrhoe: Anticholinergika (transkutanes Scopolamin-Pflaster), alternativ Botulinum-Neurotoxin in die Parotiden,
- nasale Sonde ggf. PEG,
- Tracheotomie: wenn neben der Aspiration von Nahrung und Flüssigkeit auch eine relevante Aspiration von Speichel vorliegt.

Es besteht die Gefahr durch eine Aspirationspneumonie zu versterben!

29 Zerebrale Blutung und Subarachnoidalblutung

29.1 Intrazerebrale Blutung (ICB)

- Intrakranielle hypertensive Blutung bei Männern zwischen 60-80 Jahren,
- sie machen 15 % aller Schlaganfälle aus,
- die Letalität beträgt 50%,
- 1/3 ist beatmungspflichtig.

29.1.1 Bevorzugte Lokalisation

- Basalganglien (60-70%),
- Thalamus (10-20%),
- Pons (5-10%),
- Nucleus dentatus (1-5%),
- Hemisphären (1-2%).

29.1.2 Ursachen

- Bluthochdruck,
- Aneurysmaruptur,
- Gefäßfehlbildungen,
- venöse Thrombose,
- Amyloidose,
- Kollagenose,
- Antikoagulation,
- Neoplasien,
- Kokainmißbrauch.

29.1.3 Radiologische Diagnostik

Akutdiagnostik:

1. CT-Angio (wenn sie keine Zeit kostet, ansonsten unterlässt man die Angio zu Gunsten der Therapie),
2. MRT, ggf. MRA (Kavernome als Blutungsursache),
3. DSA (wenn im MRT keine Blutungsursache gesehen werden kann).

CT-Angio:

- hyperdens wegen Hämoglobingehalt des Blutes,
- Hämoglobinabbau: Dichteminderung,
- 3-6 Wochen: Blutung hypodens,
- CAVE: bei ausgeprägter Anämie können Blutungen im CT primär hypodens sein!

MRT:

- hyperakut ($<$ 24 Stunden): T1: isointens, T2: hyperintens,
- akut (1.-3. Tag): T1: hypointens, T2: hypointens,
- 3.-7. Tag: T1: hyperintens, T2: hypointens,
- älter als 7 Tage: T1: hyperintens, T2: hyperintens,
- chronisch: T1: hyper/ hypointens, T2: hyperintens.

Radiologische Diagnostik bei Aneurysmen:

- 20% der SAB haben intrazerebrale Komponente,
- bei Aneurysmablutung ist auch eine reine ICB möglich,
- cCT/CT-Angio (Aneurysma $\geq$ 4 mm), nach Ausräumung des Hämatoms: DSA!
- MRA ist in der Akutdiagnostik der CT-Angio unterlegen (4-5 mm), in der Nachsorge kann sie die DSA ersetzen.

Radiologische Diagnostik bei AV-Angiom:
CT:

- Mittel der 1. Wahl,
- zeigt parenchymale, subarachnoidale, intraventrikuläre Blutungsparameter bei AV-Angiom,
- beim nicht rupturierten Gefäßen: kann das nativ-CT unauffällig sein.

MRT:

- zu- und abführende Gefäße eines AV-Angiom als tubuläre Strukturen mit einer Signalauslöschung,
- MR-Angio ist nicht geeignet.

Angiographie (DSA):

- Goldstandard,
- selektive Infektionen in die A. carotis interna beidseits, die A. carotis externa beidseits und beide Vertebralarterien.

Durale AV-Fisteln: z.B. Carotis-Cavernosus-Fistel.
CT/MRT: dilatierte V. ophtalmica superior.

29.1.4 Therapie

29.1.4.1 Operative Therapie der spontanen intrazerebralen Blutung

Hämatomausräumung:
Befürworter:

- Verkleinerung der intrakraniellen Raumforderung,
- der intrazerebrale Druck nimmt ab,
- günstig auf sekundäre Schädigung.

Gegner:

- kleine Blutung: Prognose ist ohnehin günstig, Folgeschäden nehmen zu,
- operative Ausräumung hat ungünstigeres Outcome als konservative Vorgehensweise, aber nicht signifikant,
- bei ausgeprägter Blutung ist eine operative Ausräumung der konservativen Therapie überlegen,
- für die Minimalinvasive ICB-Operation besteht noch keine Therapieempfehlung.

Techniken der Hämatomausräumung:
1. Supratentorielle Blutungen:
Osteoplastische Trepanation:

- sparsame Trepanation über der Stelle,
- Entfernung des Hämatoms durch vorsichtiges Spülen und Absaugen, bei Tumorverdacht: Biopsie,
- bei Angiom: abnormes Gefäßkonvolut wird reseziert.

Stereotaktische Aspiration: Bohrlochtrepanation:

- Fibrinolytika werden eingesetzt, um das verflüssigte Blut besser absaugen zu können,
- Aspirationskanüle wird mehrere Tage im Hämatom belassen und in regelmäßigen Abständen mit Urokinase gespült, bis das Blut entfernt ist,
- Vorteil: einfache Durchführbarkeit, besseres Outcome,
- Nachteil: keine komplette Ausräumung, Nachblutung möglich.

Endoskopische Technik: das Endoskop wird ultraschallgesteuert.

Minimalinvasives Vorgehen mit rt-PA-Lyse des Blutclots:

- Instillation von rt-PA in einen Ventrikelkatheter zur Lösung der intraventrikulären Blutmenge,
- rt-PA-Gabe in das Hämatom selbst mit anschließend minimalinvasiver Evakuation,
- beide Verfahren werden erprobt.

2. Kleinhirnblutungen:

- subokzipitale Trepanation mit Hämatomausräumung,
- dekompressive Operation ohne Hämatomausräumung,
- sind über 80% einer Hemisphäre betroffen: Lobektomie,
- Ventrikeldrainage: bei Liquorzirkulationsstörung (15-20 cm über Foramen Monroi platzieren).

Indikation zur operativen Hämatomausräumung:

- keine klare Indikation,
- sie muss als experimentelle Therapie angesehen werden.

Indikation bei einer Kleinhirnblutung:

- Hämatomdurchmesser von mehr als 3 cm,
- Blutungsquelle,
- Bewusstseinslage,
- fragliche Studien.

Kontraindikationen für eine Hämatomausräumung:

- komatöser Patient,
- Blutung der dominanten Hemisphäre,
- Liquorzirkulationsstörung (hier externe Ventrikeldrainage),
- bei Patienten mit kleinen Blutungen,
- Thalamus-Hirnstammblutungen.

29.1.4.2 Therapie des Hydrozephalus

1. Hydrocephalus obstructivus: Kompression oder Verlegung der Liquorabflussmenge durch intraventrikuläres Blut.
2. Hydrocephalus aresorptivus: Behinderung der Liquorresorption in den Pacchioni-Granulationon.

Externe Ventrikeldrainage (EVD):

- sofortige Druckentlastung,
- Klärung intraventrikulärer Blutungsanteile,
- ermöglicht Monitouring des intrakraniellen Druckes.

Methode:

- über frontales Bohrloch in das Vorderhorn eines Seitenventrikels,
- bei Foramen Monroii-Blockade oder ausgedehntem intraventrikulärem Hämatom mit völliger Tamponade beider Seitenventrikel: Drainage beider Seitenventrikel (15 cm über Foramen Monroi-Niveau).

Vorgehen:

- 1. postoperativer Tag: cCT zur Beurteilung der Ventrikelweite und der Lage der Drainage,
- lässt der blutiger Liquor nach, wird die Drainage abgeklemmt,
- Messung von ICP (ICP $>$ 20 cm H_2O: Drainage öffnen),
- Drainage zu, wenn ICP $<$ 20 cm H_2O,
- nach 24 Stunden: cCT, bei normaler Ventrikelweite die EVD entfernen,
- bei Persistenz: permanenter Shunt.

Risiken der extraventrikulären Drainage:

- Blutungen $< 1\%$,
- Ventrikulitis (2-30%),
- Drainageblockade,
- Infektionsprophylaxe bei langer Liegedauer,
- Gerinnsel: intraventrikuläre Fibrinolyse (Urokinase 10.000-96.000 IE/Tag, rt-PA 2-20 mg/Tag), gute Ergebnisse, die Blutungsrate ist niedrig.

29.1.4.3 Konservative Therapie der zerebralen Blutung

Therapie des Blutdruckes:

- ischämische Schwelle 140 mmHg systolisch. Ziel: nicht unter 140 mmHg (besseres Outcome als Zielwert von 180 mmHg nach Leitlinien),
- den zerebralen Perfusionsdruck auf $>$ 70 mmHg halten,
- Mittel der Wahl ist Ebrantil.

Ursache und Therapie des Hirndruckes:
Ursache:

1. intrakranielles Volumen steigt,
2. Hirnödem,
3. Hydrocephalus obstructivus.

Therapie:

- Steroide plus Glycerol plus Hämodilution (kein Effekt bei der Behandlung eines erhöhten ICP bei ICB),
- Mannitol (20% 6 x 125 ml) plus Hyper-HAES (100 ml).

29.1.4.4 Therapie von antikoagulanzienassoziierten Blutungen

Inzidenz: 0,3-3,7%/Jahr.

Therapie:

- Prothrombinkomplex (PPSB) (häufige Thromboembolien, Thromboseprophylaxe: Stützstrümpfe, Clexane) oder Fresh frozen plasma (FFP) (größeres Volumina nötig),
- Vitamin K (Konakion): Ziel ist die INR-Normalisierung.

Dosierungen:

- PPSB: 1 IE/kg KG hebt den Quikwert um 1%,
- Konakion: 10 mg i.v.,
- Heparinintoxikation: 1 ml Protaminsulfat inaktiviert 1.000 IE.

Wiederaufnahme der Antikoagulation:
Indikation:

- kardiale Emboliequelle: künstliche/ mechanische Herzklappe, Vorhofflimmern, Myokardinfarkt, Thrombose des linken Vorhofes,
- Protein C/S-Mangel und APC-Resistenz,
- symptomatische Dissektion der extrakraniellen Gefäße,
- symptomatische Stenose der ACI vor Operationen,
- rezidivierende TIAs,
- Sinusvenenthrombose,
- eine Wiederaufnahme nach dem 10. Tag ist sinnvoll.

Epileptische Anfälle bei ICB:

- treten hauptsächlich im Akutstadium auf (< 24 Stunden): 10-15%,
- bei lobärer Lokalisation: bis 35%,
- Gefahr einer Nachblutung, daher sofort handeln jedoch keine Prophylaxe.

Therapie:

- Benzodiazepine,
- Phenytoin, Valproat (Aufsättigung),
- Trapanal 400 mg,
- Propofol 1 mg/kg KG.

Therapie erhöhter Temperaturen:

- die Körpertemperatur unbedingt im Normbereich halten,
- bei erhöhten Temperaturen steigt der ICP, es kommt zu einer Ausbreitung des ischämischen Bereichs,
- bei Temperaturen > 41°C besteht der Verdacht auf eine Thalamusschädigung.

Probleme: bei der ICB kommt es in 26% der Fälle zu Nachblutungen innerhalb der ersten 3 Stunden.

29.1.4.5 Interventionelle Therapie bei AV-Malformationen

- Angiome des Hirnstamms/ Stammganglien: strahlentherapeutisch,
- ansonsten Kombination aus Embolisation mit Verkleinerung des Nidus und anschließender neurochirurgischer Extirpation,
- 10% werden durch endovaskuläre Behandlung kuriert (Klebstoff).

Blutungsrisiko:

- Grad I: 13%,
- Grad III/IV: bis 90%.

Einteilung:

Grad	Kriterium
I	keine Risikofaktoren
II	venöse Stenosen
III	ausschließlich Drainage in tiefe Hirnvenen
IV	nidales Aneurysma

Embolisationstechnik: Mikrokatheter, Flüssigkleber.

Durale AV-Malformationen:

Grad	Beschreibung
I	AV-Kurzschluss mit venöser Drainage in einem großen duralen Sinus mit antegradem Fluss
II	wie bei Grad I mit schlechtem antegradem Fluss
III	Reflex in den Sinus
IV	direkte Drainage in eine kortikale Vene mit venöser Ektasie
V	Drainage in spinaler Vene

Risiken der Therapie: Katheter:

- Perforation,
- Verklebung,
- Aneurysma,
- Postembolisationsblutung,
- Ischämien.

29.1.5 Diagnostik und Therapie anderer Gefäßmissbildungen

Gefäßmissbildungen im Niederdruckbereich und damit niedrigeres Blutungsrisiko als die AV-Malformation:

- kapilläre Teleangiektasien,
- venöse Malformation,
- kavernöse Malformation.

Kavernome:

- aufgeweitete, kavernöse Hohlräume,
- treten sporadisch auf.

Symptome:

- Krampfanfälle,
- Kopfschmerzen,
- fokal neurologische Defizite,
- zwischen der 3. und 5. Dekade,
- Blutungen sind nur selten.

Diagnostik:

- cCT (Verkalkung!) hyperintens,
- MRT (T2 gewichtet) hypodens.

Therapie:

- chirurgisch, wenn möglich,
- Strahlentherapie, wenn chirurgisch nicht möglich.

Kapillare Teleangiektasien:

- sie bestehen aus vielen dünnwandigen Gefäßkanälen, zwischen denen normales Hirngewebe liegt,
- hauptsächlich in der Pons,
  Herkunft: unklar.

Klinik: unterschiedlich.
Diagnostik: nur MR-tomographisch zu sehen (T1 mit Kontrastmittel).
Therapie: nicht nötig.

29.2 Subarachnoidalblutung (SAB)

Definition: Akut auftretende arterielle Blutung innerhalb der Arachnoidea.

Lokalisation:

- subarachnoidal,
- intraventrikulär,
- subdural,
- intrazerebral.

Inzidenz: 10-15/100.000.

Epidemiologie:

- 6-10% aller Schlaganfälle,
- hauptsächlich auf dem Boden einer Aneurysmablutung,
- Aneurysma hauptsächlich zwischen dem 40.-64. Lebensjahr,
- Frauen > Männer,
- mehrfache Aneurysmen 15%,
- intrakranielle Gefäße sind besonders gefährdet, da die verstärkende Adventitia fehlt.

Ursachen:

- 80% Aneurysma,
- zerebrale, spinale Angiome,
- 10% ohne Ursachen,
- angeboren, womöglich genetische Faktoren,
- sie entwickeln sich über Jahre (Gefäßwandschwäche),
- Alkoholmissbrauch, Nikotinabusus,
- Alter,
- orale Kontrazeption,
- fibromuskuläre Dysplasien,
- Marfan-Syndrom,
- Ehlers-Danlos-Syndrom.

Weitere Ursachen:

- Gefäßerkrankungen,
- venöse Thrombosen,
- Traumen,
- Blutkrankheiten,
- Infektionen,
- Intoxikationen,
- Tumoren.

Verteilungsmuster:

- die Blutung verteilt sich im Subarachnoidalraum zwischen der Gehirnoberfläche und der Arachnoidea,
- Verteilung in den basalen Zysternen, der Fissura sylvii und dem Interhemisphärenspalt,
- Ventrikeleinbruch und auch intraparenchymatös.

Formen der Aneurysmen:

- fusiform (länglich): Blutung, Emboliequelle,
- sackförmige Aneurysmen: sind häufiger.

Symptome:

- plötzlicher, vernichtender Kopfschmerz,
- Bewusstseinsstörung,
- Meningismus (kann verzögert auftreten).

Unspezifische Schmerzangaben:

- im Bereich der Brust, der Wirbelsäule, der Beine,
- vegetative Symptomatik: Übelkeit, Erbrechen,
- Störung des N. oculomotorius.

Stadieneinteilung:

Hunt/Hess	klinische Befunde
I	leichter Kopfschmerz, Meningismus, kein neurologisches Defizit
II	mäßig bis schwerer Kopfschmerz, Meningismus, Hirnnervenstörungen, keine Bewusstseinsstörung
III	Somnolenz und Verwirrtheit oder neurologische Ausfälle
IV	Sopor, schwere neurologische Ausfälle, vegetative Störungen
V	Koma, Strecksynergismen, moribunder Patient

World-Federation of Neurological Surgeous:

Hunt/Hess	GCS	motorische Defizite
I	15	keines
II	14-15	keines
III	12-13	vorhanden
IV	7-12	keines oder vorhanden
V	3-6	keines oder vorhanden

Diagnostik:

- Klinik,
- cCT: am 1. Tag bis 90%, am 5. Tag nur noch 50%,
- CT-Angio (Standard),
- im Nativ-CT sichtbar, nur wenn das Aneurysma mehr als 10 mm Durchmesser hat,
- die Menge des nachgewiesenen Blutes korreliert mit daraus resultierenden Ischämien/ Vasospasmen,
- Lumbalpunktion:
    - bei Klinik und fehlendem Nachweis im CT,
    - blutiger Liquor in den ersten 24 Stunden, danach Xantochrom (persistiert bis vier Wochen),
    - 3-Gläser-Probe,
- DSA: Standard,
- 3-D-Rotationsangiographie (Spiral-CT),
- MR-Angio.

Verlauf: nur 1/3 erreicht ein gutes klinisches Bild.

Ursache:
Im Verlauf können Vasospasmen auftreten. Diese können zu einer Ischämie führen.

Blutungsfolgen:

- Intrakranielles Hämatom,
- posthämorrhagischer Hydrozephalus,
- Hyponatriämie,
- Vasospasmus.

29.2.1 Therapie

- Verhinderung einer Rezidivblutung durch Ausschaltung einer eventuellen Gefäßmissbildung,
- Behandlung des Hydrozephalus,
- Therapie des Vasospasmus,
- Notfall: operative Entleerung einer raumfordernden intrazerebralen bzw. intrakraniellen Blutung.

Therapieverfahren:

- erfolgreiches Clipping: Rezidivblutung $< 1\%$,
- endovaskuläre Technik (Coiling),
- Therapie in den ersten drei Tagen, und bei Grad IV/V nach Hunt und Hess,
- endovaskuläre Therapie: Platincoils plus Ballon oder Stent.

Hydrozephalusbehandlung:
Liquorableitung nach außen (Shunt/ ventrikuloperitoneale Drainagen).

Intrakranielle Hämatome:

- Parenchymblutungen,
- subdurale Blutungen,
- Spiral-CT,
- Blutung wird ausgeräumt.

Vasospasmus:

- in 40-60% der Fälle,
- Doppler: Flussgeschwindigkeit ist erhöht:
  - 100-120 cm/s subkritisch,
  - > 160 cm/s kritisch.

Therapie des Vasospasmus:

- Kalzium-Antagonisten (Nimodipin),
- HHH-Therapie (Hypotension, Hypervolämie, Hämodilution),
- Ballondilatation.

Perimesenzephale SAB:
symmetrische Blutverteilung um das Mesenzephalon, präpontin.
Ursachen:

- Blutungsquelle kapillär oder venös,
- intramurales Hämatom der A. basilaris.

CT-Angio:

- schnell,
- sicher,
- für Aneurysma-Durchmesser < 4 mm nicht geeignet!

Fazit: das CT-Angio ist noch kein Ersatz für die DSA!
MRT:

- Flair-Sequenz,
- nicht Mittel der Wahl.

Subakut: ist das MRT dem CT überlegen, da das Protein im Liquor erhöht ist und es zu einer besseren Sichtbarkeit in der Flair-Sequenz kommt.
Ab 5. Tag ist das MRT die Methode der ersten Wahl.

MR-Angio:

- prätherapeutisch,
- nicht in der Akutsituation,
- thrombosierte Aneurysmateile werden besser dargestellt (T1: Time of Flight MRA),
- Coiling-Nachsorge!

DSA:

- ist die SAB durch CT/MRT oder eine Lumbalpunktion gesichert: Sicherung der Blutungsquelle. DSA (Standard) aller 4 hirnversorgenden Arterien (ACI beidseits, A. vertebralis beidseits) durchführen,
- 80% Aneurysmen im vorderen Kreislauf (A. communicans anterior):
  - ACI: Abgang der A. communicans posterior,
  - ACM,
- 15-20% im hinteren Kreislauf,
- bei fehlendem bildmorphologischen Beweis trotz Klinik: Kompressionsserien, Kontrollangiographie nach 2 Wochen.

29.2.1.1 Praktisches Vorgehen bei der SAB

- cCT, CT-Angio, wenn negativ: Lumbalpunktion,
  externe Ventrikeldrainage (EDV),
- diagnostische Angiographie,
- endovaskuläre Versorgung, wenn nicht möglich Clipping,
- Heparin (Ziel: PTT 2 fach) für 24-48 Stunden, danach ASS 100 mg für 6 Monate,
- bei stentversorgten Aneurysmen: Clopidogrel 75 mg und ASS 100 mg für 6 Monate.

29.2.1.2 Konservative Therapie der SAB

- Intensivstation,
- Bettruhe,
- Katheter,
- Monitoring,
- Hypothermie,
- Vermeidung von Hyperglykämie,
- Vermeidung von Vasospasmen durch Gabe von Nimodipin 60 mg oral alle 4 Stunden (Magnesium ist nicht wirksam),
- die Wirkung von Statinen ist unklar,
- lumbale Liquordrainage:
    - kann angiospastische Hirninfarkte verhindern,
    - verbessert die Kurzzeitprognose,
- Rö-Thorax,
- Flüssigkeitsbilanz,
- Blutdruck: keinen Hypertonus über 140 mmHg, bei Hypertonikern 160 mmHg,
- Behandlung der Herzrhythmusstörungen (internistisch),
- Intubation/ Analgesie,
- neurogenes Lungenödem (akut nach ZNS-Schädigung), Symptomatik: wie echtes Lungenödem der ZVD ist aber normal (4-12 cm H_2O),
- Thromboseprophylaxe, Kompressionsstümpfe.

Therapie:

- Hirndrucksenkung,
- Oxygenierung,
- Verbesserung der kardialen Inotropie.

Ernährung: Lipide/Proteine/Glucose (1/1/3).

Flüssigkeit: 2,5-3,5 l pro Tag.

Hyponatriämie:

- bis hin zum Koma, Ursache: SIADH,
- Substitution: Infusion bis 126 mmol/l.

Schmerztherapie:

- antipyretische Analgetika,
- Opioidanalegtika,
- Antiemetika,
- Benzodiazepine.

Prävention der tiefen Beinvenenthrombose/ Lungenembolie:

- Kompressionsstrümpfe,
- niedermolekulares Heparin.

Epileptische Anfälle:

- 25% postoperativ,
- herkömmliche Antiepileptika,
- nicht prophylaktisch geben.

Spezielle Therapie:
Vasospasmus:

- Flussgeschwindigkeiten über 200 cm/s sind gute Prädektoren für die Bildung einer sekundären Ischämie,
- 200 cm/s : $>$ 5 kHz,
- 160 cm/s: 4 kHz,
- 120 cm/s: 3 kHz,
- Pulsatilitätsindez $>$ 1,
- transkranielle Duplexsonographie ist für die A. cerebri media ausreichend,
- SPECT,
- oder konventionelle Angiographie.

Therapie: Nimodipin.
Präklinisches Vorgehen:

- Sofortgabe von Nimodipin, Dauer der Gabe bis 3 Wochen,
- 30-60 mg alle 4 Stunden oder 1 mg/Stunde i.v.,
- Paraverin/ Vasodilatator/ bei schweren Vasospasmen. Intraarteriell 300 mg über 20 Minuten,
- Thrombozytenaggregationshemmer werden nicht empfohlen, nur nach Aneurysma-Ausschaltung,
- Tripel-H-Therapie (Hypotension, Hypervolämie, Hämodilution),
- Ringer 5.000 ml,
- Dopamin 2.000 μg/Minute,
- ZVD-Ziel 10-12 mmHg H_2O.

Hirndrucktherapie:

- Osmotherapie,
- Barbiturate,
- intraventrikuläre Fibrinolyse.

Sekundär Prävention:

- Blutdruck-Kontrolle,
- ICP-Anstieg verhindern,
- Risikofaktoren reduzieren.

29.2.1.3 Neurochirurgische Therapie der SAB

Blutungsfolgen:

Primäre Komplikationen:

- intrazerebrale Blutung,
- subdurale Blutung,
- ventrikuläre Blutung,
- akuter Hydrocephalus occlusus.

Sekundäre Komplikationen:

- Reblutung aus dem bereits initial rupturierten Aneurysma,
- Vasospasmen mit konsekutivem Hirninfarkt,
- chronischer Hydrocephalus malresorptivus.

Notfallmäßige Versorgung:

- notfallmäßige Ausräumung einer akuten, im Rahmen der Aneurysmaruptur entstandenen subduralen oder intraparenchymatösen Blutung,
- Ventrikeldrainage (bei akutem Verschlusshydrozephalus),
- definierte Ausschaltung des Aneurysmas aus dem Hirnkreislauf durch Clipping des Aneurysmahalses oder Sackes als Sekundärprävention der SAB unter Remodellierung der Gefäßanatomie von Träger- und Astgefäß,
- ventrikuloperitonealer Shunt bei chronischem Hydrocephalus malresorptivus.

Raumfordernde intrakranielle Blutungen können zur Einklemmung und zum Koma führen (Anisokorie, Beuge-, Strecksynergismen auf Schmerzreiz). cCT/ CT-Angio zur Diagnostik. Bei Bestätigung dekompressive Hemikraniektomie.

29.2.1.4 Chirurgische Aneurysmatherapie

Reblutung:

- innerhalb von 6 Monaten 50%,
- Letalität: 50-80%.

Pro Früheingriff (unter 24-72 Stunden):

- Senkung der Reblutungsrate,
- ermöglicht aggressivere Blutdrucktherapie im Vasospasmusstadium,
- Gefahr: die Operation verstärkt den Vasospasmus,
- daher nur operieren, wenn keine Vasospasmen vorhanden sind oder wenn eine schwere intrazerebrale Blutung herrscht.

Kontraindikation für einen Früheingriff:

- Grad V,
- hohes Alter,
- internistisch hohe Risiken, Multimorbidität,
- der mutmaßliche Wille des Patienten.

Clipping:

- Standard,
- Reduktion der Rezidivblutungen,
- Dauerhafte Abtrennung des Aneurysmas von der Blutzirkulation,
- Durchführung: über Kraniotomie,
- erneute Aneurysmagefahr 0,2%/Jahr,
- Titanclip.

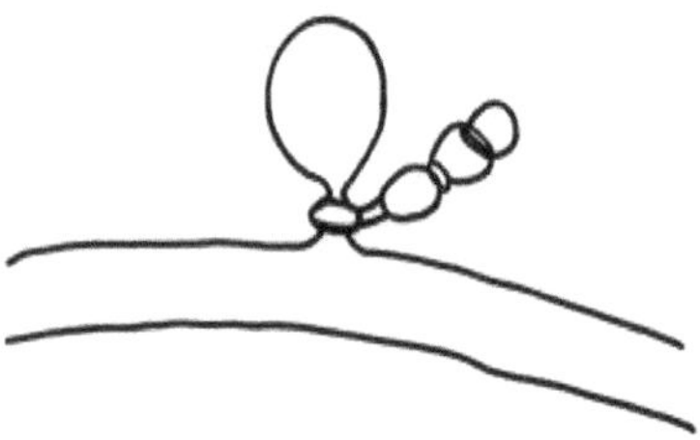

Abbildung 29.1: Clipping

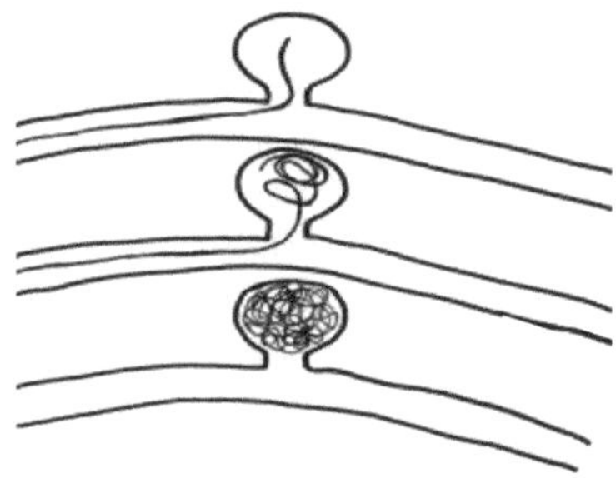

Abbildung 29.2: Coiling

Coiling:
Risiko:

- Thromboembolie,
- inkomplett ausgeschaltetes Aneurysma (erhöhtes Nachblutungsrisiko),
- Kontroll-DSA/MRA in den ersten 3 Tagen,
- nach 6 Monaten wenn DSA/MRA übereinstimmen, nur noch MRA.

Nach Coiling:

- 24-48 Stunden Vollheparinisierung,
- danach ASS 100 mg über 6 Monate,
- nach Stentimplantation: ASS plus Iscover vor Operation und 6 Monate nach Operation.

Vasospasmen:

- Ballonangioplastie (gut!),
- intraarterielle Applikation von Papaverin (300 mg auf 50 ml NaCl in 30 Minuten),
- bei neurologischen Symptomen: Dilatation.

Intrakranielle Stents:

- Kombination mit Coiling,
- vor Therapie ASS/Iscover und 6 Monate danach weiter in Kombination.

Beschichtete Coils:
Platinspiralen mit einem Superabsorber, nimmt nach Blutkontakt ein vielfaches an Volumen ein.

Coiling versus Clipping mit Platinspiralen:

- Coiling: 80% weniger Komplikationen,
- bevorzugte Therapie: Coiling.

Intraoperative Neuroprotektion:

- Hypothermie,
- Barbituarattherapie,
- Nimoclipinggabe,
- Hyperoxigenierung,
- Blutdruck-Steigerung.

Wrapping:

- Umwickeln eines aneurysmatischen Gefäßabschnittes,
- nach Durchführung Vollheparinisierung für 24-48 Stunden, danach ASS 100 mg für 6 Monate.

Aneurysmen:

- bestehen im vorderen Stromgebiet deutlich mehr als im hinteren Stromgebiet,
- operationsbedingte Komplikationen: hinteres Stromgebiet deutlich mehr als im vorderen Stromgebiet.

29.2.1.5 Interventionelle Therapie der SAB

- Über steuerbare Mikrokatheter (Ballonverschlüsse, Platinspiralen),
- auch in der Akuttherapie,
- alle Patienten werden unter dem Eingriff antikoaguliert und für 24 Stunden beibehalten, anschließend ASS 100 mg für 3-6 Monate,
- nach 4 Wochen: cCT- oder cMRT-Kontrolle, dadurch Dokumentation der Thrombose des Aneurysmas.

Prognose:

- 45% Letalitätsrate,
- 30% Behinderungsrate,
- Rezidivblutung in 40-50% der Fälle, hierbei beträgt die Letalitätsrate 70%, 50% für die ersten 6 Monate.

29.2.2 Asymptomatische Aneurysmen/ AV-Angiome und Kavernen

Asymptomatische intrakranielle Aneurysmen: die aneurysmale Letalität innerhalb von 30 Tagen beträgt 45%.

Ursache:

- Wandschwäche,
- polyzystische Nierenerkrankung.

Unrupturierte intrakranielle Aneurysmen:

- in 3-4% der Fälle,
- hiervon sind 80% im vorderen Kreislauf,
- multiple Aneurysmen: 20-30%,
- das Risiko für eine Ruptur ist im hinteren Kreislauf größer,
- das Risiko einer Ruptur ist größer, wenn woanders bereits eine Ruptur stattgefunden hat.

Prophylaktische Therapie:

- Vorderes asymptomatisches intrakranielles Aneurysma unter Zunahme stattgehabter SAB aus einem anderen Aneurysma: es gibt keine allgemeine Behandlungsempfehlung,
- $>$ 7 mm: rechtfertigen eine Behandlung,
- hinteres Stromgebiet: rechtfertigen eine Behandlung,
- asymptomatische Aneurysmen und rupturierte Aneurysmen: rechtfertigen Therapie,
- kleine asymptomatische intrakavernöse Karotisaneurysma: nicht behandeln, größere sehr wohl,
- keine Ruptur, aber Kompression: Therapie.

Bildgebende Diagnostik: MRA, CT-Angio.

Asymptomatische intrakranielle AV-Angiome:

- Daten über asymptomatische AV-Angiome liegen nicht vor,
- symptomatische Angiome:
    - 50% Blutung, davon 20% letal (mikrochirurgische Operation, endovaskuläre Intervention),
    - 25% epileptische Anfälle.

Asymptomatische intrazerebrale Kavernome:

Symptomatische werden mikroneurochirurgisch entfernt, zu den asymptomatischen liegen keine Daten vor.

30 Hirntumore

Fassungsvermögen des Schädels:

- insgesamt 1.500-1.800 ml,
- 1.200-1.300 ml Gehirngewebe,
- 150 ml Liquor,
- 200 ml Blut,
- 20-50 ml Hirnhäute.

Einteilung der Tumore:

1. primäre Hirntumore,
2. sekundäre Hirntumore.

Primäre Hirntumore gehen aus vom:

- Neuroepithel,
- Ganglienzellen,
- Hirnhäuten,
- Nervenscheiden,
- intrakraniellen Gewebe.

Sekundäre Hirntumore:

- Metastasen,
- Tumoren die von dem das Gehirn umgebenden Knochen ausgehen.

Erkrankungsalter:

- Kindes- und Jugendalter (bis 20 Jahre):
    - Medulloblastome,
    - pilozystische Astrozytome des Kleinhirns,
    - Kraniopharyngeome, Gliome, Pinealome (Hirnstamm, Zwischenhirn),
    - Ependymome (Großhirnhemisphäre),
    - Meningeome, Neurinome, Hypophysenadenome, sehr selten.
- Mittleres Lebensalter:
    - Gliome der Großhirnhemisphären,
    - Meningeome, Hypophysenadenome,
    - Neurinome der Hirnnerven,
    - Hämangioblastome.

- Höheres Lebensalter:
  - Glioblastome,
  - Hirnmetastasen.

Genetische Ursachen sind erwiesen!

30.1 Einteilung der intrakraniellen Tumoren

Einteilung nach histologischen Kriterien:

WHO Grad I	WHO Grad II	WHO Grad III	WHO Grad IV
benigne	semibenigne	semimaligne	maligne
gut differenziertes Gewebe, keine Metastasen	einzelne atypische Zellen, noch gut differenziertes Gewebe, kaum Metastasen	viele atypische Zellen	entdifferenziertes Gewebe, Mitosen, Nekrosen, Metastasen
pilozystisches Astrozytom, Meningeom, Neurinom, Hypophysenadenom	Astrozytom II, Oligodendrogliom, Ependymom, Pineozytom	anaplastisches Astrozytom, anaplastisches Oligodendrogliom, Plexuskarzinom, anaplastisches Ependymom	Astrozytom IV, Medulloblastom, Meningeosarkom, Glioblastom, malignes Lymphom
Überlebenszeit: > 5-50 Jahre	Überlebenszeit: 3-5 Jahre	Überlebenszeit: 2-3 Jahre	Überlebenszeit: 6 Monate bis 2 Jahre

Histologische Malignitätszeichen:

- regelrechte atypische Mitosen,
- Entwicklung pathologischer Gefäße,
- Nekrosen,
- Verkalkungen.

30.2 Metastasierung

- Metastasen von Hirntumoren nach außerhalb des ZNS sind sehr selten!
- Medulloblastome, Ependymome, Germinome neigen zur Metastasierung innerhalb des ZNS, Abtropfmetastasen in die hintere Schädelgrube oder in den Spinalkanal,
- Inzidenz: 15/100.000, Prävalenz: 50/100.000,
- alle Hirntumore machen 7-9% aller Tumore aus, primäre Hirntumore machen 5% aller Tumore aus,
- Männer > Frauen,

- Verteilung:
    - Gliome (40%):
        - Glioblastome (50%),
        - Astrozytome (20%),
        - Oligodendrogliome (8%),
        - Ependymome (6%),
    - Meningeome (20%),
    - Neurinome (8%),
    - Hypophysenadenom (6%).

30.3 Zerebrale Herdsymptome bei Hirntumoren

- Veränderung von Antrieb und Affektivität,
- Echolalie (Wiederholung des Gehörten),
- Perseveration,
- Broca-Aphasie,
- Epilepsie:
    - generalisiert,
    - laterale Frontalhälfte:
        - Adversivanfälle (Wendung von Augen und Kopf zum kontralateral angehobenen Arm),
        - motorische Jackson-Anfälle (Schädigung der Präzentralregion).
- Neurologische Symptome:
    - Hemiparesen,
    - Optikusatrophie,
    - Balken: uncharakteristische Symptomatik.

Schläfenlappen:

- reizbar, sexuell enthemmt,
- Epilepsie,
- psychomotorisch verlangsamt,
- armbetonte Hemiparese,
- obere Quadrantenanopsie,
- Wernicke- oder amnestische Aphasie.

Parietallappen:

- Neglect, räumliche Orientierungsstörung (rechtshemisphärisch),
- Apraxie, Aphasie, Dyslexie (linkshemisphärisch),
- Epilepsie,
- sensomotorische Hemiparese, untere Quadrantenanopsie.

Okzipitallappen:

- Dyslexie, Störung der optisch-räumlichen Orientierung,
- beidseits kortikale Blindheit,
- epileptische Anfälle und optische Aura,
- homonyme Hemianopsie,
- Aufhebung des optokinetischen Nystagmus zur Gegenseite.

Basalganglien:

- Antriebsarmut, affektive Nivellierung,
- akinetisches Parkinsonsyndrom,
- kontralaterale Hemiparese.

Diencephalon:

- psychomotorische Verlangsamung,
- kaum neurologische Herdsymptome.

Kleinhirn:

- Euphorie (Hemisphäre),
- ipsilaterale Ataxie (Hemisphäre),
- Gang-Standataxie (Hemisphäre),
- Störung des Körpergleichgewichtes (Wurm),
- Neigung des Kopfes zur Herdseite (Wurm),
- Hirndruckanstieg, Blickparesen.

Hirnstamm:

- Verlangsamung (psychomotorisch),
- Augenmuskellähmung mit Doppelbildern,
- vertikale und horizontale Blickparese,
- Blickrichtungsnystagmus,
- spastische Tetraparese, Ataxie, Atemstörungen.

30.4 Blut-Hirn-Schranke

- Das Gehirn ist durch die Blut-Hirn-Schranke vom übrigen Organismus abgeschottet.
- Der Intravasalraum ist vom Hirnparenchym und vom Liquorraum durch die Blut-Hirn-Schranke getrennt.
- Die Blut-Hirn-Schranke wird vom Kapillarendothel gebildet, an deren Basilarmembran sich die Fortsätze der Astrozyten in einer lückenlosen zellulären Schicht anschließen. Die Endothelzellen sind durch tight junctions verknüpft.
- Die Blut-Hirn-Schranke lässt den Transport von niedermolekularen Substanzen zu (Sauerstoff, Glukose, Albumin) und schützt vor höhermolekularen Substanzen.

- Sie kann durch Traumen, Entzündungen, Tumoren geschädigt werden. Die tight junktions zwischen den Endothelzellen werden aufgebrochen und größere Moleküle können passieren. Es folgt die Auspressung von eiweißreicher Flüssigkeit in das Hirnparenchym und in den Extrazellulärraum (vasogenes Ödem). Kontrastmittel tritt ins Parenchym über (Anreicherung).

30.5 Hirnödem

In der Umgebung von Tumoren bilden sich Hirnödeme.
Einteilung:

1. Zytotoxisch: Gewebszerfall nach Hypoxie (Schlaganfall), dies führt zu einer intrazellulären Wasseransammlung.
2. Mischformen.
3. Vasogenes Hirnödem:
    - Wasseransammlung im Interzellulärraum (extrazellulär),
    - im CT/MRT: fingerförmige Ausbreitung des Ödems.

Folge:
transtentorielle Massenverlagerung, dies führt zu einer ipsilateralen Mittellinienverlagerung und später zu einer kontralateralen Parese des M. oculomotorius.

30.6 Hirndruck

Intrakranielle Druckerhöhung:
Folge: der zerebrale Perfusionsdruck nimmt ab, die zerebrale Autoregulation ist jetzt direkt abhängig vom arteriellen Blutdruck, der zerebrale Perfusionsdruck (CPD) sinkt dadurch, hierdurch kommt es zur Hypoxie.

Symptome erhöhten Hirndrucks:

- psychomotorische Verlangsamung,
- Bewusstseinsveränderungen,
- Verwirrtheitszustände,
- Inkontinenz (Harn, Stuhl),
- Stauungspapille (DD: Sinusvenenthrombose, Schädel-Hirn-Trauma, Intoxikation, kardiopulmonale Erkrankungen, Kortikoidtherapie, Kontrazeptiva),
- Erbrechen,
- Singultus.

30.7 Herniation

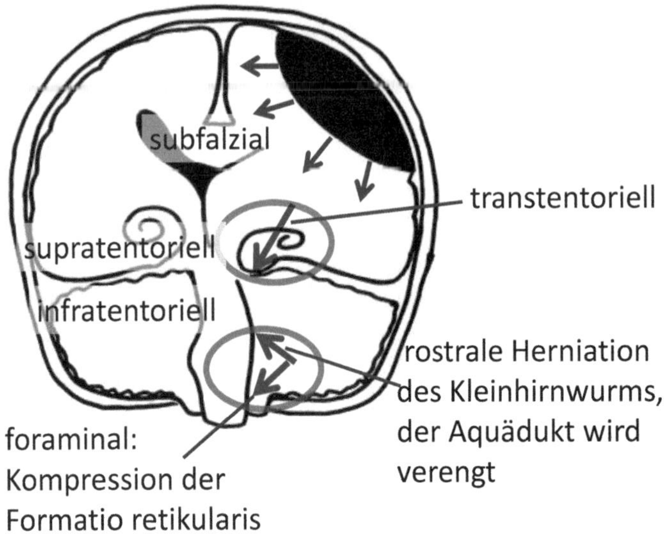

Abbildung 30.1: Herniation unter Hirndruckanstieg

1. Transtentorielle Herniation:
   - Okulomotoriuslähmung,
   - Mydriasis beidseits,
   - ipsilaterale pathologische Reflexe,
   - ipsilaterale zentrale Paresen,
   - der Blutdruck ist zunächst erhöht, im Verlauf kommt es zu einem Abfall,
   - Koma,
   - Dezerebrationshaltung.
2. Infratentorielle Herniation.
3. Subfalziale Herniation.

30.8 Diagnostik

CT (mit/ ohne Kontrastmittel):

- Störung der Blut-Hirn-Schranke,
- Tumorgewebe kann hyper-, hypo-, isodens sein,
- Ausmaß des begleitendes Ödems,
- Nachweis von zystischen, verkalkten Tumoranteilen.

MRT ohne Kontrastmittel:

- T1: hypointens: Tumor,
- T2: leicht hyperintens: Tumor,
- T2: (stark) hyperintens: Hirnödem,
- T1: hypointens: Zysten,
- T2 hyperintens: Zysten,
- T1/T2: hypointens: Kalk.

MRT mit Kontrastmittel:

- besser bei Hirnstammtumoren, Sella, Sinus cavernosus,
- bessere Abgrenzung von Tumor und Ödem,
- Beurteilung der Gefäßdichte innerhalb des Tumors,
- alte/ frische Blutung,
- Störung der Blut-Hirn-Schranke ist besser darstellbar,
- gut für stereotaktische Biopsie,
- Metastasen (insbesondere kleine) machen sich im MRT besser bemerkbar,
- Tumorart, Dignität.

DSA: präoperative Dokumentation der Gefäßversorgung.

Hirnbiopsie: endgültige Artdiagnose eines Tumors (offen oder stereotaktisch).

Laboruntersuchungen:

- Liquor:
    - vorher cCT (Ausschluss einer Einklemmung),
    - Proteinanstieg,
    - Tumorzellen,
- Tumormarker,
- Hormonspiegel im Serum bei hormonaktiven Hypophysentumoren.

30.9 Therapie

Operativ:

- wenn möglich komplette Resektion,
- in wichtigen Arealen Tumormasse verringern (histologische Diagnostik),
- wenn auch dies nicht möglich ist Strahlen- oder Chemotherapie,
- heute werden alle Hirntumoren ab Grad II nachbestrahlt.

Strahlentherapie:

a. externe: konventionelle fraktionierte Strahlentherapie des Kopfes/ Spinalkanals (Teil-/ Ganzhirnbestrahlung),
b. stereotaktische Einzeitbestrahlung,
c. interstitielle umhüllte Strahlen werden in den Tumor eingebracht: Seed (z.B. Jod 125) kann im Tumor verbleiben.

Chemotherapie:

- die Wirksamkeit kann nicht vorhergesagt werden,
- wird auch bei malignen Gliomen eingesetzt,
- die Wirksamkeit hängt von der Liquorgängigkeit der Zytostatika und dem Ausmaß der Blut-Hirn-Schrankenstörung ab,
- Kombination aus systemischer Chemotherapie (Nitroseharnstoffe, Procarbazin, Mitosehemmstoffe, Vincaalkaloide) und intrathekaler Chemotherapie (Komplikation: Strahlenleukoenzephalopathie).

Problematische Behandlungsindikationen:

- niedriggradige Hemisphärentumore (individuelle Entscheidung),
- hochgradig maligne Tumore:
    - kurze Überlebenszeit,
    - Abwägung ob eine Chemo-, Strahlentherapie erforderlich ist oder ob eine antikonvulsive, antiödematöse Therapie ausreichend ist.

Hirndrucktherapie:

- Oberkörper 30° hoch lagern,
- Osmotherapie,
- Ausnahme: Steroidtherapie (gut gegen Ödeme, stabilisieren die Blut-Hirn-Schranke): initial: Fortecortin 100 mg i.v. dann 6 x 8 mg i.v./Tag in absteigender Dosis 4 x 8 mg (während der Bestrahlung 4 x 8 mg beibehalten).

30.10 Diagnose und Therapie ausgewählter Tumore

30.10.1 Astrozytäre Tumore (Gliome)

Therapie:

- ist eine komplette Resektion möglich, sollte operiert werden,
- eine Teilresektion ist nicht evidenzbasiert,
- eine Strahlentherapie hält das Tumorwachstum auf (einzige evidenzbasierte Therapie),
- unter Berücksichtigung der allgemeinen OP-Risiken: Risiko zerebraler Ischämien durch Tumorresektion steigt, bei Rezidiv-OP beträgt das Risiko ungefähr 80%!
- Operative Resektion plus Strahlentherapie plus Chemotherapie,
- ergänzende Therapie:
    - Ergotherapie,
    - Physiotherapie,
    - familiäre Einbindung, ggf. Hospiz.

30.10.1.1 Pilozystische Astrozytome (Grad I)

- Langsam wachsend,
- Kindes- und Jugendalter,
- Lokalisation: Mittellinie, Kleinhirn, Hirnstamm, Thalamus,
- Kleinhirnwurm:
    - wölbt sich mit großen Zysten in eine Kleinhirnhemisphäre,
    - wächst nach rostral (Einklemmung des Mittelhirns im Tentoriumschlitz).

Klinik:

- Schmerzen im Nacken, der Stirn,
- zentrales Erbrechen,
- Fallneigung zur Herdseite,
- Nystagmus,
- zerebelläre Ataxie.

Diagnostik:
CT/ MRT:

- hypointens,
- zystische Anteile,
- Kontrastmittel-Anreicherung.

Therapie:

- operativ,
- eine Zweit-Operation ist möglich,
- Bestrahlung/ Chemotherapie ist nicht nötig,
- im Hirnstamm und Thalamusbereich:
    - mikrochirurgische Entfernung,
    - eine komplette Entfernung ist meist nicht möglich,
    - nicht strahlensensibel.

30.10.1.2 Astrozytom Grad II

- Mittleres Lebensalter,
- Lokalisation: Thalamus, Mittelhirn, Pons,
- wächst langsam, aber wächst,
- eine maligne Progression ist möglich (niedrigmaligne),
- die mediane Überlebenszeiten steht in Abhängigkeit vom Erkrankungsalter,
- oft nicht operabel.

Risikofaktoren:

- Tumorgröße,
- Alter,
- Lokalisation,
- Histologie.

Klinik:

- in 70% der Fälle unauffälliger neurologischer Befund, meist Zufallsbefund bei MRT/ CT vom Kopf bei Cephalgien,
- Epilepsie,
- Anstieg des intrakraniellen Drucks,
- andere neurologische Defizite wie zum Beispiel:
    - Aphasie,
    - Dysarthrie,
    - Hemiparesen,
- psychische Veränderungen wie zum Beispiel:
    - Depressionen,
    - Psychosen,
    - Persönlichkeitsveränderungen.

Diagnostik:

- CT/ MRT:
    - T1: hypointens,
    - T2: hyperintens,
    - Histopathologie.

Therapie:

- Radikal-Operation:
    - reduziert die Anfallshäufigkeit,
    - verbessert die Überlebensdauer,
    - Wichtig: Operationen sollten in einem entsprechenden Zentrum mit einem geübten Team erfolgen!
- Teilresektion,
- MRT-Kontrolle alle 3-6 Monate,
- bei Rezidiv: erneute Operation plus Strahlentherapie,
- Strahlentherapie: keine Verlängerung der Überlebenszeit,
- Chemotherapie erst bei Rezidiv nach Strahlentherapie (Chemotherapie ist oft unwirksam).
- Medikamentöse Therapie:
    - Bevacizumab (10 mg/kg KG, keine signifikante Verbesserung der Überlebensrate im Vergleich zu Placebo, aber es zeichnet sich eine progressivfreie Lebenszeit ab, Off-label-use),
    - Temozolomid (kein Benefit, mehr Risiken und Nebenwirkungen),
    - Nitroseharnsoffe (ACNU, BCNU, CCNU).

Fazit:

1. Es besteht der Konsens, dass bei operativer Resektabilität ohne vorhersehbare neurologische Defizite ein zirkumskriptes Gliom operativ entfernt werden soll.
2. Strahlentherapie verlängert nicht das Gesamtüberleben, sollte aber bei Tumorwachstum mit neurologischen Symptomen oder bei Verschlechterung dieser gegeben werden. Sie verzögert für eine gewisse Zeit den Tumorprogress. Chemotherapie ist am wenigsten effektiv, wird allerdings durchgeführt bei inoperablen, einer Strahlentherapie nicht zugänglichen oder bereits bestrahlten Gliomen. Wirksamkeit bei diffus-infiltrativ wachsenden Oligodendrogliomen mit einer 1p/19q-Codeletion.
3. Bei diffus-infiltrativ wachsenden niedrigmalignen Gliomen gilt nicht die Auffassung „wait and see is not an option“.
4. Differenzierte oligodendrogliale Tumore (WHO Grad II) werden weder mit Strahlen- noch mit Chemotherapie behandelt.
5. Eine Kombination aus Bevacizumab und CCNU ist besser hat aber eine zu starke Toxizität, daher CCNU-Dosis in der Kombination 90 mg/KOF statt 110 mg/KOF.
6. Bevacizumab als Monotherapie ist ähnlich stark wirksam wie CCNU als Monotherapie.

30.10.1.3 Optikusgliome

- Operative Entfernung bei Optikusatrophie,
- oft muss ein Auge geopfert werden,
- eine Bestrahlung ist möglich,
- bilaterale Optikusgliome sind nicht operabel.

30.10.1.4 Gliomatosis cerebri

- Diffuse Einbeziehung beider Hemisphären,
- astrozytäre Tumoranteile Grad II-IV,
- die Überlebenszeit beträgt im Durchschnitt 1 Jahr.

Klinik:

- Gedächtnisstörung,
- Konzentrationsstörung.

Diagnose:
MRT:

- diffuses Wachstum neoplastischer Astrozyten in mehr als zwei Gehirnlappen,
- geringer raumfordernder Effekt.

Therapie: Chemo- plus Strahlentherapie.

30.10.1.5 Ponsgliome (Grad II oder III)

- Druck auf den IV. Ventrikel und auf den Aquädukt,
- inoperabel.

Therapie: Bestrahlung.

30.10.1.6 Anaplastisches Astrozytom (Grad III)

- Maligne,
- infiltrierend,
- neigen zu Einblutungen,
- Begleitödeme.

Klinik:

- Hirndruckzeichen,
- epileptische Anfälle.

Diagnostik:
CT/ MRT:

- Kontrastmittel-aufnehmende Tumoranteile,
- Zysten,
- ausgeprägtes Ödem.

Therapie:

- Resektion oder Biopsie
- plus Bestrahlung,
- eine komplette Resektion ist nicht möglich,
- Rezidive sind immer möglich (Chemotherapie oder erneute Operation),
- adjuvante Chemotherapie im jungen Alter oder bei günstiger Lokalisation.

30.10.1.7 Glioblastom (Grad IV)

- Häufigste Gliome,
- nach dem 50. Lebensjahr,
- Männer > Frauen,
- Lokalisation: Großhirnhemisphären,
- sie gehen von der weißen Substanz aus,
- infiltrierend,
- pathologische Gefäße,
- Nekrosen führen zu Blutungen,
- Ödeme nehmen zu,
- Überlebenszeit: 6 Monate bis 1 Jahr.

Klinik:

- Kopfschmerzen,
- Hirndruckzeichen,
- Paresen,
- epileptische Anfälle.

Diagnostik:

- CT,
- MRT,
- Angiographie.

Therapie: operative Entfernung plus Bestrahlung plus antiödematöse Therapie plus Chemotherapie.

30.10.2 Oligodendrogliale Tumore

30.10.2.1 Oligodendrogliome (Grad II)

- Mittleres Lebensalter,
- wachsen langsam in den Hemisphären,
- Lokalisation: bevorzugt frontoparietal,
- okzipital kommen sie nur selten vor,
- die Krankheitsdauer erstreckt sich über 4-5 Jahre.

Klinik:

- fokale, generalisierte Anfälle,
- später neurologische fokale Herdsymptomatik,
- der Hirndruck steigt langsam an.

Diagnostik:
CT: Verkalkungen.

MRT:

- T1: hypointens,
- T2: hyperintens (Zysten, Verkalkungen, solide Tumoranteile).

Therapie: so vollständig wie möglich operieren plus Chemotherapie.

30.10.2.2 Anaplastische Oligodendrogliome (Grad III)

- Maligne,
- wächst infiltrativ,
- Lebenserwartung: 2-10 Jahre.

Diagnostik:
CT: hyperdense/ hypodense Anteile.

MRT: hyper-/ hypointens.

Therapie: Operation plus Chemotherapie plus Strahlentherapie (PCV-Schema: Procarbazin, CCNU, Vincristin).

30.10.3 Ependymome (Grad II)

- Häufigste Großhirngeschwülste des Kindes- und Jugendalters,
- auch bei Erwachsenen,
- semimaligne,
- Lokalisation: okzipital, spinal,
- wachsen langsam in die Ventrikel oder verdrängen von der Ventrikelinnenwand aus das benachbarte Hirngewebe,
- häufig IV. Ventrikel, dann III. Ventrikel,
- im Inneren finden sich häufig Zysten,
- 5-Jahres-Überlebensrate: 50%,
- anaplastische Ependymome sind aggressiver (Grad III) und neigen zu Rezidiven.

Klinik:

- Hydrozephalus-Symptome,
- Querschnittssymptomatik.

Diagnostik:
CT: hyperintens.

MRT:

- nahe am Seitenventrikel, oft intraventrikulär,
- T1: iso-, hypointens,
- T2: hyperintens.

Therapie:

- Hydrozephalus: Shunt,
- eine totale Resektion ist nicht immer möglich,
- nach der Operation: Chemotherapie vor Strahlentherapie (Gehirn und Rückenmark) unabhängig vom Malignitätsgrad.

30.10.4 Primitive neuroektoderme Tumore

Hochmaligne, wenig differenzierte Tumore.

30.10.4.1 Medulloblastome (Grad IV)

- Kindes-, Jugendalter (7.-12. Lebensjahr),
- Jungen > Mädchen,
- Kleinhirnwurm:
    - wachsen sie nach unten, füllen sie den IV. Ventrikel zunehmend aus und drücken auf die Medulla oblongata,
    - wachsen sie nach oben, drücken sie auf das Tentorium,
- 5-Jahres-Überlebensrate: 50%.

Klinik:

- Rumpfataxie mit Fallneigung nach hinten,
- Stauungspapille.

Diagnostik:
CT:

- hyperintens,
- in der Nachbarschaft des meist verlagerten IV. Ventrikels.

MRT:

- T1: hypointens,
- T2: hyperintens.

Liquorzytologie: bei spinaler Metastasierung.

Therapie:

- Radikal-Operation,
- Bestrahlung,
- bei Rezidiv: Reoperation plus Chemotherapie (Vincristin, Cisplatin).

30.10.4.2 Pineoblastome

- Ausgehend von der Glandula pinealis,
- gutartige Pinealom (Grad II): Erwachsenenalter,
- Pineoblastom: Tumor des Kindes- und Jugendalters,
- sie können das Mittelhirn und den Aquädukt komprimieren,
- nach rostral: III. Ventrikel wird komprimiert,
- nach kaudal: können bis unter das Tentorium vordringen,
- eine Metastasierung in den III. Ventrikel kann zu einem Diabetes insipidus führen.

Klinik:

- vertikale Blickparese,
- Nystagmus retractorius,
- Schädigung des N. occulomotorius (Ptose, Mydriasis, Konvergenzparese),
- Parinaud-Syndrom (Hirnstammsyndrom):
    - doppelseitige Pyramidenbahnzeichen,
    - Hypogenitalismus,
    - Magersucht,
    - Kopfschmerzen,
    - Stauungspapille.

Diagnostik:
CT:

- hyperdense Bezirke,
- Verkalkung,
- Hydrocephalus occlusus.

MRT: T2: hyperintens.

Therapie:

- eine Operation ist kaum möglich,
- Shunt-Operation plus Bestrahlung des gesamten ZNS.

30.10.5 Plexuspapillom

- Bei Kindern im Seitenventrikel,
- bei Erwachsenen im IV. Ventrikel,
- gutartig,
- Hydrozephalus durch Hypersekretion und Verlegung der Liquorpassage,
- die Prognose ist gut,
- Plexuskarzinome (Grad III-IV): schlechte Prognose trotz Strahlentherapie.

Klinik bei Hydrocephalus occlusus des IV. Ventrikels:

- Lähmung kaudaler Hirnnerven,
- Myoklonien,
- zerebelläre Ataxie.

Diagnostik:
CT: intraventrikuläre Lage mit hydrozephaler Erweiterung des gesamten Ventrikelsystems.

Liquor: Proteinerhöhung.

Therapie: operative Entfernung (okzipitaler Zugang).

30.10.6 Keimzelltumore

Seltene, semimaligne bis hochmaligne Tumore des Kindes- und Jugendalters.

Einteilung:

- Germinome,
- Teratome,
- embrionales Karzinom,
- Dottersacktumor,
- Chorionkarzinom.

Lokalisation:

- Epiphysenregion,
- Hypothalamus (dehnen sich in den III. Ventrikel aus).

Klinik:

Antriebsminderung,
- Liquorabflußstörung: Kopfschmerzen, Stauungspapille,
- hypothalamische Symptome:
    - Diabetes insipidus,
    - Pubertas praecox.

Diagnostik:
cCT/ cMRT: Anreicherung von Kontrastmittel.

Tumormarker:

- α-Fetoprotein: embrionales Karzinom, Dottersacktumor,
- β-HCG (humanes Choriongonadotropin): Chorionkarzinom.

Therapie:

- Operation plus Strahlentherapie,
- Germinom: Chemotherapie plus eventuell Strahlentherapie (vollständige Remission),
- Dottersacktumor: Chemotherapie,
- Hydrozephalus: Shunt-Anlage.

30.10.7 Mesenchymale Tumore

30.10.7.1 Meningeome

- 15-20% aller intrakraniellen Tumore,
- Frauen > Männer,
- 2% sind multiple Meningeome,
- sie gehen vom arachnoidalen Deckendothel der Pacchioni-Granulationen aus,
- um das 50. Lebensjahr,
- sie infiltrieren die Dura mater und benachbarte Knochen,
- sie wachsen langsam.

Klinik:

- Epilepsie,
- neurologische Herdbefunde.

Diagnostik:
CT: hyperintens.

MRT:

- T1: hypointens, isointens,
- T2: hyperintens, isointens.

Angiographie der Äste der Carotis externa: sie versorgt den Tumor.

Therapie:

- Operation,
- wenn der Sinus sagitalis superior im vorderen Drittel betroffen ist, muss dieser reseziert werden,
- ist die Verbindung zum Hirnstamm und/oder zu den großen Gefäßen betroffen, erfolgt eine Teilresektion nach Embolisation,
- häufig Rezidive: dann Strahlentherapie.

30.10.7.2 Anaplastische Meningeome

- Anaplastische Meningosarkome,
- sind sehr selten,
- schnelles Wachstum,
- häufig mit Ödem.

Klinik:

- frontale Meningeome: Stirnhirnsyndrom,
- Konvexitätsmeningeome:
    - fokale Anfälle,
    - später Hemiparese,
- Keilbeinflügelmeningeome:
    - Optikusatrophie,
    - Druck auf Sinus cavernosus behindert venösen Abfluss: Exophtalmus ohne Pulsation,
- Meningeom der Olfaktoriusrinne:
    - lädieren den Tractus olfaktorius und den N. opticus,
    - Hyposmie, Anosmie,
- Meningeom des Tuberculum sellae: gegen Chiasma: bitemporale Hemianopsie,
- Kleinhirnbrückenwinkelmeningeom: Symptome wie Akustikusneurinom.

30.10.8 Nervenscheidentumore

30.10.8.1 Akustikusneurinom

- Neurinom (Schwanome),
- mittleres Lebensalter,
- häufig am VIII. Hirnnerven (gehen vom vestibulären Anteil des VIII. Hirnnerven aus),
- in 2,5% der Fälle doppelseitig (Neurofibromatose Typ 2),
- wachsen in den Kleinhirnbrückenwinkel und verdrängen die Brücke nach seitwärts,
- das Kleinhirn wird nach kaudal und rostral gedrückt.

Klinik (ipsilateral):

- Hörstörungen,
- Tinnitus,
- unsystematischer Schwindel,
- Fallneigung zur Seite des Herdes,
- Spontannystagmus nach kontralateral,

- wenn die Pons geschädigt ist:
    - Blickrichtungsnystagmus,
    - optokinetische Störung,
    - richtungswechselnder Lagerungsnystagmus,
- Druck auf N. trigeminus: Missempfindung in V1/ V2,
- der Kornelreflex erlischt,
- periphere Fazialesparese,
- der N. abducens ist durch Zug oder Äste der A. basilaris betroffen,
- diffuse Kopfschmerzen.

Diagnostik:
AEP (bei Innenohrschwerhörigkeit):

- cochlear,
- retrocochlear.

CT: Erweiterung des Porus acusticus internus.

MRT: Nachweis zuverlässig von intrakanalikulären und Kleinhirnbrückenwinkelpartien der Neurinome.

EMG: Denervierungsaktivität der mimischen Muskeln.

Liquor: Eiweißerhöhung.

Therapie:

- Operation,
- radiochirurgische oder strahlentherapeutische Behandlung.

30.10.9 Hypophysentumore

- Gehen vom Hypophysenvorderlappen aus,
- manche wachsen rein intrasellär mit asymetrischer Ausweitung der Sella, andere wachsen nach supra- und parasellär,
- Hypophysenadenome sind histologisch immer gutartig.

Einteilung:

- Mikroadenome (Durchmesser $<$ 10 mm), Makroadenome (Durchmesser $>$ 10 mm und aus der Turcica auswachsend),
- hormonaktive Adenome, hormoninaktive Adenome.

Hormonproduktion:

- Vorderlappen: Thyreoidea-stimulierendes Hormon (TSH), follikelstimulierendes Hormon (FSH), luteinisierendes Hormon (LH), adrenocorticotropes Hormon (ACTH), Somatotropin, Prolaktin,
- Zwischenlappen: Melanotropin,
- Hinterlappen: Oxytocin, Vasopressin (ADH), beide Hormone werden im Hypothalamus gebildet und in der Hypophyse gespeichert.

30.10.9.1 Hormonproduzierende Tumore (Adenome)

Kombinationen sind möglich. Häufig GH (growth hormone) und Prolaktin.

Klinik:
GH:

- Riesenwuchs,
- Akromegalie,
- Struma diffusa,
- Herzhypertrophie,
- Diabetes mellitus,
- sekundärer Hypogonadismus.

Prolaktin:

- Frau:
    - Hyperprolaktinämie,
    - Galaktorrhoe,
    - Oligomenorrhoe,
    - Infertilität,
- Mann:
    - Libidoverlust,
    - Potenzverlust,
    - Galaktorrhoe.

ACTH:
Cushing-Syndrom:

- Stammfettsucht,
- arterielle Hypertonie,
- Osteoporose,
- Myopathie,
- der Tagesrhythmus der Kortisonproduktion ist aufgehoben.

Diagnostik:
Röntgen: Sella-Vergrößerung.

CT: große Adenome lassen sich sicher nachweisen.

MRT:

- Methode der Wahl,
- T1: hypointens,
- Kontrastmittel-Anreicherung der Hypophyse.

Labor:

- Akromegalie: GH $>$ 5 ng/ml,
- Prolaktin: $>$ 200 ng/ml.

Therapie:

- Operation (transphenoidal, bei starkem Wachstum supra-/parasellär in einer Operation mit Schädeltrepanation),
- Wachstum im Sinus cavernosus: eine Operation ist kaum möglich, daher Medikation,
- Prolaktinom:
    - Dopaminagonisten verkleinern den Tumor, danach Operation,
    - bei einem Rezidiv: Strahlentherapie und radikale Operation, danach Hormonsubstitution (TSH, GH, Kortison),
    - bei Diabetes insipidus: Minirin-Nasenspray (Desmopressin).

30.10.9.2 Hormoninaktive Tumore

Klinik:

- verdrängendes Wachstum innerhalb der Sella, Minderperfusion des Hypophysenvorderlappens mit endokrinen Mangelsymptomen, Folge: sekundärer Hypogonadismus,
- TSH-Mangel: Antriebsminderung, Müdigkeit,
- Druck auf Chiasma opticum: Gesichtsfeldeinschränkungen,
- der N. oculomotorius kann betroffen sein,
- eine Ausdehnung bis zum Temporallappen ist möglich: komplex-partielle Anfälle.

Diagnostik:

- Gesichtsfeldbestimmung,
- Labor: TSH, fT3, fT4, Kortisoltagesprofil.

Therapie: Operation in Kombination mit Hormonsubstitution.

30.10.10 Kraniopharyngeome

- Tumore des Kindes- und Jugendalters,
- benigne bis semimaligne,
- sie wachsen destruierend,
- Lokalistion: intrasellär, suprasellär: sie komprimieren die Hypophyse und wachsen gegen das Chiasma opticum und den III. Ventrikel sowie in Richtung Thalamus (Mittelhirn) und Pons (Brückensyndrome),
- sie haben eine feste Kapsel, deren Zysten enthalten Cholesterin.

Klinik:

- Kopfschmerzen,
- Hypophysenvorderlappeninsuffizienz,
- Diabetes insipidus,
- Hypogenitalismus,
- Gesichtsfeldausfälle.

Diagnostik:
Röntgen: supraselläre Verkalkung.

CT: hyper-, hypodense Areale.

MRT: stellt Nachbarschaftsbeziehung da.

Therapie:

- Operation und Zystenentleerung,
- eine vollständige Resektion ist selten möglich, daher zusätzliche Bestrahlung,
- bei rezidivierenden Zysten: stereotaktische Entleerung,
- Hormonsubstitution bei Hypophyseninsuffizienz.

30.10.11 Epidermoide und Lipome

30.10.11.1 Epidermoide

- Selten,
- gutartig,
- in jedem Lebensalter,
- Lokalisation: Brückenwinkel, Nähe des Chiasma opticum, in der Gegend der Epiphyse.

Klinik: bei einer Ruptur kann der Inhalt der Kapsel in der Umgebung Entzündungen hervorrufen: Meningoenzephalitis.

Diagnostik:
CT:

- Fett: hypointens,
- Kalk: hyperintens.

Therapie: Operation (vollständige Remission).

30.10.11.2 Lipome

- Gutartig,
- im CT hypodens.

30.10.11.3 Kolloidzyste des III. Ventrikels

- Fehlbildung: mit Ependym ausgekleidet und mit kolloidartiger Flüssigkeit gefüllt,
- Lokalisation: Dach des III. Ventrikels zwischen den Foramina monroii.

Diagnostik:
CT:

- hyperdens,
- sie nehmen kein Kontrastmittel auf.

Therapie: operative Entfernung.

30.10.12 Metastasen und Meningeosen

- Machen 20% aller Hirntumore aus (häufigste intrakranielle Tumore),
- Männer > Frauen,
- 80% supratentoriell, 20% infratentoriell,
- Rindenmarkgrenze,
- Metastasen:
    - 25% aus Bronchialkarzinom (Adenokarzinome, kleinzelliges Bronchialkarzinom: Ganzhirnbestrahlung),
    - Mammakarzinom: Ganzhirnbestrahlung,
    - gastrointestinale Tumore,
    - Melanome.
- Lokalisation: häufig im Versorgungsgebiet der A. cerebri media.

Klinik:

- Hirnödemsymptome,
- Bewusstseinsstörung, Verwirrtheitszustände.

Diagnostik:
CT:

- auch Metastasen kleiner als 1 cm können mit Hilfe von Kontrastmittel dargestellt werden,
- zentral nekrotisch,
- Ringformation nach Kontrastmittel-Gabe.

MRT: Mittel der Wahl.

Therapie:

- Operation, wenn eine einzelne Metastase vorliegt in Kombination mit Strahlentherapie,
- wenn eine Operation nicht möglich ist, nur Strahlentherapie,
- Ödemtherapie (Steroide).

Prognose: nur 20% überleben länger als 1 Jahr.

30.10.13 Meningeosis blastomatosa

- Bei 15-30% systemische Lymphome und Leukämien mit ZNS-Beteiligung,
- bei Non-Hodgkin-Lymphomen: 10% Meningeose.

Diagnostik:
CT, besser MRT: meningeale Anreicherung von Kontrastmittel.

Liquor: Blasten.

Therapie:

- systemische Zytostatikagabe plus intrathekale Chemotherapie oder zusätzliche ZNS-Bestrahlung,
- MTX ist Mittel der Wahl, zusätzlich Folsäure, zusätzlich Kortisongabe, um eine Arachnitis zu vermeiden.

30.10.14 Meningeosis neoplastica (carcinomatosa)

- Metastatische Ausbreitung von Tumorzellen im Subarachnoidalraum als leptomeningeale Metastasen oder als Aussaat nicht adhärenter Zellen,
- Grunderkrankungen:
    - Karzinom: Meningeosis carcinomatosa,
    - Leukämie: Meningeosis leucaemica.

Klinik:

- abhängig von der Lokalisation,
- Krampfanfälle,
- Hirnnervenausfälle.

Diagnostik:
MRT: s.o.

Liquor: Tumorzellennachweis.

Therapie: Chemotherapie intrathekal.

Prognose:

- gute Prognose bei Mammakarzinom,
- schlechte Prognose beim Melanom und beim Bronchialkarzinom.

30.10.15 Intrakranielle maligne Lymphome

Lymphome:

- 6-7% der intrakraniellen Tumore,
- alle Altersgruppen sind betroffen,
- Dignität:
    - primäre Lymphome des ZNS,
    - ZNS-Ansiedlung systemischer Lymphome.

Diagnostik:
CT/ MRT:

- multiple ventrikelmittelliniennahe lokalisierte Läsionen,
- unter Kortisongabe rückläufig.

Liquor: Zytologie.

Hirnbiopsie: stereotaktisch.

Therapie:

- keine Operation,
- Chemotherapie (Kortison plus MTX), hierunter 50 Monate Überlebenszeit,
- bei Rezidiv: Bestrahlung plus Steroide.
- In der Erstlinientherapie der primären ZNS-Lymphome wird auf eine Ganzhirnbestrahlung, aufgrund der Neurotoxizität, verzichtet. Stattdessen erfolgt eine hochdosierte intravenöse Therapie mit MTX, kombiniert z.B. mit Cytosenarabinosid und Ifosfamid und Rituximab.

30.10.16 Therapiefolgen

Bestrahlung:

- Nervenläsionen,
- Nekrose, zystische Nekrose, raumfordernd,
- Strahlenvaskulitis,
- Strahlenleukoenzephalopathie: Demenz (CT: hypodens).

Chemotherapie:

- Polyneuropathie,
- epileptische Anfälle,
- Psychosen.

Opportunistische Infektionen: bei Chemotherapie und bei AIDS (z.B. Leukoenzephalopathie).

30.10.17 Spinale Tumore

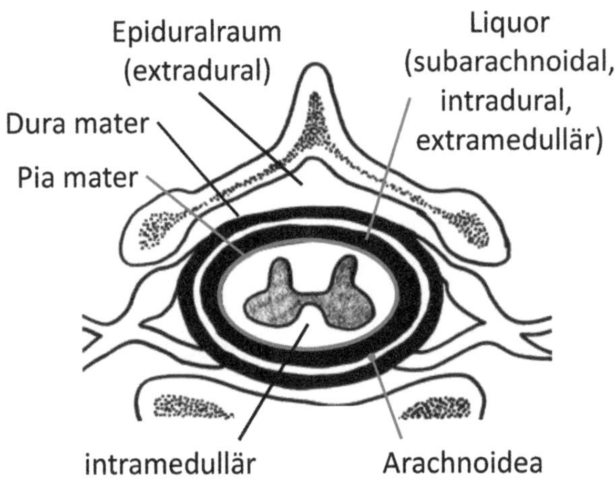

Abbildung 30.2: Rückenmarkshäute

- Seltener als intrakranielle Tumore,
- histologisch häufig gutartig (60%),
- zwischen dem 30.-60. Lebensjahr:
    - Ependymome,
    - Neurinome,
    - Gefäßtumore,

- über dem 50. Lebensjahr:
    - Meningeome,
    - Metastasen,
    - Plasmozytome,
- Kinder- und Jugendalter: Gliome.

Ätiologische Einteilung:

- Gliome (sehr selten),
- Oligodendrogliome und Glioblastome (sehr selten),
- intramedulläre Metastasen (selten),
- extradurale Metastasen (häufig).

Häufigkeitsverteilung:

1. Neurinome,
2. Meningeome,
3. Gefäßfehlbildungen,
4. Ependymome,
5. Gliome (pilozystisches Astrozytom, Astrozytom),
6. bösartige Wirbelprozesse.

Lokaliation:

- intramedullär,
- extramedullär = subarachnoidal = intradural,
- extradural = epidural,
- zervikal, thorakal, lumbal, sakral,
- 1/3 extramedullär/ intradural: Meningeome, Neurinome (gut operabel),
- mehr als 1/3 extradural: Metastasen, Sarkome, Plasmozytome,
- selten intramedullär: Ependymome, pilozytische Astrozytome, Gliome.

Klinik:

- alle Tumore oberhalb des Conus medullaris können später zur kompletten Querschnittslähmung führen,
- Tumore können zur sekundären spinalen Ischämie führen,
- intramedullär:
    - zentrale Paresen,
    - periphere Lähmung, wenn das Vorderhorn betroffen ist,
    - Schädigung der Pyramidenbahn: spinale Automatismen,
    - Blasen-, Mastdarmstörungen,
    - später zentraler spastischer Querschnitt,

- extramedulläre/ intradurale:

    - radikuläre Symptome,
    - später: spinalis-anterior-Syndrom mit Blasenstörung,
    - Brown-Sequard,
      sensible Ataxie,
    - kompletter Querschnitt (Symptome gleich wie extradural).

Diagnostik: eine Höhenlokalisation ist klinisch schwierig.

MRT:

- für intramedulläre Prozesse,
- für Gefäßmißbildungen,
- extramedullare Tumore, eine Myelographie ist oft entbehrlich.

MRT mit Kontrastmittel plus Liquoruntersuchung: Meningeosis carcinomatosa.

CT oder Myelo-CT:

- wertvolle Zusatzinformationen bei extramedullären Prozessen,
- im Notfall, wenn ein MRT fehlt,
- Myelographie: erlaubt Feststellung der Höhe eines Stopps,
- macht CT mit KM möglich plus Liquorgewinnung,
- CT-gesteuerte Feinnadelbiopsie eines extraduralen Tumors.

Liquor:

- kompletter Querschnitt: Proteinanstieg (Stopp-Liquor),
- spinale Karzinose: Tumorzellen.

Elektrophysiologie:

- SEP: N. tibialis, N. medianus,
- EMG: periphere Nervenläsionen,
- Transkranielle Magnetstimulation: bei psychogenen Krampfanfällen.

Therapieprinzipien:

- chirurgisch: wenn möglich,
- Strahlentherapie: häufig,
- Chemotherapie: selten, z.B. bei Meningeosis carcinomatosa oder Meningeosis leucaemica.

30.10.17.1 Extradurale Tumore

Metastasen:

- Mamma, Bronchial, Prostata,
- die Metastasierung erfolgt meist hämatogen.

Klinik:

- Schmerzen,
- Prozess über Wirbelkörper dringt von ventral her ein: lumbale Läsion der vorderen Wurzeln führen zu schlaffen Paresen, thorakale Läsionen führen zu zentralen Paresen.

Diagnostik:

- MRT/ CT,
- Labor: AP-Anstieg, Tumormarker.

Therapie:

- selten Operation,
- Zytostatika plus Hormontherapie.

Prognose: infaust (6 Monate).

30.10.18 Bösartige, primäre Wirbelprozesse

Plasmozytom:

- Befall von Wirbeln,
- Spontanfrakturen.

Diagnostik:

- BSG-Erhöhung,
- Plasmazellen im Differentialblutbild.

Therapie:

- Zytostatika,
- Bestrahlung,
- Opiate.

30.10.19 Meningeale Tumore

Sarkome, die von den Leptomeningen oder der Adventitia der Gefäße ausgehen, z.B. lokale Manifestation von Lymphomen.

Therapie: Strahlentherapie plus intrathekale oder systemische Gabe von Zytostatika.

Differentialdiagnose zu extramedullären, intraduralen Tumoren:

- Bandscheibenvorfall,
- orthopädische Erkrankungen der Wirbelsäule.

30.10.20 Extramedulläre, intradurale Tumore

30.10.20.1 Neurinome

- Gehen von der hinteren Wurzel aus,
- Frauen = Männer,
- häufigste spinale Tumore,
- sie wachsen langsam.

Klinik:

- einseitige radikuläre Schmerzen,
- asymmetrische Querschnittslähmung.

Diagnose:

- MRT,
- Liquor: Proteinanstieg.

Therapie:

- gut operabel,
- kaum Rezidive.

30.10.20.2 Meningeome

- Sitzen an der Dura mater (dorsolateral),
- Frauen > Männer,
- Lokalisation: Hals-, oberes und mittleres Brustmark.

Klinik: Paraspastik plus Gefühlsstörungen in den Händen und Fingern.

Diagnostik:

- MRT,
- Myelo-CT,
- SEP (zur Höhenlokalisation).

Therapie:

- operative Entfernung bei WHO Grad I (86% der Tumore), kurative Therapie,
- auch bei WHO Grad II kann eine alleinige Operation ausreichend sein,
- bei den anaplastischen Varianten (WHO Grad III) ist eine postoperative Strahlentherapie obligat, häufige Rezidive, Chemotherapie ist nicht wirksam,
- die Rückbildung der Symptome ist nicht so gut wie bei Neurinomen.

30.10.20.3 Lipome

Lokalisation: dorsal, thorakal-lumbosakral.

Klinik: siehe Meningeome.

Therapie: eine Operation ist schwierig, da sich Lipome schlecht vom Rückenmark abtrennen lassen.

30.10.20.4 Kaudatumore

Ependymom, Neurinome der Wurzeln, Metastasen, selten Meningeome.

Klinik:

- Schmerzen,
- schlaffe Parese,
- Reithosenhypästhesie und Blasen-/ Mastdarmstörung.

Diagnostik:
Liquor (auch oberhalb des Tumors):

- Proteinanstieg,
- Tumorzellen.

MRT/ Myelo-CT: sichern die Diagnose.

Therapie: die Operationsprognose ist gut plus Nachbestrahlung.

Differentialdiagnosen:

- funikuläre Spinalerkrankungen,
- zervikale, vaskuläre Myelopathie,
- Spinalkanalstenose.

30.10.21 Intramedulläre Prozesse

Ependymome:

- mehr als 50%,
- sie wachsen zystisch im Hinterstrangfeld.

Klinik: kein einheitliches Bild, dehnen sich horizontal und vertikal aus.

Diagnostik:

- MRT/ Myelo-CT,
- Liquor.

Therapie: operativ, wenn dies nicht möglich ist Strahlentherapie.

30.10.22 Pancoasttumor

Zerstört Querfortsätze der HWS-Körper, wächst in den Spinalkanal ein.
Lokalisation:

- Lungenspitze,
- unterer Armplexus,
- Ganglion stellatum.

Klinik:

- heftige Armschmerzen,
- untere Plexuslähmung,
- Horner-Syndrom plus Anhidrose,
- zentrale Parese der Beine, Querschnittslähmung.

Therapie:

- Vorbestrahlung,
- Operation,
- sind Plexus, Rippen, Muskeln betroffen: nur palliativ.

30.10.23 Paraneoplastische Syndrome

Definition:
Erworbene Autoimmunerkrankungen gegen „onkoneurale" Antigene gerichtete humorale Immunreaktion.

Diagnostik:

- Nachweis distinkter Autoantikörper im Serum,
- Ganzkörper-Fluordesoxyglucose-PET.

30.10.23.1 Paraneoplastische Myelitis

Zervikal: subakute Vorderhorndegeneration

- distale Muskelatrophien plus Reflexverlust,
- Querschnittsmyelitis,
- spinale Hinterstrangdegeneration (wie bei funikulärer Myelose ohne Vitamin B12-Mangel).

30.10.23.2 Myopathie, Polymyositis und Dermatomyositis

- Dermatomyositis und Polymyositis bei Männern über 50 Jahren,
- in 60% durch Malignome bedingt.

Diagnostik: Anti-jo-1-Antikörper im Serum.

30.10.23.3 Paraneoplastische zerebelläre Degeneration

Ursache:

- gynäkologische Tumore,
- Lungenkarzinom,
- Lymphom.

Pathologie:

- Verlust der Purkinjezellen,
- Atrophie des Nucleus dentatus,
- Folge: Autoimmunprozesse gegen die Purkinjezellen des Kleinhirns.

Klinik:

- Extremitätenataxie,
- Rumpfataxie,
- Gang-, Standataxie,
- Nystagmus,
- okuläre Dysmetrie,
- Dysarthrie,
- Spastik,
- Demenz,
- Motoneuronendegeneration,
- Polyneuropathie.

Diagnostik:

- Nachweis von Purkinje-Zell-Antikörper (anti-yo-Antikörper) im Serum,
- Liquor:
    - Eiweiß,
    - Zellzahl,
    - oligoklonale Banden sind möglich.

Therapie: Immunsuppression hat kaum Wirkung.

Prognose: schlecht.

Differentialdiagnosen:

- Demenz,
- alkoholinduzierte Polyneuropathie.

30.10.23.4 Lambert-Eaton-Myasthenes-Syndrom

Ursache:

- über 80% beim kleinzelligen Bronchialkarzinom,
- 2% der Patienten mit kleinzelligem Bronchialkarzinom haben ein Lambert-Eaton-Syndrom,
- kann in jedem Lebensalter auftreten,
- nichtparaneoplastische Autoimmunerkrankung.

Pathophysiologie:

- keine Antikörper gegen Acetylcholinrezeptoren,
- Acetylcholin wird normal gespeichert,
- Acetylcholinesterase ist normal,
- postsynaptische Acetylcholinrezeptoren sind normal,
- Antikörper gegen spannungsgesteuerte Kalziumkanäle am präsynaptischen motorischen Terminal gehen zugrunde, verminderte Freisetzung von Acetylcholin,
- Folge: Muskelschwäche.

Klinik:

- Ermüdbarkeit der Beckengürtelmuskulatur,
- Ptose,
- Dysphagie,
- bulbäre Symptome,
- Augenmuskeln sind nicht beteiligt,
- vegetative Symptomatik:
    - Potenzstörungen,
    - Harnverhalt,
- Eigenreflexe sind erloschen.

Diagnostik:

- EMG: niedrige Stimulationsfrequenz, Amplitudenerniedrigung, hochfrequente Stimulation (40-50 Reize je Sekunde), nach kurzem initialen Dekrement wieder deutlich an Amplitude zunehmend,
- Tensilontest: ist selten positiv,
- Serologie: Antikörper gegen Kalziumkanäle.

Therapie:

- kausale Therapie,
- beseitigung des Tumors,
- Steigerung der neuromuskulären Überleitung (3,4-Diaminopyridin (1,2 mg/kg/KG) durch verstärkte Freisetzung von Acetylcholin präsynaptisch,
- Mestinon hilft nicht,
- Immunsuppression (Prednisolon 40-80 mg initial, danach Erhaltungsdosis),
- Plasmapherese.

30.10.23.5 Limbische Enzephalitis

Ursache:

- Bronchialkarzinom,
- Morbus Hodgekin-Lymphom,
- Hodenkarzinom.

Klinik:

- die Merkfähigkeit sinkt,
- Demenz,
- Angst,
- sexuelle Enthemmung,
- paranoid-halluzinatorische Psychose.

Diagnostik:

- Liquor: Pleozytose,
- EEG: Allgemeinveränderung,
- Serum: Anti-Hu-Antikörper.

Therapie:

- symptomatisch,
- Immuntherapie ist nicht überzeugend.

30.10.23.6 Paraneoplastische Amyotrophe Lateralsklerose (ALS)

Klinik:

- Beteiligung der bullbären Hirnnervenkerne und ihrer supranukleären Bahnen,
- mildere Form als ALS.

Diagnostik:

- Proteinanstieg,
- Schrankenstörung.

Therapie: Immunsuppressiva (es gibt keinen Hinweis auf ihre Wirksamkeit).

30.10.23.7 Bulbäre Enzephalitis (Opsoklonus-Myoklonus-Syndrom, OMS)

Ursache:

- Mamma-Karzinom,
- Bronchial-Karzinom,
- Neuroblastom.

Klinik:

- Parese der kaudalen Hirnnerven,
- Pons-Blickparese,
- Koordinationsstörung,
- konjugierte Augenbewegungen (Opsoklonus),
- Aktionsmyoklonien.

Diagnostik: Anti-Ri-Antikörper.

Therapie:

- Behandlung des Primärtumors,
- Kortison,
- hierunter kommen die Symptome zum Stillstand.

30.10.23.8 Paraneoplastisches Stiff-Person-Syndrom

Diagnostik: Amphiphysin 1-Autoantikörper.

30.10.23.9 Paraneoplastische subakute, sensorische Neuropathie (SSN)

Ursache: Anti-Hu-Antikörper gegen die Spinalganglien, Hinterstränge, Tractus spinocerebellaris.

Auslöser: Bronchialkarzinom.

Klinik:

- Parästhesien,
- Gangunsicherheit,
- Paresen sind möglich,
- Demenz.

Diagnostik: serologischer Nachweis von Anti-Hu-Antikörpern.

Therapie: nicht bekannt.

31 Epilepsien

Definition:

- Ein epileptischer Anfall ist durch die plötzliche, zeitlich begrenzte, rhythmische und synchrone Entladungen eines neuronalen Zellverbandes, maximal des gesamten Gehirns, charakterisiert.
- Es werden unterschieden:
  - Anfallsphase,
  - postiktale Phase,
  - interiktale Phase (wenige Minuten bis mehrere Jahre).
- Anfallsdauer:
  - wenige Sekunden bis wenige Minuten,
  - postiktale Phase: wenige Minuten bis mehrere Tage.
- Treten die Anfälle nur im Rahmen von Gehirnerkrankungen auf, werden sie als „symptomatische Epilepsie“ bezeichnet.

Symptome:

- Hypertonie,
- Mydriasis,
- Gesichtsblässe,
- Bradykardie.

Epileptisches Syndrom:
Epileptische Anfälle treten charakteristischer Weise gemeinsam mit ätiologischen, pathophysiologischen Merkmalen auf (Assoziation zu anderen Krankheitsmerkmalen).

Subklinischer Anfall:
Der Anfall ist nur im EEG erkennbar.

Idiopathische Epilepsie:
Zumeist genetisch bedingte Epilepsie ohne erkennbares pathologisches Korrelat.

Kryptogenetische Epilepsie:
Epilepsie nicht erkennbarer Ursache.

Gelegenheitsanfälle:
Epileptische Anfälle unter Provokationsbedingungen ohne Nachweis einer Gehirnerkrankung oder epilepsietypischer Potentiale im EEG.

31.1 Klassifikation

31.1.1 Anfälle fokalen Ursprungs

Ursache:

- strukturelle Läsion des Gehirns,
- selten genetisch (z.B. Rolando-Epilepsie, West-Syndrom, Lennox-Gastaut-Syndrom).

Einteilung:

- einfach-partielle/ einfach-fokale: die Anfallsausbreitung bleibt auf ein umschriebenes Hirnareal begrenzt, z.B. Auren, einseitige klonische Anfälle, march of convulsion (Jackson-Anfälle), keine Bewusstseinsstörung,
- komplex-partielle/ komplex-fokale: Beteiligung von Anteilen beider Hemisphären, Bewusstseinsstörung,
- der Anfall breitet sich schließlich auf das gesamte Gehirn aus: sekundär generalisierter Grand-mal-Anfall (verläuft wie ein primär tonisch-klonischer Anfall).

31.1.2 Idiopathisch (primär) generalisierte Anfälle

- Hinweise auf fokalen Ursprung fehlen,
- Ausdruck einer synchronisierten Entladung in beiden Hemisphären,
- Rhythmusgeber: Thalamus und kortikothalamische Rückkopplungsschleife,
- man unterscheidet Absencen, myoklonische Anfälle, atonische Anfälle, tonische Anfälle, primär tonisch-klonische Anfälle (primärer Grand mal) und klonische Anfälle.

31.1.2.1 Absencen

- Zumeist reine Bewusstseinsstörung für 2-10 Sekunden anhaltend,
- manchmal zusätzlich Lidmyoklonien oder Mundwinkelmyoklonien,
- Frequenz: bis zu 100 Absencen/Tag sind möglich.

EEG:

- 3-4/Sekunde,
- Spike-wave-Muster.

31.1.2.2 Myoklonische Anfälle

- Blitzartige, bilateral symmetrische, selten unilaterale, häufig armbetonte klonische Konvulsionen,
- einzeln oder in Serien auftretend,
- prädominante juvenile myoklonische Epilepsie (impulsiver Petit mal),
- kein Bewusstseinsverlust,
- Frequenz: wenige pro Monat bis zu mehr als 100/Tag.

EEG: Spike-wave oder polyspike-wave-Komplex plus myoklonische Konvulsionen.

31.1.2.3 Atonische Anfälle

- Plötzlicher Tonusverlust,
- Stürze mit Verletzungen am Kopf,
- Bewusstseinsstörungen,
- Dauer: wenige Sekunden, danach rasche Reorientierung.

EEG:

- generalisierte Abflachung,
- polyspike-wave-Komplexe,
- schnelle, niederamplitudige Polyspikes.

31.1.2.4 Tonische Anfälle

Symptome:

- abruptes Tonisieren aller Extremitäten, Folge: Sturz,
- abruptes Ende,
- nur partielle Bewusstseinsstörung und Amnesie, rasche Reorientierung,
- überwiegend nächtliches Auftreten,
- mehrmals täglich auftretend.

31.1.2.5 Klonische Anfälle

Unwillkürliche rhythmische Kontraktionen der Muskulatur/ von Muskelgruppen.

Unterteilung:

- fokal klonische Anfälle: die Anfallsausbreitung bleibt auf ein beschriebenes Hirnareal begrenzt,
- generalisierte klonische Anfälle: Beteiligung von Anteilen beider Hemisphären.

31.1.2.6 Primär tonisch-klonische Anfälle (primärer Grand mal-Anfall)

- Verlaufen wie sekundär generalisierte Grand-mal-Anfälle, es fehlen initial einleitende fokale Zeichen und postiktale Herdhinweise wie z.B. die Todd´sche Parese,
- abrupter Beginn,
  rascher vollständiger Bewusstseinsverlust,
- initiales Stöhnen,
- Blickwendung nach oben,
- tonische Kontraktion der Skelettmuskulatur plus
- klonisch, zumeist an allen Extremitäten auftretende, symmetrische Konvulsionen,
- gelegentlich Einnässen oder Einkoten,
- Zungenbiss, Wangenbiss,
- respiratorischer Arrest,
- Zyanose,
- Dauer: 1-3 Minuten,
- postiktal: schlaffer Tonus, initial komatös, dann umdämmert und müde, Muskelkater, Erschlagenheit, Amnesie für das Ereignis, z.T. kognitive Störungen für Stunden bis zu einigen Tagen.

31.1.2.7 Unklassifizierte Epilepsien

Klinik: Mischbild, nicht klar einzuordnen.
Therapie:

1. Valproat,
2. Lamictal,
3. Levetiracetam,
4. Topiramat.

31.2 EEG

Epilepsietypische/ epileptiforme Potentiale:

- Spitzen (spikes),
- Spitzenserien (polyspikes),
- steile Wellen (sharp waves),
- spitze-Wellen-Komplexe (spike wave),
- Steilwellen-Komplex (sharp slow wave).

EEG-Anfallsaktivität:

- Spike-Startkomplex,
- EEG-Abflachung,
- multispike Serien,
- rhythmische Delta-Theta-Wellen,
- postiktale Verlangsamung.

31.3 Topographische Zuordnung von Anfällen (fokale Epilepsien)

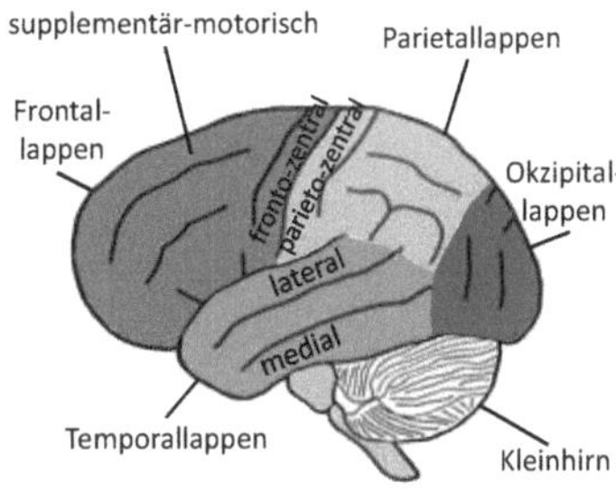

Abbildung 31.1: Topographische Zuordnung

31.3.1 Temporallappen-Epilepsie

Die Temporallappen-Epilepsie manifestiert sich zwischen dem 5. und 15. Lebensjahr.

Temporallappen medial:

- Häufigste, in 80% medikamentös therapieresistente, lokalisationsbezogene Anfallsform,
- Aura bei mehr als 75% der Patienten:
  - ungerichtetes Angstgefühl,
  - Übelkeit (epigastrische Aura),
  - als Déjà-vu-Erlebnis,
  - vegetative Symptome (Blässe, Rötung, Gänsehaut),
- kognitive Phänomene (Zwangsgedanken, Wut, Glück),
- Ablauf: starrer Blick (nach 10 Sekunden), orale Automatismen, dystone Haltung des Armes kontralateral zum Anfallsursprungsareal, nach 30-90 Sekunden komplexe Automatismen wie Hantieren mit Gegenständen,
- sprachdominante Hemisphäre: Spracharrest, Wortfindungsstörungen,
- rechtshemisphärisch: visuell-räumliche Störung/ Depressionen,
- postiktal:
  - Umdämmerung,
  - Müdigkeit,
  - Bewußtseinsstörung (können unvollständig sein).

Temporallappen lateral:

- Aura in Form komplexer visueller Halluzinationen,
- komplexe, einfache akustische Halluzinationen,
- dominante Hemisphäre: Spracharrest, gehen in über 90% der Fälle in mediale Temporallappen-Anfälle über.

31.3.2 Frontallappen-Epilepsie

Zentraler Ursprung:

- kontralaterale klonische Konvulsionen,
- seltener:
    - kontralaterale tonische Phänomene,
    - kontralaterale vegetative motorische Phänomene,
- parasagital: Beinareal (Lähmungen),
- zentral: Handareal,
- zentrolateral: Gesichtsareal.

Fronto-polarer und fronto-orbitaler Ursprung:

- epigastrische/ olfaktorische Aura,
- Bewusstseinsstörung plus Amnesie für das Ereignis,
- komplex-motorische Ganzkörperautomatismen.

Supplementär-motorischer Ursprung:

- häufig,
- geringfügige Bewusstseinsstörung,
- keine postiktale Umdämmerung.

Fronto-cingulärer Ursprung:

- bizarre Ganzkörperautomatismen,
- Sprachautomatismen,
- Spracharrest.

Fronto-lateraler Ursprung:

- konjugierte Bulbusdeviation,
- Fechterstellung.

31.3.3 Parietallappen-Epilepsie

- Versivbewegung nach kontralateral,
- bilaterale Tonisierung der Extremitäten,
- kontralaterale Hypästhesie,
- mimische Verzerrung,
- selten: akustische Sensationen.

31.3.4 Okzipitallappen-Epilepsie

- Visuelle Halluzinationen (Blitze, Skotome),
- Farbensehen,
- Übergang okzipito-temporal: Halluzinationen in Form szenarischer Abläufe,
- anfallsartige Prosopagnosie (Unfähigkeit Gesichter zuzuordnen).

31.4 Fokale Anfälle des Kindesalters bis 6 Jahre

- Hirnreife ist noch nicht abgeschlossen, die topographische Zuordnung ist daher schwierig,
- Blitz-Nick-Salaam-Anfälle (BNS-Krämpfe),
- Auren erst nach dem 5. Lebensjahr,
- tonisch-klonische Anfälle sind selten.

31.5 Strukturell-metabolische Epilepsien

Ursache:

- fassbare strukturelle Schädigung,
- Stoffwechseldefekt (kann genetisch bedingt sein),
- praktisch jede Schädigung der Großhirnrinde:
    - frühkindliche Hirnschädigung,
    - Z.n. Schlaganfall, Hirnblutung,
    - Z.n. Schädelhirntrauma,
    - Tumore,
    - hypoxischer Hirnschaden,
- angeborene Fehlbildungen:
    - fokale, kortikale Dysplasien,
    - Heterotopie,
    - Lissenzephalie/ Pachygyrie,
    - Polymikrogyrie,
    - Schizenzephalie,
    - Doppelkortex,
    - tuberöse Sklerose,
- degenerative Hirnerkrankungen (z.B. Alzheimer),
- entzündliche Erkrankungen (z.B. Multiple Sklerose).

Diagnostik:

- Anamnese,
- cMRT,
- EEG,
- Labor,
- Lumbalpunktion,
- ggf. genetische Untersuchung.

Therapie:

- Aufklärung,
- symptomatische Therapie.

31.6 Idiopathisch Epilepsie

31.6.1 Idiopathisch generalisierte Epilepsie

1. Benigne familiäre Neugeborenenkrämpfe,
2. frühkindliche myoklonische Epilepsie,
3. frühkindliche myoklonisch-astatische Epilepsie,
4. frühkindliche Absence-Epilepsie,
5. juvenile Absence-Epilepsie,
6. juvenile myoklonische Epilepsie,
7. Aufwach-Grand-mal-Epilepsie mit tonisch-klonischen Konvulsionen.

Gemeinsamkeiten der Punkte 1.-5.:

- fehlender Nachweis herdneurologischer Störungen (klinisch, bildmorphologisch),
- typisches Erkrankungsalter,
- Tagesrhythmus,
- leicht provozierbar (Hyperventilation, Schlafentzug, Photostimulation),
- bilateral synchrone Entladungen von:
    - Spikes,
    - Spike-wave-Komplexen (3-4/Sekunde),
    - Polyspike-wave-Komplex,
    - epilepsietypische Potentiale im Schlaf-EEG.

31.6.2 Idiopathische fokale Epilepsie

- Rolando-Epilepsie,
- benigne Okzipitallappenepilepsie,
- Landau-Kleffner-Syndrom,
- nächtliche Frontallappenepilepsie,
- familiäre Temporallappenepilepsie.

Epilepsie:

- klinische Diagnose,
- epilepsietypische Potentiale im EEG sind hinweisend, nicht bestätigend.

31.6.3 Pathophysiologie

Anfall: synchronisierte Entladungen neuronaler Zellverbände.

- Der zerebrale Kortex generiert den Anfall,
- subkortikale Strukturen, Amygdala, Hippocampus und Thalamus wirken initiierend, bahnend oder hemmend.

Ursache:

- Imbalance zwischen exzitatorischen und inhibitorischen neuronalen Erregungen,
- überwiegend exzitatorischer Aminosäuretransmitter (Glutamat/ Aspartat),
- Reduktion inhibitorischer Aminosäuretransmitter (GABA),
- exzessive Inhibition:
  - Verschlechterung von Absencen,
  - wirken gegen Anfälle fokalen Ursprungs,
- aktuelle Ergebnisse:
  - ein Teil der Epilepsien entsteht durch Ionenkanalerkrankungen (Subtypen: Kalium-, Natrium-, Calziumkanäle),
  - Heterotopien als initialer Schrittmacherkomplex,
  - medio-temporale Strukturen: Hippocampus/ Amygdala nach Läsionen entstehen neue Regenerationsmechanismen, diese können Anfälle auslösen.

Ursachen der Epilepsie im Kindesalter:

- Missbildungssyndrome,
- neurometabolische Erkrankungen,
- perinatal erworbene Hirnschädigungen.

Ursachen der Epilepsie im 2.-5. Lebensjahrzehnt:

- Trauma,
- Alkoholentzugskrämpfe,
- infektiöse Ursachen,
- Neoplasmen.

Ursachen der Epilepsie ab der 6. Lebensdekade und älter:

- Schlaganfälle (3/4),
- die restlichen 1/4 verteilen sich auf folgende Ursachen:
  - degenerative Ursachen,
  - entzündliche Ursachen,
  - metabolische Ursachen,
  - seltene Ursachen.

Grundsätzlich gilt: Je älter ein Mensch ist, desto größer ist die Wahrscheinlichkeit an einer Epilepsie zu erkranken!

31.6.4 Genetik

- Leidet nur ein Elternteil unter einer fokalen Epilepsie: Nachkommen-Risiko 3-4%,
- bei idiopathischen Epilepsien: Nachkommen-Risiko 5-7%,
- Fieberkrämpfe: Nachkommen-Risiko 10% väterlicherseits, 20% mütterlicherseits.

31.6.5 Verlauf

- Erstmanifestation ist während der ersten beiden Lebensjahre hoch und fällt bis zum Ende der 2. Lebensdekade kontinuierlich ab, steigt nach dem 40. Lebensjahr an und erreicht einen zweiten Höhepunkt ab der 6. Lebensdekade.
- Die Gefahr an Epilepsie zu erkranken nimmt mit dem Alter zu.

31.6.6 Prognose

- Nach einem ersten epileptischen Anfall bekommt mindestens 1/3 der Patienten weitere Anfälle.
- Nach zwei Anfällen steigt das Rezidiv-Risiko innerhalb der nächsten 3 Jahre auf etwa 50%.

Epileptische Anfälle mit günstiger Behandelbarkeit:

- Rolando-Epilepsie (idiopathisch-fokal),
- idiopathisch-generalisierte Epilepsien (z.B. Absence-Epilepsie, juvenile myoklonische Epilepsie).

Epilepsiesyndrome mit schlechter Behandelbarkeit:

- West-Syndrom,
- Lennox-Gastaut-Syndrom,
- tuberöse Hirnsklerose,
- Sturge-Weber-Syndrom,
- kortikale Dysplasien,
- Temporallappen-Epilepsie mit hippokampaler Sklerose,
- Epilepsia partialis continua.

31.6.7 Morbidität

- Bei fokaler Epilepsie ist die Mortalität abhängig von der Grunderkrankung,
- hohe Suizidalitätsrate.

Weitere Ursachen:

- anfallsbedingte Hirnkontusionen,
- Frakturen (Schädel, Extremitäten),
- Zahnverletzungen,
- Wirbelkörpersinterungen,
- Unfälle,
- Ertrinken.

31.6.8 Mortalität

- 2-3 mal höher als in der übrigen Bevölkerung (Grunderkrankung),
- bei einem Status epilepticus: zwischen 7% im Kindesalter und 40-60% im Erwachsenenalter.

Weitere Todesursachen:

- Tod im Anfall durch Verletzungen (Hirnkontusion, epidurales Hämatom),
- Tod im Anfall durch Ertrinken,
- Suizid,
- plötzlich, unerwarteter Tod (zentrale Apnoe? Herzrhythmusstörungen?):
    - junge, männliche Erwachsene,
    - niedriger bis fehlender antikonvulsiver Schutz,
    - medikamentöse Polytherapie,
    - hohe Anfallsfrequenz,
    - tonisch-klonische Anfälle.

31.6.9 Diagnostik

- Anamnese, Fremdanamnese,
- klinische Untersuchung,
- EEG:
    - die einzige Methode, die einen direkten Nachweis ermöglicht,
    - unterstützt die Diagnose, beweist sie nicht, weil epilepsietypische Potentiale auch ohne Epilepsie vorkommen (z.B. Geschwister von Anfallspatienten),
- EEG über 30 Minuten (Hyperventilation, Flickerlicht), wenn unauffällig:
    - Schlaf-EEG nach Schlafentzug,
    - Langzeit-EEG über 24-48 Stunden mit Videoüberwachung,

- normales EEG: epilepsietypische Potentiale (bei fokalen Anfällen) sind nur in 50% nachweisbar,
- EEG-Befund und Therapieerfolg korrelieren nur gering,
- bilaterale synchrone Spike-wave-Komplexe (3-4/Sekunde) sind typisch für die idiopathisch-generalisierte Epilepsie.

Prächirurgisch:

- EEGs mit subduraler Ableitung und Foramen ovale-Elektrode,
- Lokalisation struktureller Läsion: MRT und CT (MRT ist Mittel der Wahl): Dysplasien, Gefäßmalformationen.

MRT:

- hippokampale Sklerose: häufigste Ursache für fokale Anfälle,
- Signalanreicherung in der T2- oder Flair-Sequenz,
- Atrophie der hippokampalen Strukturen im Seitenvergleich,
- Ausweitung des Temporalhorns.

PET/ SPECT:

- epileptische Herde stellen sich im anfallsfreien Intervall als hypoperfundiert/ hypometabolische Zone dar,
- während eines Anfalls hyperperfundiert (radioaktiv markierte Tracer).

Labordiagnostik:

- Blutbild,
- Serumtransaminasen,
- harnpflichtige Substanzen,
- Schilddrüse, Nebenschilddrüse, Nebennierendiagnostik,
- Elektrolyte, CK, Prolaktin (5-15 Minuten nach einem Anfall erhöht, bei psychogenem Anfall nicht erhöht, nach 24 Stunden Vergleichsbestimmung).

31.6.10 Neuropsychologische Testung

- Wechsler-Intelligenz-Test: allgemeine Intelligenz,
- Leistungsprüfsystem nach Horn: logisches Denken, Allgemeinbildung, Sprachfunktion,
- Digit span Test/ Corsi Blocks Test: Zahlen-Merkspanne, räumliche Merkspanne,
- Stroop Test: Interferenzneigung,
- D2-Test: selektive Aufmerksamkeit,
- motorische Leistungsserie: opto-motorisches System.

31.6.11 Differentialdiagnosen

31.6.11.1 Synkopen

Zumeist atonisch, selten tonisch.

Ursachen:

- situativ,
- kardial, vasovagal (Sympathikusversagen beim Aufstehen),
- Hypoglykämie,
- sympathikoton (Phäochromozytom),
- Reflexsynkopen (Schlucksynkopen, Miktionssynkopen),
- selten Schwächegefühl.

Symptome:

- schwarz werden vor Augen,
- Augen offen,
- häufig Inkontinenz,
- sehr selten Zungenbiss,
- vollständige Bewusstseinsstörung,
- rasche Reorientierung,
- Attackendauer < 30 Sekunden,
- Verletzungen: Hämatome, Platzwunden.

31.6.11.2 Psychogene Anfälle

- Konfliktsituativ,
- Vorahnung,
- Attackenbeginn abrupt,
- Abstützbewegungen,
- Schürf-, Kratzwunden,
- Augen geschlossen,
- Inkontinenz ist selten,
- vollständige Bewusstseinsstörung oder entrückte Wahrnehmung,
- langsames Aufwachen,
- Dauer: 2 Minuten bis Stunden.

31.6.11.3 Transitorisch ischämische Attacke (TIA)

- Hemiparese,
- Hemianopsie,
- Dysphagien,
- Doppelbilder,
- Differenzierung durch MRT/ CT.

31.6.11.4 Hyperventilationstetanie

- Fehlende Bewusstseinsstörung,
- Hyperventilation,
- Angst, Luftnot,
- vegetative Entgleisungen,
- Pfötchenstellung der Hände,
- fehlende neurologische Defizite,
- fehlende postiktale Umdämmerung.

31.6.11.5 Migräne

- Pochende Hemikranien 4-72 Stunden anhaltend,
- Phono-, Photophobien,
- Übelkeit/ Erbrechen,
- Achtung: Übergänge zwischen Migräne und okzipitalen Anfällen sowie okzipitalem Anfall und Migräneattacken machen eine Differentialdiagnose schwierig, da die Migräne mit visuellen Auren einhergehen kann!

31.6.11.6 Kataplexie-Narkolepsie-Syndrom

Narkolepsie:

- imperative Schlafanfälle,
- hypnagoge Halluzinationen,
- affektiver Tonusverlust (Kataplexie),
- Schlaflähmungen.

Symptomatische Narkolepsie:
Ursachen:

- Thalamus-/ Hirnstammläsionen,
- Tumoren des III. Ventrikels,
- Hirnstamminfarkte.

Diagnostik:

- Neuroradiologie (MRT/CT),
- HLA-DR2 positiv,
- REM-Phasen reduziert (EEG) plus Vigilanzminderung im EEG.

Therapie:

- Vigil 100-400 mg/Tag,
- L-Dopa 3 x 125 mg,
- MAO-B-Hemmer (Selegilin),
- Ritalin,
- Imipramin.

31.6.11.7 Drop attacks

- Ältere Menschen,
- abrupte Stürze zu Boden,
- das Bewusstsein bleibt erhalten,
- keine Orientierungsstörungen,
- Ursache: vertebrobasiläre Insuffizienz.

31.6.11.8 Intermittierende Lähmungen

Ursachen:

- Hypokaliämie,
- Hyperkaliämie,
- Normokaliämie.

31.6.12 Therapie

31.6.12.1 Therapeutische Prinzipien

1. Diagnosesicherung,
2. Behandlung der Grunderkrankung,
3. Vermeidung anfallsprovozierender Faktoren,
4. medikamentöse Therapie.

Zu 2.: Behandlung symptomatischer Ursachen:
Bei 80-90% der Patienten führt die Ausheilung der Grunderkrankung oder Gehirnaffektionen gleichzeitig zum dauerhaften Sistieren der Anfälle.

Ursachen:

- Tumore,
- ZNS-Entzündungen,
- Hirninfarkte/ Blutungen,
- Gehirntraumatisierungen,
- Gehirndegeneration (Alzheimer, SAE: subkortikale arteriosklerotische Enzephalopathie),
- metabolische Störungen,
- pharmakogen,
- Drogenentzug, Drogenmissbrauch.

Zu 3.: provozierende Faktoren:

- Schlafentzug,
- reguläres Flickerlicht,
- Computerspiele,
- Menstruation,
- Stress.

31.6.12.2 Behandlungsindikation

- Innerhalb von 3-6 Monaten 2 epileptische Anfälle,
- akute symptomatische Epilepsie bei florider Hirnerkrankung,
- Diagnose eines epileptischen Syndroms mit hoher Rezidivwahrscheinlichkeit,
- nach initialem Status epilepticus,
- hochfrequente epilepsietypische Entladung im EEG,
- Alter > 60,
- hohes Sicherheitsbedürfnis des Patienten,
- psychosoziale Konsequenzen.

Keine Behandlungsindikationen:

- akute Gehirnerkrankungen, ohne das epileptische Anfälle beobachtet wurden,
- perioperative Prophylaxe bei neurochirurgischen Eingriffen.

31.6.12.3 Initiale Monotherapie

Monotherapie: Aufdosieren bis zum Maximum.

Ziel:

- Erzielen von Anfallsfreiheit,
- Reduktion der Anfallsfrequenz,
- Verbesserung der psychosozialen Situation,
- Verhinderung von Sekundärfolgen wie Verletzungen,
- Verbesserung der Lebensqualität, Sexualität,
- keine EEG-Sanierung.

Monotherapie mit Antikonvulsivum der ersten Wahl:
Epilepsien fokalen Ursprungs:

- 1. Wahl:
  - Carbamazepin (beste Wirkung bei komplex-fokalen Anfällen),
  - Lamotrigen (hat eine lange Aufdosierungszeit, bessere Verträglichkeit),
  - Oxcarbazepin,
  - Phenytoin (größere Nebenwirkungen),
  - Valproat (teratogen),
- 2. Wahl: Gabapentin (geringste Interaktionen).

Idiopathisch-generalisierte Epilepsien:

- Valproat,
- Lamotrigen,
- Ethosuximid (nicht als Monotherapie).

31.6.12.4 Monotherapie nach Zeitachse

Anfälle: Symptome einer akuten Gehirnerkrankung: i.v.-Aufsättigung von:

- Benzodiazepinen,
- Phenytoin,
- Valproat,
- Barbiturate,

- Phenytoin und Valproat können oral fortgesetzt werden.
- Sofortschutz mit Benzodiazepinen.

31.6.12.5 Zweite Monotherapie oder Kombinationstherapie

Vorteil: sich ergänzende Wirkmechanismen.
Nachteil: Nebenwirkungen sind erhöht, Interaktionen sind erhöht,die Patientencompliance sinkt.

Der Übergang von einer Monotherapie auf eine zweite Monotherapie erfolgt überlappend (das 2. Antikonvulsivum wird aufdosiert, dann erst wird das 1. Antikonvulsivum abdosiert).

- Intermittierende Phase der Kombinationstherapie: die Phase in der das 1. Antikonvulsivum bereits reduziert wurde und das 2. Antikonvulsivum bereits aufdosiert wurde,
- in dieser Phase kommt es zu einem Versagen der Kombinationstherapie, dennoch wird das 2. Antikonvulsivum weiter aufdosiert und das 1. Antikonvulsivum weiter reduziert,
- beim Versagen des 2. Antikonvulsivums in der Maximaldosierung kann eine Kombinationstherapie versucht werden.

Wichtig:

- Enzyminduktoren:
    - Carbamazepin,
    - Oxcarbazepin,
    - Phenytoin,
    - Barbiturate,
- Enzyminhibitoren:
- Valproat.

Kombinationstherapie fokaler Epilepsien:

- Carbamazepin + Lamotrigin,
- Valproat + Topiramat,
- Lamotrigin + Neurontin,
- Phenytoin + Tiagabin.

Kombinationstherapie idiopathisch generalisierter Epilepsien:

- Valproat + Lamotrigin,
- Valproat + Ethosuximid,
- Lamotrigin + Ethosuximid,
- Lamotrigin + Valproat + Ethosuximid,
- Lamotrigin + Valproat + Phenobarbital.

31.6.12.6 Therapiemonitouring

- Anfallskalender,
- Anamnese, Untersuchung,
- EEG,
- Labor (Antikonvulsiva-Spiegel),
- MRT.

Serumspiegelbestimmung: Indikation:

- Compliance-Kontrolle,
- Änderung der Begleitmedikation,
- Intoxikation,
- Anpassung der Dosis während der Schwangerschaft,
- Malabsorption,
- rezidivierende Anfälle.

Eine Serumspiegelbestimmung bei folgenden Antikonvulsiva ist nicht relevant:

- Benzodiazepine,
- Vigabatrin,
- Tiagabin,
- Gabapentin,
- Oxcarbazepin.

31.6.12.7 Behandlungsende

- Strukturell-metabolische Epilepsie: 6-12 Monate nach dem letzten Anfall,
- fokale Epilepsien: nach 2-3 Jahren Anfallsfreiheit,
- idiopathisch generalisierte Epilepsie: nach 3-5 Jahren Anfallsfreiheit.

Rezidivrisiko:

- komplex-fokal/ sekundär generalisiert: 60-70%,
- einfach-fokal: 25%.

31.6.12.8 Behandlungsfehler

- Falsche Diagnose,
- die sympthomatische Ursache wird unzureichend behandelt,
- falsches Medikament,
- fehlende Compliance,
- zu niedrige Dosis,
- zu rasche Aufdosierung (Nebenwirkungen steigen an),
- zu viele Einzeldosen.

31.7 Antikonvulsiva

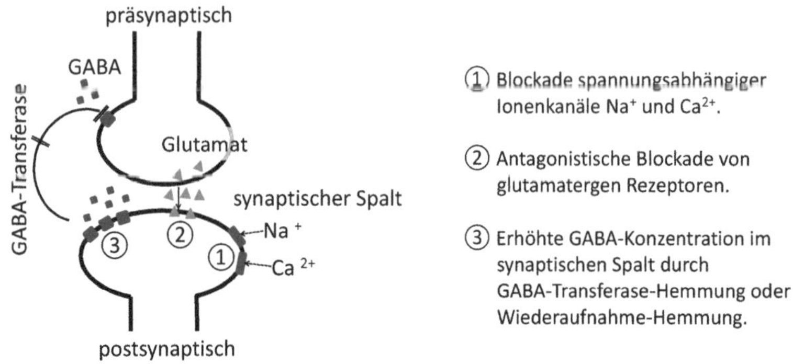

Abbildung 31.2: Wirkung der Antikonvulsiva im Bereich der Synapsen

Einteilung:

1. Hemmung schneller repetitiver Entladungen am spannungsabhängigen Na^+-Kanal:

   - Benzodiazepine,
   - Carbamazepin,
   - Eslicarbazepinacetat,
   - Lacosamid,
   - Lamotrigin,
   - Oxcarbazepin,
   - Phenobarbital,
   - Phenytoin,
   - Rufinamid,
   - Topiramat,
   - Valproinsäure,
   - Zonisamid.

2. GABA-Erhöhung (Inhibitor, GABA-Transfersenkung):

   - Benzodiazepine,
   - Levetiracetam,
   - Phenobarbital,
   - Primidon,
   - Stiripentol,
   - Tiagabin,
   - Topiramat,
   - Valproat,
   - Vigabatrin.

3. Glutamatinhibitoren:

   - Felbamat,
   - Topiramat,
   - Lamotrigin.

4. Carboanhydrasehemmer:

   - Acetazolamid,
   - Sultiam,
   - Topiramat,
   - Zonisamid.

5. Hemmung des thalamischen Ca^{2+}-Kanals:

   - Ethosuximid,
   - Mesuximid,
   - Pregabalin,
   - Zonisamid.

6. AMPA-Rezeptor-Antagonisten:

   - Perampanel.

Orale Resorption:
Langsam bei

- Carbamazepin,
- Phenobarbital,
- Phenytoin.

Bioverfügbarkeit: bei allen über 90%.

Für alle Medikamente gilt, dass sie einschleichend, normalerweise über 1-3 Wochen, aufdosiert werden!

31.7.1 Acetazolamid

Wirkmechanismus: Carboanhydrasehemmer.

Handelsname: Diamox.

Indikation:

- therapieresistente Anfälle fokalen Ursprungs,
- Epilepsiesyndrome durch Ionenkanalerkrankungen.

Dosis: 4 x 250 mg/Tag.

Nebenwirkungen:

- Dyspnoe, Tachypnoe,
- Verwirrtheit,
- Herzrhythmusstörungen,
- Verwirrtheit.

31.7.2 Benzodiazepine

Wirkmechanismus:
Anlagerung an spezifische Benzodiazepinrezeptoren (spezifische Komponente des GABA-A-Rezeptors). Dies führt zu einer verlängerten Öffnung der Chloridkanäle, die mit dem GABA-A-Rezeptor verbunden sind und induzieren eine Hyperpolarisation der Zellmembran. Die GABA-Konzentration im synaptischen Spalt steigt an.

Handelsnamen:

- Valium, Faustan (Diazepam),
- Rivotril (Clonazepam),
- Frisium (Clobazam),
- Tavor, Temesta (Lorazepam),
- Dormicum (Midazolam).

Indikation:

- Status epilepticus,
- Unterbrechung von Anfallsserien,
- Unterbrechung prolongierter Fieberkrämpfe,
- erhöhter Schutz während der Umstellung und/oder Aufdosierung,
- bei streng menstruationsgebundenen Anfällen,
- rascher Wirkverlust (Tachyphylaxie), daher hauptsächliche Anwendung in der Akutbehandlung.

Dosierungen:
Clobazam:

- Erhaltungsdosis Erwachsene: 20-60 mg/Tag,
- Erhaltungsdosis Kinder: 0,3-1,0 mg/kg KG/Tag.

Clonazepam:

- Erhaltungsdosis Erwachsene: 2-6 mg/Tag,
- Erhaltungsdosis Kinder: 0,05-0,1 mg/kg KG/Tag,
- es kann eine Toleranzentwicklung auftreten.

Diazepam:

- Erhaltungsdosis Erwachsene: 0,2-0,5 mg/kg KG i.v. als Einzeldosis, maximal 3,0 mg/kg KG/Tag,
- bei Status epilepticus maximal 0,5-1,0 mg/min i.v.,
- Erhaltungsdosis Kinder: 0,1-0,2 mg/kg KG/Tag i.v.

Nebenwirkungen:
Selten bei hoher Dosis oder bei rascher i.v.-Applikation:

- Atemdepression,
- Toleranzentwicklung,
- Wesensveränderung bei Langzeitanwendung,
- muskuläre Hypotonie.

Kontraindikation:

- Suchtpotential,
- 1. Trimenon,
- Myasthenia gravis,
- Ataxie,
- Engwinkelglaukom,
- Alkohol-, Drogen- oder Medikamentenabhängigkeit (auch in der Vorgeschichte),
- Allergie gegen Benzodiazepine,
- Schlafapnoe-Syndrom.

Interaktionen:
Verstärkung der Sedierung bei Neuroleptika, Morphinen, Alkohol.

Fahrtauglichkeit:
nach Einnahme von Benzodiazepinen besteht eine Fahruntauglichkeit.

Verabreichungsform und Besonderheiten einzelner Benzodiazepine:

- **Diazepam** (Valium, Faustan) wird zumeist als Rektiole oder i.v. eingesetzt (relativ lange Halbwertszeit von 24 bis 48 Stunden). Aufgrund der hohen Lipidlöslichkeit und der guten Passage der Blut-Hirn-Schranke hat es einen raschen Wirkungseintritt, wegen der schnellen Umverteilung aus dem Gehirn aber auch nur eine kurze Wirkdauer (i.v.-Bolus: 10 bis 20 Minuten). Auch seine Abbauprodukte sind pharmakologisch aktiv (Halbwertszeit von 50 bis 80 Stunden). Der Abbau von Diazepam ist altersabhängig. Die Halbwertszeit beträgt bei Erwachsenen mittleren Alters etwa 30 Stunden, während sie bei 60- bis 90-Jährigen um die 81 Stunden liegt.

- **Clonazepam** (Rivotril) kann i.v. oder i.m. eingesetzt werden. Es kann schon nach kurzer Anwendung zu einer psychischen und körperlichen Abhängigkeit kommen!

- **Clobazam** (Frisium) unterliegt dem deutschen Betäubungsmittelgesetz. Ausgenommen sind Zubereitungen, die pro abgeteilter Form (Tablette, Zäpfchen, Ampulle) nicht mehr als 20 mg des Wirkstoffes und keine weiteren Betäubungsmittel enthalten. Als Antikonvulsivum ist es in Deutschland nur als Zusatzbehandlung zu einer Standardbehandlung von Patienten mit Epilepsie zugelassen, bei denen ansonsten keine Anfallsfreiheit erreicht werden kann.

- **Lorazepam** (Tavor, Temesta) findet in der Intensiv- und Notfallmedizin Anwendung bei der Durchbrechung eines lang andauernden, lebensgefährlichen epileptischen Anfalles (Status epilepticus) sowie zur Prophylaxe epileptischer Anfälle.
  Darreichungsformen: oral, sublingual, intravenös, intramuskulär. Es wird schnell und fast vollständig aufgenommen. Die durchschnittlichen Resorptionshalbwertszeiten liegen zwischen 11 und 40 Minuten bei oraler bzw. 12 und 40 Minuten nach intramuskulärer Gabe. Nach intravenösen Injektionen tritt die Wirkung bereits nach ein bis zwei Minuten ein. Die sublinguale Applikationsform wird überwiegend nicht über die Mundschleimhaut resorbiert, sondern mit dem Speichel gastrointestinal. Ein möglicher schnellerer Wirkungseintritt ist umstritten und nicht eindeutig belegt. Die Wirkungsdauer liegt bei fünf bis neun Stunden. Die Halbwertszeit beträgt 11-18 Stunden.

- **Midazolam** (Dormicum) wird zur Durchbrechung von epileptischen Anfällen eingesetzt (holenzephal deprimierende Wirkung). Es kann intravenös, intramuskulär und oral verabreicht werden. Es hat eine sehr kurze Halbwertszeit.

31.7.3 Kaliumbromid

Wirkmechanismus:

- Stärkung der GABAergen Inhibition,
- Eigenschaften beruhen möglicherweise auf der Stabilisierung der Nervenzellmembranen und werden vom Bromid vermittelt.

Handelsname: Dibro-Be mono.

Indikation: Mittel der 2. Wahl bei generalisierten tonisch-klonischen Anfällen bei Grand-mal-Epilepsie und schweren myoklonischen Syndromen im Kindesalter.

Dosierung:

- 2-4 x 850 mg,
- Beachte: enge therapeutische Breite!

Nebenwirkungen:

- Allergie,
- Konzentrationsstörungen,
- Appetitlosigkeit, Verdauungsstörungen,
- Müdigkeit, Sedierung,
- motorische Störungen,
- Akne,
- Steigerung der Drüsensekretion: Verschleimung, Schnupfen, Bronchitis, Sinusitis,
- bei einer Überdosierung ist eine Vergiftung möglich!

31.7.4 Carbamazepin

Wirkmechanismus:

- Hemmung von Na^+ und Ca^{2+}-Kanälen (der Wirkmechanismus ist noch nicht vollständig geklärt),
- gehört zur Klasse der Dibenzazepine.

Handelsnamen:

- Carbium,
- Neurotop,
- Tegretal,
- Timonil.

Indikation: Anfälle fokalen Ursprungs.

Dosierung:

- Start 2 x 200 mg retard/Tag,
- Erhaltungsdosis 400-2.000 mg/Tag,
- Carbamazepin sollte anfangs langsam in der Dosis gesteigert werden (einschleichend), da vor allem bei Therapiebeginn Nebenwirkungen auftreten können,
- Erhaltungsdosis für Kinder: 15-20 mg/kg KG/Tag.

Nebenwirkungen:

- Allergie,
- Müdigkeit,
- Depression, Psychose,
- Hyponatriämie,
- Sehstörungen, Nystagmus,
- Ataxie,
- Schwindel,
- Leukozytopenie, Agranulozytose, Thrombozytopenie,
- Herzrhythmusstörungen,
- Teratogenität.

Kontraindikation:

- Absencen,
- Überempfindlichkeit gegen trizyklische Antidepressiva,
- Knochenmarkschädigung,
- AV-Block,
- Myoklonien.

Interaktionen:
Durch die Aktivierung von Cytochrom-P450-Isoenzymen in der Leber beschleunigt Carbamazepin neben seinem eigenen auch den Abbau von anderen Medikamenten, etwa von Phenprocoumon, der Antibabypille, von einigen Antidepressiva und von Neuroleptika, von Cyclosporin, von Astemizol, von Valproinsäure u.v.m.

Fahrtauglichkeit:
Die Fähigkeit des Patienten, schnell zu reagieren, kann durch Schwindelgefühle oder Schläfrigkeit beeinträchtigt werden, insbesondere zu Beginn der Therapie oder im Zusammenhang mit einer Dosisanpassungen.

Zu beachten:

- Blutbild (Leukozyten, Thrombozyten) regelmäßig kontrollieren,
- orale Kontrazeptiva werden unzuverlässig.

31.7.4.1 Eslicarbazepinacetat

Chemisch handelt es sich um einen Abkömmling des Carbamazepins.

Wirkmechanismus:

- Hemmung spannungsabhängiger Natriumkanäle, somit Verhinderung der Freisetzung natriumkanalabhängiger Neurotransmitter,
- Stabilisierung der inaktiven Form der Natriumkanäle und Unterdrückung repetitiver Erregungen.

Handelsname: Zebinix.

Indikation:
Nur als Kombination in der Dauertherapie bei Epilepsien mit fokalen und sekundär generalisierten Anfällen bei Erwachsenen zugelassen.

Dosierung:

- initial: 400 mg 1 x/Tag über 1 oder 2 Wochen,
- Erhaltungs-Dosis: 800 mg 1 x/Tag,
- die Dosis kann auf 1.200 mg 1 x/Tag erhöht werden,
- Anpassung bei Nierenfunktionsstörungen.

Nebenwirkungen:

- Schwindel,
- Schläfrigkeit,
- Herzrhythmusstörungen,
- Kopfschmerzen,
- Koordinations- und Aufmerksamkeitsstörungen,
- Hautausschlag,
- Tremor,
- Übelkeit, Erbrechen, Durchfall,
- Hyponatriämie bei weniger als 1% der Anwender (gegenüber 23%-73% bei Oxcarbazepin).

Kontraindikationen:

- Allergien auf einen der Inhaltsstoffe,
- AV-Block II° und III°.

Interaktionen:
Die Wirkung von hormonellen Kontrazeptiva kann verringert werden. Es müssen zusätzliche nicht hormonelle Verhütungsmethoden empfohlen werden.

Fahrtauglichkeit:
Vor allem zu Beginn der Behandlung kann es zu Schwindel und Schläfrigkeit kommen. Das Sehvermögen kann beeinflusst werden.

31.7.4.2 Oxcarbazepin

Wirkmechanismus:

- Abkömmling des Carbamazepins,
- Hemmung der Na^{2+}-Kanäle.

Handelsnamen:

- Trileptal,
- Apydan Extent,
- Timox.

Indikation:

- Epilepsien mit fokalen und sekundär generalisierten Anfällen bei Erwachsenen und Kindern ab 6 Jahren,
- als Mono- oder als Kombinationstherapie.

Dosierung:

- initial: 2 x 300 mg,
- Erhaltungsdosis Erwachsener: 600-1.200 mg/Tag,
- Erhaltungsdosis Kinder: 30-40 mg/kg KG/Tag,
- Maximaldosis: bis 2.400 mg/Tag.

Nebenwirkungen:

- Allergien,
- Hyponatriämien,
- Schwindel, Benommenheit,
- Schläfrigkeit, Schwächegefühl,
- Kopfschmerzen,
- Übelkeit, Erbrechen,
- Doppeltsehen.

Kontraindikation:

- Allergien,
- Na $<$ 125 mmol/l,
- Schwangerschaft, Stillzeit.

Interaktionen:

- Enzyminduktion von Cytochrom-P450,
- hormonelle Kontrazeptiva können ihre Wirkung verlieren.

Fahrtauglichkeit:
Die Fahrtüchtigkeit und die Fähigkeit zum Führen von Maschinen kann eingeschränkt werden.

Zu beachten: orale Kontrazeptiva werden unzuverlässig.

31.7.5 Ethosuximid

Wirkmechanismus:

- Verbessert die GABAerge inhibitorische synaptische Transmission durch Hemmung des intraiktalen Calziumeinstroms,
- chemische Struktur ähnelt der des Phenytoins.

Handelsnamen:

- Petnidan,
- Suxilep,
- Suxinutin.

Indikation:

- Generalisierte Absencen insbesondere des Kindesalters,
- als Ergänzung bei Absencen, wenn unter Valproat oder Lamotrigen Monotherapie Absencen persistieren,
- in Kombination mit Valproinsäure hat Ethosuximid eine superadditive Wirkung zu Valproinsäure.

Dosierung:

- initial: 250 mg,
- Erhaltungsdosis Erwachsene: 2.000 mg/Tag,
- Erhaltungsdosis Kinder: 20-30 mg/kg KG/Tag (HWZ bei Kindern 16-58 Stunden).

Nebenwirkungen:

- Übelkeit, Erbrechen,
- Abdominalschmerzen,
- Singultus,
- Müdigkeit,
- Kopfschmerzen,
- Depression,
- Bewegungsstörungen,
- Psychosen,
- Hautausschläge bis hin zum Stevens-Johnson-Syndrom,
- Blutbildveränderungen.

Kontraindikationen:
Überempfindlichkeit gegenüber dem Wirkstoff.

Interaktionen:
Die gleichzeitige Einnahme von Arzneistoffen, die mit dem Cytochrom P450-System interagieren ist kontraindiziert, da dadurch die Wirkung sowie Nebenwirkungen von Ethosuximid beeinflusst werden.

31.7.6 Felbamat

Wirkmechanismus:

- Der genaue Wirkmechanismus ist bisher nicht bekannt,
- antagonistisch an Rezeptoren exzitatorischer Aminosäuren: es blockiert vermutlich die Glycin-Bindungsstelle des NMDA-Rezeptors und verstärkt zusätzlich (schwach) die GABAerge Erregungsübertragung,
- Verstärkung der GABAergen Inhibitoren, Reduktion der glutamatergen Exzitation

Handelsname: Taloxa.

Indikation:

- Lennox-Gastaut-Syndrom ab dem 4. Lebensjahr,
- bei therapieresistenten fokal und sekundär generalisierten Anfällen,
- beim therapieresistenten West-Syndrom.

Dosis:

- Startdosis: Erwachsene: 600 mg, Kinder: 7,5 mg/kg KG/Tag,
- Erhaltungsdosis Erwachsene: 3.600 mg,
- Erhaltungsdosis Kinder: bis 45 mg/kg KG/Tag.

Nebenwirkungen:

- Kopfschmerzen,
- Übelkeit, Erbrechen,
- Anorexie,
- Schlafstörungen,
- Appetitmangel, Gewichtsverlust,
- Verschwommensehen, Gleichgewichtsstörungen,
- aplastische Anämie (mit 30% tödlichen Verläufen, bei Kindern unter 13 Jahren wurde dies bisher noch nicht beobachtet).
- akutes Leberversagen (mit 70% tödlichen Verläufen).

Kontraindikation:

- bekannte hämatologische, hepatische Erkrankungen,
- Überempfindlichkeit gegenüber dem Wirkstoff.

Interaktionen:
erhöht die Konzentration von Phenytoin, Carbamazepin, Valproat.

Zu beachten:

- Blutbild-Kontrollen,
- Leberwert-Kontrollen.

31.7.7 Gabapentin

Wirkmechanismus:

- der Wirkmechanismus ist noch nicht vollständig geklärt,
- Verstärkung der GABAergen Inhibitoren,
- eine Hemmung der glutamatergen Erregungsübertragung sowie die Blockade zentraler L-Typ-Calcium-Kanäle wird diskutiert.

Handelsnamen:

- Gabax,
- Neurontin.

Indikation:

- keine Wirkung bei idiopathisch generalisierten Epilepsien,
- Monotherapie von einfachen und komplexen partiellen Anfällen mit und ohne sekundärer Generalisierung,
- Zusatztherapie partieller Anfälle mit und ohne sekundärer Generalisierung.

Dosierung:

- initial:
    - 1. Tag: 300 mg 1-0-0,
    - 2. Tag: 300 mg 1-0-1,
    - 3. Tag: 300 mg 1-1-1,
- alternativ (je nach Verträglichkeit):
    - 1. Tag: 300 mg 1-1-1,
    - alle 2-3 Tage um 300 mg täglich erhöhen,
- Erhaltungsdosis Erwachsene: 2.400 mg,
- Erhaltungsdosis Kinder: 30-40 mg/kg KG/Tag.

Nebenwirkungen:

- Müdigkeit,
- Schwindel,
- Somnolenz,
- Kopfschmerzen,
- Übelkeit, Erbrechen,
- Gewichtszunahme, gesteigerter Appetit,
- Appetitlosigkeit, Anorexie,
- Nervosität, Schlaflosigkeit,
- Ataxie, Augenzittern,
- Parästhesien,
- Mittelohrentzündung, Virus- und Atemwegsinfektionen,

- Leuko- und Thrombozytopenie,
- psychische Auffälligkeiten wie Angst, Depressionen, Halluzinationen, Denkstörungen, Feindseligkeit, Amnesie, Verwirrtheit.

Kontraindikation:

- Überempfindlichkeit gegenüber dem Wirkstoff,
- Schwangerschaft,
- Stillzeit.

Interaktionen:
Die Resorption von Gabapentin kann durch gleichzeitige Einnahme von calcium- oder magnesiumhaltigen Antazida beeinflusst werden. Morphin und Alkohol können die Wirkungen und Nebenwirkungen von Gabapentin verstärken.

Fahrtauglichkeit:
Da Gabapentin die Tagesmüdigkeit erhöht, wird die Fahrtauglichkeit eingeschränkt.

31.7.8 Lacosamid

Wirkmechanismus:

- Nicht vollständig geklärt.
- Hemmung spannungsabhängiger Natriumkanäle, dadurch wird deren inaktiver Zustand stabilisiert, so dass es hier nicht zu überschüssigen Aktionspotentialen kommen kann.
- Beeinflussung von collapsin response mediator protein-2 (CRMP-2). Dieses Protein kommt vornehmlich im Zentralnervensystem vor und ist für die Differenzierung von Nervenzellen sowie für das Aussprossen von Nervenleitungen von Bedeutung.

Handelsname: Vimpat.

Indikation:
Zusatzbehandlung bei fokalen epileptischen Anfällen mit oder ohne sekundärer Generalisierung (ab dem 16. Lebensjahr).

Dosierung:

- initial: 50 mg 1-0-1,
- 2. Woche: 100 mg 1-0-1 (Erhaltungsdosis),
- die Erhaltungsdosis kann wöchentlich um 50 mg 1-0-1 gesteigert werden (empfohlenen Tageshöchstdosis 400 mg (200 mg 1-0-1),
- alternativ: einzelne Aufsättigungsdosis von 200 mg, nach 12 Stunden 100 mg 1-0-1 als Erhaltungsdosis (Aufsättigungsdosis unter medizinischer Überwachung),
- falls das Medikament abgesetzt werden sollte, sollte es ausgeschlichen werden (Verringerung der Tagesdosis um 200 mg/Woche).

Nebenwirkungen:

- Müdigkeit, Somnolenz, Kopfschmerzen, Konzentrationsstörungen,
- Akkommodationsstörungen,
- Übelkeit, Erbrechen, Obstipation,
- allergische Hauteffloreszenzen.

Kontraindikationen:

- Überempfindlichkeit gegenüber dem Wirkstoff,
- Herzrhythmusstörung, AV-Block II° oder III°,
- Schwangerschaft, Stillzeit.

31.7.9 Lamotrigin

Wirkmechanismus:

- Hemmung der Natrium- und Kalziumkanäle und Reduktion der exzitatorischen, glutamatergen synaptischen Übertragung sowie von Aspartat,
- die Hemmung neuronaler $\alpha 4\beta 2$-nACh-Rezeptoren könnte zur antiepileptischen Wirkung beitragen.

Handelsnamen:

- Lamictal,
- Lamapol,
- Gerolamic,
- Bipolam,
- Elmendos.

Indikation:

Mittel der 1. Wahl bei Schwangeren!

- Breitspektrum-Antikonvulsivum,
- Erwachsene und Jugendliche ab 13 Jahren:
  - Zusatz- oder Monotherapie partieller und generalisierter Anfälle einschließlich tonisch-klonischer Anfälle.
  - Anfälle in Zusammenhang mit dem Lennox-Gastaut-Syndrom. Lamotrigin wird als Zusatztherapie gegeben, kann aber auch als initiales Antiepileptikum angewendet werden, um damit die Behandlung des Lennox-Gastaut-Syndroms zu beginnen.
- Kinder und Jugendliche zwischen 2-12 Jahren:
  - Zusatztherapie bei partiellen und generalisierten Anfällen einschließlich tonisch-klonischer Anfälle sowie bei Anfällen in Zusammenhang mit dem Lennox-Gastaut-Syndrom,
  - Monotherapie typischer Absencen.

Dosierung:

- initial: 2 x 25 mg,
- Erhaltungsdosis Erwachsene: 100-300 mg/Tag,
- Erhaltungsdosis Kinder: 2-5 mg/kg KG/Tag.

Nebenwirkungen:

- in der Regel gut verträglich,
- Doppelbilder, Schwindelgefühl, Kopfschmerzen,
- Übelkeit,
- Ataxie, Tremor,
- Lyell-Syndrom,
- Agranulozytose,
- Schlafstörungen,
- Verhaltensstörungen.

Kontraindikation: Überempfindlichkeit.

Interaktionen:

- Bei einer Carbamazepintherapie wird Lamotrigin schneller abgebaut, da Carbamazepin ein Enzyminduktor ist. Es muss daher mehr Substanz genommen werden.
- Ebenso verhält es sich bei Medikamenten mit den Wirkstoffen Phenytoin, Phenobarbital und Primidon.
- Bei einer Valproinsäuretherapie (Inhibitor) wird Lamotrigin langsamer abgebaut. Um Nebenwirkungen zu vermeiden, muss Lamotrigin in Kombination mit Valproinsäure viel langsamer aufdosiert werden. In Kombination mit Valproat halbe Dosierung.
- Die Lamotriginkonzentration im Plasma wird durch die Einnahme der Antibabypille gestört. Die Einnahme der Pille reduziert den Lamotrigin-Spiegel um bis zu 50%.

31.7.10 Mesuximid

Wirkmechanismus: Bindung und Inhibition von Calciumkanälen.

Handelsname: Petinutin.

Indikationen:

- Mittel der 2. Wahl bei therapieresistenter Epilepsie,
- psychomotorische Anfälle,
- Absencen,
- Epilepsien mit komplex-fokalen Anfällen,
- Lennox-Gastaut-Syndrom (als zusätzliches Medikament).

Dosierung:

- einschleichend dosieren,
- Erhaltungsdosis Erwachsene: 600-1.200 mg/Tag,
- Erhaltungsdosis Kinder: 10-15 mg/kg KG/Tag.

Nebenwirkungen:

- Appetitmangel, Übelkeit, Erbrechen, Schluckauf, Bauchschmerzen,
- Müdigkeit, Schlafstörungen,
- Kopfschmerzen, Konzentrationsstörungen,
- Lichtscheu,
- Verwirrung,
- Gleichgewichtsstörungen,
- Schwindel,
- allergische Hautreaktionen,
- Verhaltensänderungen,
- Ataxie,
- Leukozytopenie.

Kontraindikationen:

- Überempfindlichkeit,
- hepatische Porphyrie,
- hämatologische Erkrankungen,
- Schwangerschaft, Stillzeit.

Interaktionen:
Wechselwirkungen wurden mit Phenytoin, Primidon, Phenobarbital, Felbamat, Valproinsäure, Lamotrigin, Ciclosporin, Alkohol und Schlafmitteln beschrieben.

Zu beachten: aktive Metaboliten mit einer Halbwertszeit von 25-50 Stunden.

31.7.11 Perampanel

- Nicht kompetitiver, nicht selektiver AMPA-Rezeptor-Antagonisten,
- es ist ein Substrat von CYP3A,
- Anfallsreduktion um 50%.

Handelsname: Fycompa.

Indikation:

- Zusatzbehandlung fokaler Anfälle mit oder ohne sekundäre Generalisierung bei Epilepsie,
- eine Kombination mit folgenden Medikamenten ist möglich:
    - Valproat, Lamictal, Levetiracetam.

Nebenwirkungen:

- Schwindel, Schläfrigkeit,
- neuropsychiatrische Störungen wie Aggressivität, Wut, Angst und Verwirrtheit.

Kontraindikationen: Überempfindlichkeit.

Arzneimittelinteraktionen:

- Perampanel wird von CYP3A metabolisiert und es sind entsprechende Arzneimittel-Wechselwirkungen möglich.
- Weitere Interaktionen wurden mit gestagenhaltigen Kontrazeptiva, einigen Antiepileptika und Alkohol beschrieben.

31.7.12 Phenobarbital

Wirkmechanismus: verstärkt die GABAerge Inhibition durch Anlagerung an den GABA-A-Rezeptor-Chloridkanal-Komplex.

Handelsnamen:

- Luminal,
- Lepinal,

Indikation:

- Anfälle fokalen Ursprungs,
- idiopathisch generalisierte Epilepsien,
- Grand mal-Anfall,
- Impulsiv Petit mal-Anfall,
- Grand mal-Schutz bei Petit mal-Anfällen im Kindesalter,
- Status epilepticus (Injektionslösung).

Dosierung:

- initial: 2 x 25 mg,
- Erhaltungsdosis Erwachsene: 100-300 mg/Tag,
- Erhaltungsdosis Kinder: 3-4 mg/kg KG/Tag.

Nebenwirkungen:

- Müdigkeit,
- Verlangsamung,
- Depressionen,
- Obstipation,
- allergische Reaktion,
- Abhängigkeit.

Kontraindikationen:

- akute hepatische Porphyrie,
- schwere Herz-, Leber-, Nierenschädigung,
- Überempfindlichkeit gegen Phenobarbital oder andere Barbiturate,
- akute Alkohol-, Schlafmittel- und Schmerzmittelvergiftung,
- Vergiftung durch Anregungsmittel oder dämpfende Psychopharmaka,
- Abhängigkeitserkrankungen in der Vorgeschichte,
- Atemwegserkrankungen,
- Vorgeschichte einer affektiven Störung, auch bei direkten Angehörigen,
- Bewusstseinsstörung.

Interaktionen:

- Wirkungsverstärkung von Psychopharmaka, Schmerz- und Schlafmittel, Mittel gegen Allergien, Alkohol,
- Enzyminduktion in der Leber führt zu verstärktem Abbau von:
    - Schilddrüsenhormonen,
    - Doxycyclin,
    - Chloramphenicol,
    - orale Kontrazeptiva,
    - orale Medikamente zur Hemmung der Blutgerinnung,
    - Kortikoide,
    - Lamotrigin,
    - Azolantimykotika,
    - Griseofulvin.
- Bei gleichzeitiger Behandlung mit Felbamat und Phenobarbital kann die Blutkonzentration von Phenobarbital erhöht und die von Felbamat erniedrigt werden.

Zu beachten:

- in Kombination mit Valproat Blutspiegel überprüfen,
- orale Kontrazeptiva werden unzuverlässig.

31.7.12.1 Primidon

Wirkmechanismus:

- Primidon wird teilweise zu Phenobarbital metabolisiert (Prodrug),
- Verstärkung der GABAergen Hemmung an der Barbiturat-Bindungsstelle des GABA-A-Rezeptors.

Handelsnamen:

- Mylepsinum,
- Mysoline,
- Liskantin,
- Resimatil.

Indikation:

- Reservemedikament für sonst therapieresistente herdförmige und generalisierte tonisch-klonische Anfälle,
- Reservemedikament bei myoklonischen Anfällen.

Dosierung:

- initial: 250 mg 1 x/Tag,
- Erhaltungsdosis Erwachsene: 750-1.500 mg/Tag,
- Erhaltungsdosis Kinder: 10-20 mg/kg KG/Tag.

Nebenwirkungen:

- Müdigkeit, Verlangsamung, Konzentrationsstörungen,
- Schwindel, Verschwommensehen, Gleichgewichtsstörungen,
- Depression, Verhaltensstörungen,
- allergische Hautausschläge,
- kognitive Beeinträchtigung,
- Störungen des Calcium-Stoffwechsels mit Knochenerweichung,
- Veränderungen der Blutbildung.

Interaktionen: enzyminduzierende Wechselwirkungen mit anderen Medikamenten.

Zu beachten: orale Kontrazeptiva werden unzuverlässig.

31.7.13 Phenytoin

Wirkmechanismus: Na^{2+}-Hemmung.

Handelsnamen:

- Zentropil,
- Phenhydan,
- Epanutin.

Indikation:

- Anfälle fokalen Ursprungs,
- Status epilepticus.

Kontraindikation:

- Überempfindlichkeit,
- Kleinhirnatrophie,
- Leukopenie,
- AV-Block II°-III°.

Dosierung:

- 200-350 mg/Tag,
- Erhaltungsdosis Erwachsene: 300-400 mg/Tag,
- Erhaltungsdosis Kinder: 4-8 mg/kg KG/Tag.

Interaktionen: Enzyminduktion.

Nebenwirkungen:

- Virilisierung,
- allergisches Exanthem,
- Gingivahyperplasie,
- Schwindel,
- Ataxie, Tremor,
- Nystagmus,
- Kleinhirnatrophie,
- Herzrhythmusstörungen,
- Abnahme der Knochendichte,
- Vitamin D-Anstieg.

Zu beachten:

- die Halbwertzeit nimmt mit steigender Dosis zu,
- orale Kontrazeptiva werden unzuverlässig.

31.7.14 Piracetam

Wirkmechanismus: der Wirkmechanismus ist unklar.

Handelsname: Nootrop.

Indikation: therapieresistente generalisierte Myoklonien.

Dosis: 10-30 g/Tag.

Nebenwirkungen: Nervosität, Aggressivität, Schlafstörungen, Depression, Hyperkinesie, Somnolenz.

31.7.14.1 Levetiracetam

Wirkmechanismus:

- Ethyl-Derivat des Nootropikums Piracetam,
- Bindung an das Vesikelprotein SV2A, was eine erhöhte Freisetzung von GABA aus dem präsynaptischen Vesikel zur Folge hat,
- GABA bindet postsynaptisch an den GABA-Rezeptor und sorgt damit für einen inhibierenden Chloridioneneinstrom.

Handelsnamen:

- Keppra,
- Levebon,
- Levetiracetam Winthrop.

Indikation:

- als Monotherapie:
  - bei fokalen Anfällen mit oder ohne sekundäre Generalisierung ab 16 Jahren, bei denen erstmals eine Epilepsie festgestellt wurde,
  - progressive Myoklonus Epilepsie (off label),
- als Zusatzmedikation:
  - bei partiellen Anfällen mit oder ohne sekundäre Generalisierung bei Erwachsenen, Kindern und Säuglingen ab dem 1. Monat,
  - bei der juvenilen myoklonischen Epilepsie (Janz-Syndrom) ab 12 Jahren,
  - bei primär generalisierten tonisch-klonischen Anfällen bei Erwachsenen und Kindern über 12 Jahren im Rahmen einer idiopathisch generalisierten Epilepsie.

Dosierung:

- 2 x täglich einnehmen,
- initial: 250 mg 1-0-1,
- nach 2 Wochen: 500 mg 1-0-1,
- alle 2 Wochen um 250 mg 1-0-1 steigern,
- Erhaltungsdosis Erwachsene und Jugendlichen ab 16 Jahre: 1.000-3.000 mg/Tag 1.500 mg 1-0-1.

Säuglingen ab dem 6. Monat, Kinder und Jugendliche (bis 17 Jahre) unter 50 kg Körpergewicht:

- 20 bis 60 mg/kg KG/Tag, verteilt auf 2 Einzelgaben,
- initial: 10 mg/kg KG/Tag verteilt auf 2 Einzelgaben,
- die Dosiserhöhungen bzw. -reduzierungen sollten 10 mg/kg KG 1-0-1 alle zwei Wochen nicht überschreiten,
- die niedrigste wirksame Dosis sollte angewendet werden,
- die Dosis für Kinder ab einem Gewicht von 50 kg ist dieselbe wie für Erwachsene,
- maximale Dosis: 30 mg/kg KG/Tag verteilt auf 2 Einzelgaben.

Säuglinge zwischen dem 1.-6. Monat:

- initial: 7 mg/kg KG 1-0-1,
- maximale Dosis: 21 mg/kg KG 1-0-1,
- die Dosiserhöhungen bzw. -reduzierungen sollten 2-mal täglich 7 mg/kg alle zwei Wochen nicht überschreiten,
- es sollte die niedrigste wirksame Dosis verwendet werden.

Nebenwirkungen:

- Asthenie,
- Schwindel,
- Somnolenz, Benommenheit,
- Agitation,
- Abdominalschmerzen, Erbrechen, Diarrhoe, Dyspepsie,
- Gewichtsverlust, Anorexie, Gewichtszunahme,
- Ataxie, Tremor,
- Depression,
- Diplopie,
- Ekzem,
- emotionale Labilität, Stimmungsschwankungen, Feindseligkeit, Aggression, Nervosität, Reizbarkeit,
- Persönlichkeitsstörung,
- Exanthem, Juckreiz,
- Insomnie,
- Konvulsion,

- Kopfschmerzen,
- Myalgie,
- nauseale Amnesie,
- Thrombozytopenie,
- vermehrter Husten.

Kontraindikationen:

- Schwangerschaft,
- Stillzeit.

Fahrtauglichkeit:
die Fahrtauglichkeit und das Bedienen von Werkzeugen oder Maschinen ist beeinträchtigt.

Zu beachten:
durch langsame Dosisreduktion ausschleichen (sonst kann es zu epileptischen Anfällen kommen).

31.7.15 Pregabalin

Wirkmechanismus:

- Bindung an eine Untereinheit von spannungsabhängigen Calcium-Kanälen vom P/Q Typ,
- Rückgang von Calciumeinstrom in die Nervenendigung, so dass eine gesteigerte Freisetzung der Neurotransmitter Glutaminsäure, Noradrenalin und Substanz P normalisiert wird.

Handelsname: Lyrica.

Indikationen:
Zusatztherapie bei partiellen epileptischen Anfällen mit oder ohne sekundäre Generalisierung bei Erwachsenen.

Dosierung:

- Einnahme auf 2-3 Einzeldosen täglich,
- initial: 150 mg/Tag,
- nach 1 Woche: 300 mg/Tag,
- Maximaldosis: 600 mg/Tag (ab der 2. Woche möglich).

Nebenwirkungen:

- Schwindel,
- Kopfschmerzen,
- Müdigkeit, Benommenheit, nachlassende Aufmerksamkeit, Trunkenheitsgefühl,
- Schlaflosigkeit, Albträume,
- Halluzinationen, Panikattacken, Ruhelosigkeit, Agitiertheit, Depression, Aggression,
- Euphorie, Verwirrung, Reizbarkeit, Desorientierung,
- Depersonalisation,
- Sehstörungen (Verschwommensehen, Diplopie), Veränderungen der Sicht (Tiefenwahrnehmung, Lichtblitze, optische Helligkeit), Nystagmus,
- Wortfindungsstörungen, Amnesie, Dysarthrie,
- Gleichgewichtsstörungen,
- Erektionsstörungen, verminderte oder gesteigerte Libido, Impotenz,
- Ödeme, Angioödem, Lungenödem,
- Erbrechen, Übelkeit, Obstipation, Flatulenz,
- Gewichtszunahme, gesteigerter Appetit,
- Anorexie, verminderter Appetit,
- Muskelzucken, Muskelkrämpfe, Muskelschäden, Tremor,
- Kraftlosigkeit mit Stürzen,
- Reflexminderung, Hypästhesien, brennende Gefühlsstörungen, Schreibstörungen,
- Hyperglykämie, Hypoglykämie,
- Nierenversagen,
- Brustschmerzen, Herzmuskelschwäche (Herzinsuffizienz),
- Herzrhythmusstörungen (Tachykardie, AV-Block I°, Arrhythmien, QT-Zeitverlängerung),
- Bewusstlosigkeit (Synkopen),
- Überempfindlichkeits- und allergische Reaktionen,
- Neutropenie,
- Pharyngitis, Dyspnoe, Atemwegsinfektionen,
- Aszites, Pankreatitis, Dysphagie,
- verminderte Reaktions- und Verkehrstüchtigkeit,
- Absetzsymptomatik, Auftreten von Epilepsien bei plötzlichem Absetzen.

Kontraindikationen:

- Schwangerschaft und Stillzeit,
- stark eingeschränkte Nierenfunktion,
- Anwendung bei Kindern.

Interaktionen:

- Nebenwirkungen anderer Arzneimittel können verstärkt werden (bis hin zu respiratorischer Insuffizienz und Koma),
- Benommenheit, Schläfrigkeit und Unkonzentriertheit können verstärkt werden in Kombination mit: Oxycodon, Lorazepam, Alkohol.

Fahrtauglichkeit:
Eingeschränkte Fahrtauglichkeit und eingeschränktes Bedienen von Maschinen durch die verursachte Müdigkeit, Benommenheit und Unkonzentriertheit.

Zu beachten:

- kein plötzliches Absetzen, da es sonst zu einer Häufung epileptischer Anfälle kommen kann (Ausschleichen über mindestens 1 Woche),
- Benommenheit und Schläfrigkeit können vor allem bei älteren Patienten zu Stürzen führen,
- nach längerer Einnahme kann es eventuell zu schweren Entzugssymptomen kommen,
- es bestehen Hinweise auf ein Abhängigkeitspotenzial,
- kann zusammen mit oralen Kontrazeptiva angewendet werden.

31.7.16 Rufinamid

Wirkmechanismus:

- spasmolytisch wirkendes Medikament,
- der genaue Wirkmechanismus ist nicht geklärt,
- vermutlich Hemmung spannungsabhängiger Natriumkanäle.

Handelsname: Inovelon.

Indikation: Lennox-Gastaut-Syndrom (Zulassung nur zur Zusatztherapie ab dem vierten Lebensjahr).

Dosierung:

- die übliche Anfangsdosis bei Kindern mit einem Körpergewicht unter 30 kg ist 200 mg täglich, eingenommen in zwei Dosen,
- sie kann alle zwei Tage um 200 mg bis zu einer täglichen Gesamtdosis von maximal 1.000 mg gesteigert werden,
- die übliche Anfangsdosis bei Erwachsenen und Kindern mit einem Körpergewicht von 30 kg oder darüber ist 400 mg (200-0-200-0), die maximale Erhaltungsdosis ist abhängig vom Körpergewicht: 30-50 kg: 1.800 mg/Tag, 50-70 kg: 2.400 mg/Tag, mehr als 70 kg: 3.200 mg/Tag.

Nebenwirkungen:

- Kopfschmerzen,
- Schwindel,
- Müdigkeit,
- Übelkeit, Erbrechen,
- Infekte der oberen und unteren Atemwege,
- Appetitlosigkeit, Essstörungen, Gewichtsverlust,

- Angst,
- Schlaflosigkeit,
- Doppelbilder, Verschwommensehen,
- Nasenbluten,
- Bauchschmerzen, Verstopfung, Durchfall,
- Ausschlag, Akne,
- Rückenschmerzen,
- Gangstörungen,
- Oligomenorrhoe,
- Status epilepticus.

Kontraindikation:

- schwere Leberfunktionsstörung,
- Inovelon enthält Laktose, daher sollten Patienten mit der seltenen hereditären Galaktose-Intoleranz, Laktasemangel oder Glukose-Galaktose Malabsorption dieses Arzneimittel nicht einnehmen.

Interaktionen:
Mit anderen Antiepileptika:

- Rufinamid selbst beeinflusst Phenytoin, indem es die Ausscheidung vermindert und die Konzentration im Blut entsprechend erhöht, so dass bei gleichzeitiger Anwendung gegebenenfalls eine Dosisreduktion für Phenytoin nötig ist,
- eine gleichzeitige Gabe von Valproinsäure bewirkt eine deutliche Erhöhung der Rufinamid-Konzentration, so dass eine Dosisreduktion erforderlich sein kann,
- Carbamazepin, Phenobarbital, Phenytoin und Vigabatrin verringern die Konzentration von Rufinamid.

Mit sonstigen Wirkstoffen:

- Die gleichzeitige Gabe von empfängnisverhütenden Mitteln und Rufinamid führte zu einem Absinken des verfügbaren Östrogens um 22% und des verfügbaren Gestagens um 14%. Aus diesem Grund wird allen Frauen, die empfängnisverhütende Mittel bei gleichzeitiger Therapie mit Rufinamid einnehmen geraten, noch eine zusätzliche empfängnisverhütende Methode anzuwenden.
- Diese Wechselwirkung kommt möglicherweise dadurch zustande, das Rufinamid die Aktivität eines bestimmten Untertyps des Cytochrom P450-Enzymsystems, der CYP3A4, steigert. Daher kann es auch zu einer verminderten Wirkung anderer Medikamente kommen, die durch dieses Enzym abgebaut werden.

Fahrtauglichkeit:
Abhängig von der individuellen Empfindlichkeit kann Rufinamid die Verkehrstüchtigkeit und die Fähigkeit zum Bedienen von Maschinen gering bis stark beeinflussen.

Zu beachten:
Frauen im gebärfähigen Alter, die hormonelle Kontrazeptiva anwenden, wird geraten, eine zusätzliche sichere und effektive Methode der Empfängnisverhütung anzuwenden.

31.7.17 Stiripentol

Wirkmechanismus:

- der Wirkmechanismus ist nicht völlig geklärt,
- positiver allosterischer Modulator am GABA-A-Rezeptor (verstärkt an den Untereinheiten $\alpha 3$ und δ),
- vermutlich Hemmung der Wiederaufnahme von GABA in die Synapsen oder eine Hemmung des Abbaus von GABA,
- eine weitere Wirkweise könnte eine Verstärkung der Wirkung von GABA mittels eines Barbiturat-ähnlichen Mechanismus sein,
- zusätzlich erhöht Stiripentol die Plasmakonzentration anderer Antikonvulsiva wie Carbamazepin, Valproinsäure, Phenytoin, Phenobarbital und vieler Benzodiazepine durch Hemmung der am Abbau dieser Antikonvulsiva beteiligten Enzyme.

Handelsname: Diacomit.

Indikation:

- Dravet-Syndrom (schwere myoklonische Epilepsie des Kindesalters),
- als Zusatztherapie in Verbindung mit Clobazam und Valproinsäure.

Dosierung:

- 2-3 Einzeldosen/Tag,
- der Beginn der Zusatztherapie mit Stiripentol sollte sich über einen Zeitraum von 3 Tagen erstrecken in Form einer allmählich gesteigerten Dosis bis zur Erreichung der empfohlenen Dosis von 50 mg/kg KG/Tag, die in Verbindung mit Clobazam und Valproat angewendet wird,
- die tägliche Dosis von Clobazam und/oder Valproat sollte in Abhängigkeit vom Auftreten von Nebenwirkungen während der Stiripentol-Therapie reduziert werden.

Nebenwirkungen:

- Appetitlosigkeit,
- Ataxie,
- Benommenheit,
- Dystonie,
- Gewichtsabnahme (vor allem in Kombination mit Valproinsäure),
- Muskelschwäche,
- Schlafstörungen,
- ablehnendes Verhalten, Aggressivität, Reizbarkeit, Verhaltensstörungen,
- Brechreiz, Erbrechen, Übelkeit,

- erhöhte Leberwerte (vor allem in Kombination mit Carbamazepin und Valproinsäure),
- Erregungszustände,
- Hyperkinese,
- reversible Neutropenie.

Kontraindikation:

- Überempfindlichkeit gegen den Wirkstoff,
- Psychosen in Form deliranter Anfälle in der Vorgeschichte.

Interaktionen:
Stiripentol hemmt mehrere Enzyme im Leberstoffwechsel, insbesondere CYP450 3A4 und 2C19, die auch am Abbau anderer Antiepileptika beteiligt sind.

Fahrtauglichkeit:

- Stiripentol kann Benommenheit und Ataxie hervorrufen, welche die Verkehrstüchtigkeit und die Fähigkeit zum Bedienen von Maschinen beeinträchtigen können.
- Patienten sollten daher während der Stiripentol Therapie weder ein Fahrzeug führen noch Maschinen bedienen.

Zu beachten:

- Die Kapsel ist unzerkaut mit einem Glas Wasser während der Mahlzeit einzunehmen.
- Stiripentol muss immer mit Nahrung eingenommen werden, da es sich in saurer Umgebung (z.B. in Anwesenheit von Magensäure in einem leeren Magen) schnell zersetzt. Stiripentol darf nicht mit Milch oder Milchprodukten (Joghurt, Frischkäse, Käse usw.), kohlensäurehaltigen Getränken, Fruchtsäften oder Nahrungsmitteln und Getränken, die Koffein oder Theophyllin enthalten, eingenommen werden.
- Blutbild: eine Neutropenie kann mit der Anwendung von Stiripentol, Clobazam und Valproat assoziiert sein. Daher Blutbilduntersuchungen vor der Behandlung und alle 6 Monate.
- Leberfunktion: vor Beginn der Behandlung mit Stiripentol sollte die Leberfunktion untersucht werden. Sofern keine anderen klinischen Indikationen vorliegen, sollte die Leberfunktion alle 6 Monate untersucht werden.

31.7.18 Sultiam

Wirkmechanismus:

- Carboanhydrasehemmer (die Hemmung des Enzyms Carboanhydrase bewirkt eine Gewebsübersäuerung, die wiederum die Erregbarkeit von Nervenzellen vermindern kann),
- Sultiam reduziert ebenfalls den Natriumeinstrom in die Nervenzelle und setzt so die Erregbarkeit der Nervenzelle herab.

Handelsname: Ospolot.

Indikation:

- Alternativ-Behandlung der idiopathisch-fokalen Epilepsie des Kindesalters (z.B. Rolando-Epilepsie),
- andere Epilepsieformen des Kindesalters, die ähnliche EEG-Veränderungen wie die Rolando-Epilepsie aufweisen (z.B. Pseudo-Lennox-Syndrom, Landau-Kleffner-Syndrom).

Dosierung:

- 2 x 200 mg/Tag,
- Erhaltungsdosis Erwachsene: 600-1.200 mg/Tag,
- Erhaltungsdosis Kinder: 5-10 mg/kg KG/Tag,
- die Dosis kann schrittweise innerhalb einer Woche erreicht werden.

Nebenwirkungen:

- Tachypnoe,
- Parästhesien,
- Magenbeschwerden,
- Schwindel,
- Kopfschmerzen,
- Herzbeschwerden,
- Doppelbilder,
- Singultus,
- Gewichtsverlust, Appetitlosigkeit,
- Halluzinationen, Angst, Antriebsarmut,
- Muskelschwäche,
- Gelenkschmerzen,
- allergische Hauteffloreszenzen bis zum Stevens-Johnson-Syndrom, Lyell-Syndrom,
- Blutbildveränderungen.

Kontraindikation:

- Schwangerschaft, Stillzeit,
- bekannte Überempfindlichkeit,
- akute Porphyrie,
- arterielle Hypertonie,
- Hyperthyreose,
- Frauen im gebärfähigen Alter und Mädchen älter als 12 Jahre (relative Kontraindikation).

Interaktionen:

- Enzyminhibitor,
- der Phenytoin- und Lamotrigin-Blutspiegel kann steigen,
- bei einer Begleitmedikation mit Primidon können die Nebenwirkungen von Sultiam verstärkt werden.

Fahrtauglichkeit: Sultiam kann das Reaktionsvermögen herabsetzen.

Zu beachten:

- auf Alkohol sollte während der Behandlung verzichtet werden,
- die Wirkung der Anti-Baby-Pille wird nicht beeinflusst.

31.7.19 Tiagabin

Wirkmechanismus:
Verstärkt die GABAerge Inhibition durch Hemmung der Wiederaufnahme von GABA aus dem synaptischen Spalt.

Handelsname: Gabitril.

Indikation: Zusatztherapie von Epilepsien fokalen Ursprungs ab dem 12. Lebensjahr.

Dosierung:

- Startdosis: 5 mg/Tag,
- Erhaltungsdosis Erwachsene: 15-30 mg/Tag,
- Erhaltungsdosis Kinder: 0,2-1,0 mg/kg KG/Tag.

Nebenwirkungen:

- Müdigkeit, Zittern,
- Schwindel,
- Konzentrationsstörungen,
- Nervosität,
- Kopfschmerzen,
- Gleichgewichtsstörungen,
- geistige Verlangsamung,
- Übelkeit.

Kontraindikation:

- Absencen,
- non-konvulsiver Status epilepticus,
- Überempfindlichkeit,
- schwerer Leberinsuffizienz.

Zu beachten:
Die Firma Teva GmbH hat die Vermarktung für das Antiepileptikum Gabitril (Tiagabin) in Deutschland zum November 2013 eingestellt.

31.7.20 Topiramat

Wirkmechanismus:

- Inaktivierung der Na^{2+}-Kanäle, wodurch die Zelle gehindert wird, schnell aufeinanderfolgende Aktionspotentiale zu generieren,
- Verstärkung der GABAergen Inhibition,
- Verminderung der glutamatergen Exzitation,
- Carboanhydrasehemmung,
- Blockierung der verstärkend wirkenden Glycin-Bindungsstelle am erregenden, glutamatergen AMPA-Rezeptor,
- wirkt modulierend auf bestimmte spannungsabhängige Calciumkanäle.

Handelsname: Topamax.

Indikation:

- Monotherapie und als Zusatzmedikament bei fokalen und generalisierten Anfällen (bei Erwachsenen und Kindern über 6 Jahren),
- Zusatzmedikation bei idiopathisch generalisierten Epilepsien (Zugelassen ab 2 Jahren),
- Lennox-Gastaut-Syndrom.

Dosierung:

Monotherapie bei Erwachsene und Jugendliche ab 12 Jahren:

- initial: 25 mg 0-0-1,
- ab der 2. Woche sollte die Dosis alle 1 bis 2 Wochen um 25 bis 50 mg/Tag gesteigert werden (verteilt auf 2 Einzeldosen),
- Erhaltungsdosis Erwachsene: 100 mg/Tag,
- Maximaldosis Erwachsene: 400-500 mg/Tag.

Monotherapie bei Kindern ab 6 Jahren:

- initial: 0,5-1 mg/kg KG (0-0-1),
- ab der 2. Woche sollte die Dosis alle 1 bis 2 Wochen um 0,5-1 mg/kg KG/Tag gesteigert werden (verteilt auf 2 Einzeldosen),
- wenn das Kind das Titrationsschema nicht tolerieren kann, können kleinere Schritte oder längere Intervalle zwischen den Erhöhungen angewendet werden,
- Erhaltungsdosis Kinder: 2,0 mg/kg KG/Tag.

Zusatztherapie bei Erwachsenen und Jugendlichen ab 12 Jahren:

- initial: 25-50 mg 0-0-1,
- ab der 2. Woche sollte die Dosis alle 1 bis 2 Wochen um 25 bis 50 mg/Tag gesteigert werden (verteilt auf 2 Einzeldosen),
- Erhaltungsdosis Erwachsene: 200-400 mg/Tag.

Zusatztherapie bei Kindern ab 2 Jahre:

- initial: 1-3 mg/kg KG (0-0-1),
- ab der 2. Woche sollte die Dosis alle 1 bis 2 Wochen um 1-3 mg/kg KG/Tag gesteigert werden (verteilt auf 2 Einzeldosen),
- wenn das Kind das Titrationsschema nicht tolerieren kann, können kleinere Schritte oder längere Intervalle zwischen den Erhöhungen angewendet werden,
- Erhaltungsdosis Kinder: 5-9 mg/kg KG/Tag (verteilt auf 2 Einzeldosen),
- Tagesdosen bis zu 30 mg/kg KG/Tag wurden untersucht und im Allgemeinen gut toleriert.

Nebenwirkungen:

- Parästhesien (eine kaliumreiche Ernährung (Bananen, Trockenobst) kann die Parästhesien lindern),
- kognitive Störungen,
- Anorexie, Gewichtsabnahme, Inappetenz, Verlust und fehlender Geschmackssinn, bis hin zu Entzündungen im Mundbereich,
- Schwindel,
- Ataxie,
- Konzentrationsstörungen, gestörte Merkfähigkeit (betrifft sowohl das Kurz- als auch das Langzeitgedächtnis),
- erhöhte Reizbarkeit, Auftreten von dissoziativen Anfällen, Wutanfällen,
- Halluzinationen,
- Depression,
- Müdigkeit, Schlafstörungen, Albträume,
- skandierende Sprache bzw. Redeweise, was vom Betroffenen nicht wahrgenommen wird,
- Nausea,
- Fatigue,
- Anämie,
- Respirationstrakt: Dyspnoe, Epistaxis, verstopfte Nase, Rhinorrhoe, Nasopharyngitis,
- Gastrointestinaltrakt: Erbrechen, Obstipation, Oberbauchschmerzen, Dyspepsie, Mundtrockenheit, orale Parästhesie, Gastritis, Diarrhoe,
- Urogenitalsystem: Nephrolithiasis, Pollakisurie, Dysurie,
- muskuloskelettales System: Arthralgien, Muskelspasmen, Myalgie, Muskelzittern, Muskelschwäche, Brustschmerz,
- Haut: Alopezie, Hautausschlag, Pruritus,
- Auge: Diplopie, Sehstörungen, vermindertes Sehvermögen,
- Ohr: Vertigo, Tinnitus, Ohrenschmerzen.

Kontraindikation:

- Nephrolithiasis,
- Schwangerschaft (teratogen),
- Kachexie, Essstörungen,
- degenerative Erkrankungen mit dementieller Entwicklung.

Interaktionen:

- Senkung durch Enzyminduktoren,
- Hebung durch Enzyminhibitoren.

Fahrtauglichkeit:
Es können Schläfrigkeit, Schwindel oder andere ähnliche Symptome auftreten. Die Fahrtauglichkeit ist herabgesetzt und das Bedienen von Maschinen kann eingeschränkt sein.

Zu beachten:

- Orale Kontrazeptiva werden unzuverlässig ab einer Tagesdosis von mehr als 200 mg.
- Eine adäquate Flüssigkeitszufuhr kann das Risiko einer Nephrolithiasis reduzieren.
- „Daten aus dem UK-Schwangerschaftsregister und dem Nordamerikanischen (North American Antiepileptic Drug [NAAED]) Schwangerschaftsregister weisen darauf hin, dass für Säuglinge, die im ersten Trimester einer Monotherapie mit Topiramat ausgesetzt waren, ein erhöhtes Risiko für kongenitale Fehlbildungen (z.B. kraniofaziale Defekte, wie z.B. Lippenspalte, Gaumenspalte, Hypospadien und Anomalien, die verschiedene Körpersysteme einschließen) besteht. Das NAAED-Schwangerschaftsregister zeigte für die Monotherapie mit Topiramat eine ungefähr 3-fach höhere Inzidenz für schwerwiegende kongenitale Fehlbildungen im Vergleich zu einer Referenzgruppe, die keine Antiepileptika eingenommen hat. Darüber hinaus gab es eine höhere Prävalenz für ein geringes Geburtsgewicht ($<$ 2.500 Gramm) im Anschluss an eine Behandlung mit Topiramat als in der Referenzgruppe.“ (Bundesinstitut für Arzneimittel und Medizinprodukte)

31.7.21 Valproat

Wirkmechanismus:

- Verstärkung der GABAergen Inhibition durch Anlagerung an den GABA-A-Rezeptor-Chloridionenkomplex,
- Verminderung repetitiver Entladung an Na^{2+} und Ca^{2+}-Kanälen.

Handelsnamen:

- Ergenyl,
- Convulex,
- Depakine,
- Orfiril,
- Leptilan.

Indikation:

- Mittel der 1. Wahl bei idiopathisch generalisierten Epilepsien,
- gegen Epilepsien fokalen Ursprungs,
- Status epilepticus,
- Absencen,
- Aufwach-Grand-Mal,
- jugendliche myoklonische Epilepsie,
- progressive Myoklonus Epilepsie,
- Wichtig: Bei Glioblastom längere Lebenserwartung (verstärkt die Wirkung der Chemotherapeutika).

Dosis:

- Startdosis: 2 x 150 mg, alle 3 Tage um 300 mg erhöhen,
- Erhaltungsdosis Erwachsene: 1.200-2.000 mg/Tag (oral),
- Erhaltungsdosis Kinder: 25-35 mg/kg KG/Tag,
- Notfall: 1.800-4.500 mg/Stunde.

Nebenwirkungen:

- Haarausfall,
- gastrointestinale Unverträglichkeit, Durchfall,
- Tremor,
- Schläfrigkeit,
- Ernährungsproblemen (geringer oder übermäßiger Appetit), Gewichtszunahme,
- übermäßiger Speichelbildung,
- Hörstörungen,
- Kopfschmerzen,
- Muskelverspannungen/Muskelhypotonie,
- Gangunsicherheit,
- übersteigerte Aktivität,

- Stupor,
- Ödembildung,
- Verwirrtheit,
- Enzephalopathie,
- vermehrte Krampfanfälle,
- schwere Allgemeinveränderungen im EEG,
- PCO-Syndrom,
- Blutbildveränderung mit z.B. Verminderung der Blutplättchen (Thrombozytopenie),
- Fanconi-Syndrom,
- Schädigung der Leber oder der Bauchspeicheldrüse.

Kontraindikation:

- Lebererkrankungen in der eigenen oder familiären Vorgeschichte sowie bei bestehenden schwerwiegenden Funktionsstörungen von Leber oder Bauchspeicheldrüse,
- bei Funktionsstörungen der Leber mit tödlichem Ausgang während einer Valproinsäure-Behandlung bei Geschwistern,
- Schwangerschaft (teratogen),
- Überempfindlichkeit,
- bei angeborenen oder erworbenen Störungen im Stoffwechsel des Blutfarbstoffes (Porphyrie),
- bei Blutgerinnungsstörungen.

Interaktionen:

- Enzyminhibition (Dosisanpassung u.a. bei diesen Medikamenten: Primidon, Phenobarbital, Lamotrigin),
- umgekehrt können Phenobarbital, Phenytoin, Primidon und Carbamazepin durch ihre enzyminduzierende Wirkung die Valproinsäure-Ausscheidung beschleunigen,
- Senkung durch Enzyminduktoren,
- Valproinsäure kann die Plasmaalbuminbindung von Phenytoin verringern,
- unter Kombinationstherapie mit Acetylsalicylsäure oder Antikoagulanzien kann es vermehrt zu Blutungen kommen,
- der Alkoholkonsum sollte während der Therapie wegen der möglicherweise verstärkten hepatotoxischen Wirkung vermieden werden.

Zu beachten:

- Leberwert-Kontrollen,
- Vorsicht bei Schwangerschaft (es gibt klare Hinweise für das Risiko für Missbildungen (z.B. Spina bifida) und dafür, dass Kinder, bei denen während der Schwangerschaft die Mutter mit Valproinsäure behandelt wurde, einen niedrigeren verbalen Intelligenzquotienten (VIQ) haben als Nachkommen, die vorgeburtlich nicht mit diesem Medikament in Berührung kamen. Wenn die Gabe von Valproat unausweichlich ist, sollte die Tagesdosis 1 g nicht überschreiten.

31.7.22 Vigabatrin

Wirkmechanismus:

- Strukturanaloge Substanz zu GABA,
- Verstärkung der GABAergen Inhibition durch irreversible Hemmung der GABA-Transferase.

Handelsname: Sabril.

Indikation:

- Therapie der Wahl des West-Syndroms bei Kindern, bei denen das Syndrom als symptomatische Epilepsie im Rahmen einer tuberösen Sklerose auftritt,
- als Zusatzmedikation bei Epilepsie fokalen Ursprungs im Erwachsenen- und Kindesalter, auch bei solchen mit sekundärer Generalisierung.

Dosis:

- initial: 2 x 500 mg,
- Erhaltungsdosis Erwachsene: 2.000-3.000 mg/Tag (bis 2 x 1.500 mg),
- Erhaltungsdosis Kinder: 40-100 mg/kg KG/Tag.

Nebenwirkungen:

- Depression,
- Gewichtszunahme,
- Somnolenz,
- Gesichtsfeldeinschränkung (irreversibel!),
- Sehstörungen, Verschwommensehen, Nystagmus, Gleichgewichtsstörungen,
- Psychose,
- Müdigkeit,
- Ödeme,
- es kann zu Verschlimmerungen von generalisierten Epilepsien wie Absencen und myoklonischen Anfällen kommen.

Kontraindikation:

- Absencen,
- Psychosen,
- Überempfindlichkeit gegenüber dem Wirkstoff,
- Frauen während der Schwangerschaft und Stillzeit dürfen Vigabatrin nicht erhalten,
- Personen mit psychiatrischen Erkrankungen und organischen Hirnveränderungen sowie Suizidgefährdete nur unter sorgfältiger Beobachtung.

Zu beachten:

- Regelmäßige Gesichtsfeldkontrollen.
- Trotz der kurzen Halbwertszeit von etwa fünf Stunden wirkt Vigabatrin länger. Es hemmt die GABA-Transaminase irreversibel. Neue Enzymmoleküle müssen nachgebildet werden. Die Effekte von Vigabatrin lassen sich daher nicht mit dem Serumspiegel in Einklang bringen.

31.7.23 Zonisamid

Wirkmechanismus:

- der Wirkungsmechanismus ist nicht vollständig geklärt,
- Wirkung auf spannungsabhängige Natrium- und Calciumkanäle, damit wird die synchronisierte Entladung von Nervenzellen unterbrochen, was zu einer Reduzierung der Krampfentladung führt,
- Carboanhydrasehemmer, was zu einer Übersäuerung des Gewebes führt, es kommt zu einer Reduzierung der Erregung der Nervenzellen,
- Sulfonamidderivat.

Handelsname: Zonegran.

Indikation:

- Zusatztherapie für die Behandlung erwachsener Patienten, Jugendlicher und Kinder ab 6 Jahren mit partiellen (fokalen) Krampfanfällen mit oder ohne sekundärer Generalisierung,
- Monotherapie zur Behandlung von fokalen Anfällen bei Erwachsenen mit neu aufgetretener Epilepsie.

Dosierung:

- initial 2 x 50 mg/Tag,
- maximale Erhaltungsdosis: 500 mg/Tag.

Nebenwirkungen:

- Erregbarkeit, Reizbarkeit, Verwirrtheit, Depression,
- Ataxie,
- Gedächtnisbeeinträchtigung,
- Schwindel, Schläfrigkeit, Somnolenz,
- Diplopie,
- Anorexie,
- allergische Reaktionen, Stevens Johnson Syndrom,
- epileptische Anfälle,
- malignes neuroleptisches Syndrom,
- Rhabdomyolyse,
- Nierensteine.

Kontraindikation:

- Überempfindlichkeit gegenüber dem Wirkstoff bzw. Sulfonamiden,
- Hyperthyreose,
- Porphyrie,
- arterielle Hypertonie,
- Schwangerschaft,
- Stillzeit.

Fahrtauglichkeit:
Da das Medikament schläfrig machen kann, ist beim Fahren und beim Bedienen von Maschinen Vorsicht geboten.

Zu beachten:

- Vorsicht ist geboten bei Therapieeinleitung bei älteren Patienten, da zur Anwendung bei diesen Patienten nur begrenzte Informationen verfügbar sind.
- Bei Patienten ab 65 Jahren kamen folgende Ereignisse häufiger vor als die Allgemeinbevölkerung: Stevens-Johnson-Syndrom (SJS) und arzneimittelinduziertes Überempfindlichkeits-Syndrom.

31.8 Notfalltherapie des Status epilepticus

31.8.1 Grand mal Status epilepticus

Klinik:

- 2 oder mehr generalisierte tonisch-klonische Anfälle ohne Wiedererlangung des wachen, reagiblen Bewusstseins in den Anfallsphasen,
- typisch: bilaterale tonisch-klonische Entäußerungen für zumindest 1-3 Minuten in Serie und komatöse oder nicht reagible Bewusstseinslage in den dazwischen liegenden Erschöpfungspausen.

Therapie:

1. Benzodiazepine:

    - Diazepam 10-40 mg i.v.,
    - Clonazepam 2-8 mg i.v.,
    - Lorazepam 2-8 mg i.v.,
    - Midazolam 5 mg i.v. oder i.m.

2. Phenytoin: 750-1.500 mg i.v. (750 mg i.v. über 30 Minuten, nach 8 Stunden 250 mg über 30 Minuten) oder
   Valproat: 1.200-4.500 mg i.v. (20-30 mg/kg KG, maximal 10 mg/kg KG/min, ggf. nach 10 Minuten wiederholen).
3. Levetiracetam: 30-60 mg/kg KG i.v. (maximal 50 mg/min, ggf. nach 10 Minuten wiederholen).

4. Phenobarbital: 400-2.000 mg i.v. (20 mg/kg KG), maximal 10 mg/min unter Beatmung.
5. Narkose mit Thiopental oder Midazolam.
6. Lacosamid 5 mg/kg KG i.v. über 15 Minuten, CAVE: QT-Verlängerung, bei AV-Block II°-III° kontraindiziert.
7. Bei Status > 30 Minuten: Hirnödembehandlung: 500 ml Mannitol 20% über 30 Minuten.

Refraktärer, superrefraktärer Status epilepticus:

- Ketamin (Off-label),
- Magnesium,
- Pyridoxin,
- Hypothermie,
- Notfall-Epilepsie-Chirurgie,
- Etomidate,
- Propofol,
- Elektrokrampftherapie (Off-label),
- Liquordrainage,
- Vagusstimulation,
- Tiefe-Hirnstimulation,
- Kortikosteroide (Off-label),
- Immunglobuline (Off-label),
- Plasmaaustausch (Off-label).

31.8.2 Einfach-fokaler Status epilepticus

Klinik:

- Serie motorischer oder sensorischer Anfälle ohne Bewusstseinsstörung von mehr als 30 Minuten Dauer,
- Anfallsphänomologie entsprechend der betroffenen Hirnregion (z.B. Klonien oder rezidivierende Jackson march of convulsion),
- nicht lebensbedohlich, aber unangenehm.

Therapie:

- Benzodiazepingabe unter EEG-Kontrolle (Normalisierung des EEGs, Aufklaren des Patienten),
- danach: Valproat i.v. 1.500-3.000 mg über 3 Tage,
- danach oral: Valproat 900-1.500 mg (kann mit Lamictal kombiniert werden),
- bei Absencen: Valproat (900-1.500 mg) in Kombination mit Ethosuximid.

31.8.3 Non-konvulsiver Status epilepticus

Klinik:

- fluktuierende Einschränkung des adäquat reagierenden Bewusstseins, psychomotorische Verlangsamung, Desorientierung,
- heute überdiagnostiziert, gilt als Erklärung für „fehlender Aufwachtendenz“,
- EEG-Diagnostik unabdingbar.

31.8.3.1 Non-konvulsiver Status epilepticus fokaler Genese

- Limbischer Status mit oder ohne komplex partiellen Anfällen,
- bifrontal oder biparietal (mit atypischen spike-wave oder rhythmischen Delta-Wellen).

31.8.3.2 Non-konvulsiver Status epilepticus generalisiert

Absencenstatus.

31.8.4 Sonderformen

- Myoklonischer Status im Koma,
- bioelektrischer Status im Schlaf im Kindesalter.

31.9 Spezielle syndrombezogene Epilepsietherapie

31.9.1 Neugeborenenkrämpfe

Treten unmittelbar nach der Geburt in den ersten Lebenstagen auf:

1. symptomatische Neugeborenenkrämpfe (unterlagerte Hirnerkrankung oder Gehirnaffektion),
2. familiär bedingte benigne Form.

Formen:

- fokale Klonien,
- multifokale Myoklonien,
- rudimentäre Automatismen,
- Attacken mit Apnoe, Zyanose oder Areagibilität.

Ursachen:

- Zerebral:
    - perinatale Hypoxämie,
    - intrakranielle Blutung,
    - ZNS-Infektionen,
    - Missbildungssyndrome.

- Extrazerebral:
    - Hypoglykämie,
    - Kernikterus,
    - pulmonale und kardiale Erkrankungen,
    - Vitamin B6-Mangel.

Therapie:

- symptomatisch, kausal,
- antikonvulsiv:
    - Clonazepam 0,1 mg/kg KG,
    - Phenobarbital 10 mg/kg KG,
    - Phenytoin 10 mg/kg KG.

31.9.2 Fieberkrämpfe

- Im Alter von 6 Monaten bis 5 Jahre im Rahmen allgemeiner fiebriger Erkrankung,
- treten nur mit Fieber auf,
- > 95% sistieren nach dem 5. Lebensjahr,
- das Risiko einer späteren Epilepsie beträgt 3-4%,
- meist tonisch-klonisch,
- 15% fokal.

Dauer:

- zwischen 1-2 Minuten und bis zu 1 Stunde,
- Notfall: wenn länger als 5 Minuten anhaltend,
- beim Status: ungünstigere Langzeitprognose.

Therapie:

- 5 mg Diazepam bis 10 kg KG,
- 10 mg Diazepam über 10 kg KG,
- Status: Phenobarbital (10 mg/kg KG i.v.) über 2 Minuten.

Komplizierte Fieberkrämpfe:

- Anfallsdauer über 15 Minuten,
- nach Anfallsserien,
- nach einem Status epilepticus,
- eindeutige fokale Hinweise plus postiktale herdneurologische Defizite.

Therapie:

- antikonvulsive Dauertherapie,
- Valproat (20-30 mg/kg) oder
- Phenobarbital (2-3 mg).

31.9.3 West-Syndrom (kryptogenetisch oder symptomatisch)

Alter: Kinder 2-8 Monate.

Klinik:

- Trias:
  - Blitz-Nick-Salaamkrämpfe,
  - statusmotorische Retardierung mit Bewegungsstörungen oder Regredienz,
  - Hypsarrhythmie im EEG,
- einzelne oder in Serien bilaterale kurze Klonien der Extremitäten,
- Tonisierung aller Extremitäten mit Beugung des Kopfes nach vorn (Salaam),
- generalisierte Myoklonien,
- Anfälle treten überwiegend clusterartig gehäuft in Serien von 10 bis zu mehreren 100 Anfällen auf,
- PET: Läsionen erkennbar.

Ursache:
In > 90% schwere morphologische Schädigung des Gehirns:

- perinatale Hirnschädigung,
- kortikale Dysplasien,
- vaskuläre Malformationen.

Prognose: 20% der Kinder sterben!

Therapie:

- Monotherapie: Vigabatin 80-100 mg/kg KG,
- Vitamin B6: 300 mg/kg KG über 2 Wochen,
- bei Unwirksamkeit: Valproat (20-30 mg/kg KG), dann Depot ACTH oder Kortikoide,
- Initialdosis ACTH-Depot: 15-30 IE/m^2 KOF,
- bei Unwirksamkeit: nach 14 Tagen Dosis verdoppeln,
- bei Unwirksamkeit: Therapieabbruch.

Nur 15-20% können medikamentös befriedigend behandelt werden.
Ein chirurgischer Eingriff sollte in Betracht gezogen werden.

31.9.4 Lennox-Gastaut-Syndrom (kryptogenetisch oder symptomatisch)

Ursache:

- hirnorganische Schädigung,
- bei 20% geht es aus dem West-Syndrom hervor
- oder manifestiert sich im 2.-7. Lebensjahr neu,
- asymmetrische tonische Anfälle, tonisch-astatische Anfälle, atypische Absencen, auch unilateral klonisch,
- steigt die Anfallsfrequenz ist ein Status häufig,
- stato-motorische Retardierung,
- das Syndrom kann bis ins Erwachsenenalter fortbestehen.

Diagnostik:

- MRT/PET,
- EEG: verlangsamte Grundaktivität, generalisierte Spike-Wave-Muster mit frontaler Betonung.

Therapie:
Ausgesprochen therapieresistent!
Medikation:

- Valproat,
- Lamotrigin,
- Prunidon,
- Kombination mit Clonazepam oder Ethosuximid,
- Vigabatrin: bei zugrunde liegender tuberöser Sklerose,
- Reservepräparat: Felbamat,
- Chirurgie: Callosotomie.

31.9.5 Idiopathisch-fokale Epilepsie

- Genetisch bedingte Epilepsie,
- Syndrome mit Herdhinweisen im EEG.

Gemeinsamkeiten:

- das Fehlen herdneurologischer Defizite,
- der fehlende Nachweis morphologischer Läsionen im CT oder MRT,
- günstige Prognose bezüglich einer spontanen Rückbildung.

Einteilung:

1. Rolando-Epilepsie,
2. benigne Okzipitallappen-Epilepsie des Kindesalters,
3. Landau-Kleffner-Syndrom,
4. autosomal dominante nächtliche Frontallappen-Epilepsie,
5. familiäre Temporallappen-Epilepsie,
6. progressive Myoklonus-Epilepsie,
7. Reflexepilepsie.

31.9.5.1 Rolando-Epilepsie

- Genetisch,
- 3.-13. Lebensjahr,
- nächtliche kloniforme Anfälle im Gesicht,
- selten sekundäre Generalisierung.

EEG: häufig Herd zentrotemporal mit epilepsietypischen Potentialen beidseits.

Therapie:

- bei niedriger Anfallsfrequenz: keine Medikamente,
- Mittel der Wahl: Sultiam,
- Bei Therapieversagen:
    - Carbamazepin,
    - Lamotrigen,
    - Phenytoin,
    - Valproat.

31.9.5.2 Landau-Kleffner-Syndrom

- Dysplasie bis hin zum Autismus,
- einfach fokale motorische Anfälle bis sekundär generalisierte Anfälle,
- Beginn: Vorschule oder Grundschulalter,
- Persistieren spontan nach einigen Jahren,
- Dysplasien können persistieren.

EEG: kontinuierlich-generalisierte Spikes und Sharp-Waves.

Therapie:

- Carbamazepin,
- Sultiam.

31.9.5.3 Autosomal-dominante nächtliche Frontallappen-Epilepsie

- Defekt des nikotinischen Acetylcholinrezeptors,
- nächtliche Anfälle mit Dystonien,
- keine neurologischen Defizite,
- CT/ MRT: unauffällig.

EEG: frontale, epilepsietypische Potentiale.

Therapie: Carbamazepin.

31.9.5.4 Progressive Myoklonus-Epilepsie

- Myoklonien,
- Beginn im jugendlichen oder jungen Erwachsenenalter,
- fokale/ generalisierte Anfälle,
- progrediente neurologische Störungen,
- Demenzentwicklung.

Häufigste Syndrome:

- Lafora-Erkrankung,
- Ceroid-Lipofuscinosis,
- MERRF-Syndrom (myoclonic epilepsy with ragged red fiber),
- Unverricht-Lundborg-Syndrom.

Therapie:

1. Valproat,
2. Lamotrigin,
3. Benzodiazepine,
4. Phenobarbital,
5. Piracetam 10-30 mg/Tag.

31.9.5.5 Reflexepilepsie

Auslöser:

Die Anfälle können durch visuelle, auditorische, somato-sensitive oder somato-motorische Stimulation und/oder durch kognitive oder emotionale Prozesse ausgelöst werden wie z.B.:

- Lesen,
- Essen,
- Flickerlicht,
- Schreck.

Sie können aber auch spontan auftreten. Es gibt eine familiäre Prädisposition.

Häufigkeit:

- abhängig vom Typ der Epilepsie,
- bei der photo-sensitiven Epilepsie beträgt die Häufigkeit bis zu 25%.

Einteilung:

a. einfache Reflexepilepsie,
b. komplexe Reflexepilepsie.

Beide können idiopathischer oder sekundärer Genese sein.

Therapie:

- bei jungen Patienten sind Antikonvulsiva wie Valproat und Lamotrigin wirksam,
- bei älteren Patienten sind Antikonvulsiva meistens nicht wirksam, da die Patienten häufig begleitende neurologische Erkrankungen aufweisen.

31.10 Operative Therapie

- 20-30% sind medikamentenresistent,
- 1/4 davon (5-10%) sind geeignet für einen epilepsiechirurgischen Eingriff.

Indikation:

- Epilepsie fokalen Ursprungs,
- Durchführbarkeit des Eingriffs ohne zusätzliche neurologische Defizite,
- erwiesene medikamentöse Resistenz:
    1. Monotherapie mit 2 Antikonvulsiva der ersten Wahl in maximaler Dosis,
    2. sinnvolle Kombinationstherapie mit 2 Antikonvulsiva der ersten oder zweiten Wahl in maximaler tolerabler Dosis.

Als günstig gelten:

- monofokales Epilepsiesyndrom,
- niedriges Lebensalter,
- kurze Epilepsiedauer,
- fehlende psychiatrische Auffälligkeiten,
- hohe Patientenmotivation,
- intaktes psychosoziales Umfeld.

Prächirurgische Evaluation:

- klinische Anfallsbeschreibung plus Videodokumentation,
- Oberflächen-EEG, intrakranielles EEG,
- MRT, CT, PET, SPECT,
- neuropsychologische Testung.

Operative Methoden:

- Resektion am Temporallappen (70%),
- extratemporale Resektion (10-15%),
- Lobektomie oder Multilobektomie (Hirnlappenentfernung): heute sehr selten.

Operative Komplikationen:
Mortalität:

- Temporallappenresektion plus extratemporale Resektion 0,5%,
- Hemisphäreektomie 3-5%,
- permanent neurologische Defizite 0,5-2%,
- Kallosotomie: neuropsychologische Defizite.

Kurative Operationsmethoden:

Lokalisation		Chancen auf Anfallsfreiheit
selektive Amygdalohippokampektomie (Hippokampus, Amygdala, Gyrus parahippokampalis)		- streng unilateral: 90% - prädominant unilateral: 70% - bilateral: 40-50%
2/3 Temporallappenresektion (4-5,5 cm des Temporallappens)		s.o.
temporale Topektomie	MR-sichtbare Läsion plus epileptogenes Areal	s.o.
extratemporale Topektomie	Resektion eines läsionell-funktionell epileptogenen Komplexes	- mit MR-sichtbare Läsionen: > 80% - ohne MR-sichtbare Läsionen: ca. 40%
funktionelle Hemisphärektomie/ Hemisphärotomie	die weitgehend destruierte funktionslose Hemisphäre wird teilresiziert	70-85%

Palliative Eingriffe:

Operation		Chancen auf Anfallsfreiheit
Kollosotomie	anteriore 2/3 oder vollständig	- für tonische Sturzattacken: 40-70% - für andere Anfallsattacken: 5-10%
multiple subpiale Transsektionen	mikrochirurgische subpiale Durchtrennung des Kortex in 5 mm-Abständen senkrecht zur Gehirnoberfläche	- Anfallsfreiheit: 10-15% - Anfallsverbesserung: > 50%
Nervus vagus-Stimulation	chronische Elektrostimulation des linken N. vagus über implantierten Stimulator	- Anfallsfreiheit: < 1% - Anfallsverbesserung um > 50%

31.11 Besondere Behandlungssituationen

31.11.1 Kontrazeption

Vorsicht bei der Kombination von Enzyminduktoren, Pramidon, Topiramat und Tiagabin. Die Wirkung der Kontrazeptiva wird hierdurch verringert.

31.11.2 Kinderwunsch/ Schwangerschaft

- 5-10% erhöhtes Fehlbildungsrisiko,
- doppelt so hohe Neugeborenensterblichkeit,
- kognitive Leistung von Kindern nach Epilepsiebehandlung der Mütter:
    - Carbamazepin, Phenytoin, Lamotrigin, Valproat in der Monotherapie, signifikant niedriger IQ bei Einnahme von Valproat im Vergleich zu den anderen genannten,
    - die Dosishöhe korreliert mit dem kindlichen IQ bei Carbamazepin und Phenytoin,
    - deutliche Korrelation dosisunabhängig bei Einnahme von Valproat und kognitiven Störungen des Kindes,
    - Folsäuresubstitution verbessert die Ergebnisse, bei Valproat jedoch nicht signifikant,
    - grundsätzlich sollte eine Folsäure Substitution erfolgen (400 μg/Tag),
- die Umstellung auf eine Monotherapie reduziert das Risiko,
- Fehlbildungen (insbesondere unter Carbamazepin und Valproat):
    - Neuralrohrdefekte,
    - Herzfehler,
    - Skelettanomalien,
    - Lippen-Kiefer-Gaumenspalte,
    - Ohrmuschelanomalien,
- Valproat, Topiramat: teratogen,
- Carbamazepin: Fehlbildungen sind erhöht,
- Retardpräparate bevorzugen plus Folsäure,
- bei Einnahme von Phenobarbital/ Benzodiazepinen mit Trinkschwäche, Vigilanzminderung und Entzug rechnen (keine Kontraindikation),
- erhöhte intrazerebrale Blutung Neugeborener bei Entbindung unter Carbamazepin, Phenytoin oder Phenobarbital, daher einige Tage zuvor: Vitamin K 10-20 mg nehmen (Konakion),
- vaginale Normalgeburt anstreben,
- Stillen empfohlen!
- Mittel der Wahl ist Lamotrigin, falls Valproat unumgänglich ist, dann die Dosis auf unter 1 g/Tag reduzieren.

31.11.3 Epilepsien im Alter

Symptomatisch:

- 50-70% Ischämien,
- 5-10% intrazerebrale Blutung.

Hohe Rezidivrate der Anfälle: > 70%.

Folgen: nach dem erstem Anfall therapieren, Initialdosis 50% der Ausgangsdosis.

31.11.4 Geplante Operationen

- 2-3 Stunden vor der Operation: Benzodiazepine,
- mehrtägige Nahrungskarenz: i.v.-Gabe von Antikonvulsiva.

31.11.5 Impfungen

Keine Einschränkungen.

31.11.6 Begleitende psychische Symptome

- Depression: Temporallappen (25-35%),
- Psychosen: 2-5%.

Therapie:

- Haldol,
- Sedierung mit Melperon (beeinflusst die Krampfschwelle nicht).

31.11.7 Alkoholismus/ Drogen

Alkoholentzug:
Therapie:

- Alkoholabstinenz,
- bei Auftreten mehrerer Anfälle: Benzodiazepine, Phenytoin, Valproat oder Carbamazepin vorrübergehend,
- Vitamin B1 100 mg/Tag i.v.,
- Folsäuregabe 5 mg/Tag.

31.11.8 Sport

Anfälle werden nicht durch Sport ausgelöst (auch nicht durch Flugreisen).

Wichtig:

- Der Patient muss darüber aufgeklärt werden (Dokumentation!), dass er keinen Sport in der Luft, im Wasser und unter hohen Geschwindigkeiten ausüben darf!
- Cave: Tod durch Ertrinken!

31.11.9 Psychosoziale Situation

Führerscheinentzug:

3-6 Monate	nach einem einmaligen provozierten Anfall, wenn die provokative Bedingung vermeidbar ist
3-6 Monate	nach einem einmaligen Anfall EEG, Bildgebung, Untersuchung: ohne pathologischen Befund
3-6 Monate	nach symptomatischem Anfall und nach Beseitigung der zugrunde liegenden Gehirnerkrankung
12 Monate	nach epilepsiechirurgischem Eingriff
12 Monate	bei einfachen fokalen Anfällen ohne Bewusstseinsstörung
12 Monate	wenn kein Risiko für weitere Anfälle besteht
24 Monate	nach langjähriger medikamentösen Therapieresistenz das EEG sollte keine hochfrequenten epilepsietypischen Potentiale aufweisen
3 Jahre	bei nächtlichen Anfällen, wenn diese ausschließlich an den Schlaf gebunden sind

31.12 Fahrerlaubnis bei epileptischen Anfällen und Epilepsie

Führerscheinregelungen für Fahrzeuge der Gruppe I (bis 3,5t und Motorräder)

In der Regel hat der Patient Fahrverbot. Unter folgenden Kriterien kann er seine Fahrerlaubnis zurück erlangen:

erster akut symptomatischer (= provozierter) Anfall	nach 3 Monaten Anfallsfreiheit[1]
erster unprovozierter Anfall	nach 6 Monaten Anfallsfreiheit[2]
Epilepsie	nach 1 Jahr Anfallsfreiheit unter antiepileptischer Medikation[3]
Epilepsie mit ausschließlich schlafgebundenen Anfällen	nach 3 Jahren Beobachtungszeit[4]
einfach fokale Anfälle und Myoklonien	nach 1 Jahr Beobachtungszeit[5]

1: Bei plausibler anfallsverursachender Bedingung, wie z.B. Einnahme prokonvulsiv wirkender Medikamente oder akuter Erkrankungen (hohes Fieber, bis 7 Tage nach akuten Erkrankungen des Gehirns oder Stoffwechselstörungen) und unter Vermeidung des provozierenden Faktors.

2: Ohne Hinweise auf eine Epilepsie, d.h. mit unauffälligem cMRT und EEG.

3: Kommt es zu einem sporadischen Anfallsrezidiv und wurde zuvor die anfallsfreie Zeit eingehalten, reduziert sich die Frist des neuen Fahrverbots auf 6 Monate.

4: Innerhalb dieses Zeitraumes dürfen nur schlafgebundene Anfälle auftreten.

5: Es darf innerhalb des einen Jahres zu keiner relevanten Ausdehnung der Anfallssymptomatik kommen. Es darf während des Anfalls keine Bewusstseinsstörung vorliegen und keine Behinderung des Fahrens zu erwarten sein.

Während einer Umstellung (ab Erreichen der Zieldosis), bei Reduktion oder nach Absetzen der Medikation gilt ein Fahrverbot für 3 Monate!
Nach Wiedererlangen der Fahrerlaubnis sind klinische Kontrolluntersuchungen in der Regel nach 1, 2 und 4 Jahren erforderlich.

Führerscheinregelungen für Fahrzeuge der Gruppe II (ab 3,5t, Berufskraftfahrer mit und ohne Personenbeförderung)

In der Regel hat der Patient Fahrverbot. Unter folgenden Kriterien kann er seine Fahrerlaubnis zurück erlangen:

erster akut symptomatischer (= provozierter) Anfall	nach 6 Monaten Anfallsfreiheit ohne antiepileptische Medikation[1]
erster unprovozierter Anfall	nach 2 Jahren Anfallsfreiheit ohne antiepileptische Medikation[2]
Epilepsie	nach 5 Jahren Anfallsfreiheit ohne antiepileptische Medikation

1: unter Vermeidung des provozierenden Faktors.
2: ohne Hinweise auf eine Epilepsie, d.h. mit unauffälligem cMRT und EEG.

Nach Wiedererlangen der Fahrerlaubnis sind klinische Kontrolluntersuchungen in der Regel nach 1, 2 und 4 Jahren erforderlich.

Fahrerlaubnis bei epileptischen Anfällen und Epilepsie

CHARITÉ

Klinik und Poliklinik für Neurologie
AG Epileptologie
M. Holtkamp, A. Kowski

Stand 11/2009

Führerscheinregelungen für Fahrzeuge der Gruppe I
(bis 3.5 t und Motorräder)

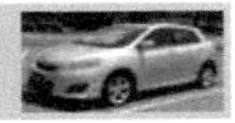

in der Regel Fahrverbot außer:	
erster akut symptomatischer (= provozierter) Anfall	nach 3 Monaten Anfallsfreiheit*
erster unprovozierter Anfall	nach 6 Monaten Anfallsfreiheit**
Epilepsie	nach 1 Jahr Anfallsfreiheit unter antiepileptischer Medikation***
Epilepsie mit ausschließlich schlafgebundenen Anfällen	nach 3 Jahren Beobachtungszeit****
einfach fokale Anfälle und Myoklonien	nach 1 Jahr Beobachtungszeit*****

während einer Umstellung (ab Erreichen der Zieldosis), bei Reduktion oder nach Absetzen der Medikation gilt ein Fahrverbot für 3 Monate!

* bei plausibler anfallsverursachender Bedingung, wie z.B. Einnahme prokonvulsiv wirkender Medikamente oder akuter Erkrankungen (hohes Fieber, bis 7 Tage nach akuten Erkrankungen des Gehirns oder Stoffwechselstörungen) und unter Vermeidung des provozierenden Faktors

** ohne Hinweise auf eine Epilepsie, d.h. mit unauffälligem cMRT und EEG

*** kommt es zu einem sporadischen Anfallsrezidiv und wurde zuvor die anfallsfreie Zeit eingehalten, reduziert sich die Frist des neuen Fahrverbots auf 6 Monate

**** innerhalb dieses Zeitraumes dürfen nur schlafgebundene Anfälle auftreten

***** es darf innerhalb des einen Jahres zu keiner relevanten Ausdehnung der Anfallssymptomatik kommen; es darf während des Anfalls keine Bewusstseinsstörung vorliegen und keine Behinderung des Fahrens zu erwarten sein

Nach Wiedererlangen der Fahrerlaubnis sind klinische Kontrolluntersuchungen in der Regel nach 1, 2 und 4 Jahren erforderlich.

Die Angaben basieren auf den aktuellen Begutachtungsleitlinien zur Kraftfahrereignung der Bundesanstalt für Straßenwesen v. 11/ 2009.

Führerscheinregelungen für Fahrzeuge der Gruppe II
(ab 3.5 t, Berufskraftfahrer mit und ohne Personenbeförderung)

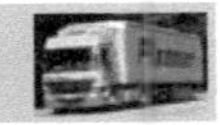

in der Regel Fahrverbot außer:	
erster akut symptomatischer (= provozierter) Anfall	nach 6 Monaten Anfallsfreiheit ohne antiepileptische Medikation*
erster unprovozierter Anfall	nach 2 Jahren Anfallsfreiheit ohne antiepileptische Medikation**
Epilepsie	nach 5 Jahren Anfallsfreiheit ohne antiepileptische Medikation

* unter Vermeidung des provozierenden Faktors

** ohne Hinweise auf eine Epilepsie, d.h. mit unauffälligem cMRT und EEG

Nach Wiedererlangen der Fahrerlaubnis sind klinische Kontrolluntersuchungen in der Regel nach 1, 2 und 4 Jahren erforderlich.

Führerscheinregelungen bei anderen neurologischen Erkrankungen

A) psychogene nicht-epileptische Anfälle
- ➡ keine gesonderte Regelung
  Empfehlung: Fahrverbot für 6 Monate nach dem letzten Anfall, sofern dieser das Fahren behindert

B) „kreislaufabhängige Störungen der Hirntätigkeit" (wie Synkopen sowie TIA, Stroke oder ICB jeweils ohne epileptische Anfälle)
- ➡ Fahrverbot solange das Rezidivrisiko akut erhöht ist (der genaue Zeitraum ist nicht vorgeschrieben)
  Empfehlung: Fahrverbot für 3 Monate
- ➡ bei relevanten neurologischen und/oder neuropsychologischen Defiziten (Beurteilung nach Abschluss der Rehabilitationsmaßnahme) besteht ein generelles Fahrverbot für die Gruppen I und II
- ➡ bei Zustand nach ICB und Stroke mit persistierenden strukturellen Läsionen besteht ein generelles Fahrverbot für Fahrzeuge der Gruppe II (im Unterschied zu C).

C) nach SHT und/oder Hirn-OP mit Substanzschädigung (ohne epileptische Anfälle)
- ➡ generelles Fahrverbot für 3 Monate für die Gruppe I und II
- ➡ bei Gruppe II besteht erst wieder eine Fahrerlaubnis, wenn der Ausschluss einer hirnorganischen Leistungsschwäche (nach neuropsychologischer Testung und neurologischer Untersuchung) vorlieg

D) extrapyramidale Erkrankungen (wie M. Parkinson)
- ➡ bei herabgesetzter Leistungsfähigkeit generelles Fahrverbot für die Gruppe II
- ➡ die Fahrerlaubnis der Gruppe I besteht nur bei erfolgreicher Medikation und nach Ausschluss einer hirnorganischen Leistungsschwäche (mit neuro-psychologischer Testung und neurologischer Untersuchung)

E) weitere Erkrankungen (psychiatrische Erkrankungen, Störungen des Gleichgewichtssinns, häufige Hypoglykämien, kardiale Rhythmusstörungen, usw.)
- ➡ auch hier können Fahrverbote oder Fahreinschränkungen vorliegen, wir verweisen hier auf die Leitlinien der Bundesanstalt für Straßenwesen (s.u.)

Bei Rezidivgefahr sind jeweils entsprechende klinische Kontrolluntersuchungen in der Regel im 1., 2. und 4. Jahr nach Erkrankungsbeginn vorgeschrieben. Bei progredienten Erkrankungen sind jährliche klinische Untersuchungen erforderlich.

Die Angaben basieren auf den aktuellen Begutachtungsleitlinien zur Kraftfahrereignung der Bundesanstalt für Straßenwesen v. 11/2009.

31.13 Führerscheinregelungen bei anderen neurologischen Erkrankungen

1. Psychogene nicht-epileptische Anfälle:

   - keine gesonderte Regelung,
   - Empfehlung: Fahrverbot für 6 Monate nach dem letzten Anfall, sofern dieser das Fahren behindert.

2. „Kreislaufabhängige Störungen der Hirntätigkeit“ (wie Synkopen, TIA, Stroke oder ICB jeweils ohne epileptische Anfälle):

   - Fahrverbot solange das Rezidivrisiko akut erhöht ist (der genaue Zeitraum ist nicht vorgeschrieben),
   - Empfehlung: Fahrverbot für 3 Monate,
   - bei relevanten neurologischen und/oder neuropsychologischen Defiziten (Beurteilung nach Abschluss der Rehabilitationsmaßnahme) besteht ein generelles Fahrverbot für die Gruppen I und II,
   - bei Zustand nach ICB und Stroke mit persistierenden strukturellen Läsionen besteht ein generelles Fahrverbot für Fahrzeuge der Gruppe II (im Unterschied zu C).

3. Nach SHT und/oder Hirn-OP mit Substanzschädigung (ohne epileptische Anfälle):

   - generelles Fahrverbot für 3 Monate für die Gruppe I und II,
   - bei Gruppe II besteht erst wieder eine Fahrerlaubnis, wenn der Ausschluss einer hirnorganischen Leistungsschwäche (nach neuropsychologischer Testung und neurologischer Untersuchung) vorliegt.

4. Extrapyramidale Erkrankungen (wie M. Parkinson):

   - bei herabgesetzter Leistungsfähigkeit generelles Fahrverbot für die Gruppe II,
   - die Fahrerlaubnis der Gruppe I besteht nur bei erfolgreicher Medikation und nach Ausschluss einer hirnorganischen Leistungsschwäche (mit neuro-psychologischer Testung und neurologischer Untersuchung).

5. Weitere Erkrankungen (psychiatrische Erkrankungen, Störungen des Gleichgewichtssinns, häufige Hypoglykämien, kardiale Rhythmusstörungen usw.):

   - auch hier können Fahrverbote oder Fahreinschränkungen vorliegen, siehe Leitlinien der Bundesanstalt für Straßenwesen (Begutachtungsleitlinien zur Kraftfahrereignung der Bundesanstalt für Straßenwesen von 11/ 2009)

Bei Rezidivgefahr sind jeweils entsprechende klinische Kontrolluntersuchungen in der Regel im 1., 2. und 4. Jahr nach Erkrankungsbeginn vorgeschrieben. Bei progredienten Erkrankungen sind jährliche klinische Untersuchungen erforderlich.

32 Kopfschmerzen

Einteilung:

- idiopathisch (primäre Kopfschmerzen),
- symptomatisch,
- Neuralgien/ Gesichtsschmerz.

Die Klassifikation idiopathischer Kopfschmerzen erfolgt phänomenologisch. Zudem erfolgt eine Klassifikation von Syndromen. Dabei ist die Spezifität wichtiger als die Sensitivität.

Hauptgruppen der Klassifikation I:

- Primäre Kopfschmerzen:
    - Migräne,
    - Kopfschmerz vom Spannungstyp,
    - Clusterkopfschmerz,
    - andere trigemino-autonome Kopfschmerzerkrankungen,
    - andere primäre Kopfschmerzen:
        - Hustenkopfschmerz,
        - Kopfschmerz nach körperlicher Anstrengung,
        - Kopfschmerzen nach sexueller Aktivität,
        - Donnerschlagkopfschmerz,
        - kälteinduzierter Kopfschmerz,
        - Kopfschmerz bei externem Druck,
        - schlafgebundener Kopfschmerz,
        - Epicrania fugax.
- Sekundäre Kopfschmerzerkrankungen:
    - Kopfschmerzen durch HWS-Trauma,
    - Kopfschmerzen durch Gefäßläsionen,
    - Kopfschmerzen durch intrakranielle Störungen,
    - Kopfschmerzen durch eine Substanz oder deren Entzug,
    - Kopfschmerzen durch eine Infektion,
    - Kopfschmerzen durch Erkrankungen anderer Organe,
    - Kopfschmerzen durch psychiatrische Störungen,
    - Neuralgien.

Wie wird aus Schmerz chronischer Schmerz?

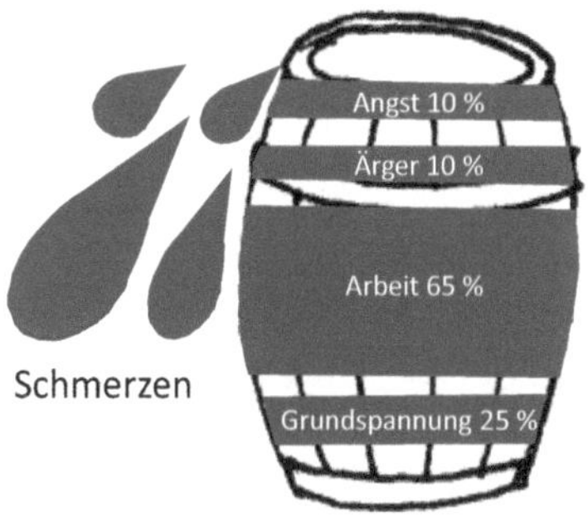

Abbildung 32.1: Das überlaufende Fass[1]

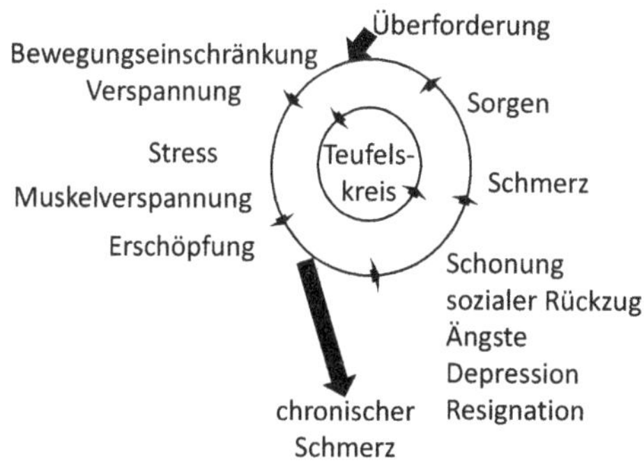

Abbildung 32.2: Entstehung des chronischen Schmerzes[1]

32.1 Migräne

32.1.1 Unterteilung

- Migräne ohne Aura,
- Migräne mit Aura,
- Migräne mit typischer Aura,
- familiäre hemiplegische Migräne,
- Basilarismigräne,
- Migräne mit akutem Aurabeginn,
- Migräne mit und ohne Kopfschmerzen,
- ophtalmoplegische Migräne,
- Migräne mit akutem Kopfschmerzbeginn,
- gutartiger paroxysmaler Schwindel in der Kindheit,
- retinale Migräne.

[1]Nach: Nobis HG, Rolke R, Graf-Baumann T. Schmerz eine Herausforderung. Springer. 2012

Die folgenden Kriterien richten sich nach den IHS-Kriterien:

Migräne ohne Aura:

- mindestens 5 Attacken,
  Dauer: 4-72 Stunden,
- plus 2 Kriterien:
  - einseitig,
  - pulsierend,
  - mäßige Kopfschmerzen mit Einschränkung der Tagesaktivität,
  - Verstärkung durch Arbeit,
- plus mindestens 1 Begleitsymptom:
  - Übelkeit, Erbrechen,
  - Licht-, Lärmempfindlichkeit,
- plus eine der folgenden Bedingungen:
  - Ausschluss einer Erkrankung als Ursache,
  - keine Verbindung zu einer vorliegenden Erkrankung,
- unauffällige neurologische Untersuchung.

Migräne mit Aura:

- mindestens 2 Attacken,
- Dauer: 4-72 Stunden,
- plus 3 Kriterien:
  - ein oder mehrere reversible fokale Aurasymptome,
  - wenigstens 1 Aurasymptom entwickelt sich über 4 Minuten gefolgt von 2 oder mehreren Symptomen,
  - kein Aurasymptom dauert länger als 60 Minuten,
  - Kopfschmerzen vor oder gleichzeitig oder weniger als 60 Minuten später.

Hält sich die Aura an die Regeln?

- Meist:
  - visuell,
  - vor der Attacke,
  - Dauer bis 60 Minuten,
  - dynamische Ausbreitung der Symptome.
- Die Aura erlaubt sich auch Ausnahmen:
  - Kopfschmerzen sowie alle anderen Migränesymptome können schon während der Aura auftreten,
  - Kopfschmerzen treten vor der Aura auf,
  - CAVE:
    - keine visuellen Symptome,
    - Symptome beginnen nicht vor der Attacke,
    - Symptome dauern untypisch lange,
    - Symptome treten schlagartig auf,
    - andere Ursachen ausschließen!

Migräne mit typischer Aura:

- Kriterien wie Migräne mit Aura plus:
  - homonyme Sehstörung,
  - einseitige Parästhesien,
  - einseitige Parese,
  - Aphasien.
- Prolongierte Aura: ein Symptom dauert länger als 60 Minuten bis maximal 7 Tage.

Familiäre hemiplegische Migräne:

- Symptome wie Migräne mit Aura plus Hemiparese,
- prolongierte Aura in der frühen Kindheit plus
- lang anhaltende Halbseitensymptomatik wechselnder Lokalisation, Intensität und Dauer,
- selten Aphasie und Hemihypästhesie,
- autosomal-dominant (Gendefekt auf Chromosom 19),
- gute Prognose: hört vor dem 30. Lebensjahr auf,
- Therapie: Diamox (prophylaktisch):
  - H^+-Retention,
  - Hydrogencarbonat-Ausscheidung.

Basilarismigräne:

- selten,
- Störung im vertebro-basilären Stromgebiet (Hirnstamm, Kleinhirn, beide Occipitallappen),
  selten kommt es zu einem Status migraenosus mit der Folge eines Gefäßspasmus der A. cerebri posterior (DD: TIA im Gebiet der A. cerebri posterior!),
- Symptome wie Migräne mit Aura
- plus 2 oder mehr der folgenden Symptome:
  - beidseitige Gesichtsfeldeinschränkung oder Gesichtsfeldausfälle,
  - Dysarthrie,
  - Vertigo (Drehschwindel),
  - Tinnitus,
  - Hörminderung,
  - Doppelbilder,
  - Ataxie,
  - periodisch-bilaterale Parästhesien bzw. Hypästhesien,
  - bilaterale Parese,
  - Vigilanzminderung,
  - Muskelhypotonus.

Migräne mit akutem Aurabeginn:
plus neurologische Symptome innerhalb von 4 Minuten.

Ophtalmoplegische Migräne:

- reversible homolaterale Augenmuskellähmungen (N. III > N. VI > N. IV),
- Okulomotoriuslähmung (Mydriasis, Doppelbilder, Ptose),
- kann Tage bis Wochen anhalten,
- 2 Attacken,
- Dauer: 4-72 Stunden
- plus Parese von N. III, N. IV, N. VI,
- DD: Aneurysma der A. communicans posterior oder Tolosa-Hunt-Syndrom.

Gutartiger paroxysmaler Schwindel in der Kindheit:

- kurze, sporadische Attacken mit Schwindel, Angst,
- Nystagmus,
- normaler klinisch-neurologischer Befund.

Retinale Migräne:

- selten,
- 2 Attacken,
- Dauer: 4-72 Stunden,
- reversibles monokuläres Skotom,
- Hemianopsie
- oder monokulare Erblindung von weniger als 60 Minuten Dauer,
- ophtalmologischer Normalbefund außerhalb der Attacke,
- DD: Amaurosis fugax, zentrale Retinopathie.

32.1.2 Epidemiologie

- 1/3 der Kopfschmerzen (idiopathisch),
- 5 Millionen in Deutschland,
- ungefähr 1% der Patienten leiden unter chronischer Migräne,
- durchschnittliche Frequenz: 1,2 Attacken/Monat,
- durchschnittliche Dauer: 24 Stunden,
- 10% überwiegend mit Aura,
- $>$ 30% gelegentlich mit Aura,
- gemischt 13%,
- ungefähr 30% sind in ärztlicher Behandlung,
- Beginn vor oder während der Pubertät,
- nach dem 45. Lebensjahr bei beiden Geschlechtern an Dauer, Häufigkeit und Schwere rückläufig,
- bei Frauen intensiver und länger,
- Frauen $>$ Männer (3:1),
- Geschlechterverteilung in der Kindheit: 50:50,
- Geschlechterverteilung zwischen dem 20.-30. Lebensjahr: 2:1,
- Geschlechterverteilung zwischen dem 35.-40. Lebensjahr: 3:1,
- tritt die Migräne nach dem 50. Lebensjahr auf: Cave: Wechseljahre oder symptomatisch!
- Keine Korrelation mit Bildung oder sozialem Status,
- Wohnort:
    - in Asien/ Afrika weniger,
    - kein Unterschied zwischen Stadt und Land.

32.1.3 Komorbidität

Hohe Komorbidität mit Depressionen, Angsterkrankungen, Schlaganfall, Epilepsie, Asthma, Sucht.

32.1.4 Pathogenese

32.1.4.1 Alte Hypothese

Entstehungsort:

- Trigeminovaskuläres System:
  - peripher in den Wänden der Blutgefäße von Hirnhaut und Gehirn,
  - darüber hinaus sind nur die
    - Dura mater,
    - venösen Sinus,
    - Perineurium der Zweige der Hirnnerven N. V, N. IX und N. X betroffen,
- Schmerzempfindung aus dem Gesichtsbereich über dem 2. und 3. Trigeminusast, fast alle afferenten Schmerzsignale aus dem übrigen Kopfbereich über den 1. Trigeminusast,
- Trigemino-zervikales System: Schmerzen, die unterhalb des Tentoriums entstehen gehen über C2/C3-Wurzeln des zervikalen zum spinalen Teil des Nucleus caudatus des N. trigeminus: Bildung des sogenannten trigemino-zervikaler Komplex (zentrale Eingangstelle) = 2. sensibles Neuron, zentrale Eingangsstation (nozizeptiver Reiz aus dem Kopfbereich).

Schmerzentstehung (peripher):

- kraniale Gefäße und Hirnhäute,
- kraniale parasympathische Innervation,
- periphere Terminalen (Nozizeptoren),
- Trigeminusnerv (1. sensibles Neuron).

Schmerzverarbeitung (zentral):

- zentrale Terminalen: 2. sensorisches Neuron, trigemino-zervikaler Komplex,
- rostraler Hirnstamm,
- posteriorer Hypothalamus,
- Thalamus,
- cingulärer Kortex,
- insulärer Kortex,
- frontaler Kortex.

32.1.4.2 Neue Hypothese

Entstehung:

- Eine Reizung des Hypothalamus löst eine Verengung der Hirngefäße aus. Durch die Hypothalamusreizung kann auch das Schmerzkontrollsystem gehemmt werden.
- Die Schmerzimpulse erreichen dann ungehindert das Zentrum des Hypothalamus, den Thalamus und die Hirnrinde.
- Schmerzhemmende Zentren funktionieren nicht mehr.
- Die Schmerzen gelangen so schneller zum Thalamus.
- Aktivierung serotonerger Neurone im Raphe-Kern und Locus ceoruleus.
- Es kommt zu einer verstärkten Serotonin- und Noradrenalin-Ausschüttung.
- Folge: Abnahme der antinozizeptiven Aktivität.
- Dabei kommt es zu einer Aktivierung des vasointestinalen Peptids (VIP).
- Calcitonin-Gene-Related-Peptide (CGRP), Substanz P oder Neurokinin A werden freigesetzt.
- Folge: Gefäßerweiterung und Ausschüttung von Entzündungsmediatoren.

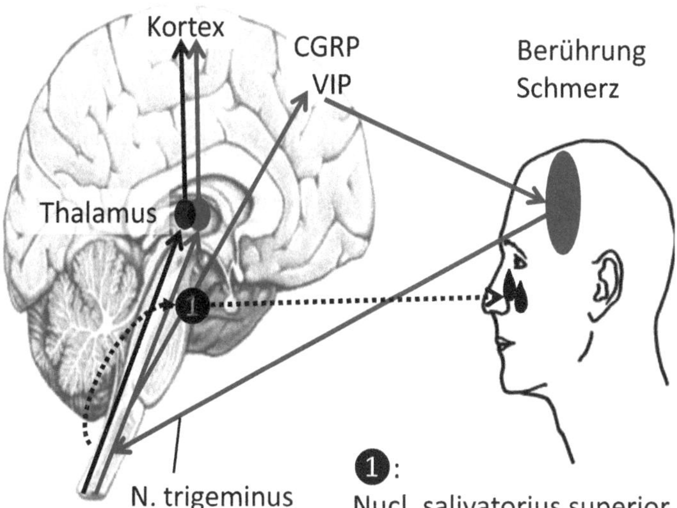

Abbildung 32.3: Migräneentstehung, neue Hypothese

32.1.5 Kortikale Dysfunktion und spreading depression

32.1.5.1 Migräneaura

a. Ursache:

- kortikale Dysfunktion, neurogen bedingt,
- als Modell dient die kortikale „spreading depression“ (Reizung des zerebralen Kortex),
  - Entstehung der Depolarisationswelle,
  - anschließend Supprimierung (depression) des elektrischen Potentials,
  - Depolarisation: massive Ionenbewegung, Ausstrom von K^+, Einstrom von Na^+, Ca^{2+}, Cl^-, Anstieg von Glutamat/ Aspartat, O_2, Glukose, ATP-Verbrauch, Vasodilatation,
  - Kompressionsmechanismus (Aufbau des Membranpotentials).

b. Blutfluss:

- die globalen zerebralen Flussverhältnisse sind während der Aura- und Schmerzphase konstant,
- aber: korrespondierend zur „spreading depression“ kommt es während der Auraphase eines Migräneanfalls zu charakteristischen Veränderungen des regionalen Blutflusses „spreading hypoperfusion“ oder „spreading oligemia“,
- beginnend im okzipitalen Kortex,
- 40% Reduktion des zerebralen Blutflusses (Hypoperfusion), schreitet nach parietal/temporal vor,
- der Verlauf fokal-neurologischer Aurasymptome entspricht der räumlichen/ zeitlichen Dynamik der „spreading depression“,
- bei Migräne ohne Aura verlaufen die neurogenen Veränderungen unterschwellig, daher gilt hier, dass das „spreading oligemia“ seltener ist.

c. Neurogene Entzündung und trigeminovaskuläres System:

- Aktivierung des trigeminovaskulären Systems entweder durch Depolarisation und Kaliumakkumulation während der Auraphase oder durch Zusammenbruch zentraler Regulationsmechanismen im Hirnstamm („Migränegenerator“),
- efferente, autonome Fasern des N. trigeminus und des N. fascialis: Umschaltung im Ganglion sphenopalatinum, Dilatation der Dura- und der Hirngefäße plus Freisetzung vasoaktiver Neuropeptide aus trigeminalen Faserendigungen z.B. calcitoningene related peptide (stärkster Vasodilatator) plus Substanz P.

d. Vaskulär-endotheliale und thrombozytäre Mechanismen:

- intravasaler Anstieg der Serotoninkonzentration bei Migräne ohne Aura plus Abfall von Serotonin in Thrombozyten (aber nicht migränespezifisch!),
- während der Migräneattacke: initial Vasokonstriktion, danach Vasodilatation (Freisetzung von Acetylcholin, Substanz P, Neurokinin A (dies sind Vasodilatatoren!), sowie Bradykinin durch Stickstoff,
- Stickstoff: Sensitisierung nozizeptiver Endigungen,
- Endothel: lokale Freisetzung von vasokonstriktorischen Faktoren.

e. Immunologische Mechanismen:

- bei Migräne nicht klar,
- bei Cluster: Aktivierung von Hypothalamus und T-Zellaktivierung durch Interleukin-2 und Stickstoff,
- Infektionen durch Herpesviren: Freisetzung von proinflammatorischer Substanz, triggern Vasospasmen zerebraler arterieller Gefäße.

32.1.5.2 Migränegenerator des Hirnstamms

- Zeigt sich in der PET als Erhöhung des CBF im kontralateralen Nucleus dorsalis raphe und im Locus coeruleus,
- die Hyperperfusion hält an, auch nach erfolgreicher Therapie mit Sumatriptan,
- bei Nähe zur Area postrema und zum Vaguskerngebiet: Erbrechen, Übelkeit.

32.1.6 Genetik

- Kalziumkanal-Gen-Defekt bei der familiären hemiplegischen Migräne,
- bei anderen ist unklar, ob es sich um eine Ionenkanalkrankheit handelt.

32.1.7 Prädiktoren

- Prävalenzerhöhung, wenn die Familienanamnese erhöht ist (die Familienanamnese ist bei Frauen und Kindern fast immer positiv),
- psychosoziale Rahmenbedingungen.

32.1.8 Triggerfaktoren

Bei ungefähr 90% der Migränepatienten bestehen Triggerfaktoren, diese müssen erfragt werden.

- Psyche,
- Ernährung: Koffein, Nikotin, Alkohol,
- Hormone: Östrogenabfall (Menstruation, Gravidität),
- Medikamente: Vasodilatatoren (Nitroglycerin, Calziumantagonisten).

32.1.9 Klinik

Beginn:

- 25% in den Morgenstunden,
- 25% wachen mit Kopfschmerzen auf,
- 60% zeigen Prodromi.

Dauer:

- 4-72 Stunden bei Erwachsenen,
- 4-48 Stunden bei Kindern,
- menstruell: bis zu mehreren Tagen,
- Status migraenosus: Tage bis Wochen.

Zeitlich lassen sich 5 Phasen voneinander abgrenzen:

1. Prodromalphase:

- Keine Aura!
- Tage oder Stunden vor Beginn,
- Veränderung von Stimmung, Antrieb, Appetit.

Plus-Symptomatik:

- Antriebssteigerung,
- Reizbarkeit,
- Lichtempfindlichkeit,
- Geschmacksüberempfindlichkeit,
- Harn-/ Stuhldrang,
- Heißhunger.

Minus-Symptomatik:

- Depression,
- Erschöpfung,
- Müdigkeit,
- Denkverlangsamung,
- Anorexie.

2. Auraphase:

- häufig vor der Kopfschmerzphase,
- selten während der Kopfschmerzphase,
- wurde früher als Migräne accompagnée bezeichnet,
- tritt bei 10-15% der Migränepatienten auf,
- bei älteren Männern und Schwangeren können Auren ohne nachfolgende Kopfschmerzen auftreten (migraine sans migraine),
- sie entwickeln sich innerhalb von 10-20 Minuten (selten in weniger als 5 Minuten),
- sie klingen nach 1 Stunde ab, können bis zu 1 Woche anhalten (prolongierte Aura), dauert sie länger als 7 Tage kann es zum migränösen Infarkt kommen.

Aurasymptomatik: (entsprechend den fokalen ZNS Repräsentationen)

- visuell (visueller Kortex):
  - in 90% der Fälle ist der visuelle Kortex betroffen,
  - Lichtblitze,
  - Flimmern,
  - Hemianopsien,
  - Skotome,
  - Mikropsie, Makropsie,
  - Halluzinationen,
- sensorisch:
  - aufsteigende Kribbelparästhesien (in den Fingern beginnend und in die Hände aufsteigend),
  - Tinnitus,
  - Déjà vue,
  - olfaktorische, gustatorische Halluzinationen,
- motorisch:
  - Paresen (10-20%),
  - von proximal nach distal (Hemisymptomatik),
  - Aphasien,
- kombiniert: Apraxie.

3. Kopfschmerzphase:

- in 2/3 einseitig,
- können während/ zwischen den Attacken die Seiten wechseln,
- 1/3 holokraniell,
- Punktum Maximum: Bereich der Schläfe/ Stirn- und Augenhöhle (diese beiden machen 70% aus),
- Schmerzintensität: temporal 60%, parietal, beidseits occipital,
- Ausbreitung: Nacken → occipital → parietal → Gesicht (Schmerzen häufig auch im Bereich der Schulter, des Halses und der oberen Körperquadranten).

Schmerzen:
pulsierend-klopfend und hämmernd/ stechend, nimmt mit der Anstrengung zu plus
Begleitsymptome:

- Appetitlosigkeit,
- Übelkeit/ Erbrechen,
- Geräuschempfindlichkeit (Phonophobie),
- Lichtempfindlichkeit (Photophobie),
- Gerüche (Osmophobie),
- Magen-, Bauchschmerzen,
- Diarrhoen, Polyurie,
- Tachykardie,
- Tremor.

4. Lösungsphase:

- unbehandelt hören sie nach 4-72 Stunden auf,
- Rückzug des Patienten zum Schlafen.

5. Postdromalphase:

- Euphorie oder
- Depression, Müdigkeit, Reizbarkeit, Polyurie, Allodynie, Muskelschmerzen.

32.1.10 Migränekomplikationen

Status migraenosus:

- Symptome wie Migräne mit oder ohne Aura,
- Dauer: behandelt oder unbehandelt > 72 Stunden,
- schmerzfreie Intervalle weniger als 4 Stunden, ungeachtet schlafabhängiger Unterbrechungen,
- Persistieren der vegetativen Symptomatik mit einhergehender Dehydratation, hierdurch kann es zum Kollaps kommen,
- Differentialdiagnosen:
    - Meningoenzephalitis,
    - Sinusvenenthrombose,
    - Subarachnoidalblutung,
    - medikamenteninduzierter Kopfschmerz.

Migränöser Infarkt:

- Symptome wie Migräne mit Aura
- plus neurologische Defizite nach 7 Tagen nicht voll reversibel und/oder Infarktnachweis (cMRT/cCT),
- kann in jedem Alter auftreten (in der Kindheit eine bessere Erholungstendenz),
- Risiko: Nikotin, orale Kontrazeptiva,
- selten in der Schwangerschaft,
- Verlauf: variabel,
- Lebenserwartung: Risikoerhöhung vor dem 70. Lebensjahr zu sterben.

Migräneartige Störungen, die nicht die o.g. Kriterien erfüllen:

- M. Menière (selten),
- Epilepsien (selten).

Behandlung: nicht heilbar, 70-95% können beschwerdefrei leben!

32.1.11 Diagnose

- Klinisch,
- Kopfschmerztagebuch,
- klinisch-neurologische Untersuchungen,
- Ausschluss symptomatischer Kopfschmerzen (cMRT, cCT, EEG).

Doppler, Duplex:

- Doppler ist wenig aussagekräftig,
- Gefäßwandveränderungen,
- Dissektionen der A. carotis, A. vertebralis.

Funktionelle Bildgebung (PET/ SPECT):

- für wissenschaftliche Zwecke,
- Analyse des regionalen Blutflusses, Stoffwechsels,
- die Strahlenbelastung ist erhöht.

Angiographie:

- nicht Mittel der Wahl (nach cCT, cMRT, MR-Angio),
- Indikationen:
    - im Liquor, CT frische Subarachnoidalblutung,
    - Sinusvenenthrombose,
    - Aneurysmen,
    - Gefäßdissektionen,
    - bei Migräne kontraindiziert!

Röntgen:

- obsolet,
- zervikogen (CT, MRT).

Myelographie: siehe Angiographie.

EEG:

- von begrenztem Nutzen (zur Differenzierung von der Epilepsie),
- paroxysmale oder generalisierte Dysrhythmien (nicht spezifisch),
- bei Flickerlicht in über 90% H-Antwort („photic driving"),
- linksseitige Betonung der alpha-Aktivität (normalerweise rechtsbetont),
- während der Attacke 50% Reduktion der alpha-Aktivität ipsilateral,
- Contigent negative Variationen:
    - langsame Verschiebung des normalen EEG-Potentials auf einen erwarteten Stimulus,
    - Amplitudenerhöhung,
    - nur wissenschaftliche Anwendung.

Evozierte Potentiale:
Keine Routinediagnostik bei Migräne.
VEP:

- Amplitudenerhöhung plus Latenzverlängerung (nach Blitzlicht-Stimulation),
- nach Gabe von Beta-Blockern kommt es zur Normalisierung.

AEP: der Nutzen ist zweifelhaft.

Elektroneurografie:

- Untersuchung der schnellen Augenbewegungen nach kalorischer oder rotatorischer Reizung,
- Schwindel bei Basilarismigräne gegenüber Erkrankungen der Vestibularorgane.

Elektromyografie:
neuromuskuläre Übererregbarkeit bei Mg^{2+}-Mangel (?).

Labor: Ausschluss anderer Genese.

Liquor: Ausschluss einer Subarachnoidalblutung, Meningitis, Meningoenzephalitis.

Alter der Erstmanifestation:

- vor/ nach der Pubertät,
- nach dem 55. Lebensjahr (suspekt),
- bei Frauen im hohen Lebensalter möglich (unter Östrogengabe!).

Perioditát und Häufigkeit:

- periodisch-wiederkehrende Schmerzen,
- mehrmals im Monat, wenige Male im Jahr,
- Beschwerdefreiheit zwischen den Attacken,
- DD: Cluster, chronisch paroxysmale Hemikranie.

Lokalisation:

- strenge Einseitigkeit ist selten,
- häufig Seitenwechsel,
- Beginnen häufig im Nacken.

Qualität, Intensität: Skalen 0-10 oder 0-3.

Prodromi, Aura und Begleitsymptome:

- ungefähr 60% der Patienten klagen über Prodromi 1-2 Tage vor der Kopfschmerzattacke,
- ungefähr 10-15% leiden unter mehreren Aurasymptomen,
- langsame Progredienz der fokal neurologischen Defizite, sowie das Auftreten vor den Kopfschmerzen,
- eine Aura nach den Kopfschmerzen ist verdächtig, ggf. cMRT durchführen,
- die häufigsten Aurasymptome:
    - 90% wandernde Phosphene,
    - 30-40% sensorisch,
    - 10-20% motorisch,
- Aurasymptome ohne Kopfschmerzen:
    - selten in der Schwangerschaft,
    - Frauen in höherem Alter,
- vegetative Symptomatik:
    - Appetitlosigkeit $>$ 95%,
    - Übelkeit $>$ 80%,
    - Erbrechen 40-50%,
    - Phonophobie 75-100%,
    - Photophobie 60-95%,
    - Diarrhoen.

32.1.12 Differentialdiagnosen

Spannungskopfschmerz

- Wichtigste Differentialdiagnose,
- episodische Form,
- täglich auftretend,
- holokraniell,
- dumpf-drückend, bohrend, spannend, pochend-pulsierend,
- leichte vegetative Symptomatik,
- ohne Erbrechen,
- keine Rückzugstendenz,
- Schmerz wird durch körperliche Aktivität abgemildert,
- uni- oder bilateral, bereits beim Aufwachen vorhanden,
- keine ausgeprägte familiäre Disposition,
- Manifestationsalter (30-40%) vor dem 20. Lebensjahr,
- Frauen > Männer,
- Beginn in den Morgenstunden, nicht attackenförmig,
- Punktum maximum: Nacken, Hinterkopfregion,
- manchmal: Geräusch-, Lichtempfindlichkeit, diese sind kaum von der Migräne zu unterscheiden.

Ursache:

- Schwellenwertverstellung im zentralen antinozizeptiven System durch Konstriktion intramuskulärer Arteriolen,
- Folge: Muskelverspannungen.

Korrelation mit psychischen Faktoren:

- Stress,
- Angst,
- emotionale Instabilität,
- Depressionen,
- Neurosen.

Ätiologie:
unterschiedliche Ätiologie, dazu zählt der psychogene Kopfschmerz.

Einteilung:

a. episodisch,
b. chronisch (über 6 Monate hinweg an mindestens 15 Tagen pro Monat).

Kombinationskopfschmerz

Sehr selten.

Mischformen: Spannungskopfschmerz und Migräne

- atypischer Spannungskopfschmerz,
- Übelkeit plus pulsierend-pochender Kopfschmerz plus
- milde vegetative und sensorische Begleitsymptome.

Mischtyp: Migräne und Clusterkopfschmerz.

Zervikogener Kopfschmerz

- Sehr selten (0,5%),
- strikt einseitig,
- strahlt vom Nacken über die Parietalregion bis ins Gesicht,
- heftig, mehrere Stunden anhaltender Kopfschmerz,
- provozierbar.

Begleitsymptome:

- ipsilateraler Tränenfluss,
- Rhinorrhoe,
- Übelkeit, Erbrechen,
- Photophobie,
- Schwindel.

Ursache:
Spondylarthrosen oder seltene laterale Bandscheibenvorfälle komprimieren die zervikalen spinalen Nervenwurzeln C2/C3.

Therapie:
Blockade der entsprechenden Nervenwurzeln.

Cluster-Kopfschmerz (Bing-Horton)

- Selten (bis 1%),
- Männer (70-90%), im Vergleich zu Migräne und Trigeminusneuralgie,
- selten vor dem 30. Lebensjahr,
- tritt meist nachts aus dem Schlaf heraus auf,
- immer einseitig, meist retroorbital im Gesichtsbereich,
- links bevorzugt,
- Seitenwechsel möglich,
- bohrend-stechend-brennend,

- periodisches Auftreten in einem Zeitraum zwischen 4-6 Wochen:
    - während der Schmerzperiode: Schmerzen täglich (6-8 x/Tag),
    - 8% nur nachts,
    - 60% in den Nachtstunden,
- schmerzfreie Intervalle von Monaten bis Jahre,
- Hauptmanifestationsalter: 20-50 Lebensjahr,
- 10% sekundäre Chronifizierung (ohne Pausen),
- bis auf inkomplettes Horner-Syndrom keine nennenswerten neurologischen Defizite.

Ursache:

- die Heredität spielt eine untergeordnete Rolle,
- rascher Histaminanstieg (?),
- Reduktion der MAO-Aktivität der Thrombozyten,
- Melatoninabnahme,
- der Testosteronspiegel sinkt,
- Horner-Syndrom: Sympatikusbeteiligung (zentral und peripher).

Trigger:

- Kälte,
- Stress,
- Licht,
- Nahrung (Schokolade).

Begleitsymptomatik:

- Tränenfluss,
- Nasenkongestion,
- Augenrötung,
- Miosis,
- Ptosis,
- selten:
    - Sympathikus:
        - Hyperhidrosis,
        - inkomplettes Horner-Syndrom mit Ptosis/ Miosis,
        - geschwollene Temporalarterie,
    - Vagusreizsyndrom, Bradykardie,
- Noch seltener:
    - Erbrechen,
    - Photophobie,
    - Phonophobie.

Dauer: 15 Minuten bis zu 3 Stunden.

Häufigkeit: 1-8 x/24 Stunden.

Intensität: extrem schwer.

Klassifikation:

- episodischer Cluster,
- primär chronischer Cluster (von Anfang an keine Remission),
- sekundär chronischer Cluster (Remissionen gehen im Verlauf verloren),
- chronisch paroxysmale Hemikranie (Frauen > Männer),
- Clustermigräne.

Schmerzverlauf:

- in wenigen Minuten starker Schmerzaufbau, dieser flacht im Verlauf abrupt ab,
- Schmerzattacke ähnelt Trigeminusneuralgie,
- Schmerzen können in die Wange bis zur oberen Zahnreihe und bis zum Nacken ausstrahlen,
- der Patient reagiert sich motorisch ab.

Differentialdiagnose:
Chronische paroxysmale Hemikranie.
Unterschied zum Cluster:

- Frauen > Männer,
- treten täglich auf, keine freien Intervalle,
- 6-30 x/Tag,
- Dauer: 2-45 Minuten,
- die Dauer ist kürzer als beim Clusterkopfschmerz,
- keine Bevorzugung der Nachtstunden,
- spezifische Reaktion auf Indomethazin,
- streng einseitig,
- stechend-schneidend.

Sekundäre Kopfschmerzen

Signale, die darauf hinweisen, dass es sich um sekundäre Kopfschmerzen handelt:

- spätes Erstmanifestationsalter,
- streng einseitige Kopfschmerzlokalisation,
- abnormale klinisch-neurologische Befunde,
- leere Familienanamnese,
  kurze Aura-Dauer $<$ 5-10 Minuten,
- fehlende visuelle Aurasymptomatik,
- komplizierte Auraformen,
- Epilepsien/ Bewusstseinsstörungen/ neu aufgetretene Epilepsien,
- Kopfschmerzen vor den Aurasymptomen,
- kurze Kopfschmerzdauer $<$ 1-2 Stunden.

Epileptische Aura: (komplex-partielle Anfälle)
Insbesondere ohne tonisch-klonische Komponente nicht leicht von Migräneauren, insbesondere bei Basilarismigräne, zu unterscheiden!
Hinweise:

- Kopfschmerzdauer $<$ 2 Minuten,
- Bewusstseinsstörungen,
- positive motorische Zeichen,
- EEG-Befund,
- vielfältige zirkuläre visuelle Auren.

Arteriovenöse Malformation:

- assoziiert mit Migräne,
- Aura kann das einzige klinische Zeichen sein,
- migränetypische Aura-Erscheinungen.

Subarachnoidalblutung:

- ohne Prodromi,
- heftiger Schmerz,
- Bewusstseinstrübung,
- Meningismus.

Zerebrale Blutungen:

- diffuse Kopfschmerzen,
- fokale Ausfälle,
- Bewusstseinseintrübung,
- Psychosyndrom.

TIA/ apoplektischer Insult:

- akut auftretende fokal neurologische Defizite im Vergleich zu „wandernden“ Symptomen der Migräneaura,
- Vigilanzminderung.

Sinusvenenthrombose:

- dumpf-drückender Kopfschmerz,
- progredient-fluktuierende neurologische Defizite,
- Bewusstseinsstörung.

Zentral-venöse Thrombosen:
Läsionen in einem oder beiden Okzipitallappen gehen mit fluktuierenden positiven visuellen Symptomen einher, ähnlich einer Migräne:

- fokal-neurologische Defizite und/oder epileptische Anfälle dauern an, sind progredient,
- multiple diskrete Auraattacken innerhalb eines Tages, auch in Verbindung mit einer Migräne, sind verdächtig auf eine Koagulopathie.

Zentral-venöse Thromben als Ursache einer neu aufgetretenen Migräne-Aura sind wahrscheinlich bei:

- Infektionen,
- Dehydratation,
- Schwangerschaft, Wochenbett, orale Kontrazeptiva,
- Tumorerkrankungen,
- Antiphospholipid-Antikörper-Syndrom,
- Polyzythämia vera,
- Sichelzellanämie.

Vaskulitiden:

- systemischer Lupus erythematodes (SLE) plus andere Vaskulitiden können klinisch ebenfalls visuelle Aurasymptome initiieren,
- SLE: hohe Komorbidität mit Migräne mit Aura,
- Arteriitis temporalis:
    - ältere Männer,
    - druckdolente Temporalartereien,
    - pochend-pulsierender Kopfschmerz (Übergang in Dauerkopfschmerzen),
    - Verstärkung durch Betätigung der Kaumuskulatur,
    - selten Amaurosis fugax,
    - häufig Polymyalgia rheumatica,
    - Labor: Leukozytose, BSG-Erhöhung.

CADASIL (Cerebral autosomal dominant arteriopathy with subcortical Infarcts and Leucoencephalopathie):

- hereditäre zerebrale Mikroangiopathie ohne Hypertonus,
- MRT-Befund: Leukenzephalopathie,
- Leitsymptome:
  - rezidivierende Schlaganfälle,
  - Alter: 30-66 Jahre,
  - akkumulierende neurologische Ausfälle,
  - kognitive Defizite,
  - psychiatrische Manifestation,
  - migräneartige Kopfschmerzen (87% Migräne mit Aura),
  - 5% hemiplegische Migräne,
  - 6% als Basilarismigräne,
  - Migräne mit verlängerter Aura,
  - 7% Migräne ohne Kopfschmerzen (Migraine sans migraine), isolierte Auren,
  - Zunahme der Attackenfrequenz und der Schwere über die Zeit,
- Ursache: Genmutation (Gen für Notch 3).

Gefäßdissektionen:

- A. carotis interna oder A. vertebralis gehen mit transienten fokal-neurologischen Defiziten einher,
- häufig verbunden mit einseitigen Kopfschmerzen,
- Hinweise auf ACI-Dissektion:
  - prolongierte Aura-Symptome,
  - schlagartiger Aurabeginn,
  - Wechsel der Aurasymptomatik (visuell, motorisch, sensorisch),
  - Kopfschmerzbeginn während der Auraphase,
  - abnorme neurologische Befunde,
  - Horner-Syndrom.

Infektiös bedingte Kopfschmerzen:

- Kopfschmerzen plus Entzündungszeichen,
- Druckgefühl plus Erbrechen plus Fieber: bakterielle Meningitis/ Virusmeningitis bzw. Virusenzephalitis,
- ständiges Druckgefühl, oft pulsierend (z.B. Neurolues, Neuroborelliose, ZNS-Tuberkulose, metastatische Herdenzephalitis, chronische Virusenzephalitis, zerebrale Immunvaskulitiden),
- zunehmend tief empfundener Kopfschmerz beim Pressen und Beugen (vor allem bei Hirnabszessen, ZNS-Parasiten, septischer Sinusvenenthrombose).

Tumorbedingte Kopfschmerzen: Verdächtig:

- abnorme klinisch-neurologische Befunde (Stauungspapille, Bewusstseinsstörungen),
- morgendliches Nüchternerbrechen,
- episodische Migräneattacken mit Aura (chronische Kopfschmerzen),
- Therapieresistenz,
- Persönlichkeitsveränderungen,
- insbesondere Hypophysenadenome, okzipital lokalisierte Meningeome,
- Hypophysenadenome: führen unabhängig von der Größe zu täglichen Kopfschmerzen,
- okzipital lokalisierte Meningeome:
    - Migräneaura,
    - szintillierende Skotome.

Posttraumatische Kopfschmerzen:

- bei 35-85% der Patienten mit Schädelhirntrauma und HWS-Schleudertrauma,
- ähneln chronischen Kopfschmerzen vom Spannungstyp,
- dumpf-drückend-ziehend bis pressend,
- Dauer/ Intensität unabhängig von der Schwere der Verletzung,
- neben vegetativer Symptomatik und Schwindel auch neuropsychologische und depressive Symptome,
- Migränetyp sehr selten,
- das Trauma ist der Auslöser nicht der Verursacher.

Augenerkrankungen: Glaukom:

- gerötetes Auge,
- extrem stark, streng einseitig, orbital lokalisierter Kopfschmerz,
- Refraktionskopfschmerzen können Spannungskopfschmerzen, aber keine Migräne nachahmen.

Retina- bzw. Glaskörperblutungen oder zentrale Retinopathie:

- Lichtsensation auf ein Auge beschränkt,
- nicht vom Kopfschmerz gefolgt!

32.1.13 Therapie der Migräne

MIDAS-Fragebogen (Migraine Disabilitiy Assessment Score) zur Abschätzung der Behinderung.

32.1.13.1 Akuttherapie

- Reizabschirmung,
- Entspannungsinduktion,
- Rückzug/ Schlaf in Lärm- und lichtgeschützten Raum,
- lokale Anwendung von Kälte/ Wärme und ätherischen Ölen,
- Muskelrelaxation.

Medikamentöse Akuttherapie:

- innerhalb von 2 Stunden und mindestens 24 Stunden anhaltende Besserung der Symptomatik und keine Zusatzmedikation,
- Medikamente wirken symptomatisch,
- frühzeitige Therapieeinleitung (Wirksamkeit ist erhöht, Rate von Wiederkehrkopfschmerzen ist reduziert),
- klassische Migränemedikamente: ASS, Paracetamol, Triptane, Ergotamine (Ergotamine werden nicht mehr gegeben),
- Begleitmedikation: Antiemeptika (Dopamin-Antagonisten)
    - Metoclopramid oder Domperidon:
        - 15 Minuten vor Einnahme der eigentlichen Schmerzmittel einnehmen,
        - verbessern die gastrointestinale Mobilität und Resorption und Wirksamkeit oral zugeführter Migränemittel,
        - Metoclopramid i.v. ist wirksamer als Placebo und Ibuprofen,
        - Dosis:
            - Motilium 20-30 mg (2-3 ml) 3 x täglich,
            - Metoclopramid: 10-20 mg 3 x täglich,
        - Metoclopramid:
            - D2-Antagonist,
            - 5HT3/4 Rezeptor-Antagonist,
            - Acetylcholinfreisetzung,
        - Kontraindikationen:
            - extrapyramidalmotorische Störungen,
            - Prolaktinom,
            - Reaktionsverzögerung,
            - Ileus,
            - Epilepsien,
            - Leberinsuffizienz,
            - nicht bei Kindern unter 14 Jahren,

- niedrig potente Neuroleptika:
    - Phenothiazintyp (Prochlorperazin, Chlorpromacin),
    - Prochlorperazin i.v./ i.m. besser als Metoclopramid,
    - Chlorpromazin = Propafenin,
- Antihistaminika:
    - H1-Rezeptor-Antagonisten (Dimenhydrinat, Cyclizin, Buchizin),
    - die Wirksamkeit ist nicht untersucht,
- SNRI/SSRI: auch in Kombination mit Triptanen möglich.

32.1.13.2 Stufenschema der Migräne-Akuttherapie

Leichte bis mittelschwere Migräneattacken:

- Analgetika bzw. NSAID oder
- Serotonin-Antagonisten.

Mittelschwere bis schwere Migräneattacken:

- Triptane plus Antiemetikum,
- in der Migräneattacke Gabe von Triptanen, je früher, desto besser, nicht mehr als an 10 Tagen pro Monat,
- Achtung: Triptane nicht in der Aura geben, sondern nach der Aura vor Beginn der Kopfschmerzen, sie können aber auch während der Kopfschmerzen gegeben werden,
- Mutterkornalkaloide,
- unspezifische Migränemittel.

32.1.13.3 Notfall

- 1 g Aspisol i.v. plus 10 mg Metoclopramid i.v.,
- Metamizol (vorsicht Blutdruck-Abfall!),
- Opioide sind nicht wirksam.

32.1.13.4 Status migraenosus

Stationär:

- 1 g Aspisol i.v. plus 10 mg Metoclopramid i.v.,
- bei Triptanen auf Abstände achten! (Dihydroergotamin 1-2 mg s.c., i.m. oder i.v. bzw. Sumatriptan 6 mg s.c.),
- Metamizol nicht gesichert,
- Cortison (Dexamethason 24 mg i.v. danach alle 6 Stunden 6 mg i.v. (3-4 Tage))
- und/oder Diazepam, Levomepromazin (Neurocil).

Ergotamine sind aufgrund der starken Nebenwirkungen nicht Mittel der 1. Wahl. Sie sollten nur bei Versagen der anderen Medikamente gegeben werden.

32.1.14 Unspezifische Migränemittel

NSAR = Basismedikation der Akutbehandlung von leicht bis mittelschweren Kopfschmerzen vom Migräne- oder Spannungskopfschmerztyp.

Eigenschaften:

- antiphlogistisch,
- antirheumatisch,
- analgetisch,
- antipyretisch.

Antipyretische NSARs: ASS, Paracetamol, Novalgin.
Antiphlogistische NSARs: Ibuprofen, Voltaren, Indometacin, Perozicam, Naproxen.

Mittel der 1. Wahl:

- intravenös: ASS i.v. plus Antiemetika,
- oral: ASS, Ibuprofen, Diclofenac, Naproxen, mit Einschränkung Paracetamol und Metamizol.

Wirkmechanismus:

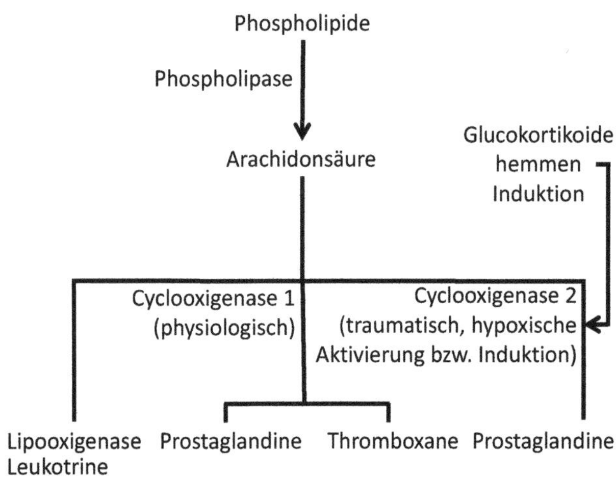

Abbildung 32.4: Wirkung der Cyclooxigenase (COX)

- Hemmung von COX 2: antiinflammatorisch, analgetisch, antipyretisch,
- Kombination von COX 1 und COX 2: unerwünschte Nebenwirkungen sind deutlich erhöht,
- selektive COX 2-Hemmer (Meloxicam, Celecoxib): eine Wirksamkeit ist bei Migräne nicht nachgewiesen.

NSAR:

- Hemmung (peripher) der Prostaglandin-vermittelten Sensitisierung nozizeptiver Afferenzen,
- sie unterdrücken die Schmerzentstehung im trigemino-vaskulären System,
- der Wirkmechanismus von Paracetamol/ Metamizol ist nicht genau bekannt, (nicht saure Analgetika) passieren schnell die Blut-Hirn-Schranke, sie wirken wahrscheinlich auf den trigemino-zervikalen Komplex!

In therapeutischer Dosierung hemmen alle Substanzen signifikant die Prostaglandin-Synthese, bei Paracetamol und Metamizol schwächer!

ASS:

- Wirkung nach 10-60 Minuten,
- oral (Brausetablette) (NSAR),
- Kautablette,
- Aspisol (i.v.),
- maximal 2 g/Tag.

Nicht-steroidale Antirheumatika:

- Ibuprofen/ Naproxen/ Diclofenac,
- Naproxen (Kurzzeitprophylaxe!) der menstruellen Migräne (500-1.000 mg, maximal 1.500 mg/Tag),
- Diclofenac 50-100 mg, maximal 150 mg/Tag,
- Ibuprofen 200 mg (maximal 2 x 800 mg/Tag).

Paracetamol:

- 1 g im Abstand von 6-8 Stunden wiederholen! (maximal 2 g/Tag),
- Thomapyrin (Paracetamol plus Koffein plus ASS).

Novalgin: Cave: Agranulozytose, Blutdruck-Abfall, Dosis 1 g (maximal 2 g/Tag).

Überdosierung:

ASS:

- Gerinnungsstörung,
- gastrointestinale Blutung,
- metabolische Azidose.
    - Hypoglykämie,
    - zentrale Hyperventilation mit respiratorischer Alkalose (K^+-Abfall),
- Bewusstseinsstörung,
- Koma,
- Tod.

Therapie:

- symptomatisch,
- Natriumhydrogencarbonat,
- Vitamin K,
- Spülung,
- forcierte Diurese.

Paracetamol:

- Leberschädigung,
- Leberkoma,
- Nierenschädigung,
- Übelkeit/ Erbrechen,
- Vigilanzstörung.

Therapie:

- N-Acetyl-Cystein (NAC): 150 mg/kg KG i.v. innerhalb der ersten 15 Minuten, dann 50 mg/kg KG in den kommenden 4 Stunden, dann 100 mg/kg KG in den kommenden 16 Stunden (wegen der häufigen Nebenwirkungen empfiehlt die Giftnotrufzentrale die erste Dosis NAC deutlich langsamer, z.B. über 45 Minuten zu applizieren),
- ob therapiert wird oder nicht, entscheidet die Serum-Konzentration im Rumack-Matthew-Normogramm, liegt diese darunter, ist es nicht notwendig, NAC zu geben, darüber sollte therapiert werden.

Metamizol:

Nebenwirkungen:

- Hypotonie, Schock,
- Herzrhythmusstörungen,
- Vigilanzstörungen.

Therapie: symptomatisch.

Klinische Wirksamkeit:

- ASS, Ibuprofen, Diclofenac und Naproxen sind signifikanter als Placebo,
- Paracetamol ist bei Migräne wenig wirksam,
- Koffein plus ASS plus Paracetamol = hocheffektiv (Thomapyrin),
- am wirksamsten: ASS i.v. plus Metoclopramid (MCP):
  - wirksamer als Ergotamine,
  - nur wenig wirksamer als Triptane (Sumatriptan),
- ASS oral gleich gut wie Ibuprofen(!), schlechter als Ergotamine,
- Kalium-Diclofenac ist wirksam wie Sumatriptan.

Wiederkehrkopfschmerzen:

- sind bei unspezifischen Migränemitteln häufiger als unter Triptaneeinnahme,
- eine Kombination aus beiden senkt die Häufigkeit der Wiederkehrkopfschmerzen.

Nebenwirkungen: durch Hemmung der Cyclooxigenase-1 bedingt.

Kontraindikationen bei NSAR:

- Kinder,
- Schwangerschaft.

Wiederholung: 2-3 x/Attacke in höchster Einzeldosis nicht öfter als 3 x/Monat.

32.1.15 Spezifische Migränemittel

Selektive Serotonin 5-HT1-Rezeptor agonistische Potenz.

a. Triptane,
b. Mutterkornalkaloide (Ergotamine).

32.1.15.1 Triptane

- Selektive 5-HT1B/D-Rezeptor-Agonisten,
- das effektivste Therapieprinzip in der Akutbehandlung mittelschwerer bis schwerer Migräneattacken,
- nebenwirkungsarm,
- haben keinen signifikanten Einfluss auf den zerebralen Blutfluss,
- binden auch an 5-HT1A/E/F- und 5-HT7-Rezeptoren,
- geringe pharmakologische Aktivität an:
    - serotoninergen 5-HT2/5-HT3-Rezeptoren,
    - adrenergen α-1, α-2 oder β-Rezeptoren,
    - dopaminergen D1/ D2-Rezeptoren,
    - histaminergen H1-Rezeptoren,
    - muskarinergen oder Benzodiazepinrezeptoren.

Wirkung:

- über 5-HT1B/D/F im Bereich der vaskulären und neuronalen Struktur der Schmerzentstehung,
- hauptsächlich über 5-HT1B-Rezeptoren,
- Hemmung der Freisetzung vasoaktiver und neuropeptider aus nozizeptiven Endigung trigeminaler Neuronenfasern im trigeminovaskulären System,
- dies führt zu einer Verhinderung der Initiierung einer neurogenen Entzündung im Bereich der Duraarterien, dem Entstehungsort des Migränekopfschmerzes,
- über 5-HT1B/D vermittelte Hemmung von CGRP (Calzitonin-gene-related Peptide).

Zentrale Wirkung:
Sumatriptan ist nicht ZNS-gängig aber:

- Hemmung der Invasion afferenter, nozizeptiv sensorischer Signale im trigemino-zervikalen Komplex aus dem trigemino-vaskulären System,
- allerdings keine Hemmung des Migränegenerators im Hirnstamm,
- über eine Aktivierung von 5-HT1B/D-Rezeptoren verhindern Triptane eine Übererregung bzw. Sensitisierung nachgeschalteter Strukturen der zentralen Schmerzweiterverarbeitung (Thalamus, Cingulum, Inselrinde), daher kommt die Wirkung bei Photo-Phono-Osmophobie,
- Unterdrückung der calziumabhängigen Synthese von Stickstoff.

Die einzelnen Triptane:

1. Generation: Sumatriptan (nicht ZNS-gängig),
2. Generation: Zolmitriptan, Naratriptan (lipophil, ZNS-gängig),
3. Generation: Almotriptan, Eletriptan (lipophil, ZNS-gängig).

Sumatriptan (Imigran):

- Tabletten 50-100 mg,
- Zäpfchen 50 mg,
- Nasenspray 10-20 mg,
- Einwegspritze/Pen s.c. (6 mg).

Naratriptan (Ascotop): Tabletten 2,5 mg.
Rizatriptan (Naramig): Tabletten 5-10 mg.
Zolmitriptan (Maxalt): Tabletten 2,5 mg.

Pro Anfall:

- höchstens 2 mal die Dosis wiederholen,
- im Monat maximal 20 Anwendungen.

Überdosierung:

- Hypertonie,
- Herzrhythmusstörungen,
- es gibt kein Antidot.

Kontraindikationen:

- koronare Herzkrankheit,
- TIA, Apoplex,
- Migräne mit Aura,
- M. Raynaud,
- peripher arterielle Verschlußkrankheit,
- Schwangerschaft,
- Stillzeit,
- Leber-, Niereninsuffizienz (schwere).

Wechselwirkungen:

- erst 24 Stunden nach Gabe von Ergotamin,
- Ergotamin 6 Stunden nach Gabe von Triptane,
- Triptane untereinander: nicht innerhalb von 12 Stunden kombinieren,
- Vorsicht bei SSRI (kann ein Serotonin-Syndrom verursachen, Einzelfälle wurden beschrieben),
- nicht mit MAO-A-Inhibitoren kombinieren verlangsamter Abbau der Triptane).

Wirksamkeit:

- die Kopfschmerzen gehen innerhalb von 2 Stunden zurück,
- Sumatriptan s.c. ist die effektivste Migräne-Therapie und wirkt auch gegen Begleitsymptome,
- Naratriptan ist weniger wirksam als Sumatriptan, aber nebenwirkungsärmer.

Wiederkehrkopfschmerzen:

- höchste Recurrence-Rate: Rizatriptan,
- Sumatriptan/ Zolmitriptan ähnlich,
- niedrige Recurrence-Rate: Naratriptan/ Eletriptan.

Verabreichung von Triptanen:

- Gabe zu Beginn oder vor der Migräneattacke,
- nicht während der Auraphase,
- nicht als Prophylaxe geeignet,
- in ausreichend hoher Dosis applizieren,
- wenn nach dem 5. Versuch die Kopfschmerzen bleiben, spricht dies für ein Nicht-ansprechen.

Nebenwirkungen:

- Übelkeit, Erbrechen,
- Geschmacksstörungen,
- Schwächegefühl, Schweregefühl,
- Brustengegefühl.

Prophylaxe: wenn mehr als 3 Attacken/ Monat bestehen oder die Migräneattacken mehr als 4 Stunden anhalten.

32.1.15.2 Mutterkornalkaloide (Ergotamintartrat, Dehydroergotamin)

Flüssiges Extrakt eines durch Pilze befallenen Getreidekorns.

- Ergotamin wurde wenig in Studien erprobt,
- ist den Triptanen unterlegen,
- sind finanziell günstiger als Triptane.

Indikation:

- Ergotamin plus Antiemetikum bei mittelschweren bis schweren Migräneattacken und bei Versagen anderer Migränemittel in der Akuttherapie,
- Prophylaxe: Mittel der 3. Wahl.

Dosierung: Dihydroergotaminmesilat:

- Dihydergot 1 mg (oral, i.v., s.c., i.m.),
- Dosisbeschränkung: die maximale Tagesdosis beträgt 2 mg.

Ergotamintartrat:

- Ergosanol Kapsel, Migrexa Tabletten 1 mg, Migrexa Zäpfchen 2 mg,
- Ergotamintartrat häufig in Kombination mit:
    - Koffein,
    - Opioiden, Codein, unspezifischen Analgetika: die Abhängigkeitsgefahr ist hoch, die Komplikationsrate ist hoch,
- Einzeldosis 1-3 mg oral,
  Beginn: 1-2 mg, nach weiteren 30 Minuten: 1 mg,
  parenteral: 1-2 mg i.v.,
- Dosisbeschränkung:
    - maximale Tagesdosis: 3 mg,
    - pro Woche maximal 6 mg,
    - pro Monat maximal 20 mg (das entspricht 10-20 Anwendungen im Monat).

Wirkmechanismus der Mutterkornalkaloide:

- ähnlich wie Triptane,
- weniger spezifisch bei 5-HT1B/D-Rezeptoren,
- ist durch eine hohe Affinität zu einer Vielzahl anderer Rezeptorsystemen gekennzeichnet,
    - Adreno-Rezeptor (Gefäßerweiterung),
    - β-2-Rezeptor (nicht an selektive β-1-Rezeptoren): Tachykardie, Bradykardie, Angina pectoris,
    - 5-HT2-Rezeptoren (Gefäßkonstriktion),
    - Dopaminrezeptoren (Übelkeit, Erbrechen),
- länger anhaltend, weniger steuerbar,
- Vasokonstriktion mehr als bei den Triptanen,
- CAVE: Verlust gefäßdilatierender Eigenschaften, Durchblutungsstörungen (Mikrothromben, Ergotismus),
- die ZNS-Gängigkeit ist unsicher,
- der First-pass-Effekt ist hoch,
- die Eliminationshalbwertzeit beträgt ungefähr 20 Stunden (länger als bei den Triptanen).

Kontraindikationen: wie bei den Triptanen.

Wechselwirkungen:

- mit Beta-Blockern (Vasokonstriktion verstärkt, beide docken an β-2-Rezeptoren an),
- Dopamin: verstärkt die Vasokonstriktion.

Nebenwirkungen:

- medikamenteninduzierter Kopfschmerz,
- Übelkeit/ Erbrechen,
- Schwindel,
- Muskelkrämpfe,
- Polyneuropathie,
- Mikroangiopathie,
- koronare Herzkrankheit, Myokardinfarkte, Hypertonie.

Wirksamkeit:

- i.v., i.m., s.c. von Dihydroergotamin und Antiemetikum, danach Nasenspray, Ergotamintartrat (Zäpfchen),
- schlechter als Triptane,
- besser als ASS,
- schlechter als ASS plus Metoclopramid.

Die Recurrence ist kleiner als unter Triptanen.

Art und Dauer der Anwendung:

- zu Beginn der Migräneattacke rektal oder parenteral (s.c.),
- oral wenig wirksam,
- Mutterkornalkaloide sind nicht mehr Mittel der 3. Wahl, nur bei Versagen aller anderen Therapeutika und Behandlungsansätzen können Mutterkornalkaloide gegeben werden.

32.1.16 Sonstige Medikamente

32.1.16.1 Opioide

- Starke Nebenwirkungen,
- der Missbrauch ist hoch, daher sind sie nicht zu empfehlen,
- Morphin ist nicht wirksamer als Placebo,
- eingeschränkt als Notfallmedikament anzuwenden, nur wenn andere versagen.

Wirkmechanismus: bei der Migräne nicht bekannt.

Nebenwirkungen:

- Übelkeit, Erbrechen,
- Sedierung,
- Ateminsuffizienz.

32.1.16.2 Koffein

- Adenosin-Rezeptor-Antagonist,
- nicht als Monotherapie zugelassen und auch nicht geeignet.

32.1.16.3 Kombinationspräparate

- Nur in Einzelfällen gerechtfertigt,
- Ausnahme: Migränemittel mit einem Antiemetikum auch für ASS plus Paracetamol plus Koffein (Thomapyrin): effektiv, gut verträglich,
- Indikation: Akutphase leicht bis mittelschwerer Migräneattacken!
- Wirksamkeit bei der menstrualen Migräne!
- ASS vermindert die Hepatotoxizität von Paracetamol.

32.1.16.4 Kortison

- Entzugstherapie bei medikamenteninduziertem Dauerkopfschmerz (80 mg über 6 Tage),
- i.v.-Gabe bei Status migraenosus.

32.1.16.5 Lidocain

- Ib-Antiarrhythmikum,
- Hemmung der Fortleitung der Aktionspotentiale durch Blockierung spannungsabhängiger Natriumkanäle,
- intranasal geben: gut bei Migräne (insbesondere in der Akutphase),
- Lidocain-Infusionen bei chronischen Verläufen mit fast täglichen Kopfschmerzen oder Status migraenosus.

32.1.16.6 Ketamin (Ketanest)

- NMDA-Antagonist,
- 25 mg intranasal,
- senkt bei der familiären hemiplegischen Migräne die Intensität und Dauer der neurologischen Defizite.

32.1.16.7 Stickstoff-Synthase-Inhibitoren

- Migränepatienten weisen eine hohe Stickstoff-Hypersensitivität durch eine Überfunktion der Ca^{2+}-Kanäle auf,
- dies führt zu einer Reduktion der endothelialen Stickstoff-Produktion.

32.1.17 Prophylaxe

- Vermeidung von Auslösermechanismen,
- körperliche Aktivität erhöhen, regelmäßig Sport, besonders Ausdauersport,
- progressive Muskelrelaxation,
- Biofeedback: Vasokonstriktionstraining, Messung der Pulsamplitude der A. temporalis superficialis, akustische/ visuelle Rückmeldung. Ziel: Vermeidung eines Migräneanfalls durch verstärkte Vasokonstriktion,
- kognitiv-verhaltensorientierte Behandlungsansätze,
- Akupunktur (Vergleichbar mit β-Blockern) aber ohne Nebenwirkungen,
- Akupressur.

Substanzen zur Migräneprophylaxe:

	mg	Kontraindikationen
Metoprolol (Belok zok)	50-200	AV-Block, Bradykardie, Herzinsuffizienz, Asthma bronchiale, Sick-Sinus-Syndrom
Propranolol (Dociton)	40-240	Hypoglykämie, Bronchospasmus, Bradykardie
Bisoprolol (Concor)	5-10	Magen-Darm-Beschwerden, Impotenz
Flumarizin (Sibelium)	5-10 nen	fokale Dystonie, Schwangerschaft, Stillzeit, Depressio-
Valproat	500-600	Leberfunktionsstörung, Schwangerschaft, Alkoholmissbrauch
Topiramat	25-100	Niereninsuffizienz, Nierensteine, Engwinkelglaukom
Amitriptylin	50-150	Engwinkelglaukom, Prostataadenom
ASS	300	Magenulzerationen

32.1.17.1 Indikation zur Prophylaxe

- Mehr als 3 Migräneattacken/ Monat in den letzten 3 Monaten,
- Kontraindikation oder Unwirksamkeit der Akuttherapie,
- unverträgliche subjektive Beeinträchtigung,
- Recurrence,
- Anfallsdauer regelmäßig länger als 2 Tage,
- mehr als 2 mal prolongierte Aura, mehr als 2 mal Status migraenosus,
- nach Entzug eines medikamenteninduzierten Dauerkopfschmerzes:

    - niedrig dosiert anfangen,
    - Compliance beachten,
    - Wirkung nach 6-8 Wochen beobachten,
    - Erfolg nach 3 Monaten: Reduktion der Schmerzen um 50%. Dann Fortsetzung für weitere 6-12 Monate, danach innerhalb von 4 Wochen ausschleichen!
    - Bei Schwangerschaft sind alle sicher wirksamen Medikamente kontraindiziert.

Eine Prophylaxe bei medikamenteninduziertem Dauerkopfschmerz ist sinnlos, vorher Entgiftung bzw. Entzugstherapie!

32.1.17.2 Migräneprophylaxe 1. Wahl

Beta-Blocker

Propranolol:

- nicht selektiv (Dociton),
- 20-40 mg retard Tabletten, maximal 120-240 mg/Tag.

Metoprolol:

- β-1-selektiv (Belok zok),
- 25-50 mg retard Tabletten, maximal 100-200 mg/Tag,
- wöchentliche Verdopplung der Dosis,
- Absetzen nach 6-9 Monaten (schleichend).

Nebenwirkungen:

- Bradykardie, AV-Block I-III°,
- Hypotonie,
- periphere Zyanose,
- Bronchospastik, Dyspnoe,
- Azidose,
- Somnolenz,
- Halluzinationen.

Antidot:

- 0,5-1 mg Alupent i.v.,
- Wirkung:
    - Antagonismus adrenerger β-Rezeptoren,
    - Normalisierung der gesteigerten Serotonin-Synthese-Kapazität.

Kontraindikation:

- Herzinsuffizienz NYHA III-IV,
- AV-Block II-III°,
- kardiogener Schock,
- obstruktive Bronchialerkrankungen (Asthma bronchiale),
- peripher arterielle Verschlußkrankheit (Spätstadium),
- Schwangerschaft 1. Trimenon,
- medikamenteninduzierter Dauerkopfschmerz,
- Verapamil i.v. oder Monoaminooxidase-Inhibitoren.

Kalziumantagonisten

- nur Flunarizin (10 mg/Tag),
- sedierend, Gabe daher abends.

Wirkung: nicht-selektiver T-Typ-Kalziumkanalblocker.

Kontraindikation:

- Depressionen,
- akuter Insult,
- extrapyramidale Störungen,
- Schwangerschaft/ Stillzeit.

32.1.17.3 Migräneprophylaxe 2. Wahl

Antiepileptika

Valproat:

- reduziert die Attackenhäufigkeit, nicht die Intensität und Dauer,
- nicht zugelassen.

Indikation: Komorbidität mit Anfallsleiden!

Wirkmechanismus:

- eine GABA-Erhöhung führt zu einer Reduktion der Übererregbarkeit kortikaler/ subkortikaler trigemino-zervikaler schmerzleitender Strukturen,
- direkte Beeinflussung des trigemino-vaskulären Systems.

Dosierung:

- initial: 150 mg/Tag,
- Höchstdosis: 600 mg/Tag.

Intoxikation:

- Verwirrtheitszustände,
- Muskelschwäche,
- Hypotension,
- zerebrales Ödem,
- Hypernatriämie.

Kontraindikation:

- Schwangerschaft (teratogen),
- Hepatopathie(!),
- Porphyrien,
- Pankreasfunktionsstörungen.

Wirkung: wie Beta-Blocker und Kalziumantagonisten mit etwas mehr Nebenwirkungen!

Gabapentin:

- Wirkung an Kalziumkanälen,
- die führt zu einer GABA-Erhöhung.

Indikation:

- neuropathischer Schmerz,
- Migräne.

Dosierung: 300 mg alle 3 Tage erhöhen bis auf 1.200 mg/Tag (verteilt auf 3-4 Tagesdosen).

Wirkung: Senkung der Attackenfrequenz und Intensität.

Kontraindikation:

- akute Pankreatitis,
- Schwangerschaft/ Stillzeit.

Topiramat:
Wirkung:

- Natrium-Kalzium-Kanalblocker,
- Glutamat-Rezeptor-Antagonist,
- Carboanhydrase-Inhibitor,
- GABA-A-Rezeptor-Agonist.

Nebenwirkungen:

- Missempfindungen,
- Durchfälle.

Dosis:

- 2 x 25 mg/Tag,
- Aufdosierung: 50 mg/Woche,
- Maximaldosis: 200 mg/Tag.

Kontraindikation:

- Schwangerschaft, Stillzeit,
- Kinder unter 14. Jahren.

Glutamat-Rezeptor-Antagonisten (NMDA-Rezeptor-Antagonisten)

Bewirken eine Reduktion des Ca^{2+}-Einstroms in depolarisierte Nervenzellen und hemmen die Synthese von Stickstoff.

Cyclandelat:

- NMDA-Antagonist,
  hemmt die Ca^{2+}-induzierte Gefäßmuskelkontraktionen und Serotoninfreisetzung und die Aggregation von Thrombozyten,
- primär zur Sekundärprophylaxe zerebraler Insulte bestimmt.

Dosis: 3-4 x 400 mg/Tag.

Kontraindikation:

- akuter Schlaganfall,
- Schwangerschaft, Stillzeit,
- erhöhte Blutungsneigung.

Amantadin:

- nicht-kompetitiver NMDA-Antagonist,
- keine Wirkung in der Migräneprophylaxe.

Dosis: 2 x 100 mg/Tag.

NSAID

- In niedriger Dosierung auch vorbeugend bei Migräne,
- limitierend sind die Nebenwirkungen,
- ASS protect 300 mg/Tag ist weniger wirksam als Beta-Blocker,
- Naproxen (menstruelle Migräne), kurzfristig: Naproxen 2 x 250 mg nicht länger als 3 Tage einnehmen.

32.1.17.4 Migräneprophylaxe 3. Wahl

Methysergid:
Methysergid hat eine sehr gute Wirkung bei der Migräne. Aufgrund der zahlreichen und schwerwiegenden Nebenwirkungen sollte das Medikament jedoch erst dann einsetzen, wenn die anderen Prophylaxemedikamente keine Wirkung gezeigt haben.

- Serotoninantagonist,
- 5-HT_2-Rezeptor-Antagonist (migräneprophylaktisch wirksam),
- 5-HT_1-agonistische Potenz (migräneprophylaktisch wirksam).

Dosierung:

- 1 mg Deseril, jede Woche erhöhen,
- Erhaltungsdosis: 2-8 mg/Tag retard!
- 6 Monate, danach 1 Monat Therapiepause aufgrund der Gefahr von Fibrosen. Im Verlauf solte eine Dosisreduktion erfolgen.

Nebenwirkungen:

- retroperitoneale Fibrose,
- Übelkeit, Erbrechen,
- Gefäßspasmen,
- Myalgien,
- Arthralgien.

Kontraindikation:

- Schwangerschaft, Stillzeit,
- Kinder,
- peripher arterielle Verschlußkrankheit,
- koronare Herzkrankheit,
- Hypertonie,
- Thrombophlebitis,
- Magen-Darm-Ulzera.

Pizotifen (Sandomigran):

- Serotoninrezeptorantagonist,
- antihistaminische Wirkung,
- anticholinerge Nebenwirkungen.

Dosierung: 1,5 mg/Tag verteilt auf 3 Dosen.

Kontraindikation:

- Schwangerschaft, Stillzeit,
- koronare Herzkrankheit,
- peripher arterielle Verschlußkrankheit,
- Prostatahypertrophie,
- Glaukom.

Lisurid (Cuvalit, Almirid):

- Dopamin-Agonisten (Prolaktininhibitor),
- geringe Serotonin-antagonistische Wirkung,
- schwache Migräneprophylaxe.

Dosierung: 3 x 0,025 mg/Tag über 3 Tage eingeschlichen.

Antidot:

- Metoclopramid,
- Domperidon,
- Sulpirid 100 mg i.m. (Dogmatil).

Nebenwirkungen:

- Übelkeit, Erbrechen,
- Schwindel.

Kontraindikationen:

- Schwangerschaft, Stillzeit,
- Kinder,
- koronare Herzkrankheit.

Dihydroergotamin:

- schwere Nebenwirkungen,
- Ergotismus,
- nicht länger als 3 Monate geben!

32.1.17.5 Sonstige Medikamente

Antidepressiva

- Amitriptylin-Typ,
- evidenzbasierter Nachweis als Prophylaxe,
- analgetische Wirkung,
- Kombination mit anderen Migräneprophylaktika (z.B. Beta-Blocker),
- Anfallshäufigkeit sinkt, verringerte Intensität,
- Entzugstherapie bei medikamenteninduziertem Kopfschmerz.

Indikation: chronischer Spannungskopfschmerz.

Dosierung zum Beispiel Amitriptylin: 25-75 mg/Tag, Höchstdosis: 150 mg/Tag.

Trizyklische Antidepressiva:

- Amitriptylin,
- Doxepin,
- Imipramin,
- Anafranil,
- Ludiomil.

Wirkmechanismus:

- die Wirkung setzt nach 3-4 Tagen ein,
- Hemmung der Wiederaufnahme von Noradrenalin und Serotonin durch Hemmung der präsynaptischen Wiederaufnahme.

Kontraindikation:

- Glaukom,
- Prostatahypertrophie,
- paralytischer Ileus,
- Herzinsuffizienz,
- Herzinfarkt,
- AV-Block II-III°,
- Epilepsie,
- Kombination mit MAO-Hemmern.

Verstärkung der zentralen Dämpfung bei Kombination mit:

- Antiepileptika,
- Benzodiazepinen,
- Barbiturate,
- Alkohol.

Nebenwirkungen:
Anticholinerge Nebenwirkungen:

- Mundtrockenheit,
- Obstipation,
- Blasen-, Miktions- und Potenzstörungen,
- Visusminderung,
- Mydriasis,
- Müdigkeit,
- Gewichtszunahme,
- orthostatische Dysregulation.

Serotonin-Re-uptake-Inhibitor (SSRI):

- Sertralin, Fluoxetin, Fluvoxamin, Paroxetin,
- weniger effektiv als Amitriptylin,
- weniger anticholinerg,
- am besten wirksam: Fluoxetin 20-40 mg/Tag.

Monoaminooxidase-Inhibitoren:

- Moclobemid, Phenelzin (3 x 15 mg/Tag),
- irreversible MAO-Hemmer: kann zu Blutdruck-Entgleisungen führen,
- MAO-B-Hemmer sind nicht wirksam,
- Kombination mit SSRI: Gefahr des Serotonin-Syndroms,
- eine Kombination mit Zolmitriptan/ Naratriptan ist möglich.

Botulinumtoxin

- Applikation: i.m.,
- hemmt die cholinerge-neuromuskuläre Übertragung.

Indikation:

- fokale Dystonien (Torticollis, Schreibkrampf),
- Tonusrückgang, Rückgang der Schmerzen,
- Wirksam bei:
    - chronischer Migräne,
    - Spannungskopfschmerz,
    - Cluster,
    - Kopfschmerzen nach HWS-Schleudertrauma,
- Migräneprophylaxe: 3-7 Tage nach Injektion Verminderung der Attackenfrequenz und Attackenintensität,
- Dauer: 2-3 Monate.

Kontraindikation:

- Unverträglichkeit,
- Erkrankungen der neuromuskulären Übertragung (z.B. Myasthenia gravis, Lambert-Eaton-Syndrom),
- ausgeprägte Myopathien,
- Motoneuronenerkrankungen,
- Schwangerschaft, Stillzeit,
- Einnahme von: Antikoagulantien, Aminoglycosiden, Spectinomycin.

Applikationsort:

- M. frontalis, M. temporalis,
- M. trapezius, M. splenius capitis.

Wirkmechanismus:

- Bildung durch Gram-positive Bakterien (Clostridium botulinum), von 7 Serotypen werden Botulinumtoxin A und B verwendet,
- irreversible Blockierung der Ca^{2+}-abhängigen Freisetzung von Acetylcholin, dies führt zu einer peripheren Lähmung der quergestreiften und glatten Muskulatur,
- Reduktion des nozizeptiven Input von Afferenzen aus myofaszialen Geweben.

Dosierung: 25 oder 75 Units.

Nebenwirkungen:

- nebenwirkungsarm,
- lokale Auswirkungen: Blepharoptosis, Diplopie,
- Infektion durch Injektion.

Angiotensin-Converting-Enzym-Inhibitoren

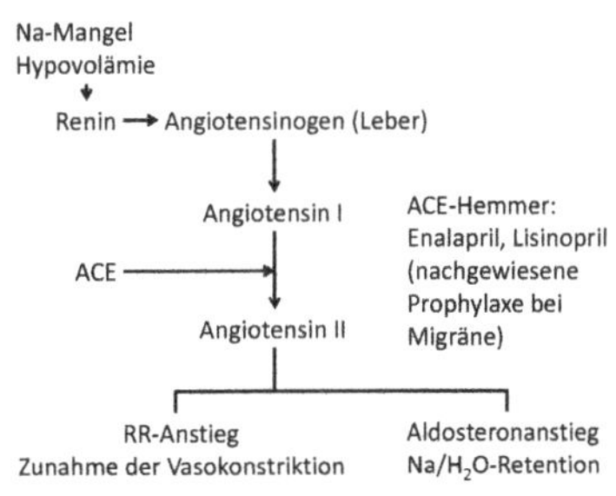

Abbildung 32.5: Renin-Angiotensin-System

Phytopharmaka/ Lipoxygenase-Inhibitoren

Hemmung der Leukotriensynthese.

Pestwurz:

- Petasites hydridus,
- gut wirksam in der Prophylaxe der Migräne,
- Dosis 50 mg,
- die Attackenhäufigkeit geht deutlich zurück,
- Kontraindikationen: Schwangerschaft, Stillzeit, Unverträglichkeit.

Leukotrien-Rezeptor-Antagonisten

- Montelukast,
- Antagonist an LTD4-Leukotrien-Rezeptoren.

Magnesium

- umstritten, die klinische Wirksamkeit ist nicht erwiesen,
- 2 x 300 mg/Tag,
- kann in der Schwangerschaft eingenommen werden.

Nebenwirkungen: Diarrhoen!

Wirkmechanismus:

- Membranstabilisierung, dadurch
- Beeinflussung glutamaterger NMDA-Rezeptoren,
- hierdurch erfolgt eine Stickstoff-Synthese,
- zudem besteht eine serotoninerge Funktionen.

Kontraindikationen:

- Harnwegsinfekt,
- schwere Niereninsuffizienz,
- AV-Block,
- Myasthenia gravis.

Nebenwirkungen:

- Paresen,
- Areflexie,
- Herzrhythmusstörungen.

Antidot: Kalzium i.v. und Neostigmingabe (1-2 Ampullen i.m./ s.c.).

Riboflavin (Vitamin-B2)

- Mitochondriopathien,
- bei Migräne reduzierter mitochondrialer Energiestoffwechsel,
- 400 mg oral/Tag,
- Wirkung nach 4 Wochen, Dauer 3 Monate,
- Nebenwirkungen und Kontraindikationen sind nicht bekannt (Gelbfärbung des Urins).

32.1.17.6 Unwirksame Medikamente

- Clonidin,
- Proxibarbal,
- Bromocriptin,
- Diuretika,
- Indometacin,
- Östrogene,
- Gestagene,
- Lithium,
- Neuroleptika,
- Infiltration von Lokalanästhetika im Nacken und in die Kopfhaut.

32.1.18 Migräne in bestimmten Situationen

32.1.18.1 Menstruelle Migräne

- Bis zur Pubertät ist die Migräne bei Mädchen und Jungen ungefähr gleich häufig,
- in der Schwangerschaft ist die Anfallshäufigkeit reduziert,
- während der Menstruation: prolongiert (2 Tage vorher bis 3 Tage danach).

Ursache:

- prämenstrueller Östrogenabfall,
- vermutlich sind Prostaglandin E2 und Prostaglandin F2 erhöht,
- die Katecholamine und Mg^{2+} sind im Blut erniedrigt.

Klinik:

- intensiv,
- prolongiert.

Akuttherapie: siehe Migräneakuttherapie.

Prophylaxe:

- Naproxen: 2 x 250 mg/Tag, 3 Tage vor bis 3 Tage nach der Menstruation,
- Östrogenpflaster 50 μg.

32.1.18.2 Menopause

- Sistieren der Migräne,
- der Zusammenhang ist unklar,
- Hysterektomie: eher Verschlechterung der Migräne (daher obsolet).

32.1.18.3 Schwangerschaft

Besserung nach dem 3. Schwangerschaftsmonat.

Therapie:

- konservativ,
- 1. Trimenon: Paracetamol,
- 2. Trimenon: ASS (Blutung! Verschluss des Ductus arteriosus Botalli),
- alle anderen Medikamente sind kontraindiziert,
- Triptane sind nicht zugelassen.

Prophylaxe:

- Beta-Blocker,
- Magnesium,
- Fluoxetin.

32.1.19 Migräne und Vertigo

- Schwindel meist ungerichtet,
- kein Nystagmus,
- keine Vestibularisstörungen.

Therapie:

- Flunarizin,
- alternativ: Beta-Blocker.

32.2 Trigeminusneuralgie

32.2.1 Klassische idiopathische Trigeminusneuralgie

Symptome: (in Anlehnung an die IHS-Kriterien)

- Blitzartig einschießender, extrem heftiger, elektrisierender und stechender Schmerz im Versorgungsgebiet eines oder mehrerer Trigeminusäste,
- die Attacken halten Sekunden an,
- sie treten spontan oder auch getriggert auf (Reize: kauen, schlucken, sprechen, Zähne putzen),
- es besteht eine Beschwerdefreiheit zwischen den Attacken,
- sie können täglich über Monate auftreten,
- der Beginn ist meist in der 2. Lebenshälfte,
- Frauen > Männer,
- die rechte Gesichtshälfte ist häufiger betroffen als die linke Gesichtshälfte,
- häufig sind V2/V3 betroffen, allein oder in Kombination, später kommt V1 mit hinzu,
- eine doppelte Trigeminusneuralgie ist selten (5%),
- Auftreten vor dem 30. Lebensjahr: verdächtig auf Multiple sklerose, Raumforderung.

Pathophysiologie:
Es besteht eine enge Beziehung zwischen dem arteriellen Ast der A. cerebelli superior zu einer Trigeminuswurzel. Die A. cerebelli superior wird durch degenerative Gefäßveränderungen elongiert. Dadurch wird der Nerv komprimiert. Dies führt zu einer Trigeminusneuralgie im 2. und 3. Ast des N. trigeminus.

Symptome:

- Tic douloureux,
- typische Schmerzattacken,
- sie halten sich an das Versorgungsgebiet des Trigeminusastes,
- blitzartig,
- die Muskulatur im betroffenen Gebiet kontrahiert sich tonisch oder klonisch,
- danach treten vegetative Symptome auf: Tränensekretion, Nasensekretion,
- im Anschluss ist die Zone schmerzrefraktär,
- V1: Stirn, Auge, Nasenrücken, Augenwinkel: Lichtscheu, Tränenfluss,
- V2: Oberlippe, Nasenflügel, Gaumen, Zähne des Oberkiefers,
- V3: Unterlippe, Zunge, Unterkiefer,
- die Attacken treten zunächst sporadisch auf, dann täglich, manchmal auch nachts (selten!).

Diagnostik:

- Anamnese,
- MRT: Nachweis einer vaskulären Kompression, Ausschluss einer Raumforderung.

Therapie:
Medikamentöse Therapie:

- Carbamazepin, Oxcarbazepin,
- Gabapentin (Beginn mit 800 mg),
- Lyrica, Lamictal, Topamax,
- Phenytoin (300-400 mg/Tag),
  Clonazepam,
- GABA-B-Rezeptoragonist (Baclofen 25-75 mg),
- Pimozid (Orap) 4-12 mg (Neuroleptikum),
- konventionelle Analgetika sind wirkungslos.

Operative Therapie:
Janetta-Operation: Kraniotomie der hinteren Schädelgrube, die Kompression der Trigeminuswurzel durch die elongierte Kleinhirnarterie neben der Pons wird operativ entfernt.
Erfolgsrate: 60%.
Mortalität: 0,2%.

Transkutane Therapien:
Stimulationsgesteuerte Thermo- oder Kryokoagulation des Ganglion Gasseri.
Erfolgsrate: 90%.

Radiochirurgische Behandlung:

- Behandlung des N. trigeminus (Eintrittszone) stereotaktisch mit 70-90 Gy (einmalig),
- geringste Wirkung, geringste Nebenwirkung.

32.2.2 Symptomatische Trigeminusneuralgie

- Jüngere Patienten,
- häufiger ist V1 betroffen, bilateral oder alle 3 Äste sind betroffen,
- Schmerzen wie bei der klassischen Trigeminusneuralgie,
- keine Schmerzfreiheit zwischen den Attacken.

Ursache:

- Epipharynxkarzinom,
- Metastasen,
- M. Paget,
- Tumor des Kleinhirnbrückenwinkels,
- basale Meningeome,
- Multiple sklerose (Schädigung der Myelinscheide im Bereich der Eintrittsstelle der Nervenwurzel).

32.2.3 Glossopharyngeusneuralgie

Neurovaskuläre Kompression.

Symptome:

- anfallsartige Schmerzen in der Tonsillengegend, des Zungengrundes, des Mittelohres mit Ausstrahlung in den Rachen, Geschmacksstörung, Husten,
- streng einseitig, selten (10%) beidseitig.

Auslöser: siehe Trigeminusneuralgie.

Diagnostik: cCT zum Ausschluß einer symptomatischen Neuralgie (CT der Schädelbasis, Region des Foramen jugulare, Processus styloideus).

Therapie:

- Akutbehandlung: lokale Oberflächenanästhesie mit Xylocainspray oder Infiltration mit 1%igem Novocain,
- Dauerbehandlung: wie bei der Trigeminusneuralgie,

32.3 Andere Gesichtsschmerzen

32.3.1 Atypischer Gesichtsschmerz

- Täglich vorhanden, nicht anfallsweise,
- dumpf,
- Maximum im Bereich der Wange,
- sie sind nicht an das Versorgungsgebiet des N. trigeminus gebunden,
- sie können sich auf das gesamte Gesicht, auf den Kopf und den Hals ausdehnen,
- es gibt keine Triggerpunkte,
- es bestehen keine sensiblen Ausfälle,
- die apparative Untersuchung ist unauffällig.

Therapie:

- Saroten,
- Pregabalin,
- Neurostimmulation.

Differentialdiagnosen:

- Dauerschmerz im Gesicht und Sensibilitätsstörung,
- organische Krankheitsprozesse,
- Nasennebenhölenentzündung,
- Neurinom der Trigeminuswurzel,
- Karzinom der Schädelbasis,
- Zosterneuralgie.

32.3.2 Zoster opthalmicus

- Der Varizella-Zoster-Virus bleibt nach einer Infektion in den Spinalganglien des Rückenmarks persistent,
- es erfolgt eine mögliche Reaktivierung durch ein geschwächtes Immunsystem.

Symptome:

- halbseitige starke Schmerzen und Brennen im Versorgungsgebiet des N. ophthalmicus,
- nach einigen Tagen Ausbildung eines Hauterythems in diesem Bereich mit prallen, gruppierten Bläschen, die eine klare Flüssigkeit enthalten. Der Inhalt trübt gelblich ein, trocknet dann aus und hinterlässt gelbliche Krusten.

Therapie:

- spontane Abheilung nach ungefähr 3 Wochen,
- Analgetikagabe,
- systemische antivirale Behandlung,
- lokal virostatische Salben.

Komplikationen:

- Nach der Abheilung des Zoster ophthalmicus können Narben bleiben. Im Auge kann die Vernarbung der Hornhaut zu einem Sehverlust bis hin zur Erblindung führen (irreversibel).
- Bei einem Befall der Gesichtsnerven kann es zu Gesichtslähmungen kommen, auch ein Verlust des Geschmackssinnes kann auftreten (meist reversibel).

32.3.3 Glonodynie (Zunge)

Symptome: brennende Schmerzen im hohen Lebensalter.

Ursachen:

- Vitaminmangel,
- Depressionen.

Therapie: Antidepressiva.

32.3.4 Läsion des N. lingualis

Ursache:

- Entfernung eines Weisheitszahnes,
- Hämatom,
- heftiger Schlag auf die Zunge.

Therapie: symptomatisch.

32.3.5 Arteriitis temporalis

- Alter: > 50 Jahre,
- Frauen > Männer,
- Assoziation mit Polymyalgia rheumatica (60%),
- betroffen sind Äste der A. carotis externa (vor allem die A. temporalis, seltener die A. occipitalis oder andere),
- die A. ophtalmica ist in 30% der Fälle betroffen,
- der Aortenbogen und die Aortenbogenäste sind in 10-15% der Fälle betroffen,
- weitere Gefäße, die betroffen sind: intrakranielle Gefäße, Koronararterien, periphere Arterien.

Ursache:

- T-Zell-vermittelte autoimmune Riesenzellarteriitis der Vasa musculorum bei genetischer Disposition,
- möglicherweise infektausgelöst (Hepatitis-B-Virus, Varizella-Zoster-Virus).

Symptome:

- Stenosierung durch Intimaproliferation,
- Abgeschlagenheit,
- Muskelschmerzen,
- Fieber,
- Gewichtsverlust,
- Kopfschmerzen pulssynchron, frontotemporal mit Ausstrahlung zur Stirn und zum Ohr,
- die Arterien sind druckschmerzhaft,
- Ptose, Doppelbilder (Lähmung der Augenmuskeln),
- Visusverlust 30% durch Optikusneuropathie,
- Schmerzen in der Kaumuskulatur,
- die Krankheit verläuft schubartig.

Diagnostik:

- die A. temporalis ist 2 Wochen nach Einsetzen der Schmerzen verdickt, gestreckt, sie pulsiert nicht,
- Fieberschübe, BSG-Erhöhung,
- Anämie,
- eine Kompression der A. carotis verbessert die Schmerzen,
- Farbduplexsonographie: verminderte Wandpulsation, Stenosen.

Diagnostische Kriterien:
3 Kriterien = 90% Wahrscheinlichkeit.

- Alter > 50 Jahre,
- BSG > 50 mm in der ersten Stunde,
- neuauftretender Kopfschmerz,
- Druckdolenz der A. temporalis,
- positive Histologie (Biopsie der Schläfenarterie).

Therapie:

- Steroidtherapie (100 mg/Tag über 2 Wochen, täglich BSG-Kontrollen) plus
- ASS 100 mg,
- Gabe von MTX und Azathioprin kann bei hohem Kortikoidbedarf erwogen werden.

32.3.6 Karotidynie

Spontan auftretende idiopathische Druckempfindlichkeit im vorderen Halsdreieck (A. carotis communis, Karotisgabel).

Symptome:

- die Karotis ist einseitig druckschmerzhaft,
- Schluckbewegung, die Kopfdrehung ist erschwert,
- ein Horner-Syndrom oder eine Hirnnerven-Lähmung sprechen dagegen.

Diagnose: Ultraschall: Ausschluss Dissektion.

Therapie:

- nichtsteroidale Antiphlogistika,
- Steroide.

32.4 Trigeminoautonome Kopfschmerzen

32.4.1 Clusterkopfschmerz

Ursache:

- Histaminüberschuss,
- keine Senkung des Serotoninspiegels wie bei der Migräne,
- die Hirndurchblutung nimmt in beiden Hemisphären zu,
- bei Männern erniedrigter Testosteronspiegel,
- bei Frauen erhöhter Testosteronspiegel,
- es besteht der Verdacht auf eine periodische Veränderung im limbischen System und in der Hypothalamus-Hypophysen-Achse (LH ist vermindert!),
- die MAO-Aktivität der Thrombozyten ist reduziert.

Ätiologie:

- zwischen dem 20.-40. Lebensjahr,
- Männer > Frauen,
- häufig im Herbst, Frühling für mehrere Wochen bis Monate,
- genetische Komponente.

Auslöser:

- Alkohol,
- O_2-Mangel,
- Nitroglycerin,
- Histamin.

Symptome:

- anfallsartig,
- streng einseitiger, seitenkonstanter Kopfschmerz,
- bohrend, brennend,
- Schmerzen in der Augenhöhle,
- Dauer: 10 Minuten bis zu mehreren Stunden,
- Begleitsymptome: Naselaufen, Tränenfluss,
- Miosis, Ptosis,
- periorbitales Ödem,
- im Liegen am stärksten, beim Herumgehen am geringsten,
- der Patient ist unruhig,
- gelegentlich: Lichtempfindlichkeit, Geräuschempfindlichkeit,
- Schmerzen setzen zur gleichen Stunde an,
- meist 1-2 Stunden nach dem Einschlafen oder in den frühen Morgenstunden,
- eine Attacke dauert 30-180 Minuten,
- Rezidivrate: 1-3 mal in 24 Stunden oder häufiger.

Diagnostik:
MRT zum Ausschluss von:

- Schädelbasistumore,
- Sinus-Cavernosus-Thrombosen,
- Sinus-Cavernosus-Fistel.

Differentialdiagnosen:

- Trigeminusneuralgie,
- Arteriitis temporalis,
- atypischer Kopfschmerz,
- chronische paroxysmale Hemikranie.

Therapie:

- 7 Liter O_2/Minute über 15-20 Minuten,
- Sumatriptan (Imigran) 6 mg s.c.,
- Kortisonbehandlung 100 mg für 1 Woche.

Episodischer Clusterkopfschmerz:
Prophylaxe:
Dauer des Clusterkopfschmerzes mehr als 2 Wochen und mehr als 2 Attacken/Tag:

1. Wahl: Verapamil 3-4 x 80 mg/Tag, zunächst steigern bis 480 mg/Tag, die Dosis kann ggf. weiter erhöht werden,
2. Wahl: Serotoninantagonisten Methysergid (Deseril ret.) 2 x 4 mg/Tag, bis zu 12 mg/Tag, (maximal 6 Monate),
3. Wahl: Lithiumcarbonat (Quilonium ret.) 600?1.500 mg/Tag (Serumspiegel 0,6?0,8 mmol/l) in Kombination mit Verapamil oder als Monotherapie,
4. Wahl: Topiramat (100?200 mg/Tag),
5. Wahl: Neurostimulationsverfahren.

Chronischer Clusterkopfschmerz:
Prophylaxe:

1. Wahl: Verapamil 3 x 80 mg (pro Woche um 80 mg steigern),
2. Wahl: Verapamil und Lithiumcarbonat,
3. Wahl: Lithiumcarbonat und Prednisolonstosstherapie (mindestens 1 mg/kg KG initial für 2?5 Tage, im Verlauf kann individuell abdosiert werden),
4. Wahl: Topiramat,
5. Wahl: Neurostimulationsverfahren.

Unwirksam:

- Nicht-Opioide,
- Opioide,
- Antiepileptika,
- Beta-Blocker,
- Neuroleptika,
- Biofeedback,
- Akupunktur.

32.4.2 Chronische paroxysmale Hemikranie (Indometacin-abhängiger Gesichtsschmerz)

- Selten,
- Attacken treten paroxysmal auf,
- Frauen > Männer.

Symptome:

- stechend, halbseitig, retroorbital,
- Dauer: einige Minuten bis zu 30 Minuten,
- rezidivierend 10-20 mal/Tag,
- Augenrötung, Tränenfluss, Miosis, Naselaufen.

Therapie:

- sofortiges Ansprechen auf Indometacin (3 x 25 mg bis 3 x 50 mg),
- Maximaldosis: 3 x 75 mg/Tag p.o.,
- Wirkeintritt: 24-48 Stunden,
- Nebenwirkungen:
    - Blutungsneigung,
    - Leber-, Nierenfunktionsstörung,
    - Übelkeit,
    - Therapie: Protonenpumpenhemmer plus Antiemetika.

32.4.3 Hemicrania continua

Symptome: anhaltender, streng einseitiger Kopfschmerz, der auf Indometacin anspricht.

Diagnostische Kriterien:

A. Kopfschmerzen seit > 3 Monaten, die die Kriterien B-D erfüllen,

B. der Schmerz weist alle der folgenden Charakteristika auf:

- einseitiger Kopfschmerz ohne Seitenwechsel,
- täglich und kontinuierlich, ohne schmerzfreie Intervalle,
- mittelstarke Intensität, jedoch mit Exazerbationen mit starken Schmerzen,

C. wenigstens eines der nachfolgend angeführten autonomen Symptome tritt während der Exazerbationen auf der Seite des Schmerzes auf:

- konjunktivale Injektion und/oder Lakrimation,
- nasale Kongestion und/oder Rhinorrhoe,
- Miosis und/oder Ptosis,

D. zuverlässiges Ansprechen auf therapeutische Dosen von Indometacin,

E. nicht auf eine andere Erkrankung zurückzuführen, keine neurologischen Ausfälle.

Prognose:

- weist in der Regel keine Remission auf, es sind nur wenige Einzelfälle mit einer Remission beschrieben,
- ob dieser Kopfschmerztyp in Abhängigkeit von der Dauer der Beschwerden noch weiter unterteilt werden kann, bleibt noch zu klären.

Therapie: Indometacin 3 x 50 mg.

32.4.4 SUNCT-Syndrom

(Short-lasting unilateral neuralgiform headache with conjunctival injection and tearing)

- die Schmerzattacken sind kurz aber heftig,
- sie ähneln dem Clusterkopfschmerz, haben aber eine deutlich höhere Attackenfrequenz (50-100/Tag).

Differentialdiagnose: Trigeminusneuralgie.

Therapie:

- Sauerstoffgabe,
- Triptane und Indometacin sind unwirksam,
- Lamotrigin, Gabapentin, Oxcarbazepin, Topiramat werden eingesetzt.

32.5 Kopfschmerz vom Spannungstyp

- macht 40% der Kopfschmerzen aus,
- 2% der Menschen leiden unter Spannungskopfschmerzen,
- mindestens 6 Monate an wenigstens 15 Tagen im Monat ein dumpf-drückender oder ziehender holocephaler Kopfschmerz von mäßiger Intensität,
- verstärkt sich nicht bei körperlicher Aktivität,
- Männer = Frauen,
- tritt mit zunehmendem Lebensalter häufiger auf,
- die Prävalenz ist in den Industrienationen höher als in ländlichen Gebieten und in Entwicklungsländern.

Kriterien:

- wenigstens 15 Tage/Monat,
- 180 Tage/Jahr,
- 6 Monate folgende Schmerzcharakteristika:
    - drückender oder ziehender Schmerz,
    - beeinträchtigt den Alltag,
    - beidseitige Lokalisation,
    - keine Verstärkung durch körperliche Aktivität,
    - kein Erbrechen, keine Licht-, Geräuschüberempfindlichkeit,
    - Ausschluss einer zugrundeliegenden Krankheit.

Zeitmuster:

- unter 12 Tagen/Jahr: sporadisch,
- mehr als 1 Tag/Monat, aber weniger als 15 Tage/Monat: häufig,
- über 15 Tage/Monat: chronisch.

Ursache:

- unklar,
- werden nicht durch Durchblutungsstörungen, nicht durch Depression hervorgerufen,
- Entwicklung aus einer Migräne,
- medikamenteninduziert (ASS, Paracetamol),
- Sonderform: Hemicrania continua (spricht auf Indometacin an).

Diagnostik:
Chronischer Spannungskopfschmerz:
MRT: Hinweise auf strukturelle Veränderungen im Bereich des zentralen schmerzverarbeitenden Systems.

Therapie:
Episodische Form:

1. nicht-medikamentös (Muskelrelaxation, Biofeedback, TENS, Wärmeanwendung),
2. medikamentös:
    - ASS oder Paracetamol (maximal 10 Tage/Monat), Gefahr medikamenteninduzierter Kopfschmerz,
    - alternativ Ibuprofen 400-600 mg,
    - Naproxen 500-1.000 mg.

Chronische Form:

- Beratung,
- medikamentös wie bei der episodischen Form,
- nicht-medikamentös,
- Prophylaxe: Saroten, Aponal, Imipramin
- Botulinumtoxin ist nicht wirksam.

Prophylaxe des chronischen Typs:

- Amitriptylin,
- Imipramin,
- Maprotilin,
- nicht-medikamentöse Entspannungsverfahren (Biofeedback, physikalische Therapie), Ausdauersport 2-3 x/Woche.

Nicht-medikamentöse Behandlungsformen:

- EMG-basierte Biofeedback-Therapie,
- Physiotherapie,
- medizinische Trainingstherapie,
- Manualtherapie,
- Entspannungstechniken,
- Verhaltenstherapie,
- klassische Akupunktur.

32.6 Kopfschmerzen durch Medikamentenübergebrauch

- Dauerkopfschmerz nach häufiger Einnahme von Medikamenten gegen Kopfschmerzen,
- Kopfschmerzen an über 15 Tagen im Monat, bei Patienten mit vorbestehenden Kopfschmerzen,
- bestehender Übergebrauch einer oder mehrerer Substanzen über 3 Monate, die zu akuten oder symptomatischen Behandlung von Kopfschmerzen benützt worden sind,
- nicht durch eine andere ICHD-3-Diagnose erklärbar sind,
- Frauen > Männer.

Epidemiologie:

- 14% der Patienten mit episodischen Kopfschmerzen entwickeln innerhalb eines Jahres chronische Kopfschmerzen, diese sind bei ungefähr 2/3 auf einen Medikamentenübergebrauch zurück zu führen,
- assoziierte Faktoren:
    - Adipositas,
    - niedriger sozialer Status,
    - Nikotinabusus,
    - Medikamentenabhängigkeit.

Klassifikation:

- Übergebrauch von Ergotaminen,
- Übergebrauch von Triptanen,
- Übergebrauch einfacher Analgetika,
- Übergebrauch von Opioiden,
- Übergebrauch von Kombinationsanalgetikern,
- Einnahme von multiplen Wirkstoffklassen ohne Überdosierung einer der einzelnen Substanzen,
- unverifizierte Einnahme multipler Wirkstoffklassen,
- Einnahme anderer Medikationen.

Kritische Grenze von Einnahmetagen pro Monat:

- 10 Tage für:
    - Ergotamine,
    - Triptane,
    - Opioide,
    - Kombinationsanalgetika,
- 15 Tage für: einfache Analgetika wie NSAR.

Ursache: Veränderung der Schmerzschwelle.

Risikofaktoren:

- vorbestehende Migräne,
- vorbestehender Schmerz vom Spannungstyp,
- Patienten mit anderen Schmerzen.

Symptome:

- Dumpf-drückend,
- täglich,
- frontal/ temporal/ okzipital,
- im Schlaf oder beim Erwachen.

Diagnostik:

- cCT/cMRT (bei Erstmanifestation, untypischer Symptomatik oder neurologischen Ausfällen),
- ggf. Lumbalpunktion bei dem Verdacht auf eine entzündliche Genese.

Therapie:

- Entgiftungs-, Entzugstherapie: kann ambulant aber auch stationär erfolgen, abhängig vom Patienten:
    - psychotrope Substanzen ausschleichen,
    - Schmerzmittel abrupt absetzen,
- bei Übelkeit/ Erbrechen: Metoclopramid 3 x 20 Tropfen/Tag,
- regelmäßige ambulante Nachbetreuung,
- bei Entzug: Naproxen 2 x 500 mg, Clonidin oder Antidepressiva plus Verhaltenstherapie,
- bei stärksten Kopfschmerzen:
    - ASS 500-1.000 mg i.v.,
    - ggf. Prednisolon.

32.7 Zervikogener Kopfschmerz (Migraine cervical)

- Pathologische Veränderungen im Bereich der oberen zervikalen Wirbel,
- Schmerzprojektion in kranialer Richtung,
- Schmerzen entweder nuchal oder ausstrahlend von okzipital nach frontal.

Ursache:

- Spondylose,
- Spondyloarthrose.

Therapie:

- Ergotamintartrat 1 mg i.m.,
- O_2-Inhalation,
- Wurzelblockade C2,
- operative Dekompression C2,
- Antiphlogistika.

32.8 Glaukomanfall

- Heftigste, halbseitige Schmerzen im Auge und in der Schläfe,
- Vagusreiz führt zum Erbrechen,
- Pupille: weit und reaktionslos,
- Augapfel: palpatorisch hart,
- schlechtes Sehen.

Therapie:

- Acetazolamid (Diamox 500 mg i.m.),
- 2%ige Pilocarpin Augentropfen.

32.9 Posttraumatische Kopfschmerzen

Definition: Kopfschmerzen nach Kopftrauma oder Schlaganfall.
Epidemiologie:

- Schädel-Hirn-Trauma (SHT): 348/100.000,
- Schlaganfall: 319/100.000,
- 90% der Betroffenen leiden unter Kopfschmerzen als Folge des SHTs oder des Schlaganfalls,
- im 1. Monat nach einem SHT haben 31-90% der Betroffenen Kopfschmerzen,
- nach 3 Monaten sind es 32-78%,
- nach 12 Monaten sind es 8-35%,
- nach 4 Jahren sind es 20-24%.

Unterscheidung:

- akuter Kopfschmerz,
- chronischer Kopfschmerz (länger als 3 Monate),
- nach leichter Kopfverletzung,
- nach schwerer Kopfverletzung.

Pathophysiologie: unklar.

Kriterien für den akuten posttraumatischen Kopfschmerz:

- es sind keine typischen Charakteristika bekannt,
- Kopftrauma, dass wenigstens einen der folgenden Punkte erfüllt:
  - Bewusstseinsverlust über 30 Minuten,
  - Glasgow-Coma-Scale unter 13,
  - posttraumatische Amnesie über 48 Stunden,
  - Nachweis einer traumatischen Hirnläsion in der zerebralen Bildgebung,
  - bei mittlerer oder schwerer Kopfverletzung,
  - der Kopfschmerz tritt innerhalb von 7 Tagen nach dem Kopftrauma auf,
  - der Kopfschmerz sistiert innerhalb von 3 Monaten.

Kriterien für den chronischen posttraumatischen Kopfschmerz:

- es sind keine typischen Charakteristika bekannt,
- Kopftrauma, dass wenigstens einen der folgenden Punkte erfüllt:
  - Bewusstseinsverlust über 30 Minuten,
  - Glasgow-Coma-Scale unter 13,
  - posttraumatische Amnesie über 48 Stunden,
  - Nachweis einer traumatischen Hirnläsion in der zerebralen Bildgebung,
  - bei mittlerer oder schwerer Kopfverletzung,
  - der Kopfschmerz tritt innerhalb von 7 Tagen nach dem Kopftrauma auf,
  - der Kopfschmerz sistiert nicht innerhalb von 3 Monaten.

Risikofaktoren:

- Alter,
- Geschlecht (Frauen > Männer),
- die Kopfschmerzdauer korreliert nicht mit der Dauer der Bewusstlosigkeit,
- die Kopfschmerzdauer korreliert nicht mit einer Schädelfraktur und EEG-Veränderungen,
- die schwere neurologischer Ausfälle korrelieren mit der Stärke und der Dauer der Kopfschmerzen,
- vorbestehende Kopfschmerzen.

Symptome:

- 85% wie beim Kopfschmerz vom Spannungstyp,
- 30% wie bei der Migräne,
- 40% chronischer Kopfschmerz.

Therapie:

- Aufklärung über gute die Prognose,
- kurzfristig NSAR oder Paracetamol,
- Amitriptylin,
- Maprotelin,
- Duloxetin,
- Alternativen: Doxepin, Imipramin, Clomipramin,
- Biofeedback, Entspannungsverfahren, physikalische Therapie, Psychotherapie.

32.10 Postoperativer Schmerz

- Gewöhnlich verschwindet er nach 2 Wochen spontan,
- er kann auch Chronifizieren.

Therapie:
Ketamin zeigt in einigen durchgeführten Studien einen gewissen Effekt.

32.11 Funktioneller Schmerz

In DSM-IV und ICD-10 werden diese als Konversionserkrankungen zusammengefasst. In einigen Publikationen verwendet man den Ausdruck „hysterical sensory loss".

Ursache:

- Veränderung in schmerzverarbeitenden und/oder modulierenden zentralen Arealen (spinal und kortikal),
- multifaktorielle Ätiologie.

Diagnostik:

- Ausschluss einer somatischen Genese,
- Klinik, Anamnese.

Symptome:

- chronische Schmerzpatienten klagen häufig über somatosensorische Defizite (NSDS),
- nicht dermatombezogen,
- häufig quadrantenförmig oder halbseitig ipsilateral,
- korreliert nicht stark mit Depression und Angststörung.

Fazit:

- Schmerzpatienten mit somatosensorischen Defiziten sind nicht psychopathologisch auffälliger als Schmerzpatienten ohne somatosensorische Defizite.
- Schmerzpatienten, die auch über dermatomunabhängige Defizite klagen, sollte man nicht mit den Begriffen „hysterisch" oder „funktionell" oder gar mit dem Begriff des „Mittelmeersyndroms" stigmatisieren.

33 Schwindel und Tetanie

33.1 Schwindel (Vertigo)

Einteilung:

a. ungerichteter Schwindel,
b. gerichteter Schwindel mit Wahrnehmung einer Scheinbewegung.

- Der Schwindel nimmt mit dem Alter zu,
- er entsteht durch eine Detektion widersprüchlicher Meldungen von optischen, vestibulären oder tiefensensiblen Afferenzen,
- die Definition richtet sich nach Beginn, Auslöser, Dauer, Rückbildung, Gerichtetsein, Nystagmus und Fallneigung.

Vestibulo-okkulärer Reflex:

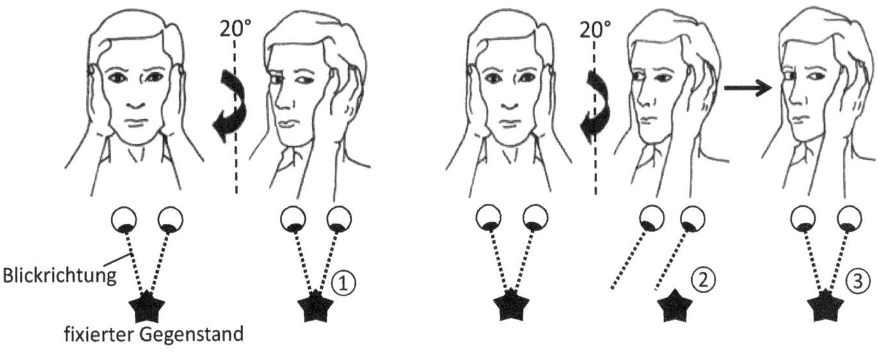

Abbildung 33.1: Vestibulo-okulärer Reflex[1]

1: Der Blick bleibt auf den Gegenstand fixiert.
2: Der Blick dreht sich mit der Kopfbewegung.
3: Schnelle Sakkade, der Blick richtet sich auf den Gegenstand.

[1] Kerber KA, Baloh RW. The evaluation of a patient with dizziness. Neurol Clin Pract. 2011; 1: 24-33

- Der vestibilo-okkuläre Reflex ist ein Hirnstammreflex,
- er ermöglicht eine stabile visuelle Wahrnehmung auch bei plötzlicher Kopfbewegung,
- er dient der Stabilisierung der Augen und damit des Netzhautbildes bei Kopf- und Körperbewegungen,
- bei Kopfdrehungen werden die Augen mit gleicher Geschwindigkeit in die entgegengesetzte Richtung bewegt, so dass ein Objekt weiterhin fixiert werden kann,
- die Überprüfung erfolgt kalorisch:
  - eine einseitige Kaltspülung des äußeren Gehörganges führt beim wachen Patienten zu einem Nystagmus in die Gegenrichtung, die Warmspülung zu einem ipsiversiven Nystagmus,
  - beim komatösen Patienten führt eine Kaltspülung zu einer tonischen Augendeviation nach kontralateral, eine Warmspülung zu einer ipsilateralen Augendeviation,
  - eine beidseitige Kaltspülung löst eine Augendeviation nach unten aus,
  - eine beidseitige Warmspülung löst eine Augendeviation nach oben aus.

33.1.1 Benigner, paroxysmaler (peripherer) Lagerungsschwindel

- Häufig handelt es sich um einen organisch bedingten Schwindel,
- häufig tritt er nach dem 50. Lebensjahr auf,
- mit 20% das häufigste Schwindelsyndrom,
- Frauen > Männer,
- 90% sind idiopathisch,
- symptomatisch: Schädelhirntrauma, Neuritis vestibularis.

Ursache:

- Degeneration der Utrikulus-Otokonien, durch Veränderung ihrer Oberflächenstruktur, dabei zerfallen sie in Fragmente,
- Canalolithiasis, Kupulolithiasis,
- es lagern sich traumatisch oder spontan abgelöste anorganische, schwere Partikel der utrikolären Otolithen der Cupula in der darunterliegenden Ampulle des hinteren Bogenganges ab,
- Teilchen haften nicht an der Cupula an, sondern sind frei im Bogengang beweglich und bilden einen Pfropf, dieser übt bei der Lagerung einen Sog aus,
- der Propf kann durch rasche Kopflagerung zur Gegenseite aus dem Bogengang herausbewegt werden,
- Teilchen aus der Otholitenmembran des Sacculus und Utriculus gelangen in die Endolymphe des hinteren Bogenganges (Canalolithiasis),
- nun berühren sie die Haarzellen auf der Cupula, daraus entwickelt sich eine Cupulalithiasis.

Typische Auslöser:

- Hinlegen oder Aufrichten im Bett,
- Herumdrehen im Bett mit Lagerung auf das betroffene Ohr,
- Bücken,
- Kopfreklination.

Symptome:

- Schwindelanfälle, meist mit rotierenden Scheinbewegungen,
- Übelkeit,
- Schweißausbruch,
- Angstgefühl,
- keine Ohrgeräusche oder Hörstörung,
- die Attacken dauern wenige Sekunden bis Minuten an,
- Vermeidungsstrategien.

Diagnose:
Hallpike-Manöver:

- Frenzelbrille: wegen bewegungs-, lagerungsinduziertem Nystagmus.
- Vor Beginn der Seitwärtslagerung muss der Kopf für die Untersuchung des rechten, hinteren Bogenganges um 45° nach links gewendet werden und in dieser Wendung während der Lagerungsübung verbleiben.
- Man legt den Patienten in die vermutete schwindelauslösende Lage, dies ist gewöhnlich eine Seitwärtslage (rechtes oder linkes Ohr unten), seltener die Kopfhängelage oder das Vorwärtsbücken.
- Der Patient darf die Augen während des Schwindels nicht schließen.
- Nach Einnahme der auslösenden Lage tritt ein vertikaler nach oben schlagender Nystagmus mit rotierender Komponente zur Lagerungsseite auf, der von heftigem Schwindel begleitet ist. Dauer: 20 Sekunden bis 1 Minute.
- Beim Aufrichten zum Sitzen folgt ein gegenläufiger, schwächerer Nystagmus mit geringerem Schwindel.
- Bei Wiederholung nimmt der Schwindel ab und setzt aus.
- Neurologischer Status: o.B.
- Vestibularisprüfung: o.B.
- Lagerung nach rechts: Nystagmus rotiert gegen den Uhrzeigersinn.
- Lagerung nach links: Nystagmus im Uhrzeigersinn.

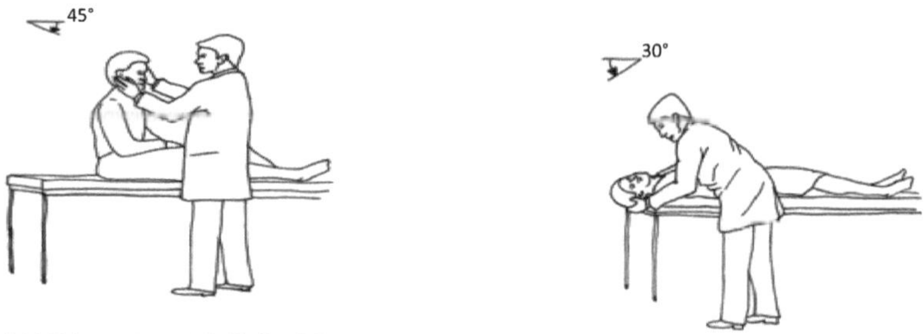

Abbildung 33.2: Hallpike-Manöver

Diagnostik:

- Funktionstests:
    - ocular vestibular-evoked myogenic potential (oVEMP) für Utrikulus,
    - zervikal abgeleitete VEMP (cVEMP) für Sakkulus,
- Fazit: Die oVEMP-Untersuchungen zeigten eine Woche nach erfolgreichen Befreiungsmanövern einen Amplitudenanstieg auf dem betreffenden Ohr, aber keine Veränderung der cVEMP-Amplituden. Dies deutet darauf hin, dass erfolgreiche Befreiungsmanöver zu einer Reposition der Otokonien in den Utrikulus führen.

Blutversorgung:
Die A. cerebelli inferior anterior versorgt die A. labyrinti, diese spaltet sich in die A. cochlearis und in die A. vestibularis.

Therapie:
Semont-Manöver:

- Lagerungstraining (Semont-Manöver): auslösende Lage im Liegen plus 45° zur Gegenseite (Kopf), Lagerung um 180° unter Beibehaltung der 45° zur Gegenseite, mit rascher Ganzkörperbewegung über 180° zur Gegenseite lagern.
- Für seltene horizontale Bogengangsvarianten mit horizontalem Lagerungsnystagmus in Seitenlage werden Befreiungsmanöver mit suksessiven 90°-Drehungen um die Körperlängsachse weg von der betroffenen Seite durchgeführt.
  Verlauf: gutartig, kann sich zum phobischen Schwindel entwickeln.

1: 45° Kopfdrehung zur linken Seite.
2: Die Kopfposition wird gehalten. Es erfolgt eine schnelle Lagerung nach rechts. Diese Position wird 3 Minuten gehalten.
3: Nun erfolgt ein schneller Wechsel zur Gegenseite. Die Kopfposition wird hierbei weiterhin gehalten. Die Lagerung wird 3 Minuten gehalten.
4: Nun wird der Patient langsam aufrecht hingesetzt.

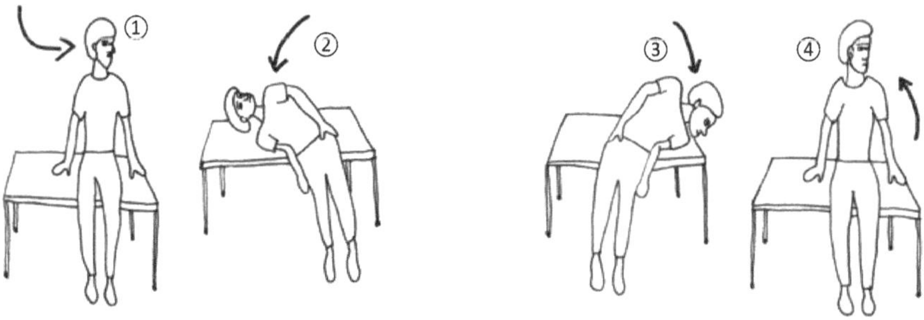

Abbildung 33.3: Semont-Manöver

Epley-Manöver (posteriorer Bogengang):
Ziel ist die Reposition von Utrikulus-Otokonien durch Befreiungsmanöver.

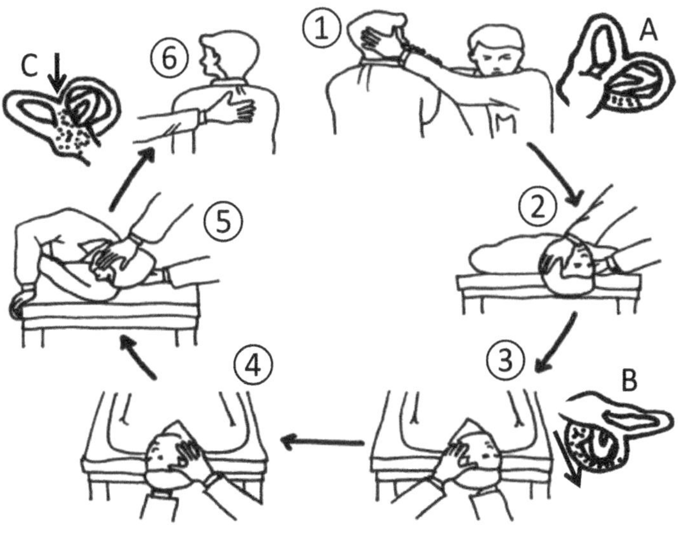

Abbildung 33.4: Epley-Manöver

A: Grieß im hinteren Bogengang.

B: Der hintere Bogengang wird auf den Kopf gestellt. Der Grieß rutscht nach.

C: Der Grieß verlagert sich aus dem Bogengang in den Utrikulus hinein.

4: Diese Position für 30 Sekunden halten.

5: Diese Position für 30 Sekunden halten.

6: Der Grieß verlagert sich in den Utrikulus. Der Patient ist beschwerdefrei.

33.1.2 Neuritis vestibularis (akuter Labyrinthausfall)

Akut, subakut einsetzender, peripher bedingter Schwindel mit der Symptomatik des einseitigen Labyrinthausfalls.

Ursache:

- Entzündung (?),
- Durchblutungsstörung in der A. vestibularis (?).

Symptome:

- schwerer Drehschwindel plus Fallneigung zum betroffenen Ohr (Rumpfataxie),
- Übelkeit/ Erbrechen,
- horizontal rotierender Nystagmus zum gesunden Ohr,
- das betroffene Labyrinth ist kalorisch unter- oder unerregbar,
- der Schwindel und der Nystagmus können durch Kauen ausgelöst werden, dies ist ein Hinweis für eine vestibuläre Schädigung,
- Fazit: Kauen kann Schwindel und Nystagmus bei Patienten mit früher einseitiger Vestibulopathie auslösen und zwar sowohl bei peripher- als auch bei zentral-vestibulären Syndromen. Dies spricht dafür, dass das vestibuläre System beim Menschen durch das Trigeminus-System moduliert wird.

Therapie:

- Glukokortikoide: Beginn innerhalb von 3 Tagen nach Symptombeginn mit 100 mg/Tag, Dosis jeden 4. Tag um 20 mg reduzieren)
- Antivertiginosa (3-5 Tage): Vomex H 50 mg alle 5 Stunden oder 1 Ampulle à 65 mg i.v.,
- Übungen:
    - Augenbewegungen,
    - Folgebewegungen,
    - Kopfdrehung bei Fixation des Blickes (Gleichgewichtstraining).

Verlauf:

- gutartig,
- Aussetzen nach Tagen und selten erst nach Wochen,
- entweder Herstellung der normalen Labyrinthfunktion oder zentrale Kompensation.

33.1.3 Periodisch alternierender Nystagmus bei peripher-vestibulären Erkrankungen (PAN)

Ursache:

- kongenitale Form,
- Läsion des Cerebellum und des ponto-medullären Hirnstamms,
- periphere vestibuläre Erkrankungen wie z.B. Labyrinthfisteln, Morbus Menière.

Diagnostik:

- transienter Charakter,
- Dauer: 48 Stunden,
- Fehlen von zentralen Zeichen,
- gute visuelle Suppression,
- normale okkulomotorische Tests,
- Richtungswechselnder, spontaner, horizontaler Nystagmus bei allen Patienten mit offenen Augen,
- Kalorik: milde bis komplette Beeinträchtigung des horizontalen Bogenganges.

Therapie: symptomatisch.

33.1.4 Bilaterale Vestibulopathie

Ursache:
Beeinträchtigung der bilateralen Funktion des horizontalen Bogenganges.

Symptome:

- beim Gehen oder bei Kopfbewegungen Unschärfe des Sehens oder eine scheinbare kurze Bewegung der Umgebung,
- beim Gehen wird häufig über eine Beeinträchtigung beim Erkennen von Gesichtern oder Gegenständen geklagt,
- in Ruhe keine Symptome,
- Gangunsicherheit, Benommenheit,
- die Gangunsicherheit nimmt im Dunkeln oder auf unebenem Untergrund zu,
- häufig zu Beginn: Minuten bis Tage anhaltender Dreh- oder Schwankschwindel.

Diagnostik:

- Kalorik,
- pathologische oVEMPs bei bilateraler Vestibulopathie aufgrund einer Aminoglykosid- Toxizität,
- CAVE: beim Morbus Menière sind die cVEMPs pathologisch.

33.1.5 Phobischer Attackenschwindel

- Attacken von Benommenheit, Schwankschwindel, Stand- und Gangunsicherheit, Vernichtungsangst,
- erhöhte Erwartungshaltung.

Auslöser: situativ.

Ursache: zwanghafte Persönlichkeitsstörungen.

Therapie:

- Antidepressiva SSRI plus Verhaltenstherapie,
- Aufklärung des Patienten.

33.1.6 Morbus Menière

- In 50% der Fälle sind beide Ohren betroffen,
- Männer > Frauen,
- 2. Lebenshälfte.

Pathogenese:

- endolymphatischer Hydrops, der durch mangelhafte resorptive Kapazität des häutigen Labyrinthes entsteht,
- wenn der Innenohrdruck der Endolymphe die Elastizität des häutigen Labyrinthes überschreitet, entstehen Einrisse im Ductus cochlearis, Sakkulus, Utrikulus oder in den Bogengangsampullen,
- die Endolymphe tritt dann in den Perilymphraum aus,
- dies führt zu einer Depolarisation des N. VIII mit Übererregbarkeit und anschließendem Leitungsblock,
- die cochleären Symptome entstehen teils mechanisch, teils biochemisch:
    - biochemisch: eine Durchmischung der Endo- und Perilymphe beeinträchtigt den Stoffwechsel der Sinuszellen des Corti-Organs, dies äußert sich als Schwerhörigkeit,
    - dies ist zunächst reversibel, bei längerem Bestehen der Krankheit irreversibel,
    - im Verlauf kann es zu einer Ruptur im endolymphatischen System kommen, dadurch wird das gesamte Cortiorgan in Erregung versetzt, so entsteht ein Rauschen (Tinnitus).

Symptome:

- vestibuläre und cochleare Symptome,
- Hörverlust,
- ohne Vorboten akuter Drehschwindel plus Tinnitus,
- Brechreiz, Erbrechen, Schweißausbruch,
- Bradykardie, Kollapsneigung,
- selten Schwank- und Liftschwindel,
- die Patienten können meist nicht gerade stehen und gehen,
- Fallneigung zur betroffenen Seite,
- Verstärkung beim Anheben des Kopfes,
- die Patienten legen sich auf die kranke Seite,
- horizontaler rotatorischer Nystagmus initial zur Herdseite, die Richtung kann wechseln.

Diagnose:

- Fallneigung,
- gerichtetes Vorbeiziehen beim Barany-Zeigeversuch,
- einseitiges Überschießen beim Rebound-Versuch,
- Hypakusis,
- der Anfall dauert Minuten bis Stunden, selten mehrere Tage,
- Tonaudiometrie: pancochleare Innenohrschwerhörigkeit,
- schlechtes Sprachgehör, weil die Cochlea die akustischen Impulse nicht mehr regulär zur Weiterleitung im Hörnerven kodieren kann,
- fluktuierende Hörleistungen,
- positives Recruitment (Haarzellschädigung bei intaktem N. cochlearis),
- vestibulär besteht eine Unter- bis Unerregbarkeit,
- die cVEMPs sind pathologisch, die oVEMPs sind unauffällig.

Differentialdiagnose:

- Labyrinthitis:
    - andauernder Schwindel,
    - Spontannystagmus,
- Hörsturz:
    - plötzlich einsetzende Taubheit,
    - einseitig,
    - mittleres Lebensalter,
    - ein Tinnitus ist am Anfang möglich,
    - der Vestibularapparat bleibt verschont,

- toxische, durch Antibiotika verursachte, beidseitige Schädigung des VIII. Hirnnerven:
    - keine Schwindelanfälle,
    - vestibuläre und cochleare Dauersymptome (Gang-, Standunsicherheit),
- Kleinhirnbrückenwinkeltumore,
- Zoster oticus:
    - Schwindel,
    - Tinnitus,
    - Hypakusis,
    - Trigeminusschmerz,
    - Faszialisparese,
    - andere Hirnnerven können betroffen sein,
    - positiver Liquorbefund.

Therapie:

- der Anfall ist selbstbegrenzend,
- Antiemetika, Antivertiginosa,
- Sedierung mit Diazepam,
- Infusionen von HNO-Ärzten (HAES etc. ist unwirksam),
- Betahistin 3 x 12 mg/Tag über 4-12 Wochen,
- bei fehlender Besserung: Hydrochlorthiazid plus Triamteren. Ziel: Verminderung des Endolymphhydrops,
- letzte Alternative bei medikamentöser Therapieresistenz oder Attackenzunahme: intratympanale Instillation ototoxischer Antibiotika (Gentamycin),
- chirurgisch: Durchtrennung des N. vestibularis in der mittleren Schädelgrube oder Labyrinthektomie.

33.1.7 Vestibularisparoxysmie

Ursache:
kreuzende Gefäße mit Gefäß-Nerven-Kontakt:

- Arteria cerebelli inferior posterior (PICA) 10%,
- Vertebralarterie 10%,
- Venen 10%,
- Arteria inferior anterior cerebelli (AICA) 70%.

Symptome:

- kurze Drehschwindelattacken (ungefähr 1 Minute anhaltend),
- kurze Sekunden bis Minuten anhaltende Dreh- und Schwankschwindelattacken mit oder ohne Tinnitus und Hypakusis (beides kann bestehen bleiben),
- Kopfpositionsabhängig,
- mit/ohne Ohrsymptome.

Diagnostik:

- neurophysiologische Tests (gelegentlich Defizite im Intervall unter Kalorie oder im VEMP),
- Klinik,
- MRT (Time-of-Flight-MRA, CISS-Sequenz).

Fazit: Diagnosestellung erst nach Durchführung aller 3 Punkte.

Therapie:

- Carbamazepin retard 2-3 x 200 mg/Tag (maximal 1.800 mg/Tag),
- operative Sanierung (nach Janetta).

33.1.8 Vestibuläre Migräne

Entspricht der basilären Migräne.

Symptome:

- Attacken dauern länger als 5 Minuten an,
- Aura,
- Schwindel,
- Licht-, Geräuschempfindlichkeit,
- Motion Sensitivity,
- Kopfschmerzen,
- zentrale okkulomotorische Zeichen (Down beat-, down up-Nystagmus),
- zwischen dem 30.-50. Lebensjahr.

Diagnostik:

- Klinik,
- Anamnese,
- Frenzel-Brille.

Therapie:

- Flunarizin (10 mg am Abend für 12 Wochen),
- in der Attacke: 1 g Paracetamol plus 3 x 16 mg Betahistin für 48 Stunden, dadurch Reduktion des Schwindels, nicht jedoch der Kopfschmerzen.

Differentialdiagnose:

- Mischform der vestibulären Migräne mit Morbus Menière,
- Klinik: häufig ist eine Differenzierung nicht möglich,
- bei beiden Erkrankungen zeigen sich erhöhte Werte bei den motion-sensitivity-Fragebögen,
- Unterscheidung: nur in einigen Fällen durch Asymmetrie in der kalorischen Prüfung, hier zeigt sich bei Menièrepatienten nur auf einem Ohr eine deutlich kalorische Unter- oder Unerregbarkeit, dies kommt bei der vestibulären Migräne selten vor,
- Therapie der Mischform: da eine Differenzierung schwierig ist, wird beides gleichzeitig behandelt (z.B. Migräneprophylaxe mit Topiramat oder Betablockern, sowie bei Menièreprophylaxe z.B. mit Betahistin).

33.1.9 Kinetosen (Bewegungskrankheit)

Mismatch zwischen vestibulären, optischen, somatischen Afferenzen (Beispiel: welcher Zug fährt wirklich los?).

Therapie: Fixation auf einen Gegenstand.

33.1.10 Zentral-vestibuläre Schwindelsyndrome

Ursache:

- Kompensation von akut peripher vestibulären Schäden z.B. Neuritis vestibularis,
- zentrale Kompensation über die vestibulären kortikalen Areale der kontralateralen Hemisphäre.

Symptome:
Akut:

- Drehschwindel,
- Nystagmus,
- Fallneigung zur betroffenen Seite.

Therapie:

- Aminopyridine,
- Acetazolamid.

33.1.11 Kleinhirnerkrankungen

33.1.11.1 Episodische Ataxie Typ 2

Auslösefaktoren:

- Stress,
- Exsikkose,
- Alkohol.

Symptome:

- rezidivierende Attacken mit Dreh- bzw. Schwankschwindel,
- Ataxie,
- Down beat-Nystagmus,
- Dauer: einige Stunden bis wenige Tage.

Therapie:

- Acetazolamid 250-1.000 mg/Tag (retardierte Form),
- 4-Aminopyridin (Fampyra) 3 x 5-10 mg/Tag.

33.1.11.2 Teleangiektatische Ataxie

Ursache:

- progressive, neurodegenerative Erkrankung,
- Störung des vestibulo-okkulären Reflexes.

Symptome: Okkulomotorikstörung.
Therapie:
4-Aminopyridin (Fampyra) 2-4 x 5 mg/Tag, dadurch Verbesserung der Okkulomotorikstörung und des vestibulären Ungleichgewichtes.

33.1.11.3 Downbeat-Nystagmus-Syndrom

Ursache:
bilaterale Funktionsstörung des zerebellären Flokkulus durch neurodegenerative Erkrankungen.
Symptome:

- Gang- und Standataxie mit Fallneigung,
- Vertikalnystagmus mit Oszillopsien,
- Visusminderung,
- Dysarthrie.

Therapie:

- 4-Aminopyridin (Fampyra) 2-4 x 5 mg/Tag, die retardierte Form ist auch wirksam,
- Chlorzoxazone (befindet sich in der Erprobungsphase):
  Dosis: 3 x 500 mg, dadurch Verbesserung der Augenbewegung und der Sehschärfe.

33.2 Tetanie

- Hypokalzämie und Alkalose führen zu Steigerung der Erregbarkeit des Nervengewebes, Ca^{2+} wird an Protein gebunden, die führt zu einer funktionellen Hypokalzämie bei normalen Serumkalzium,
- Ca^{2+}-Mangel: die Permeabilität für Na^{+} erhöht sich, daraus entstehen Spontanentladungen.

Ursache des Calziummangels:

- Hypokalziämie bei Insuffizienz der Nebenschilddrüsen,
- Hyperventilation, Alkalose, siehe oben.

Symptome:

- Atembeschleunigung, verstärkte Atmung (Ausatmen von CO_2),
- tonische Krämpfe (schmerzhaft),
- Pfötchenstellung,
- Karpopedalspasmen, maximale Plantarflexion, leichte Supination,
- Lidkrampf,
- das Bewusstsein ist ungestört.

Diagnose:

- Klinik,
- EEG: Allgemeinveränderungen,
- EMG: gruppierte Mehrfachentladungen (hören nach i.v.-Gabe von Kalzium auf),
- Chvostek-Zeichen: Klopfen auf Faszialesstamm: Zuckung der gesamten Gesichtsmuskulatur,
- Fibularisphänomen: Beklopfen: Hebung, Pronation des Fußes,
- Trousseau-Zeichen: Abschnüren der Blutzirkulation am Oberarm distal: nach 3 Minuten Tetanie,
- Hyperventilationsversuch: latente Tetanie (lokale oder generalisierte Krampferscheinungen) nach 60 tiefen Atemzügen pro Minute, insgesamt 5 Minuten hyperventilieren.

Therapie:

- Atembeutel,
- Beruhigen,
- Benzodiazepine,
- bei nachgewiesener Hypokalzämie: Dihydrotachysteerin (CAVE: Arteriosklerose).

34 Morbus Parkinson

Synonym: (idiopathisches) Parkinson Syndrom (IPS).

Definition:

- akinetisch-rigide Bewegungsstörung,
- Ruhetremor,
- Lewy-Körperchen assoziierte Degeneration umschriebener Neuronenpopulationen, vor allem der dopaminergen Neurone in der Substantia nigra pars compacta.

34.1 Verschaltung der Basalganglien

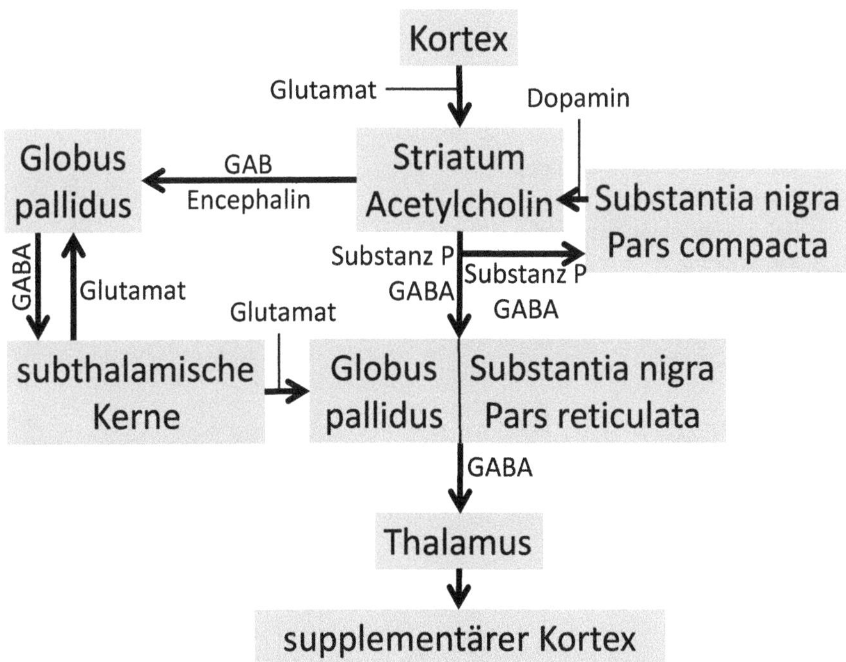

Abbildung 34.1: Verschaltung der Basalganglien

34.2 Pathomechanismus

- Degeneration des dopaminergen-nigrostriatalen Systems,
- Diskutiert wird auch eine Multisystemdegeneration, die Auslöser sind multifaktoriell:
    - genetisch,
    - Alterungsprozesse,
    - Endo-/Exotoxine,
    - gesteigerte Apoptose,
    - Entzündungen,
    - immunologische Störungen.

Der genaue Pathomechanismus der Neurodegeneration ist nicht bekannt, daher therapieren wir hauptsächlich symptomatisch (direkt oder indirekt dopaminerg). Eine kausale Therapie besteht nicht.

34.3 Leitsymptome

- Akinese,
- Bradykinese,
- Hypokinese (Verminderung der Bewegungsamplituden),
- Ruhetremor (4-8 Hz),
- Rigor,
- Verminderung der Stellreflexe,
- Freezing-Phänomen,
- Haltungsinstabilität (posturale Störung),
- Riechstörungen.

Manifestation:

	Akinese	Tremor	Rigor	Verminderung der Stellreflexe
Kopf	- Hypomimie - Hypophrenie - Dysphagie	langsamer, distaler Ruhetremor v.a. der oberen Extremitäten, Frequenz: 5Hz		
Extremitäten	- verminderte Mitbewegung - Finger-/Fußgeschicklichkeit ↓ (Tapping) - Störung rasch alternierender Bewegungen (Diadochokinese) - Gangstörung - Mikrographie	bei 40-60% der Patienten neben Ruhe- auch Haltetremor EMG: reziprok-alternierendes Muster bei polygraphischen Ableitungen	- subjektives Steifigkeitsgefühl - Zahnradphänomen - aktivierbar durch Willkürbewegung der kontralateralen Extremitäten - Wartenberg Test	Retro-Populsionstendenz nach passiver Auslenkung (Stoß, Zuglast)

Wartenberg-Test: der Patient liegt, der Untersucher hebt den Kopf und lässt ihn spontan los.

In der Summe der Manifestationen kommt es zu Haltungsstörungen!

Fakultativ:

- neurophysiologische Defizite: Frontalhirnfunktionsstörung („subkortikale Demenz"), Probleme:
    - Problemlösungsstrategien,
    - Perseverationsneigung,
- autonome Dysfunktion:
    - orthostatische Hypotension,
    - Obstipation,
    - leichtgradige Blasenentleerungsstörung,
    - Temperaturdysregulation,
    - Seborrhoe,
    - sakkadierte Blickfolge,
    - Depression, Angststörung,
    - Dysphagie,
    - sexuelle Funktionsstörungen,
- Dysästhesien,
- dementieller Abbau,
- Wesensveränderung,
- Halluzinationen,
- Psychosen,
- Apathie.

Fazit:

- Fatigue, Depressionen und Gangstörungen beeinträchtigen die Lebensqualität erheblich. Sie sollten in der Behandlung des Parkinsonsyndroms besondere Beachtung erhalten.
- Die Lebensqualität korreliert am meisten mit nicht-motorischen Symptomen.
- Die STN-Stimulation (Nucleus subthalamicus-Stimulation) führt bei Patienten mit IPS zur Reduktion von Fahrfehlern und einer Verbesserung der Fahrleistung.

34.4 Klassifikation

34.4.1 Idiopathische Parkinsonkrankheit (ca. 75%)

Epidemiologie:

- 0,16% der Bevölkerung,
- im Alter zunehmend (3% bei 80-Jährigen, 200/100.000),
- Männer > Frauen,
- das Erkrankungsalter liegt zwischen dem 40. und 60. Lebensjahr (mittleres Erkrankungsalter 55 Jahre).

Ätiologie:

- kein Anhaltspunkt für immunologisch/ virale Faktoren,
- Alter als Faktor,
- es gibt keine Anhaltspunkte für Umweltgifte,
- Intoxikation zum Beispiel mit Kohlenmonoxid,
- Erbgänge: autosomal dominant oder auch rezessiv sind bekannt.

Pathophysiologie:

- Dopaminmangel an striären Rezeptoren,
- Degeneration der dopaminergen, melaninhaltigen Zellen in der Substantia nigra/ Pars compacta,
- auch andere Neurotransmitter sind vermindert:
    - im Locus coeruleus ist Noradrenalin vermindert,
    - Serotonin ist im Raphekern vermindert,
    - Acetylcholin und GABA sind im Nucleus basalis Meynert vermindert,
- dorsaler Vaguskern plus periphere sympathische Ganglien mit Lewy-Körperchen,
- die motorischen Symptome beruhen haupsächlich auf einem Dopaminmangel,
- ein Acetylcholinmangel führt zur dementiellen Entwicklung,
- Serotoninmangel und Noradrenalinmangel führen zu Depressionen.

Klinisches Bild:

- zunächst halbseitig, armbetonte motorische Symptome (Akinese, Ruhetremor, Rigor),
- langsam fortschreitend, auch die Gegenseite einbeziehend,
- unter Behandlung von L-Dopa gute Besserung.

Symptome:

Beginn:

- Schmerzen in den Extremitäten,
- Depression,
- Tremor (nimmt mit Anspannung an Amplitude zu, nicht an Frequenz).
  - Ruhetremor (nimmt bei Willkürbewegungen ab),
  - später kann ein Haltetremor hinzukommen,
- Verarmung des Ausdrucks und der Mitbewegung,
- Rigor führt dazu, dass eine völlige Entspannung nicht möglich ist,
- vegetative Begleitsymptome (Salbengesicht, orthostatische Synkopen, Pollakisurie, sexuelle Dysfunktionen, Motilitätsstörungen des Magen-Darm-Traktes, Regulationsstörungen der Temperatur),
- Hypokinesie (heiser),
- Dysphagie,
- kleinschrittiger Gang,
- Start-/ Umkehrschwierigkeiten,
- Freezing,
- Störung gleichgewichtserhaltende Reflexe (pro-, retro- und lateropulsion),
- Demenz bei 30-40% der Patienten.

34.4.2 Sekundäre (symptomatische) Parkinsonkrankheit

Ursachen:

- medikamentös bedingtes Parkinson-Syndrom (z.B. durch Neuroleptika),
- traumatisches Parkinson-Syndrom (selten, z.B. bei Boxern (Demenzia pugilistika), ein bekanntes Beispiel ist Mohammed Ali),
- postenzephalitisches Parkinson-Syndrom (z.B. nach Encephalitis lethargica),
- Parkinson-Syndrome bei Raumforderungen im Bereich des Gehirns (sehr selten),
- toxisches Parkinson-Syndrom (z.B. Mangan, Kohlenmonoxid, 1-Methyl-4-phenyl-1,2,3,6-tetrahydropyridin),
- vaskuläres Parkinson-Syndrom (z.B. nach einem Schlaganfall),
- Normaldruckhyodrzephalus.

34.5 Typeneinteilung

1. Akinetisch-rigider Typ,
2. Äquivalenztyp,
3. Tremordominanztyp,
4. monosynaptischer Ruhetremor (selten).

Akinetisch-rigider Typ:

- Akinese, Rigor,
- das Mitschwingen der Arme ist reduziert,
- Körperhaltung vornüber gebeugt,
- kleinschrittiger Gang,
- Hypophonie,
- Bradykinesie,
- Pulsionsphänomene,
- Freezing,
- Startschwierigkeiten,
- Hypersalivation bei Dysphagie,
- Tremor fehlt oder ist minimal.

Äquivalenztyp:
Aspekte beider Subtypen in etwa gleichem Ausmaß (Akinese, Tremor, Rigor).

Tremordominanztyp:

- Tremor der Supination/ Pronation,
- Akinese und Rigor minimal.

Verlauf:

- Geruchsverlust,
- Gleichgewichtsstörungen,
- verkürzte Lebensdauer,
- Tod: Aspirationspneumonie bei Dysphagie.

34.6 Einteilung der Schweregrade durch Skalen

Stadien nach Hoehn und Yahr:

Stadium	Krankheitssymptome
0	keine Krankheitssymptome
1	einseitige Symptomatik, ohne oder allenfalls geringe Beeinträchtigung
1,5	einseitige Symptomatik plus Stamm- (Achsen-) Symptome
2	beidseitige Symptomatik, keine Haltungsinstabilität, keine Gleichgewichtsstörungen
2,5	leichte beidseitige Symptomatik, der Patient kann beim Stoßtest das Gleichgewicht wiederherstellen
3	geringe bis mäßige Behinderung mit leichter Haltungsinstabilität, leichte Standunsicherheit, die Arbeitsfähigkeit ist noch erhalten
4	Vollbild mit starker Behinderung, der Patient kann noch ohne Hilfe gehen und stehen
5	der Patient ist an den Rollstuhl oder das Bett gebunden

Unified Parkinson's Disease Rating Scale (UPDRS):

- Diese Skala ermöglicht neben der Momentaufnahme auch die Verlaufsbeobachtung der Patienten.
- Sie ist unterteilt in die untenstehenden Bereiche.
- Insgesamt sind 199 Punkte möglich, 199 Punkte sind das Maximum, 0 bedeutet keine Beeinträchtigung.
- Der UPDRS-Gesamtscore (Summe I-III) beträgt bei maximaler Ausprägung der Symptome 176 Punkte.
- Die Komplikationen der Behandlung (Teil IV) können maximal 23 Punkte ergeben. Wenn Teil II (UPDRS-ADL, Aktivitäten des täglichen Lebens) separat ausgewertet wird, dann sind maximal 52 Punkte möglich.
- Eine klinisch relevante Veränderung des UPDRS-Gesamtscores ist in den Hoehn-Yahr-Stadien 1-3 ab 8 Punkten annehmbar, im rein motorischen Score (Teil III) ab 5 Punkten und im UPDRS-ADL) ab 2-3 Punkten. Für die Hoehn-Yahr Stadien 4-5 wurden diese Werte bisher nicht bestimmt.
- Mit dem UPDRS-Gesamtscore wird immer die Hoehn-Yahr-Skala und auch die Schwab-England-Skala erhoben.

Websterskala:

- Einteilung der Schweregrade,
- Auswertung:
    - maximale Punktzahl (schwerste Ausprägung des Parkinson-Syndroms): 30
    - minimale Punktzahl (kein Parkinson-Syndrom): 0,
    - 1-10 Punkte leichtes, 11-20 Punkte mittelschweres, 20-30 Punkte schweres Parkinsonsyndrom.

34.7 Diagnostik

34.7.1 Klinik

für ein Parkinsonsyndrom spricht	gegen ein Parkinsonsyndrom spricht
Ruhetremor, einseitiger Beginn	Gangstörung mit zahlreichen Stürzen
Progression (langsam)	rasche Progression
gutes Ansprechen auf L-Dopa	fehlendes oder rasch nachlassendes Ansprechen auf L-Dopa
	spontane Remission
	zerebelläre oder Pyramidenbahnzeichen
	supranukleäre Blickparese
	frühe oder schwere Demenz
	Myoklonien, frühe und schwere Sprech- und Schluckstörungen
	pathologisches CT oder MRT

34.7.2 cCT/ cMRT

- Signalabschwächung in den dorsolateralen Anteilen des Putamens in T2-gewichteten Sequenzen,
- hyperintenses Band an der Grenze zwischen lateralem Putamen und Capsula externa in T2-gewichteten Sequenzen,
- Cross-bun-sign (Kreuzungszeichen) in der Pons,
- Kleinhirnatrophie,
- hyperdense Darstellung des Linsenkernes in der DWI-Gewichtung (Dissusion Weighted Imaging),
- in 60-80% der Fälle zeigt sich eine Volumenminderung des Gehirns,
- Ausschluss Normaldruckhydrozephalus, Mikroangiopathie, Multisystematrophie,
- Hyperechogenität in der Substantia nigra (in ungefähr 90% der Fälle) im MRT,
- bei der progressiven supranukleären Blickparese (PSP) erweiterter 3. Ventrikel.

34.7.3 PET

- Verminderte Aufnahme von L8-Flurodopa in der Substantia nigra, bei Asymmetrie kontralateral betont,
- Quantifizierung der striatalen dopaminergen Afferenzen und des zerebralen Glukosestoffwechsels,
- Bedeutung bei L-Dopa-Therapie-Versagen.

34.7.4 SPECT

Zur Darstellung präsynaptischer Neurone. Hierdurch kann eine Differentialdiagnose zwischen essentiellem Tremor und tremordominanten Parkinsonsyndrom erfolgen.

34.7.5 Dopamin-Transporter-Szintigraphie (DaTSCAN)

- Der Verlust von nigrostriatalen dopaminergen Neuronen kann nachgewiesen werden,
- es wird eine sehr kleine Menge der radioaktiven Substanz 123I-FP-CIT (DaTSCAN) injiziert,
- nach 3 Stunden wird mit einer Gamma-Kamera ein Bild der Verteilung der Substanz im Gehirn gemacht.

34.7.6 Dopamin-D2-Rezeptor-Szintigraphie (IBZM)

- Der postsynaptische Dopamin-D2-Rezeptor wird dargestellt,
- Durchführung dann, wenn die Dopamin-Transporter-Szintigraphie einen Hinweis auf eine Schädigung des dopaminergen Systems ergeben hat,
- es wird eine sehr kleine Menge der radioaktiven Substanz 123I-Iodobenzamid injiziert,
- nach 2 Stunden wird mit einer Gamma-Kamera ein Bild der Verteilung der Substanz im Gehirn gemacht.
- Ziel: Unterscheidung zwischen der echten Parkinson-Erkrankung und atypischen neurodegenerativen Parkinson-Erkrankungen. Zeigt die Untersuchung einen normalen Befund, so ist dies in Zusammenschau mit einer reduzierten Dopamin-Transporter-Verfügbarkeit ein Hinweis auf das Vorliegen der echten Parkinson-Erkrankung.

34.7.7 Pharmakologische Untersuchungen

34.7.7.1 L-Dopa-Test

- Vorbehandlung mit 3 x 20 mg Domperidon über 24 Stunden (2 Tabletten = 20 mg = 60 Tropfen),
- 100-300 mg L-Dopa in Kombination mit einem Decarboxylasehemmer als Einmaldosis auf nüchternen Magen (in Wasser aufgelöst),
- Messparameter: 30 Minuten vorher und 30 Minuten nachher,
- Verbesserung über 50%: größte Wahrscheinlichkeit eines idiopatischen Morbus Parkinson,
- Verbesserung um 30%: stützt die klinische Diagnose eines idiopathischen Parkinson-Syndroms,
- hat keine Wirkung auf den Tremor,
- bleibt eine Wirkung aus kann Dopamin langfristig trotzdem helfen.

Auswertung anhand der UPDRS III.

CAVE: kein „Priming“.

34.7.7.2 Apomorphin-Test

- Vorbehandlung mit 3 x 20 mg Domperidon über 24 Stunden (2 Tabletten = 20 mg = 60 Tropfen),
- Apomorphin 50-150 μg/kg KG s.c. oder i.m. oder 4-8 mg s.c.,
- Kontrolle 20, 40 und 60 Minuten nach Injektion,
- Wirkungseintritt nach 5-15 Minuten, Dauer: bis zu 1 Stunde.

34.7.8 Zusatzdiagnostik

Schlaflabor: wenn die REM-Schlafphase gestört ist bekommen 80% der Betroffenen eine neurodegenerative Erkrankung. Therapie der REM-Schlafstörung: Clonazepam 0,5 mg vorsichtig aufdosieren und/oder Saroten niedrigdosiert.

Um eine autonome Störung bzw. Multisystematrophie auszuschließen:

- posturale Hypotension (Schellong-Test): pathologisch: systolischer Abfall um 20 mmHg im Stehen,
- olfaktorische Untersuchung (Riechstörung):
    - ist in 80-100% der Fälle pathologisch,
    - Anosmie: in ungefähr 51%,
    - schwere Riechstörung in 35% der Fälle,
    - mittelgradige Riechstörung in ungefähr 14% der Fälle.
- Tremoranalyse,
- die Habituation des Blinkreflexes ist bei Parkinson aufgehoben,
- Habituation der auditorischen Schreckreaktion.

34.7.9 Labor

- Unauffällig,
- Ausschluss M. Wilson.

34.7.10 EEG

Unauffällig.

34.7.11 EMG

Zur Tremorklassifikation.

34.8 Differentialdiagnosen

a. Akinetisch-rigides Syndrom:

- unerwünschte Medikamentenwirkung (Neuroleptika),
- Intoxikationen: Mangan, Kohlenmonoxid, Methanol, Quecksilber,
- Entzündungen,
- Traumata.

b. Akinetisch-rigides Syndrom plus andere neurologisch und neuropsychologische Defizite:

- supranukleäre Paralyse,
- MSA (Unterformen: striatro-nigrale Degeneration, olivo-fronto-cerebelläre Atrophie und Shy-Drager-Syndrom),
- kortikobasale Degeneration,
- familiäre Basalganglienerkrankung,
- Hemiatrophie-Hemiparkinson-Syndrom,
- M. Wilson, Hallervorden-Spatz,
- juvenile Form des M. Huntington,
- Pallidum-Degeneration.

c. Akinetisch-rigides Syndrom mit prominenter Demenz:

- kortikale oder diffuse Lewy-Körperchen Erkrankung (Inhalt der Lewy-Körper: Alpha-Synuklein),
- M. Alzheimer,
- Creutzfeldt-Jakob-Krankheit,
- Parkinson-Demenz-ALS-Komplex,
- zerebrovaskuläre Erkrankung (Multiinfarkte im Bereich der Basalganglien).

d. Akinetisches Syndrom mit prominenter Gangstörung:

- frontale Gangstörung bei Normaldruckhydrozephalus,
- subkortikale arteriosklerotische Enzephalopathie (SAE, Synonyme: Morbus Binswanger, vaskuläre Enzephalopathie).

e. Hereditäre Parkinsonsyndrome.

f. Funktionelles Parkinsonsyndrom (selten).

34.8.1 Atypische Parkinson-Syndrome im Rahmen anderer neurodegenerativer Erkrankungen

Einteilung in atypische Parkinsonsyndrome:

- Morbus Wilson,
- Hypoparathyreoidismus,
- Multisystematrophie:
    - MSA-P,
    - MSA-C,
    - MSA-A (früher Shy-Drager-Syndrom),
- progressive supranukleäre Blickparese,
- kortikobasale Degeneration (CBD),
- Demenz vom Lewy-Körper,
- spinozerebelläre Ataxie (SCA).

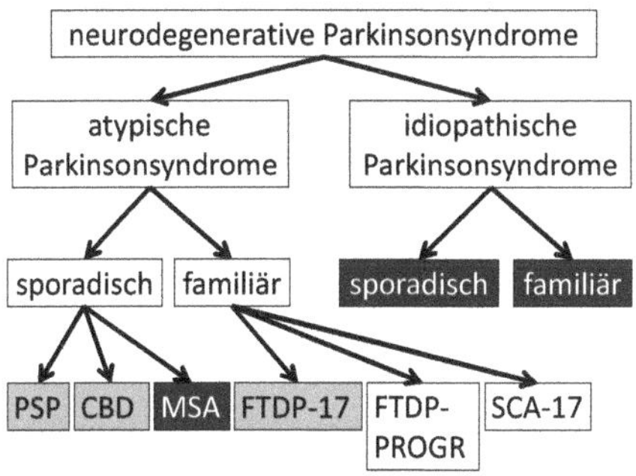

Abbildung 34.2: Sekundäre degerative Parkinsonsyndrome nach Litvan 2008
grau: Tauopathie, dunkelgrau: Synuclopathie

34.8.1.1 Supranukleäre Lähmung (progressive supranukleare Ophtalmoplegie)

Synonyme:

- Progressive supranuclear palsy (PSP),
- Steele-Richardson-Olszewski-Syndrom.

Symptome:

- vertikale Blickparese nach unten,
- akinetisches Parkinson-Syndrom,
- Merkfähigkeit ist beeinträchtigt,
- Frontalhirnzeichen.

Therapie: geringes Ansprechen auf Dopamin.

34.8.1.2 Kortikobasale Degeneration (CBD)

Symptome:

- hypokinetisches Syndrom,
- Tremor 6 Hz,
- Dysarthrie,
- Dysphagie,
- Apraxie,
- fokale Reflexmyoklonien,
- Demenz,
- dystone Haltung,
- Alien-Hand,
- normaler Geruchssinn.

Therapie: nicht bekannt.

34.8.1.3 Multisystematrophie (MSA) mit Parkinson-Syndrom

Definition:

- striatonigrale Degeneration plus olivo-ponto-zerebelläre Atrophi plus MSA-A,
- sporadische, neurodegenerative Erkrankung,
- Befall zentral-motorischer, kortiko-zerebellärer, pontin-medullärer und präganglionärer autonomer Anteile des ZNS,
- Nachweis oligodendroglialer zytoplasmatischer Einschlüsse (alpha-Synuklein, Ubiquitin, Tau-Protein).

Einteilung:

- MSA-P (vormals striatonigrale Degeneration),
- MSA-C (vormals olivo-ponto-zerebelläre Atrophie),
- MSA-A (vormals Shy-Drager-Syndrom),
- Mischformen.

Einteilung nach Diagnosesicherheit (nach Gilman et al. 2008):

- definitiv,
- wahrscheinlich,
- möglich.

Epidemiologie:

- Männer > Frauen,
- Prävalenz: 4/ 100.000,
- Beginn: 6. Lebensdekade,
- die mittlere Überlebenszeit liegt unter 10 Jahren,
- Todesursache: Pneumonie.

Histologie:
Gliale zytoplasmatische Einschlüsse sind in den Basalganglien, in den Olivenkernen und den zerebellären Purkinje-Zellen und in autonomen Gebiete zu finden: alpha-Sinuclein, Tau- und Ubiquitin, positive Einschlusskörperchen.

Pathologie:
Nervenzellschwund in der Substantia nigra, Kerngebiet der präsynaptischen sympathischen Neurone, Nucleus dorsalis des Vagus.

Diagnostik: MRT plus Klinik.

34.8.1.4 MSA-P, MSA-C

MSA: Multisystematrophie.

Kriterien einer wahrscheinlichen MSA:

1. MSA-P (80%): Parkinson-Syndrom (Bradykinesie mit Rigor, Tremor oder posturaler Instabilität) **oder** MSA-C: zerebelläres Syndrom (Gangataxie mit zerebellärer Dysarthrie, Extremitätenataxie oder zerebellärer Okulomotorikstörung)

plus

2. ein Begleitmerkmal autonomer Dysfunktion:
   - Blaseninkontinenz
   - orthostatischer Blutdruckabfall

plus

3. ein weiteres Begleitmerkmal:
   - Pyramidenbahnzeichen mit Reflexsteigerung
   - Stridor (Parese der Stimmbandabduktoren oder Dystonie der Stimmbandadduktoren)

Begleitmerkmale der MSA:

befürwortende Merkmale:	nicht-befürwortende Merkmale:
- Antecollis (25%), - einseitige Extremitätendystonie (21%), - Dysphonie, orofaziale Dystonie, Dysarthrie, - stimulussensitiver Myoklonus (60%) bzw. Halte- oder Aktionsmyoklonus, - pathologisches Lachen oder Weinen, - Camptocormia und/ oder Pisa-Syndrom.	- positive Familienanamnese für Ataxie oder Parkinson-Syndrom, - Beginn vor dem 30. oder nach dem 75. Lebensjahr, - einseitiger Pillendreher-Ruhetremor, - Läsionen der weißen Substanz im MRT, - medikamentenunabhängige Halluzinationen, - Demenz (DSM-IV-Kriterien), - klinisch signifikante Polyneuropathie.

Symptome:

- olivo-ponto-zerebelläre Atrophie (MSA-C),
- zerebelläre Symptome,
- Akinese,
- Demenz,
- fehlendes Ansprechen auf L-Dopa,
- striatonigrale Degeneration (MSA-P),
- Parkinson-Symptomatik,
- orthostatische Dysregulation,
- der Geruchssinn ist nur gering gestört.

MRT:

- T2 gewichtet bilaterale Hypodensität im Putamen und Atrophie vom Zerebellum,
- MSA gilt als möglich: wenn ein Kriterium erfüllt ist und 2 Symptome aus einer anderen Domäne vorliegen,
- MSA gilt als wahrscheinlich: wenn Kriterium für die autonome Störung erfüllt ist (orthostatische Hypotension oder eine Blaseninkontinenz und Parkinson-Syndrom, das nicht auf L-Dopa anspricht oder eine zerebellare Dysfunktion),
- MSA unwahrscheinlich: Beginn der Symptomatik vor dem 30. Lebensjahr.

IDZM-SPECT: verminderte striatale Rezeptorbindung.

Therapie:
Parkinson-Symptomatik:

- 1/3 ist mit L-Dopa behandelbar,
- Verschlechterung der autonomen Dysfunktion.

Für zerebelläre Symptomatik:

- keine wirksame Therapie, kein Ansprechen auf L-Dopa,
- Off-label:
    - 4-Aminopyridin (Fampyra) retard 2 x 10 mg/Tag,
    - Chlorzoxazone 3 x 500 mg/Tag,
    - Acetyl-DL-Leucin plus Fampyra.

Verlauf:

- die Lebensqualität nimmt ab durch Hypotension,
- Atemstörung,
- Tod durch Pneumonie.

34.8.1.5 MSA-A (früher Shy-Drager-Syndrom)

Erkrankungsalter: 35-75 Jahre.

Symptome:

- autonome Dysregulation,
- primäre orthostatische Hypotension (Aufrichten in die 45° Position: der Blutdruck fällt, die Herzfrequenz steigt),
- Schwitzen ist vermindert, Potenzverminderung, Harn- und Stuhlinkontinenz.

Diagnostik:

- MRT T2 gewichtet: bilaterale Hypodensität im Putamen,
- Nervenzellschwund in der Substanzia nigra,
- spinal: intermediolateral.

Therapie:

- Gabe von adrenergen Substanzen (Isoproterenol),
- in Ergänzung auch L-Dopa mit Benserazid,
- Hydrocortison.

Prognose: 7-8 Jahre Überlebensdauer.

34.8.2 Symptomatische (sekundäre) Parkinsonsyndrome

- Subkortikale arteriosklerotische Enzephalopathie (SAE, Synonyme: Morbus Binswanger, vaskuläre Enzephalopathie),
- Normal Pressure Hydrocephalus (NPH),
- enzephalitischer Parkinsonismus (z.B. bei Virusenzephalitis),
- postenzephalitisches Parkinson-Syndrom,
- medikamentös induziertes Parkinsonsyndrom:
    - klassische Neuroleptika, Antiemetika, Reserpin,
    - Lithium,
    - Calziumantagonisten: Cinnarizin, Flunarizin,
    - Valproinsäure,
    - Amphetaminkonsumenten (Speed) haben ein 3,1-fach erhöhtes Risiko an Parkinson zu erkranken,
    - Entfettungs- und Reinigungsmitteln auf Basis von Trichloräthylen und Perchloräthylen,
- posthypoxisches Parkinsonsyndrom (Strangulation, Kohlenmonoxid- und Manganvergiftung),
- posttraumatisch,
- metabolisch (z.B. M. Wilson, Hypoparathyreoidismus),
- toxininduziert (z.B. Kohlenmonoxid, Mangan),
- entzündlich (AIDS-Enzephalopathie oder seltene Enzephalitiden).

34.9 Therapie

Da die Ursache des degenerativen Prozesses nicht bekannt ist, kann auch keine kausale, sondern nur eine symptomatische Therapie durchgeführt werden. Unter Placebotherapie besserte sich bei 16% der Parkinson-Patienten über mehrere Monate hinweg die Symptomatik.

34.9.1 Nicht-medikamentöse Therapie

- Aufklärung,
- Hilfsmittel,
- Selbsthilfegruppen,
- Internet,
- Ernährung,
- Physiotherapie:
    - LSVT-Big-Training (repetitive, hochamplitudige Bewegungen jeden 2. Tag),
    - optische, akustische, taktile Reize bei Freezing-Phänomen,
    - Bobath,
    - Laufband,
- Ergotherapie,
- Logopädie,
- Neuropsychologie.

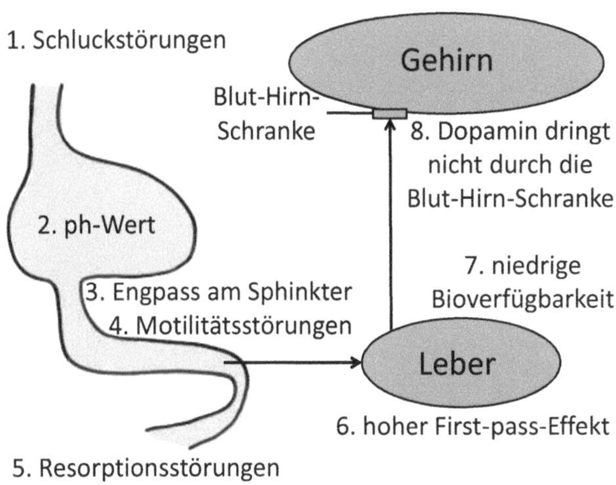

Abbildung 34.3: Mögliche Probleme bei der oralen Parkinsonmedikation

34.9.2 Medikamentöse Therapie

Dopamin dringt nicht durch die Blut-Hirnschranke daher:

1. L-Dopa (Dopaminvorläufer) plus Decarboxylasehemmer (Benserazid oder Carbidopa):
    - die Bioverfügbarkeit steigt auf 5-10%,
    - plus COMT-Inhibitor: die Bioverfügbarkeit von Dopamin im Gehirn steigt auf 20-25%,
    - L-Dopa plus Benserazid = Madopar (62,5 mg; 125 mg; 250 mg),
    - L-Dopa plus Carbidopa = Nacom, Isicom,
    - Carbidopa plus L-Dopa plus Entacapone (COMT-Hemmer) = Stalevo oder Madopar LT (schnellanflutend) oder Madpar retard (Narcom retard), 30 Minuten vor oder nach der Mahlzeit einnehmen,
2. Dopaminagonisten:
    - direkte Stimulation der postsynaptischen Dopaminrezeptoren,
    - retardierte Agonisten:
        - wirken nicht gut,
        - kaum Effekt, wahrscheinlich wegen Resorptionsstörung,
3. COMT-Inhibitoren (verhindert Abbau zu 3-Methyl-Dopa),
4. anticholinerge Medikamente (Tremor),
5. Amantadin (NMDA-Antagonist, hemmt glutamaterge Neurone im N. subthalamicus),
6. Monoaminooxidasehemmer: erhöhen die Verfügbarkeit von Dopamin im Striatum.

Wichtige Medikamente in alphabetischer Reihenfolge sowie eine Auswahl wichtiger Handelsnamen:

Medikament	Handelsname (Auswahl)
Amantadin-Sulfat	Amantadin AL
Apomorphin	Apomorphin-Archimedes, APO-go
Bornaprin-HCL	Sormodren
Bromocriptinmesilat	Kirim
Cabergolin	Cabaseril, Dostinex
Clozapin	Leponex
Alpha-Dihydroergocryptin	Almirid, Cripar
Domperidon	Domidon , Motilium
Entacapon	Comtess
Levodopa + Carbidopa	Duodopa , Isicom
Levodopa + Carbidopa + Entacapon	Stalevo
Levodopa + Benserazid	Levodopa comp., Levopar , Madopar , Restex
Lisurid-Hydrogenmaleat	Dopergin
Metixen-HCL	Tremarit
Pergolidmesilat	Parkotil , Permax
Piribedil	Clarium
Pramipexol-HCL	Sifrol retard
Rasagilin	Azilect
Ropinirol-HCL	ReQuip Modutab
Rotigotin	Neupro
Selegilin-HCL	Antiparkin, Jutagilin , Movergan , Selepark , Xilopar
Tolcapon	Tasmar
Trihexyphenidyl-HCL	Artane, Parkopan

34.9.2.1 Anticholinergika

Die Studienlage ist schwach.

Wirkweise:
Durch verminderten inhibitorischen Effekt des Dopamins überwiegt die cholinerge Aktivität. Diese wird durch die Gabe eines Anticholinergikums reduziert.

Die Dopaminwaage ist ein altes, mittlerweile obsoletes Modell der Parkinson-Therapie, bei dem davon ausgegangen wurde, dass entweder die reduzierte Dopaminwirkung oder das Überwiegen der cholinergen Wirkung reduziert werden muss.

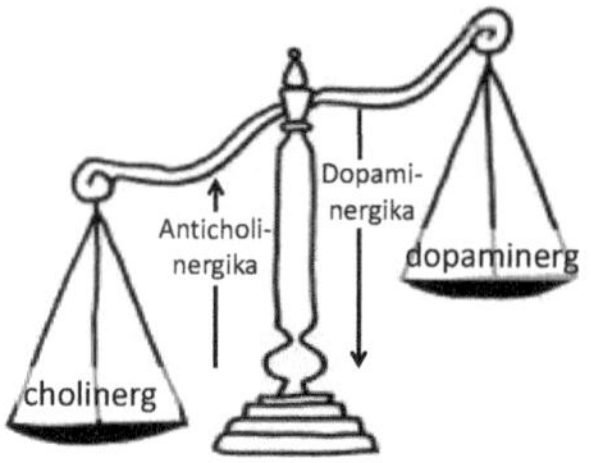

Abbildung 34.4: Dopaminwaage

Effekt:

- vorwiegend auf den Tremor,
- mäßige Besserung des Rigors,
- das Schwitzen und die Speichelproduktion werden reduziert,
- eine nächtliche Akinese ist rückläufig und morgendliche Fußdystonien sind leicht vermindert.

Unerwünschte Wirkungen durch anticholinerge, vorwiegend antimuscarinerge Wirkung:

- die Herzfrequenz steigt,
- Bronchodilatation,
- die gastrointestinale Motilität geht zurück, es kommt zur Obstipation,
- die Speichel- und Schweißbildung wird reduziert,
- Blasenstörung,
- Augeninnendruckerhöhung,
- Akkomodationsstörungen,
- psychotische Ereignisse,
- Verwirrtheitszustände und Halluzinationen,
- Lungenembolien,
- Pneumonien,
- die kognitive Leistungsfähigkeit nimmt ab (ist umstritten),
- Anticholinergika können zudem die Resorption von L-Dopa beeinträchtigen.

Kontraindikationen:

- Glaukom,
- intestinale Stenosen,
- Tachykardie,
- Psychosen,
- Epilepsie,
- Myastenia gravis,
- Prostatahyperplasie,
- Obstipation,
- dementielle Entwicklung.

Indikation:

- bei jungen Patienten mit einer Tremordominanz (in Kombinationstherapie),
- je älter der Patient ist, desto eher sollte auf eine Gabe verzichtet werden (Alter > 60 Jahre: besser komplett hierauf verzichten).

Dosis:

- so niedrig wie möglich dosieren,
- der therapeutische Effekt korreliert nicht mit der Dosis,
- einschleichende Aufdosierung zur besseren Verträglichkeit,
- Steigerung je Präparat um 1/2 Tablette alle 2-3 Tage,
- 2-3 Gaben/Tag,
- Biperiden kann i.v. gegeben werden,
- Biperiden bei Frühdyskinesien, gering auch bei Rigor und Akinese wirksam,
- Artane bei Dystonien, gering auch bei Rigor und Akinese wirksam,
- Bornaprin bei Hyperhydrosis, sehr gering auch bei Rigor und Akinese wirksam,
- Metixen gegen Tremor, Hypersalivation und Hyperhidrosis,
- beim Parkinsonsyndrom sollten Anticholinergika sehr zurückhaltend eingesetzt werden.

Handelsübliche Anticholinergika:

Substanz	mittlere Tagesdosis (mg)
Benzatropinmesilat	2-6
Biperiden	6-8
Bornaprin	8-12
Metixen	15-30
Procyclidin	7,5-15
Trihexyphenidyl	6-15
Orphenadrin	75-150

Kontrollen unter Therapie:

- EKG-Kontrollen,
- Kontrollen des Augeninnendruckes,
- Kontrollen der Blasenfunktion.

Plötzliches Absetzen kann zu folgenden Symptomen führen:

- akinetische Krise,
- psychotische Symptomatik,
- Tachykardie,
- orthostatische Dysregulation.

Seit der Einführung langwirksamer Agonisten und retardierter L-Dopa-Präparate sind die Anticholinergika in den Hintergrund geraten.

34.9.2.2 Levodopa

- Das wirkungsvollste Medikament (Gold-Standard),
- der neuronal degenerative Prozess wird nicht aufgehalten.

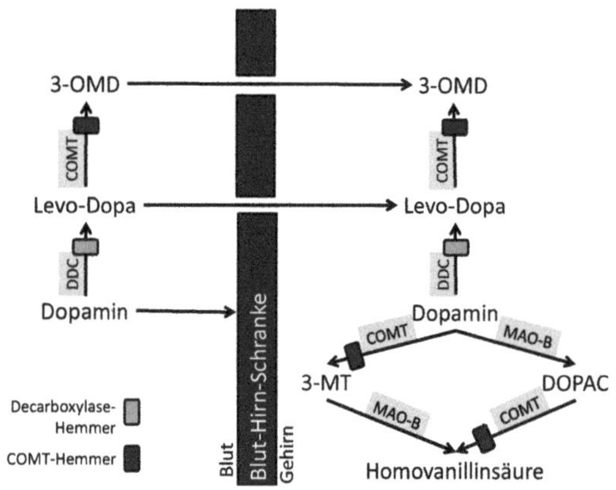

3-OMD: 3-O-Methyldopa,
3-MT: 3-Methoxytyramin,
MAO: Monoaminooxidase,
COMT: Catechol-O-Methyltransferase,
DOPAC: Dihydroxyphenylacelat,
DDC: Dopa-Decarboxylase.

Abbildung 34.5: Abbauweg von Levo-Dopa

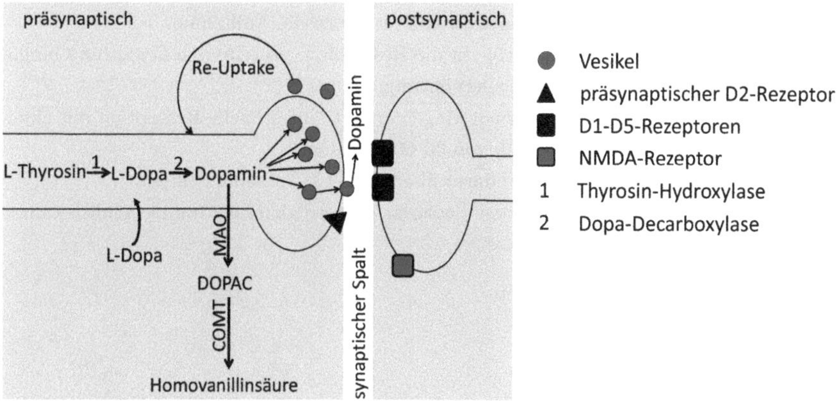

Abbildung 34.6: Synthese von Dopamin

Wirkweise:

- L-Dopa Substitution im Striatum,
- Dopamin kann nicht die Blut-Hirn-Schranke passieren, L-Dopa wird oral zu über 70% peripher zu Dopamin decarboxyliert,
- Nebenwirkung: Übelkeit, Erbrechen, Kreislaufprobleme,
- nur 1% ist verfügbar,
- durch die Gabe eines zusätzlichen Decarboxylasehemmers wird die Bioverfügbarkeit auf über das 10-fache erhöht (Benserazid und Carbidopa passieren nicht die Bluthirnschranke), Gabe im Verhältnis 1:4 (62,5 oder 125 mg),
- peripherer Abbau auch über COMT (10%),
- Bildung 3-O-Methyldopa (3-OMD), dieses passiert die Blut-Hirn-Schranke,
- man nimmt an, dass die Akkumulation des 3-OMD die Aufnahme von L-Dopa ins Gehirn behindert, daher steht uns heute eine Tripel-Tablette zur Verfügung:
    - L-Dopa,
    - Decarboxylasehemmer,
    - COMT-Hemmer,
- Decarboxylierung auch in der umgebenden Glia!
- Die Gliazellen weisen keine nennenswerte Speicherfähigkeit auf!
- Decarboxylasehemmer passieren in therapeutischer Dosis nicht die Blut-Hirn-Schranke.

Resorption:

- Mahlzeiten, insbesondere Fischmalzeiten, verzögern die Aufnahme,
- Proteine und Aminosäuren verzögern die Resorption, proteinarme Ernährung hingegen birgt die Gefahr einer Mangelernährung,
- nach der Einnahme auf nüchternen Magen erfolgt eine schnelle Resorption mit einer Maximalkonzentration innerhalb von 30-60 Minuten,
- dies erfolgt im proximalen Dünndarm über ein ATP-Transportsystem,
- eine Dosiserhöhung führt zu einer besseren Bioverfügbarkeit, wahrscheinlich durch eine Sättigung der Decarboxylase.

Halbwertzeit: L-Dopa 1,5-2 Stunden.

Wirkdauer: 2-4 Stunden.

Wirkung:

- Rigor, Akinese und Tremor sind weniger ausgeprägt,
- Verbesserung der Aphasie, Hypomimie, Dysphagie, Schlaf, Stimmung, Schmerzen, kognitive Leistungen etc.,
- deutliche Besserung bei über 50% der Patienten,
- wenn keine Besserung eintritt: Diagnose überdenken!
- Höhere Lebenserwartung durch reduzierte Komplikationen! Im Vergleich zu Gesunden jedoch reduziert.
- Unter Therapie werden höhere Hoehn-Yahr-Stadien erst später erreicht.

Dosierung:

- langsam aufdosieren, um Nebenwirkungen zu vermeiden,
- Steigerung um 50 mg alle 4 Tage, nach 1 Woche 3 x 50 mg,
- bei zu schneller Aufdosierung Gefahr der eingeschränkten Compliance wegen der Nebenwirkungen.
- Initial besteht keine Korrelation zwischen der Einnahme von L-Dopa und dem motorischen Benefit. Verbesserung der Motorik über den gesamten Tag, obwohl die Substanz nur 3 x täglich eingenommen wird. Ursache: präsynaptische nigro-striatale Nervenendigungen haben eine erhebliche Speicherkapazität. Diese Phase dauert ungefähr 5 Jahre.
- Auch mit Decarboxylasehemmer können Nebenwirkungen auftreten,
- die Gabe von Domperidon (Motilium) ist sinnvoll, da Domperidon ein Antagonist an peripheren Dopaminrezeptoren ist, daher Reduktion der Übelkeit durch Wirkung im Bereich der Area postrema,
- initial ist ein Honeymoon-Phänomen möglich: Symptome sind weitgehend verschwunden hinzu kommt eine euphorische Stimmungslage,
- Patienten mit 3 x 50 mg/Tag erreichen bereits nach ungefähr 6 Monaten den Ausgangsbefund, daher sollte die Anfangsdosis 3 x 100 mg betragen.

Duodopapumpe:

- Duodopa: Gel aus L-Dopa und Carbidopa im Verhältnis 20 mg zu 5 mg/ml,
- dies befindet sich in einer Kassette zu 100 ml und wird mittels einer Pumpe über ein Gastrostoma ins Jejunum eingebracht,
- es eignet sich gut bei Patienten im fortgeschrittenen Stadium,
- Nebenwirkungen: axonale Neuropathien, Giullian-Barré-Syndrom, gastrointestinale Beschwerden,
- Plasmaspiegel ausgeglichen,
- kaum psychische Komplikationen.
- Indikation:
    - Versagen der oralen Therapie,
    - Motilitätsstörung des Darms,
    - die Gabe von Dopaminagonisten ist kontraindiziert,
    - Dysphagie.
- Vorraussetzungen:
    - Ansprechen auf L-Dopa,
    - der Patient muss die Pumpe bedienen können,
    - pflegerische Unterstützung,
    - es darf keine Kontraindikation für eine PEG vorliegen.
- Probleme:
    - Operationsrisiken,
    - Polyneuropathie,
    - Hardware-Probleme,
    - im Verlauf abnehmende Akzeptanz seitens des Patienten.

Indikation:

- potentestes Medikament,
- die Rate an motorischen Spätkomplikation ist erhöht, daher ultima ratio.
- Eine generelle Altersspanne gibt es nicht, abhängig vom Patienten (biologisches Alter). Bei jungen Patienten zurückhalten außer bei ausgeprägten Symptomen oder bei Versagen der anderen Therapien.
- Leitlinien der DGN: Gabe ab dem 70. Lebensjahr.

Absolute Kontraindikationen:

- Phäochromozytom,
- Tachykardie,
- Thyreotoxikose,
- Stillzeit,
- Schwangerschaft.

Relative Kontraindikationen:

- Herzrhythmusstörungen,
- Melanom,
- psychiatrische Erkrankungen,
- schwere Leber- und Nierenstörungen,
- Störungen des endokrinologischen und hämatopoetischen Systems,
- Magen-Darm-Ulzerationen.

Unerwünschte Nebenwirkungen:

- Übelkeit,
- Sodbrennen,
- Inappetenz,
- Diarrhoe,
- Obstipation,
- gastrointestinale Blutung,
- Herzrhythmusstörungen,
- Schlafstörungen,
- Halluzinationen,
- Psychosen,
- Depressionen/ Angst/ Aggressionen,
- Hyperkinesien,
- On-Off-Perioden,
- Fluktuationen (low dose, high dose),
- Random fluctuations: unabhängig vom Wirkspiegel,
- Hypersexualität,
- Impuls-Kontroll-Störung,
- Blutbild- und Leberwertveränderungen.

Wechselwirkungen:

- Anästhetika,
- Katecholamine,
- Dopaminantagonisten,
- einzelne Thymoleptika,
- Anticholinergika,
- Neuroleptika,
- Opioide,
- MAO-Hemmer.

Wichtig vor operativen Eingriffen:
Bei operativen Eingriffen sollte L-Dopa reduziert, aber nie abgesetzt werden, da die Folgen irreversibel sind.

Komplikationen beim abrupten Absetzen von Madopar:

- akinetische Krise,
- Akinese,
- Dysphagie,
- Aspirationspneumonie.

Therapie der akinetischen Krise:

- PK-Merz 200-600 mg/Tag,
- L-Dopa über Magensonde,
- subcutane Dauerinfusion von Apomorphin 30-100 mg/Tag (ApoGo-Pumpe),
- Lisurid i.v.,
- L-Dopa-Infusion.

Dopa-Entzugssyndrom:

- Hyperthermie,
- Rigor,
- Akinese,
- Vigilanzminderung bis Koma.

Therapie:

- PK-Merz,
- L-Dopa,
- Apomorphin und Dantrolen-Na (2,5 mg/kg KG i.v. Startdosis, danach 5-10 mg/kg KG als Dauerinfusion).

Depotform: Madopar depot, Nacom retard.
Wirkung:

- verzögerte Freisetzung, dadurch gleichmäßigere Plasmakonzentration,
- die Wirksamkeit gegenüber nicht-retardierten Formen ist deutlich erhöht,
- die Wirkdauer verlängert sich auf ungefähr 6-8 Stunden.

Indikation:

- Fluktuation,
- nächtliche Akinesien,
- Schlafstörungen.

Nachteile:

- verzögerter Wirkungseintritt morgens, daher wird es bevorzugt nachts eingesetzt,
- Dosiserhöhung bei Umstellung bis 50% höher als bei nicht-Depot-Präparat,
- als Monotherapie nicht geeignet.

Wasserlösliches L-Dopa:

- Resorption im Dünndarm,
- durch Auflösung des Medikamentes im Wasser wird die Substanz schneller metabolisiert,
- möglich bei LT-Form und auch bei Nacom:
  - schnellerer Wirkeintritt, die Wirkdauer und die Konzentration verändern sich bei der gelösten Form nicht,
  - Vorteil auch bei Dysphagien.

Langzeittherapie:

- eine Progredienz ist durch Dopamin nicht aufhaltbar,
- Nachlassen der Wirkung nach 3-5 Jahren, danach Behinderungsgrad wie vor Dopabehandlung,
- Auftreten von Wirkungsschwankungen (Hyperkinesien, Dyskinesien, Dystonien, Fluktuationen),
- die endogene Dopaminsynthese zeigt tageszeitliche Schwankungen auf (im frühen und mittleren Krankheitsstadium nachts am geringsten),
- die Wirkung ist morgens am besten, sie nimmt im Tagesverlauf ab,
- im Verlauf ist die Umwandlung, die Speicherung und die Freisetzung von externem Dopa stark reduziert,
- Gabe von L-Dopa in immer kürzeren Abständen,
- anfangs 3-4 x/Tag (Besserung der Motorik), nach 3-8 Jahren Fluktuationen, Wearing-off-Phänomen/ End-of-dose-Akinese, Verbesserung nach Einnahme von L-Dopa, daher häufigere Einnahmen von L-Dopa,
- im Verlauf steht die Fluktuation in keinem Zusammenhang mit der Einnahme der Medikamente mehr (on-off-Phänomene), die Therapie wird schwierig, Ursache: vermutlich deutlich reduzierter Dopamin-Basislevel-Verlust der Speicherkapazität, die dopaminerge Stimulation ist abhängig vom externen Dopaminangebot.

Dyskinesien:
Ursachen:

- Voranschreitende Denervierung (nicht die Gabe von L-Dopa),
- höhere L-Dopadosen können im Verlauf Dyskinesien auslösen.

Einteilung:

1. Peak-dose Dyskinesien,
2. biphasische Dyskinesien,
3. Off-dose Dystonien.

Bis 400 mg/Tag ist die Dyskinesierate vertretbar. Mit Zunahme der Tagesdosis über 400 mg nimmt die Dyskinesierate deutlich zu. Reduktion von L-Dopa oder eine gleichmäßige Gabe über eine Sonde reduzieren die Dyskinesierate.

Korrelation zwischen Dyskinesien und Erkrankungsalter:

- Manifestation vor dem 40. Lebensjahr: in 90% der Fälle nach 5 Jahren,
- Manifestationen im höheren Alter: späteres und selteneres Auftreten.

Unterstützung des L-Dopa zur Einsparung von L-Dopa durch

- MAO-B-Hemmer plus
- COMT-Hemmer plus
- Decarboxylasehemmer.

L-Dopa und Neurotoxizität:

- nachweisbar unter experimentellen Bedingungen,
- klinisch keine Hinweise.

L-Dopa und Ernährung:

- Resorption im Dünndarm,
- bei Gastroparese verzögerter Wirkeintritt,
- Konkurrenz mit Aminosäuren um die Resorption, sowohl im Dünndarm als auch an der Blut-Hirn-Schranke,
- die zeitgleiche Einnahme reduziert den L-Dopa-Plasmaspiegel, daher 30 Minuten vor oder 90 Minuten nach der Nahrungsaufnahme einnehmen,
- proteinreiche Mahlzeiten vermeiden,
- das Auflösen der Tablette beschleunigt die Resorption.

34.9.2.3 Dopaminagonisten (DA)

Da es beim Parkinsonsyndrom zu den Punkten 1-3 aus der Abbildung 34.7 kommt, greifen die Dopaminagonisten und das substituierte Dopamin direkt an den Rezeptoren der postsynaptischen Membran an.

Der Dopaminmangel kann nicht substituiert werden. Es ist zur Zeit nicht möglich die degenerativen Prozesse aufzuhalten.

Alternative:

- direkte Stimulation der postsynaptischen striatalen Rezeptoren durch Dopaminagonisten,
- Einsatz als Primärtherapie und Spättherapie (Kombinationstherapie),
- eine neuroprotektive Eigenschaft wird diskutiert,
- unter Dopaminagonisten sind die motorischen Spätkomplikationen deutlich weniger als unter der oralen L-Dopa-Therapie.

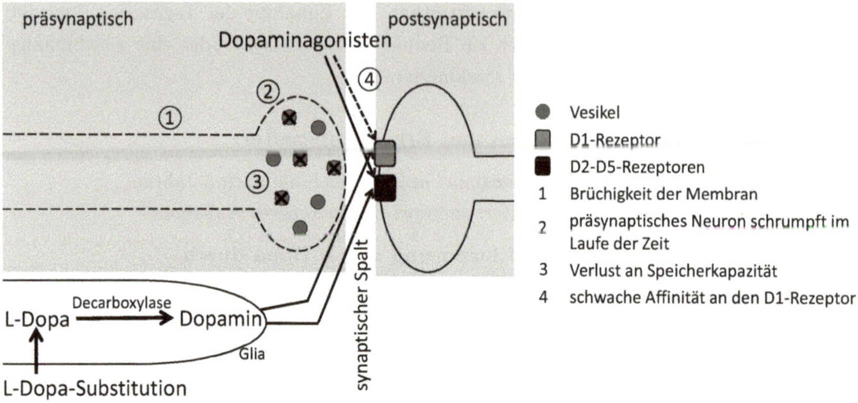

Abbildung 34.7: Pathologie der Präsynapse beim Parkinson und Wirkung von Dopamin und Dopaminagonisten an den postsynaptischen Dopaminrezeptoren

Kontraindikationen:

- Unverträglichkeit,
- kardiovaskuläre Probleme (relative),
- Psychosen (relative).

Direkte/ indirekte Dopaminagonisten (präsynaptische Wirkung auf D2-Rezeptoren), nur diese spielen eine Rolle:

- D1 = D1 und D5-Subtypen,
- D2 = D2, D3, D4-Subtypen.

1. Ergoline:

- Pravidel (Bromocriptin) D2/D1,
- Dopergin (Lisurid) D2/D1,
- Almirid (α-Dehydroergocriptin) D2/D1,
- Pergolid (Parkotil) D1/D2, Mittel der 2. Wahl,
- Cabergolin (Cabaseril), Mittel der 2. Wahl.

Eigenschaften:

- hoher first-pass Effekt,
- Vasospasmus (führt zu Angina pectoris und zu Synkopen),
- Nebenwirkungen sind vermehrt,
- Einsatz nur dann, wenn Non-ergoline Dopaminagonisten unzureichend wirken sollten.

Kontraindikationen:

- Überempfindlichkeit gegen Ergotaminalkaloide,
- vorgeschädigte Herzklappen (relativ).

2. Non-Ergoline:

- Apomorphin (D1/D2),
- Sifrol, Sifrol retard (Pramipexol) (D2/D1),
- ReQuip, ReQuip Modutab (Ropinirol) D2,
- Piribedil (Clarium) D2/D3,
- Rotigotin (Leganto, Neupro) D3/D2/D1.

Eigenschaften:

- Schlafattacken,
- Nebenwirkungen sind reduziert,
- hohe Spezifität zu D2,
- niedriger First-pass-Effekt: die orale Bioverfügbarkeit steigt,
- höhere Präferenz zu D2: weniger Nebenwirkungen.

Beachte:

- Dosissteigerung bei allen Dopaminagonisten wöchentlich!
- Kombination von Ergolinen untereinander, Non-Ergoline untereinander sowie Ergoline und Non-Ergoline ist möglich.
- Die Umstellung von einem Dopaminagonisten zum anderen kann sofort oder überlappend erfolgen. CAVE: Dopamine agonist withdrawal syndrome beim abrupten Absetzen.
- Sie sind weniger wirksam als Dopamin.

Ergoline vs. Non-Ergoline:

- alle ergolinen Dopaminagonisten haben einen hohen First-pass-Effekt, eine geringe Bioverfügbarkeit, sie unterliegen individuellen Schwankungen,
- nicht-ergoline Dopaminagonisten:
    - wesentlich höhere Spezifität (bezieht sich auf die Wirksamkeit der D2-Rezeptoren),
    - weniger Nebenwirkungen,
    - keine retroperitonealen oder kardialen Fibrosen,
    - hohe Bioverfügbarkeit,
    - neuroprotektive Wirkung bei Ropinirol und Pramiprexol, beide liegen in retardierter Form vor und können 1 x täglich gegeben werden,
    - bei de-novo-Patienten meistens Mittel der 1. Wahl.

Nebenwirkungen der Dopaminagonisten:

- Übelkeit,
- Erbrechen (dopaminerge Wirkung in der Area postrema), dann Domperidongabe,
- Halluzinationen, Verwirrtheitszustände, Psychosen mehr als unter L-Dopa,
- Kopfschmerzen, Orthostasereaktion, Synkopen, Angina pectoris, Vasospasmen, Pleuritis, Pleuraerguß,
- Allergien,
- Parästhesien,
- Fibrosen der Herzklappen,
- Dyskinesien,
- Tagesmüdigkeit, Schlafattacken, eingeschränkte Fahrtauglichkeit,
- Schwindel,
- Hypersexualität,
- Spielsucht, Kaufsucht,
- Impulskontrollstörung,
- Zwangsgedanken, Zwangshandlungen,
- höchste Dopaminrezeptorendichte in den Basalganglien (D2 > D1),
- Antioxidantien,
- Dyskinesien bei allen Dopaminantagonisten weniger als bei L-Dopa,
- Dyskinesien treten später auf,
- Wichtig: ausreichende Dosierung,
- die L-Dopa-Behandlung kann ausgeschlichen werden und durch Dopaminantagonisten ersetzt werden, L-Dopa kann erforderlich sein, um eine schnelle Wirkung zu erzielen (Beruf!),
- Punding,
- Priming (!?),
- auch Alternative zu retardiertem L-Dopa bei nächtlichen Dyskinesien.
- Zunächst Kombination mit Amantadin und Budipin! Bei Versagen Gabe von L-Dopa!!
- Kein klarer Hinweis für eine Überlegenheit eines einzelnen Agonisten,
- die Überlegenheit der non-ergolinen Dopaminantagonisten ist fraglich.

L-Dopa:

	HWZ (h)	Startdosis (mg)	Steigerung	Zieldosis (mg/Tag)
L-Dopa (Madopar, Nacom)	1-2	3 x 50	50 mg à 3 Tage	ca. 1.000

Ergoline:

	HWZ (h)	Startdosis (mg)	Steigerung	Zieldosis (mg/Tag)
Bromocriptin (Pravidel)	3-6	1,25	1,25-5 mg à 3 Tage	7,5-30
Cabergolin (Cabaseril)	65	0,5-1	1 mg à 3 Tage	3-9
Alpha-DHC (Almirid)	10-16	2 x 5	5 mg à 3 Tage	60-120
Lisurid (Dopergin)	2	0,1	0,1-0,2 mg à 3 Tage	1,2-3
Pergolid (Parkotil)	7-16	0,05	0,05 mg à 3 Tage	1,5-6

Non-Ergoline:

	HWZ (h)	Startdosis (mg)	Steigerung	Zieldosis (mg/Tag)
Pramipexol (Sifrol)	8-12	3 x 0,088	2. Woche: 3 x 0,18 mg 3. Woche: 0,35 mg etc.	1,05-4,5
Ropinirol	6-9	1	1 mg à 3 Tage	6-24
Apomorphin (ApoGo)	0,5	3-10	nach Bedarf	30-100
Piribedil (Clarium)	12 (i.v.)	50 mg abends alle 2 Wochen	50 mg Einzeldosen)	250 mg (auf 3
Rotigotin (Leganto, Neupro)	5-7	2		8

COMT-Inhibitor:

	HWZ (h)	Startdosis (mg)	Steigerung	Zieldosis (mg/Tag)
Entacapon (Comtess)	1-2		200 mg zu jeder L-Dopa-Gabe	

MAO-B-Inhibitor:

	HWZ (h)	Startdosis (mg)	Steigerung	Zieldosis (mg/Tag)
Selegilin	Wochen	5		5-10

Anticholinergika:

	HWZ (h)	Startdosis (mg)	Steigerung	Zieldosis (mg/Tag)
Biperiden		2 x 1		6-10

NMDA-Antagonisten:

	HWZ (h)	Startdosis (mg)	Steigerung	Zieldosis (mg/Tag)
Amantadin	10-30	100	täglich 100 mg	300-600

Apomorphin

- Stimuliert D1/D2-Rezeptoren, ist aber nicht selektiv,
- hochwirksam,
- der am längsten bekannte Dopaminagonist,
- für die Parkinson-Therapie nicht geeignet, da die Bioverfügbarkeit unter 20% liegt,
- nur zur s.c.-Applikation bewährt (Pen),
- nasale Applikation: Wirkung nach 11 Minuten, über 50 Minuten anhaltend, Limitation durch Irritation der Schleimhäute,
- kann s.c. zur Testung gegeben werden,
- Apomorphintest: zum Nachweis auf das Ansprechen auch Dopaminergika (Penapplikation),
- maximaler Wirkstoffspiegel (s.c.) nach 10 Minuten,
- die Eliminationshalbwertzeit liegt bei 35 Minuten, Wirkdauer: 1-2 Stunden,
- Apomorphin-Pumpe: bei Fluktuationen und in prä-, peri- und postoperativen Phasen, alternativ kann das kurzwirksame Apomorphin s.c. appliziert werden, die Off-Zeit wird um mehr als 50% reduziert, L-Dopa wird darunter um 50-60% reduziert,
- erforderlich in der Anfangszeit: Gabe von peripheren Dopaminantagonisten: Domperidon (3 x 10-20 mg),
- Apomorphininjektionen werden meist nur kurzfristig angewendet, Langzeitanwendungen sind möglich,
- eine Toleranzentwicklung ist nicht bekannt,
- regelmäßige Laborkontrollen (hämolytische Anämie).

Indikation für Pen oder Pumpe:

- wenn die orale Medikation nicht ausreichend ist,
- wenn keine Kontraindikation gegen Dopaminagonisten bestehen,
- gute Verträglichkeit,
- der Patient muss Pen/ Pumpe bedienen können oder er benötigt pflegerische Unterstützung.

Vorteil für die Pumpe:

- non-invasiv,
- schnell steuerbar.

Nebenwirkungen:

- Nekrosen an der Einstichstelle,
- die Langzeittherapie ist auf wenige Patienten eingeschränkt, obwohl die Langzeitwirkung nachgewiesen ist,
- kardiovaskuläre und gastrointestinale Symptome,
- Hautveränderungen,
- exogene Psychosen,
- hämolytische Anämie,
- Impulskontrollstörung,
- Granulome,
- Kosten,
- Compliance.

Dosis:

- 3-30 mg/Tag (Pen),
- 50-100 mg/Tag (Pumpe).

Einschränkungen:

- zeitlicher Aufwand bei der Einweisung des Patienten,
- die Kosten sind erhöht (50 €/Tag), die Verordnung ist teurer als eine tiefe Hirnstimulation.

Pravedil (Bromocriptin)

- gute Erfahrung,
- stark D2-agonistisch, schwach D1-antagonistisch,
- andere wirksame Dopaminagonisten wurden mit Bromocriptin verglichen: Äquivalenz von Bromocriptin zu L Dopa: 1 mg entspricht 12,5 mg L-Dopa,
- Monotherapie(!): nach einem Jahr beträgt der Effekt 60%, nach 5 Jahren nur noch 10%,
- Einsparung von L-Dopa durch Zugabe von Bromocriptin,
- Reduzierung der motorischen Nebenwirkungen,
- keine Reduktion der Mortalität,
- hoher First-pass-Effekt, maximale orale Bioverfügbarkeit: 6,4%,
- regelmäßige Blutbild-Kontrollen, gynäkologische Untersuchungen, Labor und Nierenwerte,
- 1 x jährlich: Röntgenthorax, transthorakale Echokardiographie.

Dosierung:
Gabe: 3-4 x täglich, beginn mit 1 x 1,25 mg, maximale Tagesdosis: 30-40 mg.

Kontraindikationen:

- Überempfindlichkeit,
- koronare Herzkrankheit, Herzklappenschäden,
- peripher arterielle Verschlußkrankheit.

Nebenwirkungen:

- Nausea,
- pulmonale, retroperitoneale und kardiale Fibrosen,
- Kreislaufprobleme,
- aufgrund der starken Nebenwirkungen nicht Substanz der 1. Wahl.

Fazit:
Spielt keine wesentliche Rolle in der Parkinsontherapie, eine Neueinstellung auf dieses Medikament wird nicht empfohlen, da es die meisten Nebenwirkungen hat.

Dopergin (Lisurid)

- Stark D2-agonistisch, schwach D1-agonistisch,
- gleicht zwar Bromocriptin, ist stärker direkt wirksam und unabhängig von endogenem Dopamin,
- L-Dopa Einsparung und Abnahme der motorischen Nebenwirkungen,
- orale Bioverfügbarkeit: 10-20%,
- maximaler Wirkstoffspiegel nach 60-75 Minuten,
- Halbwertzeit: 2 Stunden (kürzeste aller Dopaminagonisten),
- 1 mg Lisurid = 100 mg L-Dopa,
- geringste Rezeptorselektivität zu D2 und D1,
- geringste Spezifität, Bindung auch an andere Rezeptoren,
- s.c.-Dauerinfusionen mittels Pumpe sind in einer Dosis von 0,5-4,5 mg/Tag beschrieben, dadurch Reduktion der Off-Zeit und der L-Dopa-Dosis,
- eine wasserlösliche Form ist verfügbar, noch nicht im Handel,
- Lisuridpflaster wurde beantragt,
- hoher First-pass-Effekt, geringe Spezifität, kurze Halbwertszeit: daher nicht Mittel der 1. Wahl.

Nebenwirkungen:

- Halluzinationen,
- Verwirrtheitszustände,
- vermehrt exogene Psychosen.

Dosis:

- initial: 1 x 0,1 mg/Tag,
- maximal: 2-4 mg/Tag.

Parkotil (Pergolid)

- Lange Halbwertzeit (7-16 Stunden),
- hat die geringsten motorischen Nebenwirkungen,
- motorische Spätkomplikationen sind deutlich weniger als bei L-Dopa,
- 20-30% L-Dopa-Einsparung,
- D1/D2-Agonist, hohe Affinität auch zu den Subtypen D2/D3,
- als Monotherapie gut geeignet, auch als Kombinationstherapie,
- hoher First-pass-Effekt,
- Wirkungseintritt nach 80 Minuten,
- Wirkdauer: 5,5 Stunden,
- Äquivalenz: 1 mg Pergolid = 10-15 mg Bromocriptin, 1 mg Pergolid = 100 mg L-Dopa,
- ein neuroprotektiver Effekt wird vermutet,
- Indikation nur bei Unverträglichkeit oder Kontraindikation non-ergoliner Dopaminagonisten,
- Mittel der 2. Wahl.

Untersuchungen:

- Blutbild, Leber- und Nierenwerte routinemäßig,
- Röntgenthorax (1 x/Jahr),
- gynäkologische Untersuchungen (1 x/Jahr),
- transthorakale Echokardiographie (1 x/Jahr).

Dosierung:

- 3 x 0,25 mg,
- maximal 3 mg/Tag.

Nebenwirkungen:

- gastrointestinale Störungen,
- Herzrhythmusstörungen,
- Hepatopathien,
- kardiale Fibrosen bei Dosen über 3 mg/Tag.

Almirid (alpha-Dehydroergocriptin)

- Daten fehlen,
- spielt keine große Rolle in der Therapie, obwohl die Wirksamkeit vergleichbar den ergolinen Dopaminagonisten ist,
- Wirksamkeit wie Bromocriptin plus partielle D1-agonistische Wirkung,
- eine neuroprotektive Wirkung wird vermutet,
- eine Neueinstellung wird nicht empfohlen.

Untersuchungen: bei mehr als 60 mg/Tag: regelmäßige Leberwertkontrollen.

Dosis:

- Gabe 2-3 x/Tag,
- übliche Dosierung: 60-120 mg/Tag,
- maximal: 120 mg/Tag.

Nebenwirkungen: siehe bei den anderen Dopaminagonisten.

Cabergolin (Cabaseril)

- Selektiver D2-Agonist,
- zur Mono- als auch zur Kombinationstherapie,
- spätere L-Dopa-Gabe,
- Reduktion von L-Dopa-Dosis und spätmotorischen Folgen,
- weniger Dyskinesien als bei Parkotil,
- Einmalgabe pro Tag,
- Mittel der 2. Wahl,
- eine Neueinstellung ist nicht empfohlen.

Untersuchungen:

- Röntgenthorax,
- Blutbild, Leberwerte,
- transthorakale Echokardiographie (initial und regelmäßig).

Dosis:

- pro Woche um 1 mg steigern,
- maximal: 3-6 mg/Tag, nach Möglichkeit nicht mehr als 3 mg/Tag, was jedoch für eine symptomatische Therapie unzureichend ist.

Nebenwirkungen:

- siehe bei den anderen Dopaminagonisten,
- kardiale Fibrosen.

Sifrol (Pramipexol)

- Non-Ergoline: Wirkung wie bei Ergolinen, Nebenwirkungen weniger als bei Ergolinen,
- stimmuliert D2, hohe Affinität zu D3, geringe Wirkung auf adrenerge/ serotonerge Rezeptoren,
- Halbwertzeit: 8-12 Stunden,
- höchste Rezeptorselektivität D2 zu D1, potentester Dopaminagonist,
- die Affinität zu 5-HAT2b ist sehr gering,
- erhebliche L-Dopa-Reduktion in Kombinationstherapie,
- weniger spätmotorische Nebenwirkungen als bei L-Dopa,
- geringeres Wearing-Off-Phänomen als unter L-Dopa,
- Verbesserung von Rigor, Akinese und auch Tremor, wirkt auf alle motorischen Symptome,
- wirkt gegen Depressionen, Angststörungen und Anhedonie,
- eine neuroprotektive Wirkung wird diskutiert,
- Tabletten sind in retardierter Form erhältlich, Umstellung kann im Verhältnis 1:1 erfolgen,
- es empfiehlt sich die retardierte Form zu verschreiben.

Nebenwirkungen:

- Übelkeit,
- Somnolenz,
- Schlaffattacken,
- retinale Degeneration,
- Impulskontrollstörung.

Dosis:

- 3 x 0,088 mg (Startdosis), alternativ: 1 x 0,18 mg/Tag,
- 3 x 0,18 mg (2. Woche),
- 3 x 0,35 mg (ab der 3. Woche), alternativ: 1 x 0,7 mg/Tag,
- maximal 3,3 mg (3,5 mg Tabletten sind vorhanden!).

ReQuip (Ropinirol)

- Der erste für die Monotherapie zugelassene orale, nicht-ergoline Dopaminagonist,
- D2 hochselektiv,
- Halbwertzeit: 3-6 Stunden (bis zu 10 Stunden),
- eine retardierte Form liegt vor, diese kann 1 x täglich gegeben werden, eine Umstellung kann über Nacht im Verhältnis 1:1 erfolgen,
- die Aufdosierung kann schnell erfolgen,
- keine Beeinflussung durch Nahrungsaufnahme,
- Akinese > Rigor > Tremor,
- wirkt gegen Depressionen und Angststörungen,
- L-Dopa kann um Jahre hinausgezögert werden, in späteren Phasen unter L-Dopaeinnahme kann die retardierte Form zusätzliche Verbesserungen im Bereich der Motorik und eine Reduktion von F-Phasen erzielen,
- motorische Nebenwirkungen sind deutlich weniger, deutlich reduzierte Dyskinesierate, späteres Auftreten von Dyskinesien,
- Tablettenform für das Retardprodukt: 2 mg, 4 mg, 8 mg,
- gleichmäßige Pharmakokinetik über 24 Stunden,
- reduziert Schlafstörungen, verbessert die Lebensqualität.

Dosis:

- 3 x 0,25 mg,
- Aufdosieren, so dass in der 5. Woche eine Dosis von 9 mg erreicht wird,
- die retardierte Form wird wochenweise in 2 mg-Schritten aufdosiert,
- Maximaldosis: 24 mg/Tag.

Kontraindikationen: Nieren- und Leberinsuffizienz.

Nebenwirkungen: Schlafattacken.

Piribedil

- Retardierte Form eines Dopaminagonisten,
- weniger Wirksam als L-Dopa,
- lange Halbwertzeit,
- nicht-ergoliner D2/D3-Agonist,
- hat auch eine α-2-antagonistische Wirkung,
- gute Wirkung auf Akinese, Rigor und auch Tremor,
- eine Verbesserung der Kognition und Wachheit wird diskutiert,
- hohe hepatische Metabolisierung, daher eine Bioverfügbarkeit von 1%,
- sowohl in der Mono- als auch in der Kombinationstherapie zugelassen,
- ist auch bei der Apathie wirksam.

Nebenwirkungen:

- geringe Tagesmüdigkeit,
- Schlafattacken,
- Impulskontrollstörungen.

Dosierung:

- Einnahme 3 x täglich,
- bis zu einer Dosis von 250 mg/Tag zugelassen.

Rotigotin (Leganto, Neupro)

- Selektiver D3, D2, D1-Dopaminrezeptoragonist,
- Applikation als Pflaster,
- Dosierungsbereich 2 mg/Tag - 8 mg/Tag,
- Substanzabgabe über 24 Stunden stabil, dadurch gleichmäßiger Plasmaspiegel,
- die Halbwertszeit beträgt 5-7 Stunden,
- bessere Beweglichkeit im Schlaf und beim Aufwachen,
- 45% des Wirkstoffes im Pflaster wird innerhalb von 24 Stunden über die Haut absorbiert,
- Plasmaproteinbindung ungefähr 92%,
- überwiegend renale Elimination,
- Zugelassen als Monotherapie und als Kombinationstherapie bis zu 16 mg/Tag,
- gute Wirkungen im Früh- und Spätstadium,
- geeignet bei Schluckstörungen,
- Wechsel des Pflasters täglich,
- Vergleichsstudien mit Ropirol und Pramipexol zeigen, dass in den meisten Fällen mehr als ein Pflaster à 8 mg verordnet werden muss,
- Neupro 2 mg = 4,5 mg; Neupro 4 mg = 9 mg; Neupro 6 mg = 13,5 mg; Neupro 8 mg = 18 mg enthaltene Dosis,
- das Pflaster enthält ferromagnetische Anteile, daher vor einer MRT-Bildgebung oder vor Saunagängen entfernen,
- Hautirritationen an der Applikationsstelle zwingen selten zum Abbruch der Therapie.

34.9.2.4 NMDA-Antagonisten

Amantadinsalze

Wirkweise:

- nicht kompetitive NMDA-Rezeptorantagonisten (Glutamatantagonist),
- NMDA (N-Methyl-D-Aspartat-Rezeptor): Subtyp des Glutamat-Rezeptors (Glutamatantagonist),
- hemmt auch die NMDA-induzierte Freisetzung von Acetylcholin,
- Hemmung der glutamatergen und cholinergen Überaktivität,
- die antiakinetische Wirkung erfolgt unabhängig vom dopaminergen System,
- unterscheidet sich durch Methylgruppe von Memantinen,
- die maximale Blutkonzentration bei oraler Gabe ist nach 1-5 Stunden erreicht,
- Plasmaproteinbindung: 65%,
- Ausscheidung: vorwiegend renal,
- wegen der hohen Lipophilie passiert Amantadin die Blut-Hirn-Schranke,
- Amantadinsulfat (PK-Merz) steht zur oralen oder venösen Applikation zur Verfügung, passager als Brausetablette, die Gabe als Inhalation hat sich nicht bewährt.

Wirkung:

- Verbesserung von Rigor, Tremor und insbesondere Akinese,
- neuroprotektiv:
    - höhere Lebenserwartung,
    - Verbesserung der Lebensrate bei Schädelhirntrauma,
- Virustatikum.

Indikationen:

- motorische Fluktuationen,
- Impulskontrollstörung,
- Dyskinesien,
- Verbesserung bei Akinese, Rigor und geringer auch beim Tremor,
- wirkt antidepressiv und antriebssteigernd,
- zeigt keinen Wirkungsverlust, gut als Dauertherapie,
- kann am Anfang als Initialtherapie, um L-Dopa zu sparen eingesetzt werden,
- Amantadinsulfat i.v.-Gabe prä-, intra-, postoperativ (200-500 mg i.v.),
- zur Akuttherapie bei akinetischen Krisen (200-500 mg i.v.).

Ursachen für Dyskinesien:

- Überaktivität des glutamatergen Systems,
- Amantadin hemmt nicht-kompetetiv NMDA-Rezeptoren,
- verhindert den Kalzium-Einstrom,
- wirkt antiglutamaterg,
- reduziert die Schwere und die Dauer der L-Dopa-bedingten Dyskinesien.

Nebenwirkungen:

- Psychosen,
- Antriebssteigerung,
- Schlafstörungen,
- Verstärkung von Alkohol und Anticholinergika,
- QT-Verlängerung.

Kontraindikationen:

- Psychosen,
- Demenz,
- Leber-, Nierenfunktionsstörungen,
- kardiale Erkrankungen,
- Schwangerschaft, Stillzeit,
- Epilepsie,
- QT-Verlängerung,
- Prostatahypertrophie,
- Glaukom.

Dosierung:

- morgens und mittags jeweils 100-150 mg Amantadin oral,
- Amantadinhydrochlorid kann auf 300 mg erhöht werden,
- Amantadinsulfat kann auf 600 mg erhöht werden,
- Aufdosierung um 100 mg/Woche,
- ausschleichen, kein abruptes Absetzen,
- 300-600 mg i.v.

Interaktionen:

- in Kombination mit Anticholinergika oder L-Dopa ist die Psychosegefahr deutlich erhöht,
- die Alkoholwirkung wird verstärkt,
- Verstärkung der Wirkung von Sympathomimetika.

Vergleich: Amantadinsulfat vs. Amantadinhydrochlorid:

Amantadinsulfat	Amantadinhydrochlorid
i.v.-Gabe ist möglich	nur oral
besser verträglich	kostengünstiger
höher dosierbar	vollständige Resorption in wenigen Minuten
langsamere Resorption	die Bioverfügbarkeit steigt
langsamerer Abbau	mehr Nebenwirkungen wegen schneller Resorption und höheren Plasmaspitzenkonzentrationen (Verwirrtheitszustände, Unruhe)
es kann theoretisch gleich mit 200-300 mg/Tag begonnen werden, eine langsame Aufdosierung wird empfohlen	einschleichend beginnen

Budipin

- Greift an mehreren nicht-dopaminergen Stellen an (anticholinerg, noradrenerg, serotonerg, antiglutamaterg),
- schwacher aber selektiver MAO-B-Hemmer (selektiv, reversibel),
- erhöht Dopaminfreisetzung, hemmt Dopaminreuptake,
- fördert präsynaptisch die Freisetzung von Dopamin und hemmt die Dopaminwiederaufnahme,
- Fluktuation, Dyskinesien, Hypokinesen werden verbessert,
- ein neuroprotektiver Effekt wird diskutiert,
- L-Dopagabe wird verringert,
- antidepressiv,
- mit allen kombinierbar außer mit Amantadin (wegen QT-Verlängerung),
- maximale Plasmakonzentration nach 4-8 Stunden,
- Ausscheidung: renal, fäkal,
- Überwindung der Blut-Hirn-Schranke wegen Lipophilie.

Indikation:

- Tremor (Hauptindikation),
- Rigor, Akinese,
- kann auch bei anderen motorischen Kernsymptomen eingesetzt werden,
- Dyskinesien,
- On-Off-Phänomene.

Dosis:

- 30-60 mg/Tag,
- maximal: 60 mg!
- Gabe 2-3 x täglich,
- Aufdosierung langsam mit 10 mg/Woche (3. Woche: 3 x 10 mg),
- Wirkung erst nach 4-6 Wochen,
- kann oral oder i.v. gegeben werden.

Untersuchungen: regelmäßige EKG-Kontrollen.

Nebenwirkungen:

- Hypertonie,
- Hypotonie,
- QT-Verlängerung,
- Tachykardien,
- Benommenheit,
- Müdigkeit,
- Mundtrockenheit.

Kontraindikation:

- Bradykardie,
- Hypokaliämie,
- Kardiomyopathie,
- Myokarditis,
- AV-Block II°, III°,
- ventrikuläre Arrhythmien,
- Demenz,
- Psychose,
- Blasenentleerungsstörungen,
- Glaukom.

34.9.2.5 Monoaminooxidasehemmer (MAO-B-Hemmer)

Einsatzbereiche:

- MAO-A-Hemmer bei Depressionen,
- MAO-B-Hemmer beim Parkinson-Syndrom,
- Zugelassen beim idiopathischen Parkinsonsyndrom: Selegilin, Rasagilin,
- MAO-A-Hemmer zeigen positiven Effekt auf motorische Symptome,
- MAO-B-Hemmer wirken leicht antidepressiv.

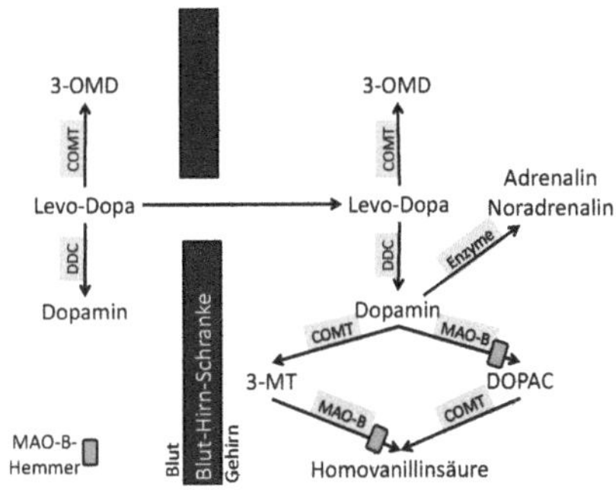

3-OMD: 3-O-Methyldopa
3-MT: 3-Methoxytyramin
MAO: Monoaminooxidase
COMT: Catechol-O-Methyltransferase
DOPAC: Dihydroxyphenylacetic acid
DDC: Dopa-Decarboxylase

Abbildung 34.8: Wirkmechanismus der MAO-B-Hemmer

Selegilin (L-Deprenyl)

- Abbau: Methamphetamin, Amphetamin (kein Suchtpotential),
- Zugelassen zur Mono- und Kombinationstherapie,
- selektiver, irreversibler Inhibitor der zentralen Monoaminooxidase B,
- Halbwertzeit: 40 Minuten, davon abzugrenzen ist die extrem lange Halbwertszeit von 40 Tagen für die zerebrale MAO-B,
- schnelle Überwindung der Blut-Hirn-Schranke bei Lipophilie,
- schnelle Resorption,
- hohe Plasmaproteinbindung,
- Wirkung nach 5 Minuten,
- maximaler Plasmaspiegel nach 30-120 Minuten,
- hoher First-pass-Effekt (Leber), Abbau in der Leber zu Amphetamin (Psychose!),
- Schmelztablette: Xilopar (eine Umstellung vom herkömmlichen Selegilin erfolgt problemlos),
- eine Schmelztablette enthält 1,25 mg Selegilin-HCL und entspricht ungefähr 10 mg der herkömmlichen Selegilintablette,
- Vorteil der Schmelztablette: Umgehung des First-Pass-Effektes und damit Vermeidung von Amphetaminderivaten,
- ein neuroprotektiver Effekt wird vermutet,
- antidepressive Wirkung.

Wirkung:

- Hemmung des Dopaminabbaus,
- Dopaminanstieg im synaptischen Spalt,
- schwache Hemmung der Dopaminaufnahme,
- ähnliche Wirkung wie L-Dopa,
- ein wirksamer Effekt tritt erst bei 80%iger Hemmung der MAO-B ein,
- die Bioverfügbarkeit von Dopamin wird verlängert bzw. im Striatum erhöht,
- in therapeutischer Dosierung (10 mg) wird die MAO-B in Thrombozyten sogar vollständig gehemmt.

Dosis:

- 1 mg/10 kg KG,
- als Monotherapie bei nicht stark behinderten Patienten geeignet, sonst als Kombinationstherapie.

Klinik:

- der symptomatische Effekt der Monotherapie ist gering einzustufen,
- besser als Kombinationstherapie mit L-Dopa (10 mg/Tag),
- kann auf 2 Dosen verteilt werden, eine höhere Dosierung hat keinen weiteren Effekt,
- spart L-Dopa (zwischen 20-30%) und reduziert motorische Spätfolgen,
- verzögert den Einsatz von L-Dopa um mehrere Monate,
- bei End-of-dose-Akinesen hilfreich,
- das Freezing-Phänomen tritt wahrscheinlich seltener auf,
- die Wirkung lässt im Verlauf nach.

Nebenwirkungen:

- Schlaflosigkeit (daher Gabe morgens),
- Unruhe,
- Übelkeit,
- Schwindel,
- Halluzinationen,
- Verwirrtheitszustände,
- Hyperkinesien nehmen zu,
- ein Suchtpotential besteht nicht,
- Hyperthyreose,
- Tachykardie,
- Psychosen,
- Demenz,
- Phäochromozytom.

Interaktionen:

- eine Interaktion mit Tyramin kann zu hypertensiven Krisen führen,
- nicht zusammen mit Sympathikomimetika geben,
- nicht mit zentraldämpfenden Pharmaka geben,
- SSRI (2 Wochen vorher absetzen!), Gefahr eines serotonergen Syndroms,
- nicht mit MAO-A-Hemmern und Triptanen kombinieren.

Kontraindikationen:

- arterielle Hypertonie,
- Herzrhythmusstörungen,
- Psychosen,
- fortgeschrittene Demenz,
- Restharn,
- Angina pectoris,
- Glaukom,
- Prostataadenom,
- Magen-Darmulzerationen.

Rasagilin

- irreversibler, selektiver MAO-B-Hemmer,
- 5-10-fach stärkere Wirkung als Selegilin,
- Bioverfügbarkeit: 36%, wird durch Mahlzeiten nicht beeinträchtigt,
- Metabolisierung über die Leber,
- Metabolit: 1-Aminoindan ist kein Amphetaminderivat,
- Besserung der motorischen Symptome,
- Verbesserung der Vigilanz, der Stimmung und der Lebensqualität,
- die Wirkung kann manchmal erst nach 4 Wochen eintreten,
- zugelassen als Mono- und Kombinationstherapie,
- der Einspareffekt für L-Dopa ist höher als bei Selegilin.

Dosierung: 1 mg/Tag.

Vergleich Selegilin vs. Rasagilin:

- Rasagilin ist 5-10-fach stärker,
- die Bioverfügbarkeit von Rasagilin ist um 10% höher,
- die Nebenwirkungen bei Rasagilin sind weniger,
- Abbau von Selegilin zu Amphetamin und Metamphetamin,
- die L-Dopa-Einsparung bei Rasagilin ist höher,
- Rasagilin in der Monotherapie wirksamer,
- grundsätzlich gibt es keine Vergleichsstudien,
- eine protektive Wirkung ist bei beiden zu vermuten.

Weitere MAO-B-Hemmer
Sie sind alle noch nicht zugelassen.

- Lazabemid,
- Milacemid,
- Mofegilin,
- Safinamid.

34.9.2.6 COMT-Hemmer

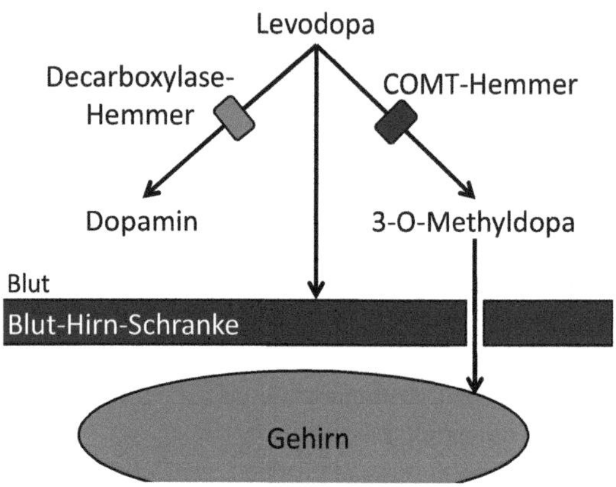

Abbildung 34.9: COMT-Hemmer

Aufgabe: periphere Hemmung des Abbaus von L-Dopa zu 3-0-Methyldopa.

Probleme: die Nebenwirkungen nehmen zu.

Wirkung:
- Verbesserung der klinischen Symptomatik,
- Reduzierung der L-Dopa-Dosis.

Indikation:

- momentan gibt es keine explizite Empfehlung,
- Therapie der Wahl bei wearing-off/end-of-dose unter L-Dopa-Therapie,
- Kombination von L-Dopa mit einem Decarboxylasehemmer und einem COMT-Hemmer, dadurch Blockade der peripheren Abbauwege (Stalevo).

Tolcapone

- Selektiv, reversibel,
- hepatotoxisch,
- die Zulassung wurde 1998 ausgesetzt nachdem es zu 3 Todesfällen kam (periphere und zentrale Wirkung),
- seit 2005 darf Tasmar wieder eingesetzt werden.

Indikation: motorische Fluktuationen.

Dosierung von Tasmar:

- Beginn mit 3 x 100 mg/Tag,
- Aufdosierung bis zu maximal 3 x 200 mg/Tag,
- falls innerhalb von 3 Wochen nach Behandlungsbeginn keine Besserung feststellbar sein sollte, soll Tasmar abgesetzt werden,
- Absetzen nicht abrupt (sonst L-Dopa-Entzugssyndrom).

Nebenwirkungen: Transaminasenerhöhung (regelmäßige Leberwertkontrollen sind vorgeschrieben).

Entacapone (Comtess)

- Rein peripherer COMT-Hemmer,
- verringert die Plasmaelimination von L-Dopa und erhöht somit die Plasmakonzentration von L-Dopa,
- die Wirkdauer des L-Dopa wird verlängert,
- Verlängert die On-Zeit um etwa 20%,
- L-Dopa-Einsparung von 100 mg bei Kombinationstherapie,
- Verbesserung der motorischen Scores,
- die Wirkung ist dosisabhängig, Effekt schon ab 50 mg, die pharmakologisch beste Wirkung wird mit 200 mg erreicht,
- schnelle Resorption,
- Wirkeintritt nach ungefähr 20 Minuten, Wirkmaximum nach 1 Stunde,
- Halbwertszeit: 3-4 Stunden,
- Ausscheidung: 90% biliär, 10% renal,
- die Therapie ist gut steuerbar,
- einschleichend beginnen.

Dosierung:

- 200 mg,
- Maximal: 2.000 mg/Tag,
- eine Kombination mit jedem anderen Parkinsonmedikament ist möglich,
- eine Kombination von MAO-B-Hemmern und COMT-Hemmern ist sinnvoll,
- Absetzen nicht abrupt (sonst L-Dopa-Entzugssyndrom).

Wirkung:

- COMT metabolisiert alle Katecholamine.
- L-Dopa wird zu 3-O-Methyldopa und Dopamin zu 3-Methoxytyramin,
- COMT-Inhibitoren hemmen peripher nur den Abbau von L-Dopa zu 3-O-Methyldopa,
- zentralwirksame COMT-Inhibitoren hemmen zusätzlich den Abbau von Dopamin zu 3-O-Methyldopa.

Nebenwirkungen:

- Gelbfärbung des Urins,
- gastrointestinale Beschwerden wie Übelkeit, Diarrhoen,
- Dyskinesien nehmen zu,
- Transaminasenerhöhung (weniger als bei Tolcapone),
- Hepatopathie.

Kontraindikationen: Kombination mit MAO-A-Hemmern, Noradrenalinreuptake-Hemmern, Katecholgruppen.

Unterschiede der COMT-Hemmer:

- Tolcapone hat eine eingeschränkte Zulassung,
- zuerst muss Entacapone eingesetzt werden,
- Entacapon wirkt rein peripher, Tolcapone wirkt gering auch zentral,
- unterschiedliche Wirkdauer,
- Tolcaponegabe: 3 x täglich, Entacapongabe: parallel zu jeder L-Dopa-Gabe,
- Tolcapone ist stärker wirksam bei der Verbesserung der Motorik und Reduktion der Off-Zeiten.

Kombinationspräparate

Stalevo:

Carbidopa plus L-Dopa plus Entacapone (COMT-Hemmer).

Dosierung:

- 50-200 mg/Tag,
- kann bis zu 8 x/Tag gegeben werden.

Nebenwirkungen:

- Urinverfärbung,
- Diarrhoen.

34.9.2.7 Mögliche Therapieansätze in der Zukunft

NADH (Nicotinamidadenindinukleotid)
Wirkung:

- Erhöhung der präsynaptischen Dopaminproduktion durch Steigerung der Aktivität der Tyrosinhydroxylase,
- Tyrosin wird durch die Tyrosinhydroxylase zu Dopamin umgewandelt,
- eine Steigerung der Aktivität der Tyroxinhydroxylase führt zum Anstieg der Dopaminkonzentration.

Die Bewertung ist bis dato unklar!

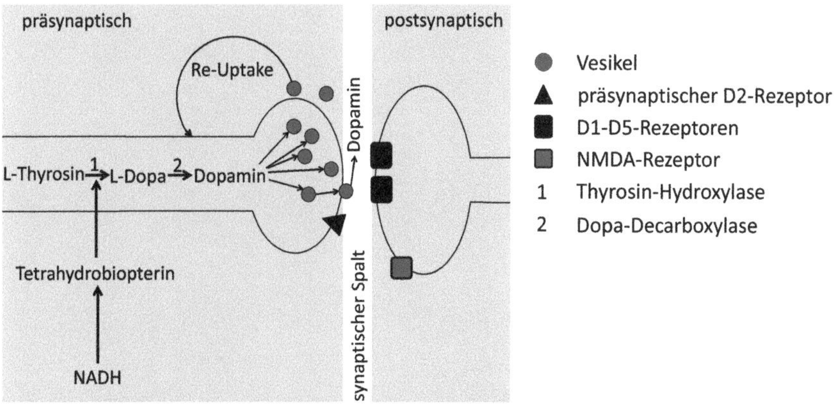

Abbildung 34.10: Wirkweise der NADH

L-Threo-Dops (L-Threo-3,4-Dihydroxyphenylserin)

- Wirkt peripher und zentral,
- maximale Plasmakonzentration: 2-3 Stunden,
- Halbwertzeit: 1,5 Stunden,
- 15% werden unverändert ausgeschieden,
- keine Abhängigkeitsentwicklung,
- eine Zulassung für die Behandlung der orthostatischen Nebenwirkungen bei der Parkinsontherapie gibt es nicht (off-label),
- hohe Kosten.

Wirkmechanismus:
Synthetische Aminosäuren durchdringen die Blut-Hirn-Schranke und werden zentral in Noradrenalin umgewandelt.

Wirkungen:

- es kommt zu einem Blutdruck-Anstieg und zu einer Tachykardie,
- Besserung der orthostatischen Hypotonie,
- Besserung des Freezing-Phänomens,
- Besserung der Retropulsion,
- wirkt leicht antidepressiv,
- leichte Verbesserung von kognitiven Defiziten.

Indikation: Blutdruck-Abfall.

Dosierung: 200-600 mg/Tag.

Nebenwirkungen:

- Übelkeit,
- Kopfschmerzen,
- Blutdruck-Anstieg,
- Halluzinationen.

Kontraindikation:

- Glaukom,
- Schwangerschaft,
- koronare Herzkrankheit,
- arterielle Hypertonie.

Interaktion: die Wirkung von Amantadin und L-Dopa kann verstärkt werden.

Transplantation

- Implantation von fetalem nigralen Gewebe in das Striatum von Parkinsonpatienten,
- für die Transplantation benötigt man Gewebe von 6-8 Föten,
- 3-10% Überlebensrate der Zellen,
- Nebenwirkungen:
    - Off-Dyskinesien,
    - Hyperkinesien,
- Berücksichtigung ethischer Grundsätze,
- Implantation von Nebennierenmark spielt keine Rolle mehr,
- Implantation von Zellen des pigmentierten Retinaepithels wird erforscht, erste Studien sind nicht ermutigend.

Weitere neue Therapieansätze

- CoEnzym Q10,
- GM-1-Gangliosid,
- Koffein erhöht die L-Dopa-Resorption,
- Multivitamine verstärken den L-Dopa-Effekt,
- Eisenpräparate verringern die Resorption von L-Dopa,
- Nikotin mindert die Wirkung von Rasagilin und Ropinirol,
- Ethanol verstärkt die Amantadinwirkungen,
- Adenosin-A2a-Rezeptorantagonisten,
- 5-HT1a-Agonisten,
- Safinamid (Zulassung steht bevor, Dosis: 5-100 mg/Tag, erhöht die On-Phase).

34.9.2.8 Placeboeffekt

Goetz et al. konnten zeigen, dass sich unter Placebo bei 16% der Parkinsonpatienten eine deutliche Besserung zeigt, die über mehrere Monate anhielt.

34.9.2.9 Generika

Bei einem Austausch von generischen Substanzen können massive Probleme auftauchen. Die maximale Serumkonzentration und die Zeit bis zum Erreichen der maximalen Serumkonzentration dürfen bei Generika um 20% nach unten und bis zu 25% nach oben schwanken. Hierbei kann es zu Hypo- und Hyperkinesien kommen, insbesondere bei Patienten im fortgeschrittenen Stadium.

34.9.3 Therapieempfehlung zum Einstellen eines Parkinson-Syndroms

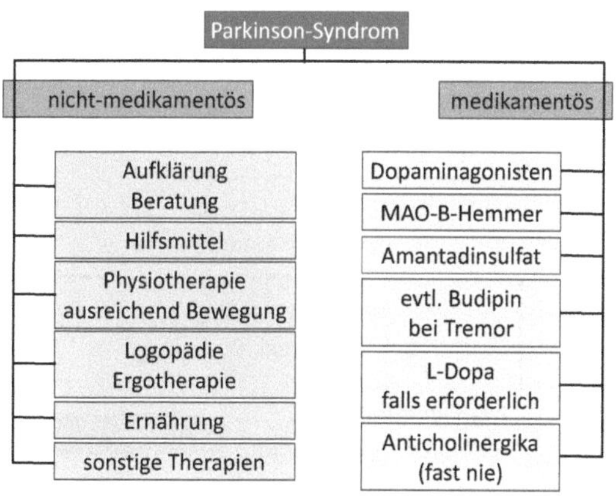

Abbildung 34.11: Parkinson Ersttherapie

- Non-Ergoline Dopaminagonisten sind Mittel der 1. Wahl bei Patienten < 70 Jahren oder bei entsprechendem biologischen Alter,
- bei jungen Patienten und einer Erkrankung im frühen Stadium sollte die L-Dopa-Gabe hinausgezögert werden,
- eine Kombination von Dopaminagonisten und MAO-Hemmern und NMDA-Antagonisten ist sinnvoll, allerdings bei nicht ausreichendem Effekt L-Dopa sehr niedrig eindosieren,
- in der Frühphase sind die Dopaminagonisten bei ausreichender Dosis so wirksam wie L-Dopa,
- manchmal ist bei jungen Patienten die L-Dopa-Gabe unausweichlich (z.B. aus beruflichen Gründen),
- der Priming-Effekt ist bei L-Dopa-Gabe momentan nicht klar,
- eine Behandlung mit Dopaminagonisten ist auch bei Patienten > 70 Jahre möglich (biologisches Alter berücksichtigen),
- ergoline Dopaminagonisten sind Mittel der 2. Wahl,
- Gabe langwirksamer Dopaminagonisten oder die Applikation in Pflasterform reduziert die nächtlichen Akinesen als Alternative zur retardierten L-Dopagabe.

Gründe für einen Therapiebeginn mit Dopaminagonisten im Vergleich zu Dopamin:

- weniger bis gar keine motorische Spätkomplikationen,
- junge Patienten,
- deutlich niedrigere Dyskinesierate,
- späteres Auftreten von Dyskinesien,
- bessere Lebensqualität,
- Reduktion der späteren L-Dopa-Gabe,
- mögliche neuroprotektive Wirkung der Dopaminagonisten.

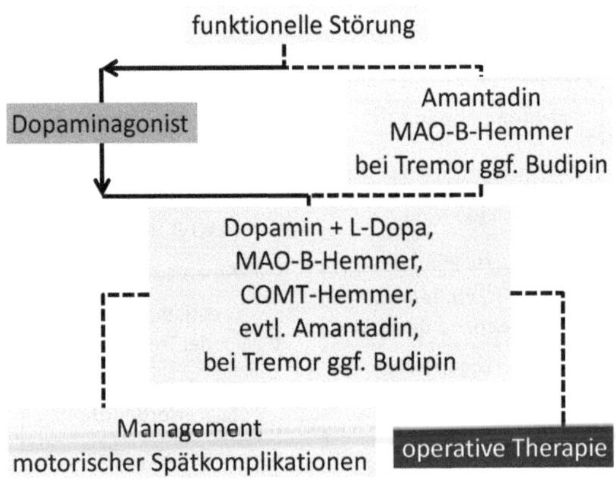

Abbildung 34.12: Algorithmus der Parkinsontherapie

Therapieschema:
Bradykinese:

- < 65 Jahren Dopaminagonisten,
- ist die Therapie unwirksam: Kombination von Dopaminantagonist mit L-Dopa.

Tremor:

- Anticholinergika (Tachykardien!),
- Dopamimetika,
- Leponex,
- Fluktuationen: langwirksame Substanzen (z.B. Dopaminagonisten),
- COMT oder MAO-B-Inhibitoren,
- Amantadin.

Depression:

- 40%,
- trizyklische Antidepressiva (Cave: anticholinerge Wirkung),
- SSRIs (Fluoxetin, Citalopram, Paroxetin) keine anticholinerge Nebenwirkung,
- bei Unverträglichkeit: Mirtazapin bis 45 mg.

Psychosen:

- Reduktion der Anticholinergika,
- Leponex, Seroquel.

Preis:

- Dopaminagonisten sind bis zu 100 mal teurer als Dopamin,
- Non-Ergoline sind teurer (20-30%) als Ergoline,
- Apomorphin ist am teuersten.

Nozeboeffekt:
Auf den Nozeboeffekt sollte vollständigkeitshalber beim ständigen Austausch von Generika hingewiesen werden. Es handelt sich hierbei um eine scheinbare negative Wirkung eines Medikamentes. Der Nozeboeffekt beschreibt eine scheinbare Reaktion eines Medikamentes ohne eine entsprechende Wirkung. Er beschreibt damit das Gegenteil des Placeboeffektes, bei dem eine scheinbar positive Wirkung auf den Körper erfolgt.

34.9.4 Therapie bei psychotischen Symptomen

Halluzinationen:

- Clozapin (Mittel der 1. Wahl),
- Quetiapin (off-label).

Psychose: Pimavanserin.

Apathie: Piribedil.

34.9.5 Schmerz und Parkinson

Parkinsonpatienten leiden häufig unter Schmerzen.

Ursache: geänderte Schmerzverarbeitung.

Therapie:

- eine standardisierte Therapie fehlt,
- eine Schmerzreduktion ist unabhängig von der Verbesserung der Beweglichkeit,
- Dopamingabe scheint die Schmerzen zu reduzieren.

34.9.6 Therapieprobleme beim fortgeschrittenen Parkinson-Syndrom

Es herrscht Konsens darüber, dass das Parkinsonsyndrom weder eine rein nigrostriatale Degeneration ist, noch in der Substantia nigra beginnt. Es ist aber auch nicht klar, ob die Erkrankung tatsächlich in der Peripherie beginnt und nach zentral aufsteigt, wie Braak behauptet.

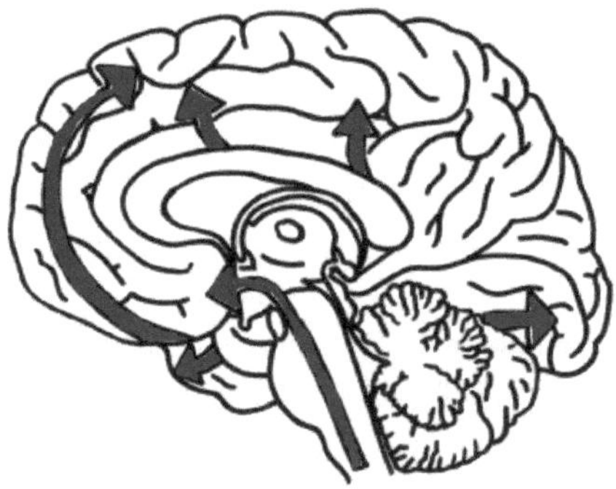

Abbildung 34.13: Braak-Modell

Das Braakmodell des pathologischen Prozesses der Symptomentwicklung (aus: „Progression of PD-related intraneuronal pathology“, www.sciencedirekt.com)

Stadieneinteilung nach Braak:
Fakt ist, dass sowohl das zentrale als auch das periphere Nervensystem betroffen ist. Wichtig ist, dass die motorischen Symptome sich erst dann bemerkbar machen, wenn 60% der dopaminergen Neurone zugrunde gegangen sind und 70% der ursprünglichen Dopaminkonzentration verloren gegangen ist. Daraus kann man schließen, dass die motorischen Defizite nicht als erster Hinweis auf ein beginnendes Parkinsonsyndrom alleinige Gültigkeit haben. Vielmehr können autonome Funktionsstörungen viel früher Hinweise auf die Erkrankung geben.

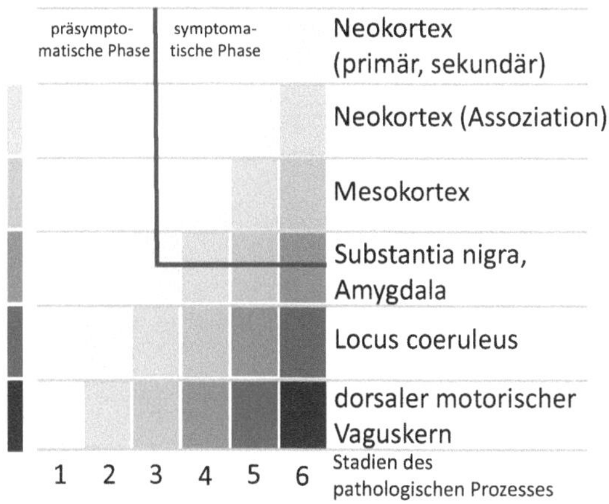

Abbildung 34.14: Stadien der pathologischen Prozesse nach Braak et al. 2006

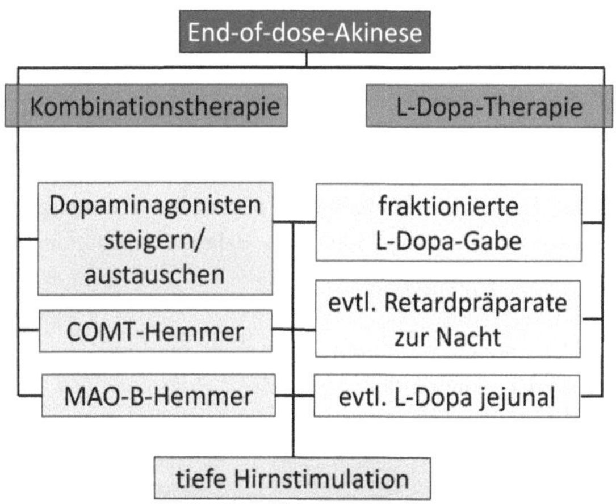

Abbildung 34.15: Der Weg von der End of Dose-Akinese zur tiefen Hirnstimulation

Therapieprobleme beim fortgeschritten Parkinsonsyndrom:

a. Autonome Regulationsstörung:

- gastrointestinal,
- Sexualität,
- Thermoregulation,
- kardiovaskulär,
- Schlafstörung,
- Schmerz,
- Riechstörungen,
- Rücken- und Gelenkschmerzen,
- depressive Störung,
- Nykturie, Pollakisurie,
- Blasenentleerungsstörungen,
- Obstipation, Magenentleerungsstörung, verminderte Peristaltik,
- orthostatische Dysregulation,
- Schluckstörungen,
- Hyperhydrosis,
- Speichelfluss (keine vermehrte Speichelproduktion, sondern Folge der Schluckstörung),
- reduzierte Speichelproduktion,
- „kalte Hände".

b. Motorische Spätkomplikationen:

- Fluktuation:
    - End-of-dose (wearing off-Phänomen): nächtliche/ frühmorgendliche Akinese,
    - paroxysmales on-off: no-on-Phänomen, delayed-on-Phänomen,
- Dyskinesien:
    - On-dose-Dyskinesien: peak dose, biphasisch, on-dose,
    - Off-dose-Dyskinesien: off-dose-Dystonie,
- Dystonien,
- Dropped-head-Syndrom und Anterocollis:
    - Differentialdiagnosen: Myasthenia gravis, Myopathien, Myositiden, Dystonie,
    - Therapie: Botulinumtoxin,
- akinetische Krise,
- Kamptokornie: Therapie: Botulinumtoxin, Krankengymnastik

c. Stürze:

- posturale Instabilität,
- Freezing,
- Angst,
- orthostatische Hypotonie.

d. Psychiatrische Probleme:

- Psychosen,
- Depression,
- Angststörungen,
- Zwangsstörungen,
- Hypersexualität,
- Demenzen.

e. Schlafstörungen:

- Ein-, Durchschlafstörungen,
- Tagesmüdigkeit, Schlafattacken,
- Alpträume,
- Halluzinationen,
- Restless-Legs-Syndrom.

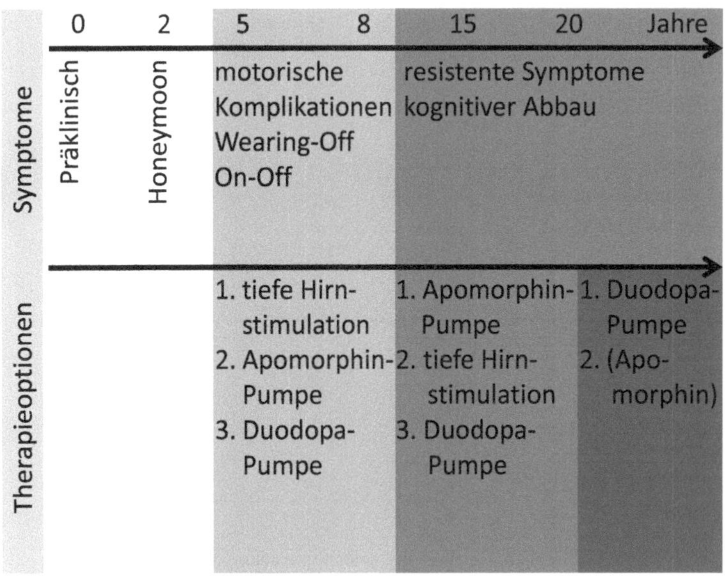

Abbildung 34.16: Therapievorgehen bei Versagen der oralen Medikation

Lösungen:

- symptomatische Therapie plus Parkinsontherapie,
- Kombinationstherapie,
- L-Dopa weiter fraktionieren,
- Retard-Präparate,
- Austausch des Dopaminagonisten,
- COMT-Hemmer plus MAO-B-Hemmer.

Paroxysmales On-off:

- kein Zusammenhang zwischen end-of-dose und Fluktuation,
- No-on: fehlendes Ansprechen auf L-Dopa,
- Delayed-on: verzögertes Ansprechen auf L-Dopa.

Peak-dose-Dyskinesien:

- bei hohen L-Dopa-Plasmakonzentrationen,
- choreatiforme Dyskinesien (on-dose),
- Therapie: L-Dopa reduzieren oder Amantadin/ COMT-Hemmer, NMDA-Rezeptorblockade.

Off-dose-Dyskinesien: bei niedrigem L-Dopa-Plasmakonzentrationen.

Biphasische Dyskinesien: choreatiforme Dyskinesien zwischen on-off-Phasen.

Therapie bei Peak-dose und der biphasischen Dyskinesie:

- L-Dopa reduzieren,
- Dopaminagonisten,
- Amantadin,
- Clozapin,
- Apomorphin-Pumpe,
- operative Therapie.

Off-period-Dystonien:

- Off-Phasen mit wenig L-Dopa: schmerzhafte dystone Verkrampfungen,
- Therapie: L-Dopa reduzieren, Gabe von Dopaminagonisten.

Akinetische Krise:

- lebensbedrohlich,
- Akinese plus Dysphagie,

  Ursache:

  - abruptes Absetzen von L-Dopa oder Operation,
  - Infektionen (Aspirationspneumonie),
  - Exsikkose,

- Therapie:
    - Intensivstation,
    - Amantadin i.v. (PK-Merz-Infusion 500 mg/Tag),
    - L-Dopa über Magensonde,
    - Apomorphin s.c. 30-100 mg/Tag plus Domperidon 20 mg,
    - symptomatische Therapie.

Drug holiday (hierdurch sollen die Zellen wieder empfindlicher auf das Medikament reagieren):

- L-Dopa pausieren, Folge:
    - Dopa-Entzugssyndrom,
    - Thrombosen,
    - Dysphagien,
- nur Cabaseril kann 1 Tag/ Woche pausiert werden!

Da die Ergebnisse nicht befriedigend sind und es hierunter zu einer Exazerbation des Parkinsonsyndroms kommt, wird der Drug holiday heute nicht mehr durchgeführt. Man kann ggf. die Dosis von L-Dopa für eine Zeit reduzieren.

Dopa-Entzugssyndrom:
Malignes Dopaentzugssyndrom:

- Hyperthermie,
- Rigor, Akinese,
- Bewusstseinsstörung bis zum Koma,
- CK-Erhöhung,
- Therapie:
    - PK-Merz,
    - L-Dopa und Apomorphin plus Dantrolen 5-10 mg/kg KG/Tag.

Priming: nicht klar.

Freezing-Phänomen:

- wird nicht durch L-Dopa verursacht,
- es handelt sich vor allem um ein noradrenerges Problem,
- Starthemmung (agonistische-antagonistische Muskeln),
- Therapie:
    - Sensorische Reize!
    - Antidepressiva.

On-dose-Freezing:

- Freezing ohne Beteiligung der oberen Extremitäten,
- Therapie: L-Dopa-Reduktion.

Exogene Psychose:
Ursache: alle Antiparkinsonmedikamente.

Therapie:

- Absetzen der Medikamente,
- Neuroleptika (Leponex, Zyprexa).

Depression:
Therapie: Antidepressiva.

Demenz: Therapie:

- Absetzen der Anticholinergika,
- Memantine.

Autonome Regulationsstörungen:

- Hypotonie: Domperidon, Mineralkortikoide, Ephedrin, L-Threo-DOPS (in Deutschland nicht zugelassen),
- Degeneration des Hypothalamus, der Hypophyse, der synaptischen Ganglien, der Nebennieren: hormonelle Störungen,
- Schweißsekretion erhöht oder erniedrigt: bei Erhöhung: Gabe von Anticholinergika,
- Hypersalivation: Ursache: Dysphagie, Therapie: Anticholinergika plus Logopädie (Dysphagie-Therapie),
- Dysphagie: Aspirationspneumonie, Laryngitis: PEG,
- Obstipation bis zum Ileus durch Atonie: Ursache: Lewy-Körperchen im Plexus myentericus-Auerbach und Plexus submucosus-Meissner vom Oesophagus bis zum Rektum.

Blasenentleerungsstörungen:

- Detrusor (hyperaktiv/ hypoaktiv): häufigste Form beim Parkinson (verursacht durch Anticholinergika),
- Detrusor-Sphinkter Dyssynergie,
- Sphinkter (hyperaktiv: Harnverhalt, hypoaktiv: Inkontinenz).

Ursache:
Degeneration der Substantia nigra. Dies wirkt normalerweise inhibitorisch auf Blasenentleerung. Fehlfunktion mit der Folge einer Detrusorhyperreflexie. Folge: 1/3 Harninkontinenz, Urge-Inkontinenz.

Therapie:

- Katheter, Windeln,
- Detrusordämpfung: Dridase/ Spasmex,
- Erweiterung des inneren Sphinkters: Alna, Omnie, Uroxatral.

Sexualfunktion: Potenz, Ejakulationsstörung, verminderte Libido.

Therapie:

- Vakuumpumpe,
- Sildenafil, Tadalafil, Vardenafil,
- Apomorphin.

34.9.7 Medikamenteninteraktion beim Morbus Parkinson

Anästhesie:
Narkose: L-Dopa 12 Stunden vorher absetzen, weil Narkosemittel die Katecholaminwirkung verstärken.

Ophtalmologie:
Bei Engwinkelglaukom vorsichtig L-Dopa einsetzen.

Kardiologie:
Vorsicht bei Antiarrhythmika.

Urologie:
Detrusorfunktionsstörungen: Anticholinergika oder Cholinesterasehemmer.

Psychiatrie:

- Psychosen: Neuroleptika (Atypika), Clozapin, Reduktion der Medikamente,
- Depressionen: trizyklische Antidepressiva: anticholinerg, daher SSRI z.B. Fluxatin, Citalopram oder Paroxetin, Elektrokonvulsionstherapie,
- Psychose: Clozapin, Seroquel, Elektrokonvulsionstherapie.

34.9.8 Chirurgische Therapie

Durch Verbesserung der Bildgebung und der chirurgischen Technik wird seit 10 Jahren wieder stereotaktisch behandelt.

34.9.8.1 Läsionelle Verfahren

Operationsverfahren: mittels Hochfrequenzstrom wird eine dünne Sonde erhitzt.

Zielgebiete:
a. Thalamus (ventral-intermediär) (Thalamotomie).

- insbesondere bei Tremorerkrankungen (Parkinson-Tremor und essentieller Tremor),
- Einseitigkeit spricht gegen einen Tremor,
- Parkinsonkardinalsymptome werden kontralateral gebessert.

b. Medialer Teil Globus pallidus internus (Pallidotomie):

- Erhöhung der Dopamintoleranz,
- Kontrolle der Hyperkinesen,
- Verminderung der Dystonie,
- Parkinsonkardinalsymptome werden kontralateral gebessert.

Für a. und b. gilt das Ziel: GABA-Reduktion.

Komplikationen:

- Irreversibilität,
- Verletzung der Pyramidenbahn,
- Infektion,
- Lungenembolie,
- Hirnblutungen,
- neuropsychologische Auffälligkeiten.

c. Nucleus subthalamicus:

- nur einseitig,
- hauptsächlich bei Tremor,
- Komplikationen: irreversible Aphasien,
- Inhibitionen: Verbesserung aller Parkinson-Symptome (heute Ziel der 1. Wahl).

Voraussetzung für eine Operation: Dopaminresponsers M. Parkinson.
Indikationen:

- selten,
- Parkinsonpatienten mit therapierefraktärem Tremor,
- Fluktuationszunahme (in Deutschland nicht),
- Zunahme der Hyperkinesen (in Deutschland nicht).

Kontraindikationen:

- Depressionen,
- kognitive Störungen.

34.9.8.2 Tiefe Hirnstimulation

- Stereotaktische Implantation von Stimulationssonden, die mit einen unter dem Schlüsselbein implantierten Stimulator zu reversiblen, individuell anpassbaren elektrischen Stimulationen (konstante Hochfrequenzimpulse, 130-180 Hz) verbunden werden,
- wird bilateral eingesetzt, selten unilateral (beim Tremor),
- kein Nachlassen des Stimulationseffektes,
- keine Wirkung auf nicht-doparesponsive Symptome wie posturale Instabilität oder Gangstörungen und kognitive Einschränkungen,
- die Besserung der Off-Symptome liegt bei 50-70%,
- erstes Ziel auch operativ,
- Risiko 2,5% (niedrig),
- L-Dopareduktion um 40-50%,
- maximal-invasive Therapie,
- effektiv bei motorischen Problemen,
- kann kognitive Störungen verursachen,
- es kann zur L-Dopa-Resistenz kommen,
- Verbesserung im ADL-Bereich und damit der Lebensqualität.

Stimulationsorte:

- Nucleus subthalamicus:
    - Verbesserung von Rigor, Tremor, Akinese,
    - keine Verbesserung von kognitiven Störungen,
- Globus pallidus internus:
    - Verbesserung von Rigor, Tremor, Akinese,
    - keine Reduktion der L-Dopa-Dosis,
    - Verbesserung der Dystonie,
- ventraler Intermediarkern des Thalamus (VIM):
    - Tremorreduktion,
    - keine Wirkung auf Rigor und Akinese.

Ziel:

- Verbesserung der motorischen Symptome,
- Reduktion von Fluktuation und Dyskinesien,
- Verbesserung der Lebensqualität.

Nachteile:

- erhöhte Suizidrate,
- hohe Kosten der Stimulatoren,
- Infektionsrisiko beim Eingriff.

Voraussetzungen:

- Dopaminresponiner Morbus Parkinson,
- Alter < 70 Jahren.

Kriterien für eine STN-Stimulation (Stimulation des Nucleus subthalamicus) in einem frühen Stadium des Parkinsonsyndroms nach Deuschl und Agid:

- klinisch definitive Diagnose, länger als 4 Jahre, nicht anderen Ursprungs,
- sehr gutes Ansprechen auf L-Dopa (über 50%),
- fluktuierende Symptome,
- keine kognitiven Einschränkungen,
- keine wesentliche Komorbidität,
- keine ausgeprägte Depression,
- keine neurochirurgische Kontraindikationen,
- MRT ohne Nachweis signifikanter Läsionen,
- stabile soziale Verhältnisse,
- Operation durch ein erfahrenes multidisziplinäres Team.

Indikationen:

- idiopathisches Parkinsonsyndrom,
- Medikamentenversagen,
- nicht behandelbare Fluktuationen,
- Hyperkinesien,
- nicht einstellbarer Parkinson-Tremor,
- essentieller Tremor,
- wenn wegen einer Psychose eine medikamentöse Therapie nicht möglich ist,
- Dystonie,
- Zwangsstörungen,
- Epilepsie (?),
- Depression (?).

Kontraindikation:

- kognitive Störungen,
- psychische Erkrankungen,
- Multimorbidität,
- Alter > 70 Jahre, Stimulation im Nucleus subthalamicus:
    - geringe Besserung der Off-Symptome,
    - ADL-Verschlechterung (Activities of Daily Living),
    - mentale Verschlechterung,
    - Verschlechterung der axialen On-Symptome,
- Hoehn und Yahr > 3,
- Fluktuationen mehr als 3 Jahre.

Verbesserung nach der tiefen Hirnstimulation:

- Verbesserung aller motorischen Kernsymptome,
- Besserung der Off-Symptome bei 50-70%,
- Wirkung hält über 24 Stunden an,
- keine Wirkungsfluktuation,
- schlechtes Ansprechen von Freezing,
- Risiko am niedrigsten,
- Medikamentenersparnisse um 50%.

Risiken des Eingriffes:

- Infektionen,
- Blutungen,
- Epilepsie,
- allgemeine Operationsrisiken,
- Blickdeviationen,
- Mydriasis,
- Parästhesien,
- verstärkte Akinese.

Therapie bei akutem Defekt/ Aussetzen des Stimulators:

- sofortige Gabe von Madopar LT,
- notfallmäßige Einweisung in eine neurologische Abteilung.

34.10 Prävention

- Rauchen,
- Kaffee,
- NSAID (nicht-steroidale Entzündungshemmer),
- lipophile Statine (z.B. Simvastatin, Atorvastatin).

35 Entzündungen des Nervensystems

35.1 Bakterielle Infektionen

35.1.1 Akute eitrige Meningitis

Meldung bei Erkrankung, nicht bei Verdacht!

- Leptomeningitis (Pia mater und Arachnoidea),
- der Subarachnoidalraum ist mit seröseitrigem Exsudat gefüllt,
- die Entzündung ergreift regelmäßig die Ependymauskleidung der Ventrikel,
- häufig werden die oberflächlichen Hirnrinden entzündlich infiltriert (Menningoenzephalitis),
- die Hirnnerven und die Rückenmarkswurzeln, die den Subarachnoidalraum durchziehen, sind vielfach ebenfalls betroffen.

Epidemiologie:

- Inzidenz 5/100.000,
- rückläufig wegen Hämophilus-Influenza-Impfung (war zuvor der häufigste Erreger).

Pathogenese:

- hämatogen (aus einem Eiterherd oder der Generalisierung einer bakteriellen Infektion),
- offene Hirnverletzungen,
- Otitis media, Nasennebenhöhlenentzündung, Tonsillitis, Sinusitis, Mastoiditis (schreitet per continuitatum oder über eitrige Thrombophlebitis in den Subarachnoidalraum vor).

Erregerspektrum:
Viele Erreger können eine Meningitis auslösen. Im Erwachsenenalter sind am häufigsten: Pneumokokken, Meningokokken, Staphylokokken, Listerien, Enterokokken.

Symptome:

- Prodromalstadium (wenige Stunden bis Tage): Fieber, Gliederschmerzen, Kopfschmerzen,
- Ausbruch: heftigste Kopfschmerzen, Meningismus, Opisthotonus,
- das Lasègue-Zeichen, das Kernig-Zeichen und das Brudzinski-Zeichen sind stark positiv,
- Sinnesreize werden als quälend empfunden,
- das Bewusstsein ist getrübt bis hin zum Koma,
- Psychosen (enzephalische Komponente),
- Konjunktivitis mit Lichtscheu,
- Temperaturanstieg,
- Herpes labialis (häufig bei Meningokokken-, Pneumokokkeninfektion).

Komplikationen:

- Embolien,
- Venenthrombose,
- Lungenembolien.

Diagnostik:
Serologie:

- BSG-Erhöhung,
- Leukozytose,
- Blutkultur (Erregernachweis in ungefähr 50% der Fälle).

Liquor:

- trübe,
- Leukozyten 3.000-20.000,
- im späteren Verlauf überwiegen die Granulozyten (mehrere 10.000/μl),
- die Glukose ist erniedrigt (weniger als 1/3 der Serumglukose),
- Laktatanstieg (fällt bei Besserung, steigt bei Verschlechterung),
- Eiweißerhöhung.

Bakteriologie: Liquor zur bakteriellen Diagnostik (direkter Erregernachweis bei 50%).

Wichtig: Eine gesicherte bakterielle Meningitis ist meldepflichtig!

Neuroradiologie:

- CT immer vor der Lumbalpunktion,
- CT:
    - Sinusitis,
    - Hydrozephalus bei Verklebung der Arachnoidea (Erweiterung der Temporalhörner),
    - Aquäduktstenose infolge einer Ependymitis,
- MRT: entzündliche Verdickung der Meningen.

Therapie:
i.v.-Antibiose nach Liquor- und Blutkulturabnahme (bei komatösen Patienten sofort):

- Pneumokokken, Meningokokken: Penicillin G 4 x 10 Mega IE/Tag,
- Antibiotikakombination: Zweierkombination Cephalosporine plus Aminoglykosid (Gentamycin, Refobacin 3 x 5 mg i.v.) oder plus Ampicillin.

Therapie der Meningokokkensepsis:
Gefahr eines Waterhouse-Friderichsen-Syndroms (Verbrauchskoagulopathie)!

- Thrombozyten plus Gerinnungsfaktoren (Faktor V, Faktor VIII) substituieren plus Heparinbehandlung,
- Antibiotika:
    - Cephalosporine:
        - Cefotaxim = Claferan 3 x 2 g i.v. oder
        - Ceftriaxon = Rocephin 1 x 2 g i.v.,

      plus
    - Staphylex 3 4 g i.v. oder
    - Penicillin G 6 x 4 Mio. IE i.v. oder
    - Mezlocillin (Baypen) 3 x 4 g i.v. oder
    - Ampiciliin 3 x 5 g i.v.

      plus
    - Vancomycin 2 x 1 g i.v.,
- **plus** Kortikosteroide (hat auch eine positive Langzeitwirkung),
- Dexametason ist nur bei Pneumokokkenmeningitis effektiv, schadet aber nicht, wenn man sie in initialer Unkenntnis des Erregers verabreicht:
    - Dosis: 4 x 10 mg/Tag über 4 Tage,
    - Cave: unter Dexametasontherapie können Thrombosen auftreten!

Chirurgische Therapie:

- bei fortgeschrittener Meningitis (Stirnhöhle, Siebbein, Mastoid, Mittelohr) sofort operativ den Herd ausräumen,
- bei traumatischer Ursache abwarten bis die Meningitis ausheilt, danach plastische Deckung eines Duradefektes.

Hirnödembehandlung:

- Osmotherapie plus Normothermie plus Hyperventilation plus Kortison (Fortecortin) 10 mg i.v. vor Antibiose, danach alle 6 Stunden 10 mg für 4 Tage,
- Pantozol,
- Low-dose-Heparinisierung.

Ungünstige Prognose:

- schneller Verlauf,
- hohes Alter,
- Vorerkrankungen,
- Vaskulitis,
- Ventrikelempyem,
- Hydrozephalus,
- subdurales Emyem,
- Endokarditis.

Komplikationen:

- Vaskulitis,
- Ventrikelempyem,
- Hydrozephalus,
- subdurales Emyem,
- Endokarditis:
    - Anstieg der Entzündungsparameter trotz Antibiosegabe,
    - Auskultation,
    - TEE,
    - bestätigt sich die Diagnose muss sofort operiert werden (je früher desto besser),
- keine Antikoagulation geben (Anstieg an Hirnblutungen),

Mortalität:

- 10-20%,
- Dexametason reduziert die Sterbefälle um 50%.

Rezidive: sind möglich.

Restdefizite: der N. acusticus kann bleibende Schäden erleiden.

Prophylaxe und Behandlung von Kontaktpersonen:
Kontakt mit Patienten mit Meningokokkenmeningitis:

- Rifampicin 2 x 600 mg/Tag über 2 Tage (p.o.) oder
- Ciprofloxacin 500 mg einmalig (p.o.) oder
- Ceftriaxon 250 mg i.m.

35.1.2 Tuberkulöse Meningitis

- Die Meningen werden sekundär hämatogen von einer Organtuberkulose aus befallen,
- es gelingt nicht immer den Primärherd zu finden,
- es kommt zu schwersten Veränderungen an den Meningen der Hirnbasis und des Rückenmarks,
- diese sind von einem grauen, gelatinösen Exsudat bedeckt, das vor allem die basalen Zisternen ausfüllt und die Hirnnerven sowie Rückenmarkswurzeln umgibt,
- Arterien: Panarteriitis, kann zu ischämischen Nekrosen im Hirnstamm und des Rückenmarks führen.

Erreger:

- Mykobakterium tuberculosis,
- selten: Mykobakterium bovis.

Symptome:
Prodromalstadium:

- dauert Tage bis Wochen,
- Unlust, Verstimmbarkeit,
- Kopfschmerzen, allgemeine Leistungsminderung,
- Temperaturanstieg,
- Hirnnervenlähmung und Wurzelsymptome (häufig N. oculomotorius, aber auch Fazialisparesen und Lähmungen der kaudalen Hirnnerven),
- sekundäre Vaskulitis: epileptische Anfälle, Hemiplegie.

Komplikationen:
Unbehandelt:

- chronischer Verlauf,
- Dauerkopfschmerzen,
- neurologische Symptome,
- Fieberschübe,
- Hydrocephalus occlusus,
- Vaskulitis,
- Querschnittslähmung.

Mortalität: 10-20%.

Diagnostik:

- Tuberkelbazillen sind direkt in der Ziehl-Neelsen-Färbung im Liquor nachweisbar,
- gemischte Pleozytose (100-200 Zellen),
- Laktaterhöhung,
- die Glukose ist erniedrigt,
- Proteinanstieg,
- PCR im Liquor,
- Serologie: BSG ist mäßig erhöht.

Bildmorphologie:

- der Röntgen-Thorax ist häufig normal,
- der Tuberkulintest ist häufig unauffällig,
- cCT/cMRT sind meist normal, selten Hydrozephalus,
- EEG: Herdbefund oder Allgemeinveränderungen.

Therapie:

- auch ohne Erregernachweis bei Verdacht (klinische Symptome),
- Liquorabnahme vor Therapiebeginn,
- Viererkombination:
    - Isoniazid (10 mg/kg KG), Rifampicin(100 mg/kg KG), Pyrazinamid (20-30 mg/kg KG) und Ethambutol (25 mg/kg KG), ergänzt durch Vitamin B6 (100 mg),
    - eine zusätzliche Gabe von Streptomycin wird diskutiert (für 3 Tage) 1 g i.m.,
- nach 2 Monaten Zweierkombination mit Isoniazid und Rifampicin, solange Isoniazid gegeben wird muss ergänzend täglich Vitamin B6 gegeben werden,
- Therapiedauer mindestens 12 Monate, meist 24 Monate,
- bei schweren Verläufen: die intrathekale Gabe von Streptomycin 1 g/kg KG jeden 2. Tag ist sinnvoll.

Nebenwirkungen der Tuberkulostatika:

- Lebertoxizität, Ototoxizität (Streptomycin),
- Optikusläsion (Ethambutol), Neuropathie,
- Vaskulitis (daher wird vom 2. Tag an SDH 100 mg gegeben),
- Hydrozephalus: Shunt (erst nach Liquorsanierung).

Differentialdiagnosen:

- M. Boeck,
- Pilzinfektionen der Meningen,
- Meningeosis carzinomatosa,
- M. Behçet.

35.1.3 Andere bakterielle Meningitisformen

35.1.3.1 Traumatische Meningitis

- Bei Oto-, Rhinoliquorrhoe (Flüssigkeit enthält Zucker und β-Transferrin),
- ein Durariss muss plastisch verschlossen werden sonst:
    - Hydrozephalus (Verschluss),
    - Hirnabszeß.

35.1.3.2 Listerienmeningitis

Tritt bei Patienten mit Beeinträchtigung der Immunabwehr auf.

- Immunsuppressiva,
- chronischer Alkoholismus.

Symptome:

- meist basale Meningoenzephalitis,
- typisch: Hirnstammenzephalitis bis hin zum Koma.

Diagnostik: Liquordiagnostik: Listeriennachweis (grampositive Stäbchen).

Therapie: Ampicillin oder Penicillin.

Komplikationen der bakteriellen und tuberkulösen Meningitis:

- Hydrozephalus: Verklebung meningeal am Ausgang des IV. Ventrikels (Hydrocephalus occlusus), Hirndruckanstieg,
- Vaskulitis: durch direkten Erregerbefall oder immunologisch (häufig bei Pneumokokken, bei Tuberkulose und luischer Meningitis),
- epileptische Anfälle: fokal, generalisiert.

35.1.4 Hirnabszesse

Definition:
lokale Infektion des Hirngewebes, beginnt als fokale Enzephalitis (Zerebritis), Phlegmone und kann sich zu einer Eiteransammlung mit einer Bindegewebskapsel und meist mit vasogenem Hirnödem weiterentwickeln.

Pathogenese:

- hämatogen-metabolisch,
- offene Hirnverletzung.

Lokalisation:

- multipel (oft),
- Mark-Rinden-Grenze,
- Großhirn, Kleinhirn.

Erreger:

- Streptokokken,
- Staphylokokken,
- Pneumokokken,
- Enterokokken.

Fortgeleitete Abszesse:

- in der Regel solitär,
- sie gehen meist aus eitrigen Prozessen hervor (Otitis media, Mastoid, Sinusitis osteomyelitis, nach Schädelbasisfraktur).

Symptome:

- wechselhaft,
- Kopfschmerzen,
- Meningismus,
- Bewusstseinstrübung,
- Herdsymptome je nach Lokalisation (Hemiparese, Hemianopsie, psychische Auffälligkeiten, Aphasie),
- epileptische Anfälle,
- Hirnabszess,
- BSG, Fieber, CRP und Leukozytose können fehlen!

Diagnostik:

- cCT/cMRT:
    - unscharf begrenzt, hypodens,
    - Massenverlagerung,
- MRT mit Kontrastmittel: Anhebung der Dichte am Rande der Nekrosezone, DD: Gliome, Metastasen, Hirnblutungen,
- Biopsie: zur Sicherung der Diagnose, stereotaktische Punktionen (Erregeridentifikation),
- Klinik!
- Liquor: ohne Ventrikeleinbruch: geringe Pleozytose, Eiweißerhöhung,
- EEG:
    - Herdbefund (Delta),
    - Allgemeinbefunde,
    - epilepsietypische Potentiale kommen vor!

Lokalisationen:

Epiduraler Abszess:

- Erreger: Streptokokken, Staphylokokken,
- Ursache: Sinusitis, Schädelhirntrauma, Operation an den Nasennebenhöhlen,
- Symptome: Kopfschmerzen, epileptische Anfälle,
- Diagnostik: cCT/cMRT,
- Therapie: chirurgisch: Kraniotomie, Ausräumung, Spülung mit Antibiotika, systemische Antibiose, Deckung des Knochendefektes erst nach einigen Monaten.

Subdurales Empyem:

- Ursache: Fortleitung einer extrakraniellen Infektion nach intrakraniell,
- Symptome: Fieber, Kopfschmerzen, Meningismus, epileptische Anfälle, Hirndruck, venöse Infarzierung,
- Diagnostik: cCT,
- Therapie: wie beim epiduralen Abszess.

Therapie:

- Abszess ohne Kapsel: konservativ,
- Abszess mit Kapsel: neurochirurgische Behandlung (viele Antibiotika überwinden die Kapsel nicht),
- vor der Operation: Abszess durch Bohrloch punktieren, Gabe eines Antibiotikums bis der Inhalt des Abszesses keimfrei ist, danach Exstirpation der Kapsel und Fortsetzung der Antibiose,
- nur Antibiose:
    - bei multiplen Abszessen,
    - bei kleinen Abszessen < 3 cm,
    - bei fehlender Kapsel.

Antibiose:

- außerhalb des Krankenhauses erworben (unbekannter Erreger): Cefotaxim (Claforan) + Metronidazol (Clont),
- postoperativ bzw. posttraumatisch bzw. innerhalb des Krankenhauses erworben: Cefotaxim + Metronidazol + Vancomycin,
- Kortikosteroide (wegen Ödemneigung oder bereits vorhandenem Ödem).

Prognose:

- chronische Abszesse: 10% Mortalität,
- akuter Abszess: 20% Mortalität.

35.1.5 Embolisch-metastatische Herdenzephalitis

Pathogenese:
Eine bakterielle Endokarditis kann dazu führen, dass multiple septische Embolien in die Hirnarterien gelangen, es kommt zu Ischämien mit entzündlichen Infiltraten. Diese enthalten Erreger.

Symptome:

- Kopfschmerzen,
- septischer Fieberanstieg,
- epileptische Anfälle,
- Bewusstseinstrübung,
- zerebrale Herdsymptome.

Diagnostik:

- Anämie,
- Leukozytose,
- BSG-Anstieg,
- Blutkultur: Erregernachweis (90%),
- Liquor: entzündlich verändert,
- CT: Ödeme mit zentralen hyperdensen Anteilen.

Therapie:
Dreierkombination:

- Cephalosporine plus
- Aminoglycosid plus
- Staphylex.

Häufig kommt es hierunter zu Verbrauchskoagulopathien. Daher muss Heparin gegeben werden.

Prognose: unbehandelt tödlicher Verlauf.

35.1.6 Treponemeninfektion

Lues: 5-10% entwickeln neurologische Komplikationen.

Krankheitsstadien:

- Frühstadium: Hautläsion: 2-4 Wochen nach Infektion,
- Sekundärstadium: hämatogene Aussaat von Treponema pallidum, Entstehung einer lymphozytären Meningitis,
- Tertiärstadium (Neurolues):
  - Lues cerebrospinalis mit Vaskulitis,
  - progressive Paralyse,
  - Tabes dorsalis,
  - Taboparalyse.

Diagnose:

- VDRL-Test: Identifikation der Antikörper auf Treponema pallidum, wenn positiv: Bestätigung durch spezifischen Treponementest (FTA-Abs-Test) oder TPHA,
- VDRL wird nach Therapie schnell negativ (Serum),
- TPHA und FTA können lange positiv bleiben, manchmal lebenslang! (Serum),
- TPHA und FTA: sind selten falsch positiv (Serum),
- Liquor: IgG-Anstieg, auch hier VDRL-Test (Nachweis autochtoner IgG-Produktion: vergleich IgG Liquor-Serum-Quotient mit TPHA-Serum-Liquor-Quotient),
- klinisch aktive Lues: Nachweis intrathekaler IgM-Antikörper (Nachweis autochtoner IgG-Produktion: vergleich IgG Liquor-Serum-Quotient mit TPHA-Serum-Liquor-Quotient).

Therapie der Neurolues:

- alle Formen der Neurolues werden mit Penicillin behandelt,
- 2 Wochen lang 4 x 10 Mio. IE Penicillin G als Kurzinfusion,
- bei Penicillinallergie: Erythromycin 2 g/Tag (30 Tage),
- bei Herxheimer-Reaktion: Kortison 40-100 mg/Tag.

Prognose:
die neurologischen und psychopathologischen Defizite bilden sich nicht komplett zurück!

Stadien der Neurolues:
Primärstadium: Exanthem.

Sekundärstadium: meningeale Reaktion, schwerer meningealer Krankheitszustand, frühluische Meningitis:

- Symptome: Kopfschmerzen, Meningismus, Fieber, Hirnnervenbeteiligung,
- Diagnostik:
    - Liquor: Zellzahl 300-400 Zellen, Protein ist leicht erhöht,
    - Serum, Liquor: TPHA,
    - Serum, Liquor: VDRL,
- Therapie: Penicillin 10-14 Tage.
- symptomatische Therapie (z.B. leitliniengerechte Therapie von epileptischen Anfällen).

Therapiekontrolle:

- Rückgang der Liquorpleozytose (sofern vorhanden) innerhalb von mehreren Wochen.
- Normalisierung der Blut-Liquor-Schranke innerhalb von wenigen Monaten.
- Rückläufige IgM-Ak im Serum innerhalb von 6-12 Monaten. Nach 18 Monaten sind in der Regel keine IgM-Ak mehr nachweisbar. Sie können bei einer Reinfektion oder bei einem späten Therapiebeginn auch länger im Serum nachweisbar sein.
- Rückläufige Lipoidantikörper (VDRL, Kardiolipin-KBR). Innerhalb des ersten Jahres besteht häufig ein Titerabfall um 3-4 Verdünnungsstufen. Bei Reinfektionen bzw. langem Zeitintervall zwischen Infektion und Therapiebeginn können Lipoidantikörper jedoch auch länger nachweisbar bleiben.

Neurolues (Lues cerebrospinalis):

- Pathogenese:
    - Vaskulitis, die als Panarteriitis, als Periarteriitis oder als Endarteriitis auftritt,
    - häufig basale Hirnarterien und A. cerebri media,
    - Treponemen dringen über die Vasa vasorum in die Gefäßwände ein und lösen eine Gefäßwandentzündung mit Intimawucherung aus. Folge: Stenose bis Gefäßverschluss, sekundäre Ischämien,
- Symptome: rezidivierende ischämische Insulte (häufig vertebrobasilär),
- Diagnostik:
    - Klinik,
    - Sonographie,
    - cCT,
    - Liquor: Pleozytose, Proteinanstieg, IgG-Anstieg,
    - Luesserologie: positiv,
    - Angiographie: isolierte/ multiple Gefäßstenosen,

- Therapie:
    - unbehandelt: neurologische Ausfallsymptome, Demenz, Schlaganfälle, Tod,
    - unter Penicillin: bessere Prognose.

35.1.6.1 Progressive Paralyse (Meningoenzephalitis)

Definition:

- primäre, luische Enzephalitis mit Gefäßreaktion und Meningitis,
- Treponemen in Hirnrinde und Basalganglien,
- Mesaortitis,
- 10-15 Jahre nach Infektion,
- Männer > Frauen.

Ursache: unzureichende Penicillintherapie.

Vorkommen: selten.

Symptome:

- Kopfschmerzen,
- Merkfähigkeitsstörungen,
- Konzentrationsstörungen,
- Nachlassen der körperlichen Leistungsfähigkeit,
- Schlafstörungen,
- Wesensveränderung,
- Psychose,
- Demenz,
- in fortgeschrittenen Stadien: Lähmungen, epileptische Anfälle, Ataxie,
- Pupillenstarre (plus Miosis/ Anisokorie), Robertson-Phänomen, Rigor.

Therapie: symptomatisch.

35.1.6.2 Tabes dorsalis

Entzündlich-degenerative Krankheit mit Lokalisation an den hinteren Wurzeln, der Pia mater und in den Hintersträngen des Rückenmarkes.

Symptome:

- 8-12 Jahre nach Primärinfektion,
- Schmerzen (Tractus spinothalamicus),
- Blasenstörungen (atonische Blase mit Restharn),
- Impotenz,
- Störung des Vibrationssinnes, des Lagesinnes,
- spinale/ sensible Ataxie: Gehbehinderung,

- Seiltänzergang, Romberg-Stehversuch: pathologisch,
- Störung der Muskelafferenzen der Hinterwurzeln: Hypertonus, Areflexie (ASR/ PSR),
- Pyramidenbahnzeichen,
- Pupillenanomalie (Robertson-Phänomen),
- Optikusatrophie, Amaurose,
- Augenmotilitätsstörung,
- Gelenkdeformationen,
- sind die Hinterstränge betroffen: Demyelinisierung plus axonale Schädigung.

Therapie:

- Schmerzen:
    - Carbamazepin,
    - Amitriptylin,
- spontaner Stillstand oder langsam progredient, führt zur Urosepsis,
- Penicilline hochdosiert für 10 Tage, alternativ:
    - Cephalosporine (3 Wochen),
    - Tetrazykline (3 Wochen),
- Kontrolle: VDRL-Test.

35.1.7 Neuroborreliose

Zecke Ixodes ricinus überträgt:

- Treponemen-Familie (Borrelia burgdorferi),
- Arboviren,
- Früsommer-Meningoenzephalitis (FSME).

Borrelia burgdorferi-Symptome:
1. Stadium:

- Erythema chronicum migrans (erster Tag bis Wochen nach dem Zeckenbiß), bleibt für einige Wochen bis Monate erhalten,
- Kopfschmerzen,
- Müdigkeit,
- Muskelschmerzen,
- leichtes Fieber,
- Hepatomegalie,
- Splenomegalie,
- Konjunktivitis,
- der Liquor ist normal.

2. Stadium:

- beginnt einen Monat nach dem Zeckenbiß,
- das Erythem besteht weiter,
- lymphozytäre Meningitis,
- Hirnnervenlähmungen (N. fascialis: selten doppelseitig, N. abducens),
- Polyradikuloneuritis,
- Myelitis: heftige radikuläre Schmerzen im Rumpf und radikuläre Schmerzen am Rücken,
- Polyneuropathie:
    - asymetrische periphere Lähmungen,
    - Artheritis.

3. Stadium:

- progrediente Enzephalomyelitis (schubförmig),
- Vaskulitis (Schlaganfall),
- axonale Polyneuropathie.

Diagnostik:
Liquor: Stadium 2 und 3:

- lymphozytäre Pleozytose um 50 Zellen,
- Eiweißvermehrung 1-2 g/l,
- IgG, IgA, IgM-Erhöhung,
- oligoklonale Banden in 90%.

Serum:

- Nachweis von Borellien-Antikörper (ELISA oder Westernblot),
- Anzüchtung,
- PCR,
- Wichtig: Nachweis der Antikörper von der IgM-Fraktion: frische Infektion.

EMG: Zeichen der Polyneuropathie: verlängerte F-Wellen-Latenzen.
SSEP: Myelitis-, Enzephalomyelitis: verzögerte SSEP.
cCT/cMRT: Stadium 3: Befunde wie bei der Multiplen Sklerose.

Komplikationen: Herzrhythmusstörungen.

Therapie:
Stadium 1:

- Doxicyclin 2 x 100 mg/Tag
- oder Ceftriaxon 2 g/Tag
- oder Cefotaxim 3 x 2 g/Tag.

Stadium 2:

- Cephalosporine,
- Penicillin G wie bei Lues.

Stadium 3:

- Penicillin G (2-3 Wochen)
- oder Cephalosporine (2-4 Wochen).

Prognose:

- Stadium 1: sehr gut,
- Stadium 2: gut.

35.1.8 Clostridieninfektion

a. Clostridium tetani (Sporen gelangen über verschmutzte Verletzungen in den Körper und produzieren dort das Toxin),
b. Clostridium botulinum (Botulinumtoxin wird in infizierten luftdicht verpackten Nahrungsmitteln produziert).

- Beide Keime sind Anaerobier,
- beide blockieren präsynaptisch die Ausschüttung von Transmittersubstanzen,
- es zeigt sich eine unterschiedliche Klinik durch Störung unterschiedlicher Synapsen:
    a. Clostridium tetani-Toxin greift an inhibitorischen Synapsen der Vorderhornzellen an, die Krankheit spielt sich am ventralen und peripheren Nervensystem ab,
    b. Botulinumtoxin:
        - hemmt die Übertragung an cholinergen, neuromuskulären, vegetativen, cholinergen Substanzen, die Krankheit spielt sich an peripheren neuromuskulären Systemen ab,
        - hemmt präsynaptisch die Ca-Kanäle und verhindert die Freisetzung von Acetylcholin.

35.1.8.1 Tetanus

Wegen Impfung rückläufig.

Pathogenese:

- Sporen des Clostridium tetani entwickeln, in von der Luft als geschlossenen Wundtaschen, ein Toxin (oligipeptid-Tetanospasmin),
  dieses wird retrograd in motorischen Zellen zu den Vorderhornzellen transportiert,
- es erreicht dort die glyzinergen, inhibitorischen Neurone des Rückenmarkes und die GABAergen, inhibitorischen Neurone im Hirnstamm,
- es hemmt präsynaptisch die Freisetzung der inhibitorischen Transmitter, die physiologischerweise die α-motorischen Vorderhornzellen in ihrer Erregung nach unten regulieren (Renshaw-Hemmung),
- Folge: überschießende Dauererregung und Reflexenthemmung des willkürmotorischen Systems,
- inhibitorische Synapsen des vegetativen Nervensystems werden ebenfalls blockiert,
- Folge: Überaktivität des Sympathikus.

Inkubationszeit: Stunden bis Wochen.

Symptome:
a. Lokaler Tetanus:

- Tonuserhöhung, Reflexsteigerung in Nachbarschaft der Verletzung,
- Kopftetanus.

b. Generalisierter Tetanus (häufigste Form):

- Kopfschmerzen,
- verstärktes Schwitzen,
- motorische Unruhe,
- Spannung in Kiefer-, Halsmuskeln,
- Schluckbeschwerden,
- Trismus (erhöhter Muskeltonus),
- Risus sardonicus (erhöhter Muskeltonus),
- Bewegungen sind in allen Richtungen behindert,
- schmerzhafte, dauerhafte Spasmen,
- der Patient ist unfähig sich zu bewegen (maximale Muskelaktivität mit Agonisten/ Antagonisten),
- Opistotonus,
- Beugestellung der Arme, Streckstellung der Beine,
- Krämpfe der Glottismuskulatur, des Zwerchfelles (Atemlähmung),
- das Bewusstsein bleibt klar.

Diagnostik:

- Liquor: normal,
- Serum/ Urin: Ausschluss von Strychnin,
- Wunden: Erreger können hieraus nicht kultiviert werden,
- EMG:
    - Aktivitätsmuster durch Berührung, Reize bis zum Interferenzmuster,
    - nach Beendigung der Aktivität: die Dichte der Aktionspotentiale nimmt nur langsam ab,
    - die Silent period ist verkürzt,
- evozierte Potentiale: sind normal.

Therapie:

- Grundprophylaxe: aktive Immunisierung s.c. oder i.m. von je 0,5 ml Tetanol im Abstand von 4-6 Wochen, Auffrischung nach 6 Monaten und nach 10 Jahren (latente Immunität), alle 10 Jahre auffrischen,
- Prophylaxe nach Verletzungen:
    - chirurgische Grundversorgung (Sanierung der Eintrittspforte) plus
    - Simultanimpfung (250-500 IE Tetagam plus 0,5-1 ml Tetanol), nach 36 Stunden erneut 250 IE Tetagam
    - plus Antibiotika (wegen sekundärer Wundinfektion).

Therapie bei manifestem Tetanus:

- Behandlung auf der Intensivstation,
- Simultanimpfung (s.o.),
- Antibiose (Metronidazol 500 mg für 7-10 Tage),
- Bettruhe, Isolierung im abgedunkelten Zimmer,
- symptomatisch:
    - Benzodiazepine (bis 100 mg/Tag), die beruhigende und muskelentspannende Wirkung trägt dazu bei die Muskulatur zu entspannen und somit die Schmerzen zu lindern,
    - Beatmung,
    - Lioresal intrathekal 20 μg/Stunde,
    - Dantrolen i.v. 1,5 mg/kg KG alle 4 Stunden für 3 Wochen (Hemmung des Ca^{2+}-Einstroms),

Komplikationen:

- Dauer 4-12 Wochen,
- respiratorische Probleme,
- Überaktivität des Sympathikus (SVT, Kammerflimmern).

Komplikationen der Toxoid-Prophylaxe:

- Schmerzen an der Injektionsstelle,
- Plexus brachialis Neuropathie,
- sekundäres Guillain-Barré-Syndrom.

Prognose:

- fokaler Tetanus: gut,
- generalisierter Tetanus: 20-40% Letalität (Atemlähmung).

Differentialdiagnosen:
Strychninvergiftung (blockiert spezifische Glyzinrezeptoren im Rückenmark).

35.1.8.2 Botulismus

- 20-30 Fälle/Jahr in Deutschland,
- meldepflichtig,
- das Toxin wird aus dem Gastrointestinaltrakt ins Blut aufgenommen,
- es blockiert präsynaptisch die Freisetzung von Acetylcholin am neuromuskulären Übergang und im vegetativen Nervensystem,
- Botulismus ist keine Polyneuropathie,
- es werden drei Formen der Botulinumtoxine unterschieden:

  A: in Lebensmitteln (Dosen),
  B: in Lebensmitteln,
  E: fischhaltige Lebensmittel,

- A und B werden bei adäquater Erhitzung der Nahrung inaktiviert,
- kann auch in Wunden entstehen (selten!).

Symptome:

- Dysphagie,
- Dysarthrie,
- Doppelbilder (Befall motorischer Hirnnerven),
- schlaffe Tetraparese und Atemmuskulatur,
- weite areaktive Pupillen,
- Obstipation,
- Ptose,
- die Muskeleigenreflexe fehlen meistens.

Diagnostik:

- Toxinnachweis im Stuhl und im Serum,
- EMG: wie bei Lambert-Eaton-Syndrom bei hochfrequenter Stimulation.

Therapie:

- kontrollierte Beatmung,
- die Patienten sind häufig bewusstlos,
- Botulinumantitoxin: neutralisiert nur frei zirkulierendes Toxin, nicht das an der neuromuskulären Synapse gebundene Toxin,
- Antitoxin gegen A und B (Wirkung erst nach 2 Monaten oder später),
- zusätzlich symptomatische Behandlung (Antibiose: Pneumonieprophylaxe).

Differentialdiagnose:

- Polyneuropathie,
- Guillain-Barré-Syndrom,
- Miller-Fisher-Syndrom.

35.1.9 Andere bakterielle Infektionen

35.1.9.1 Rickettsiose

Erreger: Rickettsia prowazekii (Erreger wird durch Biss infizierter Kleiderläuse auf den Menschen übertragen).

Inkubation: 11-12 Tage.
Symptome:

- Herzfrequenzstörungen,
- Blutdruck-Störungen,
- Elektrolytentgleisungen,
- Fieber,
- Bewusstseinstrübung,
- extrapyramidale Hyperkinesien,
- Myoklonien, bulbäre Lähmungen,
- Hirnvenen-, Sinusthrombosen,
- Fleckfieber-Enzephalitis.

Diagnostik: PCR.

Therapie: Doxyzyklin 100-200 mg/Tag.

35.1.9.2 Legionellose

Erreger: Legionella pneumophila.

Symptome:

- Enzephalopathie,
- Verwirrtheit,
- zerebelläre Syndrome,
- Pneumonie.

Therapie: Erythromycin 4 x 500 mg über 14 Tage.

35.1.9.3 Leptospirose

Übertragung durch direkten Kontakt mit leptospirenhaltiger Flüssigkeit.
Symptome:

- Fieber,
- Ikterus,
- Stadium 1: lymphozytäre Meningitis,
- Stadium 2: Enzephalitis,
- Stadium 3: Enzephalomyelitis.

Diagnostik: Isolierung aus Serum, Liquor.
Therapie: Tetracykline oder Cephalosporine über 7-14 Tage.

35.1.9.4 Neurobruzellose

Übertragung durch Milchprodukte.
Symptome:

- Meningoenzephalitis,
- Meningitis,
- Polyradikulitis.

Diagnostik: Liquor: Antikörper, Zellzahlerhöhung, Proteinerhöhung.
Therapie: Doxyzyclin 200 mg i.v./Tag plus Rifampicin 600 mg i.v./Tag plus Kortikosteroide.
Prognose: günstig.

35.1.9.5 Zerebraler M. Whipple

Erreger: Tropheryma whipplei.
Symptome:

- Meningoenzephalitis plus nukleare, supranukleare Augenbewegungsstörungen,
- Ataxie,
- Myoklonien,
- hypothalamische Funktionsstörungen.

Diagnostik:

- PCR,
- MRT: Kontrastmittel-aufnehmende Läsion im oberen Hirnstamm und Hypothalamus,
- Dünndarmbiopsie: Nachweis eines intestinalen M. Whipple.

Therapie:

- Penicillin G 30 Mio. IE/Tag über 2 Jahre plus Streptomycin 1 g/Tag i.m. für 2 Wochen,
- gefolgt von Cephalosporinen plus Tetrazyklinen (abhängig von Klinik und PCR).

Prognose: unbehandelt: Demenz, Tod.

35.2 Virale Infektionen

35.2.1 Virale Meningitis

- Häufiger als bakterielle Meningitis,
- lymphozytäre Meningitis, Enzephalitis, Meningomyelitis.

Erreger:
a. Primär neurotrophe Viren (führen zusätzlich zu einer lymphozytären Meningitis):

- Zostervirus,
- Aboviren (Zeckenbiß, Symptome ähnlich wie Polio),
- FSME-Virus (Meningitis, Enzephalitis, Myelitis mit Beteiligung der Vorderhörner).

b. Nicht-primär neurothrophe Viren (befallen fakultativ im generalisierten Stadium die Meningen):

- Echoviren,
- Coxsackie A (fieberhafte Herpangina),
- Coxachie B (Muskelschmerzen, Fieber),
- Mumps,
- Adenoviren,
- Epstein-Barr-Virus (Mononukleose).

Symptome:

- Kopfschmerzen,
- Meningismus,
- Lichtscheu, Geräuschempfindlichkeit,
- Fiobor,
- das Bewusstsein ist meistens erhalten, kann bei hohem Fieber aber auch reduziert sein,
- epileptische Anfälle, zerebrale und spinale Herdsymptome,
- das schwere Krankheitsstadium dauert einige Tage, dann klingen einige Symptome ab.

Diagnostik:

- BSG normal bis mäßig beschleunigt,
- Leukopenie,
- Lymphozytose (relativ),
- Liquor:
    - klar, nie eitrig,
    - Zellzahl bis 1.500 (kann bis zu 3.000 ansteigen), die Lymphozyten normalisieren sich rasch,
    - Protein: normal bis leicht erhöht,
    - Glukose: normal,
    - Identifikation des Virus über ELISA, frische Infektion IgM-Antikörper,
    - PCR,
- EEG: Allgemeinveränderung und Herdbefund,
- CT/MRT:
    - manchmal Hirnödem,
    - keine Parenchymläsionen.

Therapie:

- einfache virale Meningitis: eine spezielle Behandlung ist nicht möglich,
- Betttruhe, Analgetika.

Differentialdiagnosen:
Hirnhautreizung nach Punktion und operativen Eingriffen.

Prognose:

- gut,
- korreliert mit der Dauer des Krankheitsverlaufes.

35.2.2 Akute Virusenzephalitis

- Viren gelangen entlang der peripheren Nerven, der Nervenwurzeln und entlang des Nervus und Tractus olfactorius ins ZNS,
- hämatogen: sie überwinden die Blut-Liquor-Schranke in den Plexus choroidei oder sie überwinden die Blut-Hirn-Schranke in kleinsten Kapillaren (dies setzt eine durch den Virus induzierte Verletzung der Kapillarwände voraus),
- sie befallen im ZNS Nervenzellen und Gliazellen,
- die Auswirkungen sind abhängig vom jeweiligen Virus.

Erregerspektrum:

- Enteroviren (Echo-, Coxackie- und Polioviren),
- Paramyxoviren (Mumps, Masern, Parainfluenza),
- Arboviren,
- Herpesviren,
    - Herpes-simplex-Virus Typ I,
    - Varizella-zoster-Virus,
    - Epstein-Barr-Virus,
    - Cytomegalie-Virus,
- West-Nil-Virus.

Symptome:

- Gelenkschmerzen,
- Bewusstseinseintrübung bis hin zum Koma,
- exogene Psychose,
- Verlangsamung,
- Antriebsmangel,
- Hirnmantel:
    - Mono-, Hemiparesen,
    - kortikale Blicklähmungen,
    - Sprachstörungen,
    - Apraxie,
- Hirnstammenzephalitis:
    - einseitige, doppelseitige Myoklonien,
    - zerebelläre/ extrapyramidale Störungen,
    - Nystagmus, Blicklähmungen,
    - Blickkrämpfe,

- Rückenmarkssyndrome:
    - Befall der Vorderhornzellen,
    - Befall der Spinalganglien,
- fokale oder generalisierte Anfälle: Status epilepticus (häufig).

Diagnostik:

- Blutbild und die BSG können normal sein,
- Liquor:
    - kann normal sein,
    - IgM,
    - PCR (Herpes simplex, Varizella-zoster, Zytomegalievirus),
- EEG:
    - ist immer pathologisch,
    - Allgemeinveränderungen, Herdbefund, eventuell epilepsietypische Potentiale,
- cCT/cMRT:
    - uncharakteristische Befunde,
    - Hirnödem.

Differentialdiagnose:

- Sinusthrombose,
- Intoxikationen,
- Schizophrenie.

35.2.3 Herpes-simplex-Enzephalitis

Häufigste Form der akuten Virusenzephalitis.

Erreger: Herpes-simplex-Virus I (HSV I).

- Sie gelangen über die Riechschleimhaut und über den N. olfactorius ins ZNS,
- oder hämatogen,
- die Ausbreitung auf die limbischen Strukturen erfolgt zunächst einseitig, dann beidseitig, danach werden die Temporal- und Frontallappen befallen.

Symptome:

- Allgemeinsymptome,
- Aphasie,
- Hemisymptomatik,
- epileptische Anfälle,
- Bewusstseinstrübung bis hin zum Koma,
- Meningismus,
- Hirndruck.

Diagnostik:

- Liquor:
    - Pleozytose (über 400 Zellen, Lypmphozyten, Plasmazellen),
    - deutliche Eiweiserhöhung (Störung der Blut-Hirn-Schranke),
    - autochtone Immunglobulinproduktion (IgG, IgM, IgA),
    - HSV-Antikörper lassen sich nach ungefähr 1 Woche im Liquor nachweisen (Vergleich mit Serum),
    - Virus-DNA-Nachweis (PCR),
- EEG:
    - Herdbefund: triphasische Wellen,
    - Allgemeinveränderungen: epilepsietypische Potentiale,
- cCT:
    - ab dem 5. Tag: hypodense Areale im Temporallappen einseitig, dann beidseitig und im Frontallappen,
    - Zysternenverkalkung.

Therapie:
Schon bei Verdacht Aciclovir 3 x 10 mg/kg KG plus Hirnödemtherapie plus Phenytoin i.v. plus Flüssigkeitssubstitution (1 g Aciclovir in 1 l Flüssigkeit).

Prognose: die Letalität wird auf unter 20% gesenkt.

35.2.4 Varizella-zoster-Virus

35.2.4.1 Zosterenzephalitis

Symptome und Therapie wie bei HSV-Enzephalitis.

35.2.4.2 Zostermyelitis

Ist an wechselnden Strangsymptomen des Rückenmarks zu erkennen (Reflexdifferenzen, pathologische Reflexe, Paresen, querschnittsartige Sensibilitätsstörungen, Blasenstörungen).

35.2.4.3 Zosterneuritis

- Zoster: vom Varizella-zoster-Virus ausgelöste Krankheit, die sporadisch bei Erwachsenen persistiert,
- identisch mit Varizellenvirus,
- die Häufigkeit nimmt mit dem Alter zu,
- Varizellen: nach einer Erstinfektion können die Erreger in den Ganglien persistieren, der Zoster kann reaktiviert werden und als Zweiterkrankung durch diese verbliebenen oder neu eingedrungenen Erreger ausbrechen.

Inkubationszeit: 8-28 Tage.
Symptome:

- Allgemeinsymptome,
- Hauteruptionen:
  - Bläschen (Lokalisation meist einseitig),
  - thorakal („Gürtelrose“),
  - Schulter-Arm-Region,
  - Gebiet des 1. Trigeminusastes (Zoster ophthalmicus),
  - Ganglion geniculi (Zoster oticus),
  - in den betroffenen Arealen : Sensibilitätsstörungen,
  - motorische Ausfälle:
    - Reflexabschwächungen,
    - Lähmungen in den betroffenen Segmenten,
    - Befall des Grenzstranges (Anhidrose),
    - die Schmerzen lassen nach,
    - Bläschen verschorfen und verfallen.

Verlauf: die Entstehung einer Zosterneuralgie ist möglich.

Diagnostik:
Liquor:

- lymphozytäre Pleozytose um 20-70 Zellen,
- Protein ist normal.

Komplikationen:

Zostermeningitis:

- Fieber,
- Meningismus,
- Bewusstseinstrübung,
- Zellzahl: > 1.000,
- Proteinanstieg.

Therapie:

- antivirale Therapie,
- Aciclovir, besser Valaciclovir oral (3 x 1 g über 7 Tage),
- Kortikosteroide (niedrig dosiert) plus Saroten.

Komplikationen:

- postherpetische Zosterneuralgie,
- Angiitis (Kortikosteroide schützen hiervor),
- Vaskulitis! (Kortikosteroide schützen hiervor).

35.2.4.4 Sonderformen des Zosters

Symptomatischer Zoster:

- bei Traumata,
- infektiös (HIV),
- es handelt sich um eine echte Zoster-Infektion.

Zoster opthalmicus:

- einseitiger Befall der Stirnhaut,
- Keratitis,
- Iritis,
- Neuritis nervi optici,
- Augenmuskellähmungen,
- bilaterale Hirninfarkte sind möglich,
- Therapie:
    - Aciclovir i.v.,
    - Aciclovirsalbe.

Zoster cerebellitis: kann sich im Anschluss an einen Zoster oticus entwickeln.

Zoster-Vaskulitis:

- sekundäre ischämische Symptome,
- Therapie: Steroide.

Zoster oticus:

- Schmerzen im Ohr,
- Bläschen bilden sich auf dem Ohrmuskel, dem Ohrläppchen, auf dem Trommelfell, seitlich am Hals, auf der Zunge,
  Befallen: Ggl. geniculi,
- Fazialislähmung (kann persistieren),
- Hypakusis (kann persistieren),
- Tinnitus (kann persistieren),
- Drehschwindel,
- Übelkeit/ Erbrechen,
- N. trigeminus, Abducenslähmung, Hypoglossuslähmung, Vagusparese,
- Liquor: entzündlich verändert.

35.2.5 Epstein-Barr-Virus

- Meningoenzephalitis:
    - Hirnstammenzephalitis,
    - Zerebellitis,
    - Polyneuritis,
- Mononukleosis infectiosa.

Therapie: Aciclovir.

35.2.6 Zytomegalie-Virus-Infektion

- Meningoenzephalitis,
- Polyneuritis.

Therapie: Ganciclovir.

35.2.7 Früsommer-Meningoenzephalitis (FSME)

Überträger des Arbovirus: Ixodes ricinus (Vermehrung in den Lymphknoten).

Symptome:

- Allgemeinsymptome,
- Meningoenzephalitis,
- Meningoenzephalomyelitis,
- Ausfälle wie bei Polio sind möglich.

Mortalität: $< 2\%$.

Diagnostik: FSME-IgM-Nachweis im Serum und im Liquor.

Therapie: passive Immunisierung mit IgG-Antikörpern.

35.2.8 West-Nil-Virus

Diagnostik:

- PCR im Serum oder Liquor,
- in der 2. Woche Nachweis von spezifischen IgM- und IgG-Antikörpern.

Symptome:

- in 80% keine Symptome,
- Grippesymptome,
- allgemeine Enzephalitissymptome.

Therapie: symptomatisch.

35.2.9 Coxsachie- und Echovirus-Meningitis

- Hämatogene Aussat bei einer systemischen Infektion,
- Coxsachie befallen häufig das Herz, Echoviren die Leber.

Symptome:

- Allgemeinsymptome,
- Meningoenzephalitis:
    - epileptische Anfälle,
    - myelitische Symptome.

Diagnostik:

- Liquor: die Zellzahl ist mäßig erhöht,
- Serologie: spezifische Antikörper (IgG-Antikörper, IgM-Antikörper).

Therapie:

- es gibt keine spezifische Therapie,
- Gamma-Globuline.

35.2.10 Poliomyelitis acuta anterior (Polio)

- Es gibt 3 Virustypen,
- Übertragung von Mensch zu Mensch (durch Schmutz-, Schmierinfektion),
- der Virus wird über den Mund aufgenommen und vermehrt sich im Darm, Befall des ZNS, der Meningen, hauptsächlich der Vorderhornzellen im Rückenmark und Kerne der motorischen Hirnnerven und der Formatio reticularis (in den 3 Letztgenannten sind entzündliche Infiltrate zu finden),
- nach Untergang der Vorderhornzellen werden diese durch Gliaknötchen ersetzt.

Inkubationszeit: 3-14 Tage.
Symptome:

- meist asymptomatisch, grippeähnliche Symptome,
- aseptische Meningitis,
- nur wenige Infizierte (ungefähr 1-2%) entwickeln eine Poliomyelitis (Befall von Rückenmark und Hirnstamm), dies führt zu einer asymetrischen, proximal betonten Lähmung, einer Atrophie verschiedener Muskelgruppen und Hirnnerven und der Atemmuskulatur (10% müssen beatmet werden). Weitere Symptome:
  - beinbetonte schlaffe Tetraparese, keine Sensibilitätsstörungen,
  - Hirnnervenlähmungen (kann kombiniert oder getrennt mit der schlaffen Tetraparese auftreten),
  - epileptische Anfälle.

Diagnostik:

- Liquor:
  - Zellzahl: 100-200,
  - Protein: ist leicht erhöht,
- Stuhl: Erregernachweis.

Therapie:

- Isolierung,
- Bettruhe,
- Beatmung,
- intensivmedizinische Überwachung,
- symptomatische Behandlung,
- Lähmungen, die länger als 6 Monate anhalten bleiben bestehen.

Prognose: Müdigkeit und Schmerzen bleiben meist erhalten.
Differentialdiagnosen:

- Guillain-Barré-Syndrom,
- Botulismus,
- andere Viren (Echo-, Coxsachie-, FSME-, Epstein-Barr-, Arboviren).

Prophylaxe: aktive Schutzimpfung (oral Lebendvakzine von Sabin).

35.2.11 Myxoviren

- Influenza A,
- Influenza B,
- Mumpsvirus,
- Parainfluenzavirus.

Alle können zu folgenden Erkrankungen führen:

- Meningitis,
- Meningoenzephalitis.

35.2.12 Rabies (Lyssa, Tollwut)

Übertragung:
direkter Kontakt mit Speichel oder anderem infektiösen Material (Bissverletzungen). Der Virus breitet sich retrograd neurogen aus (von den Spinalganglien zum ZNS).

Inkubationszeit: 20-30 Tage.

Pathologie:
Enzephalitische Herde:

- Hypothalamus,
- Substantia nigra,
- Aquädukt,
- Pons, Medulla oblongata,
- Rückenmark,
- limbisches System.

Symptome:

- lokale Schmerzen,
- Allgemeinsymptome,
- Reizbarkeit.

Prodromalstadium:

- Appetitlosigkeit,
- Antriebsstörung,
- lokale Missempfindungen,
- Überempfindlichkeit gegen Sinnesreize,
- das Gesicht ist verzerrt (Risus sardonicus),
- Speichel-, Tränenfluss.

Erregungsstadium:

- Krämpfe der Schlundmuskulatur,
- Hydrophobie,
- Aggressionen,
- sexuelle Enthemmung.

Endstadium: Sinnesreize lösen tonisch-klonische Krämpfe aus, Tod nach wenigen Tagen.

Diagnostik: Liquor: Nachweis von Antikörpern.

Therapie:

- chirurgische Wundversorgung,
- so früh wie möglich:
  - aktive Immunisierung: sofort (Rabivac 1 ml i.m.) am 3., 7., 14. und 30. Tag,
  - passive Immunisierung: humanes Antirabiesserum (Berirab) 20-30 IE/kg KG,
- eine manifeste Tollwut ist nicht behandelbar und endet tödlich.

Differentialdiagnosen: Tetanus (Trismus, bei Tollwut nicht vorhanden).

35.2.13 HIV-Infektion

Erreger:

- erworbener Immundefekt,
- durch Retroviren ausgelöst,
- HI-Virus infiziert T4-Lymphozyten und Makrophagen.

Ansteckung:

- durch Geschlechtsverkehr,
- gemeinsame Benutzung von intravenösen Spritzen,
- erregerhaltiges Blut,
- Stichverletzungen 0,5% Ansteckungsgefahr.
- Schritte nach einer Stichverletzung:
  - Wundreinigung,
  - berufsgenossenschaftliche Ambulanz: sofortige Prophylaxe mit Retrovir 2 x 250 mg/Tag, 4 Wochen plus Epivir 2 x 250 mg/Tag plus Indinavir 3 x 800 mg/Tag.

Stadien der Infektion:

- asymptomatisches Stadium: HIV positiv, aber gesund,
- Lymphadenopathiesyndrom: persistierende Vergrößerung von extrainguinalen Lymphknoten, die geht über in
- AIDS-related complex (ARC):
  - Gewichtsverlust,
  - Diarrhoe,
  - Fieber, allgemeines Krankheitsgefühl,
- manifestes AIDS:
  - entweder AIDS-definierte opportunistische Infektion,
  - AIDS definiertes Malignom (Kaposi-Sarkom),
  - B-Zell-Lymphom,
  - HIV-Enzephalopathie.

Diagnostik:

- HIV-Antikörper werden 1-3 Monate nach der Infektion nachweisbar,
- Elisa-Suchtest: Bestätigung durch Westernblot,
- Liquor:
  - lymphomonozytäre Pleozytose,
  - Zellzahl- und Proteinanstieg,
  - autochtone IgG-Produktion/ oligoklonale Banden positiv,
  - Retrovirus nachweisbar (selten),
  - PCR.

Therapieprinzipien:
„Ziel der antiretroviralen Therapie (ART) ist es, durch die Hemmung der HIV-Replikation infektionsbedingte Symptome zu unterdrücken, die Krankheitsprogression zu vermindern, eine Rekonstitution der zellulären Immunität zu erreichen und die chronische Immunaktivierung mit ihren resultierenden Entzündungs- prozessen zu reduzieren. Die Prognose HIV-infizierter Patienten hat sich durch die ART erheblich verbessert, und die Infektiosität ist erheblich reduziert.“ (Deutsch-Österreichische Leitlinien zur antiretroviralen Therapie der HIV-Infektion, 2014)

Wichtig:

- anonyme Meldung,
- Aufklärungspflicht!

Direkte Folgen der HIV-Infektion:

- aseptische Meningitis,
- akute Polyradikulitis (Polyneuropathie/ Guillain-Barré-Syndrom)
- Myopathien (schmerzhafte proximale Paresen),
- Enzephalopathie und AIDS-Demenz-Komplex (fortschreitende Demenz, Ataxie, Myoklonien, akinetischer Mutismus, okulomotorische Störungen).

Opportunistische ZNS-Infektionen bei AIDS:

1. Toxoplasmose

Symptome:

- Hemiparese,
- epileptische Anfälle,
- Koma,
- Fieber,
- Schmerzen.

Diagnostik:

- CT/MRT: Kontrastmittel aufnehmende multiple Herde in allen Hirnteilen und Ödeme,
- Serum, Liquor: IgG-Antikörper.

Therapie:

- Behandlung schon auf Verdacht,
- Daraprim 100 mg/Tag (2 Tage), danach 50 mg/Tag,
- und Sulfadiazin (4-6 g/Tag) oder Clindamycin (2-4 g/Tag).

Prognose: gut.

2. Kryptokokkenmeningitis Symptome:

- Meningismus,
- Kopfschmerzen,
- Fieber,
- Bewusstseinsstörungen.

Diagnostik:

- Liquor: Kultur positiv,
- Serum: Kryptokokkenserum bestimmbar.

Therapie:

- Amphotericin i.v.
- plus Flucytosin.

3. Aggressive Neurolues.

4. Zytomegalieinfektionen
Symptome:

- Meningitis,
- Enzephalitis,
- akute Polyradikulitis (Guillain-Barré-Syndrom),
- chronisch progrediente Enzephalopathie.

Therapie: Foscarnet mit Ganciclovir.

5. Progressive multifokale Leukoenzephalopathie:
Erreger: Jacob-Creutzfeld-Virus (Papovavirus).

Pathogenese: Demyelinisierung im Marklager, Großhirnhemisphären, Hirnstamm, Zerebellum, Rückenmark.

Symptome:

- zentrale Halbseitenlähmung,
- Tetraparese,
- zerebelläre Symptome,
- extrapyramidale Störungen,
- epileptische Anfälle,
- Demenz.

Diagnostik:

- Liquor: Jacob-Creutzfeld-Virus-DNA per PCR,
- CT/MRT-T1: hypodense Areale (demyelinisiert) im Marklager ohne Kontrastmittel-Aufnahme.

Therapie: Cidofovir plus Retrovir.
Verlauf: progredient.

6. HIV-assoziierte ZNS-Lymphome:
Primäre ZNS-Lymphome und systemische Non-Hodgkin-Lymphome.

Symptome:

- epileptische Anfälle,
- Bewusstseinstrübung,
- Halbseitenlähmung.

Diagnostik:

- Herde im cCT/cMRT wie bei Toxoplasmose,
- Biopsie,
- Liquor: Lymphomzellen,
- HIV-assoziierte Lymphome: immer EBV-assoziiert (EBV-DNA-Nachweis im Liquor).

Therapie:

- Bestrahlung,
- Dexamethason.

35.2.14 Parainfektiöse Enzephalomyelitis

Epidemiologie:
Nach Virusinfektion wie Masern, Windpocken, Herpes zoster, Mumps, Influenza, Röteln, Epstein-Barr-Virus, Pocken, Tollwut können Enzephalopathien auftreten.

Pathogenese: eine parainfektiöse Enzephalomyelitis hängt nicht von der Schwere der Grundkrankheit ab.

Ursache: immunpathologische Reaktion (?).

Pathologische Befunde:

- Entmarkungsherde subkortikal in den Großhirnhemisphären, im Hirnstamm, im Kleinhirn, im Rückenmark (wie bei der Multiplen sklerose),
- Folge: Hirnödem.

Symptome:

- Fieber,
- epileptische Anfälle.

Diagnostik:

- Liquor: wie bei Virusenzephalitis,
- cCT/ cMRT:
    - Hirnödem,
    - Marklagerläsionen,
    - Einblutungen.

35.2.15 Impfenzephalitis

- Heute nur noch selten,
- nach Pockenimpfung: Meningoenzephalomyelitis und Polyradikulitis sind möglich,
- hohe Mortalität: 40-50%,
- Überlebende: 10-20% behalten eine Behinderung.

35.2.16 Slow-Virus-Infektionen

1. Jacob-Creutzfeld-Virus.

2. Masernvirus:
SSPE (subakute sklerosierende Panenzephalitis), Nachweis von Masernantigenen in Gewebskulturen aus Hirnbiopsie.
Symptome:

- Demenz,
- extrapyramidale Störung,
- Koma (über Jahre),
- Dezerebration.

Diagnostik:

- EEG: stets pathologische Delta-Wellen,
- Liquor: IgG-Erhöhung, Masern-Antikörper sind stets erhöht,
- cCT/ cMRT: Hirnatrophie.

Therapie: nicht bekannt.

3. Rötelnvirus:
Führt zur Rötelnpanenzephalitis.

Symptome:

- Demenz,
- extrapyramidale Störung,
- Koma (über Jahre),
- Dezerebration.

35.3 Prionenkrankheiten

Das Prionenprotein ist eine natürlich vorkommende Gruppe von Proteinen. Prionen entstehen durch Konversion unter Veränderung der Tertiärstruktur (die α-Helix wird zu einer β-Faltblattstruktur (Mutation)). Prionen induzieren die Konversion im Wirtsorganismus. Dies führt zu einer spongiformen Gewebsveränderung im Gehirn mit Verlust von Neuronen.
Prionen können

- nicht durch hygienische Maßnahmen inaktiviert werden,
- nicht durch Hitze inaktiviert werden,
- nicht durch ionisierende, ultraviolette Strahlen oder Chemikalien inaktiviert werden.

Prionen sind resistent gegen Nukleasen (weil sie keine DNA/ RNA enthalten). Sie rufen keine Immunreaktion hervor.

Prionennachweis:

- es ist kein serologischer Nachweis möglich,
- ein immunologischer Nachweis mit α-Prionprotein-Antikörpern ist nur post mortem oder nach einer Hirnbiopsie möglich (spezifisch für Prionenkrankheit).

Inkubationszeit: eine Dekade oder länger, nach Ausbruch erfolgt rasch der Tod.

Übertragung:

- von Mensch zu Mensch,
- von Mensch zu Tier,
- von Tier zu Mensch.

35.3.1 Creutzfeld-Jacob-Krankheit (CJK)

Enzephalopathie.

Definition:

- spongiforme Veränderungen,
- astrozytäre Gliome,
- Neuronenverlust,
- Ablagerung des abnormen Prionproteins.

Genese:

- Übertragung: Kornea-, Duratransplantation, Gebrauch von Tiefenelektroden (ZNS-Gewebe, Blut, viszerale Organe sind infektiös),
- genetisch,
- sporadisch (Mutationen).

Erkrankungsalter: zwischen dem 30.-75. Lebensjahr.

Inkubationszeit: 10-30 Jahre.

Krankheitsverlauf:

- 90% überleben weniger als 1 Jahr,
- 5% überleben etwa 2 Jahre.

Symptome:
Stadium 1:

- Schlaflosigkeit,
- Verhaltensstörungen,
- vegetative Regulationsstörungen,
- Visusminderung,
- Nystagmus.

Stadium 2:

- Demenz,
- Myoklonien,
- Startle Reaktion,
- Pyramidenbahnzeichen,
- zerebelläre Symptome,
- choreathetotische Hyperkinesen,
- epileptische Anfälle.

Stadium 3:

- Rigor,
- Spastik,
- akinetischer Mutismus,
- Dezerebration,
- die Patienten sterben an einer Pneumonie.

Diagnostik:

- EEG: periodische Komplexe scharfer Wellen (sharp wave), langsame Hintergrundaktivität,
- cCT: Hirnatrophie,
- cMRT (T2): Hyperdensität in den Basalganglien, im Caudatumkopf und im Linsenkern (N. lentiformis),
- Liquor:
  - Protein 14-3-3-Nachweis (90%),
  - die non-spezifische Endolase (NSE) ist erhöht,
  - Tau-Protein,
  - SE 100,
  - Prionprotein,
- pathologisch-anatomische Immunhistochemie.

Kriterien für die Diagnosesicherung:

progrediente Demenz von weniger als 2 Jahren Dauer und 2 weitere Kriterien:

- Myoklonus,
- visuelle und zerebelläre Symptome,
- akinetischer Mutismus,
- pyramidale und extrapyramidale Symptome,
- EEG: Komplexe scharfe Wellen,
- Protein 14-3-3-Nachweis.

Differentialdiagnosen:

- Alzheimer-Demenz (keine Myoklonien, extrapyramidale Störungen können vorliegen, EEG: Verlangsamung des Grundrhythmus),
- Chorea-Huntington,
- Parkinson-Demenz-Komplex.

Therapie:

- unbekannt,
- bei Myoklonien: Clonazepam, Valproat.

35.3.2 Variante der Creutzfeld-Jacob-Krankheit (BSE)

Die Bovine spongiforme Enzephalopathie (BSE) wird durch Prionen verursacht. Prionen sind atypisch gefaltete Proteine mit virusähnlichen Eigenschaften. Sie gelangen am ehesten durch Nahrungsaufnahme in den Körper.

Erkrankungsalter:
jünger als bei der sporadischen Form (um das 30. Lebensjahr).

Erkrankungsdauer:
etwas länger als bei der sporadischen Form (Median 14 Monate).

Symptome:

- Depressionen,
- Psychose,
- Dysästhesien,
- Gangataxie.

Diagnostik:

- Klinik,
- cMRT:
    - Prionproteinablagerungen in der grauen Substanz,
    - Signalveränderungen im Thalamus,
- Liquor: wie bei der Creutzfeld-Jacob-Krankheit,
- pathologische Prionproteine sind im lymphatischen Gewebe nachweisbar.

35.3.3 Andere menschlichen Prionenkrankheiten

1. Familiäre genetische Creutzfeld-Jacob-Krankheit:

- autosomal-dominanter Erbgang,
- um das 50. Lebensjahr.

2. Gerstmann-Sträussler-Scheinker-Krankheit:
Mutation.
Symptomatik:

- zerebelläre Symptomatik (Dysarthrie, Nystagmus),
- Demenz.

3. Familiäre tödliche Schlaflosigkeit:
Mutation.
Pathophysiologie: Degeneration im Thalamus.
Symptomatik:

- Beeinträchtigung von Vigilanz und Aufmerksamkeit,
- Schlaflosigkeit,
- Tod tritt nach 1-3 Jahren auf.

4. Kuru:
Vorkommen: Stamm in Neuguinea (Übertragung durch Kannibalismus).
Symptome: zerebelläre Symptome, rhythmischer Tremor, unnatürliches Lachen.

35.4 Entzündungen durch Protozoen, Würmer und Pilze

35.4.1 Protozoenerkrankungen

35.4.1.1 Toxoplasmose

Opportunistische Krankheit bei AIDS.

Übertragung:

- Kontakt mit Hunden, Katzen, Genuss von rohem Fleisch oder ungekochter Milch,
- Mensch zu Mensch (?).

Pathogenese:

- Protozoen werden in Zystenform beherbergt,
- unter bestimmten Bedingungen öffnen sich die Pseudozysten,
- Infektion generalisiert sich erneut (reaktive Toxoplasmose):
  a. konnatal,
  b. nach der Geburt.

Konnatale Infektion:

- Zysten oder Pseudozysten im Endometrium der Mutter,
- Protozoen gehen in die Frucht über,
- 1. Trimenon: Abort,
- später: Latenz oder Missbildungen.

Symptome:

- Hydrozephalus,
- Paresen,
- Reflexdifferenzen,
- Krämpfe,
- Augenmuskellähmungen.

Diagnostik: Serologie: Antikörper-Nachweis.

Therapie: Daraprim 100 mg/Tag oral (2 Tage), danach 50 mg/Tag plus Folsäure plus Fansidar 4-6 g/Tag.

Prognose:

- 20% sterben,
- die überlebenden Patienten behalten eine geistige Behinderung.

Nach der Geburt erworbene Infektion:
Pathologie:

- disseminierte nekrotische Enzephalomyelitis,
- granulomatöse Meningitis und Ependymitis.

Symptome:

- multiple Hirnabszesse,
- Meningoenzephalomyelitis,
- Enzephalitis,
- Kopfschmerzen,
- Fieber,
- Vigilanzstörungen,
- Hautexanthem (Papeln: Nachweis von Toxoplasmen),
- Milz-, Leberschädigung.

Therapie: Daraprim 100 mg/Tag oral (2 Tage), danach 50 mg/Tag plus Folsäure plus Fansidar 4-6 g/Tag.

35.4.1.2 Amöbiasis

Übertragung:
Amöben werden oral durch Aufnahme von Zysten von Entamoeba histolytica aus infizierter Nahrung oder infiziertem Wasser aufgenommen.

Symptome: 10% entwickeln multiple intrakranielle Abszesse, eitrige Meningitis.

Diagnostik:

- ELISA zur Identifikation der Amöben,
- CT: Abszesse.

Therapie:

- Mitronidazol 2 x 3 g täglich (14 Tage),
- bei eitriger Meningitis Amphotericin B i.v. (1 mg/kg KG).

35.4.1.3 Malaria

Übertragung:
Ansteckung mit Plasmodium falciparum durch Stich der weiblichen Anophelesmücke (Tropen, Subtropen).

Symptome:

- Bewusstseinsstörung,
- epileptische Anfälle,
- Halluzinationen,
- Myoklonien,
- Hemiparesen,
- Tremor und Chorea,
- Enzephalopathie,
- Ischämien durch Verschluss von Arterien und Venen durch parasitenbeladene Erythrozyten.

Therapie:

- Chinin 20 mg/kg KG als Bolus über 24 Stunden,
- Erhaltungsdosis: 10 mg/kg KG alle 8 Stunden über mindestens 1 Woche,
- Nebenwirkungen: Hypoglykämien, Herzrhythmusstörungen, Kopfschmerzen, Sehstörungen.

Prognose:

- schlecht,
- Mortalität: 20%,
- Überlebende haben neurologische Herdsymptome.

35.4.2 Wurminfektionen

35.4.2.1 Zystizerkose

Häufigste entzündliche Krankheit des Gehirns.

Erreger:
Cysticercus cellulosae (Larven des Schweinebandwurms).

Inkubationszeit:
bis zu mehreren Monaten.

Symptome:

- oft sind die Zysten asymptomatisch,
- epileptische Anfälle,
- multiple Zysten.

Diagnostik:

- MRT: multiple zystische Läsionen mit nur geringem Ödem,
- Serum: Eosinophilie,
- Stuhl: Nachweis der Proglottiden,
- bei Verdacht auf Zystizerkose immunologische Untersuchungen (Cysticercus cellulosae-Antikörper).

Therapie:

- solitäre Zysten müssen nicht behandelt werden,
- bei aktiven parenchymatösen multilokalen Formen wird mit Albendazol 50 mg/kg KG/Tag über 2 Wochen und mit Praziquantal 15 mg/kg KG/Tag über 4 Wochen behandelt,
- solitäre Zysten können auch operiert werden.

35.4.2.2 Trichinose

Ansteckungsquelle: infiziertes, rohes Schweinefleisch.

Symptome:

- akute Meningitis,
- akute Myositis.

Diagnostik:

- Liquor: Eosinophilie,
- Muskelbiopsie: Larven.

Therapie: Thiabendazol 25 mg/kg KG/Tag (2 Wochen).

35.4.2.3 Echinokokkose

Erreger: Echinococcus granulosus (Hundebandwurm) oder Echinococcus alveolaris (Fuchsbandwurm).
Symptome:

- große Zysten führen zu epileptischen Anfällen,
- Herdsymptomatik,
- Hirndruck.

Diagnose:

- Serum: Eosinophilie,
- Liquor: Eosinophilie,
- MRT: Zysten,
- Echinococcus-Elisa.

Therapie:

- operative Entfernung der Zyste und medikamentöse Begleitbehandlung mit Albendazol,
- wenn nicht operabel: Albendazoltherapie: 10 mg/kg KG/Tag.

35.4.2.4 Hundespulwurm

Aufnahme der Erreger beim Spiel mit Hunden oder Kontakt mit Hundekot.
Symptome: Hirnabszesse.
Therapie: Thiabendazol.

35.4.3 Pilzinfektionen

Erreger:

- Candida albicans,
- Cryptococcus neoformans und
- Aspergillus fumigatus.

Symptome:

- chronische Meningitis,
- Granulom-Abszessbildung,
- Abszesse, thrombotische Verschlüsse.

Diagnostik:

- CT/MRT: unspezifisch,
- direkter Erregernachweis (Gramfärbung).

Differentialdiagnostik: tuberkulöse Meningitis.
Therapie: Antimykotika: Amphotericin B, Fluconazol.

35.5 Limbische Autoimmunenzephalitis

Ursache:

- Anti-NMDA-Enzephalitis,
- schwer verlaufende Enzephalitis,
- kann in jedem Alter auftreten,
- Frauen sind bevorzugt.

Symptome:

- Psychosen,
- Verhaltensauffälligkeiten,
- epileptische Anfälle,
- Gedächtnisstörungen,
- Dyskinesien,
- Dysautonomie.

Therapie:

- Intensivüberwachung,
- Kortikosteroide,
- IVIG-Therapie,
- Plasmaseperation,
- Eskalation nach 4 Wochen bei Refraktärität,
- Zyklophosphamid und/oder Rituximab.

Prognose:

- gut, abhängig von der frühzeitigen Diagnose und Therapie,
- die Rezidivrate ist niedrig.

35.6 Sarkoidose (M. Boeck)

- Basale Meningoenzephalitis,
- Granulome sind immer um Blutgefäße angeordnet, sie finden sich in basalen Meningen und im Höhlengrau des III. Ventrikels, der Hypophyse und im Hypothalamus.

Ätiologie: unklar.

Symptome:

- Hirnnervenlähmungen,
- Visusstörungen durch Optikusbefall und Hydrozephalus,
- Diabetes insipidus,
- hypothalamus-hypophysäre Funktionsstörung,
- periphere Neuropathien.

Diagnostik:

- Manifestation in der Lunge, Milz, Haut, Auge.
- cCT/cMRT: ventrikel-schädelbasisnahe Kontrastmittel-aufnehmende Graunlome, meningealer Befall (T1 mit Kontrastmittel),
- Liquor: leichte lymphozytäre Pleozytose, Eiweiserhöhung,
- Serum: ACE-Spiegel,
- extrazerebrale Manifestation: Haut (Biopsie), eine meningeale oder eine Hirnbiopsie erübrigt sich dann.

Therapie: Kortikosteroide für 6 Monate.

Verlauf: chronisch mit Remissionen.

35.7 Chronische, lymphozytäre Meningitis

Die chronische, lymphozytäre Meningitis wird meist durch nicht-virale Erreger ausgelöst.
Erreger:

- Pilze,
- Protozoen (Toxolasmose, Zystizerken),
- Tuberkulose,
- Leptospiren,
- M. Whipple,
- M. Boeck,
- M. Behçet.

Symptome:

- die Beschwerden entwickeln sich schleichend,
- Kopfschmerzen,
- Konzentrationsschwäche,
- allgemeine Leistungsminderung,
- Hirnnervenlähmungen,
- Enzephalitische und myelitische Symptome, Ursachen:
    - Übergreifen auf Nervenparenchym,
    - ischämischer Gewebeschaden durch endarteriitische Veränderungen,
    - Meningismus,
    - Temperatur normal bis leicht erhöht.

Verlauf: chronisch, progredient mit Exazerbation.

Diagnostik:

- Liquor:
    - Zellzahl: lymphozytäre Pleozytose von einigen 100 bis selten 1.000 Zellen,
    - Protein: erhöht,
    - Glukose: erniedrigt,
- EEG: Allgemeinbefund mit Herdbefund.

Therapie:

- Erregernachweis: adäquate Therapie,
- kein Erregernachweis: Kortikosteroide.

35.8 Spinale Abszesse

Erreger: gleiche Erreger, die das Gehirn und die Hirnhäute befallen.

Lokalisation:

- epidural,
- extramedullär,
- intramedullär.

Ausgangspunkt:

- hämatogene Aussat im Rahmen einer Sepsis,
- lokale Ausbreitung eines Abszesses nach i.m.-Injektion (paravertebraler Injektion).

Epiduraler Abszess und Spondylodiszitis:

- häufig,
- Querschnittssymptomatik,
- überwiegend im Bereich des thorakolumbalen Überganges.

Intraduraler Abszess, extramedullär:

- selten,
- Mitbeteiligung des spinalen Subarachnoidalraumes,
- bei bakterieller Meningitis, spinalem Katheter, Injektionen, Operationen.

Intramedullärer Abszess:

- selten,
- bei bakterieller Endokarditis,
- auch durch Protozoen und Parasiten.

Ätiologie und Pathogenese:

- Staphylococcus aureus,
- Streptokokken,
- Enterokokken,
- Tuberkelbakterien.

Symptome:

- Schmerzen, die radikulär ausstrahlen können,
- Fieber,
- Meningismus,
- Leukozytose, BSG-Erhöhung, CRP-Erhöhung,
- Querschnittssyndrom (kann lange inkomplett bleiben).

Diagnostik:

- Nativröntgen: Entzündung der Wirbelkörper (Destruktion, Zusammensinken des Bandscheibenfachs bei Diszitis),
- CT/MRT: MRT ist Mittel der Wahl, wenn die Läsionshöhe bekannt ist,
- Myelographie mit Myelo-CT: wenn Läsionshöhe nicht bekannt ist,
- Liquor:
    - Proteinerhöhung,
    - eine Erregeranzucht ist möglich,
    - bei Verdacht auf einen epiduralen lumbalen Abszess ist die Lumbalpunktion kontraindiziert.

Therapie:

- Laminektomie und Drainage des Eiters,
- lokale und systemische antibiotische Therapie,
- bei unklaren Erregern: Oxacillin 12 g/Tag i.v.

Prognose:

- bei früher Behandlung: gut,
- bei Paraparesen: eine völlige Wiederherstellung ist kaum möglich.

35.9 Andere spinale entzündlich-raumfordernde Prozesse

Polyartheritis mit Densbefall:
Infiltration der Axis-Atlas-Region mit Auflösung des atlantodentalen Apparates, Folge: Densdislokation (Ursache eines hohen Querschnittsyndroms mit Atemstörung).

Therapie: transorale Resektion des Entzündungsgewebes.

35.10 Myelitis

Es handelt sich hierbei um eine Entzündung des Rückenmarkes. Von einer disseminierten Myelitis spricht man, wenn die Entzündung herdförmig verteilt ist. Ist sie jedoch diffus über den gesamten Rückenmarksqurschnitt verteilt, so spricht man von einer Querschnittmyelitis. Entwickelt sich hierunter ein Querschnittssyndrom so spricht man von einer Myelitis transversa.

Ursache:

- viral, parainfektiös (VZV, EBV),
- autoimmun (Multiple sklerose),
- HIV,
- akute disseminierte/demyelinisierende Enzephalomyelitis,
- Impfung,
- spinale Durchblutungsstörung.

Symptome:

- Fieber,
- gürtelförmige Rückenschmerzen,
- Sensibilitätsstörungen, abgeschwächte Reflexe, Paresen bis hin zur Querschnittslähmung.

Diagnostik:

- Myelographie (nicht vom Tumor zu unterscheiden),
- Antikörper gegen den zugrundeliegenden Virus,
- Liquor:
    - oligoklonale Banden sind positiv,
    - Pleozytose,
    - intrathekale IgG.

Therapie: virustatisch plus Kortison (wenn möglich 3 x 1 g).

36 Multiple sklerose (MS)

- Häufigste neurologische Erkrankung des jungen Erwachsenenalters,
- wurde 1868 von Jean-Martin Charcot entdeckt.

36.1 Molekulare Mechanismen der MS

- Aktivierung von proinflamatorischen Zytokinen wie IL-1, IL-2 und TNF-α, Interferon-γ,
- auch Aktivierung von entzündungshemmenden Zytokinen IL-4 und TGF-β (nachgewiesen in Makrophagen, Lymphozyten und Astrozyten).

Entzündungsschritte:

1. Leukozyten rollen entlang der Gefäßendethelien,
2. durch Zytokine: vermehrte Expression von Adhäsionsmolekülen, dadurch Verstärkung der Adhäsion der Leukozyten an der Gefäßwand,
3. Durchdringung der entzündlichen Gefäßwand.

IL-1:

- gebildet von Makrophagen: stimuliert T-Lymphozyten zur Bildung von IL-2 und CD4-T-Helferzellen,
- bewirkt Proliferation von B-Lymphozyten.

IL-2:

- wird von aktivierten T-Helferzellen produziert,
- aktiviert T- und B-Lymphozyten.

IL-4: von T-Lymphozyten gebildet: stimuliert IgG und IgE-Synthese.

TNF-α:
von Makrophagen, Monozyten, Lymphozyten (T-Helferzellen Typ I) und Mastzellen gebildetes Zytokin.

Interferone (Proteine):

- gebildet von Leukozyten und Fibroblasten,
- IFN-γ:
    - säurelabil, wird hauptsächlich von T-Helferzellen produziert,
    - kann stimulierend aber auch supprimierend sein.

B-Lymphozyten:

- kleiner Bestandteil der Lymphozyten im Bereich der perivaskulären Infiltrate,
- eher in aktiven MS-Herden nachzuweisen,
- B-Zellen wandeln sich mit Hilfe von Zytokinen zu Plasmazellen um (vermehrt in chronischen Demyelinisierungsherden).

IgG-Ablagerungen auf Myelinscheiden:

- Bindung des IgG am Fc-Teil des basischen Myelinproteins,
- IgG ist gegen MOG (Myelin-Oligodendrozyten-Glykoprotein) gerichtet.

36.2 Immunzytochemische Analysen

- Frühaktive Läsionen: enthalten sämtliche Hauptbestandteile des Myelins (Makrophagen, Lymphozyten, Oligodendrozyten),
- spätaktive Läsionen:
    - fortschreitendes Stadium des Myelinabbaus ohne Nachweis von MOG (Myelin-Oligodendrozyten-Glykoprotein) oder CNPase,
    - Nachweis von Astrogliazellen (Raine),
- inaktive demyelinisierende Läsionen:
    - frühe remyelinisierende Plaques:
        - enthalten neben Makrophagen, Lymphozyten,
        - Axone werden wieder von dünnen Myelinscheiden umgeben,
    - späte remyelinisierende Läsionen:
        - enthalten nur wenige Makrophagen,
        - Proliferation von Astrozytenfortsätzen,
- frühe Demyelinisierungsherde:
    - massive Schrankenstörungen in Form von Gadoliniumaufnahme,
    - T2-gewichtete Herde mit reduziertem Signal,
- spätere Demyelinisierungsherde:
    - hyperintens in T2-gewichteten Aufnahmen,
    - inhomogene Schrankenstörungen plus axonale Läsionen in T1-gewichteten Bildern (hypointens).

MOG-positive Oligodendrozyten finden sich bei manchen Patienten innerhalb von demyelinisierenden Läsionen in fast gleicher Zahl und Dichte wie in der umgebenden unauffälligen weißen Substanz. Das führt zu einer raschen Demyeliniserung, weil Oligodendrozyten noch erhalten sind. Erklärung: primäre Zerstörung der Markscheide durch Immuntoxine wie freie Sauerstoff-Radikale, TNF-α oder Lymphotoxine, die durch T-Zellvermittelte Entzündungsreaktion freigesetzt werden. Folge: Oligodendrozyten überleben eine solche Attacke und werden eventuell bei rezidivierenden Attacken oder bei Chronifizierung geschädigt. Folge: Bei einem anderen Teil erfolgt initial eine deutliche Reduzierung der Oligodendrozyten. In der Folge kommt es zu unterschiedlichen Läsionen:

- demyelinisierte Läsion mit komplettem Verlust der Oligodendrozyten und fehlender Remyelinisierung. Ursache: Schwere primäre Entzündungsreaktion oder Rezidive.
- Läsionen mit einer Abnahme der Oligodendrozytenzahl vom Läsionsrand bis ins Zentrum des Plaques. Ursache: Oligodendrozyten exprimieren Stressproteine und werden selber Ziel der Autoimmunantwort.
- Herde, bei denen die Oligodendrozyten außerhalb der Läsion untergehen, ohne dass dort Entzündungszeichen erkennbar sind. Ursache: Oligodendrozyten liegen im Mittelpunkt der Autoimmunantwort (primärer Schaden der sekundär zu einer begleitenden Demyelinisierung führt).

36.3 Entmarkungsmodell der entzündlichen Läsion

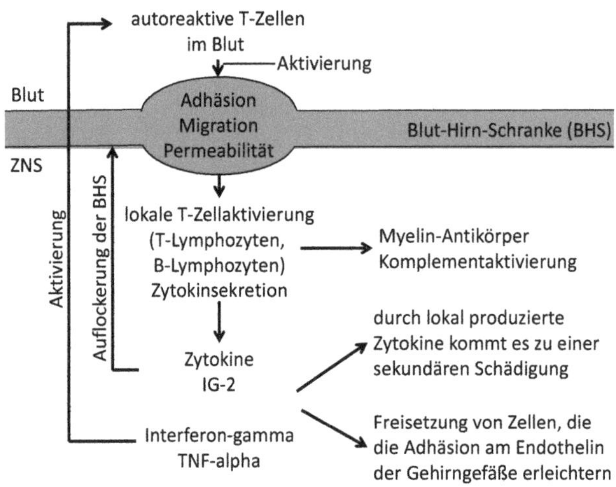

Abbildung 36.1: Entmarkungsmodell der entzündlichen Läsion

1. Aktivierte T-Zellen überwinden die Blut-Hirn-Schranke und gelangen ins ZNS.
2. Für Immunglobuline, Entzündungsmediatoren und andere Zellen des ZNS besteht die Barriere weiterhin.
3. Eingedrungene T-Zellen können im ZNS nur dann einen Entzündungsprozess auslösen, wenn sie ihr spezifisches Antigen vor Ort finden und gleichzeitig auch lokal entsprechende Histokompatibilitätsantigene exprimiert werden.
4. HLA ist in Monozyten/ Astrozyten nachweisbar.
5. Hochregulation der HLA-Antigene im ZNS durch elektrische Reize, Trauma oder Läsionen peripherer Nerven.

6. Vermehrte HLA-Moleküle durch unspezifische Gewebeschädigung (MS-Läsion vermehrt in solchen Arealen).
7. HLA-Suppremierung durch neurotrophe Faktoren.

- Die T-Zell-vermittelte Entzündung wird durch Apoptose beendet,
- stabile Krankheitsphase: IL-10 und TGF-β und IL-4 (produziert durch T-Helferzellen Typ 2).

Potentielle Autoantigene:
Welche Moleküle sind primäres Ziel der T-Zell vermittelten Autoimmunreaktion?

- Proteolipidprotein (PLP):
    - 50% des Proteingehaltes des Myelins im ZNS,
    - Transmembranprotein,
    - wichtig für die Integrität der Myelinscheiden,
    - spielt eine große Rolle bei der Entwicklung der Oligodendrozyten,
- myelinassoziierte Glykoproteine (1%),
- Protein S-100 (kalziumbindendes Signalprotein in den Gliazellen),
- CNPase,
- Myelin-oligodendrozyten-Glykoprotein:
    - 0,1% des Proteingehaltes des Myelins,
    - MOG induzierte experimentelle autoimmune Enzephalomyelitis (EAE), ähnlich der MS,
- Myelin-Basis-Protein:
    - 10-20% des Myelinproteins,
    - kein Transmembranprotein,
    - liegt im Zytoplasma,
    - wichtig für die Kompaktierung des Myelins.

Korrelation:
Marker wie Zytokine und Adhäsionsmoleküle im Serum korrelieren häufig mit der Klinik und den MRT-Befunden.

36.4 Genetik

Hinweise auf genetische Faktoren:

- Dunkelhäutige haben, unabhängig von der Lebensregion, grundsätzlich ein erniedrigtes Risiko zu erkranken,
- bei Verwandten von MS-Erkrankten liegt das Risiko etwa 20-40 mal höher als in der Normalbevölkerung,
- bei eineiigen Zwillingen ist der Faktor um Faktor 10 höher als bei zweieiigen Zwillingen.

Wichtig: HLA-Locus auf Chromosom 6 exprimiert das Schlüsselmoleküle für die Entstehung einer T-Zell-vermittelten Immunantwort.

Gene für:

- den T-Zell-Rezeptor,
- Immunglobuline,
- MBP (myelin basic protein) und MOG,
- Zytokine und Chemokine,
- Komplementfaktoren.

T-Zell-Rezeptor:

- Erkennung von bestimmten Myelinproteinen,
- es besteht keine direkte Korrelation mit der MS.

Immunglobuline und MBP: es besteht keine direkte Korrelation mit der MS.

Zytokine und Chemokine:

- es besteht eine leichte Korrelation bei IL-4 und IL-1,
- es besteht nur eine geringe Korrelation beim TNF-β.

Komplementsystem:

- Vermittler der Entzündungsreaktion,
- Zerstörung der Oligodendrozyten,
- eine Korrelation zwischen dem Komplementkomplex (aktivierte) und der Krankheitsaktivität ist gegeben.

Mitochondriale Mutation: es besteht der Verdacht auf einen Zusammenhang zwischen einer mitochondrialen Dysfunktion und der MS.

36.5 Erregerbedingte Genese

Es wird über eine erregerbedingte Genese der MS spekuliert.

- Infektion durch ein Virus mit nachfolgender sekundärer Entzündungsreaktion,
- rezidivierende Virusinfektionen mit Zerstörung des Myelins, als unspezifische Begleitreaktion,
- Viruspersistenz in Gliazellen:
    - es gibt keinen sicheren Anhalt für eine virale Auslösung der MS,
    - Chlamydia pneumoniae (bakterienähnliches Agens), im Liquor:
        - erhöhter Antikörpertiter gegen Chlamydia pneumonie,
        - das Chlamydien-Genom ist mit Hilfe der PCR nachweisbar.

Die MS ist definitiv nicht direkt infektiös übertragbar!

Möglich ist, dass es durch bakterielle Superantigene oder virale Infektionen, die zur Aktivierung der T-Lymphozyten führen, zu einer Auslösung der Entzündungsreaktion im ZNS kommt (überschießende Entzündungsreaktion, bei dem zumindest dem Fortschreiten der MS ein immunpathologisches Geschehen zugrunde liegt).

Experimentelle autoimmune Enzephalomyelitis (EAE):

- eine T-zellvermittelte Erkrankung (MBP-induziert),
- nicht spezifisch.

36.6 Modifizierende Risikofaktoren

Schwangerschaft:

- die Schubrate ist niedriger, insbesondere im letzten Trimenon (schützende T-Helfer-2-Antwort ist erhöht),
- Schubreduktion bis zu 50% (Östrogeneffekt ?),
- nach der Entbindung steigt die Schubrate (2-3 x höher als die Kontrollgruppe),
- Stillen und eine Periduralanästhesie sind irrelevant,
- längerfristige Effekte: wird dadurch der Übergang von der schubförmigen in die sekundär progrediente MS womöglich verzögert?

Geburt:

- das Risiko ist so hoch wie bei der Normalbevölkerung,
- die Missbildungsrate ist so hoch wie bei der Normalbevölkerung.

Kontrazeptiva:

- enthält Östrogene,
- keine Kontraindikation bei der MS.

Stress/ Trauma:

- die Schubrate steigt (nicht signifikant),
- bis jetzt ist kein kausaler Zusammenhang nachgewiesen, empirisch fällt allerdings eine Korrelation auf.

Infektionen/ Impfungen:

- Impfungen sind nicht kontraindiziert,
- Impfungen besser mit Todimpfstoff durchführen,
- Virusinfektion des Respirationstraktes: häufiger Schübe, jedoch nicht signifikant.

36.7 Makroskopische Pathologie

- Periventrikuläre Entmarkungsherde,
- radial nach außen angeordnete Läsionen, die dem Verlauf der Blutgefäße folgen,
- kleine, kortikale Läsionen,
- schwere atrophische Veränderungen.

36.8 Epidemiologie

- Frauen 2-3:1 Männer (hormonelle Faktoren ?),
- Nord-Süd-Gefälle,
- nach Migration in den Süden: das Erkrankungsrisiko sinkt,
- nach Migration in den Norden: das Erkrankungsrisiko steigt,
- Alter der Migration > 15 Jahre: das Risiko des Ausgangslandes bleibt beibehalten,
- Alter der Migration vor dem 15 Lebensjahr: Risikoanpassung an die neue Heimat,
- Alter bei Erkrankungsbeginn: unterschiedliche Regionen, aber gleiche Altersverteilung,
- gegen eine direkte Übertragung spricht das fehlende erhöhte Krankheitsrisiko bei Adoptierten.

36.9 Inzidenz und Krankheitslast

120.000	MS-Erkrankte in Deutschland, ungefähr 2/3 davon sind Frauen
80%	zeigen einen schubförmigen Beginn der Erkrankung
bis 50%	zeigen binnen 2-3 Jahren eine klinisch relevante Behinderungsprogression
40-65%	entwickeln kognitive Defizite
50%	entwickeln binnen 10 Jahren eine sekundär chronisch progrediente MS
50%	sind nach 15 Jahren bleibend behindert
45%	werden binnen 10 Jahren berentet

[1]

[1] Hauser SL et al. in Harrisons Principies of Internal Medicine Mc Graw Hill 1994, Weinshenker BG et al. Brain. 1989; 112: 133-146, Weinshenker BG. Neurol Clin. 1995; 13: 119-146, Munschauer F et al. Clin Ther. 1997; 19: 868-882, Maltioli F et al. Neurol Sci. 2011; 3: 321-323.

Mittlerweile geht man davon aus, dass die Anzahl der MS-Erkrankten in Deutschland auf ungefähr 200.000 zusteuert.

36.10 Verlaufsformen der MS

1. Schubförmig (ungefähr 50%),
2. chronisch progredient:

    - primär chronisch progredient (ungefähr 10%),
    - sekundär chronisch progredient (ungefähr 40%).

36.10.1 Schubförmige MS

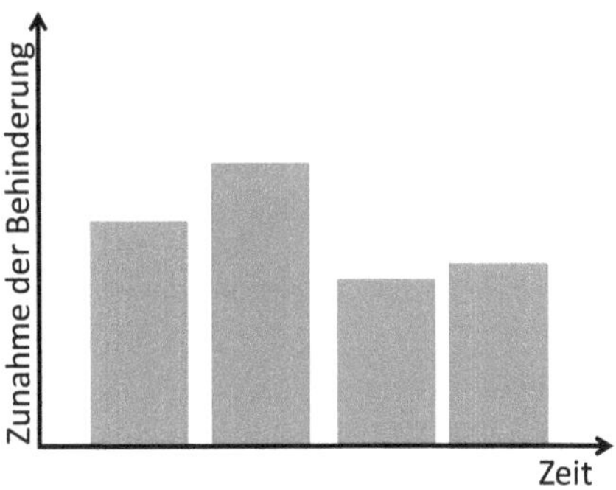

Abbildung 36.2: Vollständige Erholung zwischen den Schüben[2]

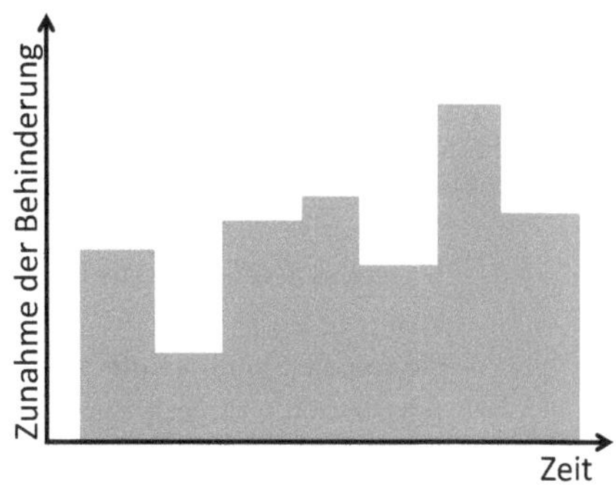

Abbildung 36.3: Nur teilweise Erholung zwischen den Schüben[1]

Schumacher-Kriterien (1965):

- akute, ohne Infekte oder Fieber auftretende neurologische Ausfälle
- oder Verschlechterung vorbestehender Symptome, die mindestens 24 Stunden anhalten,
- weitere Verschlechterung oder neue Symptome innerhalb von 4 Wochen werden zum Schub angerechnet,
- Ausschluss eines Pseudoschubes (z.B. Uhthoff-Phänomen).
  Nach Verschlechterung:

    - komplette Rückbildung der Symptome,
    - es kann nur eine Teilremission eintreten,
    - der Mindestabstand zwischen den Schüben beträgt 30 Tage,
    - Übergang zur progredienten Verlaufsform („transiente MS“).

[2] Hauser SL et al. in Harrisons Principies of Internal Medicine Mc Graw Hill 1994, Weinshenker BG et al. Brain. 1989; 112: 133-146, Weinshenker BG. Neurol Clin. 1995; 13: 119-146, Munschauer F et al. Clin Ther. 1997; 19: 868-882, Maltioli F et al. Neurol Sci. 2011; 3: 321-323.

36.10.2 Chronisch progrediente MS

36.10.2.1 Primär chronisch progrediente MS

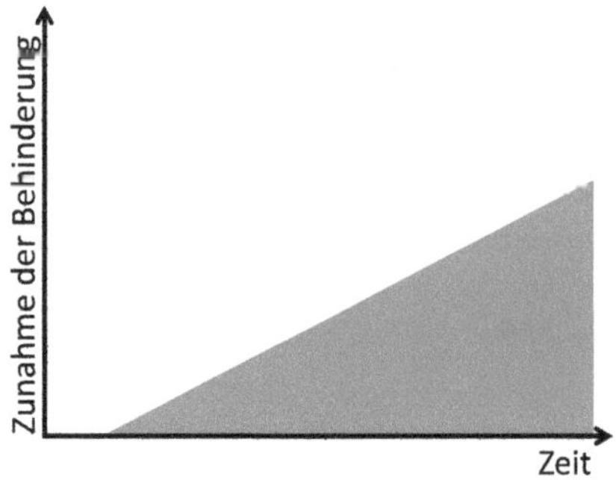

Abbildung 36.4: Von Beginn an ständig fortschreitende Behinderungsprogression ohne Schübe[3]

- Ungefähr 5-10% der MS-Patienten (ohne Schübe, schleichender progredienter Verlauf),
- die spinale Symptomatik steht im Vordergrund,
- gelegentlich tritt ein progredientes zerebelläres Syndrom auf,
- häufig weniger Läsionen im kranialen MRT als bei der schubförmigen MS oder sekundär-progredienten MS,
- keine typische floride Schrankenstörung unter Gadolinium-Gabe (Gadolinium: Kontrastmittel (ohne Jod), das zur Darstellung frischer entzündlicher MS-Herde in der Kernspintomographie eingesetzt wird).

Die primär chronisch progrediente MS kann einen benignen und einen malignen Verlauf aufzeigen:

- benigne MS: 15 Jahre nach Beginn der Erkrankung ohne wesentliche Behinderung,
- maligne MS: progrediente Behinderung.

Therapie:

- es gibt nichts Neues auf dem Markt,
- Studiendesign zu kurz,
- die Dauer der gängigen Studien ist zu kurz.

[3] Hauser SL et al. in Harrisons Principies of Internal Medicine Mc Graw Hill 1994, Weinshenker BG et al. Brain. 1989; 112: 133-146, Weinshenker BG. Neurol Clin. 1995; 13: 119-146, Munschauer F et al. Clin Ther. 1997; 19: 868-882, Maltioli F et al. Neurol Sci. 2011; 3: 321-323.

36.10.2.2 Sekundär chronisch progrediente MS

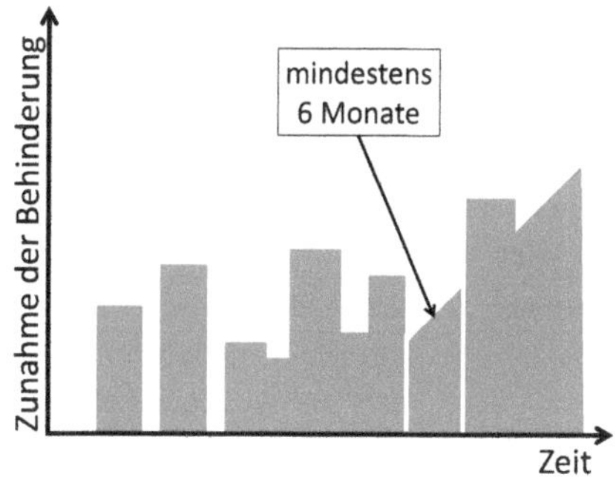

Abbildung 36.5: Im Verlauf der Erkrankung kann sich eine progrediente Form ausbilden[4]

- Rasche Verschlechterung der neurologischen Defizite ohne Remission,
- kontinuierliche Verschlechterung über mindestens 6 Monate hinweg,
- entwickelt sich in 30-50% aus der schubförmigen MS innerhalb von 10 Jahren (sekundär chronisch progrediente MS),
- innerhalb der chronisch progredienten MS sind schubförmige Verschlechterungen möglich,
- Ursache: Interleukin-12-Erhöhung.

[4] Hauser SL et al. in Harrisons Principies of Internal Medicine Mc Graw Hill 1994, Weinshenker BG et al. Brain. 1989; 112: 133-146, Weinshenker BG. Neurol Clin. 1995; 13: 119-146, Munschauer F et al. Clin Ther. 1997; 19: 868-882, Maltioli F et al. Neurol Sci. 2011; 3: 321-323.

36.11 Diagnosekriterien

36.11.1 Mc-Donald-Kriterien (2012)

Diagnosestellung der Multiplen Sklerose schon beim ersten Schub und mit einzeitiger Kernspintomografie (nach Ausschluss anderer Differenzialdiagnosen).

Schübe bzw. Klinik	klinisch nachweisbare Läsionen	zur Diagnose benötigte Zusatzuntersuchungen
2 oder mehr	2 oder mehr	keine, der klinische Befund reicht aus
2 oder mehr	1	örtliche Verteilung im MRI: ≥1 T2-Läsion in mind. 2/4 MS-typischen Lokalisationen (periventrikulär, juxtakortikal, infratentoriell, spinal)
1	2 oder mehr	zeitliche Verteilung im MRI: gleichzeitiges Vorliegen von Kontrastmittel (KM)-aufnehmenden asymptomatischen und nicht KM-aufnehmenden Läsionen oder: ≥1 neue T2- ohne KM-aufnehmende Läsion in einem nachfolgenden MRI
1 Schub mit nur einem Symptom	1	örtliche Verteilung im MRI: ≥1 T2-Läsion in mind. 2/4 MS-typischen Lokalisationen (periventrikulär, juxtakortikal, infratentoriell, spinal) und: zeitliche Verteilung im MRI: gleichzeitiges Vorliegen von KM-aufnehmenden asymptomatischen und nicht KM-aufnehmenden Läsionen oder: ≥1 neue T2- ohne KM-aufnehmende Läsion in einem nachfolgenden MRI
X[1]	X[2]	1 Jahr Krankheitsprogression und mind. 2 von 3 der folgenden Kriterien: a) Hirn-MRI positiv (≥1 T2-Läsion in für MS typischer Lokalisation periventrikulär, juxtakortikal oder infratentoriell) b) Rückenmarks-MRI positiv (≥2 herdförmige T2-Läsionen) c) Liquoranalyse positiv

X[1]: von Anfang an chronisch progredienter Verlauf mit Verdacht auf MS,
X[2]: langsame neurologische Verschlechterung vereinbar mit MS.

36.11.2 Schumacherkriterien (1965)

- Die Symptome dürfen nicht durch eine andere neurologische Erkrankung besser erklärbar sein,
- objektive pathologische Befunde, die auf eine Störung des ZNS beruhen,
- Beteiligung von zwei oder mehr voneinander getrennten Bereichen des ZNS,
- zeitlich muss die Erkrankung abgelaufen sein entweder:
    - in 2 oder mehr Episoden von Verschlechterung, die jeweils durch eine Periode gleichbleibenden Befundes oder Besserung von einem oder mehreren Monate getrennt sind, wobei jede Episode mindestens 24 Stunden angedauert haben muss,
    - langsame, stufenweise Progression von Beschwerden und Symptomen über einen Zeitraum von mindestens 6 Monaten,
- die Symptome sollen primär auf Störungen im Bereich der weißen Substanz des ZNS hinweisen,
- Manifestationsalter: 10-50 Jahre.

Schubförmige MS:

- subkortikal,
- länger als 24 Stunden bestehend,
- Beteiligung von mehr als 2 Bereichen im ZNS,
- es gibt keine andere Erklärung,
- Manifestationsalter zwischen 10-50 Jahre.

Sekundär chronisch progrediente MS: langsam progredient über 6 Monate.

36.11.3 Aktuelle diagnostische Kriterien (Poser-Kriterien 1983)

- Erkrankungsalter nicht vor dem 10. und nicht nach dem 59. Lebensjahr,
- Ausschluss anderer neurologischer Erkrankungen,
- klinisch gesicherte Diagnose:
    - 2 Schübe plus 2 räumlich voneinander getrennte Herde im ZNS
    - oder 2 Schübe plus ein Herd im neurologischen Befund plus ein zusätzlicher Herd im paraklinischen Befund,
- durch Laboruntersuchungen untermauerte Diagnose:
    - 2 Schübe plus Herd klinisch oder paraklinisch plus oligoklonale Bande und/oder erhöhte autochtone IgG-Produktion im ZNS
    - oder ein Schub plus 2 Herde im neurologischen Befund plus oligoklonale Banden und/oder IgG-Erhöhung
    - oder ein Schub plus ein Befund plus ein Herd durch paraklinische (= laborgestützte) Untersuchungen plus Nachweis von oligoklonalen Banden und/oder erhöhte IgG im Liquor.

36.12 Bewertungsskala (EDSS) zur Erfassung des Behinderungsgrades eines MS-Patienten

EDSS: Expanded Disability Status Scale.

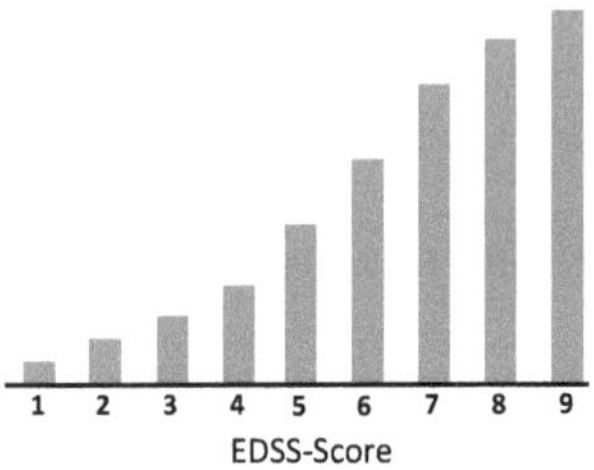

Abbildung 36.6: EDSS[5]

1: keine Behinderung
2: minimale Behinderung
3: mäßige Behinderung, uneingeschränkt gehfähig
4: relativ schwere Behinderung, ohne Hilfe ungefähr 500 m gehfähig
5: nicht mehr ganztägig arbeitsfähig, ohne Hilfe ungefähr 200 m gehfähig
6: einseitige Gehhilfe wird für eine Strecke von 100 m benötigt
7: die Gehfähigkeit ist auf maximal 5 m beschränkt, weitgehend an den Rollstuhl gefesselt
8: weitgehend an den Rollstuhl, an einen Stuhl oder an das Bett gebunden
9: hilflos, bettlägerig

36.12.1 Mittlere Verweildauer in den einzelnen EDSS-Stufen

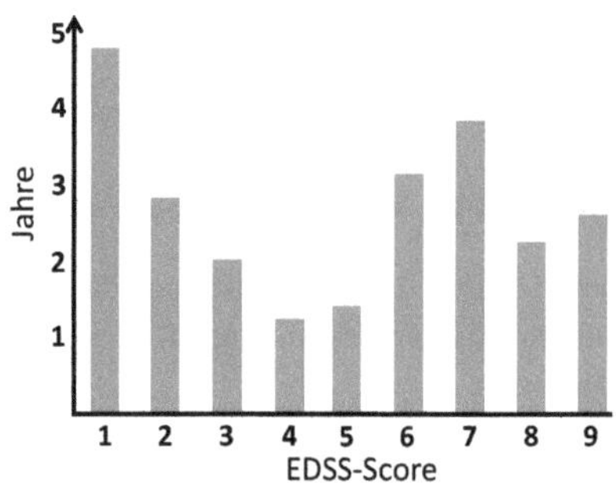

Abbildung 36.7: Mittlere Verweildauer in den einzelnen EDSS-Stufen[6]

Nachteile des EDSS:

- die Hand-Armfunktion wird nur wenig beachtet,
- ab EDSS 4: zählt nur noch die Gehfähigkeit,
- ab EDSS 7: Verlust der Gehfähigkeit,
- die kognitive Funktion wird vernachlässigt.

[5] Kurtzke JF. Rating neurologic impairment in multiple sclerosis: an expanded disability status scale (EDSS). Neurology. 1983; 33:1444-1452.

[6] Weinshenker BG et al. Brain. 1991; 114: 1157-1167

Ergänzung durch MSFC (multiplesclerosis functional composite):

- Zielfunktion (Messsystem),
- Gehfunktion (8 Meter gehen auf Zeit),
- Armfunktion (Nine Hole Peg Test auf Zeit),
- Konzentration (PASAT-3).

36.13 Symptome

Demyelinisierung mit

- Leitungsverlangsamung,
- Leitungsblock,
- axonalen Schäden.

Typische Symptome zum Krankheitsbeginn:

- Sehstörungen, Störungen der Okulomotorik,
- Paresen,
- Sensibilitätsstörungen,
- Koordinationsstörungen,
- Blasen-Mastdarmstörungen,
- neurophysiologische Störungen.

Weitere Symptome:

- Optikusneuritis,
- Nystagmus,
- INO,
- seltener N. III-, N. VI-Paresen,
- zentrale Mono-, Hemi-, Para- oder Tetraparese,
- asymetrische Paraparese der Beine,
- Spastik,
- Reflexsteigerung,
- Kloni,
- positives Pyramidenbahnzeichen,
- fehlende Bauchhautreflexe,
- Parästhesie (Taubheit, Kribbelgefühl),
- Hypästhesien (aufgehobenes/ vermindertes Vibrationsempfinden an Füßen und Beinen (Pallanästhesie/ Pallhypästhesie)),
- Lhermitte-Zeichen,
- zerebelläre Ataxien, Extremitäten-, Rumpfataxie, spinale Ataxie,
- Intentionstremor,
- Blasen-, Mastdarmstörung (Harnverhalt, Harninkontinenz, Harndrang, Obstipation, erektile Dysfunktion),

- Konzentration, Aufmerksamkeit, Gedächtnisstörungen, Verlangsamung, selten Demenz,
- Depressionen, Euphorie,
- Fatigue (Erschöpfungssyndrom),
- tonische Hirnstammanfälle (Krämpfe, Spasmen einzelner Extremitäten),
- Trigeminusneuralgie,
- skandierende Sprache, Dysarthrie,
- Uhthoff-Phänomen (Symptomverschlechterung bei Erhöhung der Körper- oder Außentemperatur).

Schubförmige Verschlechterung:

- Natürlicher Verlauf:
    - die Schubrate ist in den ersten Jahren am höchsten (bis zu 2 x/Jahr),
    - in den Folgejahren Abnahme der Schübe um 80%,
- die meisten Symptome bilden sich innerhalb von 4 Wochen zurück,
- nach 3 Monaten: geringe Rückbildungstendenz,
- nach 6 Monaten: Persistenz in über 95% der Fälle.

Todesursachen:

- ist selten Folge eines akuten Schubes,
- sekundäre Komplikationen (Pneumonie, Sepsis, Lungenembolie),
- nicht MS-bedingte Ursachen,
- Suizid (7-fach erhöht).

36.14 Diagnostik

36.14.1 Liquor

- Bei 1/3 der Patienten findet sich eine erhöhte Zellzahl (Zellzahl zwischen 5 und 50/μl, gelegentlich über 100/μl),
- Lymphozyten: hauptsächlich Helferzellen vom CD4-Subtyp (aktivieren IL-2-Rezeptor) (lymphozytäre Pleozytose),
- bei der Synthese von intrathekal gebildeten Antikörpern sind ein Teil dieser Antikörper gegen neurotrope Viren gerichtet (Masern, Röteln, Varizella zoster),
- Albumin ist gelegentlich (in 20% der Fälle) leicht erhöht, als Ausdruck einer leichten Schrankenstörung (selten Werte $>$ 110 mg/dl),
- autochtone IgG-Produktion (von B-Zellen produziert), also die intrathekal im ZNS ablaufende Synthese von Immunglobulin G (in über 90% der Fälle jedoch nicht spezifisch, weil es auch bei Neurosarkoidose, Neuroborelliose hierzu kommt).

IgG-Nachweisverfahren:

1. Isoelektrische Fokussierung:

    - typisch für MS: oligoklonale Banden (IgG) finden sich nur im Liquor, nicht im Serum,
    - hohe Sensitivität.

2. IgG-Index:

    - Verhältnis von Liquor-IgG zu Serum-IgG mit entsprechendem Albuminverhältnis,
    - IgG-Index = (IgG Liquor x Albumin Serum)/(IgG Serum x Alumin Liquor)
    - bei > 0,7: pathologisch.

3. Nachweis von intrathekaler Immunglobulinsynthese: Darstellung des Liquors/ Serum-Quotienten für IgG und Albumin im Reiberschema.

Wichtig:

- die Höhe der intrathekalen IgG-Produktion beinhaltet keine Prognose,
- der Liquor liefert keine relevanten Parameter für die Prognose,
- MRT plus oligoklonale Bande und/oder positive MRZ-Reaktion (Masern-Röteln-Varizella zoster-Reaktion) im Liquor: die Wahrscheinlichkeit einer klinisch definierten MS innerhalb von 4 Jahren nach Optikusneuritis steigt.

36.14.2 Elektrophysiologische Zusatzdiagnostik

36.14.2.1 Afferent evozierte Potenziale (VEP, AEP, SSEP/ somatosensibel)

VEP (visuell evozierte Potentiale):

- Schachbrettmuster-Umkehrreizung,
- Schachbrettmuster am Videomonitor: Frequenz 0,5 Hz, Repetition von 120 Mittelungen,
- Ableitung des EEG-Signals okzipital,
- Latenz von P100 bestimmen (Amplituden, Ausprägung, Form),
- Stimulationsfrequenz darf 8 Hz nicht überschreiten (um ein Steady-state Potential zu vermeiden),
- Verzögerung der P100-Reizantwort bei MS,
- Amplitudenminderung plus Deformierung des Potentials (Ausdruck eines begleitenden axonalen Schadens),
- VEP hat hohe Aussagekraft (weist Läsionen nach, die sich der klinischen Untersuchung entziehen können),
- Hindernisse: starker Nystagmus, erhebliche Visusminderung.

AEP (akustisch evozierte Hirnstammpotentiale):

- die Lautstärke soll deutlich über der Hörschwelle liegen (ungefähr 70 db),
- Reizfrequenz von 10-20 Hz,
- Zahl der Durchgänge: 1.500,
- die ersten 5 Wellen:
  I: kochleäre Reizantwort,
  II: Nucleus cochlearis in der kaudalen Pons,
  III: zentral medullär in Höhe der oberen Olive und des Trapezkerns,
  IV/ V: pontomesenzephal, lateral um den Lemniscus lateralis,
- eine Lateralisierung von Läsionen ist nur anhand der ersten 3 Komponenten verlässlich, Peaks IV und V wahrscheinlich bilateral,
- hat die geringste Aussagekraft bei der MS-Diagnostik,
- Veränderungen: Verlängerung der Interpeaklatenzen plus schlechte Ausprägung.

SSEP (somatosensibel evozierte Potentiale):

- N. medianus oder N. tibialis am Knöchel elektrisch stimulieren,
- Reizfrequenz von 2-3 Hz, falls keine Spastik vorliegt,
- Reizstärke wird knapp über der motorischen Reizschwelle eingestellt, sodass gerade eben eine Zuckung des Daumens oder des Großzehen erreicht wird,
- 128-256 Mittelungen werden durchgeführt,
- Ableitpunkte: kortikal oder spinal oder peripher (eine Unterscheidung zwischen zentral und peripher gelegenen Verzögerungen ist möglich),
- kortikal: einfacher, verlässlicher,
- Verzögerung für MS relativ spezifisch, DD: Neuropathien (peripher), Vitamin B12-Mangel.

36.14.2.2 Efferent evozierte motorische Potentiale (MEP)

Transkraniale Magnetstimulation des motorischen Kortex (motorisch evozierte Potentiale):

- kortikale Neurone werden durch magnetische Ströme erregt,
- Kontraindikation: Epilepsie, Schrittmacher, Z.n. Clip-OP,
- nach Stimulation am entsprechenden kortikalen Areal: mit Oberflächenelektroden werden die evozierten Muskelpotentiale an den Extremitätenmuskeln abgeleitet,
- um zwischen zentraler und peripherer motorischer Verzögerung zu differenzieren, werden dann im nächsten Schritt die motorischen Wurzeln am Nacken bzw. in der LWS-Region transkutan stimuliert (etwas außerhalb der Foramina intervertebralia),
- Differenz zwischen der Gesamtlatenz nach kortikaler Stimulation und der Latenz nach peripherer Stimulation: zentrale motorische Leitungszeit zum Halsmark 6-8 ms, zum Lumbosakralmark 16-18 ms,
- verlängerte zentral-motorische Leitungszeit bei der MS!
- DD: amyotrophe Lateralsklerose, zervikale Myelopathie.

Fazit:

- VEPs haben zu Beginn der MS eine geringere Sensitivität als SSEPs,
- mit Hilfe der VEPs können im Verlauf stumme Läsionen nachgewiesen werden,
- bei gesicherter MS: mindestens eins der evozierten Potentiale ist pathologisch!

36.14.3 Bildgebung

36.14.3.1 MRT

- Sensitiv: in T2 sind bei über 95% der Patienten mit definitiver MS Läsionen in der weißen Substanz sichtbar,
- das äußeres Magnetfeld wirkt auf die Atomkerne (üblicherweise H^+-Kerne),
- die Atomkerne werden parallel zum Magnetfeld ausgelenkt (Spin),
- danach kehren sie in die Ruheposition zurück (T2),
- T1 mit Gabe von Gadolinium (als paramagnetisches Kontrastmittel): Darstellung von frischen Läsionen),
- das MRT ist nicht MS spezifisch, die Spezifität kann aber durch Fazekas-Kriterien erhöht werden:
  3 Läsionen im kraniellen MRT sind gefordert plus 2 der 3 Zusatzkriterien:
    - Läsion periventrikulär,
    - eine Läsion infratentoriell,
    - eine Läsion ist größer als 6 mm im Durchmesser,
- Differentialdiagnosen:
    - systemischer Lupus erythematodes (Befall der weißen Substanz subkortikal),
    - M. Behçet (Hirnstamm),
    - Neurosarkoidose (greifen auch auf basale Meningen über),
- frische Läsionen lassen sich bis zu 6 Wochen später mit Kontrastmittel nachweisen,
- CAVE: Narben sind kaum von chronischen Läsionen zu unterscheiden,
- nur ungefähr 20% der kranialen Läsionen im MRT gehen mit Symptomen einher,
- MRT-Läsionen korrelieren schwach mit neuropsychologisch fassbaren Behinderungen,
- pathologisches MRT: bei mindestens einer asymptomatischen Läsion besteht eine Wahrscheinlichkeit von 83% innerhalb von 10 Jahren eine klinisch sichere MS zu entwickeln,
- auch bei einem unauffälligen MRT beträgt die Wahrscheinlichkeit 11% eine MS zu entwickeln,
- MRT-Verlaufskontrollen sind alle 6 Monate empfohlen.

Unterschied zwischen primär und sekundär progredienter MS:

- primär progrediente MS: kaum Kontrastmitel-Aufnahme bei T1 gewichtetem MRT,
- sekundär progrediente MS: viel mehr Läsionen im T2-gewichtetetn MRT.

Atrophie bei MS-Patienten:

- Bestimmung der Ventrikelweiten,
- Durchmesser des Corpus callosum,
- Bestimmung des relativen Hirnvolumens.

36.14.3.2 Kernspinspektrometrie

- Nachweis von biochemischen Veränderungen in MS-Läsionen,
- Veränderungen zeigen sich auch in der normal erscheinenden weißen Substanz im Vergleich zur Kontrollgruppe (Reduktion des N-Acetylaspartat).

Läsion:

- Zunahme von Kreatinin/ Cholin (sekundär progrediente MS mehr als bei einem Schub),
- Abnahme von N-Acetylaspartat (sekundär progrediente MS mehr als bei einem Schub).

36.14.4 Prädektiver Wert verschiedener Untersuchungsmethoden

- Klinisch gut definiert,
- evozierte Potentiale:
    - VEP bei chronisch progredienter MS,
    - MEP und SSEP haben eine höhere Aussagekraft als VEP,
- paraklinische Untersuchungen (MRT, Liquor, evozierte Potentiale) weniger gesichert:
    - Liquorbefunde haben eine weniger prognostische Aussagekraft,
    - beidseits verlangsamte VEPs: ungünstiger Verlauf,
    - MRT: Filippi et al. 1995:
        1. schwache, aber signifikante Korrelation zwischen dem Läsionsvolumen im T2-gewichteten kraniellen MRT und der Zunahme der neurologischen Defizite,
        2. deutliche Korrelation zwischen Krankheitsaktivität und hypointensen Läsionen in T1 gewichteten MRTs, Ausschluss der axonalen Defizite.

36.14.5 Schritte zur MS-Diagnostik nach McDonald (2001)

Schubförmiger Verlauf:

	Klinik	Zusatzinformationen
1.	$\geq$ 2 Schübe mit $\geq$ 2 Läsionen (objektiv)	keins erforderlich, aber die Paraklinik darf nicht negativ sein
2.	$\geq$ 2 Schübe plus 1 Läsion	räumliche Dissemination: - im MRT (Barkhof-Kriterien) oder - 2 MRT-Läsionen plus Liquor oder - ein weiterer klinischer Schub mit anderer Lokalisation
3.	1 Schub mit $\geq$ 2 Läsionen	zeitliche Dissemination: - im MRT oder - ein weiterer klinischer Schub
4.	1 Schub mit 1 Läsion (objektiv) „klinisch isoliertes Syndrom“	räumliche Dissemination: - im MRT oder - $\geq$ 2 MRT-Läsionen plus Liquor und zeitliche Dissemination: - im MRT oder - ein weiterer klinischer Schub

Primär progressive MS:

	Klinik	Zusatzinformationen
1.	schleichende Progression seit Beginn	Liquor und räumliche Dissemination: - $\geq$ 9 Hirnläsionen oder - $\geq$ 2 Rückenmarksläsionen oder - 4-8 Hirn- und 1 Rückenmarksläsionen oder - VEP plus 4-8 Hirnläsionen oder - VEP plus 4 Hirn- plus 1 Rückenmarksläsionen und zeitliche Dissemination: - im MRT oder - kontinuierliche Progression über 1 Jahr

Einteilung in: „gesicherte MS“/ „mögliche MS“/ „keine MS“

MRT-Kriterien der räumlichen Dissemination:

1. nach Paty (1988):

$\geq$ 4 Läsionen oder 3 Läsionen (davon $\geq$ 1 periventrikulär).

2. nach Fazekas (1988):

$\geq$ 3 Läsionen, welche jeweils 2 oder 3 der folgenden Bedingungen erfüllen:

- $>$ 5 mm Durchmesser,
- infratentoriell,
- periventrikulär.

3. nach Barkhof et al. (1997):

3 der 4 folgenden Befunde müssen vorliegen:

- $\geq$ 1 Gadolinium-positive oder 9 T2-hyperdense Läsionen,
- $\geq$ 1 infratentorielle Läsionen,
- $\geq$ 1 juxtakortikale Läsionen,
- $\geq$ 3 periventrikuläre Läsionen (eine spinale kann eine kortikale Läsion ersetzen).

Zeitliche Disseminationen im MRT:

$\geq$ 1 Gadolinium-positive Läsionen im Abstand von mehr als 3 Monaten nach Manifestation des CIS (klinisch isoliertes Symptom) oder wenn nach weiteren 3 Monaten neue T2-gewichtete Läsionen oder Gadolinium-positive-Läsionen nachweisbar sind.
Sie dient dem Ausschluss einer monophasischen Erkrankung wie der akuten disseminierten/demyelinisierenden Enzephalomyelitis (ADEM).
Wichtig: Nachweis neuer T2-gewichteter Läsionen!

36.15 Therapie

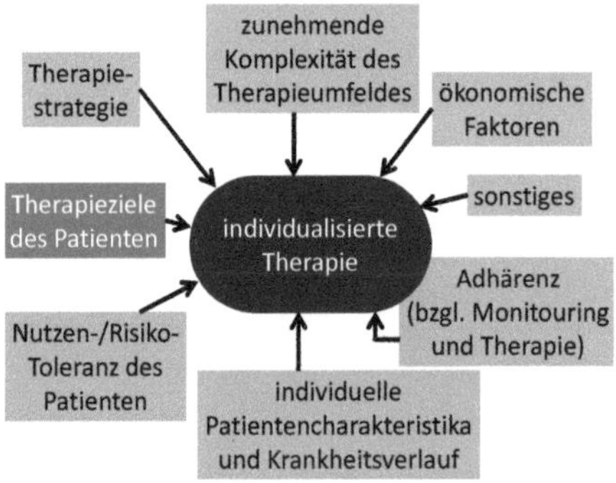

Abbildung 36.8: Faktoren einer individualisierten MS-Therapie[7]

[7] Giovannoni G et al. Curr Opin Neurol. 2012; 1: S20-S27

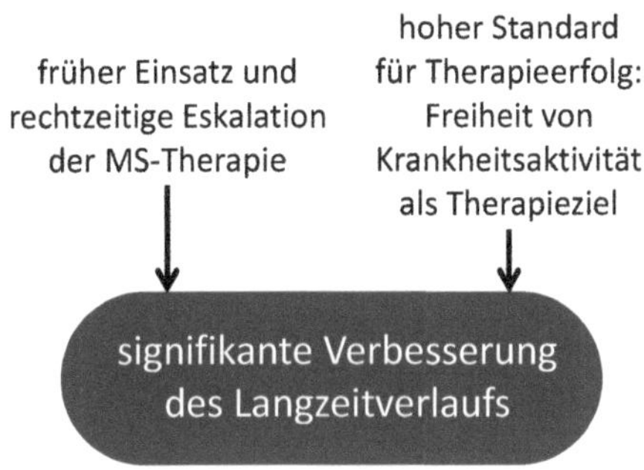

Abbildung 36.9: Optimierung des Langzeitverlaufes als übergeordnetes Ziel der MS-Therapie[8]

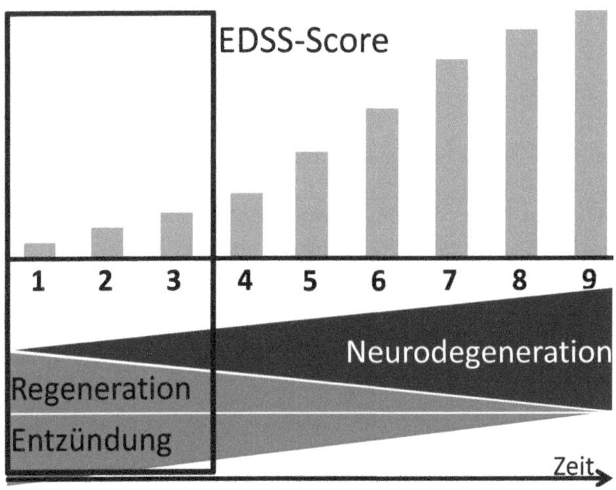

Abbildung 36.10: Therapeutisches Zeitfenster im Erkrankungsverlauf der MS[9]

Zeitfenster für therapeutische Maßnahmen: „je früher, desto besser".

[8]Fox E. Curr Opin Neurol. 2012; 25: S11-S19, Kieseier B. Biogen Idec Satellitensymposium „Therapieziele", DGN 2012

[9]Kurtzke JF. Rating neurologic impairment in multiple sclerosis: an expanded disability status scale (EDSS). Neurology. 1983; 33:1444-1452.

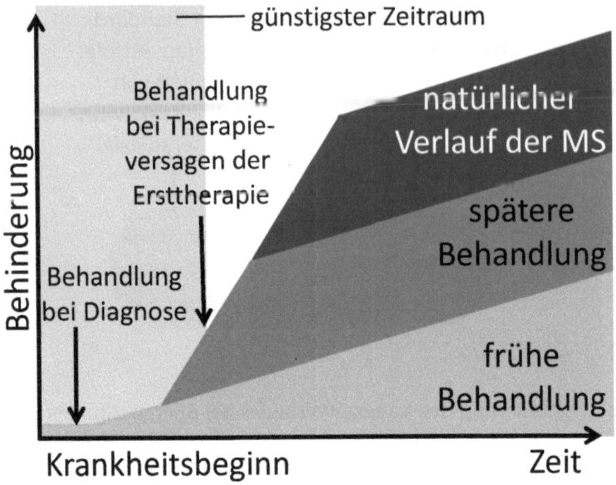

Abbildung 36.11: Zusammenhang zwischen Behandlungsbeginn und Behinderungsgrad[10]

Aktive Herde im MRT mit oder ohne klinische Symptomatik: rasche Umstellung oder Eskalierung.
Aktive Herde im MRT ohne Klinik: medikamentöse Einstellung des Patienten.

> Für die primär progrediente MS gibt es keine adäquate medikamentöse Therapie!
> Die Therapie erfolgt symptomatisch (Krankengymnastik, Ergotherapie etc.).

[10]Modifiziert nach Trapp BD et al. Curr Opin Neurol. 1999; 12: 295, Trapp BD et al. Neuroscientist. 1999; 5: 48, Trapp BD et al. N Engl J Med. 1998; 338: 278, Jeffery D. J Neurol Sci. 2002; 197: 1-8, Cohen JA et al. J Neuroimmunol 1999; 98: 29-36

36.15.1 Behandlungsschema im Überblick

Indikation	CIS	RRMS			sekundär progrediente MS	
Eskalations-therapie			1. Wahl: Fingolimod[3] Natalizumab[3] Alemtuzumab (Fampridin)	2. Wahl: Mitoxantron (Cyclophos-phamid)[4]	mit aufgesetzen Schüben	ohne aufgesetzte Schübe
Basis-therapie	Glatirameracetat IFN-β 1a i.m. IFN-β 1a s.c. IFN-β 1b s.c.	Glatirameracetat IFN-β 1a i.m. IFN-β 1a s.c. IFN-β 1b s.c. Tecfidera Teriflunomid Alemtuzumab (Fampridin) (Azathioprin)[1] (IVIG)[2]			IFN-β 1a s.c. IFN-β 1b s.c. Mitoxantron (Cyclophos-phamid)[4]	Mitoxantron (Cyclophos-phamid)[4]
Schub-therapie	1. Wahl 2. Wahl	Methylprednisolon Plasmaseperation				

CIS: Clinically isolated Syndrome, RRMS: Relapsing Remitting MS, IFN: Interferon.[11]

1: Zugelassen wenn IFN-β nicht möglich ist oder unter Azathioprin-Therapie kein stabiler Verlauf erreicht wird.

2: Einsatz nur postpartal im Einzelfall gerechtfertigt, insbesondere vor dem Hintergrund fehlender Behandlungsalternativen.

3: Fingolimod und Natalizumab haben neben der Zulassung zur Eskalationstherapie auch eine Zulassung zur Behandlung Therapie-naiver Patienten bei mindestens 2 behindernden Schüben mit Krankheitsprogression binnen der letzten 12 Monate und mindestens einer Gadolinium-Läsion bzw. einer signifikanten Zunahme der T2-Läsion im MRT.

4: Zugelassen für bedrohlich verlaufende Autoimmunkrankheiten, somit lediglich für fulminante Fälle als Ausweichtherapie vorgesehen.

[11] nach Gold R, et al. Diagnostik und Therapie der MS in: Leitlinien in der Neurologie. Diener HC, Putzki, N (Hrsg.) Thieme, Stuttgart, 2012; 4. Auflage

36.15.2 Glukokortikosteroide

Kortison:

- antiödematös,
- immunsuppressiv,
- Hemmung der Bildung und Sekretion von Zytokinen, Antikörpern und Entzündungsmediatoren wie TNF-α (posttranskriptionale Ebene),
- die Unterdrückung der Migration der Leukozytenpopulation, führt zur Apoptose von Lymphozyten.

Mechanismus:

- Diffusion durch die Zellmembran,
- Bindung an zytosolisch gelegenen Steroidrezeptor,
- der aktivierte Rezeptorkomplex passiert die Zellkernmembran,
- Bindung an definierte Bindungsstellen der DNS,
- dies verändert die Transkription einiger m-RNA,
- dies Beeinflusst die Synthese der Zytokine.

Wirkung:

- schnellere Rückbildung frischer Entzündungsherde,
- rascheres Abklingen des Schubes,
- günstig auf Langzeitverlauf.

Nebenwirkungen:

- Adipositas,
- Ödeme,
- arterielle Hypertonie,
- Osteoporose,
- psychische Erkrankung,
- Cushing-Syndrom,
- Muskelschwäche oder Muskelschwund (Cortisonmyopathie),
- aseptische Knochennekrosen (Kopf des Oberarm- und Oberschenkelknochens),
- Dehnungsstreifen (Striae rubrae),
- verzögerte Wundheilung,
- Steroidakne,
- punktförmige Hautblutungen (Petechien), Blutergüsse,
- Steigerung des Augeninnendrucks (Glaukom), Linsentrübung (Grauer Star),
- Hemmung der Magenschleimproduktion, peptisches Ulcus,
- erhöhter Blutzuckerspiegel, Diabetes mellitus,
- Vollmondgesicht,
- vermehrte Kaliumausscheidung, Hypokaliämie,
- Wachstumsstörungen bei Kindern,

- Störungen der Sexualhormonsekretion (Ausbleiben der Menstruationsblutung, abnormer Haarwuchs, Impotenz),
- „Stiernacken",
- Blutbildveränderungen (Leukozytose, Lymphopenie, Eosinopenie, Polyglobulie),
- Erhöhung des Infektrisikos und Immunschwäche.

Indikation:

- akuter Schub bei der akut schubförmigen MS,
- versuchsweise bei progredienten Verlaufsformen (primär und sekundär chronisch progrediente MS),
- Wiederholung bei chronisch progredienten Verläufen alle 2-3 Monate,
- intrathekale Gabe von 80 mg Triamcinolon in 3-tägigem Abstand 2 x wiederholen bei spinaler Spastik (nicht zur Schubtherapie, Patienten klagen häufig über Müdigkeit).

36.15.3 Immunmodulierende Therapie

36.15.3.1 Immunmodulierende Therapie der schubförmig remittierenden MS

- Interferon-β 1b,
- Interferon-β 1a,
- Copolymer-1,

Alle beeinflussen die Wechselwirkungen zwischen den Immunzellen.

Indikation:

- schubförmige Verlaufsform, mindestens 2 Schübe innerhalb von 2 Jahren,
- die Patienten sollen noch gehfähig sein.

36.15.3.2 Interferon-β

- Zählt zur großen Familie der Zytokine,
- wird natürlicherweise im Körper produziert,
- wird gentechnisch in Bakterien und Säugetierzellen hergestellt (fehlende Glykosylierung).

Wirkmechanismus:

- IFN-β blockiert schubauslösendes Zytokin IFN-γ,
- es reduziert die Expression verschiedener Aktivierungsmarker auf den Immunzellen,
- es verbessert die Supressorfunktion von T-Zellen,
- es induziert die Lymphozyten-Wanderung,
- es wirkt dämpfend auf pathogene Immunreaktionen.

Dosis:

- Interferon-β 1b (Betaferon): 8 Millionen IE alle 2 Tage s.c., Dauer: 1-2 Jahre,
- Interferon-β 1b (Extavia): 8 Millionen IE, jeden 2. Tag s.c.,
- Interferon-β 1a (Rebif): 6 Millionen IE (22 μg) 3 x/Woche s.c., Dauer: 2 Jahre,
- Interferon-β 1a (Avonex): 6 Millionen IE 1 x/Woche i.m. (in naher Zukunft: Applikation alle 14 Tage möglich), Dauer: 2 Jahre,
- Copaxone 20 mg täglich s.c., Dauer: 2 Jahre.

Ergebnisse:

- 30% besser als Placebo (IFN-β 1b und IFN-β 1a),
- für IFN-β 1b auch Reduktion der Schwere der Schübe,
- die Aktivität im MRT ist bei beiden Interferonen rückläufig (in 50-80% der Fälle),
- Reduktion der Behinderung durch alle Interferone,
- Zunahme der Läsionen im MRT unter IFN-β 1b nur um 3,6% (Placebo: 30,2%).

Therapie bei sekundär progredientem Verlauf:
IFN-β 1b:

- Signifikant gegenüber Placebo, hinsichtlich dem Erreichen der Rollstuhlpflichtigkeit,
- auch unter der Interferontherapie kann es zu überlagerten Schüben kommen, die die Notwendigkeit einer Kortisonbehandlung erfordern,
- MRT: 60% Abnahme neuer Läsionen (T1), Läsionen in T2 sind stabil.

IFN-β 1a:

- 6 Millionen IE (22 μg) oder 12 Millionen IE (44 μg) s.c. 3 x/Woche,
- ähnliche Effekte wie bei IFN-β 1b.

Nebenwirkungen:

- „Capillary-leak-Syndrom" bei monoklonaler Gammopathie,
- Immunthyreoditiden,
- initial grippeähnliche Symptome,
- Müdigkeit, Kopfschmerzen, Myalgien,
- Leukozytopenie,
- Entzündung an der Einstichstelle (Hautnekrosen),
- Kühlung vor der Injektion und nach der Injektion,
- weiter i.m., allerdings erst nach Heilung der Hautnekrose,
- depressive Symptome,
- Zunahme von Spastik (passager).

Probleme: neutralisierende Antikörper gegen Interferone.

36.15.3.3 Copaxone (Copohymer-1)

Besteht aus 4 Aminosäuren:

- L-Glutaminsäure,
- L-Lysin,
- L-Alanin,
- L-Tyrosin.

Wirkmechanismus:

- Blockade von Bindungsstellen für das basische Myelinprotein an MHC-Klasse II-Molekülen auf antigenpräsentierenden Zellen,
- spezifische T-Zellen gegen basisches Myelinprotein können nicht aktiviert werden.

Wirkung:

- Signifikant niedrige Schubrate, ähnlich wie bei den Interferonen,
- kaum Effekt auf Krankheitsprogression,
- Reduktion frischer Läsionen um ungefähr 60% (T1),
- Reduktion auch in T2-gewichtetem MRT,
- ist für die schubförmige MS geeignet.

Nebenwirkungen:

- Luftnot (Dauer: 30 Sekunden bis 30 Minuten),
- Herzrasen (Dauer: 30 Sekunden bis 30 Minuten),
- Lymphknotenschwellung,
- selten IgG-Anstieg.

Kombinationstherapie von Copaxone plus Interferon:
Combi-Rx-Studie:

- kein besseres Outcome,
- nicht besser als Monotherapie,
- Zweierkombination ist aber möglich, dies hat vielleicht längerfristig eine bessere Prognose.

36.15.3.4 Intravenöse Immunglobuline (schubförmige MS)

Wirkung:

- Blockade von T-Zellrezeptoren,
- Hemmung der T-Zellaktivierung,
- Neutralisierung von Zytokinen wie IL-1, die auf T-Zellen stimulatorisch wirken,
- neutralisierende Antikörper gegen pathologisch relevante Immunglobuline, also Anti-Idiotypen auf B-Zellebene,
- direkte Hemmung der B-Zellantwort,
- Neutralisierung von Wachstumsfaktoren für B-Zellen wie IL-6,
- entzündungshemmende Eigenschaften durch kompetitive Hemmung am Fc-Rezeptor tragende Zellen im ZNS, dadurch Hemmung der Komplementablagerung,
- Förderung der Regeneration.

Dosis:

- 2 g/kg KG alle 4 Wochen plus Auffrischung mit 400 mg alle 2 Monate für 3 Monate oder
- monatlich 200 mg/kg KG,
- Folge:
    - signifikante Abnahme der Schubrate (60% im Vergleich zu Placebo),
    - 50% Abnahme der frischen Läsionen im MRT.

Nebenwirkungen:

- erhebliche exanthematöse Hautveränderungen,
- Fieber,
- Kopfschmerzen,
- Myalgien,
- Schwindel,
- Übelkeit,
- meningeale Reizerscheinungen,
- anaphylaktische Reaktionen,
- akutes reversibles Nierenversagen,
- zerebrale Ischämien,
- IgG enthält Manose und Maltose (Folge: Hypoglykämie).

36.15.3.5 Immunmodulatorische Stufentherapie

Indikation: Versagen der Basistherapie bei schubförmiger MS.

36.15.3.6 Tysabri (Natalizumab)

Wirkungen:

- verhindert die Einwanderung von Entzündungszellen aus dem Blutstrom ins Gewebe und in das ZNS,
- wirkt an CD-62-Zellen.

Nebenwirkungen:

- Überempfindlichkeitsreaktion, allergische Reaktion,
- Fieber,
- Durchfälle,
- Schwindel,
- Kopfschmerzen,
- Nackensteifigkeit,
- progressive multifokale Leukenzephalopathie (PML), ungefähr 450 dokumentierte Fälle weltweit, davon 100 Tote,
- Harnwegsinfektionen,
- leichten Atemwegsinfektionen,
- Depressionen,
- Müdigkeit, Glieder- und Gelenkschmerzen,
- Rachenentzündungen,
- sehr selten: schwere Leberschäden.

Dosis:

- 300 mg alle 4 Wochen (i.v.), Infusion dauert 1 Stunde,
- solange die Antikörper nicht nachweisbar sind, darf es gegeben werden,
- falls die Antikörper positiv sind und die Behandlung länger als 2 Jahren besteht dann:
    - cMRT alle 6 Monate,
    - L-Selectin als Marker für PML bestimmen lassen,
    - Anti-JCV-Titer bestimmen (ist der Titer hoch besteht eine PML, ist der Titer niedrig ist die PML Wahrscheinlichkeit niedrig),
    - CAVE: nach Absetzen ist eine PML-Entwicklung auch nach 6 Monaten möglich.

Schubreduktion: 70%.

Besondere Patientengruppen:

- Ältere Menschen: eine Anwendung bei Patienten über 65 Jahre wird nicht empfohlen, da keine Daten über diese Patientengruppe vorliegen.
- Kinder und Jugendliche: keine Zulassung für Kinder und Jugendliche. Mangels Alternativen wird es aber trotzdem manchmal eingesetzt, was vor allem bei Jugendlichen zu guten Ergebnissen führt.

Schwangerschaft/ Stillzeit unter Tysabri:

- Schwangerschaft unter Tysabri: die Beendigung der Therapie mit Tysabri muss in Erwägung gezogen werden,
- Stillzeit:
    - Natalizumab wird in die Muttermilch ausgeschieden. Es ist nicht bekannt, ob Auswirkungen auf das Kind bestehen. Das Stillen soll während der Behandlung mit Tysabri unterbrochen werden.
    - Wenn der Antikörper-Nachweis positiv ist Umstellung auf Fingolimod.

Kontraindikation:

- Karzinom,
- HIV,
- progressive multifokale Leukenzephalopathie.

36.15.3.7 Progressive multifokale Leukenzephalopathie (PML)

Folgende Risikofaktoren sind mit einem erhöhten Risiko für die Entwicklung einer PML assoziiert:

- Vorliegen von anti-JCV-Antikörper im Blut.
- Behandlungsdauer, insbesondere bei langfristiger Behandlung über 2 Jahre hinaus.
- Die Erfahrungen bei Patienten, die Tysabri über einen Zeitraum von 4 Jahren hinaus erhielten, sind begrenzt. Daher kann das Risiko einer PML bei diesen Patienten derzeit nicht eingeschätzt werden.
- Behandlung mit Immunsuppressiva vor der Anwendung von Tysabri.

Klinik:

- kognitive Störung (48%),
- motorische Defizite (37%),
- Sprachstörung (31%),
- Gesichtsfelddefekte (36%).

Epidemiologie:

- 400 Fälle weltweit,
- Mortalität 21%.

Neu: L-Selectin als Marker für die Entstehung von PML (Uni-Münster).

PML unter Tysabri:

- Bei Verdacht auf eine PML: Tysabri muss so lange ausgesetzt werden, bis eine PML ausgeschlossen werden kann,
- bei PML: die Gabe muss dauerhaft abgesetzt werden,
- bei Eintritt einer opportunistischen Infektion: Tysabri muss dauerhaft abgesetzt werden.

CAVE:
Nach Absetzen von Tysabri ist dieses noch im Blut vorhanden und zeigt bis zu etwa 12 Wochen nach der letztmaligen Gabe noch pharmakodynamische Wirkungen (z.B. eine erhöhte Lymphozytenzahl).

Wichtig: engmaschige MRT-Kontrollen unter der Therapie.

36.15.3.8 JC-Virus

Die Bezeichnung „JC-Virus“ setzt sich aus den Initialen von John Cunningham zusammen. Er war der Patient, bei dem das Virus 1971 erstmals isoliert wurde. Die Infektion erfolgt in der Regel während des Kindesalters. Etwa 85% der Erwachsenen weltweit zeigen Antikörper gegen das JC-Virus als Hinweis auf eine durchgemachte Erkrankung. In der Regel bestehen keine klinischen Symptome und das Virusgenom verbleibt latent in Epithelzellen der Niere. Unter Abwehrschwäche des Immunsystems kann es zur Reaktivierung des Virus kommen mit Einwanderung in Oligodendrozyten des ZNS, wo es dann zur Entwicklung einer PML kommen kann.

36.15.3.9 Fingolimod (Gilenya)

Indikation:

- hochaktive, schubförmig-remittierende MS als Alternativtherapie nach einer Behandlung mit Interferon-β,
- rasch fortschreitende, schwere MS.

Dosis: 0,5 mg/Tag.

Monitorüberwachung bei der Medikamenteneinstellung:

- bei Therapiebeginn,
- zudem nach Unterbrechung einer vorherigen Therapie:
    - einen Tag oder mehrere Tage während der ersten zwei Behandlungswochen,
    - mehr als sieben Tage während der dritten und vierten Behandlungswoche,
    - mehr als zwei Wochen nach einem Behandlungsmonat,
    - falls die Unterbrechung der Behandlung kürzer ist als oben dargestellt, ist die Behandlung mit der nächsten Dosis wie geplant fortzusetzen,
- Patienten, die nach der ersten Dosis eine pharmakologische Behandlung benötigten, um bradyarrhythmie-bedingte Symptome zu behandeln,
- Patienten, die während der Erstgabe-Überwachung eine pharmakologische Intervention benötigten, sollen über Nacht in einer medizinischen Einrichtung überwacht werden. Bei diesen Patienten wird empfohlen, das Erstgabe-Monitoring auch bei der zweiten Dosis zu wiederholen.

Schubreduktion: 50%.

Nebenwirkungen:

- Infektionen,
- Bradykardie,
- Anstieg des Blutdrucks,
- Makuladegeneration,
- progressive multifokale Leukenzephalopathie (PML),
- hämophagozytisches Syndrom (HPS),
- Hautkrebs.

36.15.3.10 Fumarsäure (Tecfidera)

Dosierung:

- initial: 2 x 120 mg/Tag über 7 Tage plus 325 mg ASS,
- im Verlauf: 2 x 240 mg/Tag plus 375 mg ASS.

Schubreduktion: um 55 %.

Nebenwirkungen:

- gastrointestinale Beschwerden,
- Obstipationen,
- PML (3 Fälle weltweit bekannt),
- „Recently two cases of PML unfolding under monotherapy of psoriasis with Fumaderm have been observed“ (Professor Gold),
- Blutbild-Veränderungen,
- Nieren-, Leberschädigung,
- keine opportunistischen Infektionen.

Kontraindikation:

- Schwangerschaft,
- Impfung (nicht geklärt).

Medikamenteninteraktionen: kann zusammen mit Steroiden gegeben werden.

Fazit:

- Monitoring!
- Beeinflusst MRT-Befunde positiv,
- Behinderungsprogression wird verzögert,
- Fumarsäure vs. Copaxone: in der Schubrate ist Fumarsäure besser.

36.15.3.11 Teriflunomid (Aubagio)

Indikation: schubförmig, remittierende MS.

Dosis: 14 mg pro Tag (1 x täglich, unabhängig von der Tageszeit und den Mahlzeiten).

Wirkung:

- Senkung der Schubrate um 30%,
- verlangsamtes Fortschreiten körperlicher Behinderungen um bis zu 36%,
- reduziert die Anzahl von Hirnläsionen im MRT,
- nicht besser als Basistherapie.

Nebenwirkungen:

- Infektionen,
- Parästhesie, Schmerzüberempfindlichkeit,
- Zahnschmerzen,
- Durchfall, Übelkeit,
- erhöhte Leberenzymwerte, Anämie, Thrombozytopenie,
- Alopezie,
- teratogen,
- Polyneuropathie,
- Karpaltunnelsyndrom,
- Angststörung,
- Hypertonie,
- Akne.

Kontraindikation:

- Überempfindlichkeit,
- CHILD C und höher,
- Schwangerschaft,
- Stillzeit,
- HIV-Infektion,
- Patienten mit schwerer, aktiver Infektion,
- Dialysepflicht,
- nephrotisches Syndrom,
- Alter 0-10 Jahre.

Besondere Patientengruppe:

- Menschen über 65 Jahren,
- eingeschränkte Nierenfunktion,
- eingeschränkte Leberfunktion,
- die Wirksamkeit ist bei Kindern im Alter von 10-18 Jahren nicht nachgewiesen.

Vor Beginn und während der Behandlung sollten folgende Untersuchungen erfolgen:

- Blutdruck,
- Monitoring,
- Transaminasen-, Blutbild-Bestimmung.

CAVE:
Die Eliminationszeit aus dem Plasma beträgt durchschnittlich 8 Monate (bis zu 2 Jahren bei Nierenerkrankungen).

Verfahren zur beschleunigten Elimination:

- Verabreichung von Cholestyramin (8 g 3 x täglich über 11 Tage),
- Alternative: 50 g Aktivkohlepulver (oral) alle 12 Stunden über 11 Tage,
- danach Plasmaspiegelbestimmung in einem Abstand von mindestens 14 Tagen sowie eine Wartezeit im Anschluss von 45 Tagen.

36.15.3.12 Fampridin (Fampyra)

Reversibler Kaliumkanal-Blocker.
Indikation:

- zur Verbesserung der Gehfähigkeit bei erwachsenen MS-Patienten (EDSS 4-7),
- Fatigue.

Dosis: 10 mg 2 x/Tag.
Wirkung:

- Verbesserung der Gehfähigkeit nach 2 Wochen mit Messung der Gehgeschwindigkeit (z.B. mit dem Time 25 Foot-Walk-Test),
- treten in dieser Zeit keine Verbesserungen ein, sollte Fampridin abgesetzt werden,
- bei weiterer Verschlechterung der Gehfähigkeit kann ein erneuter Versuch gestartet werden.

Nebenwirkungen:

- Parästhesie,
- Harnwegsinfekte,
- Schlaflosigkeit,
- Schwindel,
- Kopfschmerz,
- Übelkeit,
- Asthenie,
- Rückenschmerzen,
- Gleichgewichtsstörungen,
- in seltenen Fällen: Krampfanfälle und Vorhofflimmern.

Kontraindikation:

- Niereninsuffizienz,
- Alter: 0-18 Jahre.

36.15.3.13 Alemtuzumab (Lemtrada)

- monoklonaler IgG1κ-Antikörper,
- reduziert CD-8 und CD-4 Zellen,
- Verändert das Immunsystem.

Indikation: schubförmig, remittierende MS mit aktiver Erkrankung.

Schubreduktion: 50%.

Dosis:
12 mg x Tag, verabreicht als Infusion über 4 Stunden in 2 Behandlungsphasen unter stationären Bedingungen:

- Behandlungsphase im 1. Behandlungsjahr: 12 mg/Tag an 5 aufeinander folgenden Tagen,
- Behandlungsphase im 2. Behandlungsjahr: 12 mg/Tag an 3 aufeinander folgenden Tagen, verabreicht 12 Monate nach der 1. Behandlungsphase.

Vorbehandlung:
Die Patienten sollten an jedem der ersten 3 Tage einer jeden Behandlungsphase unmittelbar vor der Verabreichung von Lemtrada mit Kortikosteroiden vorbehandelt werden (1 g/Tag) plus Antihistaminika und/oder Antipyretika. Zudem sollte eine orale Prophylaxe (200 mg Aciclovir) gegen Herpesinfektion durchgeführt werden und bis mindestens 1 Monat über den Abschluss der jeweiligen Behandlungsphase hinausgeführt werden.

Nebenwirkungen:

- die Infektionsrate steigt,
- allergische Reaktionen,
- Hashimoto, M. Basedow,
- ITP (idiopathische thrombozytopenische Purpura),
- Kopfschmerzen,
- Blutbild-Veränderungen,
- Hitzegefühl,
- Übelkeit,
- Ermüdung,
- Herpes-Infektion,
- kann einen MS-Schub auslösen,
- Herzrhythmusstörungen,

- Abdominalschmerz,
- Myalgien,
- Proteinurie,
- unregelmäßige Menstruation,
- Depressionen,
- grippeähnliche Erkrankungen,
- Hyperästhesie.

Kontraindikation:

- Autoimmunerkrankungen wie HIV,
- ITP (idiopathische thrombozytopenische Purpura),
- Nephropathien,
- Schilddrüsenerkrankungen,
- Zytopenien,
- Schwangerschaft,
- Stillzeit.

Wichtig:

- Kontrolle über 4 Jahre (komplette Diagnostik),
- alle 4 Wochen Urinanalyse (5 Jahre lang) (Good-Pasture-Syndrom),
- alle 3 Monate Schilddrüsenantikörper (5 Jahre lang).

36.15.3.14 Laquinimod

Indikation: schubförmige MS.

Wirkmechanismus: nicht geklärt.

Wirkung:

- Schubreduktion um 23%,
- Reduktion der Progression um 36%,
- Reduktion der Hirnatrophie um 33%.

Nebenwirkungen: Karzerogen, daher noch nicht zugelassen.

36.15.3.15 Siponimod

Selektiver Sphingosine-1-Phosphat-Rezeptor-Modulator.
Reduktion der aktiven Läsionen abhängig von der Dosis (72% bei der Gabe von 2 mg, 82% bei der Gabe von 10 mg).

Die Wirkung auf die Schubrate, den Behinderungsgrad und die Lebensqualität sind nicht geklärt. Noch nicht zugelassen.

Indikation: schubförmige MS.

Nebenwirkungen:

- Bradykardie,
- Kopfschmerzen.

Kontraindikationen: AV-Block II°, III°.

CAVE: Es wurden ausschließlich kernspintomographische Parameter benutzt.

36.15.4 Immunsuppressive Therapie bei verschiedenen Verlaufsformen der MS

36.15.4.1 Azathioprin (Imurek)

- Purinanalogon,
- hemmt die Nukleinsäuresynthese,
- immunsuppressiv,
- hemmt zellvermittelte Hypersensitivitätsreaktion und Antikörperproduktion.

Wirkung:

- erst nach 3-6 Monaten, daher Kombination mit Kortikosteroiden,
- Verringerung der Schubrate (geringer als bei Interferonen),
- eine Kombination mit Interferonen ist möglich.

Nebenwirkungen:

- Übelkeit, Erbrechen,
- Anstieg der Transaminasen,
- Allergien,
- Pankreatitiden,
- Malignomrisiko,
- bei geplanter Schwangerschaft 6 Monate vorher absetzen.

Dosis: Startdosis: 2,5 mg/kg KG in 2 oder 3 Einzeldosen oral.

Wichtig Laborkontrollen:

- Differential-Blutbild,
- Transaminasen,
- Zielwerte:
    - Lymphozyten: 600-1.200/mm^3,
    - Leukozyten: $>$ 3.500/mm^3,
- Leukozyten $<$ 3.500/mm^3: Dosisreduktion um 50%,
- Leukozyten $<$ 3.000/mm^3: Pause, Wiedereinstieg bei Lymphozyten $>$ 4.000/mm^3.

36.15.4.2 Mitoxantron

Gehört zur Gruppe der Anthracenedione.

Wirkmechanismus:

- Blockiert den Zellzyklus im Stadium G2/M und der S-Interphase, verhindert die Relaxation der DNS.
- Hemmung des Wachstums von T-, B-Lymphozyten und Makrophagen. Bei letzteren wird die Präsentation von Antigenen sowie die Sekretion von Interferon-γ, Tumornekrosefaktor-α und Interleukin-2 unterdrückt.

Indikation:

- sekundär chronische MS,
- schubförmige MS mit rascher Progredienz,
- schwere schubförmige MS,
- bei Versagen der Basistherapie,
- primär progrediente MS.

Dosis:

- 5-12 mg/m^2 Körperoberfläche (KOF) pro Einzeldosis. Eine Einzeldosis wird an einem Tag verabreicht.
- Die Einzeldosen werden alle 12 Wochen wiederholt.
- Die Dauer der Therapie wird durch die kumulative Maximaldosis auf 24-36 Monate oder alternativ 120-140 mg/m^2 KOF begrenzt.

Wirkung:

- Stabilisierung in 80% der Fälle,
- Reduktion der Gadolinium-aufnehmenden Läsionen (T1 gewichtete Kontrastmittel-MRT-Bilder),
- Reduktion der Läsionen in T2-gewichtetem MRT,
- Reduktion der Schubrate,
- Verminderung der Krankheitsprogression sowohl bei schubförmigem als auch bei sekundär chronischem Verlauf um etwa 30%,
- Verringerung der Läsionen in T1 und T2.

Nebenwirkungen:

- Unwohlsein, Müdigkeit,
- Amenorrhoe,
- Kardiotoxizität (vorher TTE, nach 1 Jahr TTE),
- Übelkeit/Erbrechen,
- Alopezie,
- Leukopenie (Leukämie),
- Anorexie.

36.15.4.3 Cyclosporin (Sandimmun)

- Wird von Pilzen produziert,
- immunregulatorisches Medikament,
- hemmt die Zytokinsynthese,
- Suppression der TNF-α-Produktion,
- orale Gabe.

Dosis: 5 mg/kg KG.

Nebenwirkungen:
Ausgeprägt, daher nicht geeignet als Monotherapie. Die Kombination mit Azathioprin ergibt keinen nennenswerten Therapiebenefit.

- Kreatininanstieg,
- arterielle Hypertonie,
- Hypertrichose,
- Gingivahyperplasie.

36.15.4.4 Methotrexat

Hemmung der Dihydrofolat-Reduktase.

Wirkung:

- Zunahme von Helfer-Induktorzellen,
- generelle Reduktion des Lymphozytenwachstums,
- Reduktion von IL-1,
- wirksamer als Placebo (bei chronisch progredienter MS),
- nicht mehr Mittel der Wahl,
- die Wirkung auf die obere Extremität ist erwiesen,
- die Wirkung auf die untere Extremität ist nicht erwiesen.

Nebenwirkungen:

- Mylagien,
- Kopfschmerzen,
- Herpes labialis.

Dosis: für die sekundär progrediente MS: 7,5 mg/Woche.

36.15.4.5 Cyclophosphamid

Alkylanzien.

Wirkung:

- Zytotoxisch und immunsuppressiv!
- Bei chronisch progredienter MS,
- Abnahme von IL-12 (?),
- Verminderung der Progredienz.

Nebenwirkungen:

- Alopezie,
- Übelkeit/ Erbrechen,
- urotoxisch.

Dosis:

- Induktionstherapie: je 350 mg/m^2 KOF an 3 Tagen,
- Auffrischungsimpfungen mit 600 mg/m^2 KOF alle 4 Wochen, später alle 2 Monate, schließlich alle 3 Monate,
- Therapiedauer von 3 Jahren und Therapiedosis von 30 g nicht überschreiten.

36.15.4.6 Ocrelizumab

Monoklonaler Anti-CD20-Antikörper.
In Studien wurde gezeigt, dass bei Patienten mit schubförmig-wiederkehrender Multipler Sklerose eine signifikante Reduktion der Krankheitsaktivität, gemessen an der Anzahl der Gehirnläsionen und der Schubrate, erzielt werden konnte.

Noch nicht zugelassen.

Geplante Indikationen:

- schubförmig remittierende MS,
- primär progrediente MS.

36.15.4.7 Daclizumab

Monoklonaler Antikörper gegen den Interleukin-2-Rezeptor (CD25).

Die Schubrate wird um 50-60% gesenkt.

Bei Multipler Sklerose wurde Daclizumab in den bisher durchgeführten Studien zweimal alle zwei Wochen, danach alle vier Wochen intravenös gegeben. Auch eine subkutane Gabe von Daclizumab wurde getestet. Das Medikament ist noch nicht zugelassen.

36.15.5 Plasmapherese und Ganzkörperlymphgewebsbeschreibung

36.15.5.1 Plasmapherese

Austauschbehandlung, bei der mittels eines Plasmapheresegerätes das patienteneigene Plasma abzentrifugiert und abgefiltert, gleichzeitig aber durch eine Substitutionslösung ersetzt wird, die Elektrolyte, Puffersubstanzen (in der Regel Hydrogencarbonat) und etwa 5% Albumin oder Frischplasmakonzentrate enthält. Diese Rezeptur simuliert körpereigenes Plasma.

Eine Kombination mit Cyclophosphamid ist möglich.

Indikation:

- chronisch progrediente MS,
- steroid-resistente Schübe.

Nebenwirkungen:

- Hypotonie,
- Hypokalzämie,
- Infektionen.

36.15.5.2 Ganzkörperlymphgewebsbestrahlung

- Keine Wirksamkeit bei der MS,
- Suppression der T-Helferzellen!
- Ultima ratio bei Versagen aller anderer möglichen Therapien.

36.15.6 Symptomatische Therapie

Depressionen: Antidepressiva.

Pseudodemenz:

- Antidepressiva,
- Amantadin.

Spastik:

- Lioresal (3 x 5 mg), Höchstdosis: 80 mg/Tag,
- Sirdalud (spinale Spastik): 2 mg/nachts, Höchstdosis: 30 mg (3 x 2 mg bis 3 x 4 mg) (Dämpfung erregender Überträgersubstanzen),
- Verstärkung der zentralen GABA-Hemmung durch Benzodiazepine (zentrale GABA-Inhibitorfunktion!) und Baclofen (bis 150 mg),
- Diazepam,
- intrathekale Gabe von Baclofen 40-80 μg,
- Baclofenpumpe (intrathekal),
- Botulinustoxin i.m.,
- Dantrolen 2 x 25 mg bis 2 x 200 mg/Tag (lebertoxisch),
- Canabismedikamente (Sativex enthält THC und Cannabichromen im Verhältnis 1:1, zugelassen bei therapieresistenter Spastik bei der MS).

Ataxie/ Tremor:

- Tegretal 400-600 mg/Tag,
- Primidon 300 mg/Tag,
- Propanolol 80-120 mg/Tag,
- Isoniazid plus Tiaprid.

Schmerzen:

- Trigeminusneuralgie,
- paroxysmale Brennschmerzen in den Extremitäten.

Therapie:

- Tegretal: bis 800 mg,
- Pregabalin bis 300 mg/Tag,
- Antidepressiva:

    - Sarotene/ Nortriptylin (anticholinerg),
    - Duloxetin,

- Neurontin 3 x 600 mg,
- Lamotrigen 2 x 50 mg,
- Phenytoin 3 x 100 mg.

Blasenstörung:

- Restharnbestimmung (nicht mehr als 100 ml bei MS-Patienten),
- hyperaktiver Detrusor: Spasmolytikagabe,
- Sphinkter: Prazosin (Senkung des Sphinktertonus),
- verminderte Blasenkontraktion (Cholinergika),
- Katheter.

Sexuelle Dysfunktion: Überweisung in die Urologie.

36.15.7 Therapieziele

Individualisierte MS-Therapie (Gold R et al. Akt Neurol. 2012; 39: 342-350):

- Jede Therapie sollte frühzeitig (EDSS $\leq$ 3) der Krankheitsaktivität angepasst werden,
- Patienten unter Basistherapie ohne ausreichende Wirkung sollten rechtzeitig auf eine Eskalationstherapie umgestellt werden,
- bei Versagen der ersten Basistherapie ist eine direkte Umstellung auf eine Eskalationstherapie zu bevorzugen,
- bei allen Patienten sind regelmäßige Verlaufsbeurteilungen notwendig, einschließlich:

    - neuropsychologische Untersuchungen (z.B. SF-36),
    - Beurteilung der Lebensqualität,
    - Beurteilung der Arbeitsfähigkeit und Konzentrationsfähigkeit.

36.15.7.1 Therapieziele in der Basistherapie

- Freiheit von klinisch relevanter und messbarer Krankheitsaktivität,
- Verhinderung von Schüben,
- Verhinderung der Zunahme von Behinderungen,
- Reduktion der therapiebedingten Belastung (z.B. Applikationsfrequenz) zur Steigerung der Lebensqualität.

36.15.7.2 Therapieziele in der Eskalationstherapie

- Deutliche Reduktion der Schubfrequenz,
- Freiheit von Krankheitsaktivität (weder klinische, noch radiologische Krankheitszeichen),
- weitgehende Kontrolle der Krankheitsaktivität und Stabilisierung des Verlaufs.

36.15.7.3 Kriterien zur Umstellung von einer Basis- auf eine Eskalationstherapie

Schubaktivität	Progression	MRT-Aktivität als Zusatzkriterium
- $\geq$ 1 Schub mit inkompletter Remission - $\geq$ 1 schwerer Schub mit eskalierender Akuttherapie[1] - $\geq$ 2 klinisch objektivierte Schübe ohne Residuen in einem Jahr[2]	- „relevante“ bzw. stetige Zunahme der Behinderung (auch bei noch niedrigem Behinderungsgrad) - EDSS-Wert von 3 möglichst nicht überschreiten	- $\geq$ 2 neue bzw. vergrößerte T2-Läsionen und/oder - Gd-aufnehmende Läsionen

1: z.B. eine zweite Kortisonstoßtherapie und/oder Plasmapherese,
2: möglichst mit Bestätigung durch eine entsprechend lokalisierte Läsion im MRT.[12]

36.15.8 Schmerzen bei Multipler Sklerose

Häufig klagen MS-Patienten auch über Schmerzen. Am häufigsten über Kopfschmerzen gefolgt von neuropathischen Schmerzen, schmerzhaften Spasmen und Trigeminusneuralgie.

Therapie:

- es gibt keine allgemeine Empfehlung,
- symptomatisch,
- Antidepressiva, hier Duloxetin,
- bei Trigeminusneuralgie:
  - Pregabalin,
  - Duloxetin,
  - keine Operation nach Janetta.

[12] Fachinformation Tysabri, Stand 06/2012. Gold R et al. Akt Neurol. 2012; 39: 342-350

36.15.9 Therapiecompliance

Compliance Spritzen vs. Medikamente:

- die orale Therapie ist nicht wirksamer als andere Therapien,
- eine gute Spritztherapie nicht auf orale Medikamente umstellen!

36.16 Prognose

Prognostisch günstige Faktoren:

- erhaltene günstige Faktoren,
- Alter von unter 35 Jahren bei Beginn der Erkrankung,
- monosynaptischer Beginn,
- kurze Dauer des letzten Schubes,
- nur sensible Symptome,
- starkes Rauchen verzögert das Erreichen von EDSS 4,
- Vitamin D hat eine leichte immunmodulatorische Wirkung.

Prognostisch ungünstige Faktoren: (die Lebenserwartung wird um ungefähr 10 Jahre verkürzt)

- frühe motorische oder zerebelläre Zeichen,
- rasche initiale Schubfolge,
- lange Dauer des Schubes,
- schlechte Rückbildung nach ersten Schüben,
- initial multiple NMR-Läsionen,
- Alter bei Erstmanifestation unter 40 Jahren,
- Rauchen fördert Antikörper gegen Interferone und Natalizumab,
- eine hohe Salzkonzentration fördert über Induktion von TH-17-Zellen Autoimmunerkrankungen, die MS nimmt hierunter zu,
- Alkoholmissbrauch.

Prognose unter Komedikation:

- unter Enalapril oder Statinen kein besseres Outcome,
- Kombination Interferon plus Statine: eher schlechteres Outcome, daher keine Kombination mit Statinen.

Risikofaktor Schübe: mit jedem Schub kann die Behinderung zunehmen.

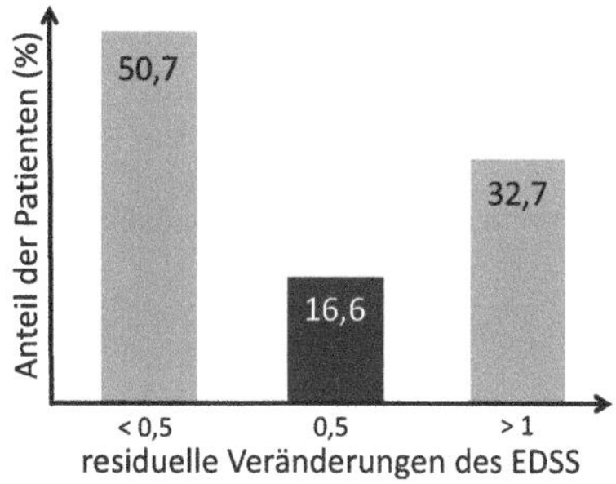

Abbildung 36.12: Entwicklung des EDSS-Wertes nach vs. vor Schub

36.17 Sozialmedizinische Konsequenzen der aktiven MS

Eine aktive MS kann das Risiko erhöhen für:
- geringere Lebensqualität,
- häufigere Arztbesuche und Klinikaufenthalte,
- Fehlzeiten am Arbeitsplatz,
- reduzierte Arbeitsfähigkeit,
- Berufsunfähigkeit,
- frühzeitige Berentung.

36.17.1 Abnahme des Anteils berufstätiger Patienten mit zunehmender Behinderung

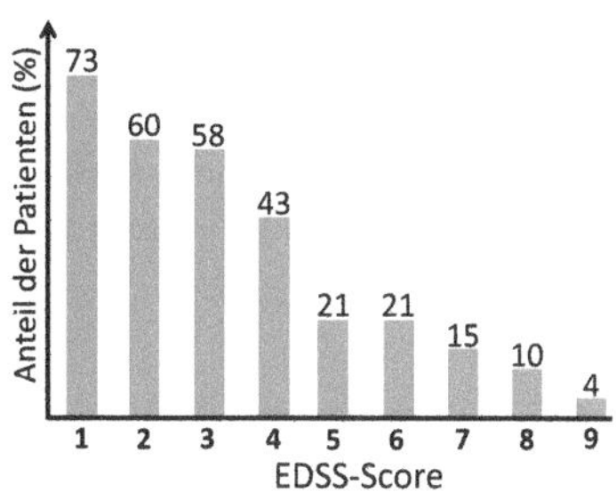

Abbildung 36.13: Anteil der berufstätigen Patienten (<65 Jahre)

36.18 Sonderformen der Multiplen Sklerose

36.18.1 Enzephalitis pontis et cerebelli

- Bösartige Form der MS,
- befällt akut Kinder und Jugendliche,
- die Symptomatik entspricht der Lokalisation,
- Exsikkose,
- eine Beteiligung der Medulla oblongata kann in wenigen Tagen zum Tod führen.

Therapie:

- Elektrolytsubstitution auf der Intensivstation,
- Antiemetika,
- Sedativa,
- hochdosiert Kortikosteroide,
- Endoxan,
- Plasmapherese.

36.18.2 Stiff-person-Syndrom (Stiff-man-Syndrom)

Gehört nicht zur Gruppe der MS.

Genese:

- autoimmun,
- genetisch,
- paraneoplastisch.

Ursachen:
Es kommt zu einer Antikörperbildung gegen Glutamat-Decarboxylase (GAD), das GABA-synthetisierende Enzym. Hierdurch kommt es zu einer nachfolgenden Störung der GABAergen Hemmfunktion.

Symptome:

- Muskeltonuserhöhung (vor allem Rücken- und Hüftmuskulatur),
- Muskelspasmen,
- Gangstörung,
- die Krämpfe beginnen typischerweise mit einer kurzen unwillkürlichen Muskelkontraktion (Myoklonus), auf die dann die anhaltende (tonische) und schmerzhafte Kontraktion des Muskels folgt,
- Schreckhaftigkeit.

Therapie:

- Benzodiazepine, Baclofen,
- Kortison,
- Immunglobuline,
- Plasmapherese.

36.18.3 Neuromyelitis optica (NMO, Devic-Syndrom)

Antikörper gegen den Wasserkanal Aquaporin-4.

Pathophysiologie:

AQP-4-Antikörper induzieren über eine Komplementaktivierung sekundär eine Demyelinisierung der Oligodendrozyten.

Epidemiologie:

- Frauen > Männer,
- Beginn um das 40. Lebensjahr (später als die MS).

Diagnostik:

Bei schweren Schüben:

- AQP-4 positiv,
- ein Screening aller MS-Patienten auf diesen Antikörper ist nicht sinnvoll.

Symptome:

- doppelseitige Neuritis nervi optici,
- Myelitis,
- zerebrale Ausfälle,
- Optiko-Myelitis,
- lokale Querschnittslähmung,
- Atemmuskellähmung,
- ein chronisch progredienter Verlauf ist nicht bekannt,
- nicht remittierend wie bei der MS, nur bei 17% kommt es zu einer kompletten Remission.

Differentialdiagnosen:

- optico-spinale MS,
- zerebrale NMO mit/ohne Neuromyelitis optica (Hypothalamus, Area postrema, Bereiche um den 3. und 4. Ventrikel).

Therapie:

Schub:

- Kortison 5 x 1 g SDH i.v.,
- Plasmapherese (Austausch 5-7 mal à 3-5 Liter),
- ggf. SDH 5 x 2 g i.v.,
- Immunglobuline i.v.,
- Interferone/ Copaxone sind nicht wirksam,
- Azathioprin: Schubreduktion um 70%, CAVE: Nebenwirkungen,
- Rituximab: Schubreduktion um 80%,
- Natalizumab: nicht wirksam, danach schwere Schübe,

- Tocilizumab: hier weniger Schübe, der EDSS ist besser, Dosis: 8 mg/kg/KG alle 4 Wochen,
- aktuelle Empfehlungen der Leitlinien:
    - Azathioprine oder Rituximab,
    - Mitoxantron,
    - Tocilizumab plus Steroide.

NEU: SA23 plus Antikörper gegen Il-6 in der Kombination mit der Basistherapie.
Alternativ: Vitamin D-Spiegel $\geq$ 50 mmol, hierdurch ist eine Senkung der Schübe möglich.

Prognose:

- eine Myelitis verschlechtert die Prognose,
- Restdefizit: 20% Visusminderung,
- unter SDH Teilremission um 80% bis komplett, wenn 3 x 1 g verordnet wird, unter 5 x 500 mg, erfolgt eine Remission um 70%,
- Plasmaphesese: wirksamer als Steroide, Reduktion der Komplementfaktoren,
- Opticusneuritis spricht besser auf die Behandlung an als Myelitis.

Mortalität:

- früher: 32%,
- heute: 7%.

36.18.4 Konzentrische Sklerose

Entmarkungsherde im Marklager beider Großhirnhälften.

Symptome:

- spastische Hemiparese,
- Tetraparese.

36.18.5 Akute disseminierte Enzephalomyelitis (ADEM)

Alter: Jugendliche und junge Erwachsene.

Symptome:

- Hirnstammfunktionsstörungen,
- zerebelläre Funktionsstörungen,
- Myelitis transversa,
- Hirnnervenausfälle,
- kann ähnliche Symptome wie ein MS-Schub zeigen,
- Kopfschmerzen!
- Fieber,
- Meningismus.

Diagnostik:

- MRT:
  - multiple Läsionen im Kleinhirn, Balken, Pons, in T2 hyperintens,
  - Kontrastmittel aufnehmend,
  - die Herde sind symmetrischer als bei der MS.
- Liquor:
  - mononukleare Pleozytose (bis zu einigen 100 Zellen/μl),
  - Proteinerhöhung,
  - oligoklonale Banden.

Therapie: SDH 1 g/Tag (3-5 Tage), danach Cyclophosphamid 1 g i.v. (im Abstand von 4 Wochen).

Prognose: ein Übergang in eine MS ist möglich.

36.18.6 Clinically isolated syndrome (CIS)

Neurologische Funktionsstörung, die sich auf die Schädigung (Läsion) eines umschriebenen Ortes im Zentralnervensystem (ZNS) zurückführen lässt.

Beispiel: Sehstörungen (Sehnerventzündungen).
1/4 der Patienten haben nach einem CIS eine MS bekommen.
Fazit: immunmodulatorisch behandeln.

36.18.7 Radiologisch isoliertes Syndrom

Spinal: das Risiko eine MS zu bekommen ist erhöht.
Kontrastmittel-Aufnahme: das Risiko eine MS zu bekommen ist ebenfalls erhöht.
Therapie: umstritten.

36.19 Degenerativ bedingte Ataxien

Unterteilung:

- erbliche (hereditäre) Ataxie,
- Friedreich-Ataxie,
- spinozerebelläre Ataxie,
- nicht-erbliche (non-hereditäre) Ataxie.

36.19.1 Erbliche (hereditäre) Ataxie

- Degeneration der Hinterstrangbahn,
- Degeneration der spinozerebellären und kortikospinalen Bahnen.

36.19.1.1 Friedreich-Ataxie

- Autosomal-rezessiver Erbgang,
- Gen auf Chromosom 9,
- GAA-Repeat ist auf das 20-40 fache erhöht,
- verhindert die Synthese des Frataxin (Protein),
- spielt eine Rolle im mitochondrialen Eisenmetabolismus.

Symptome:

- entwickeln sich über mehrere Jahrzehnte,
- langsam fortschreitende Ataxie mit Beginn um die Pubertät, zu Beginn meist sensible Ataxie,
- Beeinträchtigung der Vibrationsempfindung,
- Areflexie der Beine,
- Fehlstellung der Zehen mit Überstreckung im Grundgelenk,
- die Muskulatur der Beine wird hypoton,
- die Eigenreflexe sind erloschen,
- Skelettdeformitäten,
- Hohlfuß mit Überstreckung im Grundgelenk und Beugung in den Interphalangealgelenken der Zehen,
- im Verlauf: die Ataxie wird immer mehr zerebellär,
- nach ungefähr 5 Jahren:
    - Dysdeadochokinese,
    - Intentionstremor,
    - Nystagmus,
    - Dysarthrie,
    - fakultativ: pathologische Reflexe, Optikusatrophie, Nystagmus, Hypakusis,
- internistisch:
    - Diabetes mellitus,
    - Kardiomyopathie.

Diagnostik:

- EMG: normal,
- sNLG: niedrige, verzögerte Nervenpotentiale,
- mNLG: bleibt lange normal,
- MRT: Halsmark: atrophisch,
- Genetik: Nachweis der Repeat-Verlängerung.

Therapie:

- es ist keine medikamentöse Therapie bekannt,
- Krankengymnastik,
- Physiostigmin.

36.19.1.2 Spinozerebelläre Ataxie

- Autosomal-dominant erbliche zerebelläre Ataxie,
- Triplet-Repeat-Expression.

Unterformen:

1. Autosomal dominante Ataxie Typ I:

    - okulomotorische Symptome,
    - pathologische Reflexe,
    - Demenz.

2. Autosomal dominante Ataxie Typ II:

    - geht mit pigmentöser Retinadegeneration einher,
    - Symptome:
        - Beginn nach dem 25. Lebensjahr,
        - nach vielen Jahren:
            - zerebelläre Ataxie,
            - Gangstörung,
            - Dysarthrie,
            - Nystagmus,
    - Diagnostik: genetisch.

3. Autosomal dominante Ataxie Typ III: keine anderen Symptome.

36.19.2 Nicht-erbliche (non-hereditäre) Ataxie

Ursachen:

- Alkoholkonsum (Kleinhirnatrophie),
- paraneoplastische zerebellare Degeneration,
- Vitamin-E-Mangel.

36.20 Differentialdiagnosen zur MS

- Chronisch zervikale Myelopathie,
- spinales Angiom der Durafistel,
- M. Behçet,
- Vaskulitiden,
- zentrale pontine Myelinolyse.

Entzündliche ZNS-Erkrankungen:

- systemischer Lupus erythematodes (Kollagenosen),
- M. Behçet (Vaskulitiden),
- Panarteriitis nodosa (Vaskulitis),
- Sjögren-Syndrom,
- Neurosarkoidose,
- Neuroborreliose,
- metabolische Erkrankungen wie Adrenoleukodystrophie.

36.20.1 Systemischer Lupus erythematodes (SLE)

Symptome:

- Fieber,
- Gewichtsverlust,
- Beteiligung anderer Organe,
- multifokale neurologische Symptome,
- choreatiforme Störungen,
- Beteiligung des peripheren Nervensystems,
- neuropsychiatrische Symptome (Psychosen).

Diagnostik: ANA-Erhöhung.

Therapie: Immunsuppression: Plasmapherese und Cyclophosphamid.

36.20.2 Morbus Behçet

Multisystemerkrankung.

Symptome:

- orale, genitale Ulzerationen (entscheidend: rezidivierende orale Ulzerationen),
- Uveitiden,
- 5% neurologische Beteiligung (durch Befall der Gefäße häufig TIAs/ Insulte),
- aseptische Meningitiden,
- ähnelt der MS-Symptomatik.

Diagnostik:

- Liquor ähnelt dem der MS,
- MRT: kleine, multiple hyperintense Läsionen als Zeichen einer vaskulären Läsion, verteilt im gesunden Marklager/ Hirnstamm.

36.20.3 Panarteriitis nodosa

- Multisystemerkrankung,
- häufig bei Männern mittleren Alters,
- nekrotisierende Vaskulitis kleinerer und mittelgroßer Arterien (Niere).

Symptome:

- Mononeuritis multiplex,
- Hirnnervenausfälle,
- Krampfanfälle.

Diagnostik:

- ANA ist selten erhöht,
- Biopsie des erkrankten Gewebes.

36.20.4 Sjögren-Syndrom

Kollagenose.

Symptome:

- Mund-, Augentrockenheit,
- Allgemeinsymptome wie Müdigkeit, Fieber, Schwellung der Speicheldrüsen und der Gelenke,
- Vaskulitiden,
- Muskelschmerzen.

Therapie:

- symptomatisch,
- NSAR,
- Kortikoide.

36.20.5 Neurosarkoidose

Histologisch: Epithelzellgranulome in verschiedenen Organen.

Betrifft hauptsächlich die Lunge. In 5% mit neurologischer Beteiligung.

Symptome:

- Myopathie,
- Neuropathie,
- aseptische Meningitiden,
- raumfordernde intrakranielle Läsionen,
- Krampfanfälle.

Diagnostik:

- Liquor:
  - Eiweiß > 100 mg/dl,
  - deutliche Pleozytose,
  - Glukose ist erniedrigt,
  - Laktaterhöhung,
- Bestimmung des ACE-Spiegels (ist nicht spezifisch),
- Immunglobulinanstieg,
- Hyperkalzämie.

36.20.6 Neuroborelliose

- Meningoradikulitiden,
- in 20% neurologische Beteiligung.

Pathogenetisch: Vaskulitis.

Diagnostik:

- Pleozytose (lymphozytär),
- Schrankenstörung,
- Liquor:
  - Glukose ist erniedrigt,
  - Nachweis von IgM und IgG-Antikörpern (intrathekale IgM- und IgG-Synthese).

Symptome:

- kraniale Neuropathien,
- Multiplexneuropathien,
- Myositiden,
- Enzephalomyelitiden,
- Hirnnervenbeteiligung (N. facialis, N. opticus).

Therapie:
Cephalosporine der 3. Generation:

- Cefotaxim 3 x 2 g/Tag oder
- Ceftriaxon 1 x 2-4 g/Tag.

36.20.7 Adrenoleukodystrophie

Diagnostik:

- Bestimmung der überlangen Fettsäuren CVLCFA,
- Unterschiede in der Bildmorphologie (MRT: symmetrische, flächige Degeneration der weißen Substanz mit Kontrastmittelaufnahme).

Therapie: symptomatisch.

37 Schädel-Hirn-Trauma (SHT), Rückenmarkstrauma

Epidemiologie: 300/100.000 pro Jahr.
Einteilung:

a. Schädel-Trauma (betreffen nur knöcherne Schädel, Schädelprellung, Schädelbruch),
b. Hirn-Trauma (es kommt auch zu Funktionsstörung und/oder Substanzschädigung des Gehirns).

Klassifikation nach Schweregrad:

1. Hirntrauma mit Komotionssyndrom (leichtes Schädel-Hirn-Trauma): sofort einsetzende Bewusstlosigkeit bis zu einer Stunde ohne neurologische Defizite.
2. Hirntrauma mit Kontusionssyndrom:
   - sofort einsetzende Bewusstlosigkeit, länger als 1 Stunde anhaltend,
   - neurologische Herdsymptomatik,
   - epileptische Anfälle sind möglich,
   - Psychosen sind möglich.

Beide können mit einer intrazerebralen Blutung einhergehen.

Glasgow-Coma-Scale (GCS):

Punkte	Augen öffnen	verbale Kommunikation	motorische Reaktion
6			befolgt Aufforderungen
5		konversationsfähig	orientiert, gezielte Schmerzabwehr
4	spontan	konversationsfähig, desorientiert	ungezielte Schmerzabwehr
3	auf Aufforderung	unzusammenhängende Worte	auf Schmerzreiz, Beugesynergismen (abnormale Beugung)
2	auf Schmerzreiz	unverständliche Laute	auf Schmerzreiz, Strecksynergismen
1	keine Reaktion	keine verbale Reaktion	keine Reaktion auf Schmerzreiz

GCS 8-12 Punkte: mittelschweres SHT,
GCS $<$ 8 Punkte: schweres SHT.

37.1 Schädeltraumen

37.1.1 Schädelprellung

Durch stumpfe Gewalt.

Symptome:

- plötzlich lokaler oder diffuser Kopfschmerz,
- Minuten bis Stunden andauernd,
- keine tiefe Störung des Bewusstseins,
- Schwindel,
- Übelkeit/ Erbrechen,
- keine neurologischen Defizite.

Diagnostik: Röntgen: Ausschluss einer Fraktur.

Therapie:

- Schonung,
- keine Bettruhe,
- Ibuprofen/ Paracetamol,
- Domperidon (Motilium) 2-3 x 15 Tropfen.

37.1.2 Schädelfraktur

- Reine Kalottenfraktur (Impression, Biegung, Berstung),
- Fortsetzung der Bruchlinie in die Schädelbasis,
- reiner Schädelbasisbruch.

Diagnostik:

- Röntgen,
- Klinik:
    - Brillen-/ Monokelhämatom,
    - Blutung/ Liquoraustritt aus dem äußeren Gehörgang,
- CT (koronar).

Therapie: bei nasaler Liquorfistel: sofortige Operation!

Komplikationen:

- Karlottenfraktur: durch Zerreißung der A. meningea media entsteht ein epidurales Hämatom,
- Impressionsfraktur: lokale Irritation der Hirnrinde, Folge: epileptische Anfälle,
- Frakturen des Siebbeins und der Stirnhölenhinterwand: aufsteigende Infektion,
- Felsenbeinlängsfrakturen: zerreißt das Trommelfell, Liquorabfluss aus dem Ohr,
- Felsenbeinquerfraktur: Liquor in die Tuba Eustachii (pseudonasale Liquorfistel),
- Dissektion der A. carotis interna,
- Schädelbruch mit Hirnnerven-Symptomen:
    - N. III, IV, VI,
    - N. VII,
    - N. I.

37.2 Hirntraumen

Einteilung:

- Schädelprellung,
- Kommotionssyndrom,
- Kontusionssyndrom,
- Concussio,
- Compressio.

Kommotionssyndrom (80%):

- leichtes SHT, SHT I°,
- kurzzeitige Bewusstlosigkeit oder quantitative Veränderung der Bewusstseinslage weniger als 60 Minuten,
- retro-/ anterograde Amnesie weniger als 24 Stunden,
- Fehlen neurologischer Herdsymptome,
- GCS 14-15.

Symptome:

- Bewusstseinsstörung,
- Amnesie retrograd (bis zu 1 Stunde),
- Amnesie anterograd,
- Kopfschmerzen,
- Nackensteifigkeit,
- Übelkeit/ Erbrechen,
- Schwindel,
- Licht-/ Geräuschempfindlichkeit,
- Geruchs-/ Geschmacksstörung,
- depressive Verstimmung.

Diagnostik:

- Anamnese,
- körperliche Untersuchung,
- neurologische Untersuchung,
- cCT/ Röntgen des Schädels (selten: subdurales Hämatom, epidurales Hämatom, intrazerebrale Blutung),
- EEG: Herdbefund (?).

Therapie:

- Paracetamol,
- Schonung,
- Vomex,
- 24-Stunden-Überwachung im Krankenhaus,
- bei anhaltenden Kopfschmerzen: Antidepressivum.

Kontusionssyndrom:

- posttraumatische Bewusstseinsstörung länger als 1 Stunde,
- zerebrale Herdsymptome (Lähmung, epileptische Anfälle),
- traumatische Psychose,
- GCS > 8-12 (mittelschweres SHT, SHT II°),
- GCS < 8 (schweres SHT, SHT III°).

Diagnostik:

- CT bei Hemisphärenkontusion (bis ins Marklager reichende hypodense bis isodense Läsionen),
- kleine bis mittelgroße Kontusionen ohne Blutungen erkennt man erst nach 24-48 Stunden.

Hirnstammkontusion:

- schwere Hirnstammkontusion: wird selten überlebt (Infarkte/ Blutungen in der Haube von Mittelhirn/ Pons),
- sekundäre Hirnstammkompression entwickelt sich bei einem Hemisphärenödem:
    - Ausfall der Schutzreflexe,
    - Streck- und Beugeautomatismen,
    - Diagnose: SSEP/ AEP,
    - Therapie: Intubation bei GCS < 8, SpO_2: 95%.

Diagnostik:

- Hirnstammkontusionen sind besser im MRT nachweisbar,
- EEG: verlangsamt, Herdbefund (normalisiert sich innerhalb von 6 Monaten).

Komplikationen:

- intrakranielle Blutung,
- Epiduralhämatom,
- Subduralhämatom,
- Restdefizit,
- delirante Symptome:
    - fluktuierende Bewusstseinstrübungen,
    - Desorientiertheit,
    - psychomotorische Unruhe,
    - halluzinatorische Wahrnehmung,
- Korsakow-Syndrom:
    - bewusstseinsklar,
    - desorientiert,
    - Merkfähigkeitsstörung,
- CAVE: Aspiration.

Therapie:

- ICP-Messung: zur Aufrechterhaltung eines zerebralen Perfusionsdruckes wird mindestens ein ICP von 70 mmHg benötigt (ggf. Ventrikeldrainage),
- Osmotherapie.

Prognose:

- wenn Streckkrämpfe auftreten beträgt die Letalität 50%,
- je länger das Koma andauert, desto schlechter ist die Prognose (altersabhängig).

Spätfolgen:

- neurologische Defizite,
- Verhaltensauffälligkeiten (neuropsychologische Testung!),
- epileptische Anfälle,
- Anosmie.

Concussio:
offene Hirnverletzung, nicht nur die Schädeldecke sondern auch die Dura mater ist eröffnet.
Komplikationen:

- Infektionen (Abszesse, Meningitiden),
- epileptische Anfälle.

Therapie: chirurgische Wundversorgung mit Verschluss.

Compressio:
(posttraumatische) Früh-/ Spät-Komplikationen.

Coup/ Contre-Coup:

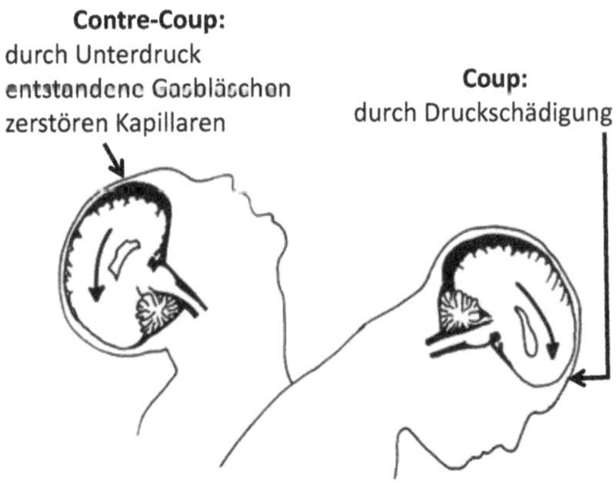

Abbildung 37.1: Coup (frontal), Contre-Coup (okzipital)

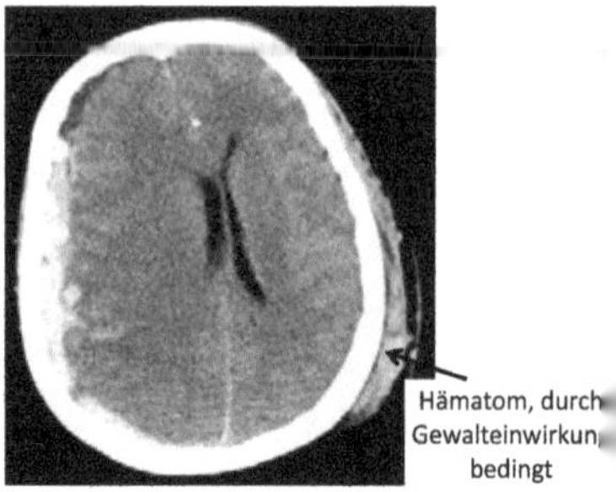

Abbildung 37.2: cCT: Coup, Contre-Coup

37.3 Traumatische Hämatome

37.3.1 Epidurales Hämatom

- Arterielle, extradurale Blutung,
- Zerreißung der A. meningea media oder ihrer Äste (A. carotis externa, von ihr geht die A. maxilaris ab, von dieser gehen die A. meningea media/ anterior/ superior ab).

Symptome:

- kann symptomarm sein, dann kann es zu einer progredienten Verschlechterung kommen,
- Kompression einer Hirnhälfte,
- kontralaterale Hemiparese,
- ipsilaterale N. III-Kompression (Mydriasis),
- Abduzenslähmung.

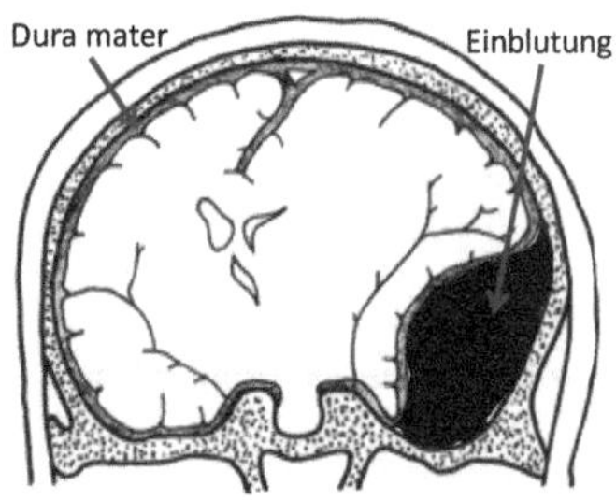

Abbildung 37.3: epidurales Hämatom

Diagnostik: cCT.
Therapie: Schädeltrepanation.
Prognose: Letalität bis zu 20%.

37.3.2 Subdurales Hämatom

- Venöse Blutung,
- Zerreißung der Brückenvenen.

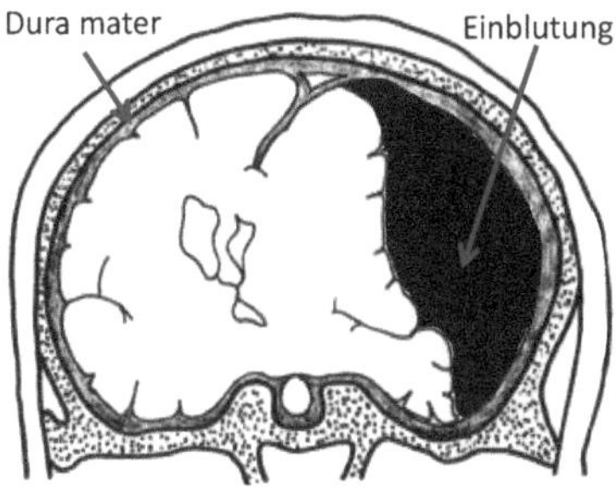

Abbildung 37.4: subdurales Hämatom

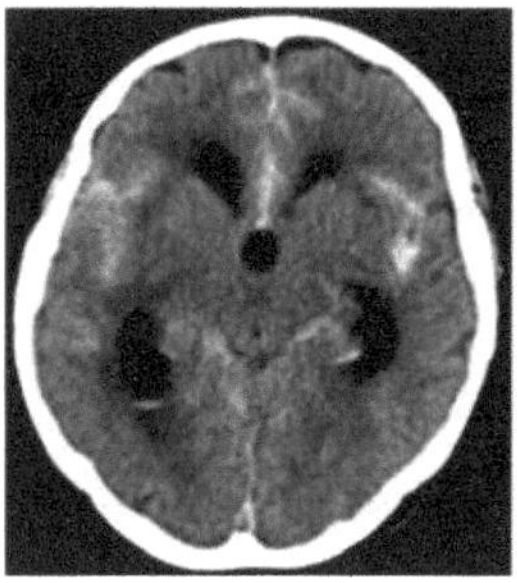

Abbildung 37.5: subdurales Hämatom

Symptome: wie beim epiduralen Hämatom.

Diagnostik:
im cCT ausgedehnte Blutablagerungen zwischen Gehirn und Schädelkarlotte, im Interhemisphärenspalt und in der hinteren Schädelgrube.

Therapie: chirurgisch.

37.3.3 Intrakranielle Blutung (ICB)

Mit Hirnkontusion und mit einem subduralen Hämatom oder einem epiduralen Hämatom.

Symptome:

- raumfordernd,
- Hemiparese,
- Allgemeinsymptome,
- Bewusstseinsstörung,
- lichtstarre Pupillen.

Therapie: operative Sanierung oder stereotaktische Punktion.

37.3.4 Chronisches subdurales Hämatom

Symptome:

- die Symptome setzten sehr spät an (Wochen, Monate),
- sonst wie beim epiduralen Hämatom (nur weniger dramatisch).

Diagnose: cCT: isodens, später hypodens.

Therapie:

- raumfordernde Blutung: operativ,
- sonst konservativ mit CT-Kontrollen.

37.4 Wirbelsäulen- und Rückenmarkstraumen

Traumatische Substanzschädigung des Rückenmarks:

- 10-30/ 1 Millionen,
- hauptsächlich Verkehrs-, Sportunfälle,
- Auftreten von spinalen/ neurologischen Symptomen in zeitlichem Zusammenhang mit dem Trauma,
- Symptomatik:
    - abhängig von der Höhe,
    - von der Schwere der Querschnittssymptomatik,
    - das Halsmark ist bevorzugt betroffen,
- Schädigung:
    - direkt mechanisch,
    - indirekt ischämisch (insbesondere die A. spinalis anterior),
    - direkte Quetschung:
        - der Marksubstanz: lokale Zerstörung der Nervengewebe, Zerreißung von Gefäßen (Blutaustritt, Ödembildung),
        - geschädigte Rückenmarksbezirke können gliös vernarben oder sich verflüssigen.

Symptome:

- Abhängig von der Höhe und vom Ausmaß,
- neurologische Ausfälle setzen zeitig ein und bilden sich unvollständig zurück,
- komplettes Querschnittssyndrom,
- vorderes Rückenmarks-Syndrom,
- Brown-Sequard,
- zentrales Rückenmarkssyndrom,
- anfangs spinaler Schock mit erlöschen aller Rückenmarksfunktionen, danach Potenzstörung und Beuge-Streck-Spasmen, automatische Blasenentleerung,

- die sensiblen Störungen bilden sich besser zurück als die motorischen,
- lange Bahnen haben eine bessere Prognose als nukleäre Lähmungen,
- Nervenfasern und Kaudafasern sind durch ihre Schwann-Scheide widerstandsfähiger als das Rückenmarksgrau,
- Rückbildung der Symptome am Stamm meist in karnio-kaudaler Richtung.

Komplikationen:

- Beinvenenthromben,
- Lungenembolie,
- Pneumonien,
- Blasen-/ Nierenentzündung,
- autonome Dysreflexie.

Diagnostik:

- Intensivstation,
- neurologische Untersuchung,
- CT/ MRT (T2 hyperintens).

Therapie:

- Steroide (3 x 1 g/Tag über 3 Tage),
- operative Maßnahmen,
- Rehabilitation (funktionelles Training),
- Thromboseprophylaxe (3-6 Monate),
- Spastikbehandlung,
- Lagerung.

37.5 Spätfolgen nach Halswirbelsäulendistorsion

Länger als 6 Monate nach dem Trauma noch Beschwerden.

Symptome:

- Nacken-, Hinterkopfschmerzen (mit Ausstrahlung in den Arm/ das Bein),
- Kopf-, Augenschmerzen,
- Tagesmüdigkeit,
- Schlafstörungen, Geräuscheempfindlichkeit,
- Konzentrationsstörungen, Reizbarkeit,
- Tinnitus,
- Gleichgewichtsstörungen,
- Depression, Somatisierungsstörung.

Pathogenese: unklar.

37.6 Elektrotrauma und Strahlenschäden des Rückenmarkes

37.6.1 Akutes Elektrotrauma

Strommarken: umschriebene Verbrennung sind an der Ein- und Austrittsstelle zu erkennen.

Symptome:

- Bewusstseinsstörung,
- Krämpfe,
- Hirnödem,
- Herzkammerflimmern,
- Kopfschmerzen,
- Tinnitus,
- Gleichgewichtsstörungen.

Diagnostik:

- CK-Anstieg,
- Elektrolytentgleisung,
- Kreatininanstieg.

Spätschäden des Rückenmarks: (Strom fließt von einer Hand zur anderen) Vorderhornnekrosen!

37.6.2 Spätschäden durch ionisierende Strahlen

- Strahlenenzephalopathie (Hemisphären 60 Gy, Hirnstamm 45 Gy),
- Markscheiden und Oligodendrogliazellen sind strahlenempfindlich,
- Ödembildung,
- Strahlennekrosen (Therapie: operativ).

Strahlenschäden des Rückenmarkes:

- empfindlicher als das Gehirn (40 Gy),
- Querschnittssyndrom,
- Brown-Sequard.

Symptome:

- brennende Par- und Dysästhesien,
- dissoziierte Empfindungsstörungen,
- Blasenstörungen.

Diagnostik: CT/ MRT/ Myelographie: zeigen spinale Passagebehinderung.

Prognose:

- schlecht,
- Konus-cauda-Syndrom (Bestrahlung paraaortaler Lymphknoten),
- eine Schädigung des Plexus brachiales sowie lumbosakralis ist möglich (selten!).

38 Metabolische und toxische Schädigung des Nervensystems

38.1 Funikuläre Spinalerkrankung

- Ein Mangel an Vitamin B12 (Extrinsic Faktor) führt zu degenerativen Entmarkungsprozessen in den Strangsystemen des Rückenmarks,
- meist besteht eine Kombination mit einer Megaloblastenanämie (perniziöse Anämie), bei der ein Fehlen des Intrinsic Faktors vorliegt, Ursache:
    - Autoantikörper gegen Intrinsic Faktor bilden Belegzellen nach Gastrektomie, bei alkoholbedingter Gastritis, bei Magenkarzinom,
    - eine mangelnde Resorption von Vitamin B12 bei Dünndarmresorptionsstörungen,
    - eine relative B12-Hypovitaminose bei Schwangerschaftsperniziosa,
    - Zerstörung des Vitamins durch bakterielle Fehlbesiedlung,
    - medikamentös bedingt: Barbiturate, Zytostatika.
- Vitamin B12:
    - Synthese der Ribonucleinsäure (RNA),
    - Symptome setzen spät an, da der Körpervorrat für 2 Jahre reichen kann.

Die Symptome ergeben sich aus:

- einem Befall der Hinterstränge,
- einem Befall der Kleinhirnseitenstränge,
- einem Befall der Pyramidenseitenstränge.

Symptome:

- brennende, unangenehme Missempfindungen in den Füßen und Händen,
- Paraparese der Beine mit sensibler Ataxie (spastische Paraparese),
- Blasenentleerungsstörungen,
- partielle Querschnittslähmung,
- Reflexsteigerung, später, als Zeichen einer Polyneuropathie, nicht mehr auslösbar,
- pathologische Reflexe (häufig),
- das Lage- und Vibrationsempfinden ist vermindert,
- Augenmuskellähmung und Optikusatrophie (selten),
- Psychose, Delir, Depressionen, Demenz (selten).

Diagnostik:

- mNLG: verzögert,
- sNLG: verzögert,
- SEP: pathologisch verändert,
- Labor:
    - makrozytäre, hyperchrome Anämie,
    - direkte Messung von Vitamin B12 (nur als Screening Test),
    - Metaboliten: Homocystein und Methylmalonsäure im Serum oder Methylmalonsäure im Urin (bei Vitamin B12-Mangel steigen sie),
    - Nachweis von Vitamin B12-Resorptionsstörung durch Schillingtest (radioaktiv markiertes Vitamin B12),
    - bei einem Verdacht auf einen Intrinsic Faktor-Mangel: Gabe von Intrinsic Faktor.

Therapie:

- Vitamin B12-Gabe (bei frühzeitiger Gabe gute Prognose),
- sind Degeneration von Axonzylindern vorhanden ist eine Heilung nicht möglich,
- Dosis: alle 2 Wochen täglich 1.000 μg Vitamin B12 i.m. oder i.v., danach die gleiche Dosis jede Woche.

Differentialdiagnosen:

- Polyneuropathie,
- Friedreich-Ataxie.

38.2 Hypoxische Enzephalopathie nach Reanimation

Therapie:

- Hypothermie,
- kontinuierliche EEG-Ableitung,
- Neurostimultion.

Prognose:

- nicht vorhandene N. medianus-SSEPs, fehlende Pupillenreflexe,
- posthypoxische Myoklonien (Lance-Adams-Syndrom),
- schwere EEG-Veränderungen korrelieren mit schlechtem Outcome,
- bei Kammerflimmern gut, bei Asystolien schlecht.

38.3 Hepatolentikuläre Degeneration (M. Wilson)

- Genetisch bedingte Störung im Kupferstoffwechsel (Ablagerungen von Kupfer in der Leber, in den Basalganglien, Hirnstamm-, Kleinhirnstrukturen, in der Cornea),
- Mangel an funktionsfähigem Coeruloplasmin,
- zwischen dem 15.-20. Lebensjahr,
- autosomal rezessiv,
- Männer > Frauen.

Pathophysiologie:

- Coeruloplasmin ist für die Kupferausscheidung essentiell,
- eine pathologische Kupfer-Ablagerung im Gehirn und in der Leber führen zu Degeneration des Nucleus lentiformis und zu Leberzirrhose.

Symptome:

- Depression,
- Demenz,
- extrapyramidale Störungen:
    - akinetisch-regides Parkinson-Syndrom,
    - choreatische, athetotische, dystone Hyperkinese, Dysarthrie, Dysphagie,
    - Asterixis.

Diagnostik:

- Kayser-Fleischer-Hornhautring,
- Leberzirrhose,
- Leberkupfererhöhung im Blut,
- Serum:
    - Kupferspiegel erniedrigt,
    - freies Coeruloplasmin erniedrigt,
- Urin: Cu^{2+}-Ausscheidung erhöht,
- Leberpunktion.

Therapie:
Ziel: Normalisierung der Kupferbilanz

- kupferarme Diät,
- Verminderung der Kupferaufnahme durch Gabe von Zinksulfat oral (3-5 x 100 mg/Tag, 30 Minuten vor der Mahlzeit),
- Ausscheidung des Kupfers: D-Penicillamin (initial 250-500 mg/Tag, Erhaltungsdosis 750-1.600 mg/Tag in 3-4 Einzeldosen),
- Vitamin B6-Substitution, weil D-Penicillamin Vitamin B6 mindert.

Verlauf:

- in schweren Fällen tödlich,
- die Krankheitsdauer beträgt in der Regel wenige Jahre, Ursache: Dekompensation der Leberzirrhose.

38.4 Hepatoportale Enzephalopathie

Mangelnde Entgiftungsfunktion der Leber bei portokavalem Shunt mit neurologischen und psychiatrischen Störungen.

Pathophysiologie:

Voraussetzung für die Enzephalopathie ist die Ausbildung eines Kollateralkreislaufes mit intra-/ extrahepatischen portokavalen Anastomosen. Toxische Substanzen erreichen das Gehirn, ohne in der Leber entgiftet worden zu sein. Insbesondere handelt es sich um Ammoniak. Dieses wirkt zum einen direkt toxisch, zum anderen kommt es zu einer erhöhten Glutaminbildung, welches zu einer Störung der Glykolyse führt.

Eine chronische, hepatische Enzephalopathie bildet sich zudem durch eine Akkumulation von Mangan in den Basalganglien aus.

Symptome:

- psychische Veränderungen,
- Asterixis,
- EEG-Veränderungen,
- Bewusstseinsstörungen bis hin zum Koma (Leberkoma),
- extrapyramidale Störungen,
- Reflexsteigerung.

Diagnostik:

- EEG ist verändert,
- Serum:
    - Bilirubin,
    - Transaminasen sind erhöht,
    - Cholinesterase ist vermindert,
    - pathologische Gerinnungswerte,
    - Ammoniakanstieg,
- MRT: T1-gewichtet: Signalhyperintensität in den Stammganglien (Anreicherung von Mangan).

Therapie:

- Eiweißaufnahme einschränken,
- Aminosäurenaufnahme steigern,
- Regulierung der Darmentleerung (Laktulose),
- Antibiose (Zerstörung der Ammoniak-bildenden Bakterien (Neomycin)).

38.5 Neurologische Symptome bei akuter und chronischer Niereninsuffizienz

Urämische Enzaphalopathien durch akutes und chronisches Nierenversagen.

Akutes Nierenversagen:

- Bewusstseinsstörungen bis hin zum Koma,
- Psychose,
- epileptische Anfälle,
- Asterixis,
- bei Hyperkaliämie sind die Eigenreflexe gesteigert,
- bei Hypernatriämie sind die Eigenreflexe abgeschwächt.

Chronisches Nierenversagen:

- die Symptome sind wenig dramatisch,
- Kopfschmerzen,
- Depressionen,
- Merkfähigkeitsstörungen,
- epileptische Anfälle,
- Polyneuropathie (senso-motorisch):
    - beginnt mit Symptomen des Restless-Legs-Syndroms,
    - danach distal betonte Schwäche,
    - zunächst ist der ASR abgeschwächt, später auch der PSR,
    - zentralnervöse Reflexsteigerung an den Armen.

Diagnostik:

- EMG: Denervierung und Reinnervierung,
- NLG: verlangsamt.

38.6 Akute, intermittierende Porphyrie

- Dominante Vererbung,
- Frauen > Männer.

Ursache:

- Mangel an Porphobilinogen-Desaminase (Enzymdefekt in der Häm-Synthese).
- Hierdurch kommt es zu einer Störungen des Aufbaus der Myelinscheide sowie zu einer Vakuolisierung und zu einem Abbau von Axonen. Die axonalen Schädigungen können im ZNS und im peripheren sympathischen Nervensystem und im Großhirn auftreten. Es kann auch zu Nervenzellschädigung in den motorischen Vorderhörnern des Rückenmarkes kommen.

Symptome:

- Depression und „hysterische“ Verhaltensweisen, Psychosen,
- kolikartige abdominelle Krisen,
- vegetative Symptomatik,
- Mononeuritis multiplex,
- epileptische Anfälle, Hemiparesen.

Attackenauslöser:

- Medikamente,
- Drogen,
- Menstruation.

Diagnostik:

- BSG-Erhöhung,
- Liquor uncharakteristisch,
- NLG normal,
- EMG: Denervierungsaktivität,
- Urin:
    - dunkel verfärbt,
    - Nachweis von Porphobilinogen, wenn positiv,
    - quantitative Bestimmung von Porphobilinogen und γ-Aminolävulinsäure sowie Uro- und Koproporhyrie, diese sind in der Krise stets erhöht.

Therapie:

- Vermeidung der Überproduktion der γ-Aminolävulinsäure durch Kontrolle der aufnehmenden Substanzen,
- symptomatische Therapie,
- Hämin (Normosang), 1 x täglich 3 mg/kg KG i.v., www.porphyria-europa.org, 24-h-Notrufnummer zur Bestellung: 06074-812160,
- Glukose-Gabe 500-600 mg/Tag (oral, i.v.).

38.7 Leukodystrophien

Seltene Erkrankung der weißen Substanz.

Poliodystrophien:
Speicherkrankheiten, die die graue Substanz des ZNS betreffen (Morbus Tay-Sachs/ amaurotische Idiotie, Morbus Gaucher).

Leukodystrophie:
Fortschreitende, diffuse, symmetrische Markscheidendestruktion mit reaktiver Gliawucherung (Marklager, Kleinhirnhemisphären, Befall der kortikospinalen Bahnen, des Fasciculus und Tractus opticus).
Beispiel:
Metachromatische Leukodystrophie: Mangel an Arylsulfatase A. Dies führt zu einer Speicherung von Zerebrosidsulfat in den Markscheiden des zentralen und peripheren Nervensystems.

Symptomatik:

- doppelseitige, spastische Lähmung (Eigenreflexe fehlen!),
- doppelseitige Optikusatrophie und Blindheit,
- Demenz,
- extrapyramidale Störung,
- die Symptome sind abhängig von der Lokalisation.

Diagnostik:

- mNLG: vermindert,
- sNLG: vermindert,
- Liquor: Proteinansteig,
- Urin:
    - Sulfatidausscheidung erhöht,
    - Arylsulfatase A-Ausscheidung erniedrigt,
- CT: symmetrische Dichteminderung der weißen Substanz,
- MRT: Marklagerdystrophie,
- Biopsie: N. suralis (Markscheidenzerfall).

Therapie:

- symptomatisch,
- antiepileptisch.

Prognose: infaust (wenige Monate bis einige Jahre).

38.8 Mitochondriale Krankheiten

Mitochondriale DNA: 1% der gesamten zellulären DNA, hohe Mutationsrate.
Folge:

- Myopathien,
- generalisierte Muskelhypotonie,
- psychomotorische Entwicklungsverzögerung,
- Laktatazidose,
- Herzversagen, Kardiomyopathie,
- Depressionen,
- Kleinwuchs.

Vererbung mütterlicherseits, nur Töchter vererben sie weiter.

Diagnostik:

- Labor:
    - CK,
    - CK-MB,
    - LDH,
    - Ruhelaktat,
    - Pyruvat,
- Muskelbiopsie: Antikörper gegen Atmungskettenkomplex,
- Genetik: DNA-Analyse aus Skelettmuskelgewebe (Nachweis der häufigsten mtDNA-Mutation),
- MRT:
    - Basalganglienverkalkung,
    - Ischämien (fokale) in der weißen Substanz,
- kardiologische Untersuchung.

Therapie:

- eine kausale Behandlung existiert nicht,
- symptomatische Behandlung,
- körperliches Training,
- fieberhafte Infekte rasch behandeln,
- Kardiologie: Schrittmacherimplantation,
- antiepileptische Therapie (kein Valproat, da es die Symptome durch Inhibition der β-Oxidation, Lebertoxizität und sekundären L-Carnitin-Defizienz verstärken kann).

38.8.1 Chronisch progressive externe Ophtalmoplegie (Kearns-Sayre-Syndrom)

Symptome:

- Lähmung der äußeren Augenmuskeln sowie neurologische und nicht neurologische Symptome,
- Ophtalmoplegia externa: vor dem 20. Lebensjahr plus doppelseitige Ptose,
- Spastik/ Ataxie,
- beidseitige Hypakusis,
- proximale Myopathie,
- Demenz.

Diagnostik:

- EMG: geringe myopathische Veränderungen,
- Muskelbiopsie: Ausfälle der Cytochrom-C-Oxidase, ragged red fibers (proliferierende Mitochondrien), Nachweis eines hohen Anteils deletierter mitochondrialer DNA,
- Genetik: meist sporadisch, selten werden Deletionen mitochondrialer DNA von einer Generation zur nächsten vererbt.

38.8.2 Melas-Syndrom

- Mitochondriale Enzephalomyopathie, Laktatazidose und schlaganfall-ähnliche Episoden,
- maternaler Erbgang durch Mutation der mtDNA verursacht.

Diagnostik:

- mtDNA (mutierte) nachweisen,
- Muskelbiopsie: Coenzym Q ist vermindert,
- MRT: Verkalkungen in den Basalganglien.

Symptome:

- setzen in der Kindheit ein,
- belastungsabhängige, schmerzhafte Muskelschwäche,
- epileptische Anfälle,
- fortschreitende Demenz,
- rezidivierende Schlaganfälle.

Therapie:

- L-Arginin-Hydrochlorid (0,3-0,5 mg/kg KG/Tag als Einzeldosis),
- ASS im Intervall,
- symptomatisch,
- antiepileptische Therapie (kein Valproat, da es die Symptome durch Inhibition der β-Oxidation, Lebertoxizität und sekundären L-Carnitin-Defizienz verstärken kann),
- ggf. Hörgerät.

38.8.3 MERRF-Syndrom

- Myoclonic epilepsy with ragged red fiber,
- Punktmutation der mtDNA.

Symptome:

- bereits im Jugendalter einsetzend,
- Myoklonien,
- generalisierte, epileptische Krampfanfälle,
- zerebelläre Ataxie,
- progrediente Demenz,
- Spastizität,
- Optikusatrophie.

Diagnostik:

- Muskelbiopsie: vergrößerte Mitochondrien (ragged red fiber),
- Laktaterhöhung im Blut (ggf. auch im Liquor bestimmen),
- EEG: Allgemeinveränderungen,
- EMG: myopathische Veränderungen,
- VEP, AEP, SEP: Latenzverzögerungen,
- MRT: Atrophie von Groß- und Kleinhirn; Signalveränderungen in den Basalganglien,
- molekulargenetische Untersuchung (Nachweis der verantwortlichen Mutation in der mtDNA).

Therapie:

- Allgemeintherapie,
- Therapie der epileptischen Anfälle (kein Valproat, da es die Symptome durch Inhibition der β-Oxidation, Lebertoxizität und sekundären L-Carnitin-Defizienz verstärken kann).

38.8.4 Lebersche hereditäre Optikusneuropathie

Mitochondriale, neurodegenerative Sehnerv-Erkrankung.

Symptome:

- die Symptome treten häufig schon bei jungen Erwachsenen auf,
- zu Beginn der Erkrankung besteht ein Nachlassen der Farberkennung für Rot und Grün, gefolgt vom Verlust der zentralen Sehschärfe,
- akuter, subakuter Sehverlust des zentralen Gesichtfeldes,
- über die Jahre nimmt die Größe des Zentralskotoms kontinuierlich zu (ein höherer Grad der Blindheit entsteht),
- Verläufe mit weiteren neurologischen Symptomen werden als Leber „plus“ bezeichnet:
    - motorische Störungen,
    - Dystonie,
    - Haltungstremor,
    - zerebelläre Ataxie,
- Herzrhythmusstörungen.

Diagnostik:

- Gesichtsfelduntersuchung,
- Augenhintergrunduntersuchung (Schwellung der Sehnervpapille, geschlängelte Gefäße, peripapilläre Teleangiektasien und Mikroangiopathie),
- weitere augenärztliche Untersuchungen,
- Ausschluss Optikusneuritis (Multiple sklerose),
- Ausschluss Optikusneuropathie (z.B. Wolfram-Syndrom).

Therapie:

- allgemeine Therapie,
- Sehhilfen,
- Idebenon (synthetisches Analogon des Coenzym Q 10), verbessert nach einjähriger Anwendung die Sehkraft,
- Verzicht auf: Alkohol, Tabak, bestimmte Antibiotika (diese interferieren mit der oxidativen Phosphorylierung der Mitochondrien).

38.8.5 Posteriores reversibles Enzephalopathie-Syndrom (PRES)

- Ätiologisch uneinheitliche Gruppe,
- Letalität: 16%,
- tritt häufig auf der Intensivstation auf.

Pathogenese:

- rein hypertensiv bedingte Enzephalopathie aufgrund einer Störung der zerebralen Autoregulation,
- eine neurotoxisch verursachte Enzephalopathie aufgrund einer Endothelschädigung mit Blut-Hirn-Schrankenstörung im Rahmen verschiedener systemischer Erkrankungen (z.B. Eklampsie, nach Knochenmarks- oder Organtransplantation, Infektionen und Autoimmunerkrankungen),
- die Folge der gestörten Autoregulation und der Endothelschädigung ist ein zumeist im posterioren Marklager lokalisiertes vasogenes Hirnödem.

Ursachen:

- hypertensive Krise,
- Sepsis,
- Immunsuppression,
- Eklampsie.

Symptome: Die Symptome können sich über Tage zurückbilden.

- Enzephalopathie:
    - Verwirrtheit,
    - Unruhe,
    - Gesichtsfeldstörungen,
    - Halluzinationen,
    - kortikale Blindheit,
    - epileptische Anfälle,
    - Somnolenz,
    - akuter/subakuter Beginn von Kopfschmerzen, Sehstörungen,
    - Neglect,
    - Hemianopsie, kortikale Blindheit,
    - neuropsychologische Auffälligkeiten,
- Eklampsie.

Diagnostik:

- MRT:
    - hypo-/iso- als auch hyperintens in T2 und Flair-Sequenzen im Okzipital- und Parietallappen beidseits,
    - Kleinhirn, Hirnstamm, Thalamus und Kortex können mitbetroffen sein,
    - Ödemnachweis,
    - eine girlandenförmige Kontrastmittel-Aufnahme der Gyri ist möglich (durch Störung der Blut-Hirn-Schranke),
- MR-Spektroskopie: erhöhte Laktatwerte bei normalen N-Acetyl-Aspartat-Werten (gestörter neuronaler Stoffwechsel ohne Neuronenuntergang),
- SPECT: erhöhte Perfusion infolge gestörter zerebrovaskulärer Autoregulation,
- EEG: Allgemeinveränderungen.

Therapie:

- Blutdruck-Senkung: der diastolische Blutdruck sollte auf Werte < 100 mmHg, der MAP innerhalb von 1-2 Stunden um 20-25% reduziert werden,
- antiepileptische Therapie (bis zur vollständigen Rückbildung der MRT-Veränderungen empfohlen),
- Dosisreduktion (wenn möglich Absetzen) von Immunsuppressiva bzw. zytotoxischer Medikamente,
- Eklampsie: sobald wie möglich Entbindung.

Prognose: gut.

38.9 Delirium auf der Intensivstation

Definition:

- Bewusstseinsstörung, Aufmerksamkeitsstörung, Wahrnehmungsstörung, Denkstörung, Gedächtnisstörung, Störung der Psychomotorik, Störung der Emotionalität, Störung des Schlaf-Wach-Rhythmus,
- wird als hirnorganisches Psychosyndrom bezeichnet.

Pathogenese:

- ungeklärt,
- vermutlich: Imbalance zwischen Acetylcholin und Dopamin/ Serotonin.

Dauer: Stunden bis Wochen.

Die Sterblichkeit ist um das 2-3-fache erhöht.

Einteilung:

- hyperaktiv,
- hypoaktiv,
- gemischte Form.

Therapie:

- Physiotherapie,
- Ergotherapie,
- Schlafhygiene,
- medikamentöse Therapie:
    - Propofol,
    - Midazolam,
    - Quetiapin,
    - Olanzapin,
    - Haloperidol,
    - Dexmedetomidin.

Diagnostik:

- CAM-ICU (die CAM-ICU ist ein Monitoring-Instrument zur Anwendung bei intubierten Intensivpatienten),
- klinische Erfassung.

Prognose:

- in 30% der Fälle bleibende kognitive Defizite,
- bleibende Hirnatrophien.

38.10 Alkoholschäden und Krankheiten des Nervensystems

38.10.1 Akute Alkoholintoxikation (Rausch)

Einteilung:

Stadium I: euphorisches Stadium (Alkoholrausch) 0,5-1‰

- Rededrang,
- Stimmungsaufhellung.

Stadium II: Erregungsstadium 1-2‰

- Denkstörungen,
- Enthemmung,
- Aggressivität,
- Gangataxie.

Stadium III: narkotisches Stadium 2-3‰

- Bewusstseinstrübung,
- Bewegungsarmut,
- Hypoglykämie.

Stadium IV: asphyktisches Stadium 4-6‰

- Bewusstlosigkeit,
- akute Lebensgefahr (erloschene Schutzreflexe, Atem-, Herz- und Kreislaufversagen).

Therapie:

- unkomplizierter Alkoholrausch (Verlaufsbeobachtung),
- zur Dämpfung erregter Patienten: Haloperidol, Promethazin, Chlorprothixen,
- schwere Alkoholvergiftung:
    - Keine Magenspülung! Kein forciertes Erbrechen!
    - Intensivstation (besonders in den Stadien III und IV),
    - $>$ 4‰: Dialyse erwägen.

38.10.2 Pathologischer Rausch

- Geringe Alkoholaufnahmen führen zu schweren Intoxikationssymptomen,
- verminderte Alkoholtoleranz bei Hirnerkrankungen.

Symptome der toxischen Psychose:

- sie setzen abrupt ein, sie dauern für gewöhnlich nicht mehr als eine Stunde,
- Erregung, Aggressionen,
- Endet im Schlaf.

Therapie:

- bei Fremd-/ Eigengefährdung: Benzodiazepine i.v. oder Haloperidol,
- kontraindiziert sind Opioide.

38.10.3 Alkoholdelir (Entzugsdelir, Delirium tremens)

Definition:
Entzug nachdem über mehrere Jahre Alkohol konsumiert wurde (tägliche Zufuhr von 80-120 g reinen Alkohol). 1-2 Tage nach dem Entzug oder selten auch während eines Alkoholexzesses kann es zum Ausbruch eines manifesten Alkoholdelirs kommen.

Pathogenese:
Alkohol über Jahre dämpft das ZNS. Folge:

- regulierte GABAerge Hemmung,
- Aktivitätsvermehrung des glutamatergen Systems,
- Reduktion der inhibitorischen α-2-Rezeptoren,
- Verminderung der vom Alkohol aktivierten Dopaminrezeptoren.

Fällt Alkohol als hemmende Droge weg:

- GABAerge-Insuffizienz plus
- überschießende glutamaterge Aktivität,
- Folge:
    - Unruhe,
    - Agitiertheit,
    - Angst,
- Insuffizienz der α-2-Rezeptoren: vegetative Fehlregulation mit
    - Tachykardie,
    - Hypertonie,
    - Hyperthermie,
    - Tremor,
    - Hyperhidrose,

- 3-4 Tage überschießende Bildung der Dopaminrezeptoren. Dies erhöht das verzögerte Auftreten von produktiv psychotischen Symptomen mit Halluzinationen, illusionärer Verkennung.

Therapie:

- GABAgene Substanzen (Clomethiazol, Benzodiazepine),
- antiglutamaterge Mittel (Carbamazepin),
- α-2-Rezeptoragonisten (Clonidin),
- anti-dopaminerge Pharmaka (klassische Neuroleptika z.B. Haloperidol),
- Vitamin B1 100 mg/Tag,
- Folsäure 5 mg/Tag.

38.10.4 Unvollständiges Delir (Prädelir)

Dem manifesten Delir geht ein Prädelir voraus (Wochen bis Monate) mit

- morgendlichem Zittern,
- Schwitzen,
- Schlafstörungen,
- milde psychotische Symptomatik (optische Halluzinationen).

Symptome:

- Gedächtnisstörungen, Amnesie,
- Desorientiertheit,
- Schreckhaftigkeit,
- motorische Unruhe,
- Heiterkeit/ panische Angst,
- Bewusstseinsstörung bis hin zum Koma,
- produktive Psychose,
- Tremor,
- illusionäre Verkennung,
- Suggestibilität.

Zusatzdiagnostik:

- Röntgen-Thorax (Infektausschluss),
- EKG,
- Labor (BSG, CRP, Blutbild, Elektrolyte, CK, Gerinnung),
- Liquor,
- CT/ MRT.

Differentialdiagnosen:

- Medikamentenentzugsdelir,
- toxische Psychosen,
- anticholinerges Syndrom,
- Schizophrenie,
- Wernicke-Korsakow-Syndrom,
- Alkoholhalluzinose,
- Demenz,
- Hypoxie,
- metabolische Enzephalopathie,
- bakterielle/ virale Meningitiden.

Therapie:

- Vitamin B1 100 mg/Tag oral oder i.v.,
- Folsäure 5 mg/Tag,
- Beobachtung,
- Azizi-Schema:
    - initial: Tavor 0,5 mg 4 x/Tag plus Haloperidoltropfen 4 x 5/Tag plus Doxepin 25 mg zur Nacht,
    - bereits am Folgetag Beginn des Ausschleichens von Tavor und Haloperidol, Doxepin wird für Monate beibehalten (Tavor um 0,5 mg alle 2 Tage reduzieren, Haloperidol täglich um 5 Tropfen reduzieren),
- Distra 4 x 2 Kapseln (à 192 mg) oder Benzodiazepine (Diazepam 4-6 x 10 mg/Tag),
- bei milden Verläufen Carbamazepin 4 x 200 mg/Tag (reduzieren),
- bei ausgeprägter Symptomatik: Distra oder Diazepam in Kombination mit Haldol.

38.10.5 Alkoholhalluzinose

- Toxische Psychose,
- nach langjährigem Alkoholabusus,
- produktiv-psychotische Symptomatik (negativ Symptomatik fehlt).

Symptome:

- wach, bewusstseinsklar,
- die Orientierung ist erhalten,
- ängstlich erregt,
- akustische Halluzination,
- gelegentlich szenisch-optische Halluzinationen (kann Fremd-/ Eigengefährdung verursachen),
- kann in eine chronische Korsakow-Psychose übergehen.

Therapie:

- Neuroleptika (Haloperidol 1-2 Ampullen i.v. oder i.m.),
- Tavor 2,5 mg p.o.,
- Vitamin B1 100 mg/Tag,
- Folsäure 5 mg/Tag.

38.10.6 Alkoholbedingte Ernährungsstörung

Polyneuropathie:

- häufigste Alkoholfolgeerkrankung,
- nach jahrelangem Alkoholkonsum,
- die Alkoholpolyneuropathie ist die häufigste Polyneuropathieform.

Pathogenese:

- direkte Wirkung des Alkohols am peripheren Nervensystem,
- Unterversorgung mit B-Vitaminen (Vitamin B1).

Diagnostik:

- axonales Muster mit sekundärer Entmarkung (sNLG, mNLG verlangsamt),
- EMG: Spontanaktivität,
- Liquor: unauffällig.

Symptome:

- atrophische Paresen (Beine bevorzugt),
- symmetrische Sensibilitätsstörungen (Beine bevorzugt), die Lagewahrnehmung ist gestört,
- erloschene Muskeleigenreflexe,
- Potenzstörung,
- die Darmperistaltik geht zurück,
- Muskelkrämpfe,
- Burning feet,
- quälende Schmerzen.

Therapie:

- Alkoholkarenz,
- Vitamin B1 100 mg/Tag,
- Folsäure 5 mg/Tag,
- Carbamazepin, Gabapentin (Polyneuropathie),
- Thioctsäure 300 mg/Tag i.v. für 14 Tage,
- ausreichende Ernährung.

Prognose: Verbesserung nach 3-5 Jahren bei Alkoholkarenz.

38.10.7 Wernicke-Korsakow-Syndrom

38.10.7.1 Wernicke-Enzephalopathie

- Durch Mangelernährung, Vitamin B1-Mangel,
- seltene Erkrankung,
- der Spontanverlauf ist tödlich.

Symptome:

- okulomotorische Störung: horizontaler/ vertikaler Blickrichtungsnystagmus, INO,
- zerebelläres Syndrom: Rumpf-Gang-Standataxie,
- psychische Störungen: Verwirrtheit, Desorientiertheit, Koma,
- vegetative Symptomatik: Hypothermie, Hypotension.

Diagnostik:

- Klinik,
- MRT T2-gewichtet: hyperintense Bezirke um den Aquädukt, um den 3. Ventrikel und Volumenminderung der Corpora mammilaria.

Therapie:

- Vitamin B1-Gabe (Vitamin-B-Komplex) initial 100 mg Vitamin B1 i.v., danach 200 mg/Tag i.v.,
- Folsäure 5 mg/Tag.

Differentialdiagnosen:

- A. basilaris-Thrombose,
- zentrale pontine Myelinolyse,
- zerebelläre Syndrome mit Augenmuskelparesen (Miller-Fisher-Syndrom).

38.10.7.2 Korsakow-Syndrom

- Chronische Phase des Vitamin B1-Mangels plus genetischer Faktor,
- folgt der Wernicke-Enzephalopathie oder Alkoholdelir,
- kann auch nach einer intrakraniellen Blutung, einem subduralen Hämatom, einer subduralen Blutung und einem Schädel-Hirn-Trauma auftreten (Differentialdiagnosen).

Symptome:

- Desorientiertheit (sie verkennen die aktuelle Umgebung, nehmen in der Fehldeutung eine passende Rolle ein z.B. Arzt wird als Anwalt wahrgenommen),
- Sekundengedächtnis,
- Konfabulationen.

Therapie:

- Vitamin B1: 100 mg/Tag,
- Folsäure 5 mg/Tag,
- ausreichende Ernährung,
- ggf. Unterbringung in einer Pflegeeinrichtung.

38.10.8 Zentrale pontine Myelinolyse

- Bei Alkoholkonsum, M. Wilson, Tumoren,
- Hyponatriämie unter 110 mmol/l mit schnellem therapeutischen Ausgleich führt zur Demyelinisierung und zu Nekrosen in ventralen Anteilen der Pons und gelegentlich im Thalamus, dem Corpus callosum, der Inneren Kapsel, dem Kleinhirn.

Symptome:

- Hirnstammsyndrom mit Augenmotilitätsstörung, anderen Hirnnervensymptomen, Para-/ Tetraparesen bis hin zum Locked-in-Syndrom,
- Bewusstseinsstörungen verschiedener Schwere bis hin zum Koma.

Differentialdiagnosen:

- A. basilaris-Thrombose,
- Wernicke-Enzephalopathie,
- Hirnstammenzephalitis.

Diagnostik:

- Klinik: Hinweise auf Alkohol,
- MRT: Entmarkung der ventralen Brücke unter Aussparung des Tractus corticospinalis.

Therapie:

- Intensivstation,
- Vitamin B1 100 mg/Tag,
- Folsäure 5 mg/Tag,
- M. Wilson ausschließen,
- NaCl-Infusionen: Serumnatriumspiegel nicht höher als 0,6 mmol/Stunde steigern,
- ist 125 mmol/l erreicht: parenterale Na-Gabe stoppen.

Prognose: sie ist trotz hoher Remissionsrate als gut einzustufen.

38.10.9 Vasokonstriktions-Syndrom (RCVS)

- Kann mit Dissektionen einhergehen,
- kann mit dem posterioren reversiblen Enzephalopathie-Syndrom (PRES) einhergehen,
- kann spontan auftreten,
- Assoziation mit Migräne.

Symptome:

- massive Konstriktion der Hirngefäße,
- schwere Kopfschmerzen, bis zu 3 Monate anhaltend,
- Übelkeit, Erbrechen,
- Lichtscheu,
- Verwirrtheit,
- Sehstörungen,
- epileptische Anfälle,
- Subarachnoidalblutung (meistens A. vertebralis).

ZNS-Vaskulitis.

Therapie:

- Calziumantagonisten (Nimodipin),
- hochdosierte Kortikosteroidtherapie.

Prognose: sie ist eher als gut einzuschätzen.

38.10.10 Pathologisch ungeklärte Alkoholschäden am Nervensystem

1. Sporadische Spätatrophie der Kleinhirnrinde:

Symptome:

- Ataxie (Beine),
- Standataxie,
- Rumpfataxie,
- Knie-Hacke-Versuch: normal verwackelt,
- skandierende Sprache,
- sakkadierte Blickfolge.

Therapie:

- Alkoholabstinenz,
- Vitamin B1 100 mg/Tag,
- Folsäure 5 mg/Tag.

Differentialdiagnose: paraneoplastische Ataxie.

2. Hirnrindenatrophie und Alkoholdemenz.

3. Marchiafava-Bignami-Syndrom (Corpus-callosum-Atrophie):

Symptome:

- Demenz,
- organische Wesensveränderungen,
- spastische und zerebelläre Symptome.

Therapie: symptomatisch.

4. Alkoholepilepsie:

- Hirnschädigung durch Alkohol führt zu Epilepsie,
- Therapie:
    - Alkoholkarenz,
    - Antikonvulsiva bei Compliance.

5. Alkoholmyopathie:

- Schwächung der proximalen Muskulatur,
- Kardiomyopathie,
- Therapie: Intensivstation, Dialyse, symptomatisch.

6. Alkoholembriopathie:

- 1. Trimenon: 30-50% der Föten sind geschädigt,
- nach der Entbindung kann das Neugeborene entzügig werden,
- untergewichtig.

39 Schädigung der peripheren Nerven

39.1 Plexus cervicobrachialis

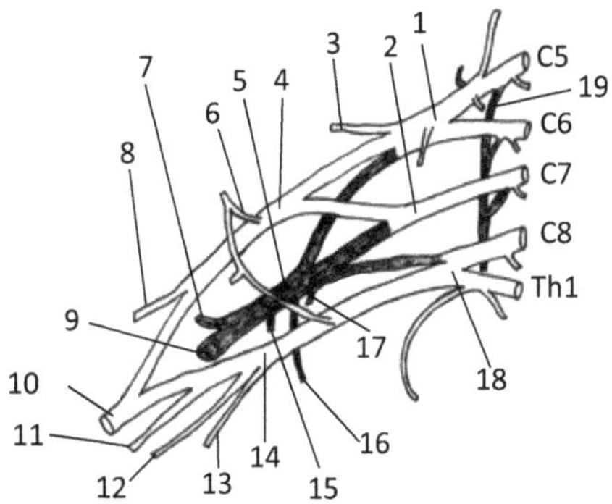

1: Truncus superior
2: Truncus medius
3: N. suprascapularis
4: Fasciculus lateralis
5: Fasciculus posterior
6: N. thoracicus lateralis
7: N. axillaris
8: N. musculocutaneus
9: N. radialis
10: N. medianus
11: N. ulnaris
12: N. cutaneus antebrachii medialis
13: N. cutaneus brachii medialis
14: Fasciculus medialis
15: N. subscapularis inf.
16: N. thoracodorsalis
17: N. subscapularis sup.
18: Truncus inferior
19: N. thoracicus longus

Abbildung 39.1: Plexus brachialis

- Entsteht aus den Rami ventrales der Nn. spinales C1-C4,
- die Nerven treten zwischen dem M. scalenus anterior und dem M. scalenus medius ins seitliche Dreieck,
- der Plexus cervicalis hat eine:
    - Radix sensoria (N. occipitalis minor, N. auricularis magnus, N. transversus colli, Nn. supraclaviculares),
    - Radix motoria:
        - Ansa cervicalis (Fasern aus C1 verbinden sich streckenweise mit N. hypoglossus mit Fasern von C2-C4,
        - R. sternocleidomastoideus,
        - R. trapezius,
        - N. phrenicus.

39.1.1 Plexus brachialis

- Aus den Rami anteriores der Spinalnerven aus den Segmenten C5-Th1 mit kleinen Bündeln aus C4-Th2,
- die Trunci gelangen durch die Skalenuslücke oberhalb der A. subclavia in den Bereich der Clavicular, hier schließen sie sich zu den 3 Faszikeln zusammen,
- jeder Trunkus teilt sich in einen dorsalen und einen ventralen Ast,
- aus dem Truncus superior, medius und inferior bilden sich alle dorsalen Äste des Fasciculus posterior,
- ventrale Äste des Truncus superior et medius: diese bilden den Fasciculus lateralis,
- die Äste des Truncus inferior: bilden den Fasciculus medialis.

39.1.2 N. medianus

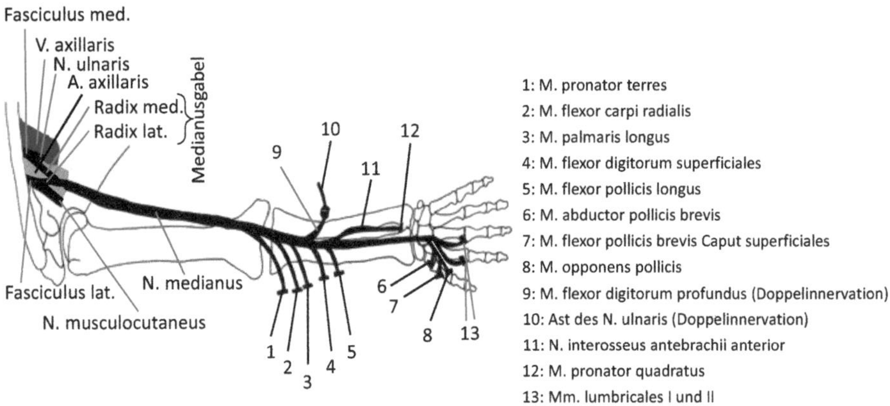

Abbildung 39.2: Motorische Innervationsgebiete des N. medianus

Am Unterarm versorgt der N. medianus alle Flexoren mit Ausnahme des M. flexor carpi ulnaris und des ulnaren Teils des M. flexor digitorum profundus, an der Hand die Musculi lumbricales I und II.

Thenarmsukeln:

- M. abductor pollicis brevis,
- M. opponens pollicis,
- M. flexor pollicis brevis.

Bei Ausfall:

- unvollständiger Faustschluss,
- Zeigefinger und Mittelfinger können im Mittel- und Endgelenk nicht gebeugt werden,
- die Beugefähigkeit des Daumens ist aufgehoben (Schwurhand).

Sensibles Versorgungsgebiet (dorsal):
Endglieder des Zeige- und Mittelfingers und Teile des Ringfingers.

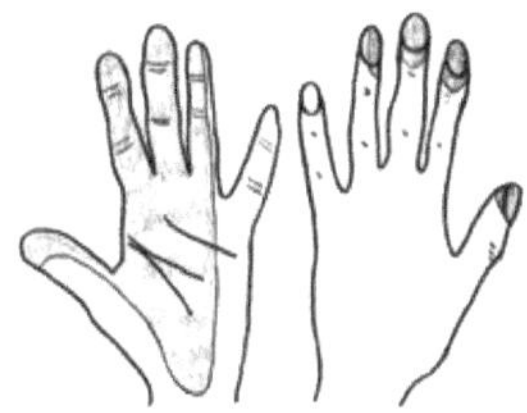

Abbildung 39.3: sensible Versorgungsgebiete des N. medianus

39.1.3 Läsion des N. medianus

Unterhalb des Retinaculum flexorum verlaufen:

- N. medianus,
- Sehne des M. flexor carpi radialis,
- 4 Endsehnen des M. flexor digitorum superficialis,
- Endsehnen des M. flexor digitorum profundus,
- Sehne des M. flexor pollicis longus.

Hohe Medianusläsion:
Oberarm:

- Ursache:
  - Humerusschaftfraktur,
  - Ellenbogenfraktur,
- Beugung lediglich der ulnaren Finger („Schwurhand").

Unterarm:

- Ausfall der medianusinnervierten Handmuskeln,
- die Abduktion des Daumens ist ungenügend („Flaschenzeichen"),
- der Daumen wird ungenügend gekreist,
- ungenügende Opposition.

Oberarm-/ Ellenbogenläsionen: vor Abgang der Äste zu den langen Fingerbeugern.

Komplette Medianuslähmung:

- zu den bereits beschriebenen Symptomen tritt eine Schwäche der Pronation des Unterarmes und Beugung der Hand auf,
- beim Versuch die Finger I-III in den Zwischen- und Endgelenken zu beugen entsteht eine Schwurhand, nur die vom N. ulnaris motorisch innervierten Finger IV und V und in geringem Maße die Finger III können gebeugt werden,
- Daumen und Zeigefinger bleiben gerade stehen (Schwurhand).

Distaler Abschnitt:

- Lähmung aller vom N. medianus versorgten Handmuskeln,
- der Daumenballen ist atrophisch,
- die Greiffunktion des Daumens ist aufgehoben („Flaschenzeichen").

Sensibilitätsstörung:
In allen 3 Fällen besteht die gleiche Ausdehnung, da der N. medianus nur Hautbereiche der Hand sensibel versorgt. Es kommt zu unangenehmen Parästhesien und trophischen Störungen der Haut und der Nägel (der N. medianus enthält vegetative Fasern).

39.1.4 Karpaltunnelsyndrom

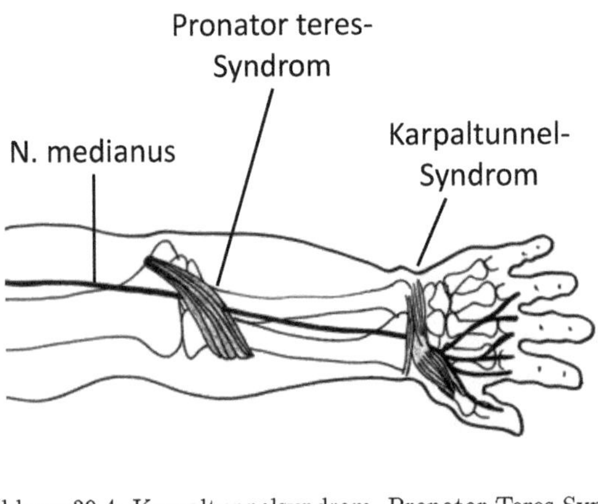

Abbildung 39.4: Karpaltunnelsyndrom, Pronator-Teres-Syndrom

Schädigung im Karpaltunnel unter dem Retinaculum flexorum: die Arbeitshand ist häufig betroffen (auch häufig beidseits).

Ursache:

- alte Frakturen,
- Arthrose,
- Gicht,
- Akromegalie,
- Schwangerschaft.
- Hypothyreose,
- Amyloidose,
- Diabetes mellitus,
- Dialyse,

Epidemiologie:

Frauen > Männer.

Symptome:

- Brachialgia paraesthetica nocturna (Nachts das Gefühl, die Hand sei geschwollen oder eingeschlafen),
- Schmerzen im ganzen Arm, bis in die Schulter und die Nackengegend,
- Schütteln und Massieren der Hände bringt Linderung,
- sie beginnen meist auf der Seite der dominanten Hand,
- Paresen und Atrophien der Daumenballen mit oder ohne Sensibilitätsstörungen,
- Flaschenzeichen,
- zunehmend treten die sensiblen Reizsymptome auch am Tage auf:
    - Hypästhesien,
    - Beeinträchtigung der Feinarbeit mit den ersten 3 Fingern,
    - Paresen und Atrophien im Abductor pollicis brevis und M. opponens pollicis,
    - dann Dysästhesien, Hyperalgesie oder Hyperpathie an der Volarseite der Hand (Schwerpunkt Medianusgebiet),
- die Schweißsekretion ist vermindert,
- Druck volar an der Radialisseite des N. medianus oder Hyperextension: lösen Missempfindungen aus.

Test:

- eine forcierte Dorsalextension verstärkt die Symptome (Phalen-Test 1 Minute),
- Hoffmann-Tinel-Zeichen.

Diagnostik:

- Klinik,
- Ultraschall,
- motorische Neurographie: Stimulation:
    - Handgelenk S1,
    - Ellenbeuge S2 medial der Bizepssehne,
    - Axilla,
    - Erb-Punkt,
    - Ableitung: M. abductor pollicis brevis,
    - Referenzelektrode: distaler Daumen.

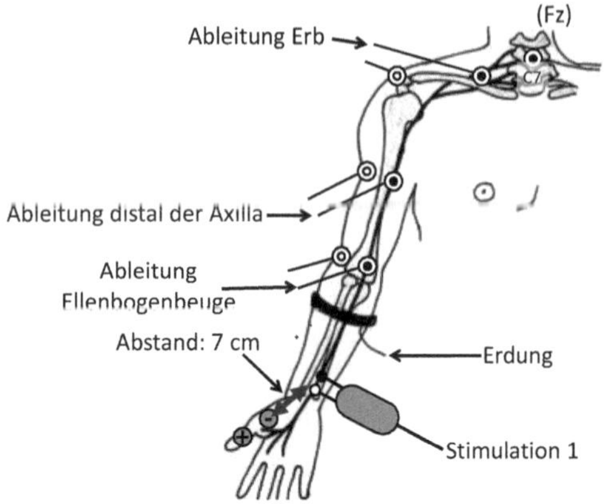

Abbildung 39.5: Motorische Neurographie des N. medianus

- Sensible Neurographie: antidrome Technik:
    - die Schwellenintensität zur Erregung sensibler Nerven liegt niedriger als die Schwellenintensität zur Reizung der motorischen Fasern,
    - Reizung: wie bei motorischer Neurographie,
    - Ableitung: Ringelektrode (Zeige-, Mittelfinger).

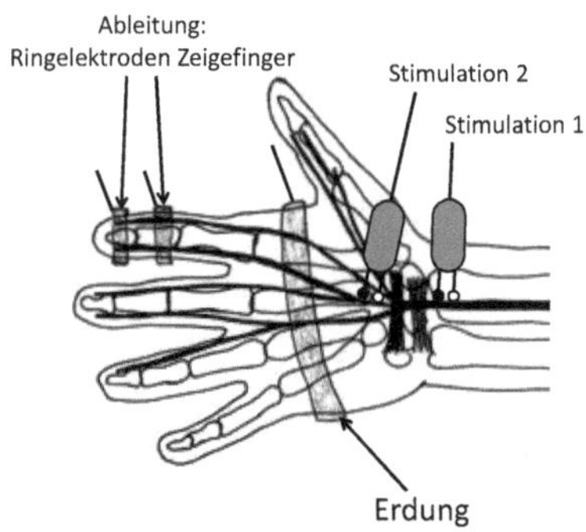

Abbildung 39.6: Sensible Neurographie des N. medianus

Therapie:

Brachialgia paraesthetica nocturna

- Kortisoninjektion 40 mg Triamcinolon, bei Rezidiv erneute Injektion,
- ulnare, gut gepolsterte Schiene zur Nacht,
- bei Versagen: Spaltung des Retinaculum flexorum (Atrophien bilden sich kaum zurück, die Schmerzen und die Sensibilitätsstörungen bilden sich zurück).

39.1.5 Pronator-teres-Syndrom

Das Pronator-teres-Syndrom wird durch eine Kompression des N. medianus verursacht. Es entsteht durch eine Druckaffektion beim Durchtritt durch den M. pronator teres bzw. durch den Lacertus fibrosus am Unterarm.

Ursachen:

- Knochenbrüche,
- Schnittverletzungen,
- anatomische Fehlbildungen,
- Tumore,
- Hämatome.

Symptome:

- Parästhesien der radialen 3 1/2 Finger,
- Taubheitsgefühle der Finger besonders in der Nacht,
- Sensibilitätsstörung in den Medianusarealen der Hand,
- Paresen des M. abductor policis brevis,
- Schmerzen an Druckpunkten über dem M. pronator brevis und am Daumenballen,
- Parese der Thenarmuskulatur,
- Parese des M. flexor digitorum profundus, M. flexor pollicis longus, M. pronator quadratus,
- nicht betroffen sind: M. flexor digitorum superficiales, M. flexor carpi radialis, M. palmaris longus,
- der M. pronator teres ist druckschmerzhaft,
- das Hoffman-Tinelzeichen ist positiv,
- Überempfindlichkeit gegenüber Kälte.

Therapie:

- Gipsschiene,
- operative Sanierung bei Tumoren oder Hämatomen,
- Neurolyse und Durchtrennung der fibrösen Bänder bei Versagen der konservativen Therapie,
- Neuraltherapie mit Lokalanästhetika,
- Kortisoninjektionen,
- NSAR bzw. COX-2-Hemmer,
- Muskelrelaxantien,
- zentral wirksame Schmerzmittel,
- Antidepressiva.

39.1.6 Interosseus-anterior-Syndrom

Ursache: multifokal.

Symptome:

- der M. flexor digitorum profundus radial (vor allem beim Beugen der Endglieder von Daumen und Zeigefinger), der M. flexor pollicis longus und der M. pronator quadratus sind betroffen,
- die Thenarmuskulatur ist intakt,
- keine Sensibilitätsstörungen an der Hand,
- ein Pinzettengriff ist nicht möglich (Daumen-Zeigefinger).

Diagnostik:

- Klinik,
- Anamnese,
- Sonographie,
- Elektrophysiologie.

Therapie:

- Ruhigstellung,
- Physiotherapie,
- antiphlogistische Therapie,
- Injektion 40 mg Triamcinolon,
- Neurolyse und Durchtrennung der fibrösen Bänder am Läsionsort,
- Immunglobuline.

39.1.7 N. ulnaris

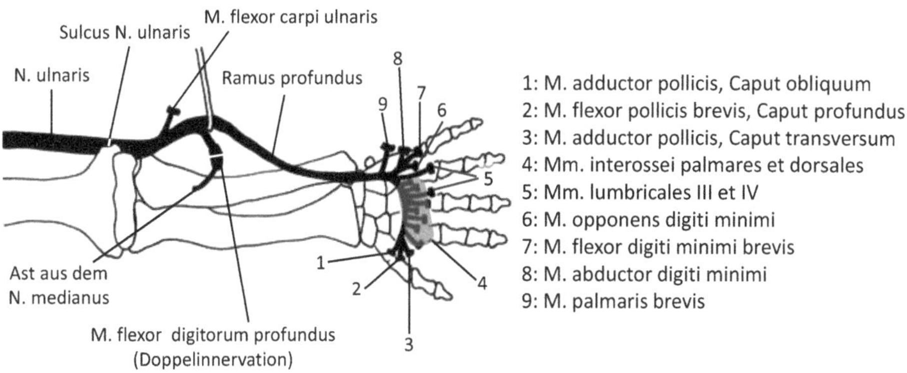

Abbildung 39.7: Motorische Innervationsgebiete des N. ulnaris

Motorische Innervation:

- M. flexor carpi ulnaris,
- M. flexor digitorum profundus (ulnarer Teil),
- R. profundus aller Hypothenarmuskeln,
- einen Teil der Thenarmuskeln,
- alle Mm. interossei,
- M. adductor pollicis,
- M. flexor pollicis brevis (Caput profundum),
- Mm. lumbricales III und IV,
- Parese der Daumenadduktion (Froment-Zeichen).

Sensible Versorgung:

- 1 1/2 Finger palmar,
- 2 1/2 Finger dorsal.

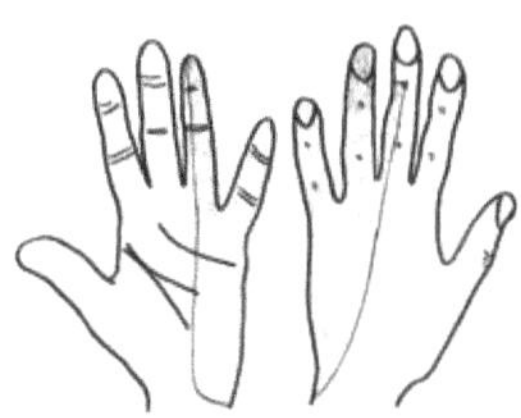

Abbildung 39.8: sensible Versorgungsgebiete des N. ulnaris

Ausfall: Krallenhand

- Mm. lumbricales und Mm. interossei beugen in den Grundphalanx des 2.-5. Fingers, mit Ausnahme der Mm. lumbricales I und II (N. medianus),
- Überstreckung in den Fingergrundgelenken bei gleichzeitiger Beugung in den Mittel- und Endgelenken, insbesondere des 4. und 5. Fingers,
- das Abduzieren und das Adduzieren der Finger ist aufgehoben,
- die Muskulatur des Daumens und des Kleinfingerballens atrophiert,
- der Faustschluss ist unvollständig,
- das Caput transversum des M. adductor fällt aus (die Daumen-Kleinfingerprobe ist negativ).

Diagnostik:

- Ultraschall (hochfrequente Linearsonde),
- motorische Neurographie:
    - simultane Aufzeichnung der Reizantwort vom M. abductor digiti minimi und M. interosseus dorsalis I (ermöglicht die Erfassung isolierter Schädigungen des R. profundus N. ulnaris in der Hohlhand bzw. in der Guyonschen-Loge),
    - Stimulation S1: Handgelenk neben der Sehne des M. flexor carpi ulnaris 7 cm proximal der Ableitelektrode,
    - Stimulation S2: unterhalb des Ellenbogengelenkes distal des Sulcus N. ulnaris,
    - Stimulation S3: oberhalb des Ellenbogens proximal des Sulcus N. ulnaris,
    - Stimulation S4: Erb-Punkt,
    - Ableitung: M. abductor digiti minimi, M. interosseus dorsalis manus I,
    - Referenzelektrode: distal am kleinen Finger,
- sensible Neurographie:
    - Stimulation der sensiblen Fingernerven am Kleinfinger mittels Ringelektroden,
    - Ableitung des sensorischen Nervenaktionspotentials (SNAP) in Höhe des Handgelenkes mittels Oberflächenelektrode,
    - die ortho- und antidrome Messung der sensiblen NLG des N. ulnaris erfolgt in analogerweise wie die des N. medianus, jedoch zwischen Kleinfinger und ulnarem Handgelenk.

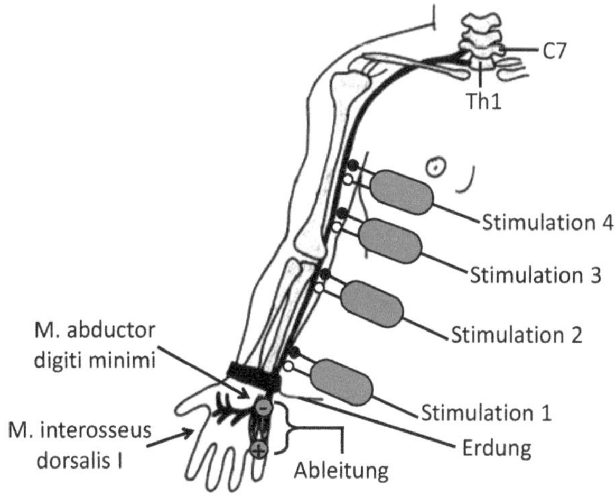

Abbildung 39.9: NLG N. ulnaris

- Antidrom:
    - Stimulation: am Handgelenk,
    - Ableitelektrode: Finger V,
    - Referenzelektrode: 3-4 cm distal der Ableitelektrode,
- Orthodrom:
    - Vertauschen der Ableit- und Stimulationselektroden,
    - Stimulation: mit Ringelektroden am Finger V,
    - Ableitung (S1): vom Nerven proximal des Handgelenkes,
- Dorsal:
    - Stimulation: 5-8 cm proximal des Processus Styloideus ulnae,
    - Ableitelektrode: Handrücken zwischen dem IV. und V. Metakarpale, 8 cm distal der Kathode der Reizelektrode,
    - es kann hilfreich sein, den Ramus dorsalis N. ulnaris zusätzlich zu untersuchen, da dieser sensible Ulnarisast bei Ulnarisläsion in Höhe des Handgelenkes nicht betroffen ist und nur dann pathologisch ist, wenn proximal davon Nervenschädigungen auftreten.

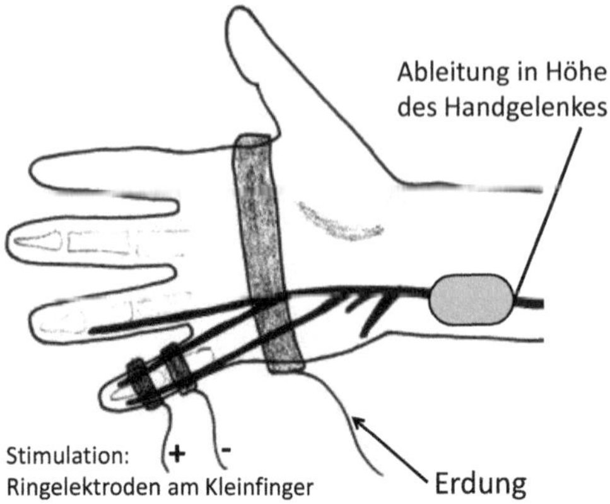

Abbildung 39.10: N. ulnaris, sensible Ableitung

39.1.8 N. radialis

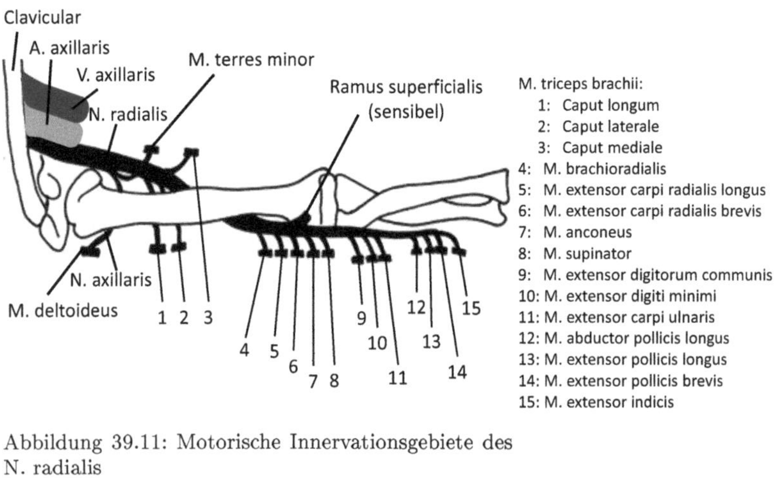

Abbildung 39.11: Motorische Innervationsgebiete des N. radialis

Motorische Innervation: Streckergruppe des Ober- und Unterarmes.

Sensible Versorgung:

- Haut über der Streckerseite des Ober- und Unterarmes,
- Haut dorsal der Grund- und Mittelglieder der radialen 2 1/2 Finger.

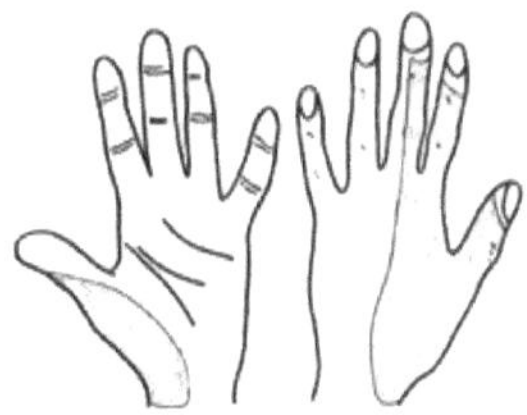

Abbildung 39.12: sensible Versorgungsgebiete des N. radialis

39.1.9 Läsionen des Plexus cervicobrachialis

Schädigung:

- Sturz,
- Motoradunfall,
- Riss bis hin zum Wurzelriss.

Einteilung:

- untere Plexuslähmung,
- obere Plexuslähmung,
- komplette Plexuslähmung.

39.1.9.1 Obere Plexuslähmung (Erb-Lähmung)

- Häufig,
- Lädierung der Fasern aus den Wurzeln C5-C6 (-C7).

Ausfälle:

- M. deltoideus,
- M. supra- und infraspinatus,
- M. brachioradialis,
- M. pectoralis,
- M. biceps brachii,
- M. supinator,
- M. triceps brachii (selten, Arm hängt schlaff und nach innen rotiert herunter).

Motorische Symptome:

- keine Hebung möglich, nach Anhebung fällt der Arm schlaff zurück,
- der Oberarm ist nach innen gedreht,
- Außenrotation, Streckung des Unterarmes,
- der Unterarm ist supiniert und ggf. auch nicht gestreckt,
- BSR, RPR sind ausgefallen, TSR ist oft erhalten, bei Kindern ist auch der Mororeflex erloschen,
- sind die Mm. rhomboidei und der M. serratus gelähmt: Plexusläsion liegt wurzelnah, weil die Nn. dorsales scapulae und der N. thoracicus longus den Plexus frühzeitig verlassen.

Sensible Symptome: nur geringe Ausfälle an der Außenseite des Oberarmes und dorsal-radialen Seite des Unterarmes.

39.1.9.2 Untere Plexuslähmung (Klumpke-Lähmung)

- Lädierung der Fasern der Wurzeln (C7-) C8-Th1,
- atrophische Parese der kleinen Handmuskeln und der langen Fingerbeuger,
- die Strecker von Hand und Fingern bleiben manchmal verschont,
- häufig Horner-Syndrom (Beteiligung von Th1),
- Fingerflexorenreflexe und der TSR sind ausgefallen,
- Sensibilität: ulnar an der Hand und am Unterarm gestört.

Seltene komplette Läsion:
Kombination aus der oberen und der unteren Plexuslähmung, mündet später in obere oder untere Plexuslähmung.

C7-Lähmung:
Nicht die Schädigung der Wurzel C7, sondern eine Läsion des C7-Anteils des Armplexus ist gemeint: Ausfälle im Ausbreitungsgebiet des N. radialis bei erhaltener Funktion des N. brachioradialis.

39.1.9.3 Komplette Plexuslähmung

Ursachen:

- Unfälle,
- Stürze,
- nicht selten mit Wurzelausriss.

Zeichen des Wurzelausrisses:

- fehlende Erregbarkeit der motorischen Fasern,
- subjektive Sensibilitätsstörung,
- sensible Fasern sind elektrisch erregbar, weil die Kontinuität der sensiblen Fasern zum Spinalganglion nicht unterbrochen ist,
- Liquor: blutig (durch Einreißen von Wurzelgefäßen),
- MRT/ Myelo-CT,
- ENG.

Diagnostik:

- EMG:
    - die Willküraktivität der betroffenen Muskeln ist erloschen,
    - nach 14 Tagen bildet sich eine Spontanaktivität,
- Plexusüberleitungszeit: Reizung am Erb-Punkt: Ableitungen am M. deltoideus, am M. biceps brachii und am M. triceps brachii sind verlängert,
- SSEPs: sind blockiert,
- elektrisch ausgelöste Aktionspotentiale nehmen nach dem 7. Tag an Amplitude ab.

Therapie:

- Lagerung des Armes auf einer Abduktionsschiene,
- passive Bewegungen in den Finger-, Hand- und Ellbogengelenken,
- Kortisontherapie (oral),
- wenn nach 2 Monaten kein Zeichen der Rückbildung sichtbar ist, obwohl nach dem Befund ein Wurzelausriss unwahrscheinlich ist: Operation (bei oberer Plexuslähmung),
- bei traumatischer Plexusläsion mit Hämatom und Fraktur der Clavicula ist eine frühzeitige Dekompression indiziert.

Prognose:

- Wurzelabriss: ungünstig,
- traumatische Plexuslähmung: noch schlechter, je mehr die proximalen Muskeln des Schultergürtels betroffen sind und je stärker die Sensibilitätsstörungen ausgedehnt sind,
- EMG/ NLGs/ NLGm bestimmen: Plexuslähmung durch Druck (Gewichte tragen): Prognose gut,
- Plexuslähmung geburtstraumatisch: meist obere Plexuslähmung: schlechte Prognose.

39.1.9.4 Neuralgische Schulteramyotrophie

- Wahrscheinlich entzündliche, obere Lähmung des Plexus brachialis,
- in 65% ist der rechte Arm, in 12% ist der linke Arm und in 23% sind beide Seiten betroffen.

Symptome:

- heftige Schmerzen in der Schulter und im Oberarm,
- sie beginnen typischerweise nachts, in Ruhe betont,
- 1-2 Wochen andauernd,
- in seltenen Fällen können die Schmerzen fehlen,
- atrophische Lähmung vor allem des M. deltoideus und fakultativ der benachbarten Muskeln des Schultergürtels:
    - M. supraspinatus,
    - M. infraspinatus,
    - M. serratus anterior,
    - M. trapezius,
    - manchmal auch distale Armmuskeln,
    - das Zwerchfell kann isoliert betroffen sein,
- schmerzhafte Schultersteife,
- Sensibilitätsstörungen: nur gering (Außenseite des Oberarmes, manchmal auch bis zum Daumen),
- EMG: pathologisch,
- NLG: pathologisch.

Therapie:

- Kortikoide,
- Schmerzmittel,
- lokale Wärmeanwendung,
- frühzeitige Lagerung in Abduktion,
- passive und aktive Bewegungsübungen.

Prognose:

- langfristig gut,
- Rezidive sind möglich.

39.1.9.5 Skalenussyndrom

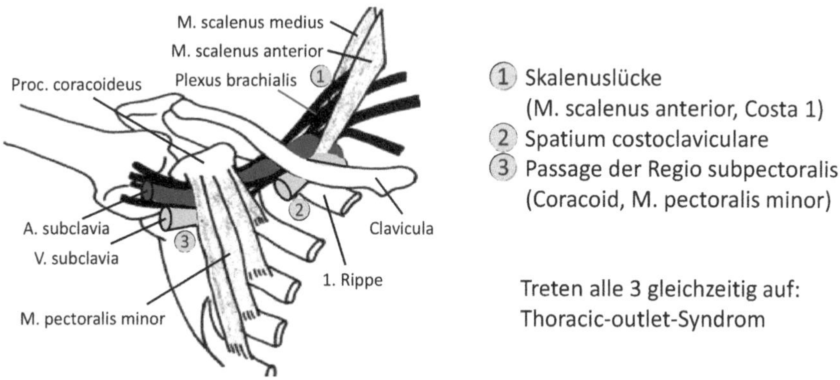

Abbildung 39.13: Anatomie des Schultergürtels und der oberen Thoraxapertur

- Lageabhängige untere Plexusschädigung mit Behinderung des Blutstroms in den Armgefäßen,
- wird von der Enge der Skalenuslücke ausgelöst, die von den Mm. scaleni und der 1. Rippe begrenzt wird,
- das Syndrom kann auch ohne Halsrippe auftreten (breiter Ansatz des M. scalenus medius an der 1. Rippe).

Symptome:

- 30.-40. Lebensjahr,
- Schmerzen und Parästhesien auf der ulnaren Seite des Unterarmes und der Hand,
- sensible Ausfälle und distale Paresen,
- Zirkulationsstörungen in der V. und A. subclavia:
    - Ödem,
    - Zyanose,
    - Ischämie der Hand,
    - eine Thrombosierung der Arterie ist möglich.

Diagnostik:

- Strömungsgeräusche in der Supraclavikulargrube,
- Provokationsmanöver unter Pulskontrolle,
- Adson-Manöver: Kopf nach hinten neigen, zur kranken Seite drehen, tief einatmen!
- Hyperabduktionsversuch: der Patient hebt den Arm über die Horizontale an,
- bei beiden Manövern wird die Skalenuslücke verengt,
- wird die A. subclavia komprimiert, verschwindet der Radialispuls.

Klinische Diagnose:

- neurologische Ausfälle plus Nachweis der Kompression der A. subclavia,
- Nachweis durch Angiographie der A. subclavia (Verengung), auch mit Ultraschall möglich.

Therapie:
Liegen motorische Ausfälle vor, für die sich keine andere Ursache findet:

- Skalenotomie (Durchtrennung des M. scalenus anterior am Ansatz),
- Resektion der Halsrippe.

39.1.10 Läsion einzelner Nerven des Plexus cervicobrachialis

39.1.10.1 N. suprascapularis (C4-C6)

Motorisch:

- Mm. supraspinatus/ infraspinatus,
- Abduktion der ersten 20°/ Außendrehung des Oberarmes im Schultergelenk.

Supraskapularissyndrom/ Supraskapularis-Engpass-Syndrom:
der Nerv wird in der Incisura scapulae geschädigt.

Symptome:

- Schmerzen in Ruhe,
- Oberarmseitenelevation (M. supraspinatus) und Außenrotation (M. infraspinatus) sind gelähmt.

Therapie: Spaltung des die Inzisur überspannenden Bandes.

39.1.10.2 N. thoracicus longus (C5-C7)

Motorisch: M. serratus anterior: bei einer Schädigung des N. thoracicus longus ist der M. serratus gelähmt, dieser fixiert die Skapula am Thorax, so dass sich das Schulterblatt bei einer Lähmung des Muskels medial vom Thorax abhebt (Scapula alata).

39.1.10.3 N. thoracodorsalis (C6-C8)

Motorisch: M. latissimus dorsi.

39.1.10.4 Nn. thoracici anteriore (C5-Th1)

Motorisch: M. pectoralis major und minor

- Adduktion der Arme,
- häufig bei oberer oder kompletter Plexusläsion.

39.1.10.5 N. axillaris (C5-C7)

Motorisch: M. deltoideus und M. teres minor (Außenrotation des Oberarmes).

Sensibel: Handflächen großer Bezirk an der Außenseite des Oberarmes über den mittleren Anteil des M. deltoideus (Lähmung des M. deltoideus: Hebung des Armes bis zur Horizontalen ist nicht möglich).

Ursache: Luxation, Subluxation im Schultergelenk.

Therapie: Abduktionsschiene.

39.1.10.6 N. musculocutaneus (C6-C7)

M. biceps brachii und M. brachialis.
Motorisch: Beugung des Armes im Ellenbogen.

Sensibel: radialer Anteil der Volarseite des Unterarmes (N. cutaneus antebrachii lateralis).

Ursache: motorische Lähmung: nach Schulterluxation.

Untersuchung: Beugung des Armes in Supinationsstellung, der BSR ist abgeschwächt bis ausgefallen.

39.1.10.7 N. radialis (C5-Th1)

Motorisch:

- M. triceps brachii (Streckung des Unterarmes im Ellenbogengelenk),
- M. brachioradialis (Beugung des Unterarmes),
- M. extensor carpi radialis et ulnaris (Streckung und Radial- bzw. Ulnarabduktion des Handgelenkes),
- Mm. extensor digitorum communis und extensor digitorum minimi (Streckung der Grundphalangen II-V),
- M. supinator (Supination des Unterarmes),
- M. abduktor pollicis longus,
- M. extensor pollicis brevis et longus (Streckung der Grund- bzw. Endphalangen des Daumens).

Sensibel:
Nur auf der Dorsalseite:

- Oberarm: distal vom Versorgungsgebiet des N. axillaris (N. cutaneus brachii dorsalis),
- Unterarm/ Handrücken: radialer Abschnitt,
- Hand: radiale 2 1/2 Finger mit Ausnahme des Endgliedes (N. medianus).

Ursachen:

- oberer Bereich: Läsion in der Achselhöhle (Druck, chirurgischer Eingriff),
- mittlerer Bereich: Druck des Nerven gegen den Humerus (Humerusfraktur).

Diagnostik:
Motorische Neurographie des N. radialis:
Stimulation:

- S1: über der Ulna (Unterarm) 8 cm proximal der Ableitelektrode,
- S2: Oberarm 6-8 cm proximal des Epicondylus lateralis zwischen M. biceps brachii und M. brachioradialis,
- S3: Oberarm, Axilla oder Erb-Punkt.

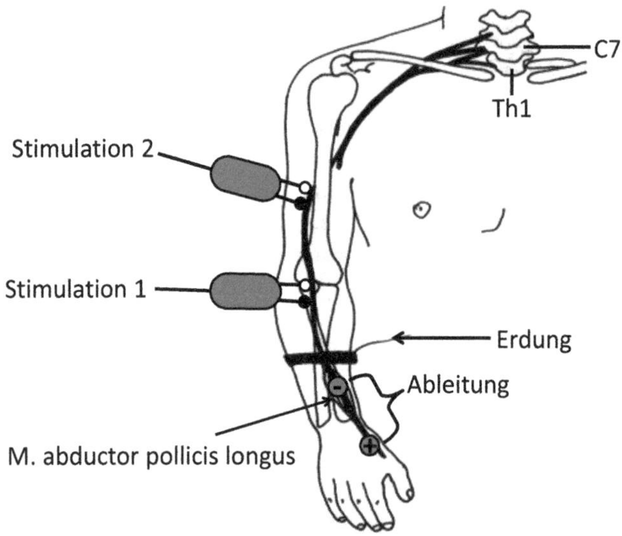

Abbildung 39.14: Motorische Neurographie des N. radialis

Ableitung:
- M. extensor digitorum (8-10 cm distal des Epicondylus lateralis),
- M. extensor pollicis longus: handbreit über dem Processus styloideus radii,
- M. brachioradialis: in Höhe der Ellenbeuge,
- Referenzelektrode [+]: über Knochenvorsprung (Epicondylus oder Processus styloideus radii).

Sensible Neurographie (antidrome Technik):

- Orthodrom: Daumen/ Handgelenk,
- Antidrom: Handgelenk/ 1. Interdigitalraum.

Stimulation: über der Kante des Radius etwa 10 cm proximal der Ableitstelle.

Ableitung: radialer Handrücken etwas unterhalb des Processus styloideus radii.
Referenzelektrode: Dorsalseite des Zeigefingers oder Daumens.

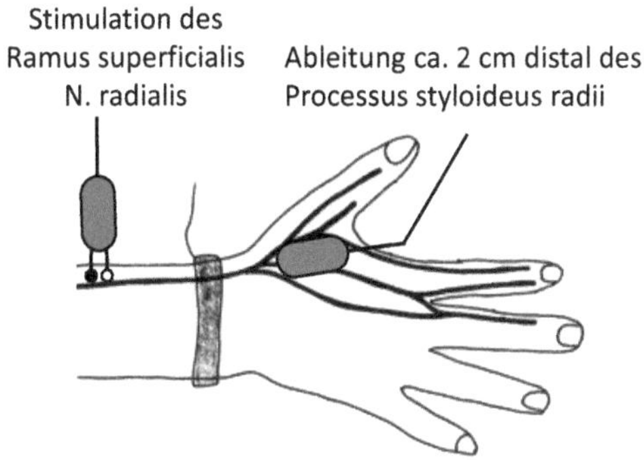

Abbildung 39.15: Sensible Neurographie des N. radialis

Läsionsorte und Symptome:

Obere Radialislähmung:

- hier ist auch der M. triceps betroffen und es zeigt sich eine Fallhand,
- der TSR ist abgeschwächt oder erloschen.

Mittlere Radialislähmung:

- der M. triceps ist betroffen, der TSR ist erloschen und es zeigt sich eine Fallhand mit Schwäche für die Extension im Handgelenk und Lähmung des M. brachioradialis,
- der RPR ist erloschen.

Engpasssyndrom: Supinatorlogensyndrom (R. profundus des N. radialis).

- Kompression des motorischen Endastes des Nerven beim Durchtritt durch den M. supinator,
- M. brachioradialis (mit RPR) und M. extensor carpi radialis bleiben intakt,
- die übrigen, distal gelegenen Radialismuskeln, speziell die Fingerstrecker, sind paretisch,
- keine vollständige Fallhand,
- keine Sensibilitätsausfälle.

Diagnostik:

- Klinik,
- Elektroneurographie,
- Ultraschall.

Therapie:

- Ausschluss von Knochenprozessen,
- chirurgische Exploration der Supinatorloge, ggf. Neurolyse.

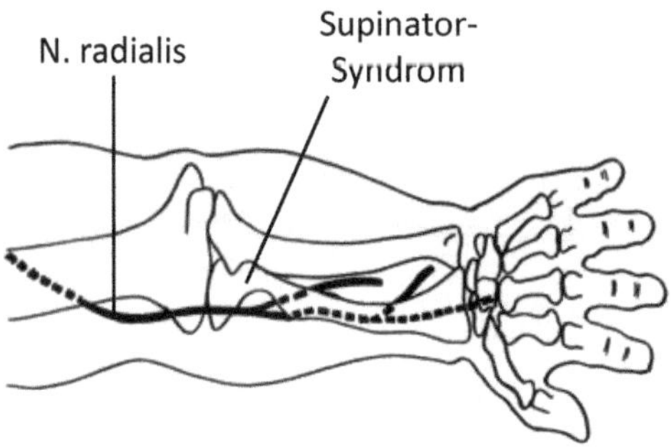

Abbildung 39.16: Supinator-Syndrom

Untere Radialislähmung:

- Handschellenlähmung (Cheiralgia paraesthetica): Schädigung des R. superficialis,
- der Daumen kann nicht in der Handebene abduziert, die Finger können nicht im Grundgelenk gestreckt werden,
- die Streckung in den Interphalangealgelenken II-V ist gegeben (N. ulnaris),
- keine Fallhand,
- die lokalisatorische Bedeutung der sensiblen Störungen ist wegen der anatomischen Variante sehr gering.

Diagnostik:

- Klinik,
- Elektroneurographie,
- ggf. Ultraschall, MRT (Ultraschall ist sensitiver als MRT bei vergleichbarer Spezifität).

39.1.10.8 N. medianus (C6-C8 (-Th1))

Motorisch:

- M. flexor carpi radialis: Beugung, Radialflexion der Hand,
- M. flexor digitorum superficialis: Beugung der Finger im I. Interphalangealgelenk,
- M. flexor digitorum profundus (radiale Hälfte): Beugung der Interphalangealgelenke II-V,
- M. flexor pollicis longus et bravis: Beugung der Endphalangen des Daumens bzw. des Metacarpus I,
- M. abductor pollicis brevis:
    - Abduktion des Daumens (Metacarpus 1) rechtwinklig zur Handfläche,
    - die Abspreizung parallel zur Handfläche erfolgt durch den M. abductor pollicis longus (N. radialis),
- M. opponens pollicis: Opposition des Metacarpus I,
- Mm. lumbricales I und II: Beugung der Metacarpophalangealgelenke I und II, Streckung der proximalen und distalen Interphalangealgelenke.

Sensibel:

- Volarseite der Finger I bis zur radialen Hälfte von IV,
- Dorsalseite der Endglieder II-III.

Ursache:

- traumatisch oberhalb des Ellenbogengelenkes (z.B. suprakondyläre Humerusfraktur),
- Infektion in der Kubitalbeuge,
- untere Medianuslähmung: Verletzung am Unterarm (Suizidversuch).

Diagnostik:
N. medianus sensibel (orthodrom): die Geschwindigkeit bei orthodromer Messung entspricht den Werten der antidromen Messungen!

Motorische Reizung: Ableitung M. abductor pollicis brevis.

Orthodrom (sensibel): Stimulation am Zeigefinger und Daumen oder Mittelfinger.

Antidrom:

- Reizung wie für motorische Leitgeschwindigkeit,
- Ableitung vom Finger I, II oder III.

39.1.10.9 N. ulnaris (C8-Th1)

Motorische Innervation:

- M. flexor carpi ulnaris:
  - Beugung und Ulnarflexion der Hand,
  - Abduktion des V. Fingers,
- M. flexor digiti profundus (ulnarer Abschnitt): Beugung der Endphalangen IV. und V. (lumbricales) und Interossei I-IV,
- M. abductor und M. opponens digiti V: die Funktion ist den Namen zu entnehmen,
- M. lumbricales III und IV: Beugung in den Grundphalangen, Streckung in den Endphalangen,
- M. interossei: dorsales Spreizen, die Volaren adduzieren,
- M. adductor pollicis:
  - Adduktion von Metacarpus I (Fromentzeichen):
    Prüfung des Fromentzeichens: Gegenstand zwischen Daumen und Zeigefinger halten, bei Ausfall der Adduktion Ersetzung durch Beugung des Daumenendgliedes,
  - eine Adduktion des Metacarpus I ist nicht möglich, Beugung in den Endgelenken des Daumens durch N. medianus (M. flexor pollicis longus).

Sensible Innervation:
Volare Finger V und ulnare Hälfte von IV, dorsal die ulnaren 2 Finger und angrenzende Handgebiete der Hand, N. cutaneus antebrachii ulnaris entspringt direkt aus dem Plexus.

Ursachen:

- häufigste periphere Nervenlähmung,
- mechanische Schädigung am Sulcus ulnaris-Syndrom (Nerv wird subluxiert),
- distale Ulnarisparesen (durch mechanische Druckschädigung).

Symptome:
3 Lähmungstypen:

- vollständiges hohes Ulnarissyndrom,
- Sulcus ulnaris-Syndrom,
- das Syndrom der Loge von Guyon.

39.1.10.10 Vollständige hohe Ulnarislähmung

- Beim Versuch die Finger zu beugen bleibt das Endglied des IV. und V. Fingers gestreckt,
- eine Parese der ulnaren Handbeugung hat funktionell nur eine geringe Bedeutung,
- Krallenhand: Ausfall der lumbrikalen Funktion,
    - die Grundphalangen können nicht mehr gebeugt werden (sie sind überstreckt),
    - Mittel- und Endphalangen können nicht gestreckt werden (sie sind leicht gebeugt),
    - Folge: Haltungsanomalie besonders am Finger IV und V zu sehen, die ausschließlich vom N. ulnaris und nicht vom N. medianus innerviert werden!
    - Differentialdiagnose zu C7: bei reiner Ulnarislähmung fällt kein Eigenreflex aus,
    - Sensibilität: volar V plus 1/2 IV, dorsal die ulnaren 2 Finger.

39.1.10.11 Sulcus-Ulnaris-Syndrom

- Häufigste Ulnarisläsion,
- Einengung des N. ulnaris in der Ulnarisrinne,
- Atrophie des Spatium interosseum I und des Hypothenar,
- Hakenstellung des IV. und V. Fingers,
- geringe atrophische Parese auch der ulnaren Handbeuger.

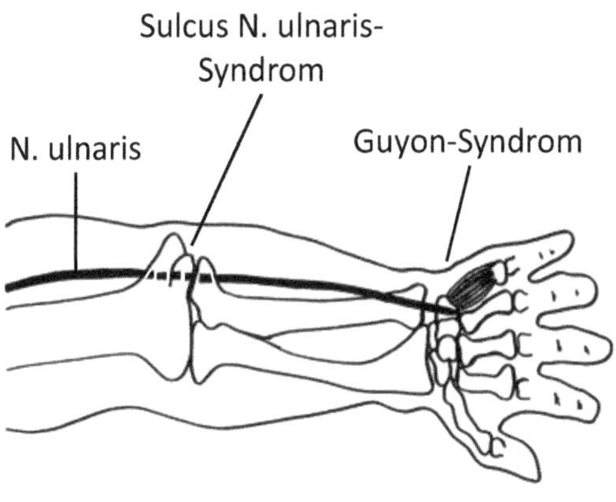

Abbildung 39.17: Sulcus-Ulnaris-Syndrom, Guyon-Syndrom

39.1.10.12 Syndrom der distalen Ulnarisloge (Loge de Guyon-Syndrom)

Symptome:

- Läsion des R. profundus: alle motorischen Funktionen des N. ulnaris an der Hand sind betroffen,
- Läsion des R. superficialis: Sensibilitätsstörungen am Kleinfingerballen ohne motorische Störungen,
- Läsion des R. profundus distal vom os hamatum: Hypothenar bleibt frei, die Parese betrifft nur die vom Ulnaris versorgten Thenarmuskeln und die Mm. interossei dorsales,
- der R. profundus und der R. superficiales können gemeinsam betroffen sein,
- Druck in der Hohlhand kann an verschiedenen Stellen den N. ulnaris schädigen,
- bei weiter distal gelegener Schädigung in der Hohlhand sind nicht alle vom R. profundus versorgten Handmuskeln betroffen,
- der R. dorsalis und der R. palmaris sind nicht betroffen.

Diagnostik:

- Klinik,
- MRT,
- NLG.

Therapie:
mikrochirurgische Freilegung des Nervs:

- Beschwerdefreiheit in 70-80% der Fälle,
- motorische Ausfälle können sich zurückbilden.

39.1.10.13 Wurzelläsionen

Spinale Wurzeln sind gemischt motorisch-sensibel.

Spinale Wurzelläsionen:

- ausgeprägte (mehr oder weniger) Schwäche jener Muskeln, an dessen Innervation die betroffene Wurzel beteiligt ist,
- schwer nachweisbare Schwäche und Atrophie einzelner Anteile der paravertebralen Muskeln,
- ist ein Muskel ganz/ vorwiegend von einer einzelnen Spinalnervenwurzel versorgt, kommt es bei einem Ausfall zu einer Parese des Kennmuskels, die diesem Muskel zugeordneten Reflexe sind mehr oder weniger abgeschwächt,
- der meist streifenförmige sensible Ausfall ist wegen der Überlappung benachbarter sensibler Dermatome nicht immer leicht nachweisbar.

Allgemeine Symptome spinaler Wurzelläsionen:

- Schmerzen, meist radikulär ausstrahlend,
- Sensibilitätsausfälle:
  - nicht immer leicht präzisierbar,
  - wenn monoradikulär: Schmerzsinn prüfen,
  - paravertebrale Ausfälle suchen,
- Paresen:
  - Kennmuskeln sind besonders deutlich betroffen,
  - nie vollständige Plegie eines Muskels,
- Atrophie: oft wenig eindücklich (frühestens 3 Wochen nach der Läsion sichtbar),
- Reflexe: selten vollständiges Fehlen,
- Faszikulationen: nur Ausnahmsweise bei chronischer Läsion.

C3/C4:

- Hyper-, Hypalgesie im Bereich der Schulter,
- partielle oder totale Zwerchfellparese,
- keine Reflexstörungen.

C5:

- Hyper-, Hypalgesie im Bereich des M. deltoideus,
- Innervationsstörung im M. deltoideus und M. biceps brachii,
- der BSR ist abgeschwächt.

C6:

- Dermatom an der Radialseite des Ober- und Vorderarmes bis zum Daumen abwärts,
- der M. biceps brachii und der M. brachioradialis sind betroffen,
- der BSR ist abschwächt oder ausgefallen.

C7:

- Dermatom latero-dorsal von C6 und zum 2.-4. Finger ziehend,
- M. triceps brachii, Pronator terres, Fingerbeuger sind betroffen plus Atrophie des Daumenballens,
- TSR-Abschwächung,
- Differentialdiagnose: Karpaltunnelsyndrom (keine TSR-Abschwächung).

C8:

- das Dermatom lehnt sich dorsal an C7 an, zieht zum Kleinfinger,
- die kleinen Handmuskeln sind betroffen plus Atrophie des Hypothenar,
- TSR-Abschwächung,
- Differentialdiagnose: Ulnarislähmung (der TSR ist nicht abgeschwächt oder gar ausgefallen!).

Unterscheidung zwischen Armplexus und Zervikalwurzelläsion:
Für eine Plexusläsion sprechen folgende Befunde:

- Hyp- oder Anhidrose in einem Hautareal mit deutlicher Sensibilitätsstörung,
    - Wurzelläsion: Hyperhidrose, Anästhesie in der Hand,
    - Anhidrose ohne begleitende Sensibilitätsstörungen: Grenzstranglösung,
- fehlender Hof im Histamintest,
- sNLG: Amplitudenminderung,
- infraganglionärer Schädigungstyp bei der proximalen Neurographie.

Für eine Wurzelschädigung sprechen:

- Horner-Syndrom bei Läsion der Wurzel C8/Th1,
- Denervierung bei EMG aus paravertebraler Muskulatur,
- supraganglionärer Schädigungstyp in der proximalen Neurographie,
- Nachweis leerer bzw. rupturierter Wurzeltaschen in der Myelographie (CT),
- normale, sensible Nervenaktionspotentiale und regelrechter Histamin- und Schweißtest in Hautarealen mit deutlicher Sensibilitätsstörung.

39.2 Plexus lumbosacralis

- Der Plexus lumbosacralis wird aus Wurzeln der Segmente L1-S3 gebildet,
- er verläuft vorwiegend im Retroperitonelraum,
- er bildet die großen Beckengürtel- und Beinnerven (N. gluteus superior, N. gluteus inferior, N. ischiadicus, N. obturatorius, N. femoralis).

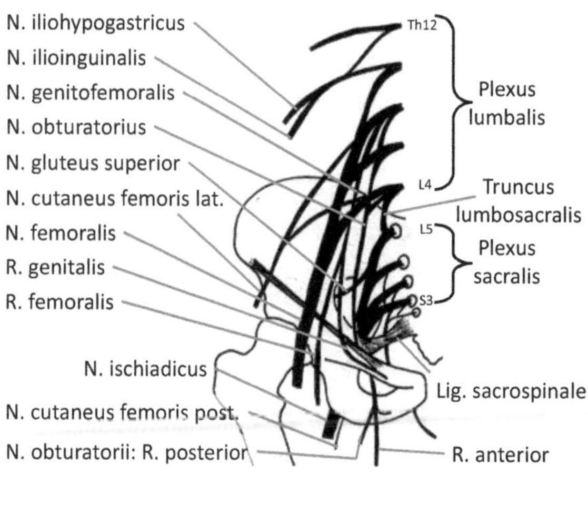

Abbildung 39.18: Plexus lumbosacralis

Ursachen der Läsionen:

- raumfordernde, retroperitoneale Prozesse (Ansiedlung von Malignomen mit Ansiedlung von Metastasen, Lymphomen, vom Knochen ausgehende Tumoren und Abszesse),
- retroperitoneale Blutungen (Psoashämatom bei Marcumarbehandlung),
- lokale Traumen,
- Plexus sacralis: bei Schwangerschaft und Prozessen im kleinen Becken,
- Entzündungen (selten).

Symptome:
Plexus lumbalis (L1-L4):

- Paresen der Hüftbeuger und Hüftrotatoren,
- Paresen der Kniestrecker,
- Paresen der Adduktoren des Oberschenkels.

Plexus sacralis:

- Parese der ischiokruralen Muskulatur,
- Parese der Fußheber und Strecker,
- Parese der kleinen Zehenmuskulatur und Gesäßmuskeln.

Sensibilitätsstörungen: entsprechend der Verteilung der betroffenen peripheren Nerven.
Diagnostik:

- CT/ MRT des kleinen Beckens und des Retroperitonealraumes,
- Elektrophysiologie: Wurzelläsionen: Denervierung in der paraspinalen Muskulatur,
- Schweißtest: lumbale Wurzelläsion: vegetative Fasern sind nicht betroffen.

Differentialdiagnosen:
Doppelseitige Plexus lumbosacralis-Läsion:

- multiple, radikuläre Syndrome bei Wirbelsäulenmetastasen oder Meningeosis carcinomatosa,
- Verschluss der Beckenarterien.

Akuttherapie der peripheren Nervenschädigungen:
Konservative Therapie:

- Krankengymnastik,
- Thromboseprophylaxe,
- Lagerung,
- Schienen,
- TENS (transcutane elektrische Nervenstimualtion),
- medikamentöse Therapie:
  - Schmerzmittel,
  - bei neuropathischen Schmerzen: Carbamazepin, Gabapentin.

Operative Behandlungen:

- Nervennähte bei Verletzungen,
- Neurolyse (frei präparieren der Nervenfaszikel von Bindegewebswucherungen).

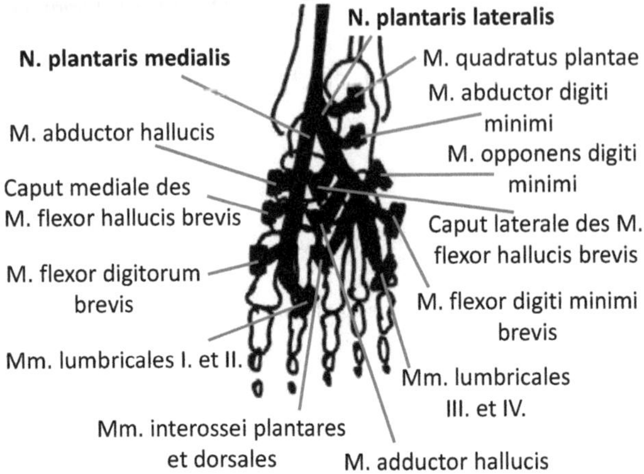

Abbildung 39.19: Motorische Innervationsgebiete des N. plantaris medialis et lateralis

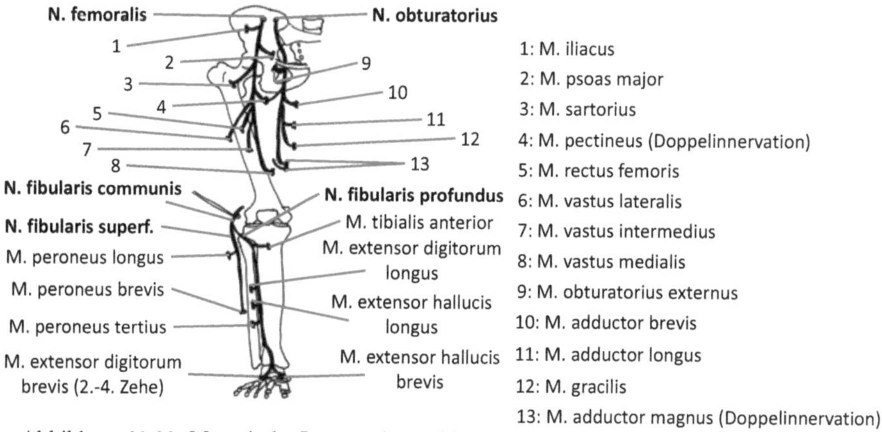

Abbildung 39.20: Motorische Innervationsgebiete

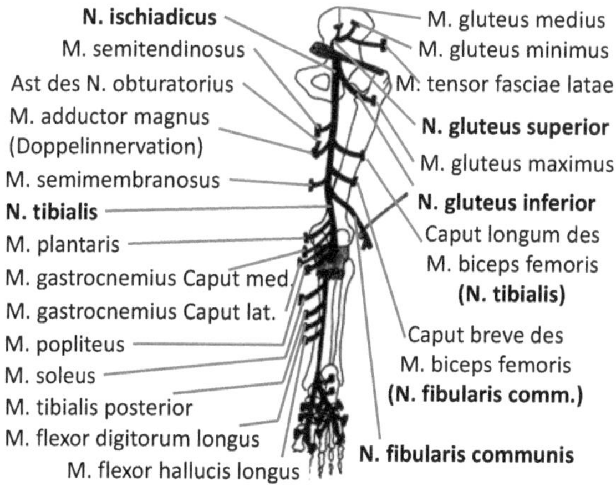

Abbildung 39.21: Motorische Innervationsgebiete

39.2.1 Läsionen einzelner Nerven des Plexus lumbosacralis

Im Folgenden werden die einzelnen Nerven des Plexus lumbosacralis mit ihren Eigenschaften und Läsionssymptomen benannt.

39.2.2 N. cutaneus femoris lateralis (L2-L3)

Sensible Innervation: laterale Vorderseite des Oberschenkels und angrenzende Bezirke der Außenseite.

Ursachen:

- mechanische Einengung durch Tumoren im Becken,
- abnorme Enge an seiner Durchtrittsstelle unter dem Leistenband nahe der Spina iliaca anterior superior,
- Schwangerschaft,
- Diabetes mellitus (?),
- Infektionen (?),
- Bruchbänder.

Symptome:

- Reizzustand,
- Meralgia paraesthetica (Taubheitsgefühl, Ameisenlaufen),
- in Ruhe vorhanden.

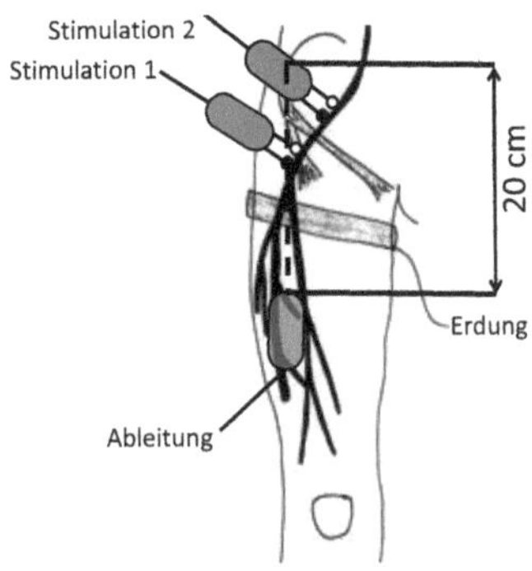

Abbildung 39.22: Sensorische NLG des N. cutaneus femoris lateralis

Diagnostik:
Sensorische NLG:
- Stimulation S1 distal des Leistenbandes,
- Stimulation S2 knapp proximal des Leistenbandes,
- Ableitung: des SNAP 20 cm distal der Spina iliaca anterior superior.

Therapie:

- Ausschluss raumfordernder Ursachen,
- den Patienten über die Harmlosigkeit aufklären,
- Infiltration mit Scandicain unter dem Leistenband,
- Neurolyse: beseitigt nicht immer die Schmerzen.

39.2.3 N. femoralis (L2-L4)

Motorische Innervation:

- M. iliopsoas: Beugung des Oberschenkels im Hüftgelenk,
- M. quadriceps femoris:
    - Streckung des Unterschenkels im Kniegelenk,
    - der PSR ist abgeschwächt oder erloschen.

Sensorische Innervation:

- Vorderseite des Oberschenkels (N. cutaneus femoris anterior),
- Innenseite des Unterschenkels (N. saphenus).

Ursachen:

- Tumoren im Becken,
- Bruchbänder,
- Schnittverletzungen bei Appendektomie/ Herniotomie,
- Verletzungen/ Blutungen im Iliopsoas,
- Läuft im Psoasmuskel (Psoashämatom): ausstrahlender Schmerz gefolgt von schwerer Lähmung.

Symptome:
Quadricepslähmung:

- die Patella steht tiefer und ist abnorm beweglich, das Knie ist nach hinten durchgebogen,
- das Aufstehen aus dem Sitzen ist erschwert,
- ist der Nerv höher betroffen ist eine Beugung im Hüftgelenk nicht möglich,
- der PSR ist abgeschwächt oder erloschen,
- der M. quadriceps femoris ist atrophiert.

Diagnostik:
Motorische NLG:

- Stimulation S1 unterhalb des Leistenbandes, lateral der A. femoralis,
- Stimulation S2 oberhalb des Leistenbandes,
- Ableitung: M. vastus medialis.

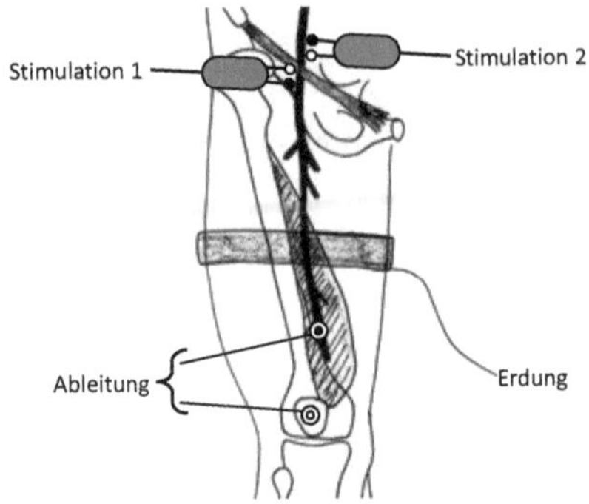

Abbildung 39.23: Motorische NLG des N. femoralis

39.2.4 N. saphenus

Diagnostik:

- sensible NLG (orthodrom):
    - Stimulation S1 in Höhe der Unterschenkelmitte,
    - Stimulation S2 mediale Seite des Knies,
    - Ableitung des SNAP erfolgt im Bereich der Leiste,
- sensible NLG (antidrom):
    - Stimulation S1 in Höhe der Unterschenkelmitte,
    - Ableitung des SNAP vor dem Malleolus medialis.

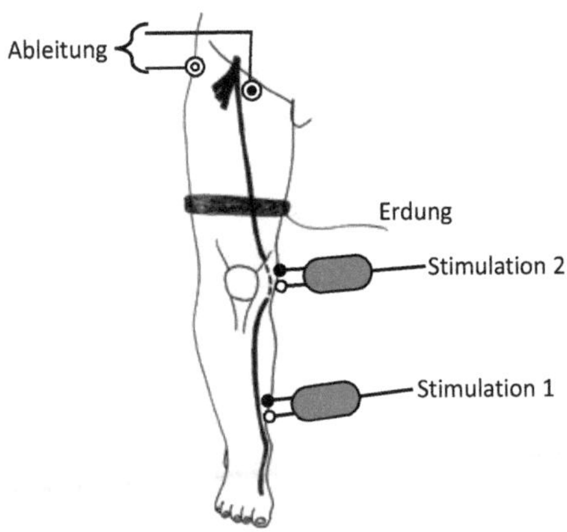

Abbildung 39.24: Sensible NLG des N. saphenus

39.2.5 N. gluteus superior (L5-S1)

Motorische Innervation (Nerv ist rein motorisch):

- Mm. gluteus medius et minimus,
- Abduktion und Innenrotation im Hüftgelenk.

Ursachen: unsachgemäße i.m.-Injektion.
Symptome:

- M. gluteus medius Parese: beim Stehen auf einem Bein kann das Becken nicht horizontal fixiert werden und sinkt auf der Gegenseite ab (Trendelenburg-Zeichen),
- doppelseitige Lähmung (Watschelgang).

39.2.6 N. gluteus inferior (L5-S2)

Motorische Innervation: M. gluteus maximus: Streckung des Oberschenkels im Hüftgelenk.

Symptome:

- die entsprechende Gesäßhälfte atrophiert,
- das Treppensteigen ist erschwert und bei doppelseitiger Parese unmöglich.

Ursachen:

- Tumore im Becken,
- Kaudalähmungen.

Differentialdiagnosen:

- angeborene Hüftluxation,
- progressive Muskeldystrophie.

39.2.7 N. obturatorius (L2-L4)

Motorische Innervation:

- Adduktorengruppe:
  - M. obturatorius externus,
  - M. pectineus,
  - Mm. adductor brevis et longus,
  - Mm. adductor magnus et gracilis,
- Adduktion in der Hüfte,
- Außenrotation, Beugung und Innenrotation im Knie.

Ursachen:

- Beckenfraktur,
- Hernien,
- Metastasen.

Symptome:

- fehlende Adduktion,
- Schmerzen im medialen Kniegelenk (sensibel),
- der Adduktorenreflex ist abgeschwächt oder erloschen.

39.2.8 N. ischiadicus (L4-S3)

Teilung manchmal schon im Oberschenkel:

- N. peroneus communis,
- N. tibialis.

Inkomplette Läsion:
der Peroneusfaszikel ist meist stärker betroffen als der Tibialisfaszikel.

Komplette Lähmung (kombinierte Peroneus-Tibialis-Lähmung):

- der Unterschenkel und der Fuß sind im Ganzen atrophisch,
- Beugung und Streckung sind paretisch (der Fuß kann nicht fixiert werden),
- das Bein kann beim Gehen nicht als Stützbein eingesetzt werden,
- trophische Störungen im Tibialisbereich.

39.2.8.1 Piriformis Syndrom

Kompression des Nervus ischiadicus beim Durchtritt durch das Foramen infrapiriforme zwischen Beckenknochen und M. piriformis.

Symptome:

- Schmerzen aus dem Gesäß bis in die Fußsohle hinein strahlend (wie bei einer Nervenwurzelreizung),
- häufig Parästhesien,
- bei forcierter Beugung und/oder Innenrotation im Hüftgelenk Zunahme der Beschwerden,
- keine eindeutig begrenzten Reflex- und Sensibilitätsausfälle,
- Paresen und Atrophien der vom N. ischiadicus versorgten Muskeln sind die Ausnahme.

Diagnostik: ergibt sich aus folgenden Kriterien

- Zeichen der N. ischiadicus-Reizung oder Schädigung eventuell auch des N. gluteus inferior,
- Ausschluss einer Radikulopathie:
    - klinisch
    - elektrophysiologisch, paraspinales EMG,
- MRT (lumbal und pelvical),
- chirurgischer Ausschluss anderer lokaler Ursachen,
- Beschwerde oder Befundbesserung nach Therapie,
- Freibergmanöver (passive Innenrotation bei gestrecktem Hüftgelenk): Schmerzzunahme,
- Pace-Test (aktive Abduktion bei gebeugter Hüfte): Schmerzzunahme,
- Beatty-Test (aktive Abduktion in Seitenlage): Schmerzzunahme,
- FAIR-Test (passive Flexion plus Adduktion plus Innenrotation).

Therapie:

- Dehnungsübungen,
- Botulinumtoxin,
- Operation.

39.2.8.2 Hohe Ischiadikusläsion (N. peroneus und N. tibialis)

Motorische Innervation:

- M. obturator externus (Außenrotation im Hüftgelenk),
- M. gemelli (Außenrotation im Hüftgelenk),
- M. quadratus femoris (Außenrotation im Hüftgelenk),
- M. biceps femoris (Beugung des Unterschenkels im Kniegelenk, sensibel: Rückseite des Oberschenkels),
- M. semitendinosus (Beugung des Unterschenkels im Kniegelenk, sensibel: Rückseite des Oberschenkels),
- M. semimembranosus (Beugung des Unterschenkels im Kniegelenk, sensibel: Rückseite des Oberschenkels).

Ursachen:

- traumatisch:
    - Luxation in der Hüfte,
    - Frakturen im Hüftgelenk und am Oberschenkel,
    - unsachgemäße i.m.-Injektion,
    - Tumore der Wirbelsäule und im kleinen Becken,
- ist bei den meisten PNPs beteiligt.

Symptome:

- Störungen von M. peroneus und M. tibialis,
- Beeinträchtigung des Standbeines.

Differentialdiagnosen:
Wurzelläsionen: der Ninhydrintest ist negativ.

39.2.8.3 N. peroneus (L4-S2)

Aufteilung:

- N. peroneus superficialis,
- N. peroneus profundus.

N. peroneus superficialis:
Motorische Innervation:

- M. peroneus longus et brevis an der Außenseite des Unterschenkels,
- Pronation des äußeren Fußrandes.

Sensorische Innervation:

- Außenseite des Oberschenkels und proximaler Abschnitt des Fußrückens,
- dorsale Haut des Fußrückens und medialer Fußrand,
- mediale Seite des Großzehen,
- die einander zugekehrten Seiten der II. und III. Zehen,
- die einander zugekehrten Seiten der III., IV. und V. Zehen.

N. peroneus profundus:
Motorische Innervation:

- M. tibialis anterior: Anhebung (Extension) und Supination des Fußes,
- M. extensor digitorum longus et brevis: Extension der Zehen II-V im Grundgelenk,
- M. extensor hallucis longus et brevis: Streckung der Großzehe im Grundgelenk.

Sensorische Innervation: dreieckiger Hautbezirk von den Zehen I und II.

Ursachen (für beide):
Druckschädigung des Nerven am Wadenbeinköpfchen:

- Lagerung,
- Fibulakopffraktur,
- Sitzen mit überkreuzten Oberschenkeln,
- bei Alkoholabusus überdurchschnittlich häufig betroffen.

Symptome:

- Atrophie der prätibialen Muskeln, Atrophie der Mm. peronei,
- N. peroneus profundus:
    - Spitzfuß: Steppergang,
    - Fußheberparese,
    - der ASR ist nicht betroffen (der Reflexbogen läuft über den N. tibialis).

Differentialdiagnosen:

- Verwechslung mit Kompartmentsyndrom der Tibialisloge,
- Wurzelläsion L5: M. glutaeus medius ist beteiligt, nicht die Zehenextensoren,
- Spitzfuß bei zentraler Beinlähmung:
    - keine Atrophie der prätibialen Muskulatur,
    - der ASR ist gesteigert,
    - Zirkumduktion beim Gehen,
- psychogene Lähmung: Testung: der Patient wird aufgefordert sich im Stand nach vorn und hinten zu bewegen, die Sehnen auf dem Fußrücken werden so durch unwillkürliche Gegeninnervation sichtbar.

Diagnostik:

- motorische NLG:
    - Stimulation S1 in Höhe des Sprunggelenkes,
    - Stimulation S2 distal des Fibulaköpchens,
    - Stimulation S3 proximal des Fibulaköpchens,
    - Ableitungen bei allen 3: M. extensor digitorum brevis,
    - Erdelektrode zwischen Reiz- und Ableitelektrode,

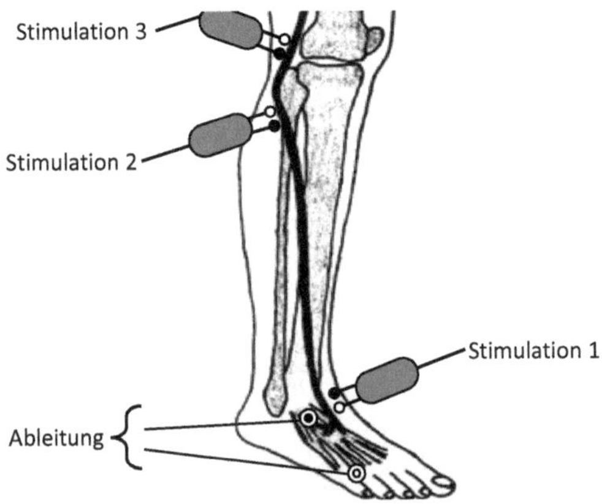

Abbildung 39.25: Motorische NLG des N. peroneus

- sensible NLG (antidrom):
    - Stimulation S1: 10-15 cm proximal des Oberrandes des Malleolus lateralis,
    - Ableitung: Fußrücken am Übergang des lateralen zum mittleren Drittel der Verbindungslinie der Malleoli.

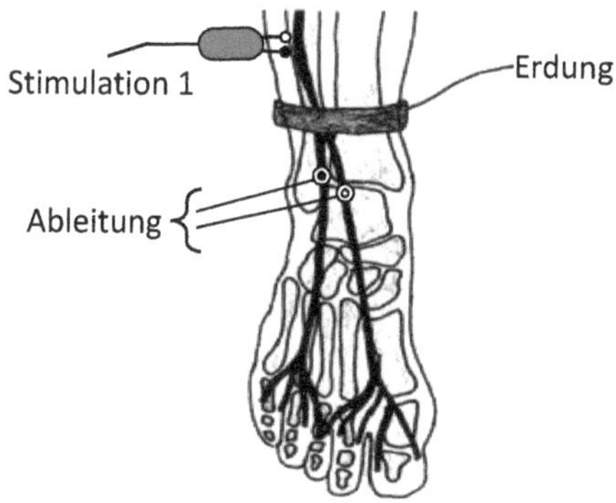

Abbildung 39.26: Sensible NLG des N. peroneus

39.2.8.4 Peroneusneuropathie

Am Fibulariskopf. Häufigstes Engpasssyndrom an der unteren Extremität.
Diagnostik:

- Ultraschall,
- Elektroneurographie.

Differentialdiagnose: Bakerzyste.

39.2.8.5 N. tibialis (L4-S3)

Motorische Innervation:

- M. triceps surae:
    - M. gastrocnemicus,
    - M. soleus,
    - Plantarflexion des Fußes,
- M. tibialis posterior: Adduktion und Suppination des Fußes,
- M. flexor digitorum longus et M. flexor hallucis longus: Beugung der Endphalangen der Zehen,
- M. flexor digitorum brevis et M. flexor hallucis brevis: Beugung der Mittelphalangen I-V,
- kleine Fußmuskeln: Spreizung und Adduktion der Zehen.

Sensorische Innervation:

- Wade,
- Fußsohle,
- Beugeseiten der Zehen,
- trophische Störungen.

Ursachen:

- Verletzungen am Kniegelenk,
- distale Tibiafrakturen.

Symptome:

- Wade und Fußgewölbe sind atrophisch,
- Überwiegen der Extensoren: Krallenstellung der Zehen,
- der Fuß ist ganz proniert,
- die Achillessehne ist erschlafft,
- ASR und TPR sind vermindert oder ausgefallen,
- der Zehenstand ist nicht möglich,
- beim Gehen wird der Fuß nicht abgerollt,
- Krallenfußbildung bei distaler Tibialislähmung,
- Sensibilitätsstörung:
    - Fußsohle und Anhidrose,
    - bei distaler Läsion des Nerven bleibt der ASR erhalten.

Diagnostik:

- motorische NLG:
    - Stimulation S1 hinter dem Innenknöchel,
    - Stimulation S2 in der Kniekehle,
    - Ableitung: M. abductor hallucis,
    - Erdelektrode zwischen distaler Reiz- und Ableitelektrode,

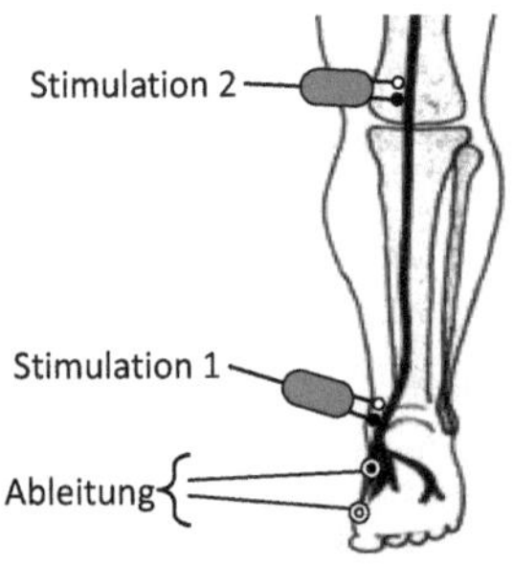

Abbildung 39.27: Motorische NLG des N. tibialis

- sensible NLG (antidrom) N. suralis:
  - Stimulation S1 unterhalb der Muskelbäuche der Mm. gastrocnemii medialis et lateralis (1-2 cm lateral der Mittellinie),
  - Ableitung zwischen Achillessehne und Außenknöchel,
  - bei Untersuchung des distalen Nervenabschnittes:
    - Stimulation S1‘ hinter dem Außenknöchel,
    - Ableitung am lateralen Fußrand.

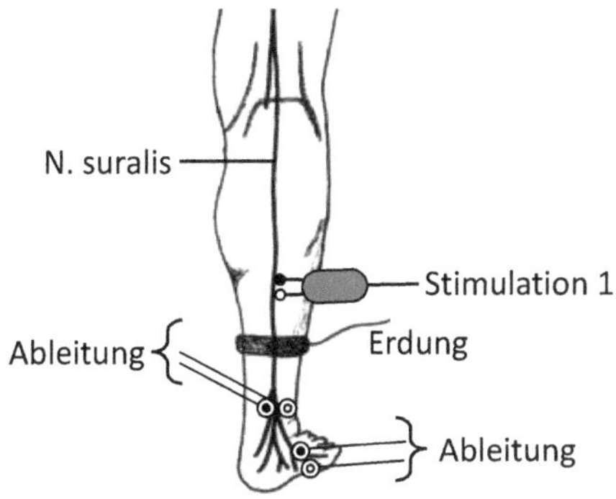

Abbildung 39.28: Sensible NLG des N. suralis

39.2.8.6 Tarsaltunnelsyndrom

Tarsaltunnel:

- der N. tibialis verläuft in seinem distalen Abschnitt hinter dem Malleolus internus, bedeckt vom Ligamentum laciniatum,
- unterhalb des Retinaculum flexorum:
  - A. tibialis posterior,
  - N. tibialis,
  - Fasern der M. tibialis posterior, M. flexor digitorum longus und des M. flexor hallucis longus.

Ursache:

- Fußdistorsionen,
- Malleolarfrakturen,
- Kompressionen,
- Ischämie der A. tibialis posterior.

Symptome:

- brennender Schmerz im sensiblen Versorgungsgebiet des Nerven auf der Fußsohle, die beim Gehen und Stehen zunehmen,
- nächtliche Schmerzen,
- Hoffmann-Tinel-Zeichen ist positiv,
- Verstärkung der Schmerzen durch Fußeversion,
- Sensibilitätsstörungen im Versorgungsgebiet der Nervenäste,
- sensible Ausfälle und Paresen der kleinen Fußmuskeln,
- Schweißsekretionsstörungen,
- ein ausstrahlender Schmerz nach proximal bis zum N. ischiadicus ist möglich,
- Parästhesien des Fußes im ganzen N. tibialis-Bereich oder im Bereich einer der Nn. plantaris,
- Ausfall der Flexion in den Articulatio metacarpo-phalangeale und interphalangeale,
- die Ab- und Adduktion der Zehen ist ebenfalls mit betroffen, dies ist aber schwer diagnostisch festzustellen,
- passive Hyperextension der Zehen und passive Pronation des Hackens vergrößern die Beschwerden,
- eine äußerste Supination verringert oft den Schmerz.

Diagnostik:

- Klinik,
- Elektroneurographie, EMG,
- Ultraschall.

Therapie: Spaltung des Ligamentum laciniatum.

Differentialdiagnose: Gelenkveränderungen (Ganglien, Zysten).

39.2.8.7 N. plantaris lateralis

Motorische Innervation:

- Mm. interossei dorsal und ventral,
- Mm. lumbricalis III.-IV.,
- M. adductor hallucis longus,
- M. opponens digiti minimi,
- M. flexor digiti minimi.

Sensorische Innervation: die lateralen 1 1/2 Zehen.

39.2.8.8 N. plantaris medialis

Motorische Innervation:

- M. abductor hallucis,
- M. flexor hallucis brevis (Caput mediale),
- M. flexor digitorum brevis,
- Mm. lumbricales I und II.

Sensorische Innervation: die medialen 3 1/2 Zehen.

39.2.9 Wurzelläsionen

L3:

- Dermatom vom M. trochanter major über die Streckseite zur Innenseite des Oberschenkels über das Knie ziehend,
- Parese: M. quadriceps femoris,
- Reflexe: der PSR ist abgeschwächt,
- Differentialdiagnose: Femoralislähmung, bei L3: das Innervationsareal des N. saphenus bleibt intakt.

L4:

- Dermatom von der Außenseite des Oberschenkels über die Patella zum vorderen inneren Quadranten des Unterschenkels bis zum inneren Fußrand,
- Parese:
    - M. quadriceps femoris,
    - M. tibialis anterior,
- Reflexe: PSR-Abschwächung,
- Differentialdiagnose: Femoralislähmung, bei L4: Beteiligung des M. tibialis anterior.

L5:

- Dermatom: oberhalb des Knies am lateralen Kondylus beginnend, abwärts ziehend über den äußeren vorderen Quadranten des Unterschenkels bis zum Großzeh,
- Paresen:
    - M. extensor hallucis longus,
    - M. extensor digitorum brevis,
    - M. tibialis posterior,
    - Hüftabduktion (Mm. gluteus medius et minimus),
- Reflexe: der TPR ist abgeschwächt,
- Differentialdiagnosen: Fibularislähmung im Vergleich zu L5 bleiben hier der M. tibialis posterior und die Hüftabduktoren intakt.

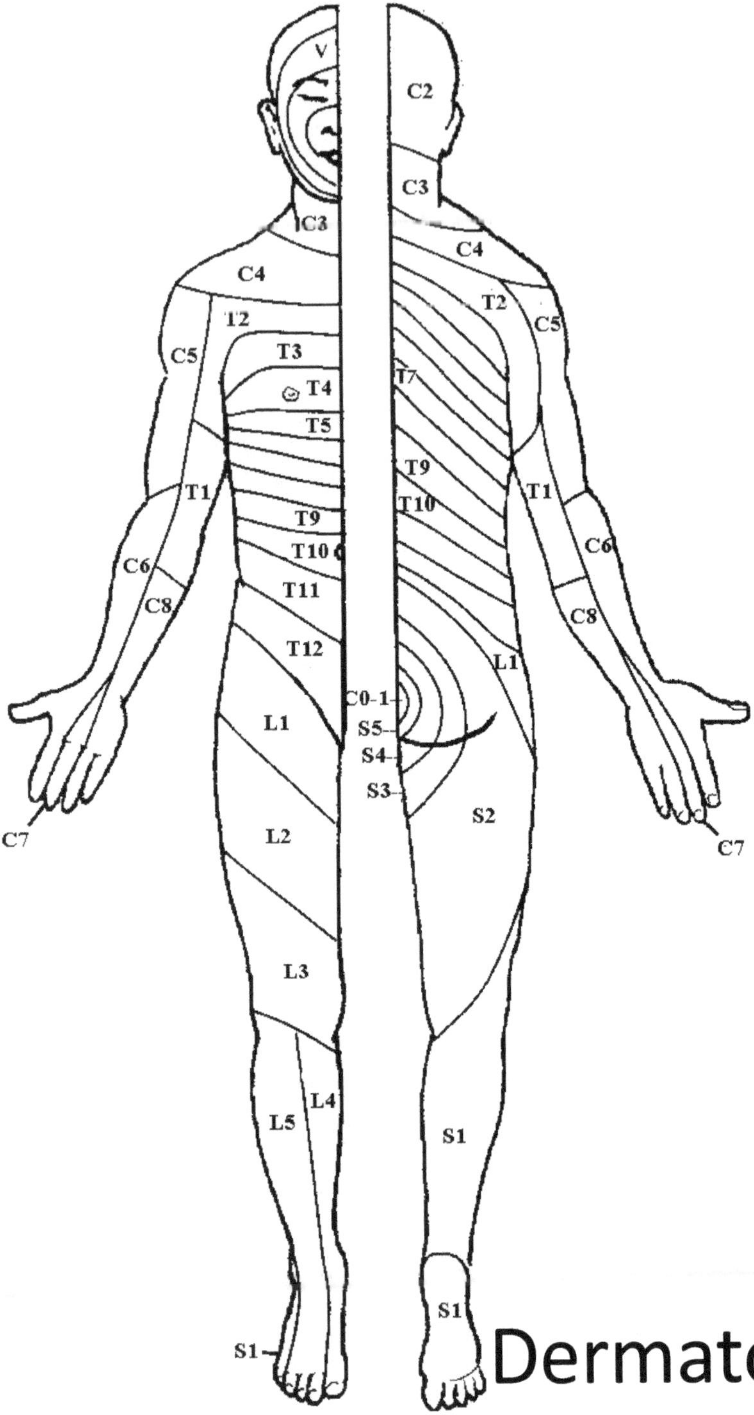
V
C2
C3
C3
C4
C4
T2
T2
C5
C5
T3
T4
T7
T5
T9
T1
T1
T10
T9
T10
C6
C6
C8
C8
T11
T12
L1
C0-1
S5
S4
S3
L1
S2
C7
C7
L2
L3
L4
L5
S1
S1
S1

Dermatome

S1:

- Dermatom: zieht von der Beugeseite des Oberschenkels im hinteren unteren äußeren Quadranten des Unterschenkels über den äußeren Malleolus zur Kleinzehe,
- Paresen:
    - Mm. peronei,
    - Innervationsstörung im M. triceps surae,
- Reflexe: Ausfall des ASR (M. triceps surae-Reflex).

L4/L5:

- Dermatom L4 und L5,
- Paresen:
    - alle Extensoren am Unterschenkel,
    - Innervationsstörung im Quadriceps femoris,
- Reflexe:
    - der PSR ist abgeschwächt,
    - der TPR ist ausgefallen,
- Differentialdiagnose: Fibularislähmung (hier bleiben die Mm. fibulares frei).

L5/S1:

- Dermatom: L5 und S1,
- Paresen:
    - Zehenstrecker und Mm. peronaei,
    - Innervationsstörung im M. triceps surae,
- Reflexe:
    - der TPR ist ausgefallen,
    - der ASR ist ausgefallen,
- Differentialdiagnose: Fibularislähmung (hier bleibt der M. tibialis anterior frei).

39.3 Erkrankungen der Bandscheibe

- Große, mediale Bandscheibenvorfälle sind extradurale raumfordernde Läsionen. Sie können durch die Dura mater hernieren und dann intradural-extraaxial liegen.
- Auch Sequester der dorsallateralen Bandscheibenvorfälle können nach intradural gelangen.
- Der mediale Bandscheibenvorfall ist seltener als der dorsolaterale.

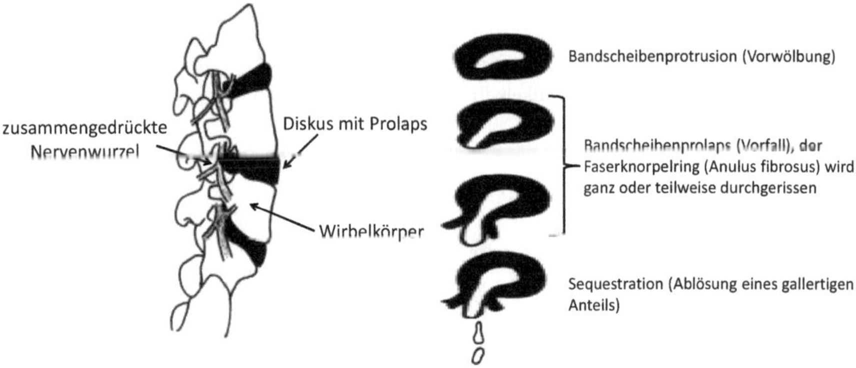

Abbildung 39.29: Schweregrade einzelner Bandscheibenvorfälle

Definition:

- Vordringen (Protrusion): das Ligament und die Dura mater sind nur vorgewölbt,
- Vorfallen (Prolaps): des Nucl. pulposus einer Bandscheibe sowohl nach medial, mediolateral oder lateral:
    - in allen Fällen kann es zur Wurzelkompression kommen,
    - dies perforiert den Bandapparat,
- Sequester: losgelöste Bandscheibenanteile, die in den Spinalkanal ausgestoßen werden.

Ursachen für den medialen Bandscheibenvorfall:
Plötzliches dorsomedianes Aufbrechen des Anulus fibrosus in dessen Folge der Ncl. pulposus abrupt in den Spinalkanal vordringt und die Nervenwurzeln quetscht. Häufig in der LWS.

39.3.1 Zervikaler oder thorakaler, medialer Bandscheibenvorfall

- Sehr selten,
- akute Querschnittssymptomatik mit erheblicher Schmerzsymptomatik.

Ursache:

- traumatisch: Wirbelluxation,
- degenerativ.

39.3.2 Zervikaler, lateraler Bandscheibenvorfall

Symptome: Sensibilitätsstörungen entsprechen häufig nicht den Segmenten, sondern werden höher oder tiefer angelegt.

Diagnose:

- MRT (Mittel der Wahl),
- EMG,
- SEP,
- Reflexwellenuntersuchung,
- Myelographie mit Myelo-CT.

Therapie:

- konservativ:
    - medikamentös,
    - Krankengymnastik,
    - Wassergymnastik,
    - Rückenschulung,
    - Joga,
- operative Behandlung:
    - Operation nur bei neurologischen Ausfällen,
    - Nachweis durch Myelographie oder MRT,
    - ventrale Ausräumung des Bandscheibenvorfalls,
    - benachbarte Wirbelkörper werden miteinander fusioniert (Operation nach Clowert),
    - multiple Bandscheibenprotrusionen bei engem Spinalkanal: Eingriff von dorsal (Laminektomie über mehrere Segmente).

39.3.3 Zervikale Myelopathie

Degeneration der Bandscheiben an der HWS vor allem in C6/C7 und C5/C6. Hierdurch kommt es zu einer Höhenminderung des Zwischenwirbelraumes und zur Gefügelockerung. Als Folge kommt es zu einer reaktiven, degenerativen Veränderung an den Wirbelkörpern. Dies führt zu osteophytischen Wucherungen und zu Knochenleisten. Die Zwischenwirbellöcher und der Spinalkanal können sich verengen. Hierdurch kann es zu bewegungsabhängigen Traumatisierungen von Nervenwurzeln und des Rückenmarks kommen und zum Vordringen der degenerativen Bandscheiben nach dorsal. Das Mark wird somit bei Vorwärts- und Rückwärtsbewegungen der HWS direkt mechanisch und sekundär durch die Einengung des arteriellen Blutflusses und des venösen Blutabflusses geschädigt. Der Röntgendurchmesser des Spinalkanals beträgt unter 13 mm.

Symptome:

- je nach Sitz und Auswirkung der beschriebenen Veränderungen liegt die Symptomatik eines langsam wachsenden, extramedullären Halsmarktumors
- oder ein Brown-Sequard-Syndrom vor,
- uni-, bilaterale segmentale periphere Zeichen (atrophische Paresen und Reflexausfall).

Diagnostik:

- MRT (T2),
- Myelographie,
- Elektrophysiographie (Höhenlokalisation).

Therapie:

- dorsale Dekompressionsoperation mit Laminektomie,
- bei einem Rezidiv: ventrale Fusion.

Prognose: Lähmungen und Atrophien bilden sich selten zurück!

39.3.4 Zervikaler, radikulärer Bandscheibenvorfall

Symptome:

C1: Die Hinterwurzel kann fehlen, die Muskelafferenzen ziehen dann über eine Anastomose, die sich um den M. obliquus capitis inferior schlingt, zum N. occipitalis um über die Hinterwurzel C2 ins Rückenmark einzutreten.

C2: Hat kein Zwischenwirbelloch. Der Wurzelnerv durchbohrt die Membran zwischen dem Atlasbogen und dem Axis.
Kompressionen: anatomische Abweichungen oder Subluxationen zwischen C1 und C2.

C2/C3: Nach okzipital ausstrahlende Sensibilitätsstörungen und Schmerzen: Ausstrahlung in die Submandibulargegend. Folge: Verspannung der Nackenmuskulatur mit Zwangshaltung des Kopfes.

C4: Zwerchfellparese mit Ausbuchtung der Diaphragmakuppel.

C5:

- Schmerzen und Gefühlsstörungen an der Schulter und Vorderseite des Oberarmes,
- Paresen und Atrophien: M. deltoideus, M. biceps, M. brachioradialis, Mm. supraspinatus et infraspinatus,
- der BSR ist abgeschwächt oder aufgehoben.

C6:

- Schmerzen und Gefühlsstörungen lateral am Oberarm sowie an der radialen Seite des Unterarmes bis zum Daumen ausstrahlend,
- Paresen des M. biceps brachii, des M. brachioradialis,
- der BSR und der RPR sind abgeschwächt oder ausgefallen.

C7:

- Schmerzen und Gefühlsstörungen an der dorsalen Fläche des Oberarmes und des Unterarmes bis in die Zeige- und Mittelfinger,
- Paresen und Atrophien vor allem im M. triceps brachii,
- fakultativ Extensorenparesen und Flexorenparesen in den radialen Fingern,
- Parese und Atrophie der Daumenballenmuskulatur,
- der TSR ist abgeschwächt oder ausgefallen.

C8:

- Schmerzen an der medialen Fläche des Oberarmes, der ulnaren Seite des Unterarmes und der Hand,
- Parese und Atrophie in den kleinen Handmuskeln, insbesondere im Hypothenar:
    - die Parese erschwert die Abduktion des kleinen Fingers (Krallenhand),
    - der TSR ist abgeschwächt!

39.3.5 Lumbosakraler, medialer Bandscheibenvorfall

- Die Patienten geben Lumbago oder Ischiasbeschwerden an,
- akut: beginnt immer mit einem Kaudasyndrom.

Symptome:

- akute, heftige Rückenschmerzen,
- reflektorische Bewegungseinschränkung der unteren Wirbelsäule,
- der Schmerz zieht bei medialem Vorfall der 5. Lendenbandscheibe an der Rückseite, beim Prolaps der 3. oder 4. Lendenbandscheibe an der Vorderseite der Oberschenkel bis zum Fuß hinunter,
- periphere Nerven sind auf Dehnung und Erhöhung des spinalen Druckes sehr empfindlich,
- nach 1-2 Tagen lassen die Schmerzen nach,
- Hypästhesie in der Kauda: schlaffe Parese, die in den Zehen beginnt, steigt zu den Unterschenkeln auf, der distale Anteil ist stets am schwersten betroffen,
- die Blase ist immer gelähmt, Sphinkterlähmung und Reithosenhypästhesie.

Lokalisation:

- Vorfall zwischen den Wirbeln L5/S1: Kaudalähmung, dass heißt, die Wurzelschädigung liegt im Bereich S1-S5,
- Vorfall L4/L5: die Fuß-/ Zehenhebung ist paretisch,
- Vorfall L3/L4:
    - die Oberschenkelmuskulatur ist gelähmt,
    - der PSR ist abgeschwächt oder ausgefallen,
    - die Sensibilität ist an der Vorderseite der Oberschenkel und Unterschenkel gestört.

Diagnostik:

- Klinik,
- Anamnese,
- MRT,
- Myelographie,
- Myelo-CT.

Therapie: Operation innerhalb von 24 Stunden (Notfall!).

39.3.6 Lumbale, laterale Diskushernie

Häufig.
Anamnese:

- rezidivierende akute Rückenschmerzen,
- „Hexenschuß“ = Lumbago: beruht auf rückbildungsfähigem Vordringen des Nucleus pulposus mit Druck gegen das hintere Längsband der Wirbelsäule, das als vordere Begrenzung des Spinalkanals nur an den Bandscheiben befestigt ist und locker über den Wirbelkörper zieht,
- später durch Bewegung, Drehung: Einrisse des Anulus fibrosus mit dorsolateralem Prolaps des Nucleus pulposus, dies führt zur Kompression einer Rückenmarkswurzel.

Symptome:

- segmentale Schmerzen,
- Missempfindungen auch in benachbarten Segmenten,
- Hypästhesie/ Hypalgesie (ebenfalls radikulär),
- Paresen in radikulären Kennmuskeln,
- Läsion der sensiblen Wurzeln unterbricht den spinalen Reflexbogen: die Eigenreflexe sind abgeschwächt oder aufgehoben (meist ist der ASR betroffen),
- nach 3-4 Tagen werden die Schmerzen geringer: von distal nach proximal breitet sich ein Taubheitsgefühl aus, jetzt können Lähmungen auftreten,
- Blasenlähmungen sind selten,
- Haltungsanomalien der Wirbelsäule führen zu einer Aufhebung der Lendenlordose und zu einer Skoliose.

Diagnostik:

- MRT/ CT/ Myelo-CT: Myelographie,
- Röntgen nativ: reicht nicht aus,
- Myelographie: mit wasserlöslichem Kontrastmittel: in Höhe eines Zwischenwirbelraumes,
- Elektrophysiologie:
    - NLG: Polyneuropathie-Ausschluss,
    - EMG: frische/ alte Läsion (Denervierungszeichen frühestens nach 10 Tagen),
- Liquor: Proteinerhöhung (erst später).

Therapie:
Lumbago konservativ:

- Bettruhe,
- Rotlicht,
- Fango,
- Muskelrelaxantien (Benzodiazepine),
- Sirdalud/ Diclofenac/ NSAR,
- Opiate.

Nach 2 Wochen:

- Massage,
- Krankengymnastik,
- eventuell Kortison,
- Stufenbett.

39.3.7 Lumbaler, radikulärer Bandscheibenvorfall

Symptome:

L3:

- Schmerzen und Gefühlsstörungen an der Vorderseite des Oberschenkels,
- Parese des M. quadriceps femoris und der Adduktoren,
- der PSR ist abgeschwächt.

L4:

- Schmerzausstrahlung ins Knie,
- Gefühlsstörungen medial an der Vorderfläche des Unterschenkels (über der Tibiakante),
- das umgekehrte Lasègue-Zeichen ist positiv,
- Parese des M. tibialis anterior und des M. quadriceps femoris,
- der PSR ist abgeschwächt oder ausgefallen.

L5:

- Schmerzen und Gefühlsstörungen lateral von der Schienbeinkante mit Ausstrahlung zur Großzehe,
- Parese der Zehenstrecker, besonders des M. extensor hallucis longus,
- der PSR und der ASR sind bei reiner L5-Läsion intakt,
- der TPR ist ausgefallen.
- Die Sehne des M. tibialis posterior zieht hinter dem medialen Knöchel zu den Fußwurzelknochen. Reflexe hinter, über oder unter und vor dem Malleolus führen zu Fußsupination (pathologisch bei Seitendifferenz).

L5/S1:

- Schmerzen und Gefühlsstörungen,
- Paresen in allen Zehenstreckern und M. peronei, manchmal M. triceps surae,
- Atrophien und Paresen: M. extensor digitorum brevis,
- der M. tibialis anterior bleibt intakt,
- der TPR und der ASR sind abgeschwächt oder ausgefallen.

S1:

- Schmerzen und Gefühlsstörungen seitlich am Oberschenkel, lateral an der Rückseite des Unterschenkels und am äußerer Fußrand,
- das Lasègue-Zeichen ist positiv,
- Paresen des M. peroneaus brevis (Pronationsschwäche), M. triceps surae, M. biceps femoris-Schwächung,
- der ASR ist ausgefallen.

S2:
Versorgt sensibel am Bein die mediale Rückseite von Ober- und Unterschenkel, am Fuß keine Sensibilitätsstörungen.

S3-S5:

- sensible Reiterhosenhypästhesie und -anästhesie am Gesäß,
- Facettensyndrom:
  - die Sensibilität bleibt voll erhalten, keine Paresen,
  - die Schmerzen gehen von intravertebralen Gelenken aus,
  - CT-gesteuerte Injektionen von Antiphlogistika in die Nähe der betroffenen Gelenke sind sehr wirksam.

Therapie:

- Aufklärung,
- Rückenschulung (Kosten übernimmt die Krankenkasse),
- Reha-Sport (Kosten übernimmt die Krankenkasse),
- medikamentöse Therapie bei Schmerzen:

    - Antidepressiva wie Amitriptylin, Duloxetin,
    - Antiepileptika wie Pregabalin, Gabapentin,
    - Cyclooxygenasehemmer wie Celebrex,
    - Opioide in der Kurzbehandlung,
    - NSAID,
    - NSAID oder Antidepressiva sind wirksamer als Opioide,
    - eine Kombinationstherapie bei Versagen der Monotherapie ist notwendig,
    - operative Sanierung nur in Notfällen bei akuter Paraparese oder Harninkontinenz,
    - im Normalfall zeigt sich keine Überlegenheit eines operativen Eingriffes gegenüber einer konservativen Therapie, die Operationsrisiken sind hoch,
    - keine Evidenz für Injektionstherapien mit oder ohne Kortison bei chronischen Rückenschmerzen, die Infektionsgefahr durch verunreinigtes Kortison ist hoch.

- Behandlung der kleinen Wirbelgelenke:

    - Facettenblockade,
    - Facetteninfiltration,
    - Facettenkoagulation mit Laser.

- Behandlung der Nervenwurzel:

    - periradikuläre Infiltration,
    - epidurale Infiltration,
    - perkutane Lasernukleotomie.

- Behandlung der Wirbel- und Nervenkanalverengung:

    - epidurale Injektion,
    - periradikuläre Injektion.

39.3.8 Arachnopathie

- Kann sich langsam entwickeln: bis 5 Jahre nach Myelographie, spinaler Operation, Trauma, Kompression/ Luxationsfraktur, nach Meningitis,
- verläuft meist über mehrere Segmente.

Symptome:

- uncharakteristisch,
- Schmerzen,
- sensible Ausfälle,
- es kann neben einem Querschnittssyndrom durchaus auch zu einem vollständigen Kaudasyndrom kommen.

Diagnose:

- MRT: arachnitische Herde reichern an,
- Myelographie: Kontrastmittel bleibt über mehrere Segmente hängen,
- Liquor: Proteinerhöhung.

Therapie:

- operativ kaum möglich,
- konservativ (Schmerzmittel, Antispastika),
- Baclofen intrathekal,
- Thekaloskopie (in neurochirurgischen Zentren).

39.3.9 Claudicatio des thorakalen Rückenmarkes

Epidemiologie: selten.
Ursachen:

- ischämisch bedingt: Arteriosklerose der Aorta führt zu intermittierender Spastik und Sensibilitätsstörungen der langen Bahnen (zentrale Symptome),
- dorsale spondylotische Osteophyten,
- Bandscheibenprotrusion/-vorfall,
- Hypertrophie des hinteren Längsbandes bzw. der Ligamenta flava,
- Facettengelenkshypertrophie.

Symptome:

- ein- oder beidseitige, belastungsabhängig auftretende Schmerzen in den unteren Extremitäten („Claudicatio spinalis"), vor allem beim Gehen,
- belastungsabhängige, radikuläre Parästhesien oder Hypästhesien am Stamm/an der unteren Extremität,
- Verschlechterung beim Bergabgehen,
- Verbesserung beim: Vorbeugen, Bergaufgehen, Hinsetzen, Fahrradfahren,
- Blasen-/Mastdarmstörungen sind möglich.

Differentialdiagnosen:

- Spinalkanalstenose,
- Tumore,
- traumatische Rückenmarkschädigung,
- Syringomyelie,
- spinale Abszesse,
- Claudicatio spinalis.

Therapie:
Konservative Therapie:
Indikation: beherrschbare Schmerzsymptomatik, keine funktionell relevante Ausfallssymptomatik:

- Physiotherapie,
- Antiphlogistika,
- Prednisolon 100 - 250 mg/Tag p.o. über 3 - 5 Tage bei Therapieresistenz.

Operative Therapie:
Indikation: bei therapierefraktären Schmerzen, bleibenden motorischen Ausfällen:

- gezielte operative Dekompression, sonst
- (Hemi-)Laminektomie der betroffenen Etagen,
- eventuell Wirbelkörperfusion.

39.3.10 Konus-Syndrom

Definition: Schädigung des Rückenmarks in Höhe des Conus medullaris (LWK 1/2).

Ursachen:

- Kompression durch Tumor (Ependymom),
- Kompression durch Bandscheibenvorfall,
- Kompression durch Fraktur,
- vaskuläre Genese z.B. Aortenaneurysma,
- Entzündung (z.B. viraler Art),
- Meningeosis carcinomatosa,
- autoimmuner Prozess.

Ein reines Konus-Syndrom kommt selten vor. Häufig wird die Symptomatik durch eine spinale Ischämie und nicht durch eine mechanische Ursache wie einem Bandscheibenvorfall oder einem Tumor hervorgerufen.

Diagnostik:

- neurologische Untersuchung,
- Röntgenuntersuchung der Wirbelsäule,
- MRT/CT,
- in Ausnahmefällen Lumbalpunktion.

Symptome:

- Störung der Miktion,
- Störung der Defäkation,
- Störung der Sexualfunktion mit Sphinkterparese,
- gelegentlich Sensibilitätsstörung der letzten 3-4 sakralen Segmente (Reithosenanästhesie),
- die Motorik ist unauffällig (Ausnahme: gelegentlich Gluteusparese),
- keine Pyramidenbahnzeichen,
- Ausfall des Bulbo-cavernosus-Reflexes.

39.3.11 Kauda-Syndrom

Definition: Schädigung der unterhalb des Conus terminalis im Spinalkanal verlaufenden Nervenfasern (Läsionen unterhalb von L1/L2).

Ursachen:

- Kompression durch Tumor (Ependymom),
- Kompression durch Bandscheibenvorfall,
- Kompression durch Fraktur,
- vaskuläre Genese z.B. Aortenaneurysma,
- Entzündung (z.B. viraler Art),
- Meningeosis carcinomatosa,
- autoimmuner Prozess.

Diagnostik:

- neurologische Untersuchung,
- Röntgenuntersuchung der Wirbelsäule,
- MRT/CT,
- in Ausnahmefällen Lumbalpunktion.

Symptome:

- Paraparese oder schlaffe Lähmung der unteren Extremitäten,
- Störung aller sensiblen Qualitäten, auch im Sinne einer Reithosenanästhesie,
- Areflexie,
- Sphinkterparese,
- keine Pyramidenbahnzeichen.

39.3.12 Konus-kauda-Syndrom

Definition:
Schlaffe Lähmung der Beine bei Schädigung des Rückenmarks unterhalb von L1 mit gleichzeitiger Blasen- und Darmstörung.

Ursachen:

- Kompression durch Tumor (Ependymom),
- Kompression durch Bandscheibenvorfall,
- Kompression durch Fraktur,
- vaskuläre Genese z.B. Aortenaneurysma,
- Entzündung (z.B. viraler Art),
- Meningeosis carcinomatosa,
- autoimmuner Prozess.

Symptome:

- Paraparese oder schlaffe Lähmung der unteren Extremitäten,
- Störung aller sensiblen Qualitäten, auch im Sinne einer Reithosenanästhesie,
- Areflexie,
- Sphinkterparese,
- keine Pyramidenbahnzeichen,
- Störung der Miktion,
- Störung der Defäkation,
- Störung der Sexualfunktion mit Sphinkterparese,
- gelegentlich Sensibilitätsstörung der letzten 3-4 sakralen Segmente (Reithosenanästhesie),
- die Motorik ist unauffällig (Ausnahme: gelegentlich Gluteusparese),
- keine Pyramidenbahnzeichen,
- Ausfall des Bulbo-cavernosus-Reflexes.

Differentialdiagnosen:

- Ilioinguinalsyndrom (Nerv aus Wurzel L1 und L2),
- Claudicatio intermittens.

Therapie:

- medikamentöse Therapie,
- antibiotische Behandlung bei Infektion,
- immunsuppressive Behandlung bei Autoimmunerkrankung,
- Chemotherapie bei Meningeosis carcinomatosa,
- operative Therapie:
  - Notfall! Bei plötzlich auftretender Paraparese und Harninkontinenz sofortige Operation,
  - operative Entfernung bei mechanischer Ursache wie Kompression bei Bandscheibenvorfall, Frakturen oder Tumoren.

39.3.13 Ilioinguinalsyndrom

Ursache:

- Innerviert auch quere Bandmuskeln,
- Läsion am Durchtritt durch den M. obliquus abdomianlis externus oberhalb der Spina iliaca ventralis superior.

Symptome:

- Schmerzen in der Leiste bis an die Innenseite des Oberschenkels bis zur proximalen Genitalregion,
- diese lassen bei Beugung im Hüftgelenk nach,
- sie nehmen bei Hüftstreckung zu.

Therapie:

- Lokalanästhetikum oder Neurolyse,
- Entlastung: Oberschenkel adduzieren.

39.3.14 Claudicatio spinalis

Ursache:

- mechanisch bedingte belastungsabhängige Durchblutungsstörung der Kauda equina durch lumbale Bandscheibenprotrusion, Spondilolithiden, Spinalkanalstenose,
- keine spinale Durchblutungsstörung.

Epidemiologie: Männer in der 2. Lebenshälfte.

Diagnostik:

- Klinik, Anamnese,
- CT/MRT,
- EMG,
- eventuell Gefäßdiagnostik (bei differentialdiagnostischen Schwierigkeiten).

Differentialdiagnosen:

- Claudicatio intermittens bei peripherer arterieller Verschlusskrankheit,
- Spondylolisthesis,
- zervikale Myelopathie,
- Borreliose, oder andere entzündliche Prozesse,
- epiduraler Abszess,
- Syringomyelie,
- Polyneuropathien,
- Metastasen,
- Hüftgelenksarthrose,
- Bursitis trochanterica.

Symptome:

- nach langem Stehen beim Gehen Parästhesien und Krämpfe (von den Füßen nach proximal ausbreitend),
- Hinsetzen oder Legen führt durch Lendenlordose zum Verschwinden der Symptome,
- Rückenschmerzen und belastungsabhängige Ischialgien (Claudicatio spinalis),
- es kann zu neurologischen Ausfällen mit Sensibilitätsstörungen und Lähmungen kommen,
- in fortgeschrittenen Fällen kann ein Caudasyndrom mit Blasen- und Mastdarmstörungen auftreten,
- häufig einseitig,
- Beschwerdebesserung beim Vorbeugen und Hinsetzen,
- Fahrradfahren wird als angenehm empfunden,
- typisch sind Schmerzen beim Bergabgehen, Besserung beim Bergaufgehen (im Gegensatz zur Claudicatio bei arterieller Verschlusskrankheit).

Therapie:

- konservativ (NSAID),
- Operation nur bei neurologischen Ausfällen.

39.3.15 Claudicatio intermittens spinalis („Schaufensterkrankheit")

Ursache: Arteriosklerose.

Symptome:

- auch bei der vaskulären Claudicatio intermittens treten die Symptome bei Anstrengung auf und hören in Ruhe auf,
- Wadenkrämpfe,
- neurologische Befunde bleiben normal,
- neurologische Ausfallserscheinungen mit Lähmungen, Blasenstörung etc. finden sich erst in fortgeschrittenen Fällen,
- Schmerzlinderung bereits beim aufrechten Stehen,
- meist bestehen typische Risikofaktoren,
- fehlende Fußpulse (können aber auch da sein bei der diabetischen arteriellen Verschlußkrankheit),
- fehlende Besserung auf Entlastung der LWS.

Therapie: internistische Therapie.

39.4 Polyneuropathien und hereditäre Neuropathien

Definition:
Systemische Krankheit der peripheren Nerven, von denen motorische, sensible und vegetative Nervenfasern erfasst werden.

39.4.1 Ursachen

- Diabetes mellitus,
- Alkoholabhängigkeit, Alkoholmissbrauch,
- genetisch,
- entzündliche Polyneuritiden (z.B. Neuroborreliose, HIV),
- metabolisch (Diabetes mellitus, Hypothyreose, Urämie),
- toxisch (z.B. Schwermetalle wie Blei),
- Vitaminmangel (z.B. Vitamin B12),
- Malabsorption,
- paraneoplastisch,
- Strahlentherapie, Chemotherapie,
- Vaskulitiden, Kollagenosen,
- Stoffwechselstörungen (z.B. Porphyrie),
- 20% sind ungeklärt.

39.4.2 Einteilung

Einteilung nach klinischem Verteilungsmuster der Symptome:

a. distale, symmetrische Form,
b. Schwerpunktpolyneuropathie (z.B. auf proximale Muskelgruppen oder einen Plexus begrenzt),
c. Mononeuritis multiplex (multifokaler Befall verschiedener peripherer Nerven),
d. „Small Fiber“-Neuropathie.

Einteilung nach Modalitäten:

a. sensomotorisch,
b. vorwiegend motorisch,
c. sensibel,
d. vegetativ.

Einteilung nach bevorzugtem Befall:

a. Markscheiden (demyelinisierend),
b. gemischt,
c. Axon (axonal).

Demyelinisierende Polyneuropathie:

- Polyneuritis vom Typ Guillain-Barré,
- viele Fälle von diabetischer PNP,
- seltene Fälle von ethyltoxischer PNP,
- akute, nephrogene PNP,
- PNP bei Gammopathien,
- manche hereditären Neuropathien.

Axonale Polyneuropathien:

- die meisten toxischen PNP,
- die meisten paraneoplastischen PNP,
- die meisten Fälle von ethyltoxischer PNP,
- vaskuläre PNP (z.B. bei Panarteriitis),
- PNP bei Porphyrie,
- chronische Variante des Guillain-Barré-Syndroms.

39.4.3 Symptome

Leitsymptom:

- schlaffe Lähmungen:
    - sind nicht auf das Versorgungsgebiet einzelner Nerven oder Nervenwurzeln beschränkt,
    - die Reflexe betroffener Muskelgruppen sind abgeschwächt, meist ausgefallen,
- weitere motorische Symptome:
    - Muskelzucken,
    - Muskelkrämpfe,
    - Muskelatrophie (frühes Zeichen: Parese der Zehenspreizung, Atrophie der kurzen Zehenextensoren),
    - Muskelschwäche,
- sensible Reizerscheinungen:
    - Parästhesien,
    - Dehnungs- und Druckschmerz,
    - meist symmetrisch distal betont, stumpf- oder handschuhförmig,
    - nächtliche Parästhesien in den Füßen und Unterschenkeln, selten auch in den Oberschenkeln und Armen,
    - treten nur in Ruhe auf,
    - bei Bewegung bessert sich die Symptomatik,

- sensible Ausfallsymptome:
    - Oberflächenqualitäten (Berührung, Schmerz und Temperatur),
    - Hypästhesien, Dysästhesien,
    - Lagewahrnehmung und Vibrationsempfindung sind gestört (ataktische PNP),
- vegetative Störungen:
    - Gefäßlähmung mit Zyanose in distalen Gliedabschnitten,
    - Hyperhidrose oder Anhidrose,
    - trophische Störungen der Haut (schmerzlose Wunde),
    - selten Blasen- und Mastdarmlähmungen.

Verteilung der Symptome:

- symmetrisch,
- distaler Befall der Extremitäten, weil vor allem die längsten Nervenfasern erkranken,
- sensibel: stumpf-handschuhförmig (Beine $>$ Arme),
- wenn einzelne Nerven verschiedener Extremitäten betroffen sind: Schwerpunkt- oder Multiplex-PNP,
- manchmal sind Lähmungen proximal im Becken-Schulterbereich lokalisiert,
- Hirnnerven-Polyneuropathie: meist sind die Augenmuskeln (N. occulomotorius, N. abducens) betroffen, Lähmungen der mimischen Muskulatur (N. facialis) kommen sehr selten vor,
- Kaudasyndrom mit Blasenstörung (als hervorragendes Syndrom: Elsberg-Syndrom).

Entwicklung der Symptome:

$\leq$ 4 Wochen: akut,
4-8 Wochen: subakut,
$>$ 8 Wochen: chronisch.

Chronische Entwicklung: keine vollständigen Lähmungen, geringe Besserungstendenz. Beispiele:

- akut: Guillain-Barré-Syndrom,
- subakut bis chronisch: chronisch inflammatorische demyelinisierende Polyneuropathie,
- chronisch und positive Familienanamnese: hereditäre motorische und sensible Polyneuropathie.

39.4.4 Diagnostik

Unterteilung in:

- akut/ chronisch,
- sensibel/ motorisch/ sensomotorisch,
- proximal/ distal/ symmetrisch/ multiplex,
- Markscheidentyp/ axonaler Typ/ Mischtyp,
- mit oder ohne Hirnnervenbeteiligung.

Diagnostik:

- Ultraschall,
- Elektrophysiologie:
    - NLG (motorisch),
    - NLG (sensibel),
    - EMG.

NLG (motorisch):

- N. medianus, N. ulnaris mit Sulcus-NLG,
- N. tibialis, N. peroneus.

NLG (sensibel):

- N. medianus sensibel antidrome NLGs,
- N. suralis sensibel orthodrome NLGs.

NLG-Befund (axonale Schädigung):

- gleichmäßige Reduktion der Amplituden der motorischen Summenaktionspotenziale (MSAP = CMAP) bei distaler und proximaler Stimulation,
- Reduktion der sensiblen Nervenaktionspotenziale (SNAP),
- fakultativ Reduktion der Nervenleitgeschwindigkeit um maximal 30% der altersentsprechenden unteren Normwerte.

NLG-Befund (demyelinisierender Schaden):

- die distale Latenz ist verlängert,
- die Nervenleitgeschwindigkeit ist herabgesetzt.

EMG:

- M. tibialis anterior,
- M. abductor hallucis, M. interosseus dorsalis I (falls im M. tibialis anterior keine Veränderungen vorhanden sind),
- Suche nach neurogenen Veränderungen der Potentiale,
- Beurteilung des Rekrutierungs- und Interferenzmusters,

- axonaler Schaden:
  - akuter Schaden: pathologische Spontanaktivität (positive scharfe Wellen, Fibrillationen),
  - chronischer Schaden:
    - die Dauer der Potenziale motorischer Einheiten ist verlängert,
    - die Potenzialamplitude ist erhöht,
    - die Phasenanzahl ist erhöht,
    - es sind Satellitenpotenziale nachweisbar,
    - Faszikulationen sind nachweisbar,
- demyelinisierender Schaden:
  - die CMAP-Amplitude ist erniedrigt und die CMAP-Dauer ist bei proximaler Stimulation verlängert, pathologische temporale Dispersion,
  - die F-Wellen-Latenz ist verlängert, erhöhte Chronodispersion.

Befunde: Neuropathie mit primärem Markscheidenbefall:

- Verzögerung der motorischen NLGs und der distalen Überleitungszeit,
- verlangsamte sensible NLGs,
- orthodrome sensible Nervenpotentiale sind pathologisch aufgesplittert,
- Frühphase: Leitungsverzögerungen.

Befunde: Neuropathie mit primär axonaler PNP:

- frühe neurogene Veränderungen,
- Fibrillationen,
- motorische/ sensible NLGs sind gering verändert,
- Amplitudenminderung.

Weitere Diagnostik:

- Anamnese,
- klinische Untersuchung,
- Labor,
- Immunelektrophorese,
- Liquor (z.B. beim Guillain-Barré Syndrom Proteinerhöhung),
- CT-Thorax, CT-Abdomen (z.B. bei Karzinomverdacht),
- Genetik,
- Nervenbiopsie (nur wenn Therapie möglich ist z.B. bei Vaskulitis-assoziierter PNP),
- Muskelbiopsie (ist durch die Genetik in den Hintergrund geraten, bei Kollagenoseverdacht),
- quantitativ sensorische Testung (QST) sowie Quantifizierung der Hautinnervation bei Verdacht auf Small-Fiber-Neuropathie.

Anamnese:
Frage nach autonomen Störungen:

- Sicca-Syndrom,
- das Schwitzen ist an den Extremitäten vermindert und eventuell kompensatorisch am Rumpf vermehrt,
- Störungen beim Stuhlgang oder beim Wasserlassen,
- erektile Dysfunktion,
- Gelenkschmerzen,
- Hautveränderungen,
- Synkopen.

Familienanamnese (gezielte Fragen nach Gehbehinderungen, Fußdeformitäten, auffallend dünnen Waden).

Nervenbiopsie:

- fast ausschließlich der rein-sensible N. suralis lateralis,
- bei generalisierten Neuropathien repräsentativ, kann bei reinen motorischen Neuropathien unauffällig sein,
- oder der Endast des N. muskulocutaneus,
- Nachteil: eine Neuralgie ist möglich.

39.4.5 Allgemeine Therapie

- Thioctsäure i.v. insbesondere bei Diabetes mellitus,
- Carbamazepin/ Oxcarbamazepin,
- Gabapentin,
- Pregabalin,
- Antidepressiva (z.B. Saroten, Duloxetin),
- symptomatisch,
- bei akuter und chronischer immunvermittelter Neuropathie und Neuritiden: intravenöse Immunglobuline wie Gammagard, Kiovig, Plasmapherese.

39.4.6 Metabolische Polyneuropathien

39.4.6.1 Diabetische Polyneuropathie

- 30% der Polyneuropathien (PNP) sind auf Diabetes mellitus zurück zu führen,
- meist jenseits des 50. Lebensjahres,
- 1/4 aller Diabetiker haben PNP-Symptome.

Ursache: Mikroangiopathie der Vasa nervosum bei schlecht eingestelltem Diabetes mellitus.

Symptome:
Distale, sensomotorische, diabetische PNP:

- die Beine sind stärker und häufiger betroffen als die Arme,
- der ASR ist abgeschwächt oder ausgefallen,
- Parästhesien, insbesondere Burning feet,
- schmerzende Muskelkrämpfe im M. quadriceps und M. triceps surae, in der Lendengegend, der Ilioinguinalregion, an der Vorderseite der Oberschenkel,
- vermindertes bis aufgehobenes Vibrationsempfinden (Beine, Füße, Zehen),
- Störung der Lagewahrnehmung (sensible Ataxie),
- Berührung, Schmerz und Temperaturempfindung können gestört sein,
- distal, symmetrische Paresen (Fuß-, Unterschenkel- und kleine Handmuskeln),
- die Muskeleigenreflexe sind distal erloschen,
- Atrophien,
- Kontrakturen.

Proximale, asymmetrische, vorwiegend motorische PNP:

- selten,
- trifft Fasern des Plexus lumbosacralis,
- Atropie der Muskeln dieser Nerven:
    - Nn. femorales,
    - N. obturatorius,
    - Nn. glutaei,
- Radikulopathie der unteren Thorakalsegmente mit Bauchwandparesen, Schmerzen im Rumpfbereich.

Diabetische Hirnnervenlähmung:

- N. oculomotorius (III.),
- N. abducens (VI.),
- N. facialis (VII.),
- kaudale Hirnnerven,
- akute diabetische Augenmuskellähmungen bilden sich zurück.

Vegetative Neuropathie bei Diabetes mellitus:

- Pupillenstörung,
- Harnverhalt,
- Diarrhoe,
- Impotenz,
- distale Anhidrose, proximal Hyperhidrose,
- orthostatische Regulationsstörungen,
- kardiale autonome Denervierung mit Herzstarre, kardiale Schmerzen werden nicht wahrgenommen: stumme Herzinfarkte.

Therapie:
Normalisierung der Stoffwechsellage:

- Diät,
- Antidiabetika,
- Gewichtsreduktion,
- Sport.

Verlauf:

- der distale Typ setzt schleichend ein,
- der proximale Typ setzt akut ein,
- bei Tachykardie und Herzstarre: die Letalität ist erhöht.

Differenzialdiagnosen:
Restless-legs-Syndrom:

- es besteht der Drang die Beine zu bewegen,
- eine Linderung der Beschwerden durch Bewegung ist nur von kurzer Dauer.

39.4.6.2 Andere metabolische Polyneuropathien

Urämie oder Dialyse:

- distal-symmetrisch,
- Demyelinisierung gleichermaßen wie axonale Schädigung.

Symptome:

- Burning feet,
- Wadenkrämpfe,
- leichte Paresen,
- Besserung nach Nierentransplantation.

Hepatische PNP:
Meist symmetrische, demyelinisierende PNP.

Ursache:

- primäre biliäre Leberzirrhose,
- Virushepatitis,
- chronische Hepatopathie.

Hypo-/ Hyperthyreose:

- sensomotorisch,
- distal-symmetrisch,
- Axone und Markscheiden sind beide gleichermaßen betroffen.

Symptome: Engpasssyndrom (Karpaltunnelsyndrom).

Small-fibre-Neuropathie:
Ursachen:

- idiopathisch,
- Sarkoidose,
- Diabetes mellitus,
- Drogen,
- Vitamin B6-Intoxikation,
- Hyperthyreoidismus.

Symptome:

- autonome Symptome,
- Sicca-Syndrom,
- Hyper-/Hypohidrosis,
- Störung von Defäkation und Blasenentleerung,
- Orthostase,
- sexuelle Dysfunktion,
- Tachykardien.

Diagnostik:

- Klinik,
- Elektrophysiologie (z.B. QST),
- Hautstanzbiopsie (10 cm oberhalb des äußeren Fußknöchels).

Therapie:

- Ca-Kanal-modulierende Antikonvulsiva wirken an zentralen Ca-Kanälen hauptsächlich präsynaptisch, beispielsweise Pregabalin, Gabapentin.
- Na-Kanal-Blocker greifen an Na-Kanälen an primär afferenten und zentralen Neuronen an, beispielsweise Carbamazepin, Lamotrigin.
- Trizyklische Antidepressiva wie Amitriptylin und selektive Serotonin-Noradrenalin-Wiederaufnahmehemmer (SSNRI), wie Duloxetin und Venlafaxin, blockieren die Wiederaufnahme dieser Substanzen an deszendierenden hemmenden Bahnen.
- Opioide aktivieren m-Rezeptoren, die im Rückenmark und Gehirn vorkommen.
- Die systemisch wirkenden Basismedikamente können um den Einsatz topischer Therapieoptionen wie Lidocain, Capsaicin erweitert werden, die direkt an den Schmerzfasern der betroffenen Haut wirken und damit keine systemischen Nebenwirkungen aufweisen.
- Flankiert wird diese Therapie von den entsprechenden nicht medikamentösen Verfahren, wie zum Beispiel transkutane elektrische Nervenstimulation (TENS), interventionelle Verfahren, Physio- und Ergotherapie sowie Psychotherapie.

Critical-illness-PNP (ICU-Aquired-weakness):

- motorisch häufiger als sensibel,
- bei Sepsis und Multiorganversagen,
- bei bis zu 2/3 der Intensivpatienten, insbesondere mit Sepsis, SIRS, entwickelt sich eine Critical-illness-PNP.

Symptome: schwere, schlaffe, atrophische Lähmungen aller Extremitäten einschließlich der Atemmuskulatur.

Diagnostik:

- Denervierung der Muskulatur,
- Amplitudenminderung der Muskelantwortpotentiale,
- Verzögerung der mNLG bei normalen sNLG,
- Ultraschall.

Prognose: die Spontanprogression ist gut.

39.4.7 Malresorptive und toxische Polyneuropathien

39.4.7.1 Vitaminmangel und Malresorption

- Bei Vitamin B1, B2, B6, B12-Mangel,
- B12: funikuläre Myelose mit Begleit-PNP,
- B1 (Beri-Beri): symmetrische, sensomotorische PNP,
- B2 (Pellagra): PNP.

Therapie: nur bei Mangelnachweis Vitaminsubstitution.

39.4.7.2 Medikamenteninduzierte PNP

- z.B. Vincristin,
- unterschiedliche Verteilungsmuster.

Therapie: symptomatisch

39.4.7.3 Äthyltoxische Polyneuropathie

Ätiologie: ungefähr 20-40% aller Alkoholiker sind betroffen.

Pathologie:

- Schädigung der peripheren Nerven durch Thiaminmangel,
- Alkohol wirkt selbst toxisch an den Nerven.

Symptome:

- Taubheit,
- Kribbeln,
- Schmerzen in den Füßen, Beinen und/oder Händen,
- überwiegend distal und symmetrisch, können auch asymmetrisch auftreten,
- die Hände und die Beine müssen nicht immer gleichzeitig betroffen sein,
- Störung der Tiefensensibilität,
- „Burning Feet",
- Schmerzen und Schwäche in der Beinmuskulatur,
- Gleichgewichtsstörungen,
- Störungen der Lage-, Oberflächen- und Temperaturempfindung.

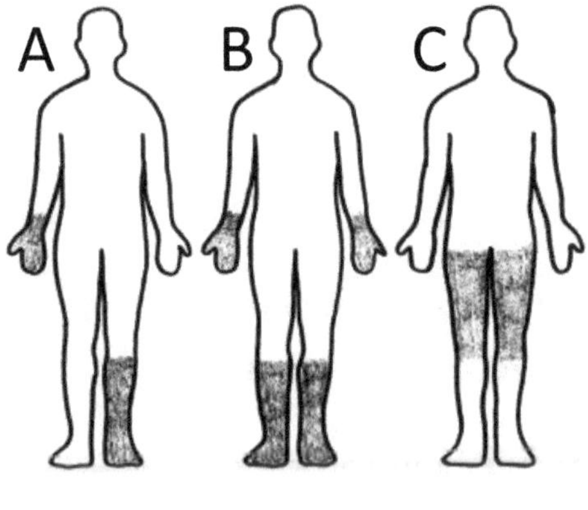

Abbildung 39.30: Typen der Polyneuropathie. Schädigungen des peripheren Nervensystems sind grau markiert. A: Multiplex-Typ, B: distal symmetrischer Typ, C: proximale Amyotrophie

Diagnostik:

- Anamnese,
- Klinik,
- Elektrophysiologie,
- Labor.

Therapie:

- Alkoholabstinenz,
- Thiaminsubstitution,
- Folsäuresubstitution,
- Physiotherapie,
- physikalische Therapie.

39.4.7.4 Amyloidpolyneuropathie

Ursache:

- Akkumulation eines Proteins in unlöslicher Faserform,
- kann hereditär oder erworben sein.

Symptome: siehe äthyltoxische Polyneuropathie.

Diagnostik:

- Elektrophysiologie,
- Befunde wie bei axonaler Polyneuropathie,
- autonome Tests sind pathologisch,
- Suralisbiopsie (kann auch negativ sein, wegen der fleckförmig verteilten Amyloidablagerung),
- Nachweis von Amyloidose in Gefäßwänden,
- eine Rektumbiopsie ist empfohlen,
- immunhistochemisch lassen sich verschiedene Amyloidtypen differenzieren,
- Amyloid bei familiärer PNP stammt nicht von Immunglobulinen ab, daher können Serumelektrophorese und Immunelektrophorese unauffällig sein.

Therapie:

- wird bestimmt durch die autonome Polyneuropathie,
- immunsuppressive Therapie der Plasmazelldyskrasie,
- ggf. Bestrahlung eines Myeloms,
- Lebertransplantation bei Transthyretin (TTR), Mittel der Wahl,
- genetische Therapien werden erforscht, mit einer siRNA (small interfering RNA) kann durch RNA-Interferenz die Produktion von TTR reduziert werden,
- familiäre TTR-Amyloidose: Tafamidis ist zugelassen (20 mg/Tag).

Verlauf:

- progressiv,
- meist fatal,
- führt innerhalb von 10-15 Jahren zu schweren Behinderungen oder zum Tode.

39.4.7.5 Schwermetalle (Blei-PNP)

Symptome:

- Bleikolorit,
- symmetrische Streckerlähmung,
- Atrophien des Daumen- und Kleinfingerballens.

Diagnostik:

- mNLG ist vermindert,
- Bleinachweis im Serum.

Therapie: D-Penicillamin.

39.4.7.6 Thallium-PNP

Symptome:

- Haarausfall (Schamhaare),
- Hyperpathie der Fußsohlen,
- Paresen der Beine sind häufiger als die der Arme,
- epileptische Anfälle,
- Myoklonien,
- exogene Psychosen.

Therapie:

- Diurese,
- Antidot: Thallii 3 g.

39.4.7.7 Arsen-PNP

Symptome:

- Missempfindungen,
- Paresen (N. radialis, N. peroneus),
- Ncl. nervi optici,
- Faszialisparese.

Diagnostik: Nachweis im Urin.

Therapie:

- Magenspülung,
- Antidot: Dimercaptopropansulfonsäure (DMPS).

39.4.8 Polyneuropathie bei Vaskulitiden und bei Kollagenosen

39.4.8.1 Panarteriitis nodosa

- vaskuläre PNP,
- entzündliche Gefäßveränderungen, durch Schädigung der Gefäßwände können auch Aneurysmen entstehen, in denen sich Thromben bilden können.

Symptome:

- als Mononeuritis multiplex (die Hirnnerven können auch befallen sein),
- auch als symmetrische PNP,
- heftige Nerven- und Muskelschmerzen,
- sensible Ausfälle sind nur gering ausgeprägt.

Diagnose:

- Leber- und Nierenbiopsie,
- Nerven- und Muskelbiopsie,
- NLG ist normal,
- internistischer Befund:
    - Proteinmangel bis hin zum Marasmus,
    - Temperaturerhöhung,
    - Milzvergrößerung,
    - Anämie,
    - BSG ist deutlich erhöht, CRP ist deutlich erhöht,
    - ANA, p-ANCA,
    - Hepatitisserologie (Hepatitis B korreliert mit Panarteriitis nodosa).

Therapie:
Immunsuppressiva z.B.

- Glukokortikoide und Azathioprin (z.B. Imurek),
- Cyclophosphamid (Endoxan).

39.4.8.2 Andere Kollagenosen mit Polyneuropathie

Systemischer Lupus erythematodes:

- ANA sind nachweisbar,
- Antikörper gegen doppelsträngige DNA.

Churg-Strauss-Syndrom:

- nekrotisierende Artheriitis,
- Mononeuritis multiplex,
- Serologie: p-ANCA,
- Therapie: Steroide.

Wegener-Granulomatose:

- in 20-40% besteht eine Mononeuritis multiplex,
- distal-symmetrische PNP,
- Serologie: c-ANCA, p-ANCA.

Sjögren-Syndrom:

- sensible Neuropathien,
- Serologie: Ro/ SS-A-p52-Antikörper, ANA (SS-B, SS-A).

39.4.9 Polyneuropathie bei rheumatoider Arthritis

Ursache: als ischämische Nervenschädigung durch Immunkomplexangiitis der Vasa nervorum.

Symptome:

- Mononeuritis multiplex: N. ulnaris, N. medianus, N. radialis, N. ischiadicus, N. saphenus,
- sensomotorisch an den Beinen.

Diagnostik:

- Biopsie des N. suralis,
- NLG: Latenzverzögerung.

Therapie: Steroide plus Azathioprin oder Methotrexat.

39.4.10 Hereditäre, motorische und sensible Neuropathien

Charakteristisch:

- distal beginnende, chronisch verlaufende, atrophische Lähmungen,
- Ausfall der Vibration- und Lageempfindung,
- Schmerzhafte Muskelkrämpfe,
- starke Verlangsamung der NLG.

Insgesamt 8 verschiedene Typen:

- 7 x autosomal,
- 1 x chromosomal,
- von klinischer Relevanz sind die Untertypen HMSN 1, 2 und 3.

39.4.10.1 Charcot-Marie-Tooth-Krankheit (Typ I)

- Autosomal-dominant,
- Beginn im Erwachsenenalter.

Symptomatik:

- distale, an den Füßen beginnende Atrophie und Parese (Fußheberparese),
- Fußdeformitäten (Hohlfuß, Krallenzehen, Storchenbeine),
- geringradige, an den Akren betonte Sensibilitätsstörungen,
- das Vibrationsempfinden ist erloschen,
- die Lageempfindung ist reduziert bis erloschen,
- Krallenhände,
- Myoklonien,
- Steppergang (Peroneusparese),
- Bügeleisengang (Peroneus- und Tibialisparese),
- der ASR erlischt.

Diagnostik:

- EMG: deutlich verlangsamte NLG (20 m/s), motorisch und sensibel,
- Suralisbiopsie: axonale Degeneration, De- und Remyelinisierung, Zwiebelschalenformation.

39.4.10.2 Neurogener Typ der peroneale Muskelatrophie (Typ II)

- Autosomal-dominant,
- Beginn im Erwachsenenalter.

Symptome:

- distale Atrophien an den Füßen und Unterschenkeln,
- geringe Sensibilitätsstörungen.

Diagnostik:

- EMG: geringgradige Verlangsamung oder normale Nervenleitgeschwindigkeit,
- Suralisbiopsie: axonale Degeneration, geringgradige segmentale Demyelinisierung.

39.4.10.3 Hypertrophe Neuropathie nach Dejerine-Sottas (Typ III)

- Autosomal-rezessiv,
- Beginn im Kindesalter,
- rasche Progression.

Symptome:

- ähnlich wie bei Typ I,
- verzögerte motorische Entwicklung,
- deutliche Paresen an Händen und Unterschenkeln,
- deutlich distal betonte Sensibilitätsstörungen,
- periphere Nervenverdichtung.

Diagnostik:

- EMG: hochgradige Verlangsamung der NLG (unter 10 m/s),
- Suralisbiopsie: De- und Remyelinisierung, Zwiebelschalenbildung.

39.4.10.4 Hypertrophische Neuropathie bei Morbus Refsum (Typ IV)

- Autosomal-rezessiv,
- Beginn im Jugendalter.

Symptome:

- Retinitis pigmentosa,
- sensomotorische Neuropathie,
- Hörstörungen.

Diagnostik:

- EMG: deutlich verlangsamte Nervenleitgeschwindigkeit,
- Suralisbiopsie: axonale Degeneration, segmentale Demyelinisierung, Zwiebelschalenformation,
- Biochemie: Phytansäure-Akkumulation in verschiedenen Geweben und im Serum (Phytansäure-Hydroxylase-Mangel).

39.4.10.5 Neuropathie mit spastischer Paraparese (Typ V)

- Autosomal-dominant,
- Beginn junges Erwachsenenalter oder später.

Symptome: langsam progredienter Verlauf mit spastischer Paraparese bei annähernd normaler Lebenserwartung.

Diagnostik:

- EMG: NLG normal oder geringgradig unterhalb der Norm,
- Suralisbiopsie: unspezifische Verminderung der markhaltigen Fasern.

39.4.10.6 Neuropathie mit Optikusatrophie oder Retinitis pigmentosa (Typ VI und VII)

Autosomal-dominant oder rezessiver Erbgang.

Symptome:

- Sehverlust,
- distale Muskelatrophie,
- geringgradige, distale Sensibilitätsstörungen.

Diagnostik: EMG: NLG verlangsamt.

39.4.11 Symptomatische Polyneuropathie bei genetischen Grundkrankheiten

1. PNP bei akuter intermittierender Porphyrie:

   - Mononeuritis multiplex,
   - die Hirnnerven können betroffen sein.

2. PNP bei Amyloidosen:

   - autosomal dominant,
   - distale, sensomotorische PNP plus vegetative Symptomatik,
   - Therapie: Lebertransplantation (darunter keine Amyloidbildung mehr).

3. PNP bei Leukodystrophien.

39.4.12 Immunologisch bedingte Polyneuroradikulitis (Guillain-Barré-Syndrom und Varianten)

39.4.12.1 Guillain-Barré-Syndrom (GBS)

- Autoimmunreaktion gegen peripheres Nervengewebe,
- Männer > Frauen,
- kann in jedem Lebensalter auftreten (bevorzugt zwischen dem 50.-60. Lebensjahr),
- bei 40% geht den Lähmungen ein Infekt voraus,
- Erreger:
    - meist Campylobacter jejuni oder Cytomegalievirus,
    - Epstein-Barr-Virus,
    - Varizella-Zoster-Virus,
    - Influenzavirus.

Risikofaktoren: Campylobacter-Infektion (eine Reduktion der Campylobacter-Infektion würde die Inzidenz des GBS senken).

Sonderformen:

- Polyneuritis cranialis,
- Miller-Fischer-Syndrom,
- akute Pandysautonomie.

Pathophysiologie:
Klassische Form des GBS (akut inflammatorische demyelinisierende Polyneuropathie, AIDP), im peripheren Nervensystem:

- multifokal, mit Bevorzugung der Spinalwurzeln und der proximalen Nervenabschnitte entzündlicher Abschnitte, in denen die Markscheiden in Gegenwart von Lymphozyten und Makrophagen zugrunde gehen,
- die Demyelinisierung steht im Vordergrund, die Axone bleiben erhalten,
- schwerer Verlauf: sekundäre Beteiligung der Axone,
- selten primär axonale Läsion.

Pathogenese:

- humorale und zelluläre Immunreaktionen sind beteiligt,
- Serum: IgM-Antikörper gegen Myelin oder bestimmte Gangliosid-Subgruppen (GM 1-3),
- T-Lymphozyten infiltrieren das perineurale Gewebe,
- die Markscheidenschädigung wird vor allem durch Makrophagen herbeigeführt, die die Basalmembran um die Nervenfasern durchdringen und das normale Myelin vom Körper der Schwann-Zellen und von den Axonen entfernen.

Stadieneinteilung:

$\leq$ 4 Wochen: akut,
4-8 Wochen: subakut,
$>$ 8 Wochen: chronisch.

Symptomatik:

- die Patienten sind am Morgen noch neurologisch unauffällig,
- sie entwickeln Gelenkschmerzen und Lähmungen über den Tag hinweg,
- in der Klinik: nachts meist Intubation.

Lähmungen:

- symmetrisch (Beine > Arme),
- proximal stärker ausgeprägt als distal,
- ergreifen häufig die Muskeln des Rumpfes (Polyneuroradikulitis: Gefahr der Atemlähmung!),
- Beginn der Parese in den Unterschenkeln, im Verlauf Oberschenkel, Unterarme, Hände,
- Hirnnervenlähmungen sind häufig: N. facialis, N. trigeminus, N. vagus (motorisch), N. accesorius, N. hypoglossus,
- unterschiedlicher Grad der Paresen:
    - leichte Paresen der Fußheber, Knie-, Hüftbeuger,
    - mittelschwere, symmetrische Lähmungen von Armen und Beinen, weitere Patienten sind tetraplegisch!

Sensibel:

- leichter Grad,
- können auf den Rumpf übergreifen,
- oft werden Schmerzen der Muskulatur angegeben.

Autonome Störungen:
Wechsel von Über-/ Unterfunktion im Sympathikus/ Parasympathikus.
Sympatikussteigerung:

- Blutdruck-Entgleisungen,
- Tachykardien mit Extrasystolen,
- periphere Vasokonstriktion,
- vermehrtes Schwitzen.

Verminderte Sympathikusaktivität:

- Bradykardie (sprechen nicht auf Atropin an),
- verzögerte Reflextachykardie bei Orthostase,
- Blutdruck-Abfall (systolisch) bei Lagewechsel,
- abnorme Empfindlichkeit gegen geringen Volumenmangel.

Überschießende Parasympathikusaktivität:

- dramatische, paroxysmale Bradykardien,
- Sekundentod.

Verminderte Parasympathikusaktivität: Blasen-/ Mastdarmstörungen.

Gegen ein GBS sprechen:

- Asymmetrie der Lähmungen,
- anhaltende Blasen-/ Mastdarmstörungen,
- Pleozytose über 50 Zellen im Liquor,
- scharf abgegrenzte, querschnittsförmige Sensibilitätsstörungen oder eine rein sensible PNP.

Diagnostik:

- Liquor:
    - Proteinerhöhung: tritt infolge einer Schrankenstörung an den Nervenwurzeln (Polyradikulitis) auf,
    - leichte Pleozytose,
- ENG:
    - bei 70% der Patienten Verlangsamung der motorischen und sensiblen Nervenleitgeschwindigkeit,
    - Leitungsblocks,
    - ist manchmal normal,
- F-Welle, transkranielle Magnetstimulation, SSEP (erlauben die Diagnose von Demyelinisierung in Nervenwurzeln und proximalen Segmenten der peripheren Nerven bei 80%),
- EMG: ausgeprägte, floride Denervierung (axonaler Schaden),
- vegetative Diagnostik: Herzfrequenzvariation (Carotismassage und Bulbusdruckversuch ausschließlich unter intensivmedizinischen Bedingungen).

Therapie:

- Immunglobuline (IVIG) und Plasmapherese sind gleichsam wirksam,
- Immunglobuline sind besser bei der demyelinisierenden Form des GBS (AIDP) als bei der akuten axonalen Neuropathie (AMAN),
- beide können auch kombiniert werden,
- Immunglobuline:
    - teuer aber wirksam,
    - wenige Nebenwirkungen,
    - Durchführbar auch bei Infekten,
    - 0,4 g/kg KG/Tag über 5 Tage (30-40 g/Tag) oder 1 g/kg KG über 2 Tage,
    - Wirkung:
        - Beeinflussung der T-Zellaktivierung,
        - Neutralisierung von Superantigenen,
        - Hemmung von proinflammatorischen Zytokinen,
    - Nebenwirkungen:
        - anaphylaktische Reaktion,
        - aseptische Meningitis,
        - Kopfschmerzen,
        - Rückenschmerzen,
- Plasmapherese:
    - bei chronischem Verlauf bewährt,
    - der Krankheitsverlauf wird kürzer,
    - die Rückbildung der Lähmung besser,
    - Kontraindikationen:
        - bei Patienten in fortgeschrittenem Stadium,
        - Infekt,
        - Komplikationen beim Legen des Zuganges,
    - täglicher Tausch von 40-50 ml Serum/kg KG gegen Plasmaersatz (Humanalbumin oder Fresh-frozen-Plasma),
- Infektprophylaxe,
- Elektrolyte,
- Flüssigkeitsausgleich,
- Thromboseprophylaxe (Vollheparinisierung),
- Krankengymnastik,
- Katheter,
- ggf. Herzschrittmacher,
- Kortikosteroide sind unwirksam.

Verlauf/ Prognose:

- 1/3 erreichen das Maximum der Symptome innerhalb von einer Woche, 1/3 innerhalb von 2 Wochen, 1/3 innerhalb von 4 Wochen,
- die Rückbildung beginnt 2-4 Wochen nach dem Stillstand der Ausbreitung (sie kann Monate dauern),
- viele Patienten erholen sich gut,
- es gibt auch protrahierte, chronische Verläufe,
- eine subakute Entwicklung der Symptome, die innerhalb von 1-2 Wochen ihr Maximum erreichen, wird am häufigsten beobachtet,
- Dysphagie,
- reduzierte Vitalkapazität,
- 15-20% müssen beatmet werden (Dauer wenige Tage bis mehrere Jahre, hierbei relativ gute, aber nicht vollständige Erholung),
- eine Hirnnervenbeteiligung ist häufig,
- manchmal ist ein Herzschrittmacher nötig,
- klassisches GBS:
    - gute Prognose,
    - 20% behalten Funktionsstörungen zurück,
    - Rückfälle werden in 3-10% berichtet,
    - Maximalvariante: komplette Lähmung einschließlich Gesicht, Augenmuskeln, vegetativ denerviert, bei erhaltenem Bewusstsein,
    - länger als 4 Wochen: schlechte Prognose,
- die Prognose bei AIDP und AMAN unter IVIG ist gleich,
- Mortalität: 2,8% innerhalb von 6 Monaten, 3,9% innerhalb von 12 Monaten. Risikofaktoren:
    - hohes Alter,
    - Schweregrad der Paresen,
    - Beatmungspflichtigkeit,
    - kardio-vaskuläre Vorerkrankungen,
- Tod durch:
    - Atemlähmung,
    - akuter Herzstillstand,
    - Lungenembolie.

39.4.12.2 Chronisch inflammatorische demyelinisierende PNP (CIDP)

- Seltener als das klassisches GBS,
- Infektionen gehen selten voraus,
- Pathophysiologie wie dem GBS (segmentale Demyelinisierung mit mononukleären Zellinfiltrationen der Nervenwurzeln und der peripheren Nerven),
- man findet häufiger axonale Läsionen, die zur Denervierung führen.

Varianten:

- multifokale motorische Neuropathie,
- paraproteinämische-demyelinisierende PNP.

Symptome:

- Verteilung und Ausprägung ähneln dem GBS,
- vegetative Begleitsymptome sind viel seltener.

Therapie:

- Glukokortikoide 1 mg/kg KG oder Kortisonstoßtherapie mit 500-1.000 mg/Tag an 3-5 Tagen, anschließend Reduktion auf orale Erhaltungsdosis. Ziel: in 3 Monaten die Cushingschwelle unterschreiten,
- Immunglobuline (IVIG) z.B. Gamunex 2 g/kg KG/Tag,
- Intensivüberwachung,
- bei Scheitern: Plasmapherese,
- Rituximab ist ineffektiv.

Prognose:

- uneinheitlich,
- 30% zeigen unter Steroidbehandlung eine komplette Remission, 50% oder weniger bleiben schwer beeinträchtigt.

Differentialdiagnosen:

- Paraproteinämie,
- hereditäre sensomotorische Neuropathien,
- toxische Neuropathien,
- multifokale, motorische Neuropathie mit Leitungsblock.

39.4.12.3 Miller-Fisher-Syndrom

Sonderform des GBS.

Symptome:

- äußere Augenmuskellähmungen der Hirnnerven III und VI,
- Dysphagien,
- Ataxien,
- Parästhesien an Händen und Füßen,
- keine Paresen,
- Areflexie.

Diagnostik: Blut: Gangliosid-Antikörper gegen GQ1b.
Therapie: wie beim GBS.

39.4.12.4 Multifokale, motorische Neuropathie

- Seltene GBS-Variante,
- Antikörper gegen GM1-Ganglioside,
- rein motorische Symptomatik mit asymmetrischer Muskelschwäche, Reflexausfall,
- isolierter Leitungsblock in motorischen Nerven.

Diagnostik: Liquor: Proteinerhöhung, Serum: GM1-Antikörper-Titer (> 1: 1.800 weist auf eine multifokal motorische Neuropathie hin).

Therapie:

- Immunglobuline i.v. (IVIG),
- ggf. auch mit Cyclophosphamid.

Differentialdiagnose: beginnende Amyotrophe Lateralsklerose.

39.4.12.5 Weitere Varianten der immunbedingten Neuropathien

Polyneuritis cranialis:

- symmetrische Ausfälle der kaudalen, motorischen Hirnnerven,
- keine Lähmung der Extremitätenmuskulatur.

Radiculitis sacralis (Elsberg-Syndrom):

- Dysästhesien,
- Parästhesien im Versorgungsgebiet der sakralen Nervenwurzeln.

Vegetative Neuropathie (akute Pandysautonomie):

- ausschließlich das vegetative Nervensystem betreffend,
- häufig durch Epstein-Barr-Virus ausgelöst.

Symptome:
Die Symptome bilden sich von alleine zurück.

- Kreislaufdysregulation,
- Orthostase,
- verstärktes Schwitzen,
- Blasenstörung,
- keine Paresen.

Differentialdiagnosen: familiäre Dysautonomie (autosomal-rezessiv, vegetative Störung plus sensorische Neuronendegeneration).

39.4.13 Entzündliche Polyneuropathien bei direktem Erregerbefall

39.4.13.1 Lepra-Neuropathie

a. Lepromatose Lepra:

- Direktbefall durch Mycobacterium leprae,
- überwiegend sensorische Neuropathie, sie ist symmetrisch,
- initial Demyelinisierung danach axonale Schädigung,
- Paresen sind selten.

b. Tuberkuloide Lepra:

- Immunreaktion gegen Lepraerreger,
- Lepraerreger werden getötet,
- Hauttest positiv,
- Granulombildung,
- asymmetrische Verteilung,
- Therapie:
    - früh diagnostiziert: gut therapierbar,
    - Dapron, Rifampicin und Thallidomid.

39.4.13.2 HIV-assoziierte Neuropathien

Bei 5-10% aller HIV-Patienten besteht eine PNP. Diese manifestiert sich als:

a. akutes Guillain-Barré-Syndrom (der Verlauf ist selbstlimitierend und gutartig),
b. multifokale, subakute Neuropathie (Verlauf wie multifokale Neuropathie mit Leitungsblockade),
c. distale, symmetrische Neuropathie:
    - sensibel und schmerzhaft,
    - Beteiligung der Pyramidenbahnen,
    - im Endstadium von AIDS (schlechte Prognose).

Differentialdiagnose: PNP durch Cytomegalievirus (opportunistische Infektion), PCR-Nachweis.

39.4.13.3 Botulismus

Botulinumtoxin ist Stoffwechselprodukt des Bakterium Clostridium botulinum. Es vermehrt sich in unzureichend sterilisierten Lebensmitteln. Die Aufnahme des Toxins erfolgt über den Magen-Darm-Trakt ins Blut. Es blockiert präsynaptisch die Freisetzung von Acetylcholin.
Botulinumtoxin A und B: überwiegend in Lebensmitteln.
Botulinumtoxin E: fischhaltige Lebensmittel.

Es handelt sich strenggenommen nicht um eine PNP, ist aber als Differentialdiagnose anzusehen!

Symptome:

- Dysphagie,
- Dysarthrie,
- Doppelbilder,
- schlaffe Paresen der Arme und der Beine,
- trockener Mund,
- Verstopfung,
- Ptose,
- Muskeleigenreflexe fehlen.

Diagnostik: Toxinnachweis in Stuhl und Serum.

Therapie:

- kontrollierte Beatmung,
- Botulinumantitoxin gegen A und B (Wirkung erst nach mehreren Wochen!).

40 Komplexes regionales Schmerzsyndrom

Ein Complex Regional Pain Syndrome (CRPS) ist ein posttraumatisches Schmerzsyndrom einer Extremität, bei dem die Schmerzen im Vergleich zum erwarteten Heilungsverlauf unangemessen stark sind. Die Symptome müssen deshalb außerhalb (in der Regel distal) der Traumastelle auftreten und dürfen sich nicht auf das Innervationsgebiet peripherer Nerven oder Nervenwurzeln beschränken.

Klassifikation nach ICD-10:
M89.0 (für CRPS I):

- Neurodystrophie (Algodystrophie),
- Schulter-Hand-Syndrom,
- Sudeck-Knochenatrophie,
- sympathische Reflex-Dystrophie.

G56.4 (für CRPS II der oberen Extremität): Kausalgie.
G57.8 (für CRPS II der unteren Extremität): sonstige Mononeuropathien der unteren Extremität.

Inzidenz: wird auf 0,03-30% nach Frakturen geschätzt.
Einteilung:

- Typ I: hier liegt keine Nervenverletzung vor (früher M. Sudeck),
- Typ II: Verletzung eines umschriebenen Nerven (Typ II entspricht der früheren Kausalgie).

Pathogenese:
Es kommt zu einer Entzündungsreaktion, bei der Entzündungsmediatoren (Substanz P, CGRP) ausgeschüttet werden, die nicht mehr in ausreichender Menge abgebaut werden und somit die neurogene Entzündungsreaktion verlängern. Diese Ausschüttung der genannten entzündungsvermittelnden Substanzen (Mediatoren) erfolgt auch im zentralen Nervensystem, wodurch es zu einer Sensibilisierung der zentralen schmerzverarbeitenden Nervenzellverbände (Neurone) kommt.

Ursachen (Typ I):

- der oberen Extremität: operativ oder konservativ versorgte Frakturen,
- Radiusfrakturen scheinen einen besonderen Risikofaktor darzustellen,
- nach ungefähr 1-2% aller Frakturen entwickelt sich ein CRPS,
- auch Bagatelltraumata (z.B. Distorsionen) können zu einem CRPS führen.

Risikofaktoren:

- kritische Lebensereignisse,
- erhöhte Ängstlichkeit,
- Affektlabilität,
- Selbstwert- und Selbstbildprobleme.

Paul Sudeck beschrieb drei Phasen:

1. kontinuierliche Entzündungsphase von drei bis sechs Monaten,
2. dystrophe Phase,
3. chronische Phase.

Symptome:
Das klinische Bild setzt sich aus sensorischen, motorischen, autonomen und trophischen Störungen zusammen. Der Krankheitsverlauf und die Symptome unterscheiden sich interindividuell. Zudem besteht keine Korrelation zwischen der Schwere des zugefügten Traumas und der Entwicklung bzw. Ausprägung eines CRPS. Die obere Extremität ist häufiger betroffen als die untere Extremität.

Akute Symptome:

- Rötung,
- Überwärmung,
- Schwellung,
- Spontanschmerz,
- Funktionseinschränkung der betroffenen Extremität.

Weitere Symptome:

- Steigerung des gelenknahen Knochenstoffwechsels,
- psychische Symptome,
- alle Patienten klagen über einen Bewegungsschmerz in der betroffenen Extremität,
- 25% der Patienten klagen über Mixed Pain: Kombination aus permanenten neuropathischen (brennend, einschießend) und nozizeptiven (stechend, ziehend) Schmerzen,
- Verstärkung der Schmerzen durch psychische Belastung, Aufregung, extreme Änderung der Umgebungstemperatur und Herabhängen der betroffenen Extremität,
- Veränderungen der Körperwahrnehmung: Fehleinschätzungen bei der Beschreibung der betroffenen Extremität (zu groß), Verschieben der Körpermitte,
- dies führt dazu, dass die Patienten gegen den Türrahmen laufen und ein Auto nicht mehr einparken können,
- „Neglect like Syndrom“: die betroffene Extremität wird ausgeblendet, hierunter kann sich ein irreversibler Funktionsverlust der Extremität entwickeln, der einer Lähmung entspricht.

Symptome der autonomen Funktionsstörung:

- generalisiertes Ödem,
- livide Verfärbung,
- vermehrte oder verminderte Schweißsekretion,
- Temperaturseitendifferenz,
- trophische Störung.

Motorische Funktionsstörung:

- Minderung der groben Kraft,
- Ruhe- und Bewegungstremor,
- Einschränkung der aktiven und passiven Beweglichkeit,
- Störungen der Feinmotorik,
- schmerzbedingte Kraftminderung,
- Myoklonien, Dystonien,
- eingeschränkte Beweglichkeit,
- Kontrakturen.

Sensible Funktionsstörung:

- massiver, brennender oder drückender Spontanschmerz,
- an den Gelenken Druckhyperalgesie,
- Allodynie, Dysästhesie, Hyperalgesie,
- Hyperästhesie,
- Lagerungswechsel der betroffenen Extremität nach oben führt zu einer Schmerzlinderung.

Diagnose:
Ausschlussdiagnose, ausgeschlossen werden müssen:

- Gelenk- oder Weichteilentzündung,
- aktivierte oder dekompensierte Arthrose,
- aseptische Knochennekrosen,
- Durchblutungsstörungen.

Wichtig ist eine ausführliche Anamnese und Untersuchung.

Diagnostik:

- Labor: CRP, Blutbild,
- Messung der Hauttemperatur: der Unterschied zwischen den beiden gemessenen Extremitäten sollte mehr als 1-2°C betragen,
- Aufzeichnung der Dynamik der Temperaturveränderungen im Langzeitverlauf,
- quantitativ sensorische Testung (QST): hierdurch lässt sich die Schmerzart analysieren,
- Röntgen: bei ungefähr 50% der Patienten zeigen sich im ersten bis zweiten Monat charakteristische generalisierte kleinfleckige osteoporotische Veränderungen,

- MRT: zusätzlich zu den Hinweisen vom Röntgenbild können noch Ödeme, Muskeln, und das Bindegewebe beurteilt werden,
- 3-Phasen-Knochenszintigraphie mit Technetium 99m Diphosphonat: zwischen dem 6. und 9. Monat hat es eine Sensitivität von 50%, aber auch zu späteren Zeitpunkten eine hohe Spezifität. Hiermit dürfen allerdings nur Areale bewertet werden, die nicht unfallbedingt bereits eine Mehranreicherung aufweisen.

Budapest Kriterien:
Die Punkte 1-4 müssen vorliegen.

1. Anhaltender Schmerz, der durch das Anfangstrauma nicht mehr erklärt wird.
2. Die Patienten müssen mindestens ein Symptom aus drei der vier folgenden Kategorien in der Anamnese berichten:

   - Hyperalgesie, Hyperästhesie,
   - Asymmetrie der Hauttemperatur, Veränderung der Hautfarbe,
   - Asymmetrie im Schwitzen, Ödem,
   - reduzierte Beweglichkeit, Dystonie, Tremor, „Paresen" (im Sinne von Schwäche), Veränderung von Haar- oder Nagelwachstum.

3. Zum Zeitpunkt der Untersuchung muss mindestens ein Symptom aus zwei der vier folgenden Kategorien vorliegen:

   - Hyperalgesie auf spitze Reize (z.B. Zahnstocher), Allodynie, Schmerz bei Druck auf Gelenk/Knochen/Muskel,
   - Asymmetrie der Hauttemperatur, Veränderung der Hautfarbe,
   - Asymmetrie im Schwitzen, Ödem,
   - reduzierte Beweglichkeit, Dystonie, Tremor, „Paresen" (im Sinne von Schwäche), Veränderung von Haar- und Nagelwachstum.

4. Eine andere Erkrankung erklärt die Symptomatik nicht hinreichend.

Differentialdiagnosen:

- Erkrankungen des rheumatischen Formenkreises,
- Entzündungen,
- thromboembolische Erkrankungen,
- Kompartment-Syndrom oder Nervenkompressionssyndrom.

Therapie:
Weil so viele Unsicherheiten bzgl. Diagnostik und Therapie dieses Krankheitsbildes bestehen, kommt es häufig zu einer verzögerten und/oder inadäquaten Behandlung. Um schwere und irreversible Verläufe zu minimieren, ist es wichtig, frühzeitig mit einer Therapie zu beginnen. Die Therapie kann langwierig sein und durch Rückschläge sollte man sich nicht entmutigen lassen. Die Therapien werden häufig zu kurz oder ineffektiv durchgeführt. Das führt dazu, dass Patienten zum Teil jahrelang unter Bewegungseinschränkungen bzw. Schmerzen leiden. Ihr ehemaliges Arbeitsverhältnis können nur etwa 20% der Betroffenen

wieder aufnehmen.

Osteoporotische Veränderungen:

- Alendronat:
  - 40 mg/Tag über 8 Wochen oral
  - oder 7,5 mg i.v. an 3 aufeinander folgenden Tagen,
- Clodronat 300 mg i.v. über 10 Tage,
- Pamidronat einmalig 60 mg.

Ödeme:
Prednisolonäquivalent:

- initial: 100 mg,
- ausschleichen über 2,5 Wochen (eine individuelle Anpassung ist zum Teil nötig).

Nozizeptiver Schmerz: Nicht-Opioid-Analgetika bzw. Opioide.

Medikamente gegen neuropathische Schmerzen:
Gabapentin:

- initial: 300 mg,
- Steigerung: täglich um 300 mg bis auf 1.200-2.400 mg in 3 Einzeldosen,
- maximale Dosis 3.600 mg.

Memantin: orales Memantin (40 mg) in Kombination mit Morphin (30 mg) ist wirksamer als Morphin alleine.

Ketamin: individuell nach Wirksamkeit titrierte Ketamin-Dauerinfusion mit 22,2 mg/h/70 kg über 4 Tage oder fix 0,35 mg/kg/Stunde (maximal 100 mg) über 4 Stunden für 10 Tage.

Dimethylsulfoxid (DMSO): 50% DMSO wird in fettige Creme (Vaseline) gemischt und 5 x täglich auf die betroffene Extremität aufgetragen.

Zusätzliche Therapie:

- Physiotherapie,
- Ergotherapie,
- Psychotherapie,
- Sympathikusblockaden mit Lokalanästhetika (Ganglion stellatum, lumbaler Grenzstrang),
- elektrische Stimulation des Rückenmarks (Spinal Cord Stimulation, SCS),
- intrathekale Applikation von Baclofen.

41 Motoneuronale Krankheiten

Die efferenten Nervenzellen, die die Muslulatur innervieren werden unter dem Begriff „Motoneuron“ zusammengefasst. Motoneuronale Krankheiten betreffen nur diesen Teil des Nervensystems. Beteiligt sein können:

1. Das 1. Motoneuron (Betzschen Riesenzellen des motorischen Kortex und deren Axone, die Pyramidenbahn).
   Folge:

   - Verschmälerung des Gyrus praecentralis,
   - Verschmälerung des Lobus paracentralis,
   - Degeneration der Hinterstränge,
   - Untergang der Betz-Zellen,
   - Degeneration der Pyramidenbahn.

2. Das 2. Motoneuron (motorische Vorderhornzellen oder Hirnnervenkerne mit motorischem Nerv und davon versorgte Muskeln).
3. Beide Systeme sind in Kombination betroffen.

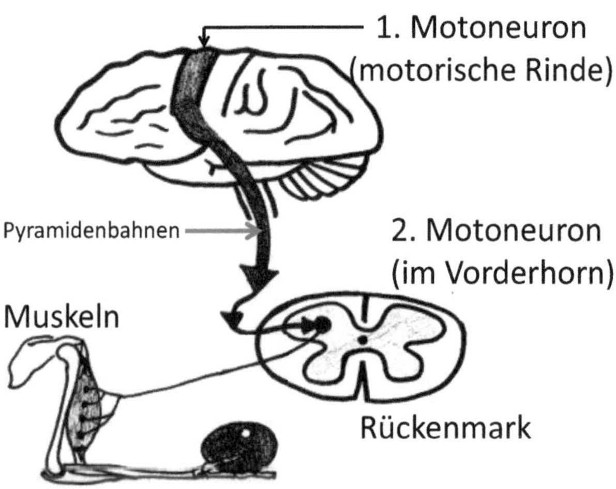

Abbildung 41.1: 1. und 2. Motoneuron

41.1 Degeneration des 1. Motoneurons

41.1.1 Spastische Spinalparalyse

- Selten (4-5/ 100.000),
- Männer > Frauen,
- genetische Ursache:
    - autosomal-dominant (75% der Fälle),
    - autosomal-rezessiv und auch x-chromosomal-rezessiv (25% der Fälle).

Symptome:

- kann in jedem Lebensalter beginnen,
- es gibt zwei Erkrankungsgipfel (1.: vor dem 6. Lebensjahr, 2.: zwischen dem 2. und dem 4. Lebensjahrzehnt),
- initial: Steifigkeit in den Beinen, anfangs hauptsächlich in der unteren Extremität (dies bessert sich nach den ersten Schritten),
- später:
    - spastische Paraparese,
    - Adduktorenspasmus,
- das Vibration- und Lageempfinden ist vermindert,
- Harnblaseninkontinenz,
- die Arme können mitbetroffen sein!
- Komplizierte Verlaufsformen: hinzu kommen zusätzliche neurologische Symptome wie:
    - extrapyramidal-motorische Störungen,
    - Ataxie,
    - Demenz,
    - Epilepsie,
    - Taubheit,
    - Optikusatrophie,
- eine spastische Tonuserhöhung ist deutlich häufiger als eine Lähmung,
- die Eigenreflexe sind gesteigert,
- pathologische Reflexe,
- die Bauchhautreflexe bleiben lange erhalten,
- die Sensibilität ist normal,
- vegetative Funktionen sind normal,
- der Liquor ist normal.

Verlauf:

- langsam, über 2-3 Jahrzehnte progredient verlaufend,
- Endstadium: spastische Kontrakturen, Bettlägerigkeit.

Diagnostik:

- Klinik,
- CT/ MRT: Kopf/ zervikal/ thorakal: Ausschluss einer symptomatischen Ursache,
- SEP:
    - können normal sein (eher von Bedeutung),
    - können pathologisch sein,
- Liquor: manchmal besteht eine Proteinerhöhung,
- Genetik: Spastin-Gen.

Therapie:

- es gibt keine kausale Therapie,
- Bobath-Therapie,
- symptomatisch:
    - Lioresal 15-100 mg/Tag oral,
    - bei schwerster Adduktorenspastik (Lioresal intrathekal über Baclofenpumpe),
    - Sirdalud 6-24 mg/Tag,
    - Dantrolen 50-300 mg/Tag,
    - lokale Applikation von Botox,
    - chirurgisch:
        - Korrektur der Fußdeformitäten,
        - Verkürzung der Achillessehne.

Primäre Lateralsklerose:

- langsam progrediente Degeneration der Pyramidenbahn mit spastischer Lähmung und fakultativ bulbären Symptomen,
- der Übergang zur ALS ist fließend,
- MRT: Signalerhöhung entlang der Pyramidenbahn.

Differentialdiagnose der spastischen Spinalparalyse:

- Vorstufe zur ALS,
- spinozerebelläre Ataxien ausschließen,
- funikuläre Spinalerkrankung:
    - sie kann mit spastischen Symptomen der Beine beginnen,
    - Untersuchung des Magensaftes,
    - Schilling-Test,
    - Vitamin B12 bestimmen,

- Multiple Sklerose:

    - hier tritt nicht selten eine spastische Parese auf,
    - die Bauchhautreflexe sind erloschen,
    - CT/ MRT/ evizierte Potentiale zeigen multilokuläre Läsionen,

- Meningeom,
- spinale Tumore,
- Gefäßmissbildungen,
- Arnold-Chiari-Malformation,
- Syringomyelie,
- AIDS,
- Neurolues.

41.2 Krankheiten mit Degeneration des 2. Motoneurons

41.2.1 Spinale Muskelatrophien (SMA)

Hereditäre Formen:

- infantile spinale Muskelatrophie (Typ I, Werdnig-Hoffmann):

    - initial ist der Beckengürtel betroffen,
    - oft generalisiert,
    - Tod um das 3. Lebensjahr,

- Intermediärtyp: initial ist der Beckengürtel betroffen,
- hereditäre, proximale neurogene Amyothrophie (Typ III Kugelberg-Welander): initial ist der Beckengürtel betroffen.

Sporadische Formen:

- progressive spinale Muskelatrophie Typ Aran-Duchenne: symmetrische Atrophie der kleinen Handmuskeln,
- progressive spinale Muskelatrophie Typ Vulpian-Bernhardt: skapulohumeraler Typ,
- juvenile distale spinale Muskelatrophie Typ Hirayama: Manifestation an den Armen,
- peronealer Typ,
- progressive Bulbärparalyse: Degeneration der kaudalen motorischen Hirnnervenkerne (3.-6. Lebensjahrzehnt).

Ätiologie: genetisch bedingt.

Pathologie:

- betrifft nur das 2. motorische Neuron (motorische Vorderhornzellen des Rückenmarks)
- und Kerne der motorischen Hirnnerven (nukleäre Atrophien).

Pathologische Anatomie:

- betroffen ist die Medulla oblongata, das Halsmark und das Lendenmark,
- symmetrischer Schwund der motorischen Hirnnervenkerne bzw. Vorderhornzellen mit reaktiver Gliawucherung,
- Degeneration von Markscheiden (Muskelatrophie).

Symptome:

- unterschiedliche Symptome,
- die rascheste und schlechteste Prognose zeigen die infantilen hereditären Formen,
- Gemeinsamkeiten:
    - fortschreitende, rein motorische, periphere Lähmung mit Muskelatrophien von segmentaler Verteilung,
    - Faszikulationen,
    - die Eigenreflexe sind erloschen,
- Sensibilität, Trophik und Entleerung von Blase und Darm bleiben ungestört.

Diagnostik:
EMG:

- selten Faszikulationen,
- selten positive scharfe Wellen,
- wenige Faszikulationen,
- oft ist das Aktivitätsmuster bei mäßiger Atrophie und noch recht guter Kraft bis auf Einzeloszillationen gelichtet.

NLG:

- ist nicht verlangsamt,
- Riesenpotentiale (verbleibende Nervenfasern reinnervieren durch kollaterale Aussprossung denervierte Muskelfasern).

Labor: CK-Anstieg (lassen an eine Myopathie denken!).

41.2.1.1 Infantile spinale Muskelatrophie (Typ I Werdnig-Hoffmann)

Symptomatik:

- die Symptome sind bei der Geburt vorhanden,
- 1. Lebensjahr: Trinkschwäche,
- Stillstand in der motorischen Entwicklung,
- doppelte Fazialisparese,
- Schaukelatmung der Inspiration und Exspiration,
- hypotone Muskulatur,
- Eigenreflexe fehlen,
- Muskelatrophie: Gelenkversteifung,
- Lähmungen beginnen im Beckengürtel und generalisieren,
- Atelektasen, Pneumonien:
    - die Patienten versterben im 1.-2. Lebensjahr,
    - sie erreichen selten das 6. Lebensjahr.

Differentialdiagnose:
Floppy infant syndrome (schlaffes Baby mit Trinkschwäche). Ursache:

- konnatale Myopathie,
- die Atemmuskulatur ist nicht betroffen.

41.2.1.2 Hereditäre, proximale, neurogene Amyotrophie (Typ III Kugelberg-Welander)

Erkrankungsalter zwischen dem 2.-17. Lebensjahr.

Symptome:

- proximale Schwäche in den Beinen,
- Schwierigkeiten beim Treppensteigen,
- Stürze, Mühe aufzustehen,
- Schwäche in den Muskeln M. deltoideus, M. sternocleidomastoideus, später in den Armen und den Händen,
- watschelnder Gang,
- lumbale Lordose,
- die Zunge und die Kaumuskulatur bleiben stets frei,
- typischer Befall des M. infraspinatus, Beuger in den Unterarmen,
- Schwäche der Rumpfmuskulatur schreitet langsamer voran als bei der Muskeldystrophie („an sich emporklettern"),
- Muskelfaszikulationen,
- die Eigenreflexe sind erloschen.

Prognose: die Lebenserwartung ist nicht wesentlich verkürzt!

41.2.1.3 Progressive spinale Muskelatrophie Typ Aran-Duchenne

- Häufigste Erbkrankheit des 2. Motoneurons,
- das Erkrankungsalter liegt zwischen dem 20. und 45. Lebensjahr.

Symptome:

- Beginn mit symmetrischen Atrophien der kleinen Handmuskeln (diese halten sich nicht an Versorgungsgebiete der Handmuskeln),
- segmental angeordnet (zuerst Daumen, Kleinfingerballen und Mm. interossei):
    - Affenhand (Thenaratrophie),
    - Krallenhand (Atrophie der Mm. interossei und Mm. lumbricales),
- die Atrophien dehnen sich auf die Muskeln der Unterarme aus, sie verschonen in der Regel die Oberarme und ergreifen die Schultergürtel,
- Faszikulationen,
- die Eigenreflexe sind erloschen.

Verlauf:

- über mehrere Jahrzehnte (die Patienten sind 15-20 Jahre berufstätig),
- gefährlich wird es, wenn ein bulbäres Kerngebiet oder die Kerne der Interkostalnerven im Brustmark ergriffen werden.

Differentialdiagnosen:

- periphere Nervenläsion (die Sensibilität ist betroffen),
- ALS (Pyramidenbahnbeteiligung),
- multifokale motorische Neuropathie,
- Syringomyelie (imitiert Vorderhorndegeneration),
- Myopathia distalis tarda hereditaria (Unterscheidung durch EMG).

41.2.1.4 Postpoliosyndrom

- 1/3 der Poliomyelitis-Patienten entwickeln im höheren Lebensalter eine Muskelschwäche, Atrophien und Faszikulationen,
- eine Reaktivierung der Polio ist unwahrscheinlich,
- die Pyramidenbahnen sind nie betroffen.

41.2.1.5 Progressive Bulbärparalyse

- Symmetrische Degeneration der motorischen Kerne des V., VII., X., XII. Hirnnerven (nukleäre Atrophien),
- sensible und vegetative Kerne bleiben frei!
- Die weiter rostral liegenden Augenmuskelkerne sind nicht betroffen.

Symptome:

- Dysarthrie ab dem 3.-5. Lebensjahrzehnt,
- Gaumensegelparese (näselnder, heiserer Klang),
- dies geht über in Anarthrie und Aphonie,
- doppelte Fazialisparese,
- Dysphagie,
- Zungenlähmung,
- Masseterparese (der Mund bleibt offen),
- mimische Enthemmungsphänomene (pathologisches Weinen und Lachen).

Verlauf:

- unaufhaltsam (schreitet schneller voran als die übrigen nukleären Atrophien),
- PEG-Anlage,
- Aspirationspneumonie,
- keine Demenz (die Patienten erleben alles qualvoll mit),
- eventuell Sonderform der amyotrophen Lateralsklerose ohne Beteiligung der Pyramidenbahn),
- der Masseterreflex ist erhalten/ gesteigert (Mitbewegung und Masseninnervation im Gesicht: Beteiligung der zentralen motorischen Bahnen, amyotrophe Lateralsklerose mit bulbärer Lokalisation).

Therapie: Riluzol (Glutamat-Antagonist), die Lebensdauer kann um ungefähr 6 Monate verlängert werden.

41.3 Degeneration des 1. und 2. Motoneurons

41.3.1 Amyotrophe Lateralsklerose (ALS)

- Häufigste motorische Systemkrankheit,
- sie verläuft progredient und fatal,
- keine genetische Einheit (nur ein Teil wird autosomal-dominant vererbt),
- 1-2/100.000,
- Median der Erkrankung: 65. Lebensjahr,
- die mittlere Krankheitsdauer beträgt 25 Monate (6 Monate bis 20 Jahre), nach Diagnosestellung verbleiben ungefähr 12-24 Monate,
- Männer > Frauen,
- es gibt einen Zusammenhang zur frontotemporalen Demenzen,

Pathologische Anatomie:

Ursache:

- genetisch (autosomal-dominant),
- autosomal-rezessiv,
- fraglich sind Umwelteinflüsse, Schwermetalle oder ein Zusammenhang mit Viren.

Befund:

- ALS betrifft vorwiegend das motorische Nervensystem: das 1. Motoneuron (spastische Spinalparalyse) und das 2. Motoneuron (spinale Muskelatrophie) sind betroffen,
- Vorderhornzellen und motorische Hirnnervenkerne, Kerne der Augenmuskeln III, IV, VI bleiben dabei ausgespart,
- Kombination aus nukleärer Atrophie und Degeneration der Pyramidenbahn.

Makroskopie:

- der Gyrus praecentralis atrophiert,
- die Vorderwurzeln sind abnorm dünn.

Mikroskopisch:

- Gyrus praecentralis (Betz-Zellen der 5. Rindenschicht),
- die präfrontale, motorische Rinde zeigt degenerative Zellveränderungen,
- die Pyramidenbahn degeneriert,
- in den Vorderhörnern und den motorischen Hirnnervenkernen sind die α-Motoneurone atrophiert,
- die γ-Motoneurone werden stets spät und stets geringer befallen,
- dem Zellverlust in der Hirnrinde und im Rückenmark folgt eine Gliareaktion.

Symptomatik:

- atrophische und spastische Lähmung,
- pathologische Reflexe bleiben oft aus,
- Faszikulationen in nicht gelähmten Muskeln,
- gelegentliche Parästhesien, sonst keine Sensibilitätsstörungen oder Blasenstörungen,
- Demenz 2-5%,
- initial Atrophien in den kleinen Handmuskeln, dann Paraspastik der Beine (Gebiet der kaudalen Hirnnerven, nicht aber die okulomotorischen Hirnnervenkerne),
- oder initial atrophische oder spastische Paresen an den Unterschenkeln und Füßen, steigt dann zu den Armen und bulbären Muskeln auf,
- oder initial bulbäre Lähmungen mit Sprech- und Schluckstörungen,
- zentrale und periphere bulbäre Symptome (Pseudobulbärparalyse): pathologisches Lachen und Weinen.

Verlaufsformen:

- bulbär,
- spinal.

Verlauf:

- rascher als bei der nukleären Atrophie,
- nur 1/3 überleben 5 Jahre,
- Dysphagie: Aspirationspneumonie und respiratorische Insuffizienz führen zum Tode!

Diagnostik:

- Klinik,
- elektrophysiologischer und neuropathologischer Nachweis einer Schädigung des 1. und 2. motorischen Neurons mit Ausbreitung auf Körperregionen (bulbär, zervikal, thorakal und lumbal).

Kriterien:

- gute Auslösbarkeit der Eigenreflexe an den unteren Extremitäten mit positiven Pyramidenbahnzeichen (Letztere können fehlen),
- Muskelatrophien (häufig sind zunächst nur die kleinen Handmuskeln betroffen),
- faszikuläre Zuckungen bei Paraspastik der Beine oder spastische Tetraparese,
- Zungenfibrillationen,
- gesteigerter Masseterreflex,
- keine sensiblen Ausfälle,
- keine Blasen- und Mastdarmstörung,
- die neuropsychologische Testung ist obligat.

Muskel-Nervenbiopsie:

- Muskelbiopsie: neurogene Degeneration der IIA-Fasern plus kompensatorische Hypertrophie von Muskelfasern,
- N. suralis-Biopsie: Ausschluss, dass sensible Nervenfasern betroffen sind (bei 10% der ALS Kranken ist es dennoch der Fall).

EMG:

- generalisierte neurogene umgebaute PmE, polyphasisch,
- gelichtetes, hohes Aktivitätsmuster,
- pathologische Spontanaktivität (Fibrillationspotentiale, scharfe Welle),
- Faszikulationen (Nachweis in der Zungenmuskulatur),
- Riesenpotentiale.

MRT:

- Ausschluss einer zervikalen Myelopathie,
- Signalveränderungen des Motokortex und des Tractus corticospinalis.

NLG:

- es ist motorisch nicht signifikant verzögert,
- sNLG ist unauffällig.

Transkranielle Magnetstimulation: aufgrund der Pyramidenbahnbeteiligung kommt es zu einer Latenzverzögerung.

Therapie:

- eine kausale Therapie existiert nicht,
- Vitamin E,
- NMDA-Antagonisten sind gescheitert,
- Krankengymnastik, Logopädie,
- Pneumonieprophylaxe,
- bei Crampi (Muskelkrämpfen): Magnesium, Vitamin E, Neurontin, Carbamazepin,
- bulbäre Symptomatik: bei Speichelfluss Gabe von Atropin oder Mestinon oder ACC, Botox in der Nähe der Speicheldrüsen, bei Versagen der Medikation: Radiotherapie,
- Depressionen, Angststörungen: Antidepressiva, Verhaltenstherapie,
- pathologisches Weinen: Antidepressiva (z.B. Fluoxetin), Fevarin, Madopar,
- in der letzten Phase: Behandlung mit Lorazepam, Morphin (Unruhe, Dyspnoe),
- Riluzol (Benzothiazolderivat) 2 x 50 mg: verlängert das Überleben um 6 Monate,
- Lithium ist im Gespräch,
- Traditionelle Chinesische Medizin in Kombination mit Riluzol,
- an Gentherapien und an Stammzelltherapien wird geforscht,
- Tracheostomie, Beatmung,

- die nicht-invasive Heimbeatmung ist lebensverlängernd, symptomatisch wirksam und bessert daher die Lebensqualität (vor allem bei Patienten, die eine primäre spinale Symptomatik aufweisen) (vgl. Leitlinien der DGN),
- es ist wahrscheinlich, dass die Anlage einer PEG, insbesondere bei Beachtung von spezifischen Ernährungsstrategien mit weniger Katabolismus, besserer Lebensqualität und verlängertem Überleben verbunden ist (vgl. Leitlinien der DGN).

Differentialdiagnosen:

- symptomatische ALS:
    - paraneoplastisch,
    - bei Gammopathie,
- ALS-Parkinson-Demenz-Syndrom: Prionenkrankheit (führt zum Tode),
- bulbospinale Muskelatrophie (Kennedy-Syndrom):
    - X-chromosomal (CAG-Repeat),
    - Mutation des Androgenrezeptors,
    - Gynäkomastie und Dysphagie,
    - Dysarthrie und leichte Paresen in den unteren Extremitäten (der Patient ist gehfähig),
- Syringomyelie und Syringobulbie: Nystagmus und dissoziierte Sensibilitätsstörungen,
- chronische inflammatorische demyelinisierende Polyradikuloneuropathie (CIDP),
- chronische zervikale Myelopathie: keine bulbären Symptome,
- multifokale motorische Neuropathie,
- Pseudobulbärparalyse und SAE:
    - Blutdruck-Erhöhung,
    - keine Atrophie der Zunge,
    - keine fibrillären Zuckungen,
    - keine neurogene Muskelatrophie,
    - spastische Paraparese der Mund- und Schlundmuskulatur,
    - Dysarthrie, Dysphagie.

Sonderformen der ALS:

- progressive Bulbärparalyse,
- Flail-Arm-/ Flail-Leg-Syndrom,
- progressive Muskelatrophie,
- primäre Lateralsklerose,
- ALS/ frontotemporale Demenz.

42 Muskelkrankheiten

42.1 Allgemeine Diagnostik

Muskelbiopsie:

- es wird eine Gewebeprobe aus einem Muskel entnommen, der klinisch leicht bis mittelgradig betroffen ist,
- EMG-korrespondierende Muskulatur, nicht aus dem EMG-Muskel entnehmen.

Muskelbelastungstest:
Vor und nach Belastung eines Muskels Bestimmung von Laktat, Ammoniak, Kreatininkinase, Aldolase.
Laktat-Ischämietest:

- Laktat und Ammoniak im Serum vor und nach Muskelarbeit unter Ischämie untersuchen,
- dies prüft die anaerobe Glykogenolyse und Glykolyse bei Muskelbelastung,
- Suche nach metabolischen Myopathien,
- gesund: anaerob (Arbeit): Laktatanstieg, Ammoniakanstieg (um den Faktor 3-5),
- krank: (Glukosestoffwechseldefekt): Laktat ist gleichbleibend, Ammoniakanstieg,
- mitochondriale Myopathie: Laktat steigt in Ruhe an.

42.2 Myasthenia gravis pseudoparalytica

Definition:
Abnorme Ermüdbarkeit der Willkürmuskulatur, die sich unter muskulärer Belastung einstellt, bildet sich in Ruhe (zumindest im Anfangsstadium) wieder zurück.

Einteilung:

a. Autoimmunbedingte Myasthenie (Myasthenia gravis pseudoparalytica),
b. symptomatische Formen,
c. Myasthenia gravis ohne Nachweis von Antikörpern.

Epidemiologie:

- von der Geburt bis ins 8. Lebensjahrzehnt,
- die Symptome treten meistens zwischen dem 20. bis 40. Lebensjahr auf,
- Prävalenz: 30-150/ 1 Millionen/ Jahr.

Ätiologie:

- Frauen > Männer,
- multifaktorielle Ätiologie:
  - eine Assoziation von generalisierter Myasthenia gravis mit speziellen HLA-Typen lässt eine genetische Determination annehmen,
  - 80% Veränderungen im Thymus (Thymushyperplasie, Thymom und Thymuskarzinom): vermutlich wird im Thymus die initiale Immunreaktion gegen den Acetylcholinrezeptor vermittelt,
- Komorbiditäten:
  - 5% haben eine Hyperthyreose,
  - Lupus erythematodes ist bei der Myasthenie überzufällig häufig,
  - rheumatoide Arthritis,
  - Kardiomyositiden,
  - andere Tumorerkrankungen.

Pathophysiologie:

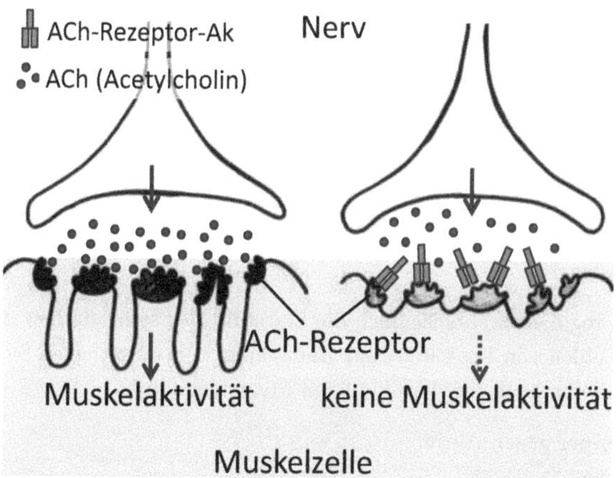

Abbildung 42.1: Blockierende Autoantikörper (Ak) am ACh-Rezeptor

Trifft ein efferenter Impuls am Ende der Nervenfasern ein, treten größere Mengen von Acetylcholin (ACh) aus. Sie reagieren chemisch mit der postsynaptischen Membran und verändert deren Permeabilität für K^+, Na^+ und Ca^{2+}. Die Depolarisation wird möglich, die sich als Erregungswelle über den Muskel ausbreitet. An der motorischen Endplatte wird ACh durch das Ferment Cholinesterase fortgesetzt wieder abgebaut. Die abnorme Müdigkeit der myasthenischen Muskeln beruht auf einer pathologischen Veränderung der neuromuskulären Überleitung, die zur Folge hat, dass ACh an der motorischen Endplatte

nicht mehr in ausreichendem Maße eine Depolarisation auslösen kann.
Ursache: Blockierung der postsynaptischen Membran der motorischen Endplatte durch Antikörper gegen den Acetylcholinrezeptor. Die Übertragung solcher Antikörper ist von einer Spezies zur anderen exponentiell möglich.

Antikörper:

- Acetylcholinrezeptor-Autoantikörper:
    - kommen in 85% der Fälle vor,
    - korrelieren mit dem klinischen Bild,
    - bei okkulärer Myasthenie häufig nicht nachweisbar,
    - bei fehlenden Acetylcholinrezeptorantikörpern weisen die Patienten in 50% der Fälle MuSK-Antikörper auf, viele dieser Patienten reagieren unter der Gabe von Acetylcholinesterase-Hemmern entweder gar nicht oder sie verschlechtern sich,
- Titin-Antikörper:
    - bei früh und spät Erkrankten,
    - häufig bei Thymomen und schweren Verläufen der Myasthenie,
    - korreliert nicht mit dem Schweregrad der Myasthenie,
- MuSK-Antikörper (Antikörper gegen (muskelspeziefische Tyrosinkinase):
    - kommt in 15% der Fälle vor,
    - korreliert häufig mit bulbären oder respiratorischen musklulären Problemen,
    - die Bestimmung ist wichtig bei Versagen von Cholinesterasehemmern, bei der Umstellung auf Steroide oder auf Immunsuppressiva,
- Lrp4-Antikörper:
    - Lrp4 reguliert wahrscheinlich die Stabilität des synaptischen Agrin,
    - das Fehlen von Lrp4 führt zur Entstehung von myasthenen Symptomen,
    - dies treten auch bei der okkulären Myasthenie auf,
- Autoantikörper gegen Agrin:
    - manche Patienten zeigen zusätzlich zu Acetylcholinrezeptor-Antikörpern, MuSK-Antikörpern und Lrp4-Antikörpern auch Antikörper gegen Agrin,
    - diese treten auch bei der okkulären Myasthenie auf,
- Cortactin-Autoantikörper:
    - spielt bei der Entstehung der Myasthenie eine Rolle,
    - erst bestimmen, wenn die anderen Antikörper negativ sind.

> Die Bestimmung der Antikörper ist wichtig, weil bei fehlendem Nachweis von Acetylcholinrezeptor-Antikörpern und bei vorhandenen Agrin-Antikörperndie die Gabe von Cholinesterasehemmern die Symptomatik verschlechtern kann!

Symptome:

- bei 50% Beginn der Myasthenie mit okulären Symptomen (fast immer Tendenz zur Generalisierung),
- andere Patienten entwickeln zunächst eine leichte, generalisierte Muskelschwäche in proximalen Muskeln,
- die Schwäche in den Gliedmaßen beginnt häufig proximal in der Schulter und im Beckengürtel,
- es erfolgt eine Ausbreitung in Richtung der Gesichts- und der pharyngealen Muskulatur nach distal.

Einteilung der Myasthenia gravis nach Ossermann:

I. okuläre Myasthenie,
II. generalisierte schwache Myasthenie,
III. generalisierte mittelschwere Myasthenie,
IV. generalisierte schwere Myasthenie,
V. beatmungspflichtige Myasthenie.

Therapie:

- Kortikosteroide: 0,5-1,5 mg/ kg KG, in besonderen Fällen Pulstherapie: 1 g über 3 Tage,
- Azathioprin: 2-3 mg/ kg KG, Erhaltungsdosis: 1,5-2 mg/kg KG,
- Cholinesterasehemmer (Mestinon): 30-60 mg/Tag, Maximaldosis: 360 mg/Tag,
- IVIG: Standarddosis: 0,4 g/kg KG über fünf aufeinander folgenden Tagen, alternativ 1 g/kg KG über zwei Tage, eine Langzeitgabe kann indiziert sein,
- Plasmapherese,
- Immunadsorption,
- Rituximab: 1.000 mg i.v. an Tag 1 und 15 alle 6-9 Monate,
- Cyclophosphamid i.v., Impulstherapie: 500-750 mg/m^2 i.v. alle 4-8 Wochen unter Urothelprotektion mit Uromitexan,
- Thymektomie, vor dem Eingriff Glukokortikoidtherapie, eine Thymektomie wird beim Nachweis von MuSK-AK nicht empfohlen.

Myasthenie und Schwangerschaft:

- 1. Trimenon: hier kommt es zur Verschlechterung,
- 2. Trimenon: Besserung der Symptome,
- 3. Trimenon: Besserung der Symptome,
- im 1.-2. Jahr nach der Diagnosestellung ist eine Schwangerschaft nicht zu empfehlen, weil hier eine Exazerbation zu erwarten ist (strikte Kontrazeption),
- Therapie während der Schwangerschaft: Acetylcholinesterasehemmer sowie Kortikosteroide (meist Prednisolon),
- Azathioprin nur als Mittel der 2. Wahl,
- Cyclosporin führt zu Frühgeburten und zu Hypertension, es ist nephrotoxisch,

- bezüglich Rituximab und Mycophenolatmofetil gibt es keine ausreichende Erfahrung,
- während einer Myastheniekrise sind Immunglobuline Mittel der 1. Wahl, während Plasmapherese aufgrund der Veränderung des Blutvolumens und der Gerinnungsfaktoren in diesem Fall Mittel der 2. Wahl ist,
- enge neurologische und gynäkologische Überwachung,
- während der Wehen sollten die Patientinnen bei verlangsamter Magenentleerung intravenös oder i.m. versorgt werden,
- die myometriale Funktion bleibt unbeeinflusst,
- eine Sectio ist nicht immer erforderlich,
- eine Schmerzlinderung sollte besser epidural mit Bupivacain erfolgen,
- CAVE: neonatale Myasthenie beim Kind:
    - innerhalb der ersten 12 Stunden kann es zu respiratorischem Versagen kommen, daher Monitoring in der ersten Woche,
    - die meisten Kinder erholen sich spontan.

42.2.1 Okuläre Myasthenie

- Augensymptome finden sich in mehr als 90% der Fälle der Myasthenie,
- bei 20% bleiben sie nur auf die äußeren Augenmuskeln und die Lidheber beschränkt.

Initiale Symptome:

- einseitige/ doppelseitige Ptose (nimmt im Laufe des Tages zu),
- Doppelbilder beim Lesen,
- die Bulbusheber werden befallen (im Verlauf ist der Bulbus ein- oder doppelseitig nur minimal beweglich).

Diagnostik:
Tensilon-Test: Gabe von Acetylcholinesterasehemmer wie Edrophoniumchlorid (Tensilon)

- 1 mg auf 9 ml NaCl 0,9%,
- 2 ml davon werden geben, dann wird 1 Minute abgewartet,
- danach werden die restlichen 8 ml innerhalb einer Minute geben.

Therapie: eine frühe Prednisolongabe kann eine Generalisierung verhindern.

42.2.2 Generalisierte Myasthenia gravis

Symptome:

- die häufigste, für die Myasthenia gravis typische Form,
- sind andere kraniale Muskeln als die Augenmuskeln betroffen, erschlaffen die Gesichtszüge zur Facies myopathica,
- der Mundschluss ist kraftlos, die Patienten können nicht pfeifen und nicht die Backen aufblasen,
- kauen und schlucken verschlechtern sich,
- die Nahrung bleibt im Mund, Regurgitation,
- die Stimme ist näselnd,
- die Sprache ist kloßig, unbeholfen,
- es treten Sprechstörung auf,
- manchmal besteht eine Schwäche der Hals- und Nackenmuskulatur (die Patienten können den Kopf nicht gerade halten),
- eine Entwicklung von der okulären zur faziopharyngealen Form verschlechtert die Prognose,
- die Symptome breiten sich dann auf den Rumpf und die Extremitäten aus, wo die Schwäche zuerst in proximalen, dann in distalen Muskeln auftritt,
- der Gang wird watschelnd,
- Treppensteigen ist nicht möglich,
- die Patienten können beim Gehen zusammensinken,
- normale Tätigkeiten (Heben der Arme zum Rasieren etc.) ist kaum noch möglich,
- Feinmotorikstörung,
- ist die Interkostalmuskulatur betroffen, besteht die Gefahr einer Atemlähmung.

Verlauf:

- Ausbreitung auf weitere Muskelgruppen,
- Wechsel zwischen Verschlechterung und Remission,
- Krankheiten/ Medikamente verschlechtern die Krankheit,
- die Krankheitsdauer ist unterschiedlich:
    - foudroyante Verläufe führen in wenigen Monaten zum Tode,
    - heute bleiben 5% von der Therapie unbeeinflusst oder verschlechtern sich sogar,
    - für den Rest ist aufgrund der Medikamente die Lebenserwartung nicht verkürzt,
- die Letalität in der myasthenen Krise ist auf weniger als 5% gesunken,
- durch Kombinationstherapie bleiben die meisten Patienten arbeitsfähig,
- die Prognose verschlechtert sich mit dem Erkrankungsalter,
- Patienten, die nach dem 60. Lebensjahr an Myasthenie erkranken sterben trotz medikamentöser Therapie vorzeitig an Krisen oder Komplikationen,
- Endstadium (heute selten): andauernde, nicht mehr rückbildungsfähige Schwäche auf die gesamte Willkürmuskulatur ausgedehnt (die Atmung wird schwer, plötzlicher Tod durch Atemlähmung, meist nachts).

Diagnostik:
körperliche Untersuchung:

- Simpson-Test: bestimmte Übungen mehrfach wiederholen lassen (es wird ein Kraftnachlass bis zur Lähmung festgestellt),
- 50 mal die Augen öffnen und schließen lassen (führt zur Ptose),
- laut lesen lassen (die Stimme wird nasal),
- 30 mal den Kopf anheben (Erschöpfung des M. sternokleidomastoideus),
- mit der Hand einen kleinen Ballon (z.B. vom Blutdruck-Messgerät) drücken lassen (führt zur Muskelschwäche).

Muskelbiopsie:

- eigentlich nicht sinnvoll,
- ausnahmsweise kann eine Biopsie der Interkostalmuskeln erfolgen, um an der Endplatte Membrane-Attack-Complex-Formation nachzuweisen.

Labor:

- 50% mit okulärer Myasthenie: Antikörper gegen Acetylcholinrezeptoren sind positiv,
- 90% mit generalisierter Myasthenie: Antikörper gegen Acetylcholinrezeptoren sind positiv,
- Antikörper gegen quergestreifte Muskulatur können positiv sein,
- es können Antikörper gegen muskelspezifische Rezeptor-Thyrosinkinase gefunden werden (Thyrosinkinase ist an der Aggregation von Acetylcholin am Rezeptor beteiligt),
- bei 10% aller Myastheniepatienten sind weder Acetylcholinrezeptorantikörper noch Antikörper gegen die muskelspezifische Tyrosinkinase nachweisbar.

Radiologie/ Nuklearmedizin:

- bei 10% der Myastheniepatienten liegt ein Tumor der Thymusdrüse vor, im Thorax-CT nachweisbar,
- Thymome sind in einem Drittel der Fälle maligne und müssen operiert werden,
- bei 80-90% findet man Lymphfollikel und Keimzentren im Thymusmark, in diesen Keimzentren findet man alle Elemente, die für die Produktion der Antikörper notwendig sind (Nachweis durch Thorax-CT),
- Somatostatin-Rezeptor-Szintigraphie (Octeotid-SPECT), Nachweis ektoper Thymome.

EMG:

- Stimulations-EMG: überschwellige Reizung eines motorischen Nerven zwischen 2 Hz und 10 Hz, so kommt es im abhängigen Muskel zu Muskelaktionspotentialen, die in ihrer Amplitude kaum abnehmen, die ferner in der mechanischen Antwort zu einer gleichbleibenden Kontraktion führen. Bei Frequenzen über 10 Hz kann im gesunden Muskel eine geringe Abnahme der Amplitude für beide Elemente gefunden werden.
- Bei der Myasthenie findet man bei 3 Reizungen pro Sekunde eine signifikante (3 Hz) Abnahme der Amplitude (Dekrement). Für die Diagnose zieht man den Amplitudenunterschied des ersten Muskelantwortpotentials im Vergleich zum 4. und 5. Muskelantwortpotential heran (bei Abfall > 10% spricht dies für eine Myasthenie). Bei höheren Reizfrequenzen kommt es ebenfalls zur Amplitudenabnahme, die sich jedoch auf ein bestimmtes Niveau einstellt.
- Untersuchung:
  - Reizung am N. accessorius, Ableitung am M. trizeps (rein motorisch, weniger schmerzhaft), Augenmuskeln über ENG,
  - Nadelmyographie: myopathisches Muster, das maximale Aktivitätsmuster kann sich bei Dauerableitung lichten,
  - Tensilon-Test:
    - 1 mg Tensilon i.v. entspricht 30 mg Tensilon oral,
    - Nebenwirkungen: Bradykardie, Schwitzen, Speichelfluss, Cave: immer 1-2 mg Atropin aufgezogen bereithalten,
    - Beginn der Tensilonwirkung nach ungefähr 30 Sekunden, Dauer bis maximal 10 Minuten,
    - klinische Überprüfung am stark betroffenen Muskel,
    - EMG: verminderte Amplituden nehmen zu,
    - klinisch reagiert die Schwäche der Augenmuskeln auf Tensilon oft nicht.

Ice-on-Eyes-Test (Acetylcholinesterasehemmung).

Untersuchungen bei Verdacht auf Myasthenia gravis:

- muskuläre Belastung und Tensilontest,
- Stimulations-EMG mit Tensilon-Test,
- Antikörper gegen Acetylcholinrezeptoren,
- CT-Thorax.

Therapie:
Stufentherapie der Myasthenia gravis: Basistherapie:

- Kortikosteroide mit/ohne Azathioprin,
- Thymektomie,
- Cholinesterase-Inhibitoren.

Krise:

- Plasmapherese,
- Immunadsorption,
- intravenöse Immunglobuline.

Eskalationstherapie (richtet sich nach der Schwere der MG):
Experimentell bzw. in Erprobung:

- Ciclophosphamid-Immunablation,
- monoklonale Antikörper (Rituximab, Alemtuzumab),
- Tacrolimus.

Bei Therapieresistenz:

- Ciclophosphamid (plus)
- Methotrexat,
- Mycophenolat-Mofetil,
- Cyclosporin A.

Quelle: Leitlinien der Deutschen Gesellschaft für Neurologie, Stand: 09/2012.

Kortikosteroide:

- führen in 80% zu Remission (80-100 mg) ungefähr 2 Wochen geben,
- Initialdosis: 10-20 mg/Tag Prednisolon, Steigerung um 5 mg/Woche bis eine stabile Remission erreicht ist,
- ausschleichend bis zu einer Erhaltungsdosis von 4-8 mg Methylprednisolon täglich (am Anfang Verschlechterung, daher Therapie nur stationär, Aufklärung des Patienten)
- bei schwerer Exazerbation: 500-2.000 mg Prednisolon i.v., nachfolgend orale Erhaltungsdosis.

Thymektomie:

- insbesondere bei Patienten mit Acetylcholinrezeptorantikörpern,
- Patienten im Alter von 15-50 Jahren mit generalisierter Myasthenie scheinen am deutlichsten von der Thymektomie zu profitieren, wenn diese innerhalb von 1-2 Jahren nach Diagnosestellung durchgeführt wird,
- im Anschluss, aber auch ohne Operation, beginnt man eine Langzeitbehandlung mit Azathioprin 2-3 mg/kg KG, nicht unter 100 mg/Tag,
- regelmäßige Blutbild-Kontrollen (Leukozyten auf 3.000-4.000 senken, ein MVC-Anstieg ist erwünscht),
- die Wirkung setzt nach 4-8 Monaten ein und hält an, solange Azathioprin eingenommen wird,
- eine Kombination von Azathioprin und Prednisolon ist der jeweiligen Monotherapie überlegen,
- bei Kindern und Jugendlichen im Alter von 5-14 Jahren mit einer AChR-AK-positiven Myasthenia gravis sollte die Thymektomie erst nach unbefriedigendem Ansprechen auf Cholinesterase-Inhibitoren und Glukokortikosteroiden und bei generalisierter MG mit behindernder Symptomatik erwogen werden,
- nicht bei über 65-Jährigen verabreichen,
- bei einem Thymom oder einem Thymuskarzinom ist sie jederzeit gerechtfertigt,
- bei fehlendem Thymomnachweis ist eine Operation bei Patienten unter 60 Jahren indiziert (minimalinvasive Operation an der Charité in Berlin).

Azathioprin:

- initial: 2-3 mg/kg KG,
- die Wirkung setzt erst nach mehreren Monaten ein (bei der Monotherapie),
- effektiver in der Kombination mit Kortikosteroiden.

Cholinesterasehemmer:

- reagieren an Stelle des körpereigenen ACh mit dem abbauenden Ferment (kompetitive Hemmung),
- Pyridostigmin (z.B. Mestinon) als Tabletten 10 mg, 60 mg und 80 mg retard (baut den Spiegel auf), 3 x 60 mg/Tag,
- die okuläre Myasthenie spricht schlecht auf Cholinesterasehemmer aber recht gut auf Glukokortikosteroide an,
- sie können 3-6 Wochen nach Beginn der immunsuppressiven Behandlung oder Thymektomie reduziert werden (bei Verschlechterung Kortikosteroide).

Plasmapherese:

- eine Kombination mit oben genannten Medikamenten führt zu einer deutlichen Besserung,
- Indikationen:
    - bei Versagen obengenannter Therapien,
    - bei akuter Verschlechterung mit drohender respiratorischer Insuffizienz,
    - vor/ nach Thymektomie bei schwer betroffenen Patienten.

Immunglobuline: können bei diesen Indikationen auch gegeben werden.

Immunsuppressiva:
Ciclosporin-A:

- wird heute als Kombinationstherapie oder bei Kontraindikationen gegen Glukokortikoide (z.B. Diabetes mellitus) eingesetzt,
- initial 3-4 mg/kg KG, nachfolgend 2-2,5 mg/kg KG verteilt auf zwei Tagesdosen,
- Wirkeintritt nach 4-6 Wochen.

Cyclophosphamid:

- initial: 2 mg/kg KG,
- Pulstherapie: 500 mg/m^2 alle 4 Wochen bis zur Stabilisierung.

Methotrexat:

- 7,5-15 mg/kg KG als Kurzzeittherapie,
- Reservemedikament.

Tacrolimus:

- 3-5 mg/Tag, bei therapierefraktärer Myasthenia gravis,
- die Wirkung ist im Vergleich zu Ciclosporin um den Faktor 10-100 stärker.

Künftige Therapieoptionen:
Rituximab:

- wird in vielen Zentren bei therapierefraktärer Myasthenia gravis eingesetzt,
- insbesondere bei Patienten mit MUSK-Antikörpern.

Eculizumab: Studien weisen auf einen positiven Effekt hin.

Alemtuzumab, Natalizumab, Fingolimod, Daclizumab:
sind bekannte Medikamente aus der MS-Therapie, sie könnten bald auch zur Behandlung der Myasthenia gravis eingesetzt werden.

42.2.3 Myasthene Krise

- Kann zu lebensbedrohlicher Verstärkung der myasthenen Symptomatik mit Beteiligung der Schluck- und Atemmuskulatur führen,
- entwickelt sich akut aus der langsam fortschreitenden myasthenen Generalisierung z.B. bei Infekten, Narkose, plötzlichem Absetzen von Medikamenten.

Symptome:

- Ptose,
- Tachykardie,
- Obstipation.

Therapie:

- Intubation, Beatmung bei Ateminsuffizienz ($pCO_2 \uparrow$, $pO_2 \downarrow$),
- Medikation: Mestinon i.v. (30 mg oral = 1 mg i.v.),
- Antibiose bei Infektionen,
- sofortige Plasmapherese oder intravenöse Immunglobuline (IVIG): 0,4 mg/kg KG über 5 Tage,
- Steroide,
- Thromboseprophylaxe,
- Monitoring (Herzrhythmusstörungen, Kreislauf).

Prognose: Sterblichkeitsrate: 10%.

42.2.4 Cholinerge Krise

- Heute selten, weil die Behandlung mit Cholinesterasehemmstoffen heute nur noch unterstützend und nicht Therapie der ersten Wahl ist,
- sonst: Dosis der Hemmstoffe (Cholinesterasehemmer) reduzieren,
- sie führt wie die myasthene Krise zu Muskelschwäche.

Ursache: Überdosierung von Cholinesterasehemmern.

Symptome:

- Faszikulationen der Muskulatur,
- warme, gerötete Haut,
- Bradykardie,
- Verschleimung,
- Durchfälle.

Tensilon-Test:

- hilft bei der Differenzierung zwischen cholinerger und myasthener Krise,
- bei der myasthenen Krise ist er positiv,
- bei der cholinergen Krise kommt es zu einer Verstärkung der Symptome.

Differentialdiagnosen:
Die myasthenische Ermüdbarkeit wird klinisch und im EMG bei folgenden Krankheiten beobachtet:

- Polymyositis:
    - wenn die myasthene Komponente im Vordergrund steht,
    - nicht sofort durch Muskelbiopsie erkennbar,
    - die Therapie mit Azathioprin, Mestinon und Glukokortikoiden ist indiziert,
- Hyperthyreose: wird gelegentlich von myasthener Ermüdbarkeit begleitet,
- episodische Lähmungen.

42.2.5 Andere myasthene Syndrome

42.2.5.1 Neugeborenen-Myasthenie

- 10-20% der neugeborenen Kinder von an Myasthenie erkrankten Müttern zeigen ein myasthenes Syndrom,
- dies wird durch einen diaplazentaren Übertritt der Antikörper hervorgerufen.

Symptome:

- Trinkschwäche,
- kraftlose Atmung,
- geringe Spontanmotorik.

Verlauf: unter geeigneter Therapier sind die Symptome nach einigen Wochen komplett rückläufig.

42.2.5.2 Hereditäre Myasthenie

Ursachen:

- Störung der Acetylcholinsynthese oder Freisetzung,
- Defekte der Acetylcholinesterase.

42.2.5.3 Medikamentös ausgelöste oder verstärkte Myasthenie

- Vermutlich handelt es sich um eine Immunreaktion gegen Acetylcholinrezeptoren,
- ausgelöst z.B. durch Antibiotika, Antikonvulsiva, Psychopharmaka, Antidepressiva, Beta-Blocker, Benzodiazepine (Kontraindikation!) oder orale Kontrazeptiva.

Therapie: Gabe von Acetylcholinesterasehemmern.

42.2.5.4 Lambert-Eaton-Myasthenes-Syndrom

- Paraneoplastisch bei kleinzelligem Bronchialkarzinom,
- Autoimmunerkrankung mit pathologischen Antikörpern gegen Kalziumkanäle der Nervenendigung, dadurch wird das Nervenaktionspotential vermindert, dadurch Verminderung des Kalziumflusses in die Nerventerminale, dadurch kommt es zu einer verminderten Freisetzung von Acetylcholin,
- vermindertes Acetylcholin kann kein Muskelaktionspotential mehr triggern.

Ursachen:

- Neoplasie 80%,
- nicht neoplastisch bedingt,
- Männer > Frauen.

Symptome:

- Schwäche und Ermüdbarkeit der Extremitäten und Rumpfmuskulatur,
- die Beckenmuskulatur und die proximale Beinmuskulatur sind schwer betroffen,
- in 70% der Fälle besteht eine Ptosis,
- Eigenreflexe sind vermindert oder fehlen,
- Mundtrockenheit,
- Orthostase,
- Impotenz,
- Parästhesien,
- Myalgien.

Diagnostik:

- Klinik,
- EMG:
    - bei repetitiver Reizung sind die ersten Muskelaktionspotentiale niedrig, werden aber mit zunehmender Reizfrequenz wieder größer,
    - die Amplitude wird insbesondere bei hochfrequenter Stimulation größer,
- Röntgenthorax, ggf. CT-Thorax, bei unauffälligen Befunden Kontrolle in 3 Monaten.

Differentialdiagnosen:

- Myasthenia gravis,
- Polymyositis,
- Polyradikulitis,
- Polyneuropathien,
- Magnesiumintoxikation.

Therapie:

- Behandlung der Neoplasie,
- Cholinesterasehemmer (z.B. Pyridostigmin),
- 3,4-Diaminopyridin,
  Azathioprin 2-3 mg/kg KG,
- Cyclosporin 2-(5) mg/kg KG,
- Methotrexat 7,5-15 mg/kg KG einmal wöchentlich,
- Kortikosteroide 0,5-1,5 mg/kg KG,
- Plasmapherese,
- Immunglobuline 1 g/kg KG an 2 Tagen.

42.2.5.5 Andere Immunkrankheiten

- Hashimoto-Thyreoiditis,
- rheumatoide Arthritis,
- Kollagenosen,
- Diabetes mellitus Typ I.

42.3 Progressive Muskeldystrophien

- Erbliche, chronisch fortschreitende Krankheit der quergestreiften Muskulatur mit Schwäche und später Atrophie der Willkürmuskulatur.
- Die Verteilung entspricht nicht dem Versorgungsgebiet der peripheren Nerven, Plexusabschnitte oder motorischer Wurzeln.
- Die Signalübertragung zwischen neuralen und neuromuskulärem System erfolgt über chemische Botenstoffe (Transmitter). Die motorische Endplatte, an der die Übertragung der Erregung vom peripheren motorischen Nerven auf den Muskel erfolgt, ist einer Synapse zwischen zwei Nervenzellen vergleichbar, nur dass hier der postsynaptische Anteil nicht mehr Nervenzelle, sondern Muskelzelle ist.
- Acetylcholin wird beim Eintreffen eines Nervenaktionspotentials aus den präsynaptischen Vesikeln freigesetzt und aktiviert die Rezeptoren auf der postsynaptischen Seite. Es resultieren Miniaturendplattenpotentiale, die sich aufsummieren und als Muskelaktionspotential die Kontraktion der Muskelfaser einleiten.
- Abbau des Acetylcholins durch Acetylcholinesterase in Cholin und Acetat. Beide Abbauprodukte werden aktiv präsynaptisch wieder aufgenommen.
- Acetylcholinesterasehemmer verhindern, dass Acetylcholin abgebaut wird. Dies führt zu einer Dauererregung.

Prävalenz:

- 5/100.000,
- Männer > Frauen.

Ätiologie:

- ist auf eine genetisch bedingte Störungen des Muskelstoffwechsels zurückzuführen,
- als genetische Grundlage der Duchenne/ Becker-Kiener-Muskeldystrophie sind verschiedene Deletionen und Punktmutationen im Dystrophin-Gen auf Chromosom Xp 21,
- es gehört mit zu den bekanntesten Genen und kodiert ein großes Protein (Komponente der Membran aller Muskelzellen), (Dystrophien)
- daher fasst man heute die Muskeldystrophien mit Dystrophinstörung als Dystrophinopathien zusammen:

  a. Duchenne-Form: Dystrophin fehlt vollständig oder ist auf weniger als 3% der Norm reduziert,
  b. Becker-Kiener-Form: Bildung von abnorm strukturiertem Dystrophin,

- Dystrophien und seine assoziierten Proteine = Dystrophin-Glykoprotein-Komplex (stabilisiert das Sarkolemm). Dies führt zu Störungen/ Läsionen der äußeren Muskelfasermembran (Punktmutationen). Die Folge ist eine erhöhte intrazelluläre Kalziumkonzentration sowie Störungen von Signalübertragungen.

Leitsymptome:

- Muskelschwäche, Muskelatrophie, Muskelschmerzen,
- oft sind die Symptome generalisiert oder proximal lokalisiert, meist symmetrisch,
- die Muskelschwäche kann kontinuierlich, intermittierend oder belastungsabhängig auftreten.

Diagnostik:

- Laborchemie:

  - CK-Anstieg im Serum (nüchtern, nach körperlicher Ruhe):
    über 1.000 U/dl deutet auf primär myogene Ursache hin,
  - CK-Abfall im Muskel (nüchtern, nach körperlicher Ruhe),
  - Aldolase-Anstieg,
  - LDH-Anstieg,

- Autoantikörper: bei Dermatomyositis und von sogenannten Overlap-Syndrom bestimmt:

  - ANA,
  - antizytoplasmatische Antikörper (z.B. JO-1-Ak),

- Belastungstest: Laktat-Ischämie-Test,

- EMG: myopathische Befunde:
    - Verkürzung der Dauer und Herabsetzung der Amplitude der Einzelpotentiale,
    - relativ dichtes Aktivitätsmuster schon bei schwacher Anspannung des Muskels (myopathisches Muster):
        - bis zu 50% polyphasische, kleinamplitudige Potentiale,
        - Spontanaktivität: Fibrillationspotential, positiv scharfe Wellen,
        - komplexe, repetitive Entladungen,
    - neurogen anmutende Muster kommen vor,
    - Denervierungspotentiale kommen vor (Fibrillation, steile positive Wellen),
- Bildgebung:
    - Myosonographie,
    - MRT:
        - Mittel der Wahl bei entzündlichen Muskelkrankheiten!
        - Muskelödem,
    - Flair-Sequenz (fettunterdrückende Sequenz) bei Myositiden: Dokumentation des Muskelödemverlaufes!
- Muskelbiopsie:
    - eines nicht allzu stark betroffenen Muskels,
    - bioptisch leicht zugänglich,
    - nicht an einem elektromyographisch untersuchten Muskel durchführen,
    - betroffene Muskeln sind makroskopisch blassgelb gefärbt,
    - Histologie: hypertrophirte Fasern, Sarkolemmkerne vermehrt und zentral liegend, Vermehrung von Fettgewebe,
- molekulargenetische Untersuchungen: Nachweis von Defekten:
    - am Sarkolemm (Dystrophin und assoziierte Proteine),
    - in der Basalmembran (Laminin-2 und Kollagen VI),
    - an der Innenseite der Kernmembran (Emerin, Laminproteine A/C),
    - an Strukturen des Zytoskeletts (Desmin, Plectin),
    - Intermyofibrillär (Titin).

Therapie:

- es gibt keine kausale Therapie,
- Hilfsmittel verordnen,
- Krankengymnastik,
- eiweißreiche Nahrung,
- Heimbeatmung,
- psychologische Betreuung.

42.3.1 Aufsteigende, bösartige Beckengürtelform (Duchenne)

- Nur Knaben sind betroffen,
- setzt bereits in den ersten 3 Lebensjahren ein.

Symptome:

- verzögerte, später stillstehende motorische Entwicklung,
- Paresen der Beckengürtelmuskeln, aufsteigend zum Rumpf, später sind auch die Beine, die Schultern und die Arme betroffen,
- zwischen dem 12.-15.Lebensjahr sind die Patienten nicht mehr gehfähig,
- Kontrakturen,
- die Patienten erreichen selten das 25. Lebensjahr,
- Todesursache: Infekte der Atemwege, Herzversagen,
- CK ist massiv erhöht,
- häufig bestehen hormonelle Störungen (Adipositas, Hypogenitalismus, Nebenniereninsuffizienz).

Therapie:

- Prednisolon,
- Deflazacord zur Vermeidung einer operativen Skoliosekorrektur,
- Eteplirsen.

42.3.2 Aufsteigende, gutartige Beckengürtelform

- Es sind fast nur Knaben betroffen,
- zwischen dem 6.-20. Lebensjahr,
- gutartige, langsame Entwicklung.

Symptome:

- die Dystrophie ergreift zunächst den Beckengürtel und die benachbarten Muskeln,
- eine Parese der Rückenstrecker führt zu hyperlordotischer Haltung des Rumpfes,
- Schwäche des M. gluteus medius (Watschelgang, das Becken steigt auf der betroffenen Seite und senkt auf der Gegenseite, doppelseitiges Trendelenburg-Zeichen),
- Schwäche der Oberschenkelmuskeln erschwert das Treppensteigen,
- paretische Bauchdecke (Wespentaille),
- Schwäche des M. iliopsoas und in den Bauchmuskeln (klettern an sich empor),
- „Gnomenwaden“ (Pseudohypertrophie),
- die Patienten werden meist erst im 5. Lebensjahrzehnt gehunfähig,
- CK-Anstieg (> 1.000 U/dl).

Therapie: es gibt keine kausale Therapie.

42.3.3 Gliedergürteldystrophie

- Beide Geschlechter sind gleichermaßen betroffen,
- Erkrankungsalter: Kindheit bis zur Lebensmitte,
- genetisch bedingt (autosomal-rezessiv, autosomal-dominant),
- Genprodukt: muskelspezifisches Calpain.

Symptome:

- Dystrophie (beginnt meist im Schultergürtel),
- langsame Entwicklung,
- schwere motorische Behinderung,
- die Lebenserwartung ist verkürzt.

Diagnostik:

- CK ist erhöht,
- EMG: myopathisch,
- Muskelbiopsie: Sarkoglykane.

42.3.4 Fazio-skapulo-humerale Muskeldystrophie

- Beide Geschlechter sind gleichermaßen betroffen,
- Erkrankungsalter: zwischen dem 7. und 25. Lebensjahr,
- selten,
- autosomal-dominanter Erbgang.

Symptome:

- Dystrophie der proximalen Arm- und Schultermuskulatur,
- die Hebung der Schultern bis zur Horizontalen fällt schwer (M. supraspinatus und M. deltoideus),
- mimische Muskulatur: Facies myopathica (Ptose, fehlende Faltenbildung, der Mund steht offen),
- das Schultergelenk hängt herab,
- der Oberarmkopf sitzt nicht mehr in der Pfanne,
- der M. pectoralis major ist atrophisch,
- doppelseitige Scapula alata (M. serratus anterior).

Verlauf:

- gutartig,
- Ausbreitung über den Rumpf,
- über Thorax-, Bauchmuskeln zum Becken, an den Armen langsam von proximal nach distal aufsteigend,
- der M. biceps brachii ist früher als der M. triceps brachii betroffen,
- die Handmuskeln bleiben unbetroffen,
- die Beine sind später betroffen (jenseits des 30. Lebensjahres),
- es erfolgen Schübe,
- die Lebenserwartung ist kaum verkürzt.

42.4 Myotonien

- Meist autosomal-dominanter Erbgang,
- ist meist auf eine Störungen der Ionenkanäle zurückzuführen (Kanalkrankheit).

Einteilung der Kanalkrankheiten:

- Chloridkanalkrankheiten: konnatale Myotonien (Typ Thomsen, Typ Becker),
- Natriumkanalkrankheiten:
    - Paramyotonia congenita (Eulenberg),
    - hyperkaliämische periodische Lähmung,
    - normokaliämische periodische Lähmung,
    - Myotonia fluctuans,
    - Myotonia permanens,
- Kaliumkanalkrankheiten: hypokaliämische periodische Lähmung, normokaliämische periodische Lähmung, Andersen-Syndrom.

Leitsymptome:

- betrifft nur die Willkürmuskulatur,
- mehrere Sekunden anhaltendes abnormes Andauern der Muskelkontraktionen durch Störung der Muskelentspannung,
- verzögerte Erschlaffung (Dekontraktionshemmung),
- durch mechanische Reizung der Muskeln (Beklopfen des Muskels) auszulösen,
- die Myotonie verstärkt sich in Kälte (die Ursache ist unklar),
- Extremitätenmuskeln sind betroffen,
- kann auch die Zunge betreffen,
- der M. orbicularis oculi und die äußeren Augenmuskeln sind betroffen.

Diagnostik:

- Patienten auffordern 5 Sekunden lang fest die Hand des Untersuchers zu drücken und sie dann rasch loszulassen (dies geschieht langsam und zögernd),
- bei Wiederholung lockert sich die Versteifung.

Ursache:

- nach Muskelkontraktionen verstummt auch beim Myotoniker die elektrische Aktivität der motorischen Einheit,
- in einer verzögerten Erschlaffungsphase kommt es für mehrere Sekunden zu einer von der motoneuronalen Erregung unabhängigen Aktivität einzelner Muskelfasern (postsynaptisch),
- Entstehung entweder in der Muskelfaser oder an der motorischen Endplatte,
- wiederholte Nachentladungen sind bei vielen Myotonieformen auf eine Funktionsstörung in einem Chloridkanal zurückzuführen,
- bei verminderter Chloridleitfähigkeit wird die Muskelfaser verzögert repolarisiert und es kommt zu einer Serie von Aktionspotentialen, die sich klinisch als Myotonie äußern.

Diagnostik:

- EMG: myotone Entladungen mit Zu- und Abnahme von Frequenz und Amplitude der Potentiale (wie beim Motorrad, bei dem im Verlauf Gas gegeben wird). Können spontan, nach mechanischer Reizung, z.B. Bewegung der Nadel, ausgelöst werden.
- Histochemisch: Fehlen der Typ-IIb-Fasern.

Therapie:

- Lokalanästhetika,
- Antiarrhythmika,
- Antikonvulsiva,
- Mexiletin,
- Phenytoin.

42.4.1 Myotonia congenita

Seltene Erkrankung, die durch eine Mutation im Chloridkanal hervorgerufen wird.

Einteilung:

a. autosomal dominante Thomsen-Myotonie,
b. rezessive Becker-Myotonie.

Symptome:

- generalisierte Myotonie,
- Hypertrophie der Wilkürmuskulatur,
- athletisches Aussehen,
- macht sich in der Kindheit bemerkbar,
- die motorische Entwicklung ist verzögert,
- Skoliose und geistige Retardierung kommen vor,
- die Krankheit ist gutartig, sie verkürzt das Leben nicht.

Therapie:

- eine Therapie ist manchmal nicht erforderlich, da die Einschränkungen im Alltag nicht relevant sind,
- Trainingseinheiten vor größeren motorischen Leistungen,
- medikamentös:
    - Phenytoin 3 x 100 mg,
    - Mexiletin 2-4 x 200 mg.

42.4.2 Dystrophische Myotonie (Curschmann-Steinert-Syndrom)

- Häufigste Myotonie,
- autosomal-dominante Multisystemerkrankung,
- Männer > Frauen,
- Pubertät: myotone Funktionsstörung, um das 30. Lebensjahr, dystrophische und endokrine Symptome.

Ursache:

- pathologische Vermehrung der physiologisch vorkommenden CTG-Triplet-Repeats auf Chromosom 19:
    - normal bis 30 CTG,
    - pathologisch zwischen 50 und mehreren 100 CTG-Kopien,
- der Schweregrad der Erkrankung korreliert mit der Anzahl der Repeats,
- die Mutation betrifft einen Bereich des Chromosoms 19 q, der das Enzym Myotonin-Protein-Kinase kodiert,
- die Anzahl der Repeats nimmt von Generation zu Generation zu.

Symptome:

- die Myotonie ist auf die kleinen Handmuskeln, die Unterarme und die Zunge beschränkt (Auslösung: mechanisch, elektrisch, sowie durch Willküraktivität),
- die Muskeldystrophie betrifft bevorzugt die M. sternocleidomastoideus, M. brachioradialis und die vom N. peroneus versorgte Muskulatur,
- sie ergreift unterschiedliche Muskeln: mal distal, mal proximal der Extremität,
- Dysphagie,
- Innenohrschwerhörigkeit,
- Stirnglatze (nur bei Männern),
- Katarakt,
- Hodenatrophie,
- kardiale Symptome mit Rhythmusstörungen und Herzinsuffizienz,
- bei voller Ausprägung sehen die Patienten folgendermaßen aus:
    - spärlicher Haarwuchs,
    - Facies myopathica (hängende Gesichtszüge, Ptosis beidseits, halb geöffneter Mund),
    - schlaffe Haltung,
    - schwache dystrophische Muskulatur,
    - die Stimme ist schwach,
    - Sprache: näselnd-bulbär,
    - Bewegungen sind langsam,
    - doppelseitiger Steppergang,
    - die Eigenreflexe sind schwach auslösbar bis erloschen,
    - Kombination von muskeldystrophischen und myotonen Symptomen und typischem Habitus,
- Psyche:
    - Antriebsminderung,
    - Affektindifferenz,
    - gelegentlich Oligophrenie.

Diagnostik:

- EMG:
    - typische myotone Entladungen,
    - Fibrillationspotentiale,
    - kurze polyphasische PmE,
- internistisch: EKG und TTE (Kardiomyopathie).

Therapie:

- symptomatisch,
- Krankengymnastik, Ergotherapie,
- Phenytoin.

Verlauf:

- langsam fortschreitend,
- vor dem 40. Lebensjahr durch Muskeldystrophie und allgemeine Schwäche arbeitsunfähig,
- Herzversagen.

42.4.3 Periodische (dyskaliämische) Lähmungen

- Subakute, innerhalb von Minuten oder wenigen Stunden einsetzende, schlaffe Lähmung (vorwiegend der Extremitäten),
- diese hält Stunden bis Tage an und bildet sich zurück,
- im Intervall bleiben die Kranken zunächst ohne Beschwerden.

Einteilung:

a. familiäre, hypokaliämische Lähmung,
b. normokaliämische Variante,
c. hyperkaliämische paroxysmale Lähmung.

Pathophysiologie:

- während des Lähmungsanfalls kommt es zu einer Dehnung des sarkoplasmatischen Retikulums, die sich im Intervall wieder zurückbildet,
- die Rückbildung ist nicht vollständig,
- die Muskelfasern erweitern sich unter Bildung kleiner Vakuolen progredient und andauernd,
- die Vakuolen enthalten Glykogen oder andere Kohlenhydrate.

Leitsymptome:

- langsam progrediente Myopathie,
- ausgeprägt in der proximalen Extremitätenmuskulatur und im Hüft- und Schultergürtel,
- im fortgeschrittenen Stadium kann der Patient aufgrund der Muskelschwäche gehunfähig werden.

42.4.3.1 Hypokaliämische Lähmung

- Autosomal-dominater Erbgang,
- Inzidenz: 1/100.000,
- Männer > Frauen.

Ursache:

- Kalziumkanaldefekt,
- selten Mutationen im Natriumkanal.

Spezielle Symptome:

- Lähmungen setzten um das 20. Lebensjahr ein,
- mit zunehmender Frequenz,
- danach tritt in der Regel eine spontane Besserung auf (die Lähmungen werden seltener und milder),
- CAVE: im Anfall kann es zu Atemlähmung und Herzversagen kommen,
- die Lähmungen treten nachts oder in den frühen Morgenstunden aus dem Schlaf heraus auf,
- Provokation: körperliche Anstrengung, kohlenhydratreiche Mahlzeit, seelische Erregung,
- Ausprägung bis zur Tetraplegie,
- die Paresen beginnen im Becken und Schultergürtel,
- sie breiten sich innerhalb von Stunden auf den Rumpf und die distalen Extremitätenabschnitte aus,
- die Hirnnerven bleiben im Allgemeinen frei,
- der Muskeltonus ist schlaff,
- die Reflexe sind erloschen,
- manchmal tritt eine Blasen-, Darmatonie auf,
- die Sensibilität ist nicht gestört.

Diagnostik:

- EMG:
    - stumme Bezirke in den untersuchten Muskeln,
    - bei inkompletter Lähmung: die Einzelpotentiale sind niedrig und kurz, das Aktivitätsmuster ist hochgradig gelichtet,
    - schwere Lähmungen: die Muskeln sind durch keinerlei elektrische Reize mehr erregbar, es lässt sich kein Aktionspotential mehr ableiten,
- Serum:
    - Kaliumspiegel $\leq$ 2 mmol/l,
    - Kalium wird abnorm in die Muskelzelle aufgenommen,
    - Verminderung des Serumkreatinins und der Phosphate bei Anstieg von Na^+ und Lactat.

Therapie:

- Kaliumsubstitution (10 g Kalium Chloratum per os) oder 3 Brausetabletten Kalinor oder Kalium i.v. 30 mval/Stunde,
- Normalisierung nach 1 Stunde (Ausgleich zwischen intra- und extrazellulärem Kalium),
- Kalium: Membran wird wieder depolarisiert und K^+ kann wieder aus der Muskelzelle austreten,
- Acetazolamid (Diamox): 125 mg jeden 2. Tag bis zu 250 mg/Tag,
- kohlenhydratarme Ernährung.

42.4.3.2 Normokaliämische, periodische Lähmung

Setzt bereits in der ersten Lebensdekade ein, nicht selten vor dem 5. Lebensjahr.

Ursache:

- biochemisch,
- genetisch.

Symptome:

- Lähmungen während des Nachtschlafes und in den frühen Morgenstunden, hauptsächlich ist die kraniale Muskulatur betroffen,
- die Anfälle dauern bis zu 3 Wochen.

Auslöser:

- Ruhe,
- Anstrengung,
- Fasten,
- Alkoholgenuss,
- seelische Erregung,
- KCL-Gabe.

Therapie:

- im Anfall: NaCl-Infusionen,
- Prophylaxe:
    - kohlenhydratarme Diät,
    - NaCl-haltige Diät,
    - Einnahme von Fluorohydrocortison oder Azetazolamid (Diamox).

42.4.3.3 Hyperkaliämische Lähmung

- Beginnt früher, vor dem 20. Lebensjahr,
- Männer = Frauen,
- Natriumkanaldefekt!

Spezielle Symptome:

- ähnlich wie bei der Hypokaliämie,
- weniger schwer, kürzer,
- nur Minuten bis 1 Stunde anhaltend,
- sie ergreift allerdings oft auch die kranialen Muskeln,
- die Gefahr der Atemlähmung ist geringer,
- die Anfälle ereignen sich meistens am Tage.

Provokation:

- Kälte,
- Ruhe nach körperlicher Anstrengung,
- Fasten,
- KCL-Gabe.

Verlauf: Besserung in der 5. Lebensdekade.

Diagnostik:

- EKG:
    - PQ-Verlängerung,
    - T-Wellen-Erhöhung,
    - der QRS-Komplex ist verbreitert,
- Serum: K^+ ist erhöht,
- Muskel:
    - K^+ ist erniedrigt (Depolarisation der Muskelmembran),
    - kompensatorisch Na^+-Aufnahme,
- EMG:
    - verlängerte Einstichaktivität,
    - selten: myotone Entladungen,
    - Einzelpotentiale sind im Anfall kurz und niedrig,
    - im Intervall: normal.

Therapie:
im Anfall:

- bei leichten Anfällen: 1-2 Hübe Salbutamol,
- 10%iges Kalziumglukonat 5-10 ml langsam i.v. oder
- Glukose plus Insulin (führt zu einer vermehrten Bildung von Glykogen, dies führt zu einer verstärkten intrazellulären Speicherung von Kalium).

Prophylaxe:

- Acetazolamid (Diamox) 125 mg jeden 2. Tag bis zu 250 mg/Tag,
- Carboanhydrase-Hemmer, Thiazid-Diuretika,
- kaliumarme Diät.

Differentialdiagnosen:

- Conn-Syndrom,
- thyreotoxische Lähmung,
- Narkolepsie.

42.4.4 Andere myotone Syndrome

42.4.4.1 Paramyotonica congenita (Eulenburg)

- Ist bei Kälte besonders ausgeprägt,
- allgemeine Muskelschwäche.

Ursache: genetisch bedingt, Chromosom 17 kodiert eine Untereinheit eines spannungsabhängigen Natriumkanals des Muskels.

42.4.4.2 Myotone Dystrophie Typ 2

- Genetisch bedingt,
- proximale Muskelschwäche der Beine,
- Myotonie.

Symptome:

- Muskelschmerzen,
- Katarakt.

Diagnostik: molekulargenetisch.

Therapie:

- Krankengymnastik,
- Ergotherapie,
- Vitamin D.

42.4.4.3 Symptomatische, nicht erbliche Myotonie

- Kann sich bei Polyneuropathie, Polymyositis oder progredienter Muskeldystrophie entwickeln,
- klinisch gutartig,
- bleibt auf eine Muskelgruppe beschränkt.

EMG: kein Bild der typischen Myotonie.

42.4.5 Metabolische Lähmungen

- Störungen im Energiestoffwechsel führen zu belastungsinduzierten Paresen, zu Muskelschmerzen und zu Kontrakturen,
- Stoffwechselstörungen:
    - Glykogenstoffwechsel,
    - Fettstoffwechsel,
    - Purinzyklus,
    - Mitochondrien (mitochondriale Myopathien).

Symptome:

- belastungsabhängige Muskelschwäche, wenn Energiespeicher aufgebraucht sind,
- darüber hinaus ist eine Rhabdomyolyse möglich,
- länger andauernd:
    - permanente Lähmungen,
    - Atrophien.

Diagnostik:

- CK ist belastungsabhängig erhöht,
- Laktat-Ischämie-Test: bei Störungen des Glykogenmetabolismus fehlender Laktatanstieg,
- EMG: myopathisches Muster, kann normal sein,
- Muskelbiopsie: nur bei Mitochondriopathien charakteristische, nicht mikroskopische Befunde.

Laktat-Ischämie-Test:

- mit einer Blutdruck-Manschette wird eine Ischämie am Unterarm erzeugt,
- unter Ischämiebedingungen erfolgt eine rhythmische Innervation der Unterarmmuskulatur,
- Blutentnahme an der Ellenbeuge vor und während der ischämischen Arbeit,
- gesund:
    - Laktatanstieg,
    - Ammoniakanstieg (um den Faktor 3-5),
- bei einer Glukosestoffwechselstörung: Ammoniakanstieg,
- bei einer mitochondrialen Myopathie: Laktatanstieg bereits in Ruhe.

42.4.5.1 Störungen des Glykogenhaushaltes

- Phosphorylasemangel (McArdle Syndrom),
- häufigste metabolische Störung.

Symptome:

- belastungsabhängige Muskelschmerzen,
- bei längerdauernder massiver Belastung Myoglobinurie.

Diagnose:
Muskelbiopsie:

- Vermehrung von glykogenhaltigen Vakuolen in der PAS-Färbung,
- histochemisch: fehlende Phosphorylase.

Therapie:

- es gibt keine kausale Therapie,
- Übungsprogramm.

42.4.5.2 Metabolische Myopathien mit Fettstoffwechselstörungen

- Muskulärer Carnithinmangel,
- autosomal rezessiver Erbgang,
- kann in der Kindheit und im Jugendalter auftreten,
- kardiale Mitbeteiligung.

Therapie:

- fettarme Diät,
- orale L-Carnitinsubstitution.

42.4.6 Endokrine Myopathien

42.4.6.1 Bei Hypothyreose

- Verminderter Proteinmetabolismus,
- dies führt zu einer Abnahme der Kontraktionsfähigkeit der Muskelfasern,
- hierdurch kommt es zu einem Muskeleigenreflexausfall,
- die Folge ist eine Muskelschwäche ohne Atrophie.

Diagnostik:
EMG:

- meist Normalbefund,
- manchmal ausgefallene oder verzögerte H-Reflexe.

Therapie:

- symptomatisch,
- bei rechtzeitiger Therapie: komplette Rückbildung.

42.4.6.2 Bei Hyperthyreose

- Hypermetabolismus mit Steigerung der mitochondrialen Aktivität,
- Abbau der Muskelproteine,
- die Kontraktion ist schneller, aber nicht kräftiger,
- generalisierte Muskelschwäche der Extremitäten,
- deutliche Muskelatrophie,
- die bulbäre Muskulatur kann betroffen sein (Exopthalmus durch Hypertrophie).

Diagnostik:

- EMG: ist wenig aussagekräftig,
- Muskelbiopsie: ist nicht aussagekräftig,
- Serum: CK ist nicht erhöht,
- Urin: erhöhte Kreatininausscheidung.

Therapie: symptomatisch, hierunter komplett rückläufig.

42.4.7 Toxische Myopathien

Ursachen:

- Medikamente: CK-Anstieg (Cave: Nierenversagen),
- Rhabdomyolyse: CK-Anstieg (Cave: Nierenversagen),
- chronische Myopathien:
    - Alkoholabusus,
    - Bezafibrateinnahme,
    - Glukokortikoide.

42.4.8 Maligne Hyperthermie

Myotoniepatienten und Patienten mit anderen Muskelerkrankungen sind durch die maligne Hyperthermie gefährdet.

Ursachen:

- Mutationen des Ryanodin- oder Dihydropyridin-Rezeptors,
- verschiedene Narkosemittel (Inhalationsanästhetika z.B. Halothan, Enfluran, Isofluran, Desfluran, Sevofluran, depolarisierende Muskelrelaxantien z.B. Succinylcholin) dienen als Triggersubstanz,
- hierdurch wird eine massive, unkontrollierte Kalziumfreisetzung innerhalb der Muskelzelle ausgelöst, wodurch die Muskelzelle aktiviert wird,
- für die Wiederaufnahme des Kalziums in das sarkoplasmatische Retikulum und für die Lösung der Kontraktion der Muskelfaser wird ATP benötigt,
- hierdurch entsteht ein Energiemangel in der Zelle,

- des weiteren kommt es zu einem erhöhten Sauerstoffumsatz und zu einer erhöhten Kohlenstoffdioxid- und Wärmeproduktion.

Symptome:

- Tachykardie, Arrhythmie, Herzstillstand,
- Blutdruck-Abfall,
- Azidose,
- Temperaturanstieg auf über 41°C,
- Muskelzittern und Muskelsteifigkeit (Rigor),
- Rhabdomyolyse,
- Nierenversagen,
- Verbrauchskoagulopathie.

Therapie:

- Vermeidung von auslösenden Medikamenten,
- sofortige Unterbrechung der Zufuhr des auslösenden Medikaments,
- Beatmung mit 10 Liter O_2,
- Aufrechterhaltung der Anästhesie mit folgenden Medikamenten: Opioide, Sedativa, bei Bedarf Relaxierung mit einem nicht-depolarisierenden Muskelrelaxans,
- schnellstmöglich Dantrolen 2-3 mg/kg KG als Infusion (diese Bolusgabe muss eventuell mehrmals in fünfminütigen Abständen wiederholt werden, bis sich die hypermetabole Stoffwechsellage wieder normalisiert hat und keine Symptome der Malignen Hyperthermie mehr nachweisbar sind),
- nach Abklingen der Symptome muss eine Präventionstherapie angefügt werden, damit sich eine erneute maligne Hyperthermie nicht wieder entwickeln kann:
    - in Abhängigkeit von der initial notwendigen Dosierung, erhalten die Patienten:
    - 5 mg/kg KG/24 Stunden Dantrolen (nach Applikation von 2,5-5,0 mg/kg KG Dantrolen in der Primärbehandlung),
    - bzw. 10 mg/kg KG/24 Stunden Dantrolen (nach Applikation von 7,5-10,0 mg/kg KG Dantrolen in der Primärbehandlung),
- externe Kühlung.

42.4.9 Malignes Neuroleptikasyndrom

- Die Symptomatik ähnelt der der malignen Hyperthermie,
- andere Auslösung: Blockade von zentralen Dopaminrezeptoren,
- Letalität: 20%.

Ursachen:

- akuter L-Dopa-Entzug,
- bei erstmaliger Neuroleptikagabe,
- bei Neuroleptikadosiserhöhung.

Symptomatik:

- rasche, hoch ansteigende Körpertemperatur,
- Akinese,
- Hypertonus der Muskulatur,
- Tachykardie, Arrhythmie,
- Stupor,
- vegetative Symptome,
- neurologische Ausfälle.

Therapie:

- Behandlung auf der Intensivstation,
- absetzen des Neuroleptikums bzw. des Antipsychotikums,
- Flüssigkeitssubstitution,
- Fiebersenkung,
- Brompcriptin oral,
- Dantrolen i.v.,
- Dopaminagonisten wie Amantadin,
- L-Dopa,
- Lisurid.

Differentialdiagnosen:

- maligne Hyperthermie,
- Enzephalitis,
- perniziöse Katatonie.

42.5 Myositiden (entzündliche Muskelkrankheiten)

Gemeinsamkeiten:

- klinisch:
    - Muskelschwäche bis zur Lähmung,
    - allgemeines Krankheitsbefinden,
    - Muskelschmerzen,
- können akut, subakut oder chronisch verlaufen,
- sie ergreifen einige oder alle Muskeln.

Einteilung in 3 Formen:

1. Polymyositis und Dermatomyositis,
2. Polymyalgia rheumatica,
3. direkter Befall der Muskulatur durch Erreger.

42.5.1 Polymyositis und Dermatomyositis

- Frauen > Männer,
- kann in jedem Lebensalter auftreten, hauptsächlich zwischen dem 40.-60. Lebensjahr,
- Autoimmunerkrankung, zirkulierende Antikörper gegen Muskelgewebe,
- die Dermatomyositis kann als paraneoplastisches Syndrom auftreten.

Symptome:

- proximale, im Becken- und Schultergürtel einsetzende Muskelschwäche, breitet sich nach kranial aus, sodass auch die Nackenmuskeln (Kopf sinkt nach vorne) und die bulbären Muskeln (Schluckstörungen, nasale Sprache) geschwächt bis gelähmt werden,
- die äußeren Augenmuskeln werden nicht betroffen,
- auch später sind distale Muskeln nicht mitbetroffen,
- die befallenen Muskeln sind spontan und auf Druck schmerzhaft,
- die Eigenreflexe sind lebhaft auslösbar und es zeigen sich charakteristische Hautveränderungen,
- leichtes Ödem und bläulich-violette Verfärbung vor allem um die Augen, seitlich der Nase, an Hals und Schulter, hier auch Pigmentverschiebung und Teleangiektasien,
- das Zahnfleisch ist häufig geschwollen,
- Raynaud-Syndrom kann an den Akren auftreten,
- geht häufig mit einer Dysphagie einher.

Diagnostik:

- Klinik:
    - Schmerzen,
    - Fieber,
- manchmal sind Kollagenosen und Malignome bekannt,
- Labor:
    - BSG-Erhöhung,
    - Eosinophilie,
    - IgG-Erhöhung (Serum),
    - GOT-Erhöhung,
    - CK-Erhöhung,
    - Aldolase-Erhöhung,
    - myositisspezifischer Antikörper wie z.B. Jo-1, Mi-2, SRP, Mup-44.
- EMG:
    - kleine polyphasische (myopathische) PmE,
    - Fibrillationspotentiale,
    - positive scharfe Wellen (zeigt Übererregbarkeit denervierter Muskelfasern an),
    - keine Faszikulationen!
- Muskelbiopsie:
    - Degeneration der Muskelfasern,
    - Faserverlust führt zu Bindegewebsvermehrung,
- Ausschluss einer interstitiellen Lungenerkrankung.

Therapie:

- 100 mg Prednisolon/Tag im akuten Stadium,
- Azathioprin 100-150 mg/Tag,
- keine Regeneration sondern nur „Defektheilung“,
- aggressive Therapieverfahren:
    - Methotrexat,
    - Ciclosporin,
    - Plasmapherese,
- Rituximab,
- Tacrolismus plus Prednisolon ist in Erprobung,
- IVIG zur Add-on-Therapie (zunächst ein sechsmonatiger Therapieversuch mit ungefähr vierwöchentlichen IVIG-Infusionen (initial 2 g/kg, danach 1 g/kg)),
- Physiotherapie, Ergotherapie.

Verlauf:

- akute Myositis: führt unbehandelt in der Hälfte der Fälle innerhalb eines Jahres zum Tode (Todesursache: Atemlähmung, Nierenversagen),
- chronische Form: 5-10 Jahre Überlebensdauer,
- bei Tumorassoziation entscheidet die Grunderkrankung über die Prognose.

42.5.2 Nekrotisierende Myositis

Symptome:

- proximale Parese,
- deutlichen CK-Erhöhung,
- klinisch nicht von der Polymyositis abzugrenzen.

Diagnostik:

- histologisch kein primäres entzündliches Infiltrat nachweisbar,
- deutliche Nekrosen vieler Muskelfasern und sekundäre Abräumreaktion durch Makrophagen,
- keine ubiquitäre Hochregulation von MHC-I,
- „anti-signal recognition particle“-(Anti-SRP-)Antikörper,
- Antikörper gegen HMG-CoA-Reduktase (Kann auch bei Patienten vorkommen, die nicht mit Statinen behandelt worden sind,
- Ausschluss: Paraneoplasie.

Die NM kann mit einer Tumorerkrankung, einer Exposition gegenüber myotoxischen Medikamenten wie Statinen oder anderen Substanzen bzw. einer (viralen) Infektion assoziiert sein. Bei vielen Patienten mit NM können nachgewiesen werden, die zwar nicht spezifisch sind, jedoch als diagnostischer Hinweis gewertet werden können. Es gibt Daten, dass SRP-Antikörper mit einem schwereren Verlauf der Erkrankung assoziiert sein können (Hengstman, ter Laak et al. 2006), und eher Rituximab-Retherapie erfordern (Unger, Kampf et al. 2014). Ein weiterer bei dieser Erkrankung nachweisbarer gerichtet und kommt auch bei Patienten vor, die nicht mit Statinen behandelt worden sind (Mammen, Chung et al. 2011; Werner, Christopher-Stine et al. 2012).

42.5.3 Polymyalgia rheumatica

- Akut auftretende, schmerzhafte Krankheit der Muskeln des Schulter- und Beckengürtels,
- bildet mit der Arthritis cranialis zusammen das Arthritis-temporalis-Polymyalgie-Syndrom,
- Frauen > Männer,
- Erkrankung des höheren Alters (jenseits des 60. Lebensjahres).

Symptome:

- Morgensteifigkeit,
- Schmerzen in den Muskeln des Schulter- und Beckengürtels,
- Schmerzen werden bei manchen Patienten durch Bewegung stärker,
- die Gelenkbeweglichkeit ist eingeschränkt,
- die Reflexe sind erhalten,
- keine Sensibilitätsstörungen,
- allgemeines Krankheitsgefühl.

Diagnostik:

- CRP-Erhöhung,
- α-1 und α-2-Globulin,
- BSG-Erhöhung,
- EMG: normal, weil keine Myopathie,
- Muskelbiopsie: nicht erforderlich.

Therapie:

- Glukokortikoide (über Wochen 30-50 mg/Tag),
- manchmal als Dauertherapie,
- Azathioprin ist nicht wirksam.

42.5.4 Direkter Befall der Muskulatur durch Erreger

- Viren,
- Bakterien,
- Amöben,
- Parasiten.

42.5.5 Einschlußkörperchenmyositis

- Häufigste sporadische Muskelkrankheit im Erwachsenenalter,
- beginnt meist nach dem 50. Lebensjahr,
- Männer > Frauen.

Symptome:

- wie Dermatomyositis, zusätzlich häufiger Befall der distalen Muskulatur,
- die Einschlußkörperchenmyositis der Rückenmuskulatur tritt häufig bei Parkinson-Patienten auf (Paresen der Rückenstrecker), Vornübergebeugt sein des Oberkörpers (Kamptokormie).

Diagnostik:

- BSG, CRP normal,
- CK leicht erhöht,
- EMG: myopathisches Muster,
- Histologie:
    - Muskelfasern vakuolisiert,
    - namensgebende Einschlüsse im Zellkern und Zytoplasma.

Therapie:

- Kortison nur bei Kamptokormie,
- Immunglobuline (?),
- Krankengymnastik.

42.5.6 Morbus Pompe

Symptome:

- Trendelenburg-Zeichen,
- positives Gowers-Zeichen,
- erschwertes Anheben von Lasten,
- paraspinale Atrophie,
- Scapula alata,
- Skoliose, Hyperlordose,
- Probleme beim Treppensteigen,
- morgendliche Kopfschmerzen,
- Fatigue,
- Belastungsdyspnoe (in Ruhe, unter Anstrengung),
- paradoxe Atmung,
- CK-Erhöhung unklarer Genese.

Diagnostik: Bluttest (Trockenbluttest, kann an bestimmte Zentren geschickt werden).

Therapie:

- palliativ: Diätempfehlungen, Atem- und Krankengymnastik, Beatmung und künstliche Ernährung, Kombination aus Ausdauertraining und proteinreicher Ernährung,
- das fehlende Enzym kann als rekombinantes Protein aus CHO-Zellen künstlich zugeführt werden (Alglucosidase alfa, Handelsname: Myozyme), Infusion: alle 14 Tage.

42.6 Okuläre Myopathien

Einteilung:

- okuläre Myasthenie,
- endokrine Ophtalmopathie bei Hyperthyreose,
- Kearns-Sayre-Syndrom: Kombination aus okulärer Muskelschwäche mit verschiedenen neurologischen Symptomen (Spastik, Ataxie, Demenz, Oberbegriff: „Ophtalmoplegia plus") sowie Pigmentdegeneration der Retina plus kardiale Überleitungsstörungen.

42.6.1 Okuläre und okulopharyngeale Muskeldystrophie

- Autosomal-dominante Variante der progressiven Muskeldystrophie,
- langsame oder schubförmige Lähmung der äußeren Augenmuskeln.

Symptome:

- Ptose, Strabismus divergens, Doppelbilder,
- die inneren Augenmuskeln bleiben stets frei,
- Facies myopathica,
- die Dystrophie greift nicht auf Rumpf- und Beinmuskulatur über.

Diagnostik: EMG: Reduktion der Amplitude.
Therapie:

- Krankengymnastik, Ergotherapie,
- Botulinumtoxin,
- Gentherapie als zukünftige Option.

42.6.2 Okuläre Myositis

Akute exophtalmische Form:

- Protrusio bulbi,
- multiple Augenmuskelparesen mit Doppelbildern,
- retrobulbäre Neuritis,
- Leukozytenanstieg, BSG-Anstieg,
- Therapie: Glukokortikoide.

Chronische oligosymptomatische Form:

- Ptosis und multiple Augenmuskellähmungen, oft ohne Doppelbilder,
- EMG: nicht aussagekräftig,
- Therapie: Glukokortikoide.

Differentialdiagnosen:

- basale Aneurysmen,
- Keilbeinmeningeom,
- Orbitaltumor,
- Optikusgliom.

42.7 Mechanische Störungen der Muskulatur

- Muskelzerrungen,
- Muskelfaserriss,
- kompletter Muskelriss,
- Sehnenabriss (verwandt),
- Kompartment-Syndrom.

Kompartment-Syndrom:
Unterarm mit Medianusläsion, Rotation des Schultergelenkes mit Plexusläsion, sind selten.

Symptome:

- komplette Bewegungsunfähigkeit,
- starker Schmerz,
- massive Härte und Spannung der Muskulatur.

Diagnostik:
EMG:

- keine Spontanaktivität, aber auch keine Willküraktivität,
- der R. profundus (N. peroneus) ist durch Druck und Ischämie gefährdet,
- im Gegensatz zur Peroneusparese findet man keinen Fallfuß.

Therapie:
Eine Fasziensplatung innerhalb eines Tages rettet den Muskel und die Nervenfasern, die durch Druckanstieg geschädigt werden könnten (sekundärer irreversibler Schaden).

43 Entwicklungsstörungen und Fehlbildungen des Nervensystems

43.1 Entwicklungsstörungen

43.1.1 Pränatale Schädigungen

Ursachen:

- Sauerstoffmangel des embrionalen oder fetalen Nervensystems,
- allgemeine Kreislaufstörungen der Mutter, Beeinträchtigung des Plazentakreislaufes, Nabelschnurumschlingungen, Infektion der Mutter (hauptsächlich Vieren),
- häufig: nekrotisierende Toxoplasmoseenzephalitis oder fetale Erythroblastose bei Rhesus- Inkompatibilität mit Icterus gravis neonatorum (Nierenparenchym wird durch Hyperbilirubinämie geschädigt),
- als Folge werden hauptsächlich geschädigt:
    - Basalganglien (Kernikterus),
    - Nucleus dentatus des Kleinhirns.

Alkoholembriopathie:
Als häufigste Embriopathie.
Symptome:

- Mikrozephalie,
- psychomotorische Retardierung,
- Konzentrationsstörungen,
- Hyperaktivität.

43.1.2 Perinatale Schädigung

- Unter der Geburt ist das Gehirn durch venöse und arterielle Zirkulationsstörungen gefährdet,
- Stauung in den großen Hirnnerven und im Sinus führen zu ödematöser Durchtränkung des Gewebes und Stauungsblutungen.

Folge:

- ausgedehnte oder herdförmige Nekrosen vor allem im Marklager beider Hemisphären und in den Stammganglien,
- Thrombosen kleiner Arterien in der Hirnrinde führen zu selektiven Parenchymnekrosen.

Folge:

- Nervengewebe geht zu Grunde,
- Territorialinfarkte sind möglich,
- intrazerebrale Blutungen.

Symptomtrias der perinatalen Hirnschädigungen:

- pyramidale oder extrapyramidale Bewegungsstörungen,
- Intelligenzminderung und Verhaltensstörungen,
- epileptische Anfälle.

43.1.3 Postnatale frühkindliche Hirnschädigungen

Ursachen:

- Toxine,
- bakterielle Infektionen des Säuglings/ Kleinkindes, diese können zu:
    - arteriellen Embolien,
    - arteriellen und venösen Thrombosen führen.

Folge:

- Stauungsblutung,
- Hypoxie,
- Purpura cerebri,
- Hirnödem,
- Erweichung im Abflussgebiet der großen Hirnvenen und Sinus.

Symptome:

- Bewegungsstörungen,
- geistige Behinderung mit Verhaltensstörungen,
- epileptische Anfälle,
- infantile Hemiplegie.

43.1.4 Schizenzephalie

Untergang eines Teils der Matrix und der umgebenden Hirnsubstanz vor Abschluss der Entwicklung der Großhirnhemisphären. Höhlenbildung vom Seitenventrikel bis zur Hirnoberfläche.

43.1.5 Porenzephale Defekte

- Entstehung bis zur 29. SSW,
- Parasagitale Grenzzonenischämie,
- Ischämie der Basalganglien,
- diffuse kortikale Nekrosen.

Ursachen:

- kardial bedingt,
- Gerinnungsstörungen bei Hämoglobinopathien und Koagulopathien,
- Stoffwechselerkrankungen.

43.1.6 Zentrale Bewegungsstörugen nach frühkindlicher Hirnchädigung

Ursache:

- doppelseitige, meist perinatale Läsion vor allem als spastische Diplegie der Beine (Little-Krankheit),
- die Spastik ist stärker als die Lähmung (insbesondere Adduktoren der Beine, Strecker im Kniegelenk und die Plantarflektoren des Fußes (Spitzfuß)),
- die Intelligenz ist meist normal.

Symptome: spastische Parese, spastische Diplegie.

Diagnostik: MRT: kein zerebraler Substanzdefekt.

43.1.7 Infantile Hemiplegie

- Meist pränatal entstanden, bleiben die gelähmten Gliedmaßen in Längen- und Dickenwachstum zurück,
- Überstreckung der Finger mit Beugung im Grundgelenk,
- Gehen ist durch Mitbewegung schwer behindert plus Athetose,
- Sprechstörungen (Stottern, Dysarthrie),
- keine Aphasie,
- Schreib-Lese-Schwäche.

43.1.8 Extrapyramidale Bewegungsstörungen

- Choreathetose oder Athetose double,
- epileptische Anfälle,
- Intelligenzminderung.

Ursache: diffuser, hypoxischer Schaden der Basalganglien (z.B. nach Kernikterus).

43.2 Fehlbildungen des Nervensystems

43.2.1 Hydrozephalus

Vergrößerung der Liquorräume auf Kosten der Hirnsubstanz.

Diagnostik:

- cMRT/cCT: Vergrößerung des Ventrikelsystems (ein T1-MRT ist sinnvoll),
- die Liquordruckmessung hat keine diagnostische Bedeutung mehr.

Therapie:

- Druckatrophie des Plexus chorioidei:
  - ein spontaner Stillstand ist möglich,
  - sonst Shunt-Operation (rechter Seitenventrikel zum rechten Vorhof oder rechter Seitenventrikel zur Bauchhöhle (Umgehung des Aquaeduktes)), Nachteil: Infektionen, Verstopfung des Ventrikels, Operationsrisiken,
- akuter Hydrozephalus:
  - notfallmäßige Drainage des Liquors nach Außen,
  - später Anlage eines ventrikuloatrialen Shunts oder eines ventrikuloperitonealen Shunts,
- bei Druck eines Tumors (dorsal) auf den Aquaedukt: Tumorentfernung,
- eine isolierte Aquaeducktstenose kann stereotaktisch geöffnet werden.

43.2.1.1 Hydrocephalus externus

Die äußeren Liquorräume sind erweitert.

Ursache:

- Sinusvenenthrombose,
- posthämorrhagische oder postmeningitische Arachnopathie.

43.2.1.2 Hydrocephalus internus

Die Ventrikel sind erweitert.

Ursache:

- Foramen Monroe Zyste,
- Tumor des 3. Ventrikels,
- Aquaeduktstenose bei Malformation,
- raumfordernder Kleinhirnprozess,
- Malformation des kraniozervikalen Überganges.

Therapie: Shunt-Anlage.

43.2.1.3 Hydrocephalus e vacuo

Kompensatorische Liquorvermehrung bei Schwund des Hirngewebes. Dies führt nicht zum Hirndruck!

43.2.1.4 Hydrozephalus durch Liquorzirkulationsstörung

Missverhältnis zwischen Produktion und Resorption des Liquors.

Hydrocephalus occlusus:

- Blockade des Liquorabflusses auf Höhe des Foramen Monroi, des Aquaeduktes oder der Foramina Luschkae und Magendii,
- der ICP steigt.

Hydrocephalus malresorptivus/ arresorptivus:

- Störung der Resorption des Liquors in den Pacchioni-Granulationen des Subarachnoidalraumes über den Hemisphären,
- der ICP steigt,
- Ursachen:
    - Subarachnoidalblutung,
    - Meningitis,
    - Meningoenzephalitis,
    - Meningeosis carzinomatosa.

Hypersekretionshydrocephalus:

- vermehrte Liquorproduktion (selten),
- der ICP steigt.

43.2.1.5 Normaldruckhydrozephalus (Hydrocephalus communicans)

- Umkehr der Flussdynamik,
- ohne Strömungsbehinderung,
- nur geringe Druckzunahme,
- Ventrikelerweiterung.

Therapie: Ablassen einer Liquormenge von 30-50 ml (in der Regel alle 6 Monate, bei häufigeren Punktionen sollte ein Shunt in Betracht gezogen werden).

43.2.2 Arachnoidalzysten

Definition:
Erweiterungen des Subarachnoidalraumes, die durch frühkindliche Anlagestörungen der Meningen, seltener nach Traumen oder nach Entzündungen entstehen.

- Können raumfordernden Charakter annehmen, viel häufiger ist jedoch eine Hypoplasie der angrenzenden Hirnstrukturen und eine Ausdünnung der angrenzenden Kalotte,
- symptomatische Arachnoidalzysten sind selten,
- Arachnoidalzysten können multiple auftreten.

Lokalisation:

- mittlere Schädelgrube,
- hintere Schädelgrube (über Kleinhirnhemisphären),
- supraselläre Region,
- Zisternen der Vierhügelplatten.

Symptome:

- durch lokale Raumforderung (fokale neurologische Symptome mit fokaler Epilepsie oder Halbseitensymptomatik),
- Hirnnervenausfälle,
- Streckung der Brückenvenen (Blutungen sind möglich),
- die meisten bleiben symptomlos.

Diagnostik: liquorisodense Zysten sind im CT/ MRT darstellbar.

Therapie:

- medikamentöse antikonvulsive Therapie,
- bei neurologischen Ausfällen:
    - offene Zystenentleerung,
    - Shunt-Anlage,
- punktierte Zysten neigen zum Rezidiv.

43.2.3 Syringomyelie

- Keine einheitliche ätiologische Grundlage,
- Männer > Frauen,
- die Symptome setzen zwischen dem 20-40. Lebensjahr ein,
- bevorzugt im Hals- und Brustmark, seltener im Lendenmark,
- häufig erstreckt sich der Prozess nach rostral in die Medulla oblongata (Syringobulbie),
- es kommen auch mehrere Höhen in verschiedenen Abschnitten des Rückenmarkes vor.

Symptomatische Syringomyelie:
Zentrale Höhlenbildung im Rückenmark nach Meningitis, spinaler Subarachnoidalblutung, spinalem Trauma oder auch als Liquorzirkulationsstörung bei spinalem Tumor.

Pathologisch-anatomischer Befund:

- längs ausgedehnte Höhlenbildung im Rückenmarksgrau, die von der Region der hinteren oder vorderen Kommissur ausgeht und von einer Gliose umgeben ist,
- lange Bahnen sind nicht direkt betroffen, werden aber sekundär durch Druck und Zirkulatuionsstörungen geschädigt.

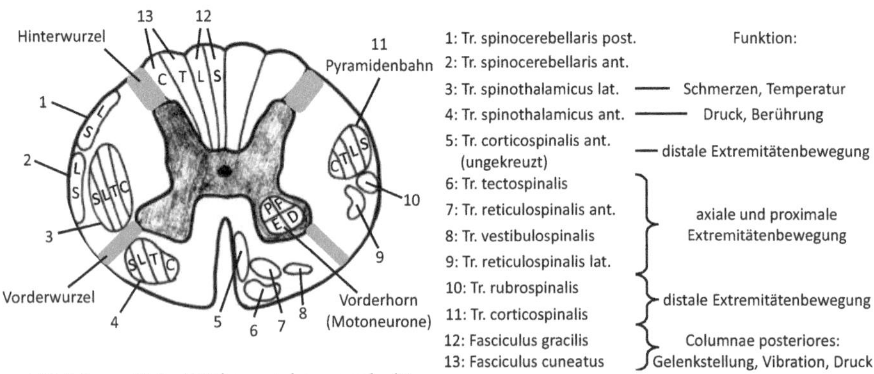

Abbildung 43.1: Rückenmarksquerschnitt

Symptome:
typische Symptome einer Syringomyelie:

- trophische Störungen und Verstümmelungen an den Händen,
- Horner-Syndrom,
- segmentale Verminderung der Schmerzempfindung,
- Reflexdifferenzen:
    - entwickeln sich langsam über mehrere Jahrzehnte,
    - eine Beschleunigung ist möglich, Remissionen treten nicht ein,
    - Endstadium: inkomplette Querschnittslähmung mit atrophischen Lähmungen an den Armen und spastische Paraparese der Beine, Blasenlähmung.

Weitere Symptome:

- dissoziierte Sensibilitätsstörungen (Unterbrechung der spinothalamischen Fasern in ihrem Verlauf vom Hinterhorn durch die vordere Kommissur des Rückenmarks),
- atrophische Paresen (Vorderhornzellen-Läsionen),
- trophische Störungen durch Läsion der sympathischen Ganglienzellen im Seitenhorn des Rückenmarks (brüchige Nägel, Entkalkung der Knochen),
- Unterbrechung der zentralen sympathischen Fasern führt oft zum Horner-Syndrom plus Anhidrose (segmental oder quadrantenförmig angeordnet), dies führt zur Steigerung der Schweißsekretion in benachbarten Regionen plus Schmerzen an den Armen, Schultern und im Thorax (diese sind durch Analgetika kaum beeinflussbar).

Symptome bei Läsionen der Vorderhörner:

- atrophische Parese (von den Handmuskeln zu den Schultern, symmetrisch),
- die Unterschenkel und die Füße sind seltener peripher gelähmt,
- die Eigenreflexe an den Armen sind abgeschwächt oder erloschen,
- durch Druck auf die Pyramidenbahnen entwickelt sich eine zentrale Paraparese der Beine (Reflexsteigerung, Auftreten von pathologischen Reflexen, spastische Tonuserhöhung, Lähmung (meist doppelseitig)).

Differentialdiagnosen:

- intramedulläre Gliome und andere Tumore (Brown-Sequard), schnell fortschreitend,
- das Spinalis-anterior-Syndrom ist von der Syringomyelie abgrenzbar,
- lumbosakrale Spina bifida (Fehlbildung des kaudalen Rückenmarks, Meningomyelozele mit schlaffer Paraparese der Beine, sensiblem Kaudasyndrom, Blasenstörung), schlaffe Lähmungen der Beine kommen bei der Syringomyelie nicht vor,
- hereditäre motorisch-sensible Neuropathie (HMSN):
    - die Symptome beginnen stets an den Beinen (die Lähmungen bleiben schlaff),
    - Beeinträchtigung der Temperatur- und Schmerzempfindung mit trophischen Störungen bis hin zu schweren, infizierten Ulzerationen durch Amyloidose.

Diagnostik: MRT (T1: hypointens, T2: hyperintens).

Elektrophysiologie:

- Dokumentation der peripheren Paresen,
  evozierte Potentiale und transkranielle motorische Stimulation können im Verlauf eine Zunahme der Funktionsausfälle erfassen,
- Ninhydrintest.

Therapie:

- Syringostomie: die spinale Höhle wird von dorsal geöffnet, um einen Katheter zwischen Syrinx und Subarachnoidalraum einzulegen, der an der Pia mater angenäht wird,
- subokzipitale Dekompression,
- Krankengymnastik,
- gegen die Spastik: Lioresal, Dantrolen, Sirdalud,
- Schmerzen: Analgetika, Antidepressiva, Antikonvulsiva.

43.2.4 Syringobulbie

Symptome:

- horizontaler Nystagmus mit rotierender Komponente ohne Schwindel,
- einseitige Abschwächung des Kornealreflexes durch Läsion des Nucl. oder Tr. spinalis N. trigemini,
- dissoziierte Empfindungsstörung im Gesicht gemäß der zentralen Repräsentation des N. trigeminus, welches zwiebelscheibenförmig angeordnet ist,
- Läsion der motorischen Hirnnerven: atrophische Parese der Kaumuskulatur (N. V), des Gaumensegels (N. X) und der Zunge (N. XII), seltener N. XI mit Kau- und Schluckstörung und Dysathrophonie.

43.3 Fehlbildungen von Gehirn und Rückenmark

43.3.1 Status dysraphicus

- Kein progredientes Leiden,
- dystrophische, degenerative Krankheiten des ZNS, kann vor allem mit der Syrinx assoziiert sein.

Symptome:

- Trichter-, Rinnenbrust,
- lange Hände und Finger mit harter Haut,
- Kyphoskoliose,
- Mammadifferenzen,
- Fußdeformitäten,
- Spina bifida occulta,
- angeborenes Horner-Syndrom,
- Behaarungsanomalien.

Ursache: unvollständiger oder fehlerhafter Verschluss des Neuralrohres.

Diagnostik: CT/ MRT.

43.3.2 Anencephalie

- Das Gehirn fehlt ganz: Tod,
- das Rautenhirn fehlt: kurzzeitig lebensfähig.

43.3.3 Enzephalozelen

- Dysraphische Störungen des dorsalen Neuralrohrschlusses,
- Meningomyelozele (Herniation von Gehirn und Hirnhäuten),
- können sich mit Zysten verbinden.

Symptome:

- mentale Retardierung mit motorischer Störung,
- Tod.

Therapie: kleinere Enzephalozelen können operiert werden.

43.3.4 Fehlentwicklung der zerebralen Kortexentwicklung

- Glattes Hirnrelief (Lissenzephalie),
- vollständiges Fehlen der Gyri.

43.3.5 Anlagestörungen des Corpus callosum

Der Balken kann komplett (Balkenagenesie) oder partiell (Balkenhypogenesie) fehlen (Balkenhypogenesie).

Symptome:

- können fehlen,
- psychomotorische Verlangsamung,
- epileptische Anfälle,
- Zeichen eines Hydrozephalus.

Diagnostik: MRT (coronar, sagital).

43.3.6 Heterotopien

- „Nester" von grauer Substanz, die auf dem Entwicklungsweg an falscher Stelle „liegengeblieben" sind,
- in der Nähe der Ventrikel.

Symptome:

- Intelligenzminderung,
- epileptische Anfälle,
- oder nur seltene „Anfälle" (Minimalvariante), bei sonst normaler Entwicklung.

44 Fehlbildungen des kraniozervikalen Übergangs und der hinteren Schädelgrube

Anatomie:

- Die Medulla oblongata tritt durch das Foramen occipitale magnum.
- Zwischen den Kondylen des Hinterhauptbeines und den Massae laterales des Atlas ist der Schädel mit der Halswirbelsäule im oberen Kopfgelenk verbunden (Nickbewegung ist möglich).
- Ursprünglich waren oberhalb des Atlas noch drei weitere Halswirbelsegmente angelegt. Diese wurden im Laufe der Entwicklung in die Okzipitalschuppe einbezogen.
- Der Atlas, der 1. Halswirbel, hat als einziger Wirbel keinen Wirbelkörper, sondern nur kurze ventrale Bögen mit einer dorsalen Gelenkfläche für die Verbindung mit dem Dens axis. Sein Wirbelkanal ist durch das Ligamentum transversum in zwei ungleich große Abschnitte geteilt. Im vorderen befindet sich der Dens, durch den hinteren zieht, wie bei den übrigen Wirbeln, das Rückenmark.
- Die Bogenwurzel des Atlas enthält kranial einen Sulcus für die A. vertebralis.
- Am dorsalen Wirbelbogen hat der Atlas keinen ausgebildeten Dornfortsatz.
- Der Dens axis war ursprünglich der Körper des Atlas. Er sitzt dem Axis auf und ist mit der Hinterfläche des vorderen Atlasbogens gelenkig verbunden.
- Im Atlanto-Axialgelenk erfolgen Drehbewegungen, bei denen sich Kopf und Atlas um den Zahn des Axis drehen.
- Zwischen Os occipitale und Atlas sowie zwischen Atlas und Axis befindet sich beim Erwachsenen keine Bandscheibe.
- Die Halswirbelsäule bildet den knöchernen Kanal für den proximalen Verlauf der A. vertebralis. Sie tritt am 6. Halswirbel in die Wirbelsäule ein und verläuft, gerade emporsteigend, im Seitenteil des 6.-2. Halswirbels im Foramen transversum. Unterhalb des Seitenteils des Axis biegt sie um 45° nach außen ab. Schräg lateralwärts emporziehend, erreicht sie das Foramen transversarium des Atlas, das weiter seitlich liegt als die Foramina der übrigen Halswirbel. Nach Austritt aus dem Atlas zieht sie nach innen und hinten, durchbohrt den hinteren Abschnitt der Gelenkkapsel des Atlanto-Axialgelenkes und verläuft im Sulcus Arteriae vertebralis des hinteren Atlasbogens. Hier ist sie durch Dissektion gefährdet. Hier perforiert sie die Membrana atlantooccipitalis und ändert wiederum ihre Richtung und zieht an der Vorderseite des Hirnstammes, wo sie sich auf der Höhe des Clivus mit der A. vetebralis der Gegenseite zur A. basilaris vereint.

44.1 Basiläre Impressionen oder Invaginationen

Definition:

Trichterförmige Einstülpung der Umgebung des Foramen occipitale magnum, hauptsächlich der Kondylen des Hinterhauptbeines, in die hintere Schädelgrube mit gleichzeitiger Einengung des Foramen occipitale magnum durch den zu hoch stehenden Dens axis eingeengt.

Ursache:

- angeboren,
- im Rahmen von Rachitis,
- Chondodystrophie,
- Ostitis deformans,
- M. Paget,
- Osteoporose.

Symptome:

- meistens ohne klinische Symptome,
- die Bewegung des Kopfes ist für Seitwärtsneigung und Drehung eingeschränkt,
- einseitig: Schulterhochstand,
- Behinderung der Liquorpassage durch den zu hoch hängenden Clivus (Hydrocephalus occlusus),
- Adhäsion der Meningen,
- Durchblutungsstörung in der A. vertebralis,
- Funktionsstörungen der Medulla oblongata, Kleinhirn, Halsmark,
- die Symptome treten erst im 3. oder 4. Lebensjahrzehnt auf:
    - Kopfschmerzen (Nacken, Hinterkopf oder frontal),
    - Schwindel,
    - Schweißausbruch,
    - Erbrechen,
    - Tachykardie,
    - Dyspnoe,
    - Strangsymptome des Rückenmarks,
    - Nystagmus,
    - zerebelläre Ataxie,
    - periphere Lähmungen der kaudalen Hirnnerven,
    - Horner-Syndrom.

Diagnostik:

- Röntgen Schädel,
- CT/ MRT.

Therapie:
Operation (durch Resektion eines Teils der Squama occipitalis wird das Foramen occipitale magnum erweitert).

Differentialdiagnosen:

- Tumor der hinteren Schädelgrube,
- Hirntumor,
- hochsitzender Rückenmarkstumor.

44.2 Klippel-Feil-Syndrom

Verschmelzung mehrerer (2-3) Halswirbelkörper und Dornfortsätze zu einem Blockwirbel und Spina bifida cervicalis (Bogenspalte).

Ursache: Faseraplasie der Bandscheiben.

Symptome:

- kurzer Hals,
- hochstehende Schultern,
- Gaumenspalte (selten),
- die Beweglichkeit des Kopfes ist stets eingeschränkt,
- radikuläre Parästhesien und Schmerzen,
- Sensibilitätsausfälle in den Händen und Armen,
- Schwindel, synkopale Anfälle,
- eine Querschnittslähmung ist mit einer Tetraspastik möglich,
- Hydrocephalus internus.

Diagnostik:

- Nativ-Aufnahmen,
- MRT.

Therapie:

- palliativ: Resektion der obersten Rippen,
- sonst wie bei basilärer Kompression und Hydrozephalus.

44.3 Atlasassimilation

- Verschmelzung des Atlas mit dem Hinterhauptsbein,
- der Axis ist dann der oberste bewegliche Halswirbel,
- das Foramen occipitale magnum ist verkleinert und deformiert.

Symptome:

- angeborener Clivus (Medulla oblongata und Kleinhirn werden gegen das Tentorium cerebelli empor gepresst),
- Hydrocephalus occlusus,
- Einklemmung der Medulla oblongata und der Kleinhirntonsille in das Hinterhauptsloch,
- rotatorischer Spontan-Blickrichtungsnystagmus (horizontal),
- Läsionen kaudaler Hirnnerven (atrophische Zungenlähmung, Gaumensegelparese, Dysarthroponie, Dysphagie, Doppelbilder),
- Druckläsionen/ Ischämie der langen Bahnen (Sensibilitätsausfälle, Pyramidenbahnzeichen),
- Gefahr der Einklemmung.

Diagnostik:

- seitliche Schädelaufnahme,
- CT/ MRT.

Therapie: Resektion eines Teils der Squama occipitalis.

44.4 Arnold-Chiari-Syndrom

44.4.1 Chiari-I-Fehlbildung

Kaudale Ektopie der Kleinhirntonsillen, die kaudal der Foramen-magnum-Ebene im Spinalkanal stehen.

Ursachen: kleine, hintere Schädelgrube mit kurzem Clivus.

Symptome:

- häufig sind die Patienten beschwerdefrei,
- Kopfschmerzen, Nackenschmerzen,
- Kleinhirnsymptome wie Ataxie,
- Hirnstammsymptome wie Dysphagie.

Komplikationen: Syringomyelie.

44.4.2 Chiari-II-Fehlbildung (Arnold-Chiari-Malformation)

Komplexe Fehlbildung der kaudalen Hirnanteile, der Wirbelsäule, des Mesoderms von Schädel und Wirbelsäule.
Ursachen:

- Myelomeningozele,
- die hintere Schädelgrube ist zu klein,
- Kleinhirntonsille und Medulla oblongata und kaudale Anteile der Kleinhirnhemisphären hernieren nach kaudal in den zervikalen Spinalkanal. Der IV. Ventrikel ist komprimiert und nach kranial wird das Tectum verlagert und zipflig deformiert.
- Zudem Assoziation mit:
    - Hydrozephalus,
    - Balkenhypo-, Balkenagenesie,
    - Fehlen der Falx.

Symptome:

- kann im Kindesalter zum Tode führen,
- Zirkulationsstörungen in den Aa. vertebralis und ihrer Äste,
- Einklemmungssymptome,
- Bewegungseinschränkung des Kopfes,
- Lähmung kaudaler Hirnnerven,
- Nystagmus und Strangsymptome.

Diagnose: sagittales MRT.
Therapie: Shunt-Anlage und okzipitale Erweiterung (können Beschwerden aufhalten!).

44.5 Dandy-Walker-Syndrom

Hypo- oder Agenesie des Kleinhirnwurms in Kombination mit einer vergrößerten hinteren Schädelgrube und hochstehendem Tentorium plus zystische Dilatation des IV. Ventrikels, die fast die gesamte hintere Schädelgrube ausfüllt.
Symptome:

- treten meist im 2. Lebensjahrzehnt auf,
- Kopfschmerzen,
- zerebelläre Ataxie,
- Stauungspapille (führt zu Atrophie),
- Para-, Tetraspastik,
- allgemeiner Hirndruckanstieg.

Diagnostik: die Zyste ist im CT/ MRT zu sehen.
Therapie: Shunt-Anlage.
Differentialdiagnosen: übergroße Cisterna magna (harmlos).

45 Fehlbildungen der Wirbelsäule

45.1 Spina bifida oculta dorsalis

- Hemmungsmissbildung, bei der die beiden seitlichen Anteile des Wirbelbogens, die sich am Ende des ersten Lebensjahres knöchern zusammenschließen sollen, offen bleiben, so dass eine dorsale Spaltbildung vorliegt,
- die Rückenmarkshäute bleiben über dem Spalt geschlossen und nicht hernienartig vorgewölbt,
- besteht bei 18% der Bevölkerung,
- zeigt kaum Klinik,
- nicht therapiebedürftig.

45.2 Spina bifida mit Meningozele und Meningomyelozele

- In die Spaltbildung können die Hirnhäute (Meningozele) und das Rückenmark bzw. die Cauda equina (Meningomyelozele) einbezogen sein,
- offene Meningozelen führen zu Meningitis und werden operativ gedeckt,
- (lumbosakrale) Meningomyelozelen sind häufig Ursache der konnatalen Querschnittslähmung.

Lokalisation: Übergänge (okzipitozervikal) zervikothorakal/ lumbosakral am häufigsten auf Höhe L5/S1.

Symptome:
Kaudasyndrom mit distalen schlaffen Paresen der Beine, radikulären und reiterhosenförmig angeordneten Sensibilitätsstörungen (Klumpfuß).

Therapie:

- orthopädisch,
- neurochirurgisch.

45.3 Spondylolisthesis

Abgleitung der Wirbelsäule nach vorne und unten, meist vor den 1. Sakralwirbel.

Voraussetzungen:

- angeborene Spaltbildung im Gelenkfortsatz des 5. Lendenwirbelkörpers,
- erworbene Degeneration der lumbosakralen Bandscheiben und des vorderen Längsbandes.

Symptome:

- Kreuzschmerzen,
- Schmerzen im Segment L5/S1,
- LWS-Lordose,
- der ASR fehlt,
- der PSR ist abgeschwächt,
- radikulare Sensibilitätsausfälle.

Diagnostik:

- MRT,
- seitliche/ schräge Aufnahme der LWS.

Therapie:

- Stützkorsett,
- bei Bandscheibenvorfall und Wurzelkompression Operation.

45.4 Lumbalisation und Sakralisation

Lumbalisation:

- der 1. Sakralwirbel ist nicht in den Verband des Kreuzbeins einbezogen,
- der Form der LWS angeglichen,
- als LWS-Wirbel auf Aufnahmen zu erkennen.

Sakralisation:

- der Querfortsatz des untersten LWKs ist ein- oder beidseitig vergrößert,
- Angleichung an das Sacrum bis hin zur Verschmelzung mit dem Sacrum.

Symptome:

- eine Arthroseentstehung ist möglich,
- Skoliose,
- Lumbago,
- Nervenwurzelkompression.

Diagnostik:

- Nativaufnahmen,
- CT.

Therapie:

- Schonung,
- Massagen,
- heiße Rolle,
- Krankengymnastik.

46 Neuropathische Schmerzen

46.1 Einteilung

1. Periphere, fokale oder multifokale schmerzhafte Neuropathien:

    - postzosterische Neuralgie,
    - Post-Mastektomie-Schmerz, Post-Thorakotomie-Schmerz, Narbenschmerzen,
    - Phantomschmerz, Stumpfschmerz,
    - Trigeminus-Neuralgie,
    - chronische Radikulopathien, Postdiskektomiesyndrom,
    - posttraumatische Neuropathie (territoriales neuropathisches Schmerzsyndrom),
    - Engpasssyndrome,
    - diabetische Mononeuropathie,
    - Morton-Neuralgie,
    - ischämische Neuropathie,
    - Bannwarth-Syndrom (Borrelien-Infektion),
    - neuralgische Schulteramyotrophie, Plexusläsion nach Bestrahlung,
    - Plexusinfiltration durch einen Tumor.

2. Periphere, generalisierte, schmerzhafte Neuropathien (Polyneuropathien):

    - metabolisch/ Ernährung: Diabetes mellitus, Alkohol, Hypothyreose, Vitaminmangel,
    - Medikamente
        - Chemotherapeutika (Platine, Taxoide, Vincristin),
        - antiretrovirale Substanzen,
        - andere Substanzen (Disulfiram, Ethambutol, Isoniazid, Nitrofurantoin, Thiouracil, Chloramphenicol),
    - infektiös oder postinfektiös, immunologisch:
        - chronisch inflammatorische Polyradikuloneuropathie,
        - Bannwarth-Syndrom (Borrelien-Infektion), HIV-Neuropathie,
    - hereditär:
        - Amyloidose, Morbus Fabry, Charcot-Marie-Tooth Typ 2B und 5,
        - hereditäre sensibel-autonome Neuropathien (HSAN) Typ 1 und 1B,

- Toxine:
    - Acrylamid,
    - Arsen,
    - Clioquinol,
    - Dinitrophenol,
    - Ethylenoxid,
    - Pentachlorophenol,
    - Thallium,
- Malignome: paraneoplastisch (insbesondere Bronchialkarzinome).

3. Zentrale schmerzhafte Neuropathien:
    - Hirninfarkt (insbesondere Thalamus, Hirnstamm),
    - Rückenmarkverletzungen,
    - Multiple Sklerose,
    - Syringomyelie.
4. „Mixed-pain"-Syndrome:
    - chronische Rückenschmerzen,
    - Tumorschmerzen (bei Infiltration von neuronalen Strukturen),
    - komplexes regionales Schmerzsyndrom (M. Sudeck, sympathische Reflexdystrophie, Kausalgie).

46.2 Ursachen

- Vorangegangene Schädigung von somatosensorischen Nervenfasern,
- die durch die Läsion induzierten plastischen Veränderungen im peripheren und zentralen Nervensystem können sich verselbstständigen und dann mit der Zeit irreversibel werden,
- eine Abgrenzung gegenüber chronischen Schmerzen, bei denen das Nervensystem intakt ist (so genannte nozizeptive Schmerzen, zum Beispiel chronische Entzündungsschmerzen wie Arthrose, Arthritis, viszerale Schmerzen) ist von entscheidender Bedeutung, da neuropathische Schmerzen einer spezifischen Therapie bedürfen.

46.3 Therapie

Antidepressiva:

Wirkstoff	Evidenz	Startdosis (mg/Tag)	wirksame Dosis (mg/Tag)	Besonderheiten
tri- oder tetrazyklisches Antidepressivum (5-HT, Noradrenalin)	PZN ↑↑ PNP ↑↑ PTN ↑ STR ↑	10-25 0-0-1	50-75 (150)[1]	Nebenwirkungen[2]
Amitriptylin, Nortriptylin	PZN ↑↑ PNP ↑↑ PTN ↑ STR ↑			Nebenwirkungen[2] Amitriptylin: dämpfend Nortriptylin: leicht antriebssteigernd
tri- oder tetrazyklisches Antidepressivum (Noradrenalin)	PZN ↑↑ PNP ↑↑ PTN ↑ STR ↑			Nebenwirkungen[2]
Desipramin	PZN ↑↑ PNP ↑↑ PTN ↑ STR ↑			Nebenwirkungen[2] deutlich antriebssteigernd
SSNRI	PNP ↑↑			NW: Übelkeit, trockener Mund
Duloxetin	PNP ↑↑	(30)-60 1-0-0	60	NW: Übelkeit, Erbrechen, Gewichtsabnahme
Venlafaxin	PNP ↑↑	37,5 1-0-0	75-225 ret. (375)[1]	Unruhe

1: Maximaldosis (mg/Tag).

2: Miktionsstörungen, Hypotension, Gewichtszunahme, Cave: AV-Block, Glaukom.

Antiepileptika (Na-Kanal):

Wirkstoff	Evidenz	Startdosis (mg/Tag)	wirksame Dosis (mg/Tag)	Besonderheiten
Carbamazepin	PNP ↑ TGN ↑↑	100-200 0-0-1	600-1.200 ret. (1.400)[1]	Nebenwirkungen[3]
Lamotrigin	HIV ↑ PNP ↑ STR ↑	25 0-0-1	100-200 (400)[1]	NW: Exantheme, extrem langsame Aufdosierung

3: Blutbildveränderungen, Leberschäden, Hyponatriämie, Medikamenten-Interaktionen wegen Enzyminduktion

Antiepileptika (Ca-Kanal):

Wirkstoff	Evidenz	Startdosis (mg/Tag)	wirksame Dosis (mg/Tag)	Besonderheiten
Gabapentin	PZN ↑↑ PNP ↑↑ HIV ↑ CRPS ↑ PHAN ↑ RM ↑ MIX ↑ CANC ↑	300 0-0-1 bis 1-1-1	1.200-2.400 (3.600)[1]	NW: Müdigkeit Schwindel, Ödeme, kaum Interaktionen
Pregabalin	PZN ↑↑ PNP ↑↑ RM ↑	75 1-0-1	150 (600)[1]	Nebenwirkungen[4]

4: Müdigkeit, Schwindel, Ödeme, kaum Interaktionen, lineare Plasmakonzentration, schneller Wirkeintritt, Wirkung auf Schlaf und Angst.

Cannabinoide:

Wirkstoff	Evidenz	Startdosis (mg/Tag)	wirksame Dosis (mg/Tag)	Besonderheiten
Tetrahydrocannabinol	PA ↔ MS ↑↑ MIX ↑	2,5 1-0-0	Titration (40)[1]	NW: Tachykardie, Hypotension, Sedierung

Opioid-Analgetika:

Wirkstoff	Evidenz	Startdosis (mg/Tag)	wirksame Dosis (mg/Tag)	Besonderheiten
Tramadol ret.	PZN ↑ PNP ↑↑	100-200 1-0-1	Titration (400)[1]	NW: Übelkeit, Hypotension
Morphin ret.	PZN ↑ PHAN ↑	10-30 1-0-1	Titration (keine)[1]	Kumulation bei Niereninsuffizienz und Alter
Oxycodon	PZN ↑ PNP ↑↑	5-20 1-0-0	Titration (keine)[1]	duale Galenik

Topische Therapie:

Wirkstoff	Evidenz	Startdosis (mg/Tag)	wirksame Dosis (mg/Tag)	Besonderheiten
Lidocain-Pflaster	PZN ↑↑ MIX ↑	5% 1 x/Tag, mindestens 12 Stunden Pause	bis zu 3 Pflaster täglich	5
Capsaicin-Salbe	PZN ↑ PNP ↑ PTN ↑	0,025-0,01% 3-4 mal täglich	3-4 mal täglich	anfängliches Hautbrennen

5: Gute Wirkung auf Allodynie, keine systemischen Nebenwirkungen, keine Interaktion.
1: Maximaldosis mg/Tag

PZN: postzosterische Neuralgie, **PNP**: Polyneuropathie,
PTN: posttraumatische Neuralgie, **STR**: Stroke, **HIV**: HIV-Neuropathie,
CRPS: komplexes regionales Schmerzsyndrom, **PHAN**: Phantomschmerz,
RM: Rückenmarkläsion, **MIX**: gemischtes Kollektiv, **PA**: Plexusausriss,
CANC: neuropathischer Krebsschmerz, **MS**: Multiple Sklerose,
TGN: Trigeminusneuralgie.

Klassifikation der Evidenzklassen und Empfehlungsstärken:

↑↑: die Aussage zur Wirksamkeit wird gestützt durch mehrere adäquate, valide klinische Studien (z.B. randomisierte klinische Studien) beziehungsweise durch eine oder mehrere valide Metaanalysen oder systematische Reviews, die positive Aussage ist gut belegt.

↑: die Aussage zur Wirksamkeit wird gestützt durch zumindest eine adäquate, valide klinische Studie (z.B. randomisierte klinische Studie), die positive Aussage ist belegt.

↔: Es liegen keine sicheren Studienergebnisse vor, die eine günstige oder ungünstige Wirkung belegen. Dies kann bedingt sein durch das Fehlen adäquater Studien, aber auch durch das Vorliegen mehrerer, aber widersprüchlicher Studienergebnisse.[1]

[1] Baron R. Diagnostik und Therapie neuropathischer Schmerzen. Dtsch Arztebl 2006; 103: A 2720-2730.

47 Phakomatosen

Neurokutane Krankheiten mit Nävi und Tumorbildung.

47.1 Sturge-Weber-Krankheit

- Dominante Vererbung,
- Spontanmutation.

Symptome:

- Gesichtsnävus im Gebiet der Trigeminusäste,
- fokale Epilepsie,
- Intelligenzdefekt,
- kontralaterale Hemiparese.

Diagnostik:
Röntgen, CT, MRT: geschlängelte Verkalkungen an der Gehirnoberfläche, die meist Kapillaren und kleinen Venen in den Meningen der parietookzipitalen Konvexität entsprechen!

Therapie: symptomatisch.

47.2 Hippel-Lindau-Krankheit

Dominante Vererbung.

Symptome:

- Angiomatose der Retina,
- Kleinhirnangiome,
- Syrinx spinal (gelegentlich),
- Hämangioblastom,
- Kleinhirnsymptome,
- Hirndruckzeichen,
- Zeichen einer Rückenmarkssyrinx.

Therapie: vollständige Entfernung des Wandknotens der Kleinhirnangiome.

Prognose: gut.

47.3 Neurofibromatose von Recklinghausen

- Hautveränderungen,
- Neurinom der peripheren Nerven, Nervenwurzeln und Hirnnerven,
- Neurinome können auch vom Grenzstrang ausgehen (NF1, NF2).

Klinik:
NF1:

- Hautfibrome,
- Astrozytome (Optikus- und Hirnstammgliome),
- Optikusgliome,
- Hirnstammastrozytome,
- Schädelveränderungen,
- Hamartome,
- geistige Retardierung,
- die Hautveränderung sind bereits bei der Geburt vorhanden (Café-au-lait-Flecken).

NF2:

- bilaterale Akustikusneurinome (Vestibularis-Schwannome),
- Neurinome anderer Hirnnerven,
- keine Hauterscheinungen,
- multiple Meningeome und Neurinome von zervikalen und lumbalen Wurzeln.

Diagnostische Kriterien der Neurofibromatosen:
NF1 (2 von 6 Kriterien):

- mindestens 6 Café-au-lait-Flecken,
- Neurofibrome oder ein plexiformes Neurofibrom,
- Optikusgliom,
- mindestens 2 Irishamartome,
- Knochenveränderung wie Keilbeindysplasie und Pseudarthrose,
- Verwandter 1. Grades mit NF1 nach obrigen Kriterien.

NF2:

- bilaterale Akustikusneurinome (MRT-Nachweis),
- bei einem Verwandten 1. Grades mit NF2 genügt das Vorhandensein von mindestens einer der folgenden Kriterien:
- Meningeom,
- Gliom,
- Schwannom,
- präseniler Katarakt.

Diagnose: Akustikusneurinom plus eines der weiteren Symptome:

- doppelseitige Affektion des N. statoakustikus,
- gehen von der Schwannscheide aus,
- sind von einer Kapsel umgeben,
- bestehen hauptsächlich aus Schwann-Zellen,
- wenn am Aufbau der Tumoren mesenchymale Zellen beteiligt sind spricht man von Neurofibromen.

Diagnostik:
NF2:

- CT/ MRT,
- Eiweißerhöhung (bei Wurzelneurinomen).

Therapie:

- operative Entfernung der Nervengeschwülste (ist nur zum Teil möglich),
- multiple Wurzelneurinome können operierbar sein,
- Beschränkung auf Entfernung der Akustikusneurinome.

Prognose: ist auf längere Sicht nicht gut.

47.4 Tuberöse Sklerose

Dominante Vererbung.

Symptome:

- Hautveränderung,
- epileptische Anfälle,
- mentale Retardierung,
- intrakranielle Verkalkungen,
- Fibroadenome von typischer schmetterlingsförmiger Anordnung im Mittelgesicht plus Fibrome am Zahnfleisch plus Café-au-lait-Flecken plus Fibrome/ Lipome,
- keine Neurinome,
- Rhabdomyome am Herzen,
- Mischgeschwülste der Nieren,
- multiple subependymale Hamartome (können das Foramen Monroi verschließen),
- Tubera: zerebrale Hamartome verkalken, verplumpte Gyri verkalken.

Therapie: symptomatisch (Antikonvulsiva plus Drainage).

47.5 Neurinome

- Neurinome (Schwannome) können sich an jedem peripheren Haut- oder gemischten Nerven entwickeln. Sie tun dies bevorzugt am:

    - N. medianus,
    - N. ulnaris,
    - N. ischiadicus,
    - N. femoralis,

- sie sind subkutan als derbe oder weiche Knoten tastbar,
- sie bilden sich auch an peripheren Spinalwurzeln,
- oft multiple Lokalisation: zervikale/ thorakale Segmente plus Cauda equina.

Symptome: keine oder sensible, später motorische Lähmungen (Cauda-Syndrom, extrapyramidale Symptome).

48 Fibromyalgie

Die Fibromyalgie ist eine chronische Schmerzerkrankung. Es handelt sich nicht um eine small-fibre-Polyneuropathie sondern und eine small-fibre-Pathologie.

Hauptsymptome:

- chronische Schmerzen in verschiedenen Körperregionen,
- andauernde Müdigkeit, Schwächegefühl,
- Konzentrationsstörung,
- Fatigue-Syndrom,
- Schlafstörung.

Diagnostik:

- Anamnese, klinische Untersuchung,
- Quantitativ Sensorische Testung (QST),
- hohe Kalt- und Warmschwellendetektion,
- evozierte Potentiale mit einer längeren N1-Latenz,
- Hautbiopsie,
- die Dichte und Regenerationsdichte der intraepidermalen Nervenfasern ist signifikant reduziert.

Therapie:

- Aufklärung,
- je früher man behandelt, desto besser,
- Kühlung,
- Pregabalin,
- Antidepressiva wie Amitriptylin, Duloxetin,
- alternativ Gabapentin,
- Opioide (nicht bei potentiellem Suchtverhalten wie z.B. bei täglichem Nikotinkonsum, hohem Alkoholkonsum, Gebrauch von illegalen Drogen in den vergangenen Jahren, Adipositas, langfristiger Gebrauch von Benzodiazepinen und deren Derivaten),
- Capsaicin (8%iges Pflaster),
- Kombinationstherapie Antidepressiva/ Antiepileptika mit Capsaicin.

49 Chronischer Erschöpfungszustand (Chronisch-Fatigue-Syndrom)

Frauen leiden häufiger unter einem chronischen Erschöpfungszustand als Männer.
Ätiologie:

- chronische Virusinfektion (?),
- Umweltbelastungen (?),
- immunologisch: Abnahme von aktivierten T-Zellen (?),
- abnormer Serotoninstoffwechsel (?),
- mitochondriale Defekte (?),
- chronische Borreliose (?),
- Ernährung (Getreide, Milchprodukte) (?),
- psychisch (?), Depressionen (?).

Symptome:

- 6 Monate oder länger anhaltender Erschöpfungszustand,
- grippeähnliche Symptome,
- somatische und psychische Beschwerden,
- Depression, Angststörung.

Diagnostik:

- MRT: T2: multiple Herde im Marklager der Großhirnhemisphären,
- Fragebogen.

Fragebogen:

- mindestens 6 Monate bestehend,
- nicht durch andere Erkrankungen erklärbar,
- durch Bettruhe nicht zu beheben,
- Leistungsfähigkeit sinkt.

Nebenkriterien:
4 davon müssen ebenfalls 6 Monate bestehen:

- Halsschmerzen,
- Lymphknoten,
- Muskelschmerzen,
- neu aufgetretene Kopfschmerzen,
- keine Erholung nach dem Schlaf.

Therapie:

- Physiotherapie,
- Akupunktur,
- Antidepressiva,
- Verhaltenstherapie.

50 ADHS beim Erwachsenen

Das Aufmerksamkeitsdefizit-/Hyperaktivitätssyndrom (ADHS) ist eine chronische Störung.

Prävalenz:

- 1% der 20-60-Jährigen (in Deutschland) sind betroffen,
- insgesamt 320.000,
- Geschlechterverhältnis: 2:1.

Ursachen:

Multifaktorielle Genese:

- genetische Komponenten:
    - sind Verwandte 1. Grades betroffen, ist das Risiko um das 2-8-fache erhöht,
    - sind Eltern/ Geschwister betroffen, ist das Risiko um 10-35% erhöht,
    - Ursachen:
        - Dopamin-Rezeptor D4-Gen (?), DRD4-7-Repeat Allel,
        - womöglich Beteiligung des serotonergen und noradrenergen Systems,
    - ADHS weist einen komplexen Erbgang auf,
- Umweltfaktoren,
- Erziehung,
- psychosoziales Umfeld,
- Persönlichkeitsstruktur,
- pränatale Risikofaktoren:
    - Rauchen in der Schwangerschaft,
    - Stress der Mutter,
- perinatales Risiko:
    - Frühgeburt,
    - niedriges Geburtsgewicht,
    - Geburtskomplikationen,
- postnatale Risiken:
    - Schädelhirntrauma,
    - Intoxikation,
    - psychosoziales Umfeld,
    - psychische Auffälligkeiten der Eltern,
- niedriges Alter der Mutter zum Zeitpunkt der Entbindung.

Symptome:

- Hyperaktivität,
- Impulsivität,
- Unaufmerksamkeit, innere Unruhe,
- Dysphorie,
- Konzentrationsstörungen,
- Gedankenflucht, Gedankenkreisen,
- psychomotorische Verlangsamung,
- Ineffizienz,
- schlechtes Zeitmanagement,
- häufiger Partnerwechsel,
- häufiger Arbeitsplatzwechsel.

Komorbidität:

- Verhaltensstörung, Angststörung, Panikstörungen,
- posttraumatische Belastungsstörung,
- Affektlabilität,
- Stimmungsschwankungen,
- Dysthymie,
- Major Depressionen,
- „Sensation-seeking",
- riskante Sexualpraktiken,
- dissoziatives Verhalten,
- Substanzmissbrauch,
- funktionelle Einschränkungen in Beruf- und Familienleben,
- affektive Störungen,
- Persönlichkeitsstörungen,
- bipolare Störungen,
- Bronchitiden,
- Hautkrankheiten.

ICD 10: hyperkinetische Störung (HKS)

- F90.0
- F90.8
- F98.8

DSM IV: ADHS

- vorherrschend unaufmerksam,
- vorherrschend hyperaktiv-impulsiv,
- kombinierter Typ,
- Peridualtyp.

Diagnose:

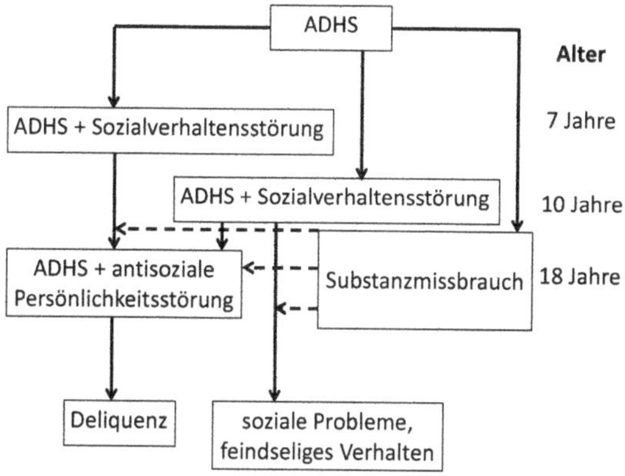

Aufmerksamkeitsstörung + Hyperaktivität + Impulsivität

6/9 — 3/5 — 1/3

Aufmerksamkeitsstörung oder Hyperaktivität + Impulsivität

6/9 — 6/9

Die Symptome bestehen situationsübergreifend über mindestens 6 Monate.

Diagnostik: Nachweis der charakteristischen Symptome im Kindesalter und deren Persistenz.

Basisdiagnostik:

- Anamnese:
    - Geburt,
    - Schule,
    - Ausbildung,
    - Erkrankungen,
    - Sucht,
- neurologische Abklärung,
- Labor und Bildgebung: irrelevant,
- IQ-Testung (Wechsler Intelligenztest für Erwachsene),
- Testbatterie zur Aufmerksamkeitsprüfung (TAP).

Standardisierte und validierte Diagnoseinstrumente:

- Selbstbeurteilung (aktuelle Probleme):
    - Fragebogen zur Erfassung von ADHS im Erwachsenenalter, aktuelle Probleme: Selbstbeurteilung (FEA-ASB),
    - Selbstbeurteilungs-Skala zur Diagnostik der Aufmerksamkeitsdefizit-/ Hyperaktivitätsstörung im Erwachsenenalter (ADHS-SB),
- Selbstbeurteilung (frühere Probleme):
    - Fragebogen zur Erfassung von ADHS im Erwachsenenalter, frühere Probleme: Selbstbeurteilung (FEA-FSB),
    - Wender-Utah-Rating-Scale (WURS-K),
- Fremdbeurteilung (aktuelle Probleme): Fragebogen zur Erfassung von ADHS im Erwachsenenalter, aktuelle Probleme - Fremdbeurteilung (FEA-AFB),
- Fremdbeurteilung (frühere Probleme): Fragebogen zur Erfassung von ADHS im Erwachsenenalter, frühere Probleme - Fremdbeurteilung (FEA-FFB),
- Conners-Skalen für Erwachsene,
- Diagnostische Checkliste zur ADHS (ADHS-DC),
- Diagnose Checkliste ADHS (DCL-ADHS),
- Wender-Reimherr-Interview (WRI),
- Integrierte Diagnose der ADHS für Erwachsene (IDA),
- Screening-Test mit Selbstbeurteilungs-Skala V1.1 für Erwachsene mit ADHS (ASRS-V1.1),
- Bremer ADHS-Screening für Erwachsene (BAS-E).

Differenzialdiagnosen:

- Schilddrüsenerkrankungen,
- Epilepsien,
- Schädel-Hirn-Trauma,
- Schlaferkrankungen (z.B. Narkolepsie),
- Schlafapnoe-Syndrom,
- Restless-legs-Syndrom,
- Drogenmissbrauch,
- Medikation (Psychopharmaka, Theophyllin),
- Borderline-Persönlichkeitsstörung,
- affektive Störungen.

Therapie:

Multimodale Therapie.

Indikation:

- drohender Arbeitsplatzverlust,
- Angst, wegen innerer Unruhe verrückt zu werden,
- tiefe Depression,
- Anspannung (dauerhaft),
- starke motorische Unruhe,
- übermäßiger Alkohol- und /oder Nikotinkonsum,
- fehlende Bewältigung des Alltages,
- innere Unruhe,
- Selbstgefährdung durch „Sensationssucht“,
- permanente Angst, den Überblick zu verlieren.

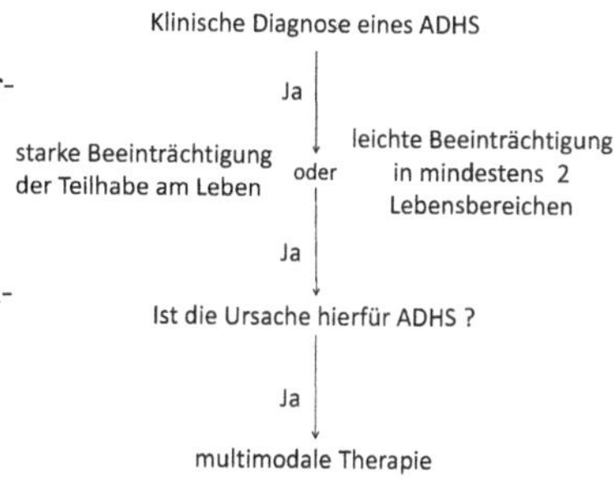

Therapieformen:

- Aufklärung,
- Psychoedukation,
- Psychotherapie (Verhaltenstherapie),
- Behandlung der Komorbidität!
- Antidepressiva,
- Stimulanzien (Methylphenidat: Medikinet adult retard, D-L-Amphetamin, Ritalin adult),
- Sport (Schwimmen, Ausdauersport, Ballsportarten etc.).

Medikinet adult:

Wirkmechanismus von Medikinet adult:

- Blockade von störungsbedingten überexpremierten Dopamintransportern,
- hemmt die Wiederaufnahme von Dopamin in der Präsynapse,
- Wirkung als indirekter Noradrenalinagonist,
- Wirkeintritt: nach 30-60 Minuten.

Dosis von Medikinet adult:

- initial 10 mg (maximal 80 mg/Tag),
- wöchentlich um 10 mg aufdosieren (auf zwei Einnahmezeitpunkte verteilt: morgens und mittags),
- Orientierung am Körpergewicht,
- Dauertherapie.

Nebenwirkungen von Medikinet adult:

- Unruhe,
- Tachykardie,
- Kopfschmerzen,
- Appetitlosigkeit,
- Hyperhidrosis,
- Einschlafstörungen,
- Übelkeit,
- Affektlabilität,
- aggressives Verhalten,
- Arrhythmien,
- Blutdruckanstieg.

Andere Therapieoptionen (off-label):

- Amphetamine (D-Amphetamin 40 mg/Tag),
- Amphetaminsalze (10-60 mg/Tag),
- Amphetamin in Kombination mit Venlafaxin,
- Modafinil ist nicht wirksam,
- Atomexetin (für Kinder/ Jugendliche zugelassen),
- Bupropion,
- Omega-3-Fettsäuren,
- Biofeedback.

Behandlung mit Methylphenidat:

- Betäubungsmittel, Verschreibungspflichtig,
- die Höchstverordnungsmenge beträgt in 30 Tagen 2.400 mg,
- erhöht nicht das Suchtrisiko,
- relative Kontraindikation: Suchterkrankungen,
- absolute Kontraindikationen: Herzrhythmusstörungen, Behandlung mit MAO-Hemmern, hier mindestens 14 Tage Abstand einhalten,
- Interaktionen:
    - hemmt den Metabolismus von Antikoagulantien vom Cumarintyp,
    - hemmt den Metabolismus von Antikonvulsiva (Valproat, Phenytoin, Primidon),
    - hemmt den Metabolismus von Antidepressiva (trizyklische Antidepressiva, SSRI),
    - Vorsicht bei gleichzeitiger Gabe von dopaminergen Wirkstoffen (Erhöhung der extrazellulären Dopaminkonzentration),
    - Neuroleptika,
    - α-2-Agonisten (Clonidin),
    - nicht am OP-Tag geben (Blutdruckerhöhung),
    - nicht mit H2-Blockern oder Antazida geben.
- Methylphenidat und Auslandsaufenthalte:
    - ärztliche Bescheinigung über Dauer und Dosis der Medikamente (innerhalb der EU bis zu 30 Tage),
    - Bescheinigung nach Artikel 75 des Schengener-Durchführungsübereinkommens, Ausstellung bei den Landesgesundheitsämtern,
    - außerhalb der EU:
        - Bescheinigung,
        - Leitfaden für Reisende des Internationalen Suchtstoffkontrollamts (INCB), für eine Reisedauer von mehr als 30 Tagen,
- Methylphenidat und Leistungssport:
    - keine Kontraindikation,
    - kardiologische Abklärung,
    - ärztliche Überwachung,
    - Dopingmittel:
        - Info bei der Nationalen-Doping-Agentur (NADA),
        - 7-14 Tage nach Absetzen im Urin nachweisbar.

Ritalin adult:

- Wirkstoff: Methylphenidat,
- initial: 20 mg 1-0-0,
- in wöchentlichen Abständen kann in kleinen Dosiserhöhungen eine Dosis erreicht werden, bis zu einer genügend wirksamen Dosis, Maximaldosis: 80 mg.

Concerta:

- Wirkstoff: Methylphenidat,
- für Erwachsene nur zugelassen, wenn sie es als Kind schon erhalten haben und die Medikation ab dem 18. Lebensjahr fortgeführt werden kann,
- initial 18 mg 1-0-0,
- im Verlauf kann die Dosis um jeweils 18 mg erhöht werden, Maximaldosis: 54 mg.

Strattera:

- Wirkstoff: Atomoxetin,
- zentral wirkendes Sympathomimetikum,
- die Einnahme erfolgt ein bis zweimal täglich,
- initial: 40 mg (mindestens 7 Tage in dieser Dosierung einnehmen),
- Erhaltungsdosis: 80-100 mg.

Verkehrstauglichkeit bei ADHS:

- verminderte Fahreignung,
- ärztliche Beurteilung (Beratung, Attest).

Abkürzungsverzeichnis

ACA	A. cerebri anterior
ACC	A. carotis communis
ACI	A. carotis interna
ACM	A. cerebri media
ACP	A. cerebri posterior
ADEM	akute disseminierte Enzephalomyelitis
AEP	akustisch evozierte Potentiale
Ak	Antikörper
ALS	Amyotrophe Lateralsklerose
ASR	Achillessehnenreflex (Triceps-surae-Reflex)
BSR	Bizepssehnenreflex
BWS	Brustwirbelsäule
CADASIL	Cerebral Autosomal Dominant Arteriopathy with Subcortical Infarcts and Leukoencephalopathy
(r)CBF	(regionaler) zerebraler Blutfluss
CK	Kreatininkinase
(c)CT	(cerebrale) Computertomographie
CTA	CT-Angiographie
DD	Differentialdiagnose
DSA	digitale Subtraktionsangiographie
DSM-IV	Diagnostic and Statistical Manual of Mental Disorders
EF	Ejektionsfraktion
EMG	Elektromyografie
EPS	extrapyramidale Störungen
FAEP	frühakustisch evozierte Potentiale
GABA	Gamma-Aminobuttersäure
Ggl.	Ganglion
Gl.	Glandula
HIT	heparininduzierte Thrombozytopenie
HWK	Halswirbelkörper
HWS	Halswirbelsäule
HWZ	Halbwertszeit
ICD-10	International Statistical Classification of Deseases and Related Health Problems
ICHD-3	Internationalen Kopfschmerz-Klassifikation
ICP	intrakranialer Druck

IFN	Interferon
Ig	Immunglobulin
INO	internukleäre Ophthalmoplegie
IPS	idiopathisches Parkinsonsyndrom
IVIG	intravenöse Immunglobuline
KG	Körpergewicht
KOF	Körperoberfläche
LH	luteinisierendes Hormon
kg KG	Kilogramm pro Körpergewicht
LWK	Lendenwirbelkörper
LWS	Lendenwirbelsäule
MAO-Hemmer	Monoaminooxidase-Hemmer
MBP	Myelin Basic Protein
MDMA	3,4-Methylendioxy-N-methylamphetamin
MLF	Fasciculus longitudinalis medialis
MOG	Myelin-Oligodendrozyten-Glykoprotein
MRF	mesenzephale Formatio reticularis
(c) MRT	(cerebrale) Magnetresonanztomographie
MRA	Angiographie mittels MRT
MS	Multiple Sklerose
NLG	Nervenleitgeschwindigkeit
Ncl.	Nucleus
OPD	operationalisierte psychodynamische Diagnostik
PCR	Polymerase Chain Reaction
PEG	perkutane endoskopische Gastrostomie
PET	Positronen-Emissions-Tomographie
PmE	Potential einer motorischen Einheit
PNP	periphere Polyneuropathie
p.o.	per os
PPRF	paramediane pontine Formatio reticularis
PSR	Patellarsehnenreflex
QST	quantitativ sensorische Testung
rCBF	regionaler zerebraler Blutfluss
RPR	Radius-Periost-Reflex
SAB	subarachnoidale Blutung
SEP	sensibel evozierte Potentiale
SHT	Schädelhirntrauma
SLE	systemischer Lupus erythematodes
SNAP	sensorisches Nervenaktionspotential
SPECT	Single Photo Emission Computed Tomography
SSNRI	Selective Serotonin-Noradrenalin-Reuptake-Inhibitor
SSRI	Selective Serotonin Reuptake Inhibitor

TIA	transitorisch ischämische Attacke
THC	Tetrahydrocannabinol
TNF	Tumornekrosefaktor
TPR	Tibialis posterior Reflex
TSR	Trizepssehnenreflex
VEP	visuell evozierte Potentiale
VOR	vestibulo-okulärer Reflex
WHO	World Health Organization

Notizen

Notizen

Notizen

Notizen

Für Anregungen und Verbesserungsvorschläge bin ich Ihnen sehr dankbar.

Besuchen Sie mich auf meiner Homepage:

www.mimoun-azizi.de

oder schreiben Sie mir:

info@mimoun-azizi.de

Außerdem von Mimoun Azizi erschienen:

Repetitorium Neurosenlehre und psychosomatische Medizin

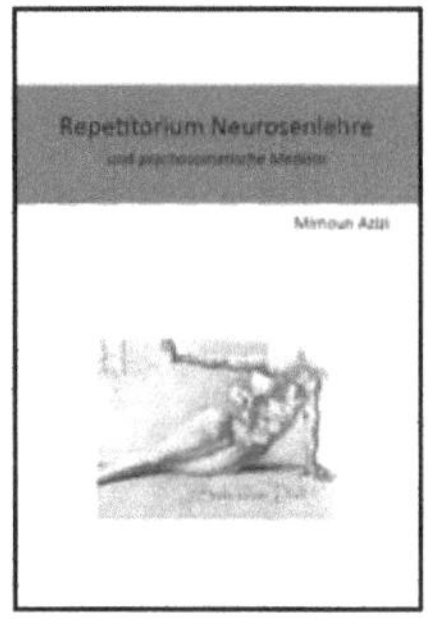

Dieses Buch stellt eine informative Einführung in die Neurosenlehre da. Es vermittelt das für den klinischen Alltag erforderliche Grundwissen und stellt sowohl für den angehenden Psychiater als auch für den bereits praktizierenden Psychiater aber auch für Interessenten aus nicht-psychiatrischen Fachrichtungen eine unverzichtbare Stütze da. Wichtig dabei ist, dass dieses Buch sowohl der ursprünglichen Lehre Sigmund Freuds als auch den neusten Entwicklungen nach ICD- 10 und DSM-IV Rechnung trägt.

Kurz und prägnant ermöglicht es einen Überblick über alle wesentlichen Kapitel der Neurosenlehre und der psychosomatischen Medizin. Die Entwicklung therapeutischer Konzepte und ihre praktische Umsetzung bilden einen Schwerpunkt. Übersichtliche Grafiken, kurze Komentare und klare Handlungsanweisungen erlauben die Verwendung dieses Buches als Nachschlagewerk in Klinik und Praxis.

Re Di Roma-Verlag
ISBN 978-3-86870-638-3
13,95 EURO (D)

Repetitorium Psychiatrie

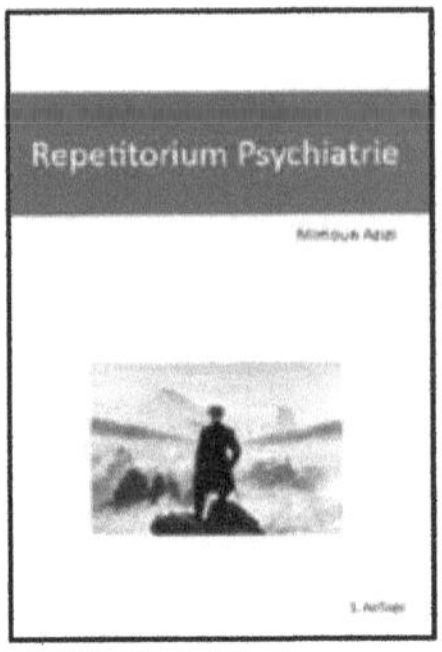

Das Repetitorium Psychiatrie richtet sich insbesondere an Fachärzte, Weiterbildungsassistenten, Studierende, sowie an Psychologen, Psychotherapeuten und psychologische Psychotherapeuten. Es bietet eine kurze, klare und überschaubare Darstellung der Materie. Es ist nicht nur für die Prüfungsvorbereitung geeignet, sondern insbesondere für den klinischen Alltag vorgesehen.
Das Buch bietet eine übersichtliche und prägnante Darstellung des Stoffes. Durch eine didaktisch kluge Darstellung der Zusammenhänge ermöglicht es eine schnelle Einarbeitung und Vertiefung in die Materie. Dem Leser wird das ganze Stoffgebiet kompakt präsentiert.
Es füllt die Lücke zwischen kurz zusammengefassten Darstellungen und den großen Bänden zum Thema Psychiatrie. Der Leser wird umfassend informiert, ohne das Gefühl zu haben, dass er sich im Stoff verliert.

Die Pluspunkte im Einzelnen:

- Überschaubare Darstellung
- Klare Definitionen
- Schematische Darstellung
- Klare Darstellung der Psychopharmakologie
- Klare Darstellung der einzelnen psychiatrischen Krankheitsbilder einschließlich der Diagnostik, der Differentialdiagnostik und der Therapie
- Erläuterungen der verschiedenen Psychotherapien

Re Di Roma-Verlag
ISBN 978-3-86870-686-4
28,95 Euro (D)